현장에서 바로 통하는

노인 간호 기술

현장에서 바로 통하는 노인 간호 기술

펴   냄 2010년 11월 5일 1판 1쇄 박음 / 2013년 2월 20일 1판 2쇄 펴냄

지은이 야마다 리츠코 외

옮긴이 김정희

감수자 김규순

펴낸이 김철종

펴낸곳 (주)한언

　　　　등록번호 제1-128호 / 등록일자 1983. 9. 30

주   소 서울시 마포구 신수동 63-14 구 프라자 6층(우 121-854)

　　　　전화. 02)701-6616(대) / 팩스. 02)701-4449

기획·홍보 오영일

책임편집 한재희

디자인 정현영, 양미정, 백은미, 하현지, 김문정

홈페이지 www.haneon.com

이메일 haneon@haneon.com

· 이 책의 무단전재 및 복제를 금합니다.

· 잘못 만들어진 책은 구입하신 서점에서 바꾸어 드립니다.

ISBN   978-89-5596-592-6   13510

현장에서 바로 통하는

노인 간호 기술

한올

Authorized translation from the Japanese language edition, entitled
生活機能からみた老年看護過程＋病態・生活機能関連図

ISBN 978-4-260-00623-1
edited by 山田 律子
published by IGAKU-SHOIN LTD., TOKYO Copyright © 2008
All Rights Reserved. No part of this book may be reproduced or transmitted in any form or by any means, electronic or mechanical, including photocopying, recording or by any information storage retrieval system, without permission from IGAKU-SHOIN LTD.
Korean language edition published by HanEon Co., Ltd. Copyright © 2010

일반적으로 간호학 실습은 '간호 문제(이 책에서는 '간호 포커스'라고 함)'를 선정한 후, 그에 대한 문제 해결을 목표로 진행됩니다. 즉 '문제 해결형 사고'이지요. 그러나 필자들은 노인 간호학 실습을 '문제 해결형 사고'로 진행하는 것에 위화감을 느낍니다.

'낙상'의 방지를 예로 들어봅시다. 이것은 고령자에 대한 간호에서는 기본 내용이라고도 할 수 있습니다. 하지만 그것을 '간호 포커스'로 강조하다 보면 '안전을 확보하기 위해서는 행동을 제한하지 않으면 안 된다'는 발상을 초래함으로써, 오히려 고령자의 '생기 넘치는 활동'을 방해하는 상황이 생길 수도 있습니다.

물론 노인 간호에서도 생명에 위협을 주는 급성질환과 같이 '문제 해결형 사고'가 중심이 되는 경우도 있습니다. 그러나 노인 간호 실습에서 담당하게 되는 대상자 대부분은 만성질환이나 장애를 안고 생활하는 고령자입니다. 이 경우 '문제 해결형 사고'보다는 대상자가 어떤 생활을 바라고 있는가, 즉 '목표 지향형 사고'로 간호를 실천해나가는 것이 바람직하다고 봅니다. 이 책은 그처럼 '목표 지향형 사고'를 토대로 실습하는 데 도움이 되도록 작성되었습니다.

이 책의 또 한 가지 특징은 '생활행동 모델'을 이용했다는 것입니다. 이것은 필자들의 노인 간호에 대한 경험을 토대로 계발한 모델로서, 문자 그대로 '고령자의 생활'에 초점을 두었습니다. 독자 여러분이 이 모델을 이해하고 실천하는 데 응용할 수 있도록, 제1편에서는 '생활행동 모델'을 토대로 고령자의 생활을 파악하기 위한 관점에 대해 상세히 설명했습니다.

또한 제2편에서는 '질환별 간호 과정의 전개', '증상·기능장애별 간호 과정의 전개'로 구성하여, 양쪽의 관점으로 간호 과정의 전개를 학습할 수 있도록 배려했습니다.

이 책은 모두 노인 간호의 실천과 교육에 숙달된 분들이 집필했으며, 집필 과정에서는 '기반이 되는 사고방식'에 차이가 없도록 각별히 유의했습니다.

이 책이 노인 간호학 실습을 원활하게 진행하는 데 활용된다면, 필자들에게는 더할 나위없는 기쁨이 될 테지요. 실제로 활용하신 후의 의견이나 감상은 주저하지 말고 저희에게 보내주십시오. 그 내용에 입각해 보다 좋은 책으로 개정하겠습니다.

이 책을 출간하는 데 마지막까지 끈기를 갖고 함께해주신 집필자 선생님들께 진심으로 감사의 말씀 드립니다. 또한 언제나 따뜻하게 격려해주신 이가쿠쇼인의 여러분들께도 깊이 감사드립니다.

이 책을 통해, 노인 간호학에 쏟는 저희들의 열정이 조금이라도 전달될 수 있기를 바랍니다.

저자를 대표하여 야마다 리츠코

| 편집 |

야마다 리츠코 – 홋카이도 의료대학 간호복지학부 교수 · 노인 간호학

이데 사토시 – 홋카이도 의료대학 간호복지학부 교수 · 노인 간호학

| 편집 협력 |

사사키 히데타다 – 아키타 간호복지대학 학장

| 집필 |

간호 과정

이데 사토시 – 홋카이도 의료대학 간호복지학부 교수 · 노인 간호학

우치가시마 신야 – 홋카이도 의료대학 간호복지학부 교수 · 노인 간호학

오오타키 마미 – 홋카이도 의료대학 간호복지학부 실습 인스트랙터 · 노인 간호학

오카모토 레이코 – 홋카이도 의료대학 대학원 간호복지학부 연구과 박사 전기과정 · 노인 간호학

키지마 테루미 – 삿포로 의과대학 보건의료학부 간호학과 조교 · 노인 간호학

키타가와 키미코 – 니가타 현립 간호대학 교수 · 노인 간호학

사이토 시마 – 의료법인 케이진카이 니시마루야마 병원 인정 간호사(감염 관리)

타카오카 테츠코 – 나요로 시립대학 보건복지학부 간호학과 강사 · 노인 간호학

하기노 에츠코 – 홋카이도 의료대학 간호복지학부 준교수 · 노인 간호학

하세 요시코 – KKR 삿포로 의료센터 내과 외래간호사 · 호흡요법 인정사

히구치 하루미 – 의료법인 케이진카이 니시마루야마 병원 간호부장

히라키 나오미 – 효고 의료대학 간호학부 간호학과 생활지원 간호학 영역 강사 · 노인 간호학 분야

무라이 유우코 – 전 홋카이도 의료대학 간호복지학부 실습 인스트랙터 · 노인 간호학

야마다 리츠코 – 홋카이도 의료대학 간호복지학부 교수 · 노인 간호학

질환

이시데 노부마사 – 센다이 시라유리 여자대학 건강영양학과 교수

이소야마 쇼겐 – 토호쿠 분카 가쿠엔 대학 의료복지학부 재활치료학과 교수

사사키 히데타다 – 아키타 간호복지대학 학장

시오야 타카노부 – 아키타 대학 의학부 보건학과 교수 · 기초 이학요법학

신노 지요히코 – 토호쿠 분카 가쿠엔 대학원 의학계 연구과 보건학 전공교수 · 임상생리검사학 분야

미카미 히로시 – 오사카 대학 대학원 의학계 연구과 보건학 전공교수 · 종합 헬스 프로모션 과학

노인 간호 전개의 사고방식

야마다 리츠코

아무리 훌륭한 간호 기술이라 하더라도 타당한 방식으로 사용하지 못한다면 대상자에게는 역기능으로 작용하는 경우가 있다. 따라서 간호에서는 우선 '기반이 되는 사고방식'이 중요하다. 또한 프로(전문직) 간호사는 과학적 근거에 기초해 간호하기 위해서, 나아가 간호 팀 멤버의 의견 통일을 도모하기 위해서 간호사 간에 공유할 수 있는 방법을 사용해 간호해나간다. 이것이 간호 과정(Nursing Process)이다. 간호 과정이란 필요한 정보를 수집하여 종합평가하고, 간호 계획을 세워서 실천·평가하는 질서정연한 일련의 과정이다.

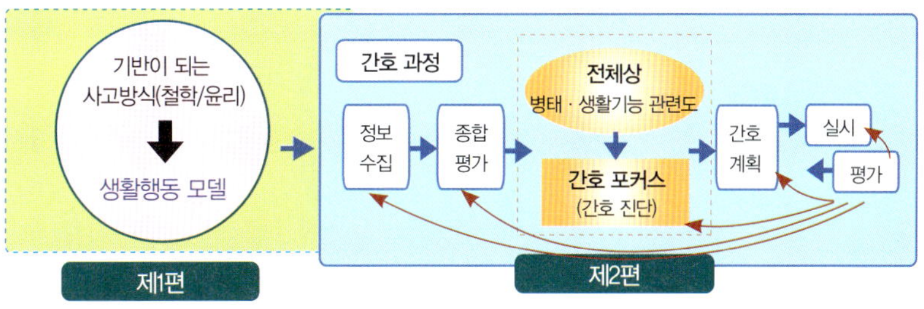

노인 간호학 실습의 대상자는 대부분 만성질환이나 건강장애가 있는 고령자이다. 따라서 치유될 가능성이 높은 질환의 경우와는 달리, 질환이나 장애를 지니고도 대상자의 평소 양식대로 생활할 수 있게끔 지원하는 일이 매우 중요하다. 따라서 성인 간호학 실습을 비롯한 다른 영역의 간호 과정과 공통되는 흐름은 있으나, 방향성이나 내용에는 약간 다른 점이 있다. 노인 간호 전개에서의 특징적인 사고방식은 다음과 같다.

'생활기능'이라는 사고방식

2008년 일본 후생노동성은 간호 교육과정을 개정하며 〈간호 기초교육의 충실에 관한 검토회 보고서〉(2007년 3월 23일)를 통해, 간호사 교육의 '기본적 사고방식'으로 '간호의 대상자를 건강이 상한 자로만 볼 것이 아니라, 질환이나 장애를 지니고 있는 생활자라고 폭 넓게 파악하여 생각하는 것'을 제일로 꼽았다. 따라서 '노인 간호학'에서는 '생활기능의 관점으로 종합평가하고, 간호를 전개하는 방법을 배우는 것'을 중시한다. 이것은 노인 간호에서 매우 중요한 사고방식으로, 이 책은 이러한 사고방식에 입각해 집필되었다. 한편 이 책에서는 '생활기능이란 인간이 생활자로서 생기 넘치게 살기 위해 낼 수 있는 힘과 그 작용'이라고 정의한다.

기반이 되는 사고방식으로서의 '생활행동 모델'

'여행을 가고 싶다', '손자의 결혼식에 참석하고 싶다', '맛있는 것을 먹고 싶다', '다른 사람과 즐겁게 이야기하고 싶다' 등등 사람은 누구나 생기 넘치게 생활하기를 바란다. 그러나 질환이나 장애로 말미암아 바라는 생활을 원활하게 영위하지 못하게 되는 경우가 있다.

노인 간호에서는 설령 고령자가 질환이나 장애를 갖고 있더라도 생기 넘치게 생활할 수 있도록, 그 사람이 낼 수 있는 힘을 소중히 배려하며 지원한다. 이와 같은 노인 간호 전개에서 기반이 되는 사고방식이 '생활행동 모델'이다. '생활행동 모델'에서는 다음의 4가지 관점을 중시하여 노인 간호를 전개한다.

첫째, 대상자인 고령자를 '신체적, 심리 · 영적, 사회 · 문화적'인 전인적(holistic) 존재로 파악한다.

둘째, 큰 눈덩이를 만들어가듯이, 생활을 영위하기 위해서는 꼭 필요한 6가지 생활행동인 '활동', '휴식', '식사', '배설', '몸차림', '의사소통'에 비추어 대상자가 낼 수 있는 힘에 주목한다.

셋째, 생활의 확대와 충실을 위해 '생활환경'을 정비한다.

넷째, 고령자가 쌓아온 생활사를 기반으로, 풍요로운 인생을 향해 나아갈 수 있도록 지원한다.

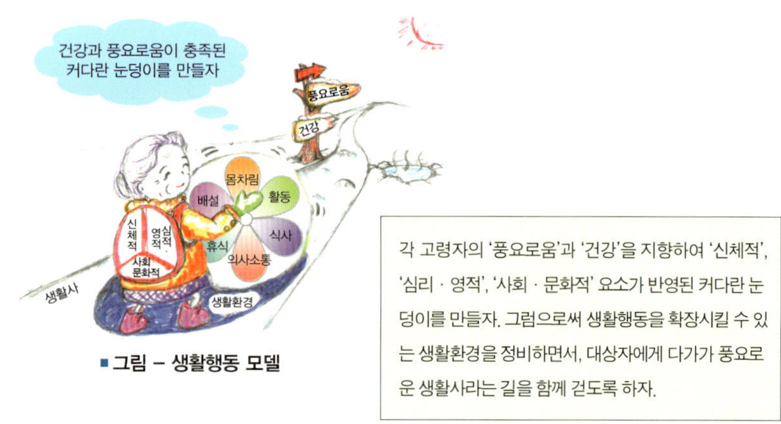

■ 그림 – 생활행동 모델

'병태 · 생활기능 관련도'라는 사고방식

지금까지 대상자의 전체상을 파악하기 위해 '병태 관련도'를 그려왔을 것이다. 그러나 노인 간호에서 전체상을 파악할 때는 '생활기능'에 대한 관점이 꼭 필요하다.

노인 간호를 전개할 때는 '대상자가 바라는 생활이 무엇인가'를 중시한다. 만약 생활을 원활하게 영위하지 못한다면 그 이유는 무엇인지, 질환이나 장애가 대상자에게 어떤 영향을 끼치고 있는지, 병태에 대해서도 확실히 분석할 필요가 있다. 그와 동시에 대상자가 낼 수 있는 힘에 주목해야 한다. 노인 간호에서는 생활을 영위함에 있어서 대상자의 긍정적인 측면을 전면으로 끌어낼 수 있도록 지원한다. 낙상의 위험을 피하는 것처럼 안전만을 전면에 내세워 생활행동을 협소화하지 않도록 한다. 그리고 대상자가 안심하고 생기 넘치게 생활할 수 있도록 안전에도 확실히 배려할 수 있을 때, 비로소 프로의 간호 전개라고 볼 수 있다.

이처럼 노인 간호 전개를 수행하기 위해 그 주축을 대상자의 생활기능에 두고 배후의 병태를 분석한다는 의미에서, '병태 · 생활기능 관련도'라는 표현을 사용했다.

이 책에서 '간호 포커스'란 간호 과정 가운데 생기는 '간호 문제' 또는 '간호 진단'에 해당한다.

'간호 문제'에서는 문제의 요인이 대상자에게 있다고 보고, '문제 해결형 사고'로 조기 회복을 향해 지원한다. 그러나 노인 간호의 대상자는 만성질환이나 건강장애를 안고 생활하는 고령자이다. 따라서 그가 바라는 생활을 방해하는 요인은 대상자 자신이 아닌 생활환경에 있다고 본다. 또한 '문제'라고 하는 부정적인 사고가 아닌, 대상자가 바라는 생활이나 상태상을 지향한 '목표 지향형 사고'라는 긍정적인 사고로 간호를 전개한다. 따라서 이 책에서는 '간호 문제'를 대신해 '간호 포커스'라는 표현을 사용했다.

간호 문제 – 문제 해결형 사고
'A에 기인한 B'
A : 대상자가 지닌 요인
B : 대상자가 지닌, 문제가 되는 상태

간호 포커스 – 목표 지향형 사고
'A의 유지 · 향상으로 인한 B'
A : 대상자가 낼 수 있는 힘
B : 대상자가 바라는 좋은 상태(가능성)

임상에서 노인 간호는 대상자를 중심으로 가족이나 다종직과 협력하여 케어를 제공하기 때문에, 케어 플랜이라는 형태로 공유하는 경우도 많다. 대상자인 고령자가 주체가 되어 희망하는 생활을 영위할 수 있도록, 또한 각 직종이 전문성을 발휘하면서 하나가 되어 지원해나가기 위해서도 목표 지향형 사고가 요구된다.

일반적으로 '간호 문제'의 우선순위는 첫째, 생명의 위험성, 둘째, 대상자의 고통… 등이다. 그러나 상태상이 안정되고, 지금 바로 생명의 위험에 빠질 가능성이 적은 고령자를 간호하는 경우에는, '간호 포커스'의 우선순위를 '대상자의 생활에 끼치는 영향이 큰 순서'에 따라서 결정하는 편이 좋다.

따라서 여러 명의 대상자에게 같은 '간호 포커스'를 두더라도, 대상자에 따라 생활에 미치는 영향의 크기는 다르기 때문에 우선순위도 달라지는 경우가 있다. 그래서 제2편 '간호 포커스'에서는 일부러 우선순위(#1, #2, …)*를 매기지 않았다. 담당하는 대상자의 생활에 따라서 결정하기를 바란다.

* 우선순위의 '#'는 번호(No.)를 의미하는 기호로, '샤프'가 아니라 '넘버'라고 읽는다.

MEMO

이 책의 구성과 사용 방법

야마다 리츠코

이 책의 구성

이 책은 노인 간호 전개를 기반으로 한 사고방식을 토대로, '제1편 생활행동 정보의 주안점' 및 노인기의 특징적인 질환이나 증상·기능장애별 간호 과정의 전개인 '제2편 병태로 살펴보는 간호 과정의 전개'로 구성된다.

제1편에서는 독자 여러분이 실습이라는 큰 바다에서 방향을 잃지 않고 생활자로서의 대상자를 확실히 파악할 수 있도록, '생활행동 모델'에 기초해 종합평가의 관점을 나타냈다.

제2편은 다시 제1부 '질환별 간호 과정의 전개'와 제2부 '증상·기능장애별 간호 과정의 전개'로 구성했다. 간호 과정에 관한 참고서 대부분은 '질환별'이나 '증상·기능장애별' 가운데 어느 한쪽만 다루지만, 실제로는 양쪽 모두 필요하다. 그래서 제2편에서는 '질환'과 '증상·기능장애' 모두를 살펴보았다.

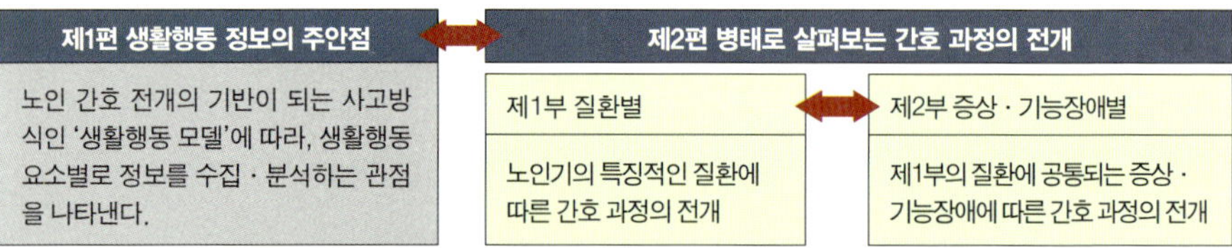

이 책의 사용방법

제1편의 주안점을 이해한 후에, 제2편에서 대상자와 관련된 질환(제1부)이나 증상·기능장애(제2부)로 나아가는 것이 기본이다. 하지만 시간이 없는 경우에는 먼저 제2편의 필요한 부분을 참고하고, 정보 수집이나 전체상을 그릴 때 제1편으로 돌아가도 좋다.

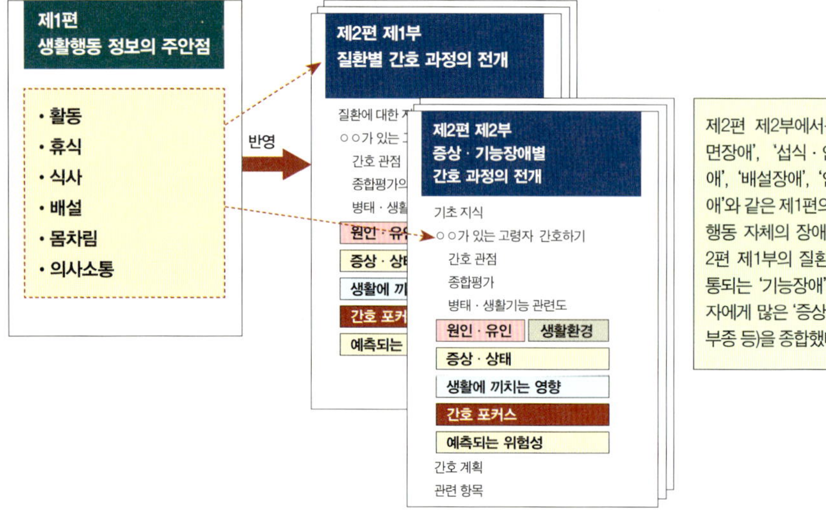

'제1편 생활행동 정보의 주안점' 사용 방법

제1편에서는 생활자로서의 고령자를 파악하기 위해 필요한 종합평
가의 관점을 설명했다.

간호 과정의 전개에 관한 대부분의 참고서는 병태론(본서 제2편에
해당)부터 시작된다. 그러나 노인 간호에서는 고령자가 쌓아온 개개
인의 역사(생활사)를 기초로 해서, 생활 영위에 대한 내용을 폭 넓게
파악하는 관점을 중시한다.

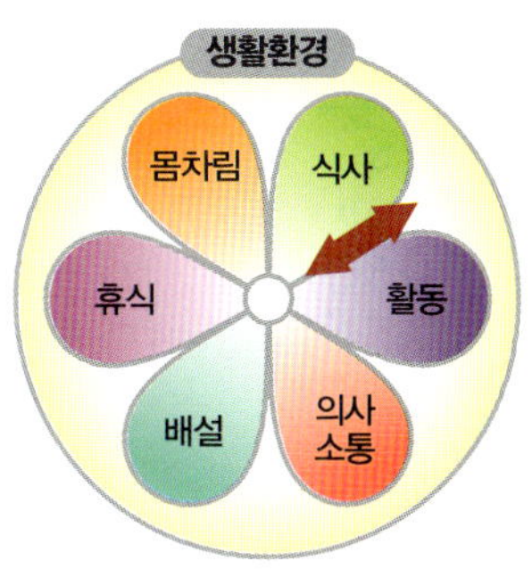

나아가 생활행동을 파악할 때 일상생활 동작(ADL)의 기능 평가라는
좁은 관점뿐 아니라, '풍요로운 생활의 영위'라고 하는 확장된 관점이
필요하다. 그림 속의 원은 각각의 생활행동을 꽃잎으로 나타낸 것으
로, 그러데이션(화살표)은 생리기능에서 사회·문화적인 생활에 이
르는 '생활의 확장'을 의미한다. 식사로 이야기하자면 영양상태라는 생리기능적 측면에서 식문화를 고려
한 식생활의 영위까지 그 관점은 확장성을 지닌다.

따라서 제1편에서는 '노인 간호 전개의 사고방식'에 나타난 '생활행동 모델'에 기초해 6가지 생활행동, 즉
'활동', '휴식', '식사', '배설', '몸차림', '의사소통'에 주목했다. 그리고 각 생활행동의 구성요소별로 대상
자의 '신체적, 심리·영적, 사회·문화적' 요인과 '생활환경으로부터의 영향'이라는 요인에서 정보를 수
집하고 분석하기 위한 관점을 제시했다. 제2편의 '정보 수집'에서 생활행동 정보를 수집할 때 반영하고,
대상자의 전체상을 그릴 때도 활용하기 바란다.

만성질환이나 건강장애가 있는 고령자를 대상으로 하는 노인 간호학 실습에서는 주로 6가지 생활행동
가운데 무언가와 관련된 사항이 '간호 포커스'로 채택된다. 따라서 '간호 포커스'를 좁힐 수 없을 때는 이
6가지 생활행동에 주목하라.

'제2편 병태로 살펴보는 간호 과정의 전개' 사용 방법

제2편 제1부는 노인 간호학 실습에서 담당하는 고령자에게 많이 발생하는 질환을 중심으로 '질환별 간
호 과정의 전개'를 다루며, 제2편 제2부는 노인기에 발생하기 쉽고 제1부의 질환과 공통되는 기능장애
나 증상을 중심으로 '증상·기능장애별 간호 과정의 전개'를 알아본다. 모두 '기초지식'과 '간호 과정의
전개'를 주축으로 내용을 구성했다.

'간호 과정의 전개'('ㅇㅇ가 있는 고령자 간호하기')는 다시 '간호 포커스', '종합평가', '병태·생활기능 관
련도(전체상)', '간호 계획'으로 구성된다. 범용성을 높이기 위해 한 가지 사례가 아닌 복수 사례에 공통
되는 '간호 과정의 전개'를 제시했다.

고령자는 종종 여러 질환이나 장애·징후를 지닌다. 관련된 부분을 망라하여 여러분이 담당하는 대상자
만의 독자적인 '간호 과정의 전개'를 하기 바란다. 특히 전체상이나 간호 계획을 보았을 때 담당하는 대
상자의 것임을 특정할 수 있도록, 생활사를 비롯한 대상자의 특징을 종합한다.

또한 파킨슨병과 같은 진행성 질환에서는 여러분이 담당하는 빈도가 높은 단계의 고령자를 상정하여 기
재했다. 단계가 다른 경우에는 '기초지식'이나 '장기적인 간호 관점'을 참고로 하여 간호 과정을 전개하

는 편이 좋을 것이다.

한편 고령자의 간호에서, '○○ 상태의 유지'와 같이 '상시' 고려하지 않으면 안 되는 일을 간호 목표로 삼는 경우가 많다. 이 경우 간호 목표에 기재된 내용에 변화가 발생하지 않으면(즉 새로운 목표가 더해지지 않으면), 간호 계획의 원조 내용은 타당했다고 간주한다.

앞서 말한 것처럼 다른 영역의 간호 전개는 문제 해결형 사고로 진행하는 경우가 많으며 문제 해결의 여부가 평가의 기준이 되지만, 목표 지향형 사고로 전개하는 노인 간호의 '평가'에서는 '간호 목표'를 평가한 시점에서 바람직한 상태상이 유지·달성되었는가의 여부에 관한 판정이 중시된다. 그러므로 이 책에서는 문제 해결형 사고에 따른 '평가'의 관점에 대해서는 굳이 설명하지 않았으니, 이해하기 바란다.

질환별 및 증상·기능장애별 간호 과정의 전개에서는 말미에 '관련 항목'을 마련했다. 심화학습에 도움이 되는 관련 항목의 참고 페이지와 학습 포인트를 나타낸 것이니, 자가 학습에 꼭 활용하기 바란다.

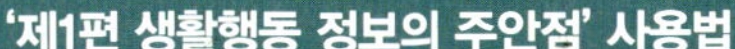

'제1편 생활행동 정보의 주안점' 사용법

6가지 생활행동 가운데 하나를 제시

생활행동의 구성요소를 일괄 제시. 정보를 수집할 때 관찰 항목으로 활용하자.

생활행동의 구성요소 가운데 한 가지를 제시

노화가 생활행동의 구성요소에 초래하는 영향 등 고령자에게 관찰되는 특징을 파악하자.

생활행동의 구성요소를 이해하는 방식에 대해 파악하자.

---

04 배설

무라이 유우코

[생활행동 정보로서 주목할 요소]
대소변 저장 / 요의 · 변의 / 배설 동작 / 대소변의 배출 / 대소변의 상태

생활행동에서의 접근법

- **배설이란** : 노폐물이나 불필요한 것을 대소변의 형태로 체내에서 내보내기 위해 꼭 필요한 행위이다. 쾌적하게 배설하기 위해서는 프라이버시가 확보되어야 하고, 자신의 방식대로 배설할 수 있어야 한다.
- **배설의 구성요소** : 많은 동작이 복합되어 있는 배설을 일련의 과정에 따라 파악한다. 우선 방광과 대장에 배설물을 모으는 작용인 대소변 저장, 대소변의 신호가 뇌로 전달되는 요의와 변의, 장소를 이동하여 화장실을 인식하고 옷을 벗고 변기에 앉아 배뇨 · 배변한 후 음부나 둔부를 닦고 물을 내리고 손을 씻는 배설 동작, 일련의 배설 동작 가운데 요도와 항문을 통해 배설물을 내보내는 대소변 배출, 체외로 불필요한 노폐물 등이 적절하게 나가고 있는지 관찰하는 대소변의 상태로 구성된다.
- **다른 생활행동과의 관련** : 체내로 들어오는 영양이나 수분의 양이 적으면 변의 양에도 영향을 주듯이 '식사'와 '배설'에는 관련이 있다. 뒤처리나 손 씻기라는 청결 행동은 '몸차림'과 관련되고, 배설을 마치고 산책을 즐기는 것은 '활동', 야간의 배설로 잠을 이루지 못하는 것은 '휴식', 휴대용 변기에 배설하는 소리나 냄새로 인해 다른 사람과의 관계가 나빠지는 것은 '의사소통'과 관련된다. 이들이 서로 부정적인 관계에 있는 것만은 아니다. 쾌적하게 배설할 수도 있기 때문에, 이들 관계에 대한 긍정적인 관점도 매우 중요하다.
- **생활환경과의 관련** : 배설 환경의 좋고 나쁨은 고령자가 자율적으로 배설하는 데도 영향을 준다. 치매가 있는 사람이라면 변기의 형태가 익숙하지 않다는 이유만으로 배설하지 못하고 옷을 더럽히고 마는 경우가 있다. 또한 난간이 있는 화장실을 사용하는 것만으로도 도움 없이 혼자서 배설할 수 있는 편마비 고령자도 있다.

개념맵

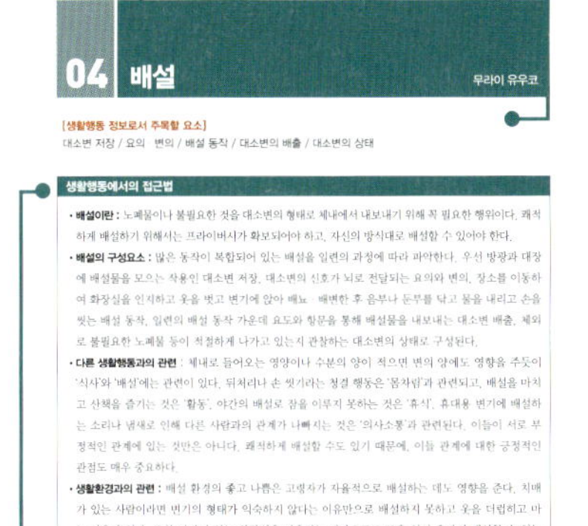

생활행동 정보로서 주목할 요소

대소변 저장

- 체내에는 대소변을 모으는 기관이 있어서, 뜻하지 않게 배출하지 않도록 하는 기능을 한다. 방광의 배뇨근이 이완되고 내요도괄약근이 수축하여 '소변을 저장'하는 일을 할 수 있고, 직장 속에 대변이 가득 찼을 때는 내항문괄약근이 수축하여 '대변을 저장'하는 일을 할 수 있다.

고령자에게 관찰되는 특징

- 소변 저장 : 방광은 신축성이 풍부하여 약 500~600mL까지 오줌을 저장할 수 있다. 방광 벽의 배뇨근이 교원섬유를 주로 하는 결합조직으로 변하는 까닭에 방광이 위축되고, 용량이 감소하며, 배뇨 횟수가 증가한다. 뇌혈관질환이 있는 고령자의 경우, 축뇨 가운데 배뇨근의 과활동으로 인한 절박한 요의 때문에 화장실에 가기도 전에 새어버리는 경우가 있다. 내요도괄약근은 방광과 요도의 경계에 있으며, 불수의적으로 수축하여 소변을 방광에 모으는 작용을 한다.
- 대변 저장 : 상부 소화관에서 소화 흡수한 후 결장에서 대변을 형성한다. 아침의 각성 · 운동 · 식사가 자극이 되어 쉬고 있던 장관이 일제히 연동운동을 하면 대변이 직장을 가득 채우게 된다. 이때 내항문괄약근은 불수의적으로 수축하여 변이 새어나가지 않도록 한다. 와상 시간이 길고 활동량이 적으면 장관의 연동운동이 저하되어서, 변이 장관을 통과하는 시간이 연장된다. 복부 근력이 저하된 사람은 복압을 가하지 못하기 때문에 대변을 모아둔 채로 있기 쉬우므로, 대변이 단단해져서 배출하지 못하는 상황이 발생하기 쉽다. 또한 설사일 때는 직장의 내압이 높아지기 때문에 변실금이 되기 쉽다.

정보 수집의 관점

	어떤 정보를 수집할까	정보를 수집할 때 무엇에 유의할까
대상자의 정보	• 대소변의 양과 성상 • 요 · 변실금의 상태 • 식사 · 수분의 섭취량과 시각	• 소변 배출량으로 방광에 저장되어 있던 소변의 양을 추측할 수 있는가. 소변이 방광에 남아 있을 수도 있으므로 주의한다
신체적 요인		• 소변이나 대변이 새어나온다면 어떨 때, 어떻게 새어나오는지 유의하여 정보를 수집한다. • 소변은 3~5일, 대변은 5회 이상 연속으로 정보를 수집함으로써 패턴을 살필 수 있다
심리 · 영적 요인	• 긴장, 불안, 통증, 걱정의 유무	• 심리적 요인으로 빈뇨, 변비 등이 발생하기 쉽다
사회 · 문화적 요인	• 직업 · 여가, 사회 참여 상황	• 행동 범위가 국한되거나, 사회 참여를 단념하거나, 외부와 단절된 모습은 없는가.
생활환경의 영향	• 밤, 침대의 이동	• 환경의 변화로 인해 변비가 생기기 쉽다.

분석 관점

- 1회 배뇨량과 시각을 파악하여 소변 저장 능력은 어떤지 분석한다.
- 대변의 배출 상태로부터 변이 직장에 남아 있을 가능성에 대해 검토한다.

다른 생활행동과의 관계

활동	• 기저귀, 방광유치 카테터를 사용하여 움직이기 힘들지 않은가. • 배설을 참는 것이 활동에 영향을 주지 않는가. • 활동을 함으로써 요의 · 변의가 뚜렷해지는 등의 변화는 없는가.

생활행동에 대해, '정의', '구성요소', '다른 생활행동과의 관련', '생활환경과의 관련'의 4가지 관점에서 보다 깊게 이해하자.

'개념 맵'을 통해 제시된 생활행동과 다른 생활행동과의 관련을 살펴보고, 나아가 생활행동의 구성요소와 그 주안점, 생활환경과의 관련에 대해 살펴보자.

생활행동의 구성요소에 관해, '대상자의 정보(신체적 요인 / 심리 · 영적 요인 / 사회 · 문화적 요인)'와 '생활환경의 영향'의 관점에서 정보를 수집해야 하는 관점 및 유의점을 파악하여, 제2편의 정보 수집에서 '생활행동 정보'의 관점으로 활용하자.

생활행동의 정보 분석에 활용하자.

제시된 생활행동과 다른 생활행동과의 관계를 이해하여, 제2편의 전체상(병태 · 생활기능 관련도)을 그릴 때 활용하자.

제1부에서는 노인기에 많은 질환을, 제2부에서는 노인기에 많은 증상·기능장애를 제시했다.

질환에 대한 지식(제1부)이나 장애의 기초지식(제2부)에 대해 학습하고, 간호 과정을 전개할 때 활용하자.

담당 대상자의 간호를 전개할 때 활용하자.

질환이나 장애가 있는 고령자에 관한 간호의 관점에 대해 파악하자.

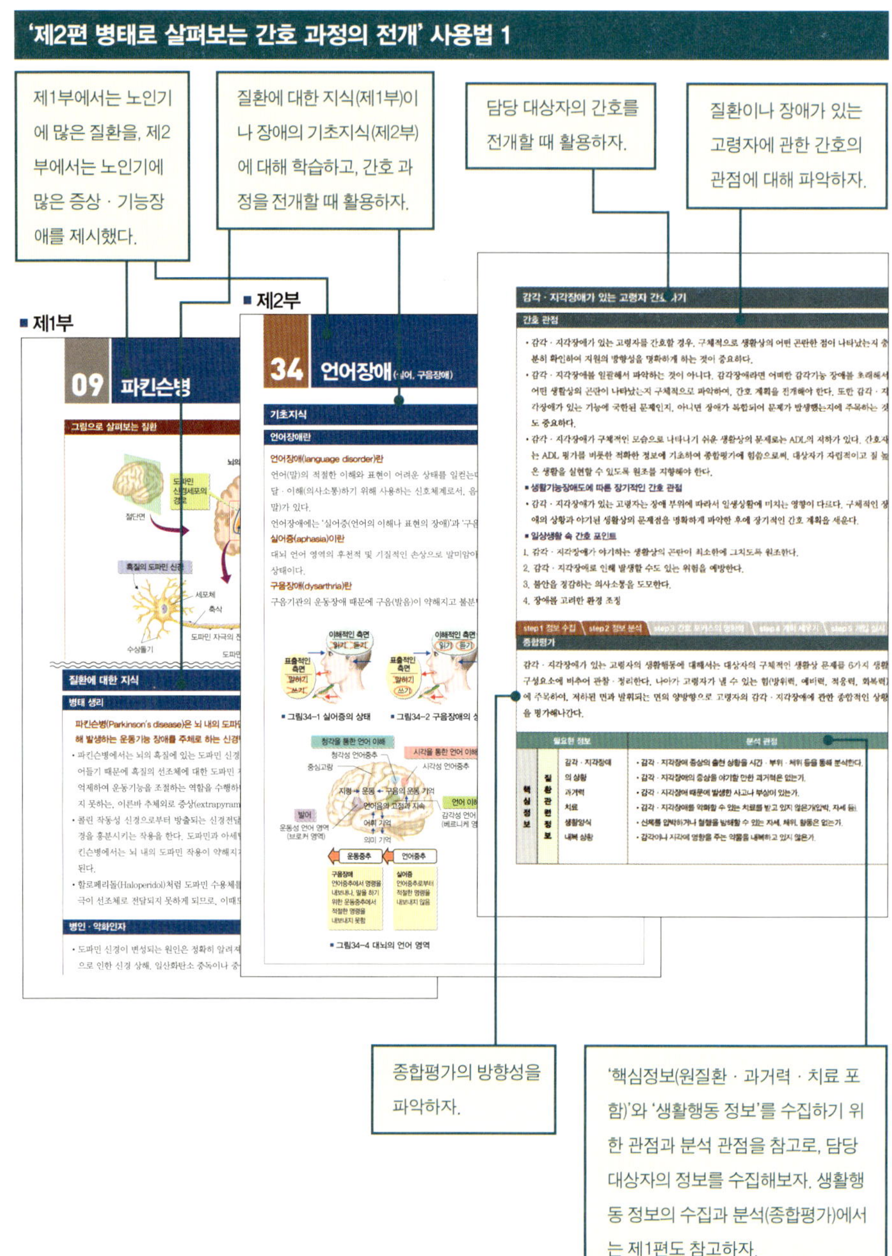

종합평가의 방향성을 파악하자.

'핵심정보(원질환·과거력·치료 포함)'와 '생활행동 정보'를 수집하기 위한 관점과 분석 관점을 참고로, 담당 대상자의 정보를 수집해보자. 생활행동 정보의 수집과 분석(종합평가)에서는 제1편도 참고하자.

담당하는 대상자와 관련된 질환이나 증상 · 기능장애를 설명한 부분을 참고로, 각자 담당 대상자의 특징을 추가하면서 병태 · 생활기능 관련도를 그려보자.

〈병태 · 생활기능 관련도 작성 요령〉

• 스텝1 : '간호 포커스'를 도출하자.

⇒ 6가지 생활행동을 참고로, 대상자가 바라는 생활을 적어보자.

• 스텝2 : '간호 포커스'와 대상자가 지닌 생활기능과의 관련을 살펴보자.

⇒ 희망하는 생활에 접근하기 위한 대상자의 '낼 수 있는 힘'(긍정적 측면)과 그 접근을 방해하는 증상 · 기능장애(부정적 측면)에 대해, '간호 포커스'와의 관계를 선으로 연결하자.

• 스텝3 : 병태와의 관련을 살펴보자.

⇒ 앞에서 설명한 생활기능을 방해하는 '증상 · 상태', 그것을 초래하는 질환이나 노화, 생활환경의 영향(원인 · 유인)과의 관계를 선으로 이어보자.

• 스텝4 : 예측되는 위험을 파악하자.

⇒ 간호를 제공하지 않아서 발생하는 위험에 대해서도 파악해두자.

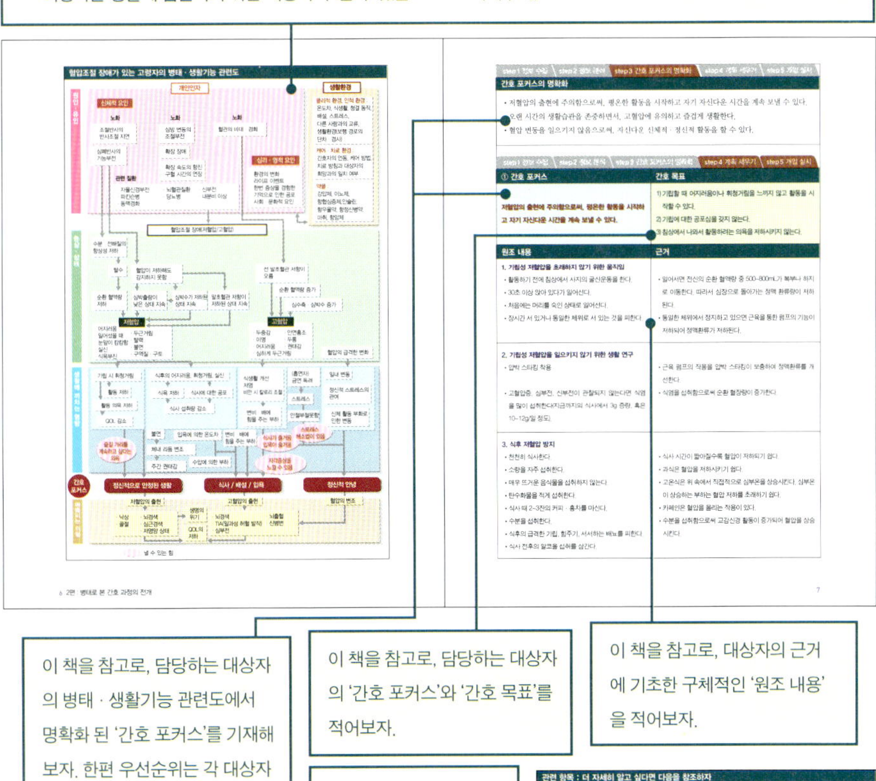

이 책을 참고로, 담당하는 대상자의 병태 · 생활기능 관련도에서 명확화 된 '간호 포커스'를 기재해보자. 한편 우선순위는 각 대상자의 생활에 끼치는 영향의 크기순으로 정하자.

이 책을 참고로, 담당하는 대상자의 '간호 포커스'와 '간호 목표'를 적어보자.

이 책을 참고로, 대상자의 근거에 기초한 구체적인 '원조 내용'을 적어보자.

'관련 항목'을 참고로 학습을 심화하여, 담당하는 대상자가 바라는 간호 계획을 세워보자.

목차

1

생활행동 정보의 주안점

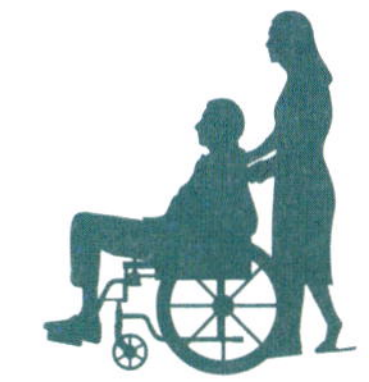

Gerontological Nursing Skill

[생활행동 정보로써 주목할 요소]

각성 / 활동 의욕 / 활동의 개인사 / 활동에서 찾는 의미 / 활동의 발전

생활행동에서의 접근법

- **활동이란 :** 사람은 보다 즐겁고 현명하며 뛰어나기를 추구하며 활동한다. 또 어떤 때는 새로운 무언가를 추구하거나, 누군가에게 도움이 되기 위해, 혹은 감사의 뜻을 전하기 위해 활동한다. 이렇듯 활동이란 보다 유쾌하고 풍요로워지기 위해 스스로 행동하는 것이다. 편의상 여기서는 식사, 배설, 몸차림 등 그 밖의 5가지 생활 활동은 제외한다.

- **활동의 구성요소 :** 활동은 각성하고 있는 것, 활동의 원동력이 되는 활동 의욕, 지금까지 활동의 변천을 파악하는 활동의 개인사(個人史)와 그 활동에서 찾는 의미, 그리고 향후 활동의 발전으로 구성된다.

- **다른 생활행동과의 관련 :** '활동'한다는 것은 심신을 피로하게 하는 일이기도 하다. 활동으로 피로해진 심신을 '휴식'을 통해 회복시키고 다시 활동에 임하듯이, 활동과 휴식은 짝을 이룬다. 체력 저하나 질환으로 인해 생활기능 장애가 발생하면 '식사'나 '배설', '몸차림'이 우선되어 활동은 위축되기 쉽다. 반대로 활동을 통해서 대상자 스스로가 유쾌하고 풍요로워지기 위한 첫발을 내딛으면, 다른 생활행동에도 파급효과를 일으켜 생활 전체로 퍼지게 된다.

- **생활환경과의 관련 :** 활동은 사색처럼 도구를 사용하지 않고 혼자서 할 수 있는 것에서부터, 오케스트라 연주처럼 많은 사람들과 오랜 기간에 걸쳐 도구를 사용하여 수행하는 것에 이르기까지 폭넓다. 대상자에게 활동할 기회가 있는지, 어느 정도의 인원수로 활동하는지, 필요한 도구나 설비는 갖추었는지, 야외에서의 활동이라면 어느 계절인지에 따라서 활동의 내용은 변한다.

개념 맵

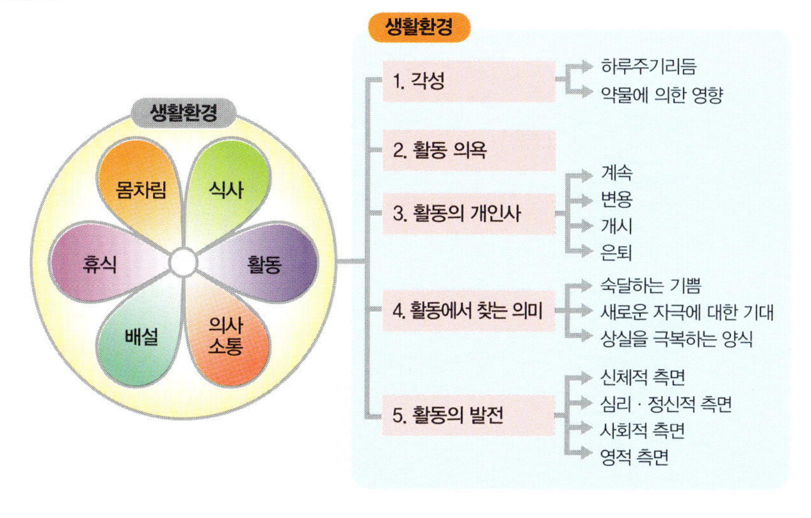

① 각성

- 각성이란 수면하지 않는 상태로서, 지남력(指南力)이 유지되고, 주위에 주의하면서 상황을 바르게 인식할 수 있는 상태이다. 활동하기 위해서는 각성 유지가 기반이 된다.

고령자에게 관찰되는 특징

1. 하루주기리듬(circadian rhythm)의 변화에 따른 각성의 변화

- 생물이 지닌 생체리듬으로, 약 25시간을 주기로 하는 리듬을 하루주기리듬이라고 하며, 수면과 각성의 리듬 역시 이에 해당된다. 25시간의 주기를 하루(24시간)에 동조시키기 위해서, 생체시계는 빛이나 신체 운동, 다른 사람과의 접촉과 같은 자극(동조인자)을 이용한다.
- 그렇지만 고령자(특히 치매 환자)는 사회적인 자극이 적은 상황에 놓여 있으며, 인지장애 때문에 시각(時刻)을 알 수 있는 방법으로부터 단절된 상태와 마찬가지이고, 신체적·정신적 활동 능력의 저하 때문에 낮 동안의 활동량이 적어서 숙면을 취하기 어렵다. 또한 다양한 신체적 요인이나 질환 때문에 야간 수면이 방해받기 쉽고, 노화나 뇌의 기질적 장애로 인해 생체시계 자체가 변화하거나 생체시계로부터의 신호전달에 이상이 발생하기 쉽다.
- 그러므로 성인기의 경우 낮 동안에는 각성하고 밤에는 수면하는 단상성 수면·각성 패턴을 보이지만, 고령이 되면 낮 동안의 각성이 지속되지 않아 하루에도 몇 번이나 수면과 각성이 교차되는 다상성 수면·각성 패턴으로 변한다.

2. 약물에 의한 각성의 영향

- 수면장애는 고령이 되면서 많아지고, 그로 인해 수면제를 복용하는 사람도 증가한다. 그러나 수면제를 적절하게 사용하지 않으면 수면제의 지속 효과로 인해 낮 동안에 졸음이 유발되어서 각성을 유지하지 못하는 상태가 된다.

정보 수집의 관점

	어떤 정보를 수집할까	정보를 수집할 때 무엇에 유의할까
대상자의 정보	• 수면, 각성의 시간과 패턴 • 운동기능, 인지기능 장애의 유무, ADL(activities of daily living) • 통증, 가려움, 발열, 호흡곤란, 기침, 구갈(口渴), 공복, 배설의 상태	• 수면, 각성의 시간과 패턴, 각성시의 생활행동과 활동의 내용은 날에 따른 차이를 고려하여 일주일 정도의 정보를 수집한다. • 치매 환자는 증상을 말로 전달하지 못하는 경우가 있으므로, 신호를 주의 깊게 관찰한다.
신체적 요인	• 몸 상태의 자각, 지남력, 하루를 보내는 방식에 대한 이해 • 수면에 관계된 약물(수면제 등) 사용의 유무	• 수면제의 효과가 다음날까지 지속되어 졸음이나 권태감이 출현하는 경우가 있다. 하제의 복용 시각에 따라서는 야간에 변의가 생긴다.

심리 · 영적 요인	• 긴장, 불안, 흥분, 화, 걱정의 유무	• 각성하고 있을 때 긴장, 불안, 흥분, 화, 걱정에 빠지는 일은 없는가.
	• 각성하여 활동하려는 의욕	• 각성하고 싶다고 생각할 수 있는 즐길 거리나 기대하는 일은 없는가.
사회 · 문화적 요인	• 활동할 기회나 역할의 변화	• 활동이나 역할의 변화가 각성에 영향을 주는가.
		• 함께 생활하는 사람들과 각성하는 시간대가 달라서 불편하지는 않은가.
	• 지금까지 생활하면서 각성하고 있던 시간대	• 지금까지 생활하며 각성하던 시간대와 달라서 불편하지는 않은가.
생활환경의 영향	• 생활하는 장소의 낮과 밤의 밝기	• 밝기, 대인 접촉은 하루주기리듬에 영향을 주는 인자이다.
	• 소음 혹은 지나치게 조용함	• 외부로부터의 자극이 너무 적어서, 각성을 유지하지 못하는 상황은 아닌가.
	• 타인과의 교류가 과밀 혹은 희박	• 외부로부터의 자극이 너무 많아서, 지나치게 각성하는 상황은 아닌가.

분석 관점

1. 각성을 지속할 수 없는 상황이 있는가.

• 각성을 유지할 수 없는 요인이 있는가.

• 각성을 유지할 수 없는 요인을 스스로 경감시키거나 제거할 수 있는가.

2. 지나치게 각성하는 상황이 있는가.

• 지나치게 각성하는 요인이 있는가.

• 지나치게 각성하는 요인을 스스로 경감시키거나 제거할 수 있는가.

3. 하루 중 각성하는 시간대는 적절한가.

• 각성하여 무엇을 하는지 인식하고 있는가.

• 몸 상태나 일정에 맞춰서 언제 각성하면 좋은지 인식하고 있는가.

• 몸 상태나 일정에 맞춰서 스스로 각성할 수 있는가.

4. 각성에 영향을 미치는 환경인자는 적절한가.

• 각성에 영향을 미치는 환경인자가 있는가.

• 각성에 영향을 미치는 환경인자를 스스로 조정할 수 있는가.

② 활동 의욕

• 활동을 하기 위해서는 '지금보다 즐거워지고 싶다', '현명해지고 싶다', '뛰어나고 싶다', '누군가에게 도움이 되고 싶다', '새로운 무언가를 얻고 싶다'와 같은 의욕이 원동력이 된다.

• 스스로 활동을 하고자 하는 의욕이 없다면 활동하기가 매우 어려워진다. 의욕이 수반되지 않으면 활동은 단지 '시키니까 하는 것'이 된다.

③ 활동의 개인사

- 활동의 예를 들자면 다음과 같다. 회상이나 이야기, 독서나 음악 감상, 파크골프나 체조, 노래 부르기나 바둑, 원예나 애완동물 키우기, 도예나 회화, 노인대학이나 문화스쿨에서 고전문학이나 외국어 배우기, 전통 옷을 입는 법이나 다도 가르치기, 자원봉사 등이 있다. 가장 일상적인 것으로 꽃에 물 주기, 손자 돌보기, 신문의 광고전단지로 상자 접기 역시 활동이다. 이와 같이 활동은 다양한 모습으로 표현된다.

- 사람은 나이가 들어가는 과정에서 신체적 · 심적 · 영적 · 그 사람을 둘러싼 사회 · 문화적인 변화와 조우하게 된다. 따라서 운동기능이나 인지기능의 저하가 발생하기 쉬워진다. 직장에서 퇴직하거나, 가정에서 맡던 역할을 다른 가족이 대신하는 것과 같은 변화가 일어나고, 지금까지 맺고 있던 사회와의 관계가 희박해지기 쉽다. 이러한 일은 고령자의 활동에도 영향을 끼치게 된다.

- 그렇다면 고령자는 지금까지 어떻게 활동해왔을까. 개인의 과거에서 현재까지 더듬어보면 활동에는 다음과 같은 발자취가 있다.

  - 계속 : 젊었을 때부터 변함없이 활동을 계속하고 있다.

  - 변용 : 신체적 · 경제적인 변화에 따라 그때까지의 활동을 변화시켜서 계속하는 경우가 있다. 등산을 워킹으로 바꿔서 자연과 접촉을 즐기거나, 아마추어 야구모임에서 현역 야구선수는 일찍이 그만두었지만 그 후에도 시합을 응원하러 가서 옛날이야기를 하는 등, 표현은 변화했어도 이전 활동과의 유대를 남겨둔다.

  - 개시 : 젊었을 때부터 하고 싶었지만 할 수 없었던 일을 퇴직이나 자녀의 결혼을 계기로 시작하는 경우가 있다. 또한 다음 세대에게 상담을 해주는 활동이나 생활의 지혜나 기술, 놀이를 전승하는 일과 같이 고령이 되었기 때문에 시작할 수 있는 활동도 있다.

  - 은퇴 : 노화나 질환에 따른 신체기능이나 정신기능의 저하로 인해 지금까지 계속해온 활동을 단념할 수밖에 없는 경우가 있는 한편, 아직 계속할 수 있는데도 본인이 '더 이상 하지 않겠다'고 결단하여 활동에서 물러나는 경우도 있다.

④ 활동에서 찾는 의미

- 오랜 시간 동안 같은 활동을 계속하거나, 변용해가며 이어가거나, 새로운 활동을 시작하는 것은 왜일까. 이를 알기 위해서는 사람이 활동으로부터 찾는 의미도 함께 생각할 필요가 있다.

  - 숙달하는 기쁨 : 예를 들어 도예나 서예를 계속함으로써, 점차 표현이 세련되거나 심도 있는 작품을 만들어낼 수 있는 기쁨을 느낀다.

  - 새로운 자극에 대한 기대 : 평소와는 다른 장소에서 회식을 하거나, 여름 축제를 보러 가거나, 여행지에서의 예상치 못한 일을 기대할 때 설레는 기분이 솟아난다. 또한 심혈을 기울여 그린 그림을 전람회에 출품하여 많은 사람들이 보게 하며 새로운 창작 의욕을 돋우는 경우도 있으며, 다른 활동으로 새롭게 파생되는 경우도 있다.

  - 상실을 극복하는 양식(糧食) : 배우자를 충분히 간호하지 못했다는 생각 때문에 간호봉사 활동을 시작

하거나, 노화나 질환 탓에 잃어버리는 심신의 기능을 유지하기 위해 운동이나 학습을 시작하는 경우
도 있다.
- 이들은 예시의 일부분으로, 활동에서 찾는 의미는 사람에 따라 다양하다. 지속하고 있는 활동에서도
어느 때부터 그 의미가 변했을지도 모른다. 반대로 활동을 변용하더라도 거기에서 이전과 같은 의미
를 찾기도 한다.
- 활동을 지원하고자 할 때, 그 사람이 과거에서 현재까지 어떻게 활동해왔으며, 그 속에서 어떤 의미를
찾는지 더불어 생각해야 한다. 또한 활동에서 은퇴하거나 활동하지 않는 것에서 의미를 찾고 있을지
도 모른다는 점을 간과해서는 안 된다.

⑤ 활동의 발전

- 활동의 발전이란 활동이 지닌 아래와 같은 측면이 확장되는 것이다.
  - 신체적 측면 : 골격근을 움직임으로써 근육을 강화하고 심폐기능을 향상시켜서 근력이나 지구력이
  높아진다. 또한 관절 가동범위를 확대시키는 움직임을 통해 신체 각 부위의 유연성을 유지한다. 골
  격근을 움직이거나 가동범위를 확대시키는 활동을 함으로써 평형성, 협조성, 민첩성이 유지되거나
  향상된다.
  - 심리 · 정신적 측면 : 예를 들어 자연이나 예술, 문학과 접할 때 감동을 받거나 깊이 생각하는 것, 누
  군가를 배려하거나 옛일을 회상하는 것은 감정이나 사고(思考)에 영향을 끼친다. 또한 새로운 지식
  이나 기술을 배우는 것은 지적 기능에도 영향을 끼친다.
  - 사회적 측면 : 타인을 위해 자신의 노력이나 기술, 시간을 제공하여 수행하는 것으로, 사회의 일원으
  로 자신이 지닌 능력을 발휘하는 것이다.
  - 영적 측면 : 자신이 누구인지, 왜 존재하고 있는지, 왜 살고 있는지 등의 물음을 (생존 유무에 상관
  없이 선조를 포함하여) 다른 사람과의 관계, 자신과의 관계, 신앙과의 관계, 자신과 대치하는 것들
  로부터 찾고자 하는 것이다.

활동 발전의 예

뇌경색으로 애성(쉰 목소리)과 한쪽의 부전마비가 있는 고령의 여성이 손자와 즐거운 시간을 보내기 위해 손
자에게 노래를 들려주는 활동을 떠올려보자. 이 여성은 목소리가 잘 나올 수 있도록 호흡을 조정하면서 입이
나 목, 복근 등을 의식하며 움직인다. 손자를 안고 어르기 위해 마비가 있는 왼손에 최선을 다해 힘을 준다.
손자가 노래에 흥미를 갖는지 기뻐하는지 주의를 기울인다. 손자에게 노래를 들려주는 것은 손자의 어
머니(자신의 딸)에게 한때의 휴식을 주는 것이기도 하며, 오래전 자신을 위해 어머니가 노래해주었던 기억을
떠올리고 그리워하거나, 자신이 딸에게 노래해주던 육아 시절을 돌아보는 계기가 된다. 노래를 듣게 됨으로
써 손자가 자신을 따르는 것을 더없는 기쁨으로 느끼고, 다음에는 손자가 좋아하는 유행가를 불러주어 손자
를 기쁘게 해주겠노라 계획한다.

- 이상과 같이 '손자와 즐거운 시간을 보내고 싶다'는 심리 · 정신적 측면에서 활동이 시작되었다고 할지라도, 노래를 부르며 손자를 어르는 신체적 측면이나, 딸을 쉬게 하려는 사회적 측면, 손자와의 유대를 통해 자신과 어머니 혹은 딸과의 관계를 떠올리며 자신의 존재를 재확인하는 영적인 측면까지 포함한 활동으로 확장되었다. 그리고 손자와 즐거운 시간을 보낸 것에 대해 기분이 좋다고 느낌으로써 '더욱 손자와 즐거운 시간을 보내고 싶다'는 의욕이나 기대도 높아지고, 새로운 노래를 외우는 것으로 심리 · 정신적인 측면을 더욱 발전시킬 수 있다.

고령자에게 관찰되는 특징

1. 고령자의 활동은 감소되기 쉽다.

- 이제껏 지속적인 활동을 통해 쌓아온 기술이나 축적한 지식을 노화나 질환 때문에 상실하는 것에 대한 충격은 크다. 그리고 현재 자신에게 알맞은 활동을 찾아서 새롭게 시작하거나, 지금까지의 활동을 변용하기 위한 의욕이나 신체 · 인지기능이 저하되어 있으면 고령자의 활동은 감소되기 쉬워진다. 또한 혼자 힘으로 겨우 식사하거나 배설하는 상태이다 보니, 활동을 위해 체력을 쓰고 싶지 않다거나 다른 사람의 손을 빌리면서까지 활동을 하고 싶진 않다는 생각 때문에 스스로 활동을 감소시키는 경우도 있다.

- 이처럼 지속적으로 활동이 감소된다면 고령자의 심신에 폐용성의 변화를 초래함으로써, 유쾌하고 풍요로워지고자 스스로 행동하는 능력이 점점 저하되고 만다. 따라서 활동에 대한 대상자의 의욕, 활동의 개인사와 활동에서 찾는 의미를 단서로 해서 다음처럼 원조한다.

2. 활동에 대한 의욕이 나타날 수 있는 기회를 만든다.

- 대상자가 활동에 대해 의욕을 가지고 있는지 그렇지 않은지 알기 어려운 경우가 있다. 특히 치매 환자는 무엇을 해야 좋을지 몰라서 활동을 하지 못하는 경우도 있다. 음악이나 노래를 좋아하거나 꽃을 키우는 것을 좋아하는 등, 개인의 활동사에 입각해 활동의 기회를 만들면 즐길 수 있는 사람도 있다. 이렇듯 지원의 첫걸음은 활동을 하고자 하는 의욕이 나타날 수 있도록 기회를 마련하는 것이다.

3. 일상적인 활동부터 전개한다.

- 와상하고 있는 경우라 할지라도, 특별한 도구를 사용하지 않아도 활동은 시작할 수 있다. 가족에 대한 마음을 말해보는 것부터 시작해서, 그 마음을 글로 적어보고 편지로 써보고 가게에 우표를 사러 가고 우체통에 편지를 넣으러 가는 식으로 전개할 수 있다. 아무리 미미하더라도 활동에 대한 의욕만 확인된다면, 이렇듯 활동을 전개시켜나갈 수 있는지 가능성을 검토한다.

4. 활동을 변용시킨다.

- 심신 상태의 변화로 지금까지의 활동을 계속하기 힘들어졌을 때, 현재의 심신 상태에 적합한 방법으로 변용시키는 원조도 있다. 예를 들어 모자이크 그림을 만드는 활동을 했던 사람이라면, 종이를 찢는 방법을 크게 하거나 구도를 간략화해서 활동을 계속할 수 있는 경우도 있다. 또한 구도나 배색, 색지 선정 등에 대해 조언을 하게 함으로써 대상자의 활동 경험을 살리는 방법도 있다.

- 그러나 사람에 따라서는, 심신의 상황이 변한 탓에 지금까지 해온 활동에서 의미를 찾지 못하고 그 활동을 좋아하지 않게 되는 경우가 있다. 이런 경우에는 대상자가 새로운 활동을 찾을 수 있도록 지원한다.

5. 납득하여 활동을 마치게 한다.

- 활동 지원 가운데 한 가지는 고령자가 활동을 줄이는 것(혹은 종식)을 돕는 일이다. 활동에서 미련 없이 떠나는 모습에 중점을 두는 사람도 있고, 자연스럽게 활동에서 멀어지는 것을 바라는 사람도 있다. 그러므로 대상자가 활동을 어떻게 마치고 싶어 하는지를 아는 것도 중요하다.

정보 수집의 관점

<table>
<tr><th>대상자의 정보</th><th>어떤 정보를 수집할까</th><th>정보를 수집할 때 무엇에 유의할까</th></tr>
<tr><td>신체적 요인</td><td>• 운동기능 : 마비나 운동의 조화성 장애, 유연성, 정교성 등
• 감각기능 : 시각(노안, 백내장, 주변 시야), 청각(난청, 언어의 변별 능력), 평형감각 등
• 인지기능 : 기억, 주의, 실행기능
• 활동 내성 : 근력, 지구력, 다른 생활행동과 연속으로 수행하여 비롯된 피로</td><td>• 지금까지 해오던 활동을 계속할 수 있을 것처럼 보이는가. 다소 변화시키면 수행할 수 있는가.
• 모르는 장소에 가거나, 새로운 활동에 도전할 때 불안이나 혼란은 없는가.
• 활동하는 시간대는 언제가 적절한가.
• 피로를 심하게 느끼지 않고 즐길 수 있는 활동 시간은 어느 정도인가.</td></tr>
<tr><td>심리 · 영적 요인</td><td>• 활동에 대한 흥미나 관심을 보일 때의 상황

• 활동에서 물러나거나, 활동하지 않는 것에 대한 생각</td><td>• 활동 의욕이 저하된 것처럼 보이는 사람이라도, 자기 방에서 나와 산책하러 나가면 표정이 밝아지는 경우가 있는가.
• 활동하는 것을 단념하지 않았는가. 타인의 손을 빌리면서까지 활동하고 싶지는 않다고 생각하지는 않는가.</td></tr>
<tr><td>사회 · 문화적 요인</td><td>• 지금까지 어떠한 활동을 했는가.

• 그 사람이 지금까지 해온 대로 활동을 계속하는 것(혹은 활동을 삼가는 것)에 대한 주위 사람들의 반응</td><td>• 활동의 기회, 활동에 사용하는 도구, 활동을 함께하는 동료 등에 변화는 없는가.
• 노화나 장애가 있는 고령자의 활동에 대해 주위 사람들은 어떻게 생각하는가.</td></tr>
<tr><td>생활환경의 영향</td><td>• 활동을 위한 자원 : 도구, 장소, 협조해주는 사람, 활동 장소로 이동하는 수단, 예산 등
• 함께 활동하고 싶은 사람의 존재
• 활동 의욕을 끌어내는 사람, 촉진시키는 사람의 존재</td><td>• 실내 활동인가 실외 활동인가. 또는 활동의 규모, 비용 등을 고려했을 때 실시할 수 있는가.
• 계절에 맞거나 맞지 않는 활동이 있는가.
• 활동 의욕을 끌어내는 사람으로는 간호자뿐 아니라, 가족이나 같은 병실의 환자, 다른 직종의 관계자 등으로 넓게 생각한다.</td></tr>
</table>

분석 관점

1. 활동하는 시간과 내용

- 각성을 지속할 수 없는 요인이 있는가.
- 하루 중 어느 시간대에 어떠한 활동을 하고 있는가.

2. 활동의 개인사와 그 가운데 찾아온 의미

- 지금까지 어떠한 활동을 해왔는가, 혹은 활동을 어떻게 변용해왔는가.
- 활동을 통해 무엇을 얻어왔는가.

3. 현재의 활동에 대한 의욕이나 생각

- 지금 생활 속에서 하고 싶었던 일이 있는가(예 : 가족에게 편지를 보내고 싶다, 꽃을 기르고 싶다).
- 활동에 부정적이지 않은가(예 : 타인의 손을 빌리면서까지 활동해야 하는 것은 아니다, 요양 중이기 때문에 즐겨서는 안 된다, 식사나 배설을 혼자 힘으로 하기 위해서 활동에는 체력을 쓰고 싶지 않다 등).
- 스스로 활동을 시작하지는 못하지만 활동 장소에 가면 즐거워하는가.
- 지금까지의 활동을 그대로 혹은 변용하여 계속하고 싶어 하는가.
- 무언가 하지 않으면 불안한 탓에 과도하게 활동하는 일은 없는가.
- 앞으로 활동을 어떻게 발전시키고 싶어 하는가.
- 활동을 어떻게 마치고 싶어 하는가.

4. 활동을 하기 위한 신체기능, 인지기능

- 신체의 기능장애나 내구성, 인지기능 장애의 유무.

5. 활동하기 위한 기회, 자원

- 현재의 생활공간 속에 활동의 기회나 자원이 있는가.

6. 활동의 발전 가능성

- 활동의 신체적 · 심리 · 정신적 · 사회적 · 영적 측면 가운데 어느 측면을 발전시킬 가능성이 있는가.

다른 생활행동과의 관계	
휴식	• 지나친 휴식으로 활동 의욕이 저하되지 않는가. • 활동 때문에 피로해진 심신을 수면이나 휴식으로 회복시킬 수 있는가.
식사	• 식사로 인한 피로가 활동을 방해하지 않는가. • 활동의 발전과 더불어 식욕이나 식사 중의 환담 등에 변화는 없는가.
배설	• 요실금에 대한 두려움이나 빈뇨가 활동을 방해하지 않는가. • 활동의 발전과 더불어 변비가 개선되거나 요의 · 변의가 뚜렷해지는 등의 변화는 없는가.
몸차림	• 활동이 적어서 몸차림을 단정하게 정돈하려는 의욕이 저하되지 않는가. • 활동의 발전과 더불어 몸차림이나 치장에 대한 의욕의 변화는 없는가.
의사소통	• 구음장애나 난청으로 의사소통에 지장을 초래하여 활동이 고립되지는 않았는가. • 활동의 발전에 따라서 의사소통에 변화가 있는가.

[생활행동 정보로서 주목할 요소]

수면 / 신체적 휴식 / 심리적 휴식 / 사회적 휴식 / 영적 휴식

생활행동에서의 접근법

- **휴식이란 :** '휴식'은 수면이나 심리 · 신체적인 안식과 같이 '활동'과 깊은 관계를 맺는다. 휴식은 각 생활 속에서 일정한 리듬을 형성하는 중요한 생활행동 중 하나일 뿐 아니라, 활동에 대한 준비 단계로서, 그리고 활동으로부터의 회복 단계로서 매일의 생활행동을 위해 필요한 활력을 축적하는 일이기도 하다. 휴식은 쉰다고 하는 한 가지 측면이 아닌, 활동에서 다음 활동을 준비하는 연속성이 있는 작업으로 이해해야 한다.

- **휴식의 구성요소 :** 휴식에는 수면이라고 하는 의식 스위치의 단계 및 체력적인 준비 · 회복인 신체적 휴식, 그리고 스트레스가 있는 상황에서 일시적으로 의식을 돌리는 기분전환과 같은 심리적 휴식이 있다. 또한 심리적 휴식에는 산책과 같은 활동에서 얻을 수 있는 심리적인 안정 등도 포함된다. 뿐만 아니라 직업과 같은 사회적 역할로부터의 휴식이라는 사회적 휴식과, 신앙을 가진 사람이 기도 등으로 얻는 영적(spiritual) 휴식 등도 생활행동에서 파악해야 하는 중요한 부분이다.

- **다른 생활행동과의 관련 :** 휴식을 제외한 모든 생활행동은 이른바 휴식을 통해 종료된다. 즉 생활행동에서 휴식에 접근하기 위해서는, 다른 생활행동과의 연속적인 흐름 속에서 다른 활동과의 관계성을 통해 이해하고자 하는 관점이 중요하다.

- **생활환경과의 관련 :** 환경이 휴식에 미치는 요인은 크다. 물리적인 환경뿐 아니라, 심리 · 사회 · 문화 · 영적인 환경 모두가 휴식을 얻기 위해서 갖추어져야 한다. 이에 대해 균형을 잡는 것이 생활행동에서 휴식을 이해하는 관점이 된다.

개념 맵

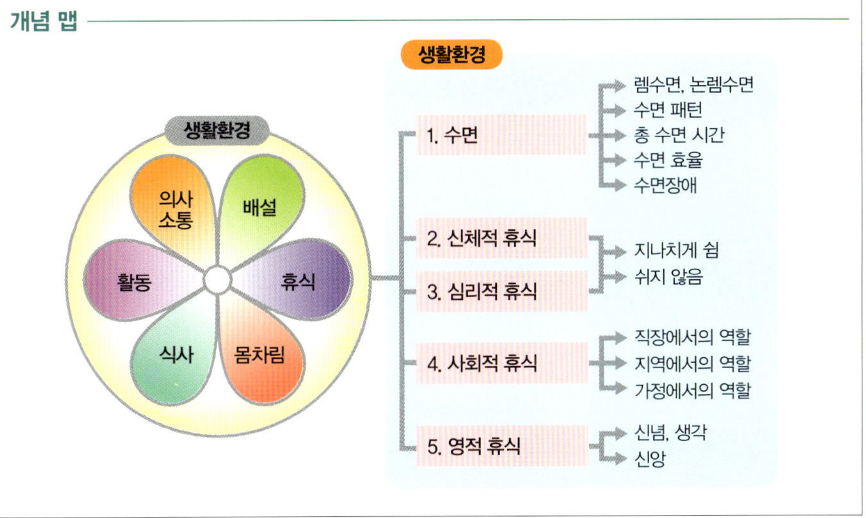

① 수면

- 생활행동으로서의 휴식 가운데서도 수면은 매우 중요한 요소이다. 왜냐하면 수면을 제외한 다른 모든 생활행동은 각성이라는 의식의 스위치가 켜져 있는 상태가 기초이지만, 수면은 의식의 스위치를 끈 상태에 해당하기 때문이다. 즉 수면-각성이라고 하는 스위치의 on-off 리듬 조정은 움직이는 것이 기초가 되는 모든 생활행동에 영향을 끼친다.

- 수면은 주로 뇌를 쉬게 하는 수면인 '논렘수면'과, 신체를 쉬게 하는 수면인 '렘수면'으로 나뉜다. 렘수면과 논렘수면은 90분마다 서로 교대로 일어나길 반복한다(수면주기). 참고로, 꿈을 꾸는 것은 신경활동이 활발한 렘수면일 때이다.

- 수면장애는 크게 불면, 과수면, 수면 시 이상행동, 수면-각성주기 장애로 분류된다. 그리고 불면은 입면장애, 중도각성, 조기각성, 숙면장애로 나눌 수 있다.

- 고령자의 수면은 하루주기리듬에 관여하는 멜라닌의 감소와 같은 노화에 따른 생리적 변화뿐 아니라, 특히 질환이나 약물 등의 영향을 받기 쉽다.

고령자에게 관찰되는 특징

1. 렘수면, 논렘수면

- 젊은이의 수면에서는 깊은 논렘수면이 많이 관찰된다. 그러나 고령이 되면서 점점 깊은 논렘수면이 줄어들고, 얕은 렘수면이 늘어나는 경향을 보인다. 논렘수면은 잠의 깊이에 따라서 4단계로 분류된다. 고령자의 경우 깊은 수면인 3, 4단계의 논렘수면이 짧아지고, 1, 2단계를 오가는 일이 많아진다.

2. 수면 패턴

- 수면 패턴은 단상성에서 다상성으로 변화한다. 노인기가 되면 뇌기능의 저하로 각성, 수면 모두 그 상태를 지속하기가 어려워진다. 즉 각성을 지속하지 못해 졸리고, 빨리 잠들더라도 잠이 얕아서 계속 자지 못하며 아침 일찍 깨고 마는 것이다.

3. 총 수면 시간

- 개인차가 있기는 하나 야간의 수면 시간은 5~6시간이다. 고령자의 경우 깊은 논렘수면과 렘수면이 감소되더라도 낮 동안에 졸음이나 낮잠으로 채워지기 때문에, 총 수면 시간은 젊은이보다 길어진다.

4. 수면 효율

- 이불 속에 있는 시간에 대해 실제로 자는 시간을 수면 효율이라고 한다. 청년기에는 수면 효율이 거의 100%이지만, 고령자의 경우 70%라고 한다. 즉 이불 속에 들어가 있지만 자고 있지 않는 상태(숙면을 취하지 못함)로 있을 때가 많아진다.

5. 수면장애

- 입면장애 : 잠들기가 어렵다.
- 중도각성 : 수면 중에 몇 번이나 눈이 떠진다.
- 조기각성 : 아침 일찍 눈이 떠진다.
- 숙면장애 : 충분히 잔 느낌을 얻지 못한다.

정보 수집의 관점

	어떤 정보를 수집할까	정보를 수집할 때 무엇에 유의할까
대상자의 정보		
신체적 요인	• 인지·지각에 관련된 정보	• 몸 상태나 피로에 맞추어 수면 시간을 의도적으로 조정하지 못하는 상황은 아닌가. • 시간이나 장소에 대한 지남력과 같은 인지기능의 상태가 수면-각성주기를 어지럽히지 않는가. • 야간섬망과 같은 야간대의 평온하지 못한 상태가 수면에 영향을 주지 않는가.
	• 운동기능에 관련된 정보	• 사지의 마비나 절단 등으로 인해, 누워서 편한 자세를 취하기 어려워져서 수면의 질에 영향을 미치지 않는가. • ADL 기능적 상황이 특정한 생활행동으로 인한 피로를 축적시켜서 수면에 영향을 미치지 않는가.
	• 호흡·순환에 관련된 정보	• 천식이나 만성 호흡부전 등 호흡곤란이나 기침으로 인해 잠이 얕아지거나, 중도각성과 같은 상황을 야기하지 않는가.
	• 배설기능에 관련된 정보	• 야간의 빈뇨로 인해 수면이 방해받지 않는가. • 야간의 실금에 대한 걱정이 수면을 방해하지는 않는가. ⇒ 심리적 요인과 관련
	• 신체 증상에 관련된 정보	• 동통, 소양감(가려움), 복부팽만감, 공복감 등의 증상이 수면에 영향을 미치지 않는가. • 취침 전의 활동(입욕) 등이 과도한 피로가 되어 수면에 영향을 미치지 않는가. • 수술이나 처치 전의 긴장, 개인적으로 신경이 쓰이는 일, 불안 등이 있어서 잠들지 못하는 상황은 아닌가. • 취침 전의 활동 상황이 피로를 축적시키지 않는가.
	• 약물의 영향	• 복용하고 있는 약물로 인하여 수면-각성주기가 어지러워지지 않는가.
심리·영적 요인	• 활동이 야기하는 심리적 영향	• 취침 전의 활동이 원인이 되어 흥분 등으로 인해 수면에 영향을 받지 않는가. • 신체를 움직이는 것이 내키지 않아서 계속 누워 있으려 하고, 지나치게 많이 자는 상황은 아닌가. • 적절한 활동이나 교류가 제공되지 않아서 계속 누워 있으려 하고, 지나치게 많이 자는 상황은 아닌가.

	• 성격적인 요인	• 우울하거나 신경질적 · 내성적이며, 신체상의 불안을 품기 쉽고, 불안 · 긴장이 강한 등의 성격적 특징은 없는가.
	• 영적인 활동의 영향	• 추석이나 설날, 제사 등의 행사에 참가하지 못하는 것이 수면에 대한 영향으로 나타나지 않는가.
사회 · 문화적 요인	• 습관, 생활환경과의 관계 파악	• 대상자가 살아온 문화에 부합되는 수면의 형태가 제공되고 있는가(침대에서 자는 습관이 없다거나, 바닥에서 자고 싶다거나, 베개의 높이나 종류가 맞지 않는 등). • 취침 전에 차, 커피와 같은 기호식품을 마시는 등의 습관은 없는가. • 오늘날까지 대상자가 생활하면서 유지해온 수면의 상황과 현재의 수면 상황이 달라서 문제가 발생하지 않았는가. • 지금까지의 생활양식과 현재 생활양식의 차이가 수면에 영향을 미치지 않는가.
생활환경의 영향	• 실내 환경으로부터의 영향	• 병실 내의 환경이 수면에 영향을 미치지 않는가 (조명, 소음, 냄새, 실내온도 등).

분석 관점
• 수면의 구체적인 상황을 파악한 후 수면에 영향을 미치고 있는(그 가능성이 있는) 요인을 명확하게 한다.
• 수면에 영향을 미치는 요인을 제거 혹은 경감하는 방안을 모색한다.

② 신체적 휴식

• 신체적인 휴식은 활동을 위한 신체적 에너지의 충전으로서, 수면과 함께 중요한 요인이다. 하지만 수면을 취하는 것만이 신체적 휴식을 취하는 방법은 아니다. 스트레칭으로 신체의 근육을 이완시키거나, 심호흡을 통해서도 신체적인 휴식을 얻을 수 있다.
• 휴식은 개개의 요소가 따로따로 독립적인 것이 아닌, 상호 관련 속에서 얻을 수 있는 것이다. 신체적인 휴식에 있어서도 단순히 신체적인 측면의 정보만 수집하지 말고, 다른 요소와의 관계 속에서 중요한 신체적인 휴식에 주목할 필요가 있다.

고령자에게 관찰되는 특징
• 일반적으로 신체를 지탱하는 근육은 나이가 들면서 쇠약해지는데, 그로 인해 근육의 피로를 회복하는 일 역시 연령에 따라서 시간을 요하게 된다. 이미 활동한 신체를 다음 활동을 위해 충분히 휴식시키려

면 연령에 따라 시간과 노력을 들일 필요가 있다.

- 운동을 계속하여 에너지를 소비하면 근육 내에 젖산이 발생하고, 젖산이 쌓인 근육은 수축하여 혈관을 압박한다. 이것이 신체적인 피로의 한 원인이 된다. 고령이 되면 혈액 속으로의 젖산 유출이 저하되기 때문에, 근육 내에 젖산이 축적되어 피로감이 지속되는 경우도 많다.

정보 수집의 관점

		어떤 정보를 수집할까	정보를 수집할 때 무엇에 유의할까
대상자의 정보		• 대상자의 전체적인 상황 파악	• 일상생활에서 휴식과 활동의 균형을 파악한다.
			• 어떤 방식으로 휴식을 취하는지 특징을 관찰한다 (눕기, 차 마시기, 아무 생각 없이 텔레비전 보기 등).
		• 신체 증상과의 관련	• 신체적 피로를 호소하는가.
			• 정교성 · 내구성이 저하되어 식사, 배설과 같은 생활 행동에 심한 피로를 초래하지 않는가.
			• 신체적 통증, 가려움, 전신적인 권태감 등이 지속되어 휴식을 취하지 못하는 상황은 아닌가.
			• 신체의 변형, 마비 등으로 만성적인 동통, 고통을 느끼고 있지 않은가.
		• 영양	• 신체의 영양은 균형 있게 유지되고 있는가(식사 섭취량, 혈액 데이터 등).
			• 영양의 균형이 무너져서 신체적인 피로 회복이 늦어지지 않는가.
신체적 요인		• ADL과의 관계	• 활동을 위한 충분한 휴식을 취할 수 있는가.
			• 입욕과 같은 케어가 신체적인 피로를 가중시키지 않는가.
			• 치료나 재활치료에 열심히 참여하는 것이 휴식에 방해가 되지는 않는가.
			• 체력의 한계, 치료 상 필요한 휴식을 과소평가하고 있지는 않는가.
		• 대상자의 동기부여	• 신체를 움직이는 것을 내키지 않아 하는가.
			• 무력감 등이 활동을 소극적으로 만들고 있지 않은가.
			• 신체적인 피로를 이유로 활동에 참가하는 일을 소극적으로 하지는 않는가.
		• 생활습관의 변화	• 입소, 입원 등으로 인한 생활습관의 변화가 신체적인 피로를 가중시키지 않았는가.

| 생활환경의 영향 | • 인적 환경의 영향 | • 같은 병실에서 다른 환자와의 관계가 신체적인 휴식을 방해하지는 않는가(혼잣말을 하는 환자와 같은 병실을 쓰기 때문에). |
| | • 실내 환경의 영향 | • 실내 환경(침대, 조명, 소리, 냄새 등)이 신체적인 휴식을 방해하지는 않는가. |

분석 관점

- 신체적 휴식을 방해하는 구체적인 상황을 파악하고, 영향 요인을 제거·경감하는 방안을 모색한다.
- 생활행동으로서의 활동과 휴식의 균형을 파악한다.
- 대상자의 생각이나 의향 등 심리적 요인과의 관계를 찾는다.

③ 심리적 휴식

- 심리적 휴식의 하나로 릴랙세이션(relaxation)이 있다. 릴랙세이션이란 일반적으로 신체적·정신적·정서적인 긴장이 없고, 심신 모두 긴장이나 스트레스로부터 해방된 상태를 가리킨다. 즉 릴랙세이션은 심리적인 휴식 상태만을 가리키는 것이 아닌, 평소 신체의 상황에 대응한 릴랙스 상태라고 할 수 있다. 여기서는 편의상 심리적인 휴식으로서의 의미에 중점을 둔다.
- 릴랙세이션은 단순히 스트레스가 없는 상태를 의미하는 것이 아니라, 스트레스에 대한 환원력을 지닌 유연한 상태를 지향하는 과정으로 생각한다.
- 심리적인 휴식에는 기분전환이라는 요소도 중요하다. 기분전환이란 기본적으로 불쾌(마이너스)한 기분을 유쾌(플러스)한 기분으로 전환시키기 위한 행위를 의미한다. 어느 한 가지 일에만 의식이 집중되는 경우, 그 행위가 휴식을 방해하는 원인이 된다. 그런 때 일시적으로 다른 일로 의식을 돌리는 행위이다.

고령자에게 관찰되는 특징

- 성격이 나이의 영향을 받기 쉬운지 아닌지에 대해서는 아직도 확실한 연구결과를 얻지 못했다. 노화로 인해 다양한 일에 대해 불안이나 스트레스를 느끼는 성격으로 변화하는지에 관해서도 마찬가지다. 그러나 노화가 신체적인 변화를 초래하는 것은 확실하다. 또한 직장에서의 은퇴, 자녀의 독립, 친구나 배우자와의 사별과 같은 체험을 할 가능성이 높은 것도 사실이다. 이처럼 노화에 따라서 발생하는 상황이 고령자의 심리적 휴식을 방해할 위험성은 부정할 수 없다.
- 치료를 위해서 시설 등에 들어갔는데 치료 과정이 더뎌서 진전이 없는 경우가 있다. 특히 나이가 들면서 치료 과정에 보다 많은 시간이 소요되고 그러한 상황에 초조함을 느끼는 경우도 있을 것이다. 지금까지 오랫동안 유지해온 자신만의 생활양식을 집단 속에서 타인에 맞춰 조정해야만 하는 상황 역시 고령자에게는 힘겨운 일이 될 것이다.

정보 수집의 관점		
	어떤 정보를 수집할까	**정보를 수집할 때 무엇에 유의할까**
대상자의 정보 **신체적 요인**	• 다른 사람과의 관계에서 오는 영향 • 신체 증상에 관련된 요인 • 생활의 변화 • 치료 · 요양상의 문제에서 오는 영향 • 성(性)에 관한 정보 • 릴랙세이션의 상황 • 활동에 대한 동기부여와의 관계	• 다른 환자나 의료 관계자와의 의사소통에서 오는 문제가 대상자의 감정에 부정적인 영향을 끼치지 않는가. • 실내의 다른 환자, 입소자와의 관계가 심리적인 휴식을 방해하지 않는가(성격이 맞지 않는 환자와 같은 병실에서 지내거나, 지금까지 혼자 살아온 탓에 누군가와 함께 사는 일이 익숙하지 못하는 등). • 신체적인 통증 등이 발생할지도 모른다는 불안 등이 휴식을 방해하지 않는가. • 혼자 힘으로 침대에서 내려오지 못하거나 방에서 나가지 못하는 상황이 심리적인 억압감을 초래하지 않는가. • 생활하는 시간 · 공간의 변화가 대상자에게 불안 등을 초래하여 휴식을 방해하지 않는가(시설로 거처를 옮겨 불안하거나, 병실이 바뀌는 탓에 모르는 사람들과 함께하게 되거나, 지금까지의 생활습관과는 다른 시설의 생활시간에 당황하는 등). • 치료 · 요양상의 불안 등으로 인해 휴식을 얻지 못하는 상황은 아닌가. • 여성만 있거나 남성만 있는 휴식 환경은 아닌가. • 특정한 일에만 의식이 집중된 상황은 아닌가(집에 남겨두고 온 애완동물만 걱정하는 등). • 기분전환 등의 행위가 오히려 휴식을 방해하는 스트레스가 되진 않는가(기분전환으로 산책하러 나갔으나 신체적인 부담만 가중되어 피로해지는 등). • 기분전환과 같은 일시적인 해결 방법으로 대처할 수 있는 상황인가, 제대로 된 심리적인 휴식을 필요로 하는 상황인가. • 활동하기가 내키지 않아서 지나치게 휴식을 취하는 상황은 아닌가.
생활환경의 영향	• 물리적인 환경의 상황	• 혼자 지낼 수 있는 장소 혹은 친한 사람이나 사물과 지내는 장소 등, 심리적인 휴식을 얻을 수 있는 공간이 제공되는가.

분석 관점

- 심리적인 휴식을 방해하는 구체적인 상황을 파악해서, 그 요인을 제거 · 경감하는 방안을 모색한다.
- 필요한 심리적 휴식을 충분히 얻고 있는지, 대상자를 둘러싼 심리 · 정신적 · 정서적인 상황에 관한 정보를 수집한다.
- 심리적인 피로나 스트레스 등을 호소하지 않는지 관찰한다.
- 일상생활 속 대상자의 모습에서 심리적 휴식의 필요성을 관찰한다.

④ 사회적 휴식

- 사회적 휴식이란 대상자가 사회에서 담당하는 역할로부터의 휴식을 의미한다. 예를 들어 병에 걸려 입원했는데도 회사에서의 역할을 요구받아 일을 계속한다면, 환자에게는 사회적인 휴식이 주어졌다고 할 수 없다. 그리고 사회적인 역할이란 회사와 같은 직업 관계에만 국한된 것이 아닌, 지역에서의 역할이나 가정 내에서의 역할도 포함된다. 대상자가 배우자의 남편이나 부인, 아이들의 아버지 · 어머니로서의 역할을 하며 다양한 고민이나 불안을 안고 있다면, 사회적 휴식이라는 측면에서도 대상자의 정보를 수집해나가는 것이 중요하다.

고령자에게 관찰되는 특징

- 생활 속에서 구축하는 사회적인 관계는 노인기를 맞으며 변화하기 시작한다. 지금까지 지속해온 사회적 역할이 변화하기 시작하면서 활동반경이 좁아지게 된다. 그러나 사회 속에서 생활을 계속하는 한 임종의 순간까지 타인과의 관계는 끊어지지 않는다.

정보 수집의 관점

	어떤 정보를 수집할까	정보를 수집할 때 무엇에 유의할까
대상자의 정보	• 직업 · 직장과의 관계	• 회사 등 업무상의 역할로부터 휴식을 취하지 못하는 상황은 아닌가.
	• 가정 내에서의 역할	• 가정에서의 역할을 계속해야만 하는 상황이 치료나 요양에 필요한 휴식을 방해하지 않는가.
사회 · 문화적 요인	• 타인과의 관계성	• 병실 내, 시설 내에서 다른 사람들과의 관계가 잘 형성되지 않은 탓에, 있을 곳이 없고 불편한 상황은 아닌가.
	• 사회적 관계에 대한 자세	• 사회적인 역할을 스스로 방치하고 있지는 않은가.

분석 관점

- 현재 대상자가 지닌 사회적인 역할에는 어떠한 것이 있는지, 그 상황을 명확하게 파악하는 것이 중요하다.

• 사회적 휴식을 방해하는 구체적인 상황을 파악하여 그 요인을 제거 · 경감하는 방안을 모색한다.

---

⑤ 영적 휴식

• 사람에게는 생에 대한 다양한 느낌이나 소원, 신념 등이 있다. 또한 죽음에 대한 다양한 생각이나 상상, 두려움 등도 있다. 이러한 자기 자신의 존재 의식이나 사고, 질문이 향하는 대상이 바로 한 사람 한 사람에게 존재하는 영성(spirituality)이라고 한다.

• 때때로 사람은 그러한 생각이나 의문에 대한 답을 찾기 위해 종교적인 활동을 하지만, 그렇다고 영성이 종교만을 의미하는 것은 아니다. 생활행동으로서 휴식을 취할 때의 영적인 진정, 안식이라는 부분에도 주목하여 정보를 수집해야 한다.

고령자에게 관찰되는 특징

• 고령자에게는 자신이 지금까지 인생을 통해 축적한 삶과 죽음, 자기 자신의 존재 등에 대한 느낌이나 소원이 있다. 그러한 신념이나 느낌을 어떤 모습으로 표현해왔는지, 나타내고 싶은지는 사람에 따라 다르다.

• "특별히 종교는 없다"고 말하는 사람이라도, 전통적인 문화나 신화적 요소에 자신의 영성을 투영시키는 경우가 적지 않다. 차례나 제사 등 문화적인 풍습으로 고령자가 받아들이는 요소도 많다.

정보 수집의 관점

	어떤 정보를 수집할까	정보를 수집할 때 무엇에 유의할까
대상자의 정보	• 신앙하는 종교 등의 활동 상황	• 신체적인 상황은 어떤가. 치료 · 요양상의 문제로 제사에 참가하지 못해 영적인 평온을 얻지 못하는 상황은 아닌가. • 신앙하는 종교 등의 참배나 예배를 하지 못해 영적인 평온이 방해받지 않는가.
심리 · 영적 요인	• 삶과 죽음에 대한 고뇌 • 치료 · 요양을 하는 모습에 대한 느낌	• 자기 존재의 의미나 가치라는 문제에 대한 고민을 안고 있는가. • 치료나 요양 때문에 자신의 신념을 굽히고 무언가를 선택하지 않으면 안 되는 상황인가.

분석 관점

• 종교 등 대상자가 신앙하는 것이 있는지에 대해 정보를 얻는다.

• 종교에 그치지 말고, 대상자의 삶과 죽음에 대한 사고방식, 자기 자신의 존재 가치에 대한 느낌이나 소원 등에 대한 정보를 얻는다.

• 영적인 휴식을 방해하는 구체적인 상황을 파악하여 그 요인을 제거 · 경감하는 방안을 모색한다.

<table>
<tr><td colspan="2">다른 생활행동과의 관계</td></tr>
<tr><td>활동</td><td>• 충분한 휴식을 얻지 못하는 까닭에 신체적인 피로가 쌓여서 낙상으로 이어지는 상황은 아닌가.
• 활동이 지나치게 과밀하여 오히려 휴식을 방해하지 않는가.</td></tr>
<tr><td>식사</td><td>• 신체적인 회복을 도울 수 있는 영양 섭취와 식사 내용이 유지되는가.
• 식사 중의 각성 상태가 저작 · 연하라고 하는 식사 동작에 영향을 미치는가.</td></tr>
<tr><td>배설</td><td>• 야간의 빈뇨나 실금으로 인하여 수면을 방해받거나, 신체적 · 심리적인 휴식을 방해받고 있는가.
• 빈뇨나 실금이 있어서 다른 환자와 접하는 활동을 피하고, 지나치게 쉬고 있는 상황이 발생하지 않는가.</td></tr>
<tr><td>몸차림</td><td>• 옷 갈아입기, 청결 유지와 같은 몸차림을 귀찮아하고 지나치게 쉬고 있는 상황은 아닌가.
• 충분한 수면 · 휴식을 취하지 못하는 까닭에 몸차림을 할 수 없는 상황은 아닌가.</td></tr>
<tr><td>의사소통</td><td>• 다른 환자 등과의 의사소통에 문제가 있어서 스트레스가 휴식을 방해하진 않는가.
• 의사소통에 문제가 있어서 활동에 참가하는 것을 일부러 피하지 않는가.</td></tr>
</table>

<table>
<tr><td>MEMO</td></tr>
<tr><td>

</td></tr>
</table>

[생활행동 정보로서 주목할 요소]
식사 준비 / 식욕 / 섭식 동작 / 저작 · 연하기능 / 영양상태

생활행동에서의 접근법

- **식사란 :** 인간이 생명을 유지하기 위해 불가결한 행위일 뿐 아니라, 식습관이나 기호 등 개개인이 구축해온 식문화가 반영된 행위이기도 하다. 맛있는 것을 먹을 때 행복을 느끼는 것처럼, 식사에 대해서는 사람들의 생활에 안정과 행복을 가져오는 확장성을 지닌 작업으로 파악하도록 한다.

- **식사의 구성요소 :** 식사 준비(식단 선택, 식재 · 도구 준비, 조리, 그릇에 담기까지의 일련 행위), 식욕(먹고 싶어 하는 의사), 섭식 동작(음식을 인지 · 선택하고 구강으로 옮기는 일련의 동작), 저작 · 연하기능(구강 내에 넣은 음식물을 체내로 보내는 기능), 영양상태(생명 활동에 불가결한 영양소나 에너지 섭취 상황 평가)의 5가지를 구성요소로 한다.

- **다른 생활행동과의 관련 :** 음식물을 체내로 받아들이는 식사와, 음식물을 대사한 후에 불필요한 물질을 체내로 내보내는 배설은 짝을 이룬다. 그러므로 변비나 설사처럼 배설 조절에 이상이 생기면 식사에도 영향을 끼친다. 또한 먹기 위해서는 각성이 대전제가 된다. 적당한 정도의 활동은 공복상태를 만들지만 너무 피곤하면 먹고 싶지 않은 것처럼, 식사는 활동 · 휴식 리듬과도 관련이 있다. 또한 식사를 통한 교류나 대화와 같은 의사소통, 치장을 하고 회식을 하거나, 손이나 입에 묻은 음식물을 닦아내는 몸차림과도 관련이 있다. 이렇듯 식사를 다른 모든 생활행동 요소와도 관련지어 파악하는 것이 중요하다.

- **생활환경과의 관련 :** 식사 행동과 생활환경은 밀접하게 관련된다. 대상자가 식사 과정 가운데 어딘가에서 실패할 때는 생활환경도 동시에 재검토할 필요가 있다. 예를 들어서 식사 환경이 산만하여 식사에 전념하지 못하는 치매 환자나, 식기를 사용하기 힘들어서 음식물을 흘리는 편마비 대상자 등의 경우 식사 환경을 조정하면 이와 같은 문제가 완화 · 제거된다.

개념 맵

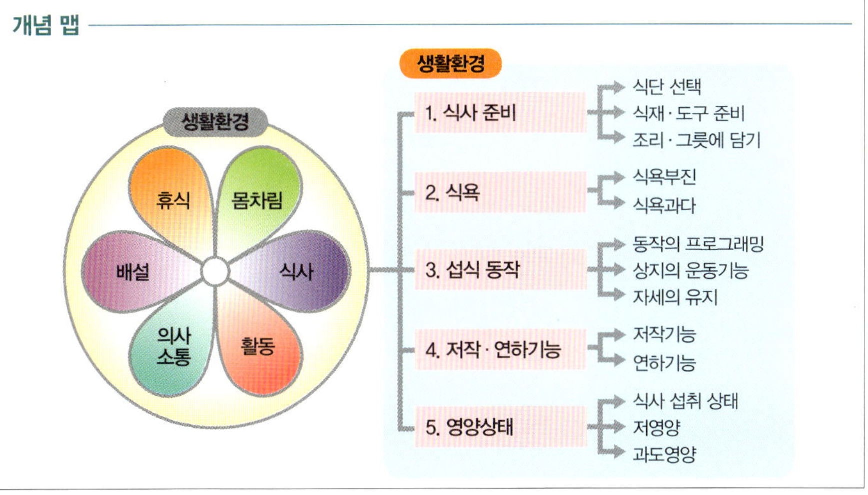

① 식사 준비

- 식사 준비란 식단을 생각하여(식단 선택), 조리기구나 식재가 부족하다면 장을 보러 가서 마련하고(식재·도구 준비), 조리한 식사를 식기에 담아서(조리·그릇에 담기) 음식을 마련하는 일련의 행위를 말한다.
- 병원이나 시설에서는 영양과 등에서 식사를 조리하는 경우가 많으므로 대상자의 식사 준비 행위를 간과하기 쉽다. 퇴원·퇴소 예정자나 재택 고령자를 원조할 때, 나아가 치매 고령자의 식사 인지를 위한 방안으로서도 식사 준비는 식욕, 섭식 동작으로 연결되는, 간과해서는 안 되는 행위이다.
- 단, 과거에 식사를 준비해온 사람과 그렇지 않은 사람에 따라 원조의 방향도 달라진다. 그럴 때는 우선 어떻게 식사 준비를 해온 사람인지, 식생활사(食生活史)를 제일 먼저 파악해야 한다.

고령자에게 관찰되는 특징

1. 우리나라의 사회·문화적 특징

- 2차 세계대전 이전에 태어난 고령자 중에는 남성은 바깥일, 여성은 가사라는 역할 구분으로 식사 준비에 관여하지 않았던 남성도 많다. 한편 흥미·관심, 개호로 인한 필요성 때문에 노인기에 들어서 식사 준비를 생활행동에 편입시키는 남성 고령자가 있다. 또한 연금생활 등 경제사정이 식사 준비에 영향을 주기도 한다.

2. 노화에 따른 심신의 변화

- 손가락의 정교성, 악력이나 시력의 저하로 뚜껑을 열기가 힘들어지거나, 식사를 그릇에 담는 데도 영향을 받을 뿐 아니라, 미각·후각의 변화나 치아의 결손으로 인해 식단이나 양념법이 변한다.
- 기억력이나 주의력의 저하, 청력·후각의 저하가 겹쳐서, 조리 중에 전화 통화와 같은 다른 행위에 주의를 빼앗겨 요리가 끓는 소리나 타는 냄새를 알아채지 못하고, 가스렌지의 불을 끄는 것을 잊는 등 안전을 위협받는 경우도 있다.

정보 수집의 관점

	어떤 정보를 수집할까	정보를 수집할 때 무엇에 유의할까
대상자의 정보	• 인지능력, 기억력, 계산력, 지남력, 실행기능 • 감각기능 : 미각, 후각, 시각, 청각	**〈식단 선택〉** • 과거의 조리 체험과 기억력, 현재의 상황을 판단하여 식단을 생각하고 계획할 수 있는가. **〈식재·도구 준비〉** • 식재·도구를 인지하고 준비하는 데 필요한 동작 능력이 있는가.
신체적 요인		• 장을 보러 가기 위한 이동 능력, 구매할 품목을 기억하는 기억력이나 구매할 때 계산력에 지장이 없는가.

	• 운동기능 : 이동 능력, 손가락의 정교성, 악력	**〈조리 · 그릇에 담기〉** • 행위를 실행할 힘, 각 행위를 조합하여 조리를 수행할 힘이 있는가. • 노화나 질환으로 인한 감각기능이나 운동기능의 변화가 양념법이나 그릇에 담기, 안전성에 영향을 주지 않는가.
심리 · 영적 요인	• 식사 준비에 대한 의향 • 기분 · 정동, 대접하는 마음	• 식사 준비에 대해 어떤 의향을 갖고 있는가. • 식사 준비의 원동력이 되는 먹기의 즐거움이나 대접하는 마음 등 어떠한 심리 · 영적 요소를 지니고 있는가. 반대로 식사 준비에 대한 심리적 부담, 비탄이나 고민 등은 없는가.
사회 · 문화적 요인	• 식사 준비 경험, 역할 • 식사 스타일, 식문화 • 요리를 기뻐하는 사람의 존재 • 경제적 측면	• 과거에 식사 준비를 해왔는가. 어떠한 방법으로 준비했는가. • 1일 식사 횟수나 식사 스타일(한식 · 양식 등)은 어떠한가. 향토색이 풍부한 식문화에 뿌리를 둔 전통요리인가. 그에 대한 대상자의 생각은 어떠한가. • 요리에 기뻐하는 사람의 존재 등 식사 준비의 원동력이 되는 사회 · 문화적 요인이 있는가. • 경제적 요소가 식사 준비에 영향을 주지 않는가.
생활환경의 영향	• 조리기구 · 식기, 식재로 인한 영향 • 케어 환경	• 신체기능에 따라서 사용하기 편한 도구(손잡이가 잡기 편한 부엌칼 등), 안전을 배려한 주방 환경 등 식사를 준비하는 환경이 정비되어 있는가. • 지금까지 사용해온 조리기구와 형태나 사용법이 달라서 식사 준비에 방해받지 않는가. • 대상자가 낼 수 있는 힘을 끌어내도록 원조를 받고 있는가.

분석 관점
- 식사 준비에 대한 대상자의 의향과 수행력을 분석한다.
- 식사 준비의 촉진 요인과 저해 요인에 대해, 개인인자와 생활환경의 2가지 측면에서 분석한다.

② 식욕
- 식욕이란 음식을 '먹고 싶다'고 하는 바람 · 욕구이다.

- 식욕을 지배하는 시상하부는 뇌의 바닥부분에 있다. 캐러멜 한 알 정도의 작은 공간에 생명을 유지하는 데 불가결한 중추가 빼곡하게 들어차 있으며, 그곳에 공복중추와 만복중추가 있다.
- 식욕의 균형이 무너지면 식욕부진으로 식사량이 감소하여 저영양을 일으키거나, 반대로 식욕과다로 인한 과도영양 탓에 비만을 초래하여 합병증이나 건강 문제를 일으킬 위험이 높아진다.
- 식욕부진일 경우, 대상자가 먹고 싶다고 느낄 수 있는 체내 환경이나 생활환경을 갖추는 것이 중요하다. 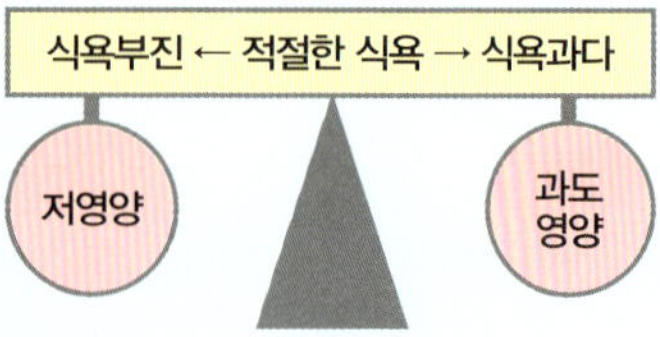
- 식욕과다로 인한 비만의 경우, '남아서 아깝다', '단 것이 들어가는 배는 따로 있다' 등 무심결에 과식하게 되는 생활환경에 놓여 있는 경우도 많다. 주의 깊은 정보 수집으로 개선할 필요가 있는 생활환경을 찾아내는 것이 열쇠가 된다.

■ 그림3-A 식욕의 균형

고령자에게 관찰되는 특징

1. 식욕부진

- 아래와 같은 노화로 인한 변화가 복합적으로 작용하여 식욕부진을 초래하는 경우도 많다.
  1) 노화로 인한 미각, 후각, 시각, 청각의 저하가 맛을 느끼는 데 끼치는 영향, 치아의 결손이나 의치 장착으로 인한 식사 내용·형태의 변화, 위액 분비 감소로 인한 소화불량이나 위의 거북함, 연동운동 감소나 운동량 저하로 인한 변비
  2) 퇴직, 자녀의 독립, 배우자나 친한 사람과의 사별 등 연령의 증가에 따른 상실 체험, 우울 상태
- 고령자에서는 식욕부진이 질환의 조기 발견으로 연결된다. 신체 변조의 신호인 식욕부진을 놓치지 않도록 한다.

2. 식욕과다

- 전시·전후의 가난한 시대를 극복한 현대의 고령자 중에는 음식을 남기는 것에 대해 '아깝다'고 생각하거나, 만복감을 얻을 때까지 먹지 못했던 과거에 대한 반동으로 과식하는 사람도 있다. 또한 노인기의 시간적 여유로 먹는 일에서 즐거움을 찾기 때문에 식욕과다를 초래하는 경우도 있다.

정보 수집의 관점

	어떤 정보를 수집할까	정보를 수집할 때 무엇에 유의할까
대상자의 정보	• 운동기능 • 감각기능 • 활동으로 인한 공복감, 피로	**〈식욕부진〉** • 공복감을 일으키는 적당한 활동이 부족하지 않은가. 반대로 과도한 활동으로 인한 피로는 없는가. • 식욕을 돋우는 맛이나 냄새를 느끼는가.
신체적 요인	• 구강 내 상태	• 치아 결손, 부적합한 의치, 설태·치석 축적, 구내염, 치주염과 같은 구강 내 문제는 없는가.

	• 신체적 고통 · 불쾌	• 변비 · 설사, 통증, 가려움 등 신체적 고통이나 불쾌감은 없는가. 〈식욕과다〉 • 항상 공복감을 느끼는 듯한 상황인가. • 식욕을 억제하지 못해 필요 이상의 식사량을 섭취하고 있지 않은가.
심리 · 영적 요인	• 식사에 대한 생각 • 기분 · 정동 • 스트레스가 되는 사건	〈식욕부진〉 • 현재의 식사가 대상자의 의향에 맞는가. • 비탄, 불안, 긴장감과 같은 스트레스는 없는가. 〈식욕과다〉 • 스트레스를 먹는 것으로 해소하지 않는가. • 먹다 남기는 것에 대해서 '아깝다'고 생각하진 않는가. • 먹는 일을 좋아해서, 배가 부를지라도 맛있어 보이는 음식을 보면 무심코 먹어버리지 않는가.
사회 · 문화적 요인	• 식문화 · 식체험 • 함께 식사하는 사람 • 식사 방식	〈식욕부진〉 • 싫어하는 요리가 있거나, 싫어하는 사람과 동석하는 상황은 아닌가. 식사가 지금까지의 식문화와 맞지 않는가. 〈식욕과다〉 • 젊은 시절부터 먹는 속도가 빨라서, 만복감을 느낄 때는 이미 과도한 식사량을 섭취하지 않았는가. • 만복감을 얻을 때까지 먹지 못했던 과거의 체험이 있는가. • 어렸을 때부터 식욕이 왕성했는가.
생활환경의 영향	• 음식으로 인한 영향 • 식기나 자조구로 인한 영향 • 식사 장소로 인한 영향	〈식욕부진〉 • 대상자가 맛있다고 느끼는 음식인가. 맛, 향, 온도, 형태, 양(양이 많으면 보는 것만으로 배가 부른 사람도 있다), 식단, 조리법, 그릇에 담는 법이 대상자에 맞게 고려되었는가. • 음식의 형태가 기도로 넘어가기 쉬워서 식욕에 영향을 주지 않는가. • 식사하는 곳이 화장실과 가까워서 오물 냄새가 난다든지, 너무 덥다든지, 식사 환경에 대한 배려가 부족하지 않은가.

생활환경의 영향		〈식욕과다〉 • 좋아하는 음식이 너무 많이 나와 있는 식사 환경이 아닌가. • 외출이나 운동을 할 기회나 공간이 거의 없는 생활 환경은 아닌가.

분석 관점

- 식욕부진 : 어떤 조건이 갖추어졌을 때 대상자가 '먹고 싶다'고 느끼는가. 식욕부진이 대상자에게 초래하는 영향이나 리스크는 무엇인가. 식욕의 촉진 요인과 저해 요인에 관해 개인인자와 생활환경을 분석한다.
- 식욕과다 : 식욕과다가 대상자에게 초래하는 영향이나 리스크는 무엇인가. 왜 과식을 하게 되는가. 개인인자와 생활환경을 분석한다.

③ 섭식 동작

- 섭식 동작은 음식을 인지 · 선택하여 구강까지 옮기는 일련의 동작이다.
- 섭식 동작에는 동작의 프로그래밍(오감을 사용하여 음식을 인지하고, 어떻게 먹을 것인가를 결정하는 지령을 내보낸다), 상지의 운동기능(음식을 구강 내로 옮기기 위해 필요한 운동), 이들의 전제가 되는 자세 유지가 포함된다. 가령 음식을 집으려고 손을 뻗을 때 신체 전체의 균형을 유지하기 위해 자세를 제어하지 못한다면 넘어지게 되므로 섭식 동작도 실행할 수 없다.

고령자에게 관찰되는 특징

1. 동작의 프로그래밍
- 노화에 따른 감각기능의 저하나 안검하수로 인해 식사에 관한 정보 입력이 감소되고 나아가 신경 전달 속도도 지연되지만, 섭식 동작의 프로그래밍에 지장을 초래할 만큼은 아니다. 그렇지만 노인기에 많은 중추신경질환(치매나 뇌혈관 장애 등)에 걸린다면 프로그래밍 자체에 지장을 초래한다.
2. 상지의 운동기능
- 노화에 따른 악력의 저하나 정교성의 저하로 인해 상자나 포장을 개봉하거나 생선 잔가시를 발라내는 일을 하지 못하고, 음식을 흘리는 등 섭식 동작에 영향을 미치기도 한다.
3. 자세 유지
- 노화에 따라 등이 굽거나 근력이 저하되는 탓에 자세가 무너지기 쉽고 피로해지기 쉬워진다.

정보 수집의 관점		
	어떤 정보를 수집할까	**정보를 수집할 때 무엇에 유의할까**
대상자의 정보 **신체적 요인**	• 인지기능, 기억, 지남력, 실행기능	**〈동작의 프로그래밍〉** • 식사 시간이나 장소를 인지할 수 있는가. • 음식물을 먹는 대상물이라고 인지할 수 있는가. • 젓가락과 같은 식사도구의 사용법을 알고 있는가. • 과거의 식사 경험에 비추어, 무엇을 어떤 방법으로 먹는지 프로그래밍 할 수 있는가.
	• 감각기능	• 시각, 청각, 후각, 미각, 촉각, 온도감각의 기능 저하는 없는가. 감각기능이 음식의 인지를 돕는 작용을 하고 있는가.
	• 운동기능	**〈상지의 운동기능〉** • 그릇이나 젓가락 등을 잘 잡을 수 있는가. • 식품의 뚜껑을 따거나, 우유팩에 빨대를 꽂거나, 생선가시를 발라낼 때 등 손가락의 정교성은 어떠한가. • 숟가락이나 젓가락을 사용할 수 있는가. • 음식을 떠서 입가로 옮길 수 있는가. 음식을 구강 내로 넣을 수 있는가.
	• 자세	**〈자세 유지〉** • 어떤 자세로 섭식하고 있는가. 앉은 자세는 몇 분이나 유지할 수 있는가.
	• 신체적 피로	• 신체적 피로가 섭식 동작이나 자세가 흐트러지는 데 영향을 주는가.
심리 · 영적 요인	• 의향 · 희망 • 영적인 식사 습관	• 섭식 동작에 관해 어떤 의향이 있는가. • 식전의 기도나 종교에 따른 제한 등이 있는가.
사회 · 문화적 요인	• 식생활사 • 함께 식사하는 사람 • 식사 방식 · 양식 • 음식으로 인한 영향	• 대상자가 좋아하는 음식이나 식문화는 어떤 것인가. • 함께 식사하는 사람의 수, 식사를 하는 양식 등 대상자는 어떠한 식습관을 갖고 있는가. • 주위 사람들이 빨리 먹는 것을 신경 쓰지 않는가.
생활환경의 영향	• 식사도구로 인한 영향	• 섭식 동작에 도움이 되는 음식(맛, 향, 온도, 형태, 양, 식단, 조리법, 그릇에 담는 법, 향토음식 등)이 검토되고 제공되고 있는가. • 식사도구는 대상자가 쓰기에 편한가.
	• 식사 장소로 인한 영향	• 의자나 식탁이 섭식 동작이나 자세 유지에 도움이 되는가. • 식사에 전념할 수 있는 환경인가.

분석 관점

- 일련의 섭식 동작을 수행할 수 있는가. 섭식 동작이 잘 이루어지지 않는 경우에는 동작의 프로그래밍, 상지의 운동기능, 자세 유지의 촉진 요인과 저해 요인에 관해 개인인자와 생활환경을 분석한다. 그리고 어떤 생활환경을 마련해야 섭식 동작 수행에 도움이 될 수 있을지 검토한다.

④ 저작 · 연하기능

- 저작기능이란 구강 내로 집어넣은 음식물을 이로 씹어서 잘게 분쇄하고, 혀를 잘 사용해 타액과 섞어 '식괴(bolus)'라고 하는 삼키기 쉬운 형태로 가공하는 운동기능이다. 저작을 통해 음식물의 물성(씹는 느낌)이나 화학적 성질(맛이나 향)이 뇌로 전달되어, 음식물의 안전성이나 맛을 확인한다.
- 연하(삼킴)기능이란 저작기능을 통해 만들어진 식괴나 음료수를 구강에서 인두, 식도를 거쳐 위로 보내는 운동기능이다. 연하 시에는 공기와 음식물이 공통으로 지나가는 인두에서 불과 1초가량 사이에 교통정리가 이루어질 뿐 아니라, 기도로 음식물이 침입하는 것을 방지하기도 한다.

고령자에게 관찰되는 특징

1. 저작기능

- 노화에 따른 혀의 운동기능 저하, 타액 분비량의 저하, 치아 결손이 복합적으로 작용하여 저작기능의 저하를 초래한다. 의치를 사용하는 경우 저작률은 1/4로 저하되며, 식사 내용이 변하거나 부적합한 의치로 인해 구내염이 발생하여 저작에 영향을 주기도 한다. 미각은 타액으로 녹인 물질이 미뢰와 접촉하여 감지되는 것이므로, 타액 분비량과 저작기능 저하, 여기에 후각의 저하까지 더해져서 맛을 느끼는 데 영향을 끼친다.

2. 연하기능

- 노화에 따른 설근, 저작근, 안면근의 수축력이 저하되어 혀, 설골, 후두가 하수(처짐)된다. 그 결과 연하할 때 후두가 충분히 올라가지 않고, 후두개의 폐쇄가 불완전하게 되어 음식물이 기도로 흘러들어가기 쉽다.

정보 수집의 관점

	어떤 정보를 수집할까	정보를 수집할 때 무엇에 유의할까
대상자의 정보	• 인지기능	• 연하기능 검사나 재활치료를 수행하기 위한 이해력이나 실행기능에 지장은 없는가.
	• 감각기능	• 타액 분비량이나 구강 감각기가 저하되지 않았는가. • 사레들림, 목에 걸림 등을 자각하지 못하는가.
신체적 요인	• 운동기능	• 저작운동이나 연하운동에 관여하는 기관이 정상적으로 기능하고 있는가.

	• 구강 내의 상태 • 언어기능	• 치아, 의치, 잇몸의 상태, 혀의 상태, 타액 분비량, 구내염과 같은 구강 내 문제는 없는가. • 언어장애(실어증, 구음장애)가 있으면 구강 운동기능에 이상이 발생하기 쉽다.
심리 · 영적 요인	• 식사에 대한 생각 • 기분 · 정동 • 스트레스가 되는 사건	• 저작 · 연하에 대해 대상자는 어떤 의향 · 희망을 갖고 있는가. • 스트레스가 저작 · 연하의 협조 운동에 부조화를 발생시키지 않는가.
사회 · 문화적 요인	• 식문화 · 식체험의 지속 • 함께 식사하는 사람 • 식사 방식	• 지금까지 쌓아온 식문화에 맞지 않는 요리가 있거나, 싫어하는 사람과 함께 식사하는 탓에 연하기능에 부담을 초래하지 않는가. • 빨리 먹는 습관 탓에 자주 사레들리지는 않는가.
생활환경의 영향	• 음식에 의한 영향 • 식사 장소로 인한 영향	• 음식 형태, 온도, 맛, 한입의 양이 저작 · 연하기능을 보충할 수 있도록 고려되었는가. • 부적절한 식탁과 의자가 자세를 흐트러지게 하여 연하에 영향을 주지 않는가.

분석 관점

• 노화로 인해 저작 · 연하기능에 지장이 초래되지 않았는가. 지장이 있다면 개인인자와 생활환경을 분석하여, 생활환경을 어떻게 정비하면 저작 · 연하기능을 도울 수 있을지 검토한다.

⑤ 영양상태

• 영양상태란 음식물이 체내에서 소화 · 대사 · 흡수된 결과, 적량의 필요한 영양소가 균형 있게 들어왔는지의 여부를 평가하기 위한 체내 상태이다.
• 영양상태 평가에서는 매일매일의 식사량, 횟수, 내용을 토대로 식사 섭취 상황을 평가하는 일 말고도, 신체계측이나 혈액검사 결과를 토대로 저영양이나 과도영양을 평가한다.
• 영양이 부족해 저영양에 빠지면 면역력이 저하되거나, 질환을 극복하는 기간이 지연되거나, 심하면 죽음에 이르는 경우도 있다.
• 영양과다로 인한 과도영양에서는 비만이 되어 대사증후군에 이르거나, 슬관절통을 야기하며, 나아가 노인기에 많은 질환이나 합병증을 병발할 리스크도 높아진다.

고령자에게 관찰되는 특징

• 식사 섭취 상황(1일 식사량, 횟수, 내용)

활동에 필요한 에너지 섭취량은 노화에 따라 감소하지만, 사람이 살아가기 위해서 필요한 영양소인 단
백질 섭취량은 연령에 상관없이 똑같다. 또한 노화에 따른 구강기능의 변화(치아의 결손, 혀 운동기능
의 저하, 타액 분비량 저하)로 부드럽고 씹기 쉬운 식사 형태를 선호하게 되거나, 미각·후각의 변화로
양념법이 변하거나, 나아가 연금 생활이라는 경제적 변화로 식사 내용(종류나 균형)이나 횟수에도 변
화가 생겨난다. 개인차는 있으나, 활동량 감소까지 겹쳐져 한 번에 섭취하는 식사량도 감소한다.

■ 표3-A 에너지 필요량(kcal/일)(사용 기간 2005년 4월 ~ 2010년 3월)

성별	남성			여성		
신체 활동 레벨	Ⅰ(낮음)	Ⅱ(보통)	Ⅲ(높음)	Ⅰ(낮음)	Ⅱ(보통)	Ⅲ(높음)
50~69세	2,050	2,400	2,750	1,650	1,950	2,200
70세 이상	1,600	1,850	2,100	1,350	1,550	1,750

■ 표3-B 단백질 필요량(g/일)

연령	단백질 필요량	
	남성	여성
50~69세	50	40
70세 이상	50	40

• 저영양과 과도영양

저영양 : 고령자는 이상의 노화에 따른 변화에 더불어 질환이나 장애로 인해 식욕이 저하되고 저영양
상태에 빠지기 쉽다. 방문간호를 받거나 입원 중인 고령자 가운데 30~40%는 단백질 에너지 영양실
조(PEM) 상태라고 한다.

과도영양 : 나이가 들면서 운동기능이나 사회생활도 변하고 운동 부족과 과식으로 인해 허리둘레가
남성 85cm 이상, 여성 90cm 이상인 비만 상태이자, 노인기에 많은 고지혈증, 고혈당, 고혈압 중 2가
지 이상에 해당되는 경우라면 '대사증후군'으로 진단된다. 과도영양의 결과, 필요 이상으로 내장지방
이 생기면 대사이상이 발생하고, 동맥경화도 진행되어 심장병이나 뇌졸중을 야기할 위험이 높아지므
로 예방이 필요하다.

〈평가지표〉

• 신체계측 : BMI(body mass index) = 체중÷(신장×신장), 체중감소율, 허리둘레 측정.

PEM 평가에서는, 등이 굽으면 BMI가 부정확해지기 때문에 체중감소율(%LBW)을 이용한다.

⇒ 제2편 제2부 '섭식·연하장애' 참조.

• 혈액검사 : 혈액생화학검사(혈청알부민, 총 단백, 총 콜레스테롤 등), 혈액전해질검사.

정보 수집의 관점

	어떤 정보를 수집할까	정보를 수집할 때 무엇에 유의할까
대상자의 정보 **신체적 요인**	• 영양상태 평가 - 섭취 상황 : 1일 식사량 · 횟수 · 내용, 식사의 균형, 영양 섭취량(필요 에너 지와 단백질량), 수분 섭취량 - 신체계측 - 혈액검사 - 면역능력	• 대상자의 1일 식사량은 어느 정도이며, 횟수는 몇 번인가. 과거 6개월 동안 식사량 · 횟수 · 내용에 변화가 있는가. • 하루에 필요한 영양 섭취량이나 수분 섭취량은 적절한가. 식사의 균형은 잡혀 있는가. • 체중이나 허리둘레, BMI는 정상인가. 과거 6개월 동안(또 는 1개월 동안) 체중에 변동은 없는가. • 혈액생화학검사(혈청알부민, 총 콜레스테롤 등)나 혈액전 해질검사의 결과는 정상인가. • 특히 영양부족인 경우, 총 림프구 수나 면역글로불린 등 면 역능에까지 영향을 끼치지 않았는가. • 저영양 또는 과도영양인 상태는 아닌가. 그 점이 생활에 영 향을 끼치지 않는가.
심리 · 영적 요인	• 의향, 받아들이는 방식	• 영양상태를 어떻게 받아들이고 이해하고 있는가. • 대상자는 어떤 의향 · 희망을 갖고 있는가.
사회 · 문화적 요인	• 식문화, 식습관 • 기호품, 편식 • 경제적 측면	• 지금까지 쌓아온 식문화나 식습관은 영양상태와 어떠한 관 계가 있는가. • 기호품이나 편식, 경제적 상황이 영양상태에 영향을 주지 않는가.
생활환경의 영향	• 식사 환경 • 영양 보급법	• 식사 환경이 영양상태에 영향을 끼치지 않는가. • 어떠한 영양 보급법(경구영양법, 경관영양법, 완전비경구 영양법)이며, 그것은 현재 대상자의 의향이나 신체 상황에 적합한 방법인가. 비경구영양법이라면 경구영양법으로의 이행을 검토하고 있는가.

분석 관점

• 대상자의 식사 섭취 상황을 토대로 영양상태에 끼치는 영향에 대해 분석한다.
• 영양상태 지표를 토대로 저영양 혹은 과도영양을 판단하고, 예측되는 리스크에 대해 분석한다.
• 저영양이나 과도영양인 경우, 개인인자와 생활환경에서 요인을 분석하여 예방 · 개선을 위해 어떻게
생활환경을 정비하면 좋을지 검토한다.

활동	• 꽃구경을 겸한 식사, 술집에서의 식사, 지역사람들과 교류하면서 하는 식사 등, 평소와는 다른 식사가 활동의 확장을 유도하는지 확인하자. • 과도한 활동 혹은 활동 부족이 식사에 영향을 끼치지 않는지 확인하자.
휴식	• 배고픔이 해소되면 수면에 좋은 영향을 끼치는지 확인하자. • 불충분한 수면이나 휴식이 식사 중의 졸음이나 연하반사의 지연으로 이어지지 않는지 확인하자.
배설	• 필요량을 충족하는 식사나 수분 섭취가 규칙적인 배변이나 배뇨를 가져오는지 확인하자. • 식사 전의 배설 상태가 마음 놓고 식사하지 못하는 상황을 초래하지 않는지 확인하자.
몸차림	• 소중한 사람과의 식사나 회식의 기회가 몸차림을 정돈하는 일로 이어지는지 파악하자. • 구강 내의 더러움 등이 식사에 영향을 끼치지 않는지 확인하자.
의사소통	• 다른 사람과의 식사가 의사소통의 확장을 유도하는지 확인하자. • 의사소통의 문제가 스트레스가 되어서 식사를 방해하지 않는지 파악하자.

MEMO

[생활행동 정보로서 주목할 요소]

대소변 저장 / 요의 · 변의 / 배설 동작 / 대소변의 배출 / 대소변의 상태

생활행동에서의 접근법

- **배설이란 :** 노폐물이나 불필요한 것을 대소변의 형태로 체내에서 내보내기 위해 꼭 필요한 행위이다. 쾌적하게 배설하기 위해서는 프라이버시가 확보되어야 하고, 자신의 방식대로 배설할 수 있어야 한다.

- **배설의 구성요소 :** 많은 동작이 복합되어 있는 배설을 일련의 과정에 따라 파악한다. 우선 방광과 대장에 배설물을 모으는 작용인 대소변 저장, 대소변의 신호가 뇌로 전달되는 요의와 변의, 장소를 이동하여 화장실을 인지하고 옷을 벗고 변기에 앉아 배뇨 · 배변한 후 음부나 둔부를 닦고 물을 내리고 손을 씻는 배설 동작, 일련의 배설 동작 가운데 요도와 항문을 통해 배설물을 내보내는 대소변 배출, 체외로 불필요한 노폐물 등이 적절하게 나가고 있는지 관찰하는 대소변의 상태로 구성된다.

- **다른 생활행동과의 관련 :** 체내로 들어오는 영양이나 수분의 양이 적으면 변의 양에도 영향을 주듯이 '식사'와 '배설'에는 관련이 있다. 뒤처리나 손 씻기라는 청결 행동은 '몸차림'과 관련되고, 배설을 마치고 산책을 즐기는 것은 '활동', 야간의 배설로 잠을 이루지 못하는 것은 '휴식', 휴대용 변기에 배설하는 소리나 냄새로 인해 다른 사람과의 관계가 나빠지는 것은 '의사소통'과 관련된다. 이들이 서로 부정적인 관계에 있는 것만은 아니다. 쾌적하게 배설할 수도 있기 때문에, 이들 관계에 대한 긍정적인 관점도 매우 중요하다.

- **생활환경과의 관련 :** 배설 환경의 좋고 나쁨은 고령자가 자율적으로 배설하는 데도 영향을 준다. 치매가 있는 사람이라면 변기의 형태가 익숙하지 않다는 이유만으로 배설하지 못하고 옷을 더럽히고 마는 경우가 있다. 또한 난간이 있는 화장실을 사용하는 것만으로도 도움 없이 혼자서 배설할 수 있는 편마비 고령자도 있다.

개념 맵

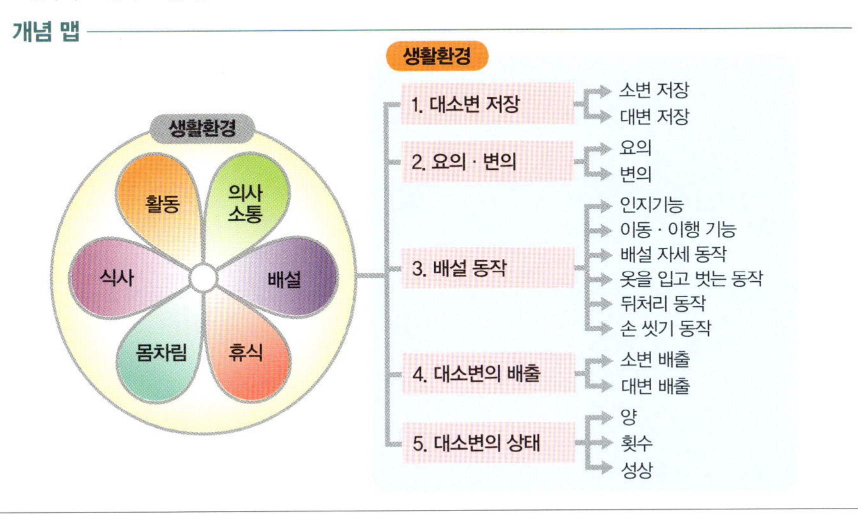

① 대소변 저장

- 체내에는 대소변을 모으는 기관이 있어서, 뜻하지 않게 배출하지 않도록 하는 기능을 한다. 방광의 배뇨근이 이완되고 내요도괄약근이 수축하여 '소변을 저장'하는 일을 할 수 있고, 직장 속에 대변이 가득 찼을 때는 내항문괄약근이 수축하여 '대변을 저장'하는 일을 할 수 있다.

고령자에게 관찰되는 특징

- 소변 저장 : 방광은 신축성이 풍부하여 약 500~600mL까지 오줌을 저장할 수 있다. 방광 벽의 배뇨근이 교원섬유를 주로 하는 결합조직으로 변하는 까닭에 방광이 위축되고, 용량이 감소하며, 배뇨 횟수가 증가한다. 뇌혈관질환이 있는 고령자의 경우, 축뇨 중 배뇨근의 과활동으로 인한 절박한 요의 때문에 화장실에 가기도 전에 새어버리는 경우가 있다. 내요도괄약근은 방광과 요도의 경계에 있으며, 불수의적으로 수축하여 소변을 방광에 모으는 작용을 한다.

- 대변 저장 : 상부 소화관에서 소화 흡수한 후 결장에서 대변을 형성한다. 아침의 각성 · 운동 · 식사가 자극이 되어 쉬고 있던 장관이 일제히 연동운동을 하면 대변이 직장을 가득 채우게 된다. 이때 내항문괄약근은 불수의적으로 수축하여 변이 새어나가지 않도록 한다. 와상 시간이 길고 활동량이 적으면 장관의 연동운동이 저하되어서, 변이 장관을 통과하는 시간이 연장된다. 복부 근력이 저하된 사람은 복압을 가하지 못하기 때문에 대변을 모아둔 채로 있기 쉬우므로, 대변이 단단해져서 배출하지 못하는 상황이 발생하기 쉽다. 또한 설사일 때는 직장의 내압이 높아지기 때문에 변실금이 되기 쉽다.

정보 수집의 관점

	어떤 정보를 수집할까	정보를 수집할 때 무엇에 유의할까
대상자의 정보 **신체적 요인**	• 대소변의 양과 성상 • 요 · 변실금의 상태 • 식사 · 수분의 섭취량과 시각	• 소변 배출량으로 방광에 저장되어 있던 소변의 양을 추측할 수 있는가. 소변이 방광에 남아 있을 수도 있으므로 주의한다. • 소변이나 대변이 새어나온다면 어떨 때, 어떻게 새어나오는지 유의하여 정보를 수집한다. • 소변은 3~5일, 대변은 5회 이상 연속으로 정보를 수집함으로써 패턴을 살필 수 있다.
심리 · 영적 요인	• 긴장, 불안, 통증, 걱정의 유무	• 심리적 요인으로 빈뇨, 변비 등이 발생하기 쉽다.
사회 · 문화적 요인	• 직업 · 여가, 사회 참여 상황	• 행동 범위가 국한되거나, 사회 참여를 단념하거나, 외부와 단절된 모습은 없는가.
생활환경의 영향	• 방, 침대의 이동	• 환경의 변화로 인해 변비가 생기기 쉽다.

분석 관점

- 1회 배뇨량과 시각을 파악하여 소변 저장 능력은 어떤지 분석한다.
- 대변의 배출 상태로부터 변이 직장에 남아 있을 가능성에 대해 검토한다.

② 요의 · 변의

- 요의 · 변의를 감지하는 것과 정확하게 이해하는 것 모두 중요하다

고령자에게 관찰되는 특징

- 요의 : 방광 용량의 반까지 소변이 모이면 최초로 요의를 감지하는 축뇨가 계속된다. 그러다 방광 내 압이 20cmH$_2$O(방광 용량은 300~400mL)를 넘어서면 척수에서 대뇌피질로 전달되면서 요의를 감지하여 배뇨라는 행위로 연결된다. 고령자는 소변이 방광에 가득 차거나 가득 차기 직전이 되어야 비로소 요의를 느낀다. 따라서 배설 동작에 시간이 걸리는 사람 가운데는 이동하거나 배뇨를 준비하는 도중에 새어나오는 경우도 있으며, 치매인 사람 중에는 요 · 변의를 정확하게 전달하기가 어려운 경우도 있다.
- 변의 : 직장에 대변이 모여서 가득 차면 그 무게로 인해 척수의 배변중추로 전달된다. 그리고 항문괄약근에 압력이 가해지면 대뇌로 전달되어 변의를 지각한다.

정보 수집의 관점

	어떤 정보를 수집할까	정보를 수집할 때 무엇에 유의할까
대상자의 정보 **신체적 요인**	• 요의 · 변의의 상태 • 요의 · 변의의 호소와 전달 수단 • 요의 · 변의에 관련되는 약물	• 요의 · 변의의 유무. 절박감은 어떠한가. • 혼자서 화장실에 가는 것이 곤란한 경우, 다른 사람에게 어떻게 전달하는가(말, 표정, 몸짓 등). • 이뇨제 복용으로 인한 요의절박감이나 실금은 없는가. • 이뇨제 복용 후 배뇨량이 증가하는 등 약제가 영향을 주는 경우도 있다.
심리 · 영적 요인	• 긴장, 불안, 통증, 걱정의 유무	• 심리적인 요인으로 인해 빈뇨, 변비 등이 발생하기 쉽다.
사회 · 문화적 요인	• 직업 · 여가, 사회 참여 상황	• 행동 범위가 국한되거나, 사회 참여를 단념하거나, 외부와 단절된 모습은 없는가.
생활환경의 영향	• 방, 침대의 이동	• 환경의 변화로 인해 변비가 생기기 쉽다.

분석 관점

- 요의 · 변의에 대한 약물의 영향을 파악한다.
- 질환이 대소변 저장에 영향을 주지 않는지 분석한다.
- 환경의 변화가 요의 · 변의에 영향을 끼치지 않는지 검토한다.

③ 배설 동작

- 요의 · 변의를 감지하고 화장실에 가기 위해서는 화장실이 배설하는 장소라는 인지가 요구된다. 배설 동작에는 이와 같이 배설을 위한 동작을 이해하는 '인지기능', 화장실에 들어가 변기에 앉는 '이동 · 이행 동작', 변기에 앉아서 배설이 끝날 때까지 자세를 유지하는 '배설 자세 동작', 속옷이나 바지를 올리고 내리는 '옷을 입고 벗는 동작', 음부나 둔부를 닦고 배설물을 흘려보내는 '뒤처리 동작', 손에 묻은 더러움을 씻어내는 '손 씻기 동작'이 있다. 각각의 동작을 인지하고 다음 동작으로 연결함으로써 배설 동작을 수행할 수 있다.

고령자에게 관찰되는 특징

- 인지기능 : 입원, 이사와 같은 환경의 변화에 적응하기까진 시간이 걸린다. 익숙한 환경에서는 헤매지 않고 화장실에 가서 배설할 수 있는 사람이라도, 환경이 바뀜으로써 화장실의 위치를 찾지 못해 곤란해 하는 경우도 있다. 일상적으로 반복되는 배설 동작에 대해 고령자의 인지기능은 비교적 유지된다. 그러나 치매인 사람 가운데에는 화장실에는 갈 수 있지만 변기를 앞에 두고 서 있는 등 다음 동작을 인지하지 못하는 경우가 있다.
- 이동 · 이행 동작 : 방이나 화장실까지 이동하던 도중에 근력이나 평형감각의 저하로 인해 보행이 불안정해지게 된다. 시각이 변조되거나 균형기능이 저하되므로 복도가 어두우면 휘청거리거나 넘어지기 쉽지만, 보행을 돕거나 환경을 조정함으로써 안전하게 이동할 수 있다. 화장실에 들어간 후 방향을 틀어 변기에 앉거나, 다리를 벌리고 쪼그려 앉거나, 일어서는 등의 행위를 할 때는 자세를 바꾸거나 평형감각을 유지하기 어렵다. 변기를 등지고 앉을 때나 일어설 때는 잡아주지 않으면 균형이 무너지기 쉽다. 파킨슨병인 사람은 자세를 바꾸기 어렵기 때문에 방향 전환에 시간이 걸린다.
- 배설 자세 동작 : 배설을 마칠 때까지 상체를 앞으로 굽히고 있을 때, 체구가 작은 사람은 발이 바닥에 닿지 않아서 배에 충분히 힘을 주지 못하는 경우가 있다. 또한 편마비가 있는 사람은 잡아주지 않으면 몸통을 지탱하기 힘들기 때문에 안심하고 배뇨 · 배변하지 못한다.
- 옷을 입고 벗는 동작 : 상지와 손가락의 정교성이 떨어지기 때문에 지퍼나 바지 · 속옷을 올리고 내리거나, 단추를 잠그고 풀거나, 의복의 흐트러짐을 단정하게 정리하는 데 시간이 걸린다.
- 뒤처리 동작 : 휴지를 준비하여 음부나 둔부를 닦고 배설물을 흘려보내기 위해서는 상지 및 손가락의 정교성과 몸통을 앞으로 굽히는 자세 유지가 요구된다.
- 손 씻기 동작 : 수도꼭지나 레버를 조작하고, 손을 씻은 후, 수건에 젖은 손을 닦는 일련의 동작으로, 꽤 복잡하다. 편마비인 사람은 건강한 쪽의 손을 잘 사용하여 이 동작들을 끝까지 해낼 수 있도록 연구해야 한다.

정보 수집의 관점		
	어떤 정보를 수집할까	**정보를 수집할 때 무엇에 유의할까**
대상자의 정보	• 인지기능의 상태	• 배설할 때의 일련 동작이 가능한가. • 동작을 시작할 때 혼란스러워하지 않는가. • 장소(화장실 · 방 · 변기)를 인지할 수 있는가.
신체적 요인	• 이동 · 이행 동작의 상황	• 화장실까지의 보행 상태나 휠체어에서 변기로의 이행 상태는 어떠한가.
	• 배설 자세 동작의 상황	• 변기에 앉을 때 방향 전환은 어떠한가. • 변기에 앉고, 상체를 앞으로 굽힐 때의 자세는 어떠한가.
	• 옷을 입고 벗는 행동의 상황	• 속옷 · 바지 · 지퍼를 올리고 내리거나, 단추를 끼우고 풀거나, 옷의 흐트러짐을 바로잡는 동작은 어떠한가.
	• 뒤처리 동작의 상황	• 휴지 풀기 · 끊기, 음부 · 둔부 닦기, 휴지를 변기에 버리기, 물 내리는 레버나 버튼 조작하기, 변기 뚜껑을 닫는 동작은 어떠한가.
	• 손 씻기 동작의 상황	• 수도꼭지 · 레버 조작하기, 손 씻기, 수건으로 젖은 손을 닦는 동작은 어떠한가.
	• 배설 종료 후의 피로 상태	• 피로의 정도와 회복되기까지 걸리는 시간
심리 · 영적 요인	• 수치심 표현	• 원조자가 불필요하게 대상자의 피부를 노출시키거나, 배설하는 데 너무 가까이 다가가서 프라이버시를 침해하지 않는가.
사회 · 문화적 요인	• 원조자와의 관계	• 원조자를 어려워하는 언동이나 태도를 보이는가. • 배설할 때 도움을 받는 것에 대해 어떻게 생각하는가.
생활환경의 영향	• 화장실까지의 이동 공간	• 복도의 밝기 · 폭, 난간의 유무, 방에서 화장실까지의 거리는 어떠한가.
	• 화장실 공간	• 휠체어용 화장실로는 보행할 수 있는 사람들의 경우, 균형이 무너졌을 때 신체를 지지할 수 있는 벽이 멀어서 낙상하기 쉽다. 대상자가 사용하고 있는 화장실의 넓이, 밝기, 온도, 난간의 위치는 어떠한가.
	• 변기의 상황	• 변기의 형태는 서양식 변기, 남성용 서양식 변기, 동양식 변기 중 무엇인가. • 변기의 온도는 어떠한가. • 앉았을 때 발바닥이 바닥에 닿는가.
	• 배설 용구의 사용 상황	• 기저귀, 휴대용 변기, 간이 변기 · 소변기 · 집뇨기, 카테터, 파우치 등을 사용하고 있는가.
	• 과거의 배설 환경	• 자택에서 사용하던 화장실의 상황은 어떠한가.

분석 관점

- 다른 사람의 도움을 필요로 하는 경우, 배설 동작 중 어느 부분을 원조할지 검토한다.
- 대상자가 배설 동작을 위해 낼 수 있는 힘을 충분히 발휘할 수 있는 배설 환경인지 분석한다.
- 과거와 현재의 배설 환경은 어떻게 다른지 분석한다.
- 날이나 시간에 따른 동작의 변화를 포착하여 대상자가 할 수 있는 동작을 파악한다.

④ 대소변의 배출

- 방광에 모인 소변이 요도를 통과해 밖으로 나가는 '소변 배출'과, 배에 힘을 주어서 직장에 모인 대변을 배출하는 '대변 배출'이 있다. 해부 · 생리학상의 차이로 인해 남녀차가 있다.

고령자에게 관찰되는 특징

- 소변 배출 : 남성은 전립선이 비대해지면 요도의 저항이 늘어난다. 그래서 소변을 내보낼 때 시간이 걸리는 배뇨지연이나, 배뇨를 제대로 마칠 수 없고 소변방울이 떨어지는 소변 점적이 발생한다. 또한 말초의 지배신경이 위축됨으로써 요도폐쇄압 · 요속이 저하된 결과 소변 줄기의 세기가 저하된다. 여성은 폐경기 난포호르몬(에스트로겐) 분비량이 감소되기 때문에 요도의 탄력성이 저하된다. 그리고 요도, 질, 항문을 지탱하는 골반저근군도 약화된다. 이러한 이유로 긴장성 요실금이 야기된다.
- 대변 배출 : 대변은 식후 24~72시간이 지나면 직장에서 체외로 배출된다. 직장의 수축력이 저하되면 배변하는 중에 변의가 없어지기도 한다. 배에 힘을 주는 것은 복부 근력과 횡격막의 강도에 영향을 받으나, 고령자는 근력의 저하로 충분히 힘을 주기 힘들다. 또한 누운 자세로는 충분히 힘주기가 어려우므로, 되도록 자연스러운 체위를 취하는 편이 배변하기 쉽다. 골반저근군이 약화되면 힘을 주어도 직장까지 그 힘이 전달되기 어려워져서 항문괄약근의 수축력이 저하된다.

정보 수집의 관점

	어떤 정보를 수집할까	정보를 수집할 때 무엇에 유의할까
대상자의 정보 **신체적 요인**	• 배뇨 • 배변	• 주간과 야간의 횟수, 시각, 양, 성상, 실금, 어려움(배뇨에 시간이 걸림, 요실금, 잔뇨감, 소변방울이 떨어짐 등)은 어떠한가. • 배변 일자, 시각, 배변에 걸리는 시간, 어려움(항문통, 변실금, 배에 힘을 주어도 나오지 않음, 항문의 긴장 · 불쾌감 · 통증, 구토 · 구역질, 잔변감 등)은 어떠한가.
심리 · 영적 요인	• 건강 지각 · 의향	• 배뇨 · 배설에 대해 조심하는 점이 있는가.

사회 · 문화적 요인	• 여가 · 교류 · 관계	• 실금을 걱정하여 친구와의 여행이나 교제를 포기하는 등 활동이 좁아지지 않았는가.
생활환경의 영향	• 대소변을 배출할 때의 환경	• 프라이버시가 확보되어 마음 놓고 배설할 수 있는 환경인가.

분석 관점

• 프라이버시가 확보되어 마음 놓고 배설할 수 있는 환경인지 검토한다.

• 대소변 배출의 어려움이 생활에 어떠한 영향을 주는지 분석한다.

• 배설 패턴이 어떻게 변화했는지 분석한다.

⑤ 대소변의 상태

• 양, 횟수, 성상에 기초하여 대소변의 상태를 파악한다. 약물, 식사, 수분에 따라 배설물의 상태가 변화한다. 스스로 신체의 변화를 전달하지 못하는 고령자에 대해서는 대소변의 상태를 통해 탈수, 변비, 설사 등의 징후를 파악한다.

고령자에게 관찰되는 특징

• 양 : 1회 소변 배출량은 감소한다. 야간에는 항이뇨호르몬의 일내 변동의 소실로 소변이 증가한다. 대변의 양은 흡수가 잘되는 식품을 섭취할 때는 적고, 채소 · 곡물이 많으면 늘어난다. 식사 · 수분의 섭취량이 감소한 고령자의 경우 대변의 양이 적어지기 쉽다.

• 횟수 : 배뇨 횟수는 주간 5~6회, 야간 0~2회이다. 요실금에 대한 염려나 잔뇨감이 있는 사람은 횟수가 증가하기도 한다. 대변의 경우에는 대상자의 습관에 따르며, 고통을 느끼거나 생활상의 어려움이 없다면 정해진 횟수란 없다.

• 성상 : 신장에서 소변을 농축하는 기능이 저하되기 때문에 희석뇨가 된다. 대변의 색은 황갈색이지만, 위와 식도에서 출혈을 일으키면 흑갈색, 대장과 항문에서 출혈을 일으키면 붉은색을 띤 변이 된다. 생활환경의 변화, 활동량의 저하, 약물의 부작용 등 다양한 요인으로 인해 변비가 되기 쉽다.

정보 수집의 관점

어떤 정보를 수집할까		정보를 수집할 때 무엇에 유의할까
대상자의 정보	• 대소변의 상태	• 양, 횟수, 성상(소변은 색조 · 혼탁 · 냄새 · 부유물, 대변은 색 · 형상 · 단단함 · 냄새)은 어떠한가.
신체적 요인	• 수분 섭취 · 식사의 상황 • 약물	• 섭취량과 내용은 어떠한가. • 하제, 지사제, 항콜린제(변비), 항종양제(설사), 이뇨제 등 대소변의 상태에 영향을 주는 약물을 복용하고 있지 않은가.

신체적 요인	• 징후 · 질환	• 발열 · 탈수 · 부종 · 저혈압 · 신부전 · 심부전은 소변 배출량의 감소에, 고혈압 · 당뇨병은 소변 배출량 증가에 영향을 준다. 대소변의 성상과 양에 영향을 주는 질환은 없는가. • 발열처럼 체열 발산을 증가시킬 만한 신체적 징후는 없는가.
심리 · 영적 요인	• 스트레스, 기분 · 정동	• 야간에 소변이 잦고 잠을 이루지 못해 안절부절못하는 모습이나 행동, 산만한 모습은 없는가.
사회 · 문화적 요인	• 다른 사람과의 관계	• 방에서 배설하는 경우, 방을 함께 쓰는 사람들을 신경 쓰는가.
생활환경의 영향	• 배설 장소 • 활동량 • 방 환경 • 열 발산	• 배설하는 장소의 실내온도, 습도, 환기, 냄새는 어떠한가. • 산책하거나 외출했을 때 활동 상황은 어떠한가. • 실내온도가 높으면 불감증산이 증가한다. 실내온도는 어떠한가. • 피부 주위의 공기가 답답하여 환기시키면 체온 발산이 늘어난다. 바람을 맞거나 운동할 기회는 많은가.

분석 관점

• 배뇨와 수분, 배변과 식사의 균형이 잡혀 있는지 분석한다.

• 발한, 불감증산이 대소변에 영향을 주지 않는지 분석한다.

• 탈수, 설사, 변비 등 새로운 신체 변조가 발생하지 않았는지 분석한다.

다른 생활행동과의 관계

활동	• 기저귀, 방광유치 카테터를 사용하여 움직이기 힘들지 않은가. • 배설을 참는 것이 활동에 영향을 주지 않는가. • 활동을 함으로써 요의 · 변의가 뚜렷해지는 등의 변화는 없는가.
식사	• 식사 섭취량, 식이섬유 섭취량이 적어서 배변에 영향을 주지 않는가. • 배뇨 횟수가 늘거나 실금을 걱정하여 수분을 삼가지 않는가.
휴식	• 휴식을 취함으로써 배설 동작을 유지할 수 있는가. • 배설 횟수가 많아서 휴식을 충분히 취하지 못하는 경우는 없는가.
몸차림	• 옷을 다루기가 어려워 배설에 영향을 주지 않는가. • 배설한 부위나 손가락에 묻은 오물을 깨끗이 닦을 수 있는가. • 실금으로 인해 옷이 더러워진 것을 의식하거나, 옷을 바로 갈아입을 수 있는가.
의사소통	• 다른 사람을 신경 쓰는 것이 실내에서의 배설에 영향을 주지 않는가. • 배설 의사를 정확하게 전달하지 못하고 실금하지 않는가.

[생활행동 정보로서 주목할 요소]

청결(입욕, 구강 케어) / 단정함(옷 갈아입기, 세면 · 정용) / 치장

생활행동에서의 접근법

- **몸차림이란 :** 옷차림을 가다듬는 것을 가리킨다. 몸차림에 대한 사고방식이나 습관은 각각의 문화적 배경이나 생활양식에 따라 다양하며, 발달단계에 따라 습득하게 된다. 그러므로 연령에 따른 몸차림에서는 높은 개별성이 관찰된다.

- **몸차림의 구성요소 :** 감염 예방이나 건강관리와 관련된 청결 유지로서의 입욕과 구강 케어, 다른 사람이나 사회와의 교류에 영향을 끼치는 옷 갈아입기 혹은 세면 · 정용(正容)이라는 단정함, 치장이 포함된다.

- **다른 생활행동과의 관련 :** '채비'가 '용의(用意) · 준비'를 의미하는 것처럼, '몸차림'은 다음 행동이나 활동을 하기 위한 기분과 신체의 준비라고 하는 중요한 의의가 있다. '배설'로 인해 발생한 더러움을 닦아내고, 피부나 구강을 청결하게 해서 얻을 수 있는 상쾌함은 '휴식'이나 '식사'에 좋은 영향을 주며, 피로 회복이나 활동 의욕을 고조시킨다. 나아가 단정함이나 치장은 다른 사람과의 '의사소통'이나 '활동'에 대한 참여를 원활하게 한다. 이렇듯 몸차림은 심신의 건강과 사회와의 유대를 지속하고 행동을 개시하기 위한 준비성을 높이는 역할을 담당함으로써, 사람의 생활 전반에 크게 관여하는 생활행동이라고 할 수 있다.

- **생활환경과의 관련 :** 몸차림과 관련되는 행위를 하기 위한 시간 · 장소 · 도구라는 환경은 물론, 몸차림을 하고자 하는 의욕에 관련된 교류나 활동의 상황 또한 중요한 환경 요인으로 파악해야 한다. 기상에서 취침까지 시간의 흐름 속에서 몸차림을 생활로 자리매김하는 관점이 요구된다.

개념 맵

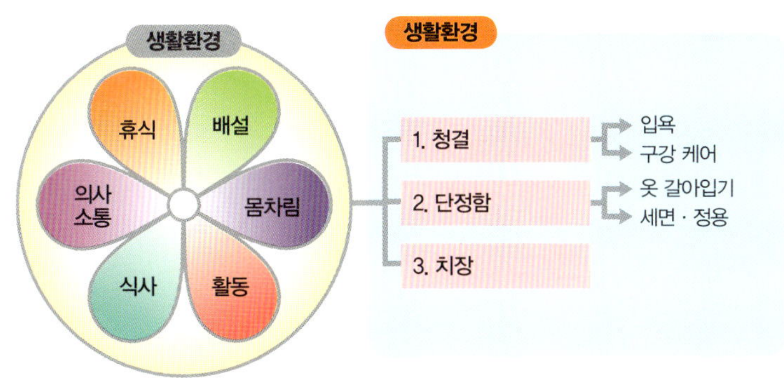

① 청결

- 청결의 첫 번째 의미는 피부나 점막이 담당하는 보호·배뇨·체온 조절·감각 등의 생리기능을 유지시킴으로써, 내부 환경의 항상성을 보존하고 감염증과 같은 외부 환경으로부터의 영향을 완충시키는 것이다.
- 이러한 위생적인 측면뿐 아니라, 청결로 얻을 수 있는 상쾌함이나 건강한 느낌은 심신의 긴장을 풀어주고 식욕이나 수면에도 좋은 영향을 준다. 따라서 피로 회복에 도움이 된다는 관점으로부터 심신의 건강을 지키기 위한 청결의 역할을 간과해서는 안 된다. 나아가 청결 행동이 단정함과 치장에 대한 감각이나 의식을 고취시킨다는 점도 잊어서는 안 된다.

A) 입욕

- 입욕의 주요 목적은 피부나 점막의 더러움을 씻어냄으로써 생리기능과 신진대사를 고조시키는 동시에 각종 감염을 예방하는 것이다. 더불어 입욕을 함으로써 온열 자극이나 압자극을 받을 수 있으며, 신체를 씻는 동작에 따른 근·관절의 운동으로 피부감각이나 호흡·순환·대사기능, 전신의 협조 운동능력을 높이는 효과를 기대할 수 있다.
- 이처럼 입욕으로는 다양한 효과가 기대되나 그만큼 신체에 부담을 가하는 일이기도 하므로, 심폐기능이 저하된 경우나 몸 상태가 나쁜 경우에는 충분히 주의해야 한다. 또한 입욕할 때는 전신의 피부를 노출시키기 때문에 프라이버시에 대한 배려나 적절한 실내온도 조절과 같은 쾌적함의 확보, 잘 미끄러지지 않는 욕실 환경에 대한 안전 대책이 요구된다.

고령자에게 관찰되는 특징

1. 피부·점막

- 고령자의 피부는 표피층이 얇아지고 피하지방의 감소로 탄력성이 저하되기 때문에 상처가 생기기 쉽다. 또한 피지선에서 분비되는 피지의 생산·분비량도 저하되기 때문에 쉽게 건조해져 소양감(가려움)을 동반하기 쉽다. 손톱으로 피부에 상처를 내면 습진이나 감염증이 발생하기 쉽다.
- 기저귀를 사용하는 경우에는 기저귀 속에 묻은 배설물과 습기 때문에 피부와 점막의 약화나 염증, 감염증을 일으킬 리스크가 있다.

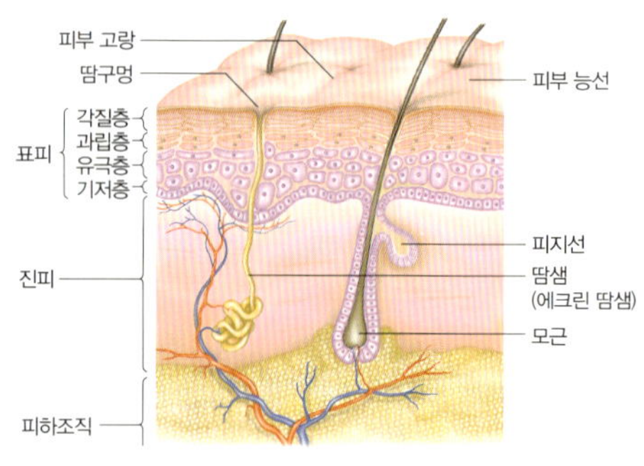

■ **그림5-A 피부의 단면**

정보 수집의 관점

	어떤 정보를 수집할까	정보를 수집할 때 무엇에 유의할까
대상자의 정보 신체적 요인	• 최근 입욕한 날이나 오염 정도에 따른 입욕에 대한 이해 • 입욕 가능한 시간대와 장소에 대한 이해 • 시력 · 청력 · 피부 감각장애의 유무 • 비누나 샤워기 등의 조작 능력 • 보행능력, 자세 유지 능력, 좌위 유지 능력 • 상하지의 가동영역, 손가락의 정교성 • 배설 문제의 유무(소변이 샘 · 설사 등) • 전신증상의 유무(발열 · 탈수증상 등) • 피부 증상의 유무(창상 · 습진 등) • 입욕 후의 피로감, 몸 상태 변화의 유무	• 입욕의 필요성에 대한 판단이나, 욕실 혹은 도구의 사용 방법, 안전에 대한 배려를 충분히 이해하지 못해서 입욕이 어려워지지 않았는지 확인한다. • 운동기능의 저하로 인해 욕실까지의 이동이나 도구를 조작하는 것이 힘들어져 입욕이 어려워지지 않는지 확인한다. • 경시적 변화에 입각해 일련의 입욕 동작 중 불안정함이나 어려움을 확인한다. • 입욕하고 싶어도, 이를 방해할 수 있는 건강상의 문제를 안고 있지 않은지 확인한다.
심리 · 영적 요인	• 깨끗하게 하고 싶다, 기분전환을 하고 싶다는 느낌 • 옷 갈아입기나 머리감기 · 몸 씻기 동작에 따른 불안 • 환경에 대한 불쾌감(수치심, 추움 등)	• 청결에 대한 만족도 · 희망, 낙상에 대한 불안, 부끄러움, 귀찮음 등 입욕에 관련된 바람이나 기분을 확인한다.
사회 · 문화적 요인	• 입욕 습관(아침 목욕이나 취침 전 입욕, 공중목욕탕이나 온천을 좋아함 등) • 입욕에 대한 가치관(입욕하지 않아도 죽지 않는다, 뜨거운 물에 들어가는 것은 사치다 등)	• 언제 입욕하는지, 어떠한 목욕 방식을 선호하는지, 기타 입욕에 대한 사고방식 등 대상자의 생활양식이나 의사를 존중한다.
생활환경의 영향	• 욕실까지의 거리, 탈의실과 욕실 안의 넓이 · 밝기, 난간이나 단차, 익숙한 도구 · 사용하기 쉬운 도구의 유무 • 욕실 개조나 광열비에 관한 경제 사정, 계절의 영향(기온 · 습도) • 입욕을 권하는 동거인 · 원조자의 유무나 교류 · 활동 상황, 프라이버시 확보의 상황	• 욕실의 구조나 사용하는 도구가 적절하지 않거나, 원조하는 사람의 존재 유무나 원조 방식의 문제 때문에 불안이나 불쾌감 등이 늘어나 입욕을 어렵게 하지 않는지 확인한다.

분석 관점
• 현재의 입욕 상황이 대상자의 청결 유지에 지장을 초래할 가능성이 없는지 검토한다.
• 입욕에 영향을 끼치는 대상자의 요인과 생활환경 요인은 없는지, 그 관련을 밝힌다.
• 대상자가 바라는 입욕 방식을 지향하고, 대상자가 낼 수 있는 힘과 원조가 필요한 부분을 밝힌다.

B) 구강 케어

- 구강 케어의 목적은 음식찌꺼기와 치석의 축적에 따른 세균 번식의 제어, 충치나 치주 질환(풍치), 구내염, 흡인성 폐렴과 같은 감염증 예방을 비롯하여, 설태나 구취로 인해 발생하는 미각장애나 대인관계의 문제를 예방·개선하는 것이다. 구강 내의 청결과 상쾌함은 건강 증진이나 식욕, 다른 사람과의 교류와 연관되기 때문에 특히 중요하다.
- 구강 내의 청결은 타액 분비나 대화, 저작과 같은 구강의 운동을 통한 자정작용 및 칫솔, 치간 칫솔질로 유지된다. 의치를 사용하고 있는 경우에는 의치의 적절한 세정과 관리가 요구된다.

고령자에게 관찰되는 특징

1. 타액 분비량 저하, 자정작용 저하

- 고령자는 타액 분비량 저하로 구강 내가 건조하고, 저작·연하기능 저하로 자정기능이 손상되기 쉽다. 또 구강 내에서 번식한 세균이나 음식찌꺼기가 기도로 넘어가서 폐렴을 일으키는 경우도 있다.

2. 의치의 장착과 관리

- 치아 상실로 완전 의치나 부분 의치를 장착하는 사람이 늘어난다. 탈착 시 입가나 잇몸에 상처를 내거나 의치가 세균의 온상이 되지 않도록 관리상의 주의가 요구된다.

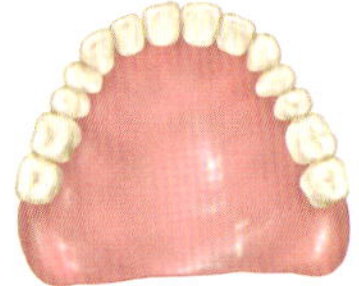 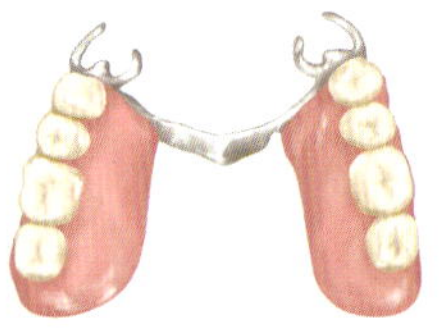

a. 완전 의치(전체상)　　b. 부분 의치(부분상)

■ 그림5–B 의치

정보 수집의 관점

	어떤 정보를 수집할까	정보를 수집할 때 무엇에 유의할까
대상자의 정보	• 식후나 구강의 오염 정도에 따른 구강 케어의 필요성에 대한 이해 • 시력·청력·피부 감각장애의 유무 • 도구 준비·조작, 의치 탈착	• 구강 케어의 필요성에 대한 판단이나 도구의 사용 방법을 충분히 이해하지 못하여, 구강 케어가 어려워지지 않았는지 확인한다. • 운동기능 저하로 인해 세면대까지의 이동이나 도구 조작이 힘들어서 구강 케어가 어려워지지 않았는지 확인한다.
신체적 요인	• 보행능력, 자세 유지 능력, 좌위 유지 능력 • 상하지의 가동영역, 손가락의 정교성 • 구강 내 상황(치아 결손과 의치 사용, 충치나 구내염, 설태 등) • 전신증상의 유무(발열·탈수증상 등) • 식후 피로감, 기도로 넘어가서 양치가 곤란한지의 여부	• 경시적 변화에 입각해, 일련의 구강 케어 동작의 불안정함이나 어려움을 확인한다. • 구강 케어를 어렵게 하는 구강 내 및 전신성의 문제를 안고 있지 않은지 확인한다.

심리 · 영적 요인	• 깨끗하게 하고 싶다, 개운하고 싶다는 느낌 • 칫솔질이나 양치 동작에 따른 불안 • 환경에 대한 불쾌감(집중하지 못하는 등)	• 청결에 대한 만족도나 희망, 잘되지 않는 점, 기도로 넘어가는 것에 대한 불안 등 구강 케어와 관련된 바람이나 기분을 확인한다.
사회 · 문화적 요인	• 구강 케어 습관(아침저녁으로 2회 한다, 식후에 차를 마시는 것으로 충분하다 등) • 구강 케어에 대한 가치관(의치이기 때문에 필요 없다, 민트향의 상쾌함이 좋다 등)	• 언제, 어떤 방법으로 행하는가. 구강 케어에 대한 사고방식 등 대상자의 생활방식이나 의사를 존중한다.
생활환경의 영향	• 어디에서 수행하는가(세면대, 침대 위 등). 장소의 넓이 · 밝기, 세면대의 높이, 수도꼭지의 구조, 익숙한 도구 · 사용하기 쉬운 도구의 유무 • 세면대의 구조, 도구 구입과 관련된 경제 사정 • 구강 케어를 권하는 동거인 · 원조자의 유무, 교류 · 활동 상황	• 구강 케어를 하는 장소에 문제가 있거나, 도구가 준비되지 않거나, 원조하는 사람의 존재나 원조 방식의 문제로 불안이나 불쾌감 등이 증대되어 구강 케어를 어렵게 하지 않는지 확인한다.

분석 관점

• 현재의 구강 케어 상황이 대상자의 건강에 지장을 초래할 가능성은 없는지 검토한다.

• 구강 케어에 영향을 끼치는 대상자의 요인과 생활환경 요인이 없는지, 그 관련을 밝힌다.

• 대상자에게 적합한 구강 케어 방식을 지향하고, 대상자가 낼 수 있는 힘과 원조가 필요한 부분을 밝힌다.

② 단정함

• 단정함이 주는 청결한 느낌은 품위나 그 사람만의 스타일을 표현하여 다른 사람과의 교류나 활동에 원활히 참여할 수 있게 한다. 나아가 기상한 후에 행하는 세면이나 장소에 따른 옷 갈아입기, 정용은 하루의 시작이나 시간의 경과에 대한 인식을 도와서 생활리듬을 형성한다. 그 결과 생활의 안정과 풍요로움으로 이어지게 된다.

• 단정함에 대한 의식은 청결이나 치장에 대한 관심을 고취시키고, 사람의 심리 · 사회면에 큰 영향을 끼치는 것임을 재확인하자.

A) 옷 갈아입기

• 땀 · 때와 같은 피부 배설물이나 먼지 · 그을음 등으로 더러워진 옷을 갈아입음으로써 청결을 유지할 수 있다. 이뿐 아니라 상쾌함이나 청결감 등 심리적인 효과를 가져온다. 나아가 시간 · 장소 · 상황에 따라 옷을 갈아입어서 1일 생활리듬을 생성하는 효과도 기대할 수 있다.

• 옷을 갈아입는 동작만 생각하기 쉽다. 그러나 옷 갈아입기는 생활의 풍요로움과도 관련된 생활 동작으로서, 기분이나 생활리듬, 활동 상황과 같은 심리 · 사회면에 대한 영향에도 주목해 접근해야 한다.

고령자에게 관찰되는 특징

1. 운동기능 저하, 감각기능 저하

• 노화에 따른 운동기능이나 감각기능의 저하로, 옷을 갈아입기 위한 자세(서기, 앉기)의 균형감각이나 상하지 가동영역이 저하되어 동작이 힘들어지는 경우가 있다. 또한 손가락의 정교성 저하나 시각 · 피부감각의 저하는 단추를 끼우는 동작이나 소매 · 옷자락에 팔다리를 넣고 빼는 등의 동작을 어렵게 한다.

정보 수집의 관점

	어떤 정보를 수집할까	정보를 수집할 때 무엇에 유의할까
대상자의 정보	• 오염 정도나 시간 · 장소에 따른 옷 갈아입기에 대한 이해 • 옷 선택, 옷의 좌우 · 안팎의 인지 • 시력 · 청력 · 피부 감각장애의 유무	• 상황에 따른 옷의 선택이나 탈착 방법을 알지 못해 옷을 갈아입기가 어려워지지 않았는가.
신체적 요인	• 보행능력, 자세 유지 능력, 좌위 유지 능력 • 상하지의 가동영역, 손가락의 정교성 • 배설 문제의 유무(소변이 샘 · 설사 등) • 전신증상의 유무(발열 · 탈수증상 등) • 옷을 갈아입는 데 방해가 되는 피로감의 유무	• 자세 유지, 소매나 머리를 넣고 빼는 동작, 단추 조작 등에 어려움은 없는지 확인한다. • 기저귀나 소변패드를 사용하는 탓에 착용감이나 조작의 복잡함, 권태감 등이 옷 갈아입기를 어렵게 하지 않는지 확인한다.
심리 · 영적 요인	• 옷을 갈아입어야겠다, 옷을 갈아입고 싶다는 기분 • 수납이나 옷을 갈아입는 동작에 따른 불안 • 환경에 대한 불쾌감(수치심, 추움 등)	• 단정함에 대한 만족도나 바람, 부끄러움, 추움, 귀찮음 등 옷 갈아입기와 관련된 희망이나 기분을 확인한다.
사회 · 문화적 요인	• 옷을 갈아입는 습관(시기, 겹쳐 입기 등) • 옷 갈아입기에 대한 가치관(사람들 보기에 실례가 되는 모습이다, 세탁비가 아깝다 등)	• 언제 옷을 갈아입는지, 어떤 옷을 고르는지 등 대상자의 생활방식이나 의사를 존중한다.
생활환경의 영향	• 수납 장소, 의복의 수 · 종류, 단추나 지퍼의 형태, 옷 갈아입는 장소의 넓이 · 밝기, 난간이나 프라이버시 확보를 위한 칸막이의 유무 • 의류 구입이나 세탁과 관련된 경제 사정, 계절의 영향(기온, 습도) • 옷 갈아입기를 권하는 동거자의 유무나 교류 · 활동 상황, 프라이버시 확보의 상황	• 옷을 갈아입는 장소나 준비할 수 있는 옷의 종류, 원조하는 사람의 존재나 원조 방식, 단정함의 동기부여가 되는 교류나 활동의 상황 등이 옷 갈아입기를 방해하지 않는지 확인한다.

분석 관점

- 현재 옷을 갈아입는 상황이 대상자의 기분이나 생활리듬에 지장을 초래할 가능성은 없는지 검토한다.
- 옷을 갈아입는 데 영향을 끼치는 대상자의 요인과 생활환경 요인이 없는지, 그 관련을 밝힌다.
- 대상자에게 적합한 옷 갈아입는 방식을 지향하고, 대상자가 낼 수 있는 힘과 원조가 필요한 부분을 밝힌다.

B) 세면 · 정용

- 기상시의 세면 · 정용은 하루 활동을 시작하는 데 있어서 각성을 고조시키는 중요한 역할을 담당한다. 그 밖에도 찬물로 얼굴을 씻거나 머리를 빗어서 기분을 전환하거나, 다음 활동에 대한 의욕을 환기시키는 경우도 자주 있다.
- 세면 · 정용으로 얻게 되는 청결감이 교류나 활동에 영향을 끼치거나, 반대로 활동 상황이 세면 · 정용에 대한 의식을 고조시키는 경우도 있다. 옷을 갈아입는 것과 마찬가지로, 이와 같은 생활에 대한 영향을 간과해서는 안 된다.

고령자에게 관찰되는 특징

1. 손발톱 정리

- 노화에 따른 혈액 순환량이나 수분 함유량의 저하로 손톱이 무르고 깨지기 쉬워진다. 특히 발톱이 굽거나, 파고들거나, 백선균에 감염(발톱무좀)되기 쉬워진다.
- 시각기능 저하나 손가락의 정교성 저하로, 손발톱을 정리하는 일이 어려워 증상을 악화시키는 경우가 있으므로 충분한 주의와 원조가 필요하다.

정보 수집의 관점

	어떤 정보를 수집할까	정보를 수집할 때 무엇에 유의할까
대상자의 정보 **신체적 요인**	• 기상, 외출, 취침 등의 시간이나 상황에 대한 인식 • 장소나 도구 사용에 관한 이해 • 시력 · 청력 · 피부 감각장애의 유무 • 보행능력, 자세 유지 능력, 좌위 유지 능력 • 상하지의 가동영역, 손가락의 정교성 • 전신증상의 유무(발열 · 탈수증상 등) • 피로감의 유무나 기상 시 각성 수준	• 상황에 따라 몸차림 정돈이나 도구를 인식하지 못해서 세면 · 정용이 어려워지지 않았는지 확인한다. • 자세 유지, 거울이나 빗 · 수도꼭지 등의 조작에 불안정함이나 어려움이 없는지 확인한다. • 권태감이나 각성 상태가 세면 · 정용을 어렵게 하지 않는지 확인한다.
심리 · 영적 요인	• 깨끗하게 하고 싶다, 개운하고 싶다는 느낌 • 세면 · 정용 동작에 따른 불안 • 환경에 대한 불만(도구가 갖추어지지 않았다 등)	• 단정함에 대한 만족이나 희망을 파악한다. 그리고 필요한 도구가 없다거나, 귀찮아 하는 등, 세면 · 정용에 관련된 바람이나 기분을 확인한다.

사회 · 문화적 요인	• 세면 · 정용의 습관(아침식사 전에 마치는 등) • 세면 · 정용에 대한 가치관(다른 사람을 만날 일이 없으면 하지 않아도 된다 등)	• 세면 · 정용에 대한 기호나 사고방식 등 대상자의 생활방식이나 의사를 존중한다.
생활환경의 영향	• 세면대나 거울이 있는 장소까지의 거리, 넓이 · 밝기, 익숙한 도구 · 사용하기 쉬운 도구의 유무 • 세면대의 개조나 도구 구입과 관련된 경제 사정 • 세면 · 정용을 권하는 동거인 · 원조자의 유무나 교류 · 활동 상황	• 세면대의 구조, 거울이나 도구가 준비되지 않음, 도와주는 사람의 존재나 원조 방법, 단정함의 동기부여가 되는 교류나 활동의 상황 등이 세면 · 정용을 방해하지 않는지 확인한다.

분석 관점

- 현재의 세면 · 정용 상황이 대상자의 기분이나 생활리듬에 지장을 초래할 가능성은 없는지 검토한다.
- 세면 · 정용에 영향을 끼치는 대상자의 요인과 생활환경 요인이 없는지, 그 관련을 밝힌다.
- 대상자가 바라는 세면 · 정용의 방식을 지향하고, 대상자가 낼 수 있는 힘과 원조가 필요한 부분을 밝힌다.

③ 치장

- 치장 방식만큼 개별성이 높은 것은 없다. 의복이나 장식품, 화장 등에 대한 색채나 디자인, 소재, 조합의 선택은 시대나 문화의 영향을 받으면서도 자신다움을 표현하는 수단으로 중요한 의미를 지닌다. 혹은 '세련됨'이나 '멋'이라는 감각처럼, 단순히 차려입는 것만이 아닌 일상적인 동작 · 생활방식에서 멋을 내는 사람도 있다.
- 치장에 대한 관심이나 스타일을 표현하는 일은 건강한 느낌을 고조시키고 자신감과 존엄을 가져오며, 교류나 활동에 대한 의욕과 밀접하게 관련되어 생활에 풍요로움을 가져온다. 청결이나 단정함과의 관련을 비롯하여, 치장이 자기 자신과 다른 사람에 대한 관심이나 의식을 고취시키고, 건강한 생활을 지탱하는 측면도 지닌다는 사실을 중요시하도록 한다.

고령자에게 관찰되는 특징

1. 추억의 물건

- 멋을 내는 물건에는 그것을 갖게 된 경위나 착용 후 외출한 장소에 대한 기억 등 추억이 담긴 경우가 적지 않다. 고령자에게는 나이가 드는 과정에서 갖게 된 물건들이기에 지금까지 자신이 살아온 발자취이기도 하다. 따라서 다른 것과는 바꿀 수 없는 가치를 발견하기도 한다. 그들의 '소중한 물건'에는 이러한 추억이 담겨 있음을 잊어서는 안 된다.

2. 기분과의 관련

- 신체기능의 저하로 치장이 귀찮아지거나 더 이상 필요하지 않다고 생각하는 경우가 있다. 그러나 약간만 화장하거나 밝은 색 상의를 걸치는 것만으로 생기 있어 보이고 기분이 밝아지는 일도 적지 않다. 이러한 경험이 치장에 대한 관심을 뒷받침한다는 점에 주의해야 한다.

	어떤 정보를 수집할까	정보를 수집할 때 무엇에 유의할까
대상자의 정보 **신체적 요인**	• 외출 시간이나 장소, 상황에 대한 인식 • 치장 도구의 사용, 조합의 선택 등을 비롯한 일련의 동작의 수행 상황 • 시력 · 청력 · 피부 감각장애의 유무 • 보행능력, 자세 유지 능력, 좌위 유지 능력 • 상하지의 가동영역, 손가락의 정교성 • 배설 문제의 유무(소변이 샘 · 설사 등) • 전신증상의 유무(발열 · 탈수증상 등) • 치장을 방해하는 피로감의 유무	• 상황에 맞추어 치장의 내용을 결정하거나, 작은 장식품을 사용하거나, 색 · 소재를 조합하는 일 등이 어려워지지 않았는지 확인한다. • 자세 유지, 의복이나 소도구의 세밀한 조작 등에 불편함이 없는지 확인한다. • 치장을 하고 싶어도, 이를 방해하는 건강상의 문제가 없는지 확인한다.
심리 · 영적 요인	• 치장하고 싶다, 외출하고 싶다는 느낌 • 치장에 필요한 동작에 대한 불안 • 환경에 대한 불만(좋은 옷이 없다 등)	• 치장에 만족한다, 필요한 도구가 없다, 귀찮다 등 치장에 관련된 바람이나 느낌을 확인한다.
사회 · 문화적 요인	• 치장 습관(장신구나 향수를 좋아함, 다림질을 빠트리지 않음 등) • 치장에 대한 가치관(젊어 보이고 싶다, 화려해 보이고 싶지 않다 등)	• 무엇을 하는 것이 치장인지, 어떤 때 치장을 하고 싶은지 등 대상자의 생활방식이나 의사를 존중한다.
생활환경의 영향	• 의복이나 장식품의 수납 장소 · 치장한 모습을 확인하는 거울의 유무, 준비하는 장소의 넓이 · 밝기 • 치장과 관련된 경제 사정, 계절 · 기후의 영향 • 치장을 권하는 동거인 · 친구의 유무나 교류 · 활동 상황	• 옷이나 장식품, 준비하는 장소의 상황, 원조하는 사람의 존재나 원조 방식, 다른 사람과의 교류나 활동 상황이 대상자만의 치장을 표현하는 데 방해가 되지 않는지 확인한다.

분석 관점
• 현재 치장하는 상황이 대상자의 기분이나 생활리듬에 지장을 초래할 가능성은 없는지 검토한다.
• 치장에 영향을 끼치는 대상자의 요인과 생활환경 요인이 없는지, 그 관련을 밝힌다.
• 대상자가 바라는 치장의 방식을 지향하고, 대상자가 낼 수 있는 힘과 원조가 필요한 부분을 밝힌다.

활동	• 몸차림의 상황이 활동에 대한 관심이나 의욕, 활동 내용에 영향을 주지 않는가. • 활동의 상황이 단정함이나 치장에 대한 의식 · 의욕에 영향을 주지 않는가.
식사	• 구강 내의 청결 상태가 식욕이나 저작 · 연하에 영향을 주지 않는가. • 식사하는 공간의 분위기가 단정함이나 치장에 대한 의식 · 의욕에 영향을 주지 않는가.
배설	• 옷을 갈아입는 동작의 어려움이나 의복의 구조 · 겹쳐 입기 등이 배설 동작에 영향을 주지 않는가. • 요실금에 대한 걱정이나 배설 동작의 어려움이 의복 선택이나 치장에 대한 의식 · 의욕에 영향을 주지 않는가.
휴식	• 입욕이나 옷을 갈아입는 상황이 편안한 수면이나 효과적인 휴식을 취하는 데 영향을 주지 않는가. • 수면이나 휴식의 상황이 몸차림에 대한 의식이나 의욕에 영향을 주지 않는가.
의사소통	• 몸차림의 상황이 대화 · 교류에 대한 의욕이나 관계에 영향을 주지 않는가. • 의사소통의 상황이 몸차림에 대한 의식이나 의욕에 영향을 주지 않는가.

MEMO

06 의사소통

[생활행동 정보로서 주목할 요소]

의사소통 수단 / 상대 / 내용 / 목적

생활행동에서의 접근법

- **의사소통이란 :** 사회의 일원인 인간은 자기 이외의 타자(반드시 인간에 한하지 않음)와의 교류가 없이 생활할 수 없다. 사회 속에서 자기 자신을 중심으로 하는 생활행동을 영위하는 한, 인간은 다른 사람과 관계를 맺으며 자신의 생활을 영위하는 것이다. 넓은 의미에서 의사소통이란 인간이 자신 이외의 타자와 맺는 관계를 의미한다.

- **의사소통의 구성요소 :** 생활행동으로서 좁은 의미로 파악하는 의사소통에는 다음과 같은 구조적 의미가 포함된다. 타자와의 관계에서 언제 · 어디서(생활환경 : 어떤 상황에서), 어떤 수단을 통해(수단), 누구와(상대 : 혹은 무엇과), 무엇을(내용 : 어떤 내용을), 어떤 목적으로 하여(목적) 주고받는가.

- **다른 생활행동과의 관련 :** '활동', '휴식', '식사', '배설'을 대상자의 핵심적인 생활행동이라고 한다면, '몸차림', '의사소통'은 생활행동의 주체인 대상자가 외부로 향하는, 사회성의 벡터를 갖는 생활행동이라고 할 수 있을 것이다. 그러한 의미에서 다른 사람과의 활동, 다른 사람과 함께 즐기는 식사에서 의사소통은 중요한 요소이다. 또한 배설, 휴식에 관한 다른 사람과의 교류, 예를 들어 원조자에 대한 의사표시나 절친한 친구와의 의사소통 등이 주는 안정은 다른 생활행동과의 관계로부터 파악해야 하는 의사소통의 중요한 요인일 것이다. 나아가 몸차림에 대해 자신을 타자에게 보이는 표현 방법 가운데 하나라고 생각했을 때, 몸차림은 비언어적인 의사소통의 한 가지라고 이해할 수 있다.

- **생활환경과의 관련 :** 의사소통에는 장소가 반드시 존재한다. 중요한 것은 의사소통의 장소가 그 중심인 대상자에게 어떤 의미를 갖는지 명확하게 파악하는 것이다. 의사소통의 장소를 정비하고 분위기를 고조시키고 진정시키고 정리하는 등의 일은 간호자가 담당해야 하는 중요한 역할일 것이다.

개념 맵

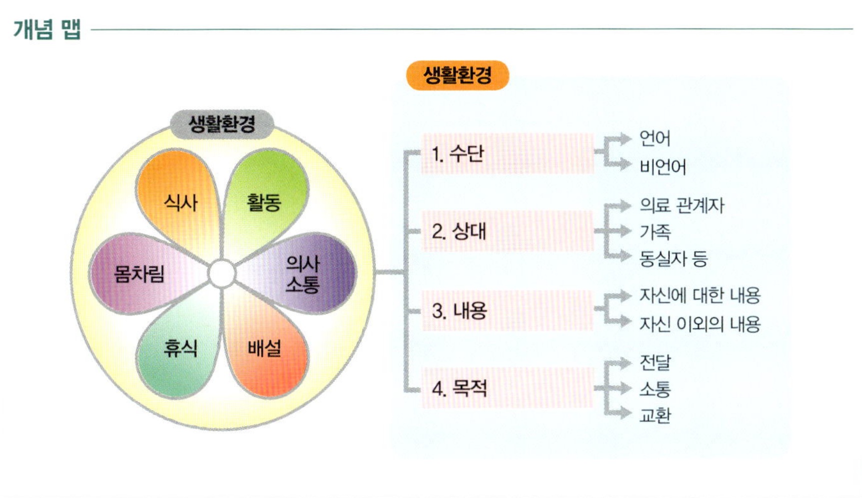

① 의사소통 수단

- 일상생활에서 의사소통은 대부분 이야기하는 언어(음성언어)와 글로 쓰는 언어(문자언어)라는 언어적 수단을 통해서 이루어진다. 그러나 때로는 이런 언어적 수단과 더불어 신호, 끄덕임, 표정, 피부 접촉, 조성되는 분위기와 같이 언어라는 기호에 의하지 않는 수단 역시 이용된다. 따라서 생활행동 정보로서 대상자의 의사소통 수단에 주목할 경우에는 언어적 수단의 상황뿐 아니라, 이용되는(이용할 수 있는) 비언어적 수단에도 주목할 필요가 있다.
- 의사소통에서는 발신자가 전달하고자 하는 내용에 적합한 수단을 선택하는 것이 바람직하다(예를 들어 복잡한 심리적 갈등을 전달하고자 할 때, 신호나 표정이라는 수단을 이용하더라도 그 내용을 완벽히 전달할 수 없는 경우가 있다). 또한 이용 수단을 받아들이는 측인 상대방의 상황에 알맞은 수단인지의 여부도 의사소통이 성립하기 위한 중요한 요소이다(예를 들어 시각장애가 있는 사람과 문자언어로 의사소통을 하는 것은 문제가 있다).

고령자에게 관찰되는 특징

- 사람의 이름 등 말이 잘 나오지 않는 상황을 '환어 곤란(word-finding difficulty)'이라고 하는데, 나이가 들면서 이러한 상황을 경험하는 일이 많아진다. 또한 음성언어를 알아들을 수 있는 청력이나 문자언어를 보는 시력도 노화로 인해 저하되는 것으로 알려져 있다(물론 각 기능의 상황에는 개인차가 있을뿐더러 대상자가 지닌 질환의 차이에 따라서 그 상황이 다양하다).
- 청력의 장애는 전음성 난청과 감각신경성 난청의 2가지가 있다. 노화로 야기되는 노인성 난청은 소리를 감지하는 내이보다 중추 쪽에서 발생하는 변화가 원인인 감각신경성 난청으로 분류된다.
- 노화에 따른 청력의 변화는 고음역의 소리가 잘 들리지 않는 양상으로 나타나는 경우가 많다. 그러나 언어적 수단을 통한 의사소통이 성립하기 위해서는 발어 기능이나 청력뿐 아니라 정보 처리 능력도 중요하다. 회화의 속도나 이해력의 차이 등도 의사소통 성립에 큰 요인이 된다.

정보 수집의 관점

	어떤 정보를 수집할까	정보를 수집할 때 무엇에 유의할까
대상자의 정보 **신체적 요인**	• 신체적 의사소통 수단 • 인지기능의 전체적인 상태 파악 • 실어증 등 언어기능 상황 파악 • 정보를 받아들이는 상황 파악	• 대상자가 어떠한 신체기능을 이용해 의사소통을 하려고 하는가. • 개정 하세가와식 간이지적기능평가 스케일 등 기능 검사를 통해 정보를 획득한다. • 언어적 · 비언어적 의사소통의 이해도를 파악한다. • 발어의 분명함이 유지되는가. • 언어청각사(ST)의 훈련을 받고 있는가. ST로부터도 정보를 수집한다. • 대상자의 신체적 상황이 다른 사람으로부터 언어적 · 비언어적 정보 전달을 받아들이는 데 영향을 주지 않는가.

신체적 요인	• 시력 · 청력기능 상황 파악	• 브로카 실어(Brocas aphasia : 운동성 실어), 베르니케 실어(Wernicke aphasia : 감각성 실어) • 마비 등으로 인해 감각이 없는 부위가 있는가. • 보청기나 안경 등을 사용하지 않는가. 다른 사람의 이야기를 들을 수 있는 청력인가. • 보청기나 안경을 통한 청력 · 시력의 보정은 적절한가. • 청력을 보조하는 도구(모시모시폰Ⓡ 등)나 문자판 등의 활용이 유효한가.
	• 문자를 쓰는 기능의 상황 파악	• 쓰는 행위가 유지되고 있는가. 마비 등으로 인해 사용하는 손을 바꾸었는가. • 적혀 있는 문자를 이해할 수 있는가. 시력의 저하, 백내장 등의 상황 파악
	• 대상자의 독자적인 수단	• 인지기능의 저하 등으로 인해 본인의 의도와는 다른 말로 바뀌어 전달되는 일은 없는가(예를 들어 거울을 겨울이라고 표현함). • 표정으로 느낌을 나타내지 않는가. • 독자적인 신호를 보내지 않는가(신체언어 등).
	• 약물에 의한 영향	• 복용하고 있는 약물이 언어적 의사소통 상황이나 이해 등에 영향을 주어서 의사소통을 방해하는 원인이 되지 않는가.
심리 · 영적 요인	• 의사소통에 임하는 자세	• 실어증 등이 있어서 언어적인 의사소통에 주눅이 들지는 않았는가. • 언어장애 등으로 인해 상대가 이해하지 못하는 등의 경험 때문에, 언어적인 의사소통에 소극적 · 부정적이 되지 않았는가.
	• 대상자의 성격 • 신체적 상황에 대한 적응	• 원래 이야기하는 것을 좋아하고 남의 이야기를 잘 들어주는 성격인가. • 쓰는 손이 바뀌는 것과 같은 마비 상황에 잘 적응하지 못해서, 문자 언어를 통한 의사소통에 문제가 있지 않은가.
사회 · 문화적 요인	• 독자적인 의사소통 표현이나 존재	• 대상자가 태어나고 자란 지역만의 언어적 표현이 이해되고 있는가. • 특유의 문화에 근거한 신체언어가 사용되지는 않는가. • 태어나고 자라온 문화적인 배경에 비추어보았을 때 의사소통 수단으로 부적절하다고 생각하고 있지는 않은가(친애의 표현으로 피부를 접촉하는 것을 좋다고 생각하지 않는 등).
생활환경의 영향	• 소리에 의한 영향	• 병실의 환경이 음성언어적인 의사소통에 방해가 되지는 않는가(대화, 텔레비전 · 라디오 소리, 바깥의 소음 등).
	• 빛, 밝기, 조명 등에 의한 영향	• 병실의 조명 등이 시각적인 의사소통에 방해가 되지는 않는가.

분석 관점

• 대상자가 어떤 의사소통 수단을 이용하는지 확인하고, 그 수단의 적절성과 방해 요인을 분석해서 방해 요인을 제거하거나 경감하는 방법을 모색한다.

② 의사소통의 상대

- 의사소통이 성립하기 위한 조건 가운데는 교류하는 발신자와 그것을 받아들이는 자(동물이나 사물도 포함)가 있다. 생활행동으로서의 의사소통을 파악하기 위해서는 대상자가 누구(무엇)인지, 어떻게 의사소통을 성립시키고자 하는지, 의사소통을 받아들이는 쪽을 명확하게 파악하고 양자 간의 상황을 파악해나가는 것이 중요하다.
- 생활행동으로서의 의사소통이 성립하기 위해서는 반드시 대상자가 (받아들이는 쪽이 되는) 상대방을 향해 신호를 발신해야 한다. 의사소통에서 발신자와 수신자의 관계는 항상 그 반대가 될 수 있는 관계이다.

고령자에게 관찰되는 특징

- 의사소통의 상대는 그 시기와 장소에 따라 항상 변한다. 그러나 연령의 증가와 더불어 확장된 대상자의 생활권이나 사회관계 속에서 어떤 사람들(사물)과 교류했는지 파악하는 것이 중요하다. 대상자가 현재 생활공간에서 의사소통하는 것을 파악하기 위해서는 지금까지의 의사소통 상대를 알 필요가 있다.

정보 수집의 관점

전체 정보	• 의사소통의 대상은 어떤 상황에서 발생하는가. 예를 들어 - 레크리에이션 등 즐거운 활동을 함께하는 친구 - 진찰할 때 신체 상황을 전달해야만 하는 의사 - 일상생활에서 돌봐주는 간호자 - 한 병실에서 함께 생활하는 동세대의 다른 사람 - 오랜 시간 고락을 함께해온, 매일 문병을 오는 배우자 - 오랜만에 가족이 데리고 온, 지금까지 귀여워했던 애완동물 등 • 하루 중 대상자가 가장 많은 시간 동안 의사소통을 하는 이는 누구인가. 대상자가 의사소통하길 가장 즐거워하는(기뻐하는) 상대는 누구인가. 대상자가 교류하고 싶어 하지 않는 상대가 있는가. 그는 의료 관계자인가, 가족인가, 그 밖의 사람인가.

	어떤 정보를 수집할까	정보를 수집할 때 무엇에 유의할까
대상자의 정보 신체적 요인	• 의사소통을 하는 발신자와 수신자 쌍방의 이해 • 상대방을 확인하기 위한 인지능력 • 신체적 기능상의 문제가 의사소통에 미치는 영향	• 의사소통의 상대는 대상자의 신체적 상황(언어 · 청력 · 시력장애 등)을 이해할 수 있는가. • 대상자는 의사소통의 수신자인 상대방의 신체적 상황(언어 · 청력 · 시력 등)을 이해할 수 있는가. • 대상자의 인지능력은 의사소통을 하는 상대방을 구분할 수 있는가. • 혼자 힘으로 침상에서 일어나지 못하는 까닭에, 누구와도 교류하지 못하고 침상에서 지내고 있는 상황은 아닌가.

심리 · 영적 요인	• 의사소통 상대와의 관계성이 대상자에게 심리적인 영향을 줄 가능성	• 상대가 의료 관계자이기 때문에 자신의 속내를 이야기하지 못하고 있지 않은가. • 지금까지의 가족 관계가 가족이나 친척과의 의사소통에 부정적인 영향을 주지 않는가. • 젊은 의료 관계자 등과의 의사소통이 잘 이루어지지 못하는 상황은 아닌가.
	• 교류하고 싶은 상대와 의사소통을 하지 못해서 심리적인 안정이 방해받을 가능성	• 이야기하고 싶은 일이 있음에도 이해해주는 상대가 없어서, 심리적인 안정을 얻지 못하는 상황은 아닌가. • 가족 · 배우자 등과 교류하고 싶어도 그렇지 못하여 심리적인 상황에 영향을 미치지 않는가. • 친하게 지내던 친구나 귀여워하던 애완동물과 교류하고 싶어도, 그렇지 못해서 대상자의 심리적 상황에 영향을 미치지 않는가. • 일상적으로 기도를 올리지 못하여, 심리 · 영적인 안정을 얻지 못하는 상황이 아닌가. • 사제나 성직자와 교류함으로써 얻을 수 있는 영적인 안정을 필요로 하고 있지 않은가.
사회 · 문화적 요인	• 다른 사람과의 관계, 사회 참여 • 차별적 요인의 유무 • 지금까지나 현재의 사회 · 문화적인 지위, 역할 등이 의사소통에 미치는 영향	• 현재의 생활에서 의사소통 상대가 없어, 고립된 상황은 아닌가. • 어떤 사회 · 문화적인 이유로 대상자가 차별을 받는, 고립된 상황은 아닌가. • 치매 등으로 인해 인지기능이 저하되어 이전에 일하던 직장에서의 화제를 아무하고나 이야기하는 등의 상황은 아닌가.

분석 관점

• 대상자가 의사소통을 하고자 하는 상대를 이해하고 의사소통 상황과 그 특징을 파악함으로써, 대상자가 바라는 의사소통이 성립될 수 있는 방안을 모색한다.

③ 의사소통의 내용

• 의사소통을 통해 타자와 주고받는 내용은 각 개인이 처한 상황이나 의사소통이 이루어지는 생활의 장(환경)에 따라서 달라진다. 대상자가 어떤 경우에, 무엇을 전달하고, 서로 이해하고, 주고받으려 하는가는 생활행동으로서의 의사소통을 파악하는 데 중요한 요소가 된다.
• 의사소통이 성립한다고 판단하기 위해서는, 발신자와 수신자의 관계에서 의사소통으로 의도하는 내

용을 확실히 주고받는 것이 기본이 된다. 따라서 발신자가 의도한 내용을 수신자가 충분히 이해할 수 있는지의 여부와 상황을 파악하는 일이 중요하다.

고령자에게 관찰되는 특징

• 예를 들어 시력·청력의 저하와 같이 노화로 인한 신체적인 변화가 있을 때는 그것이 원인이 되어 의사소통의 내용이 제한되는 경우가 있다. 청력이 저하된 대상자에게 소리 정보가 포함된 내용을 전달하거나, 시력이 저하된 대상자에게 그림이나 영상 등 시각정보가 포함된 내용을 전달하기는 어렵다. 또한 치매와 같은 상태여서 무엇을 전하고자 하는지 이해하기 곤란한 경우, 대상자의 생활사나 성격적 특징 등으로부터 그 내용을 추정하는 것도 때로는 필요하다.

정보 수집의 관점

전체 정보	• 대상자가 가장 관심을 보이는 것은 무엇인가. 대화의 중심이 되는 화제로는 어떤 것이 많은가. • 대상자가 불안해하는 일, 걱정하고 있는 일 등이 있는가.

	어떤 정보를 수집할까	정보를 수집할 때 무엇에 유의할까

신체적 요인	• 대상자에 대하여
	  - 전반
	  - 언어기능
	  - 인지기능 등
	
	• 타자에 대하여
		• 치료나 요양상의 문제로, 자신의 신체적인 문제를 걱정하지 않는가.
		• 언어장애(실어증, 구음장애)와 같은 신체적인 상황으로 전달하고자 하는 내용이 제한되지 않는가.
		• 전달하려는 내용이 적절하게 표현되지 못하는 상황은 아닌가.
		• 타자로부터 전달받은 내용을 이해하지 못하는 상황은 아닌가.
		• 시력·청력이 저하된 대상자가 의사소통의 수신자가 되었을 때, '모르겠지', '이해하지 못하겠지'라는 발신자의 편견을 조장하는 것은 아닌가. 또한 그러한 일 때문에 전달하고자 하는 내용이 제한될 수 있는 상황이 발생하지 않는가.

심리·영적 요인	• 대상자에 대하여(불안감 등) • 자신을 이야기하는 것 • 타자에 대하여(흥미)	• 불안, 걱정, 공포심 등을 호소하지 않는가. • 자신에 대해 이야기하거나 전달하는 데 저항감이 있어서 이야기하려고 하지 않는 상황은 아닌가. • 자신 이외의 일에 흥미를 갖지 못하는 상황은 아닌가. • 힘든 기억, 집안의 불행, 마음속에서 해결되지 못한 문제 등이 있는가.

심리 · 영적 요인	• 의사소통에서 다루는 내용이 대상자에게 불안이나 저항감과 같은 심리적 영향을 주지 않는가. • 대상자의 의사소통 내용이 수신자인 상대방에게 심리적 영향을 주지 않는가. • 의사소통의 내용에 대상자의 심리 · 영적 측면의 불안정함이 나타나지 않는가.	• 불안감을 호소하는 내용의 발신이 많다. • 성묘와 같은 화제를 자주 이야기하려 한다. • 죽은 배우자의 이야기를 빈번하게 한다. • 자신이 죽은 후의 걱정에 대해 이야기하는 등
사회 · 문화적 요인	• 의사소통 내용의 특이성	• 사회 · 문화적으로 금기시되는 내용을 다루지 않는가. • 의사소통 내용이 출신 지역이나 소속 그룹 등에 한정된 내용은 아닌가.

분석 관점

- 의사소통의 중심적인 내용을 앎으로써 대상자의 관심, 불안 등을 파악한다.
- 의사소통 상대와 그 내용을 파악함으로써, 일상생활에서 대상자가 바라는 의사소통이 성립될 수 있는 방안을 모색한다.

④ 의사소통의 목적

- 의사소통은 목적도 없이 그냥 존재하지 않는다. 대부분 의사소통의 목적은 대상자의 생활행동과 관련이 있다. 대상자는 어떤 생활행동을 근거로 의사소통을 전개하고, 그것을 통해 무엇을 전하며, 무엇을 이루고 싶은 것인지 그 목적을 명확하게 파악해야 한다. 또한 의사소통의 목적은 타자와의 관계가 생성되는 생활의 장(환경)에 따라 달라진다. 그때그때의 목적을 적확하게 파악해야 대상자의 의사소통을 원조할 수 있다.

고령자에게 관찰되는 특징

- 의사소통의 목적은 전달, 소통, 교환의 3가지로 분류할 수 있다. 전달이란 무언가를 이어서 전해주는 것으로, 수신자의 이해나 느낌은 이에 관여하지 않는다. 소통이란 전하고자 하는 내용을 수신자가 이해함으로써 서로 통하는 상태를 의미한다. 그리고 교환이란 상호간에 주고받는 것으로서, 이들 목적은 각각 독립적으로 의사소통의 목적이 되는 것이 아닌, 상호보완적으로 동시에 목적이 될 수 있다.
- 의사소통의 목적에 고령자만의 특징이 있는 것은 아니다. 그러나 노화에 따른 다양한 변화가 고령자가 이루고자 하는 의사소통의 목적을 일부 제한하는 일이 있다. 예를 들어 청력이 저하된 고령자가 청력 보정을 하지 않은 채 음성언어만을 통해 의사소통을 하고자 한다면, 의사소통의 목적에서 소통, 교환의 확인이라는 부분이 제외될 가능성이 높아진다.

정보 수집의 관점		
전체 정보	• 대상자가 의사소통을 하고자 하는 생활 상황은 어떤 것이 많은가. • 의사소통을 하고자 하는 상대로는 누가 많은가.	
	어떤 정보를 수집할까	**정보를 수집할 때 무엇에 유의할까**
대상자의 정보 **신체적 요인**	• 신체적 케어에 대한 요구의 호소	• 신체적인 불쾌감이나 통증 등을 전달하고자 하지 않는가. • 치매 등을 앓는 대상자가 배설이나 공복감 등을 전달하고자 하지 않는가.
심리 · 영적 요인	• 심리적 케어에 대한 요구의 호소 • 영적 요구의 호소	• 대상자가 심리적인 문제를 전달하고자 어떤 방법을 취하고 있지 않은가. • 대상자가 타인과의 교류를 통해 심리적인 외로움을 해소하고자 느끼지 않는가. • 대상자가 성묘나 기도 등을 통해 죽은 이나 동물과의 교류를 유지하고 싶다고 느끼지 않는가. • 대상자가 같은 처지에 있는 사람과의 교류를 통해 마음을 나누고 싶어 하지 않는가.
사회 · 문화적 요인	• 사회적 교류에 대한 호소 • 문화 · 사회적 정보의 필요성	• 대상자가 사회 속에서 자신의 존재 가치를 느끼고 싶다고 생각하지 않는가. • 현재 생활 속에서 다양한 서비스 등 사회적 정보를 필요로 하지 않는가.

분석 관점

• 대상자가 의사소통을 통해 무엇을 호소하고자 하는지, 무엇을 알고자 하는지, 또 어떤 정보가 잘 교환되지 않는지 파악하여 일생생활에서의 의사소통을 대상자가 바라는 모습으로 성립시키기 위한 방안을 모색한다.

활동	• 언어기능 등 다른 사람과의 의사소통 수단이 잘 맞지 않은 탓에, 집단 활동에서 의사소통이 어려워져 자신의 생각이나 희망 등을 전달하지 못하는 상황인가. • 다른 사람과 의사소통이 잘되지 않아 활동에 대한 적극성이 줄어들지 않는가.
식사	• 식사에 관한 기호나 생각, 공복감 등을 전달하지 못하는 상황은 아닌가. • 언어적인 의사소통이 잘되지 않아 식사 중 다른 사람과의 교류가 없고, 식사의 질이 떨어지지 않았는가.
배설	• 요의나 변의가 있어도 그 신호를 알아주지 않는 상황은 아닌가. • 도움에 대한 의견을 주위 사람들이 이해해주지 못하는 상황은 아닌가.
몸차림	• 도움에 대한 의견을 전달하지 못하는 상황은 아닌가. • 대상자의 취미나 생각을 주위 사람들이 이해해주지 못하는 상황은 아닌가.
휴식	• 의사소통 장애가 스트레스가 되어 휴식을 방해하지 않는가. • 언어적인 장애로 교류를 갖기 힘들고, 활동에 대한 참여 의욕이 저하되어 지나치게 쉬고 있는 상황은 아닌가.

MEMO

2

병태로 살펴보는 간호 과정의 전개

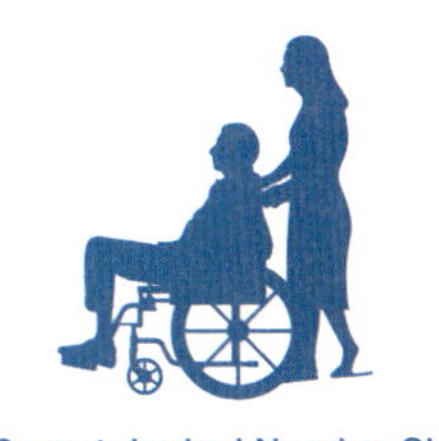

1

질환별 간호 과정의 전개

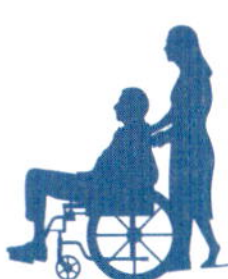

그림으로 살펴보는 질환

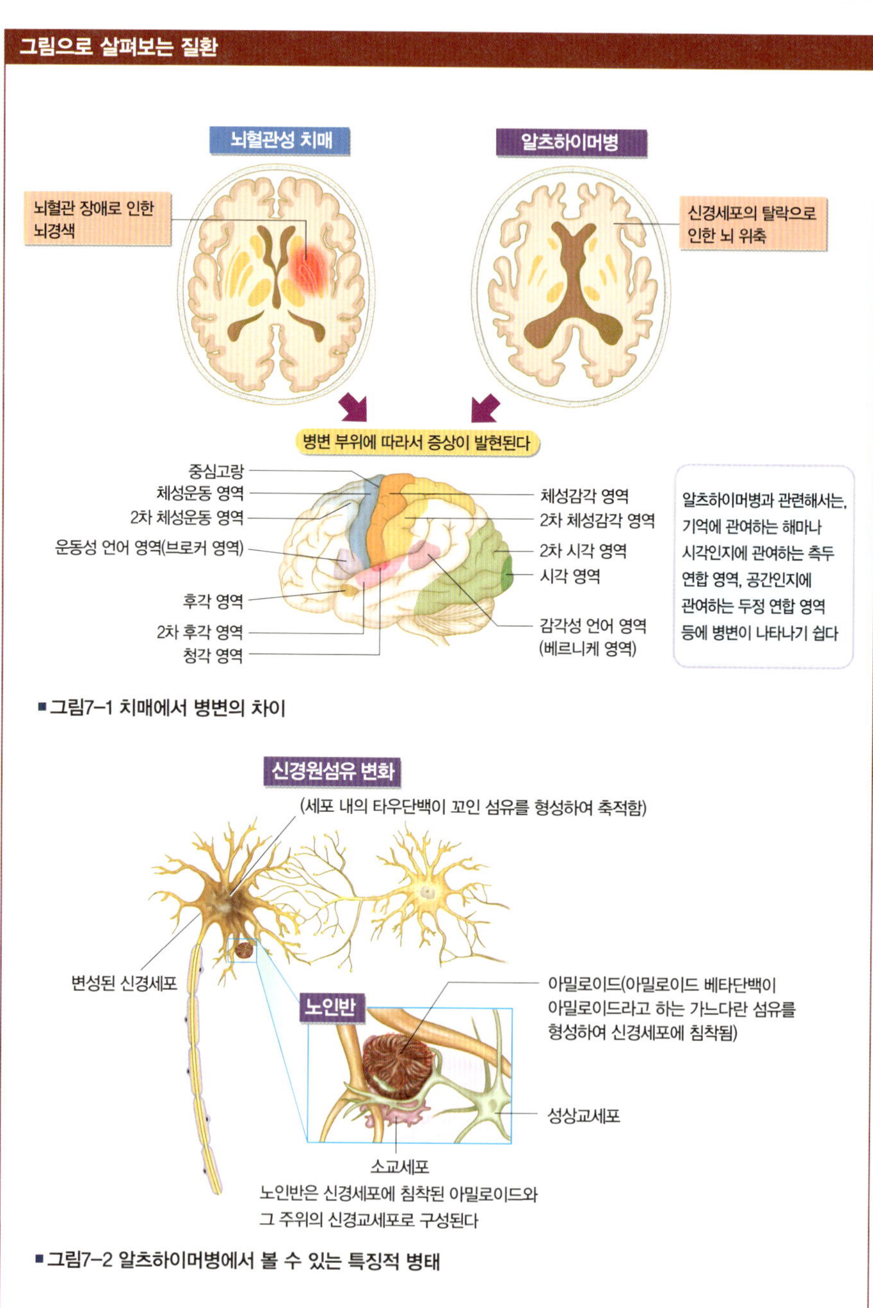

■ 그림7-1 치매에서 병변의 차이

■ 그림7-2 알츠하이머병에서 볼 수 있는 특징적 병태

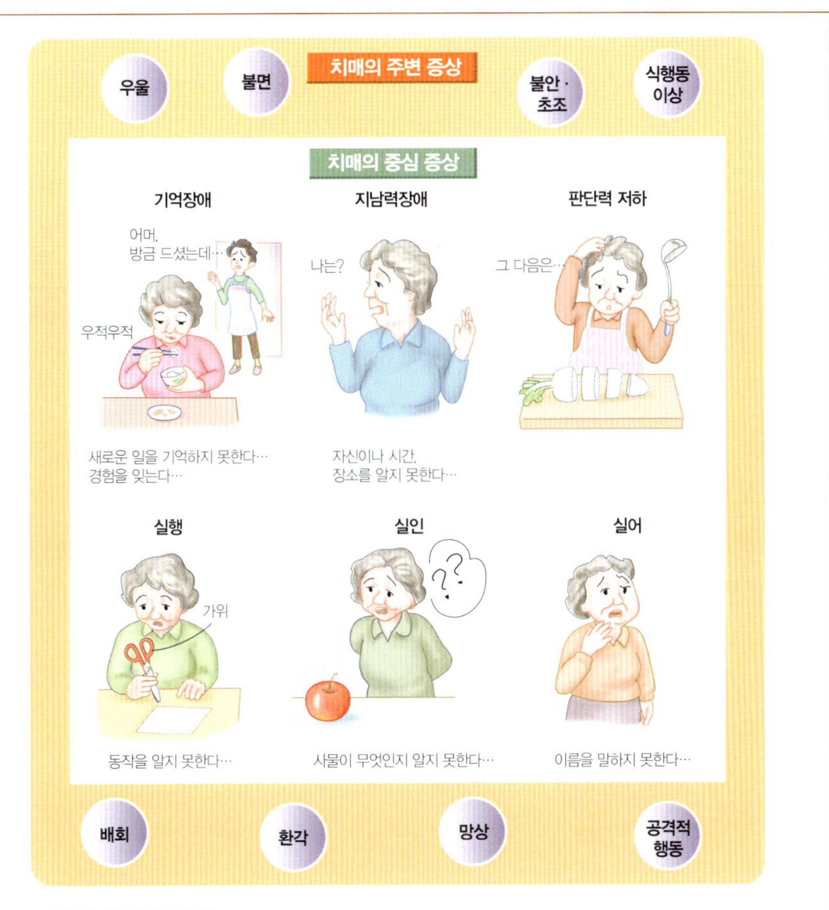

■ 그림7-3 치매의 증상

질환에 대한 지식

병태 생리

치매(dementia)란, 정상적으로 발달한 지능이 후천적인 기질성 질환으로 인해 발생한 인지기능 저하 상태를 총칭하는 것이다.

- 치매는 흔히 '노망'이라고도 한다. 정상적인 사회생활을 영위하는 사람의 지능 · 기억 · 판단력 · 이해력 · 인식 · 지남력과 같은 다양한 정신기능에 뇌의 기질적 장애로 인한 이상이 발생함으로써, 자립적인 일상생활 · 사회생활이나 원활한 인간관계를 영위할 수 없게 되는 상태를 일컫는다. 치매증상을 보이는 질환은 다양하나, 노년기의 대표적인 질환은 알츠하이머병과 뇌혈관성 치매이다.

■ **알츠하이머병(Alzheimer's dementia)**

• 뇌신경세포의 변성으로 인해 뇌신경세포가 감소한다. 신경 병리학적인 특징은 노인반(senile plaque : 반상의 아밀로이드 베타단백이 대뇌피질 세포에 침착된 것), 광범위하게 확인되는 신경원섬유 변화 (인산화타우단백의 이상), 그리고 대뇌피질 뇌신경세포의 탈락이며, 대뇌피질 세포에 침착된 아밀로이드 베타단백이 병인으로 간주된다.

■ **표7-1 알츠하이머병과 뇌혈관성 치매의 비교**

	알츠하이머병	뇌혈관성 치매
발병 연령	고령이 될수록 증가. 70세가량부터 특히 80세 이후에 많다. 비율은 낮으나, 40~50대에 발병하는 초로성 알츠하이머병도 있다.	50세 이후, 60~70대에 많다.
성별 차이	여성에게 많다.	남성에게 많다.
경과	서서히 진행	급속하게 발병하여, 단계적으로 악화된다.
치매의 성질	전반적인 능력 저하	부분적인 능력 저하
성격	초기부터 변화	비교적 유지되는 경우가 많다.
병인식 결여	조기에 출현	말기에 출현
정신 증상	정신장애(도둑망상이 전형적), 행동장애	건망증
신경증상	진행하면서 근경직이나 간대성근경련(myoclonus)을 동반	편마비, 파킨슨증후군, 거짓연수마비(구음장애나 연하장애) 등을 동반
전신 합병증	특기할 것은 없다.	고혈압, 당뇨증, 지질이상, 뇌동맥경화, 심장질환

■ **뇌혈관성 치매**

• 뇌혈관 장애(8장 뇌졸중 참조)가 원인으로 야기된 속발성 치매이다. 뇌혈관의 폐색, 열공성 경색이 백질에 다수 발생하면서 증상이 나타난다. 병소의 국재나 확장에 따라 크게 광범 허혈형(빈스완거형을 포함), 다발 뇌경색형, 국한성 뇌경색형으로 나뉜다.

■ **비알츠하이머형 치매**

• 알츠하이머병 이외의 신경변성 질환에서 기인한 치매의 총칭이다. 알츠하이머병이나 뇌혈관성 치매에 비해 발병 빈도는 낮다. 루이소체형 치매나 전두-측두엽형 치매(픽병을 포함) 말고도, 피질기저핵변성증, 진행성 핵상성 마비, 헌팅턴병, 파킨슨병 등이 있다.

■ **기타**

- 이상 설명한 것 말고도 뇌종양, 정상압 수두증, 두부 외상, 내분비이상, 대사이상, 감염증 등의 질환으로 인해 치매증상을 나타낸다.

병인 · 악화인자

- 알츠하이머병의 경우 소수 사례에서 유전성이 알려졌으나, 대부분은 원인불명이다.
- 뇌혈관성 치매의 원인은 다양하며, 뇌경색이나 두개내출혈, 저관류 상태 등 광범위한 의미의 뇌혈관 장애와 관련해 발병한다.

역학 · 예후

- 치매를 일으키는 질환은 다양하나, 발병 비율은 알츠하이머병과 뇌혈관성 치매가 각각 40%를 차지하고 나머지 20%는 기타이다. 지속적 · 진행적이어서 예전에는 불가역성(치료 불가능)으로 여겨졌으나, 가역적(치료 가능)인 치매도 일부 존재한다.
- 알츠하이머병은 여성에게, 뇌혈관성 치매는 남성에게 많다. 65세 이상의 연령대에 많이 발생한다.
- 알츠하이머병은 불가역성 질환으로, 일상생활이 서서히 지장을 받게 된다. 진행되면 도움을 받아야 하며, 전신질환의 발병을 계기로 거동을 못하게 되는 경우도 많다.
- 뇌혈관성 치매는 장애 부위나 다양한 요인에 따라 경과나 예후가 달라진다. 다시 발작하지 않으면 개선되는 경우가 있다.

증상

주요 증상은 기억장애, 지남력장애, 감정 억제 곤란(감정실금), 의욕 · 관심의 감퇴 등이다.

- 기억장애가 치매의 초발 증상이 되는 경우가 많다. 몇 분 전에 경험한 일을 기억하지 못하고(근시기억장애), 일시나 장소를 알지 못하며(지남력장애), 가족 등 인물을 인식하지 못하는 등의 증상을 관찰할 수 있다. 병태는 진행성으로, 일과성의 경우에는 치매라고 진단하지 않는다. 또한 초기에 우울증상이나 의욕장애, 자발성 저하가 두드러지기도 한다.
- 중심 증상 : 치매라고 진단받은 사람이 공통적으로 지니며, 치매를 앓는 기간 동안 계속 관찰된다. 기억장애나 지남력장애 등.
- 주변 증상 : 중심 증상 자체나 환경의 변화 혹은 부적절한 대응, 약물의 부작용 등 외적 요인으로 인해 치매가 경과하는 과정에서 일시적으로 출현한다. 도움에 대해 저항을 보이는 증상으로, 치매 환자 모두에게 관찰되는 증상은 아니다. BPSD(behavioral and psychological symptoms of dementia : 행동-심리 증상)라고 한다.

■ **알츠하이머병**

- 서서히 진행되는 기억장애로 시작된다. 식사를 하고도 먹지 않았다고 주장하거나, 사물의 이름을 말하지 못하거나 다르게 말하는 증상(실어) 등이 빈번하게 관찰된다. 또한 운동마비가 없는데도 불구하

고 단순한 동작을 원활히 수행하지 못하며(실행), 감각장애가 없는데도 대상을 인지하지 못하고 방을 혼동하며(실인), 판단력이 저하되고, 계획을 세워서 순서대로 행동하지 못하는(수행장애) 증상이 관찰된다. 새로운 것을 학습하는 능력에 이상이 생긴다. 초기에는 일상생활에 자립성을 보여서 치매라고 느끼지 못하는 경우가 많다.

- 감별하기 어려운 질환으로 픽병(Pick's disease)이 있다. 픽병은 인격 변화, 행동장애, 체속언어(질문의 내용과는 무관하게 같은 말을 반복하는 언어장애)가 특징적이며, 전두엽에 국한된 위축이 관찰된다.

■ 뇌혈관성 치매

- 뇌혈관 장애의 발작 후 급격하게 증상이 출현하는 경우가 있다. 장애 부위를 제외한 뇌는 건강하기 때문에 많은 경우 인지기능은 유지된다. 알츠하이머병이 전반적으로 증상이 관찰되는 치매라는 점과는 달리, 뇌혈관성 치매는 부분적인 능력 저하를 보인다.
- 증상은 장애 부위에 따라 다르지만, 알츠하이머병에서 관찰되는 기억장애보다는 의욕 저하나 수행 기능 저하가 두드러진다. 중대뇌동맥 영역의 경색으로는 실어, 실행, 시공간실인 등의 증상이, 후대뇌동맥 영역의 경색에서는 상모실인(얼굴을 알아보지 못함), 시각실인 등의 증상이, 전대뇌동맥 영역의 경색에서는 과묵 상태, 운동실어 등의 증상이 발생한다. 해마에 이상이 생기면 심한 기억장애가 관찰된다.
- 뇌순환 상태의 변동에 따라서 증상이 일과성으로 개선되거나 악화되는 등 변동이 있고, 인격이나 감정은 비교적 유지되는 경우가 많다.

진단 · 검사치

증상과 영상검사로 감별한다.

- 노년기의 우울증이나 섬망과 혼동하기 쉬우므로 주의한다. 의식장애와 감별하는 것도 중요하다. 또한 치매라고 진단하더라도 알츠하이머병인지 뇌혈관성 치매인지, 혹은 양자의 특징을 함께 지닌 혼합성인지를 감별한다.
- 치매의 스크리닝으로는 개정 하세가와 치매척도(HDS-R)나 간이정신상태검사(mini-mental state examination : MMSE)가 간단하고 도움이 된다.
- 국제적인 진단기준으로 DSM-IV(미국 정신의학회의 진단기준)나 ICD-10(WHO의 국제질병분류)이 있다. DSM-IV에서는 기억장애에 더하여 ① 실어, ② 실행, ③ 실인, ④ 수행장애 중 한 가지가 인정된다면 알츠하이머병으로 진단한다.
- 뇌파검사는 치매와 의식장애 감별에 유용하다.
- 알츠하이머병은 CT, MRI에서 미만성(어떤 병이 넓은 부위에 걸쳐서 퍼져 있는 성질)의 뇌 위축이 나타나고, PET와 SPECT에서는 측두엽과 두정엽의 혈류 · 대사저하가 보이며, 해마의 위축도 뚜렷하다.
- 뇌혈관성 치매에서는 CT, MRI에서의 피질하 백질 등에 다발성의 경색소(다발 뇌경색)나 허혈성 변화가 인정된다.

■ **검사치**

• 알츠하이머병에서는 수액 중의 타우단백의 상승, 아밀로이드 베타단백의 저하가 인정된다.

합병되기 쉬운 증상

• 치매에 수반되는 빈도가 높은 정신 증상으로는 수면장애, 피해망상, 섬망, 흥분, 환각, 망상정신행동 이상, BPSD 등이 있다.

• 뇌혈관성 치매에서는 고혈압, 동맥경화, 국소적 신경증상·징후가 나타나는 경우가 많으며, 구음장애, 보행장애 등이 관찰되는 경우가 있다.

치료법

■ **치료 방침**

• 치매에는 유효한 약물이 한정되어 있기 때문에, 비약물요법이나 예방책을 고려한다.

• 약물요법을 수행하더라도 알츠하이머병의 증상은 진행되지만, 수반증상이나 문제행동을 감소시키므로 인지기능이나 행동 수행능력의 장애를 개선하기 위해 실시한다. 또한 수반증상에 대한 항정신병약물은 현재 보험이 적용되지 않는다.

• 뇌혈관성 치매에서는 뇌혈관 장애의 발현·재발 예방이 첫 번째이다. 위험인자인 고혈압, 당뇨병, 심방세동, 허혈성 심질환, 비만, 고지혈증 등을 관리하고 치료한다. 뇌출혈이 원인인 치매에서는 혈압 관리가 중요하다. 뇌경색으로 인한 경우에는 병형(죽상 혈전성, 열공성 등)에 대응한 예방을 고려한다.

■ **약물요법**

• 일본에서 알츠하이머병의 치료약으로 허가받은 약물은 아리셉트(염산 도네페질)이며, 효과가 발현되기까지 3개월을 요한다. 복용을 중단하지 않는 사례에서 효과가 지속되므로, 의사의 지시를 지키면서 계속 복용할 것을 지도한다.

• 뇌혈관성 치매에서 고혈압을 수반하는 경우에는, 증상이 나타난 후 칼슘 길항제, 안지오텐신전환효소(ACE) 억제제, 안지오텐신II 수용체 차단제(ARB) 등을 사용하여 강압을 꾀한다.

처방 예 알츠하이머병

• Aricept D정(3mg), 1정, 하루 한 번 ← 아세틸콜린에스테라아제 저해제

※ 처음엔 1~2주간 투여하고, 소화기 증상과 같은 부작용이 없으면 5mg으로 증량한다.

처방 예 알츠하이머병에서 환각·망상을 수반하는 경우

• Risperidone액(0.1%), 0.5mL, 하루 한 번(저녁식사 후) ← 비정형 항정신병약

처방 예 알츠하이머병에서 우울을 수반하는 경우

• Paxil정(10mg), 1정, 하루 한 번(저녁식사 후) ← 항우울약

처방 예 알츠하이머병에서 섬망·배회를 수반하는 경우

• Tiapride hydrochloride(25mg), 1정, 하루 한 번(저녁식사 후) ← 뇌순환대사 개선제

처방 예 알츠하이머병에서 불면을 수반하는 경우

• Zolpidem Tartrate(5mg). 1정. 하루 한 번(취침 전) ← 최면 · 진정제

처방 예 뇌혈관성 치매에서 고혈압을 수반하는 경우 아래 가운데 한 가지, 혹은 1), 2)에 3)을 병용한다.

1) Coversyl정(2mg). 2정. 하루 두 번에 나누어 ← ACE 억제제

2) Diovan(80mg). 1정. 하루 한 번 ← ARB

3) Norvasc정(5mg). 1정. 하루 한 번 ← 칼슘 길항제

처방 예 뇌혈관성 치매에서 죽상 혈전성 뇌경색을 수반하는 경우, 아래 가운데 한 가지를 사용한다.

• Bayaspirin정(100mg). 1정. 하루 한 번 ← 혈소판 응집 억제제

• Pletaal정(50mg). 2정. 하루 두 번에 나누어 ← 혈소판 응집 억제제

처방 예 뇌혈관성 치매에서 우울을 수반하는 경우

• Toledomin정(25mg). 2정. 하루 두 번에 나누어 ← 항우울약

■ 표7-2 치매의 주요 치료약

분류	일반 명	주요 상품명	약효 메커니즘	주요 부작용
아세틸콜린에스 테라아제 저해제	Donepezil HCl	Aricept	아세틸콜린의 분해효소를 억제하여 뇌 내 아세틸콜린 양을 증가시킨다.	오심 · 구토, 설사, 식욕부진 등

처방 예 뇌혈관성 치매에서 야간섬망 · 불안 · 흥분을 수반하는 경우

• Serenace정(0.75mg). 1~3정. 하루 한 번~세 번에 나누어 ← 정형 항정신병약

처방 예 뇌혈관성 치매에서 의욕 · 자발성 저하를 수반하는 경우

• Symmetrel정(50mg). 2~3정. 하루 두 번~세 번에 나누어 ← 뇌순환대사 개선제

■ 비약물요법

• 약물요법과 병행하여 뇌기능을 활성화하는 치료법으로서 회상법, 리얼리티 오리엔테이션, 음악요법, 데이케어 등을 도입한다. 정신 증상이나 문제행동의 경감, 잔존 기능의 유지, 감정 · 정서면의 안정이나 의욕 향상을 기대하며 수행한다.

약물요법
약물 · 비약물요법
치매
알츠하이머병(40%)
아리셉트
BPSD → 향정신약
우울증상 → 항우울약
불면 → 최면제
노인보건서비스
(방문지도)
노인복지서비스
(데이 서비스,
쇼트스테이)
의료서비스
(노인 데이케어)
노인복지시설
노인보건시설
노인병원
정신병원
뇌혈관성 치매(40%)
뇌혈관 장애의 재발 예방
강압제
항혈소판약
심방세동 치료
지질대사 개선
BPSD → 향정신약
우울증상 → 항우울약
불면 → 최면제
비알츠하이머형 치매
(20%)
아리셉트
그 밖의 치매와 유사한
증상을 보이는 질환
(뇌종양, 정상압 수두증,
두부 외상, 내분비 이상,
대사이상, 감염증)
각각의 질환 치료

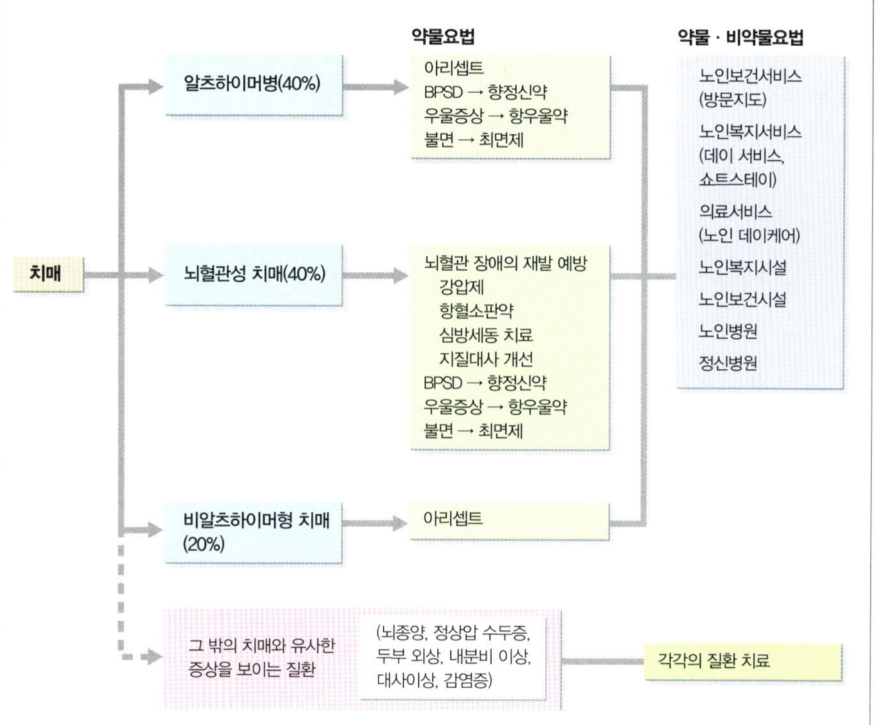

MEMO

간호 관점

■ 기본적인 관점

- 고령자 모의체험 세트를 이용해 학습함으로써, 자유롭지 못한 고령자의 신체에 대한 이미지를 어느 정도 떠올릴 수 있다. 그러나 인지기능 저하라는 상태를, 혹은 그 괴로움이나 슬픔을 실감하며 상상하기란 그리 쉽지 않다. 그러나 지금 어디에 있는지, 누구에게 도움을 구해야 좋을지 알지 못하고, 지금이 언제인지, 조금 전까지 자신이 무엇을 하고 있었는지도 떠올리지 못하는 등, 치매 고령자가 안고 있는 불안을 계속해서 상상해본다. 간호자에게는 이런 태도가 요구된다.

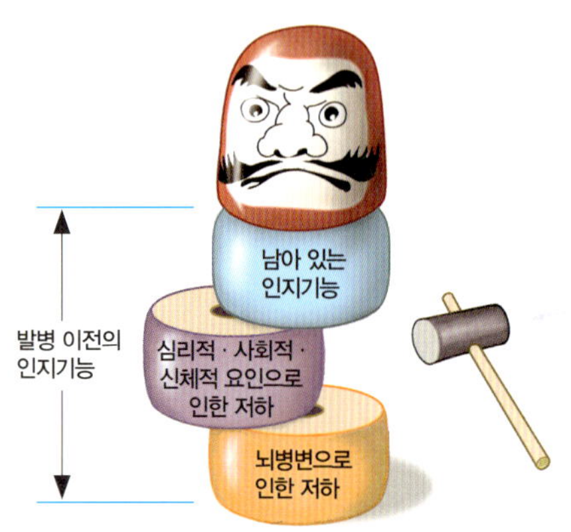

■ 그림7-A 남아 있는 인지기능의 최대화를 꾀한다

- 아쉽게도 아직까지 치매를 완치할 수 있는 치료법은 없다. 그런 까닭에 간호 케어를 하며 병의 진행을 지연시키고, 최대한의 회복 목표를 지향해야 한다. 예를 들어 그림7-A처럼 3개로 나뉜 원기둥 전체를 '발병 이전의 인지기능'이라고 하자. 그중 치매라고 하는 뇌병변을 얻은 탓에 어쩔 수 없이 저하되는 장애 부분이 있다. 그 밖에 불안이나 긴장을 조장하는 무분별한 대응과 같은 심리적 요인, 서비스 자원의 부족과 같은 사회적 요인, 합병증 악화와 같은 신체적 요인에 의해서도 인지기능의 저하가 초래된다. 그러나 이런 기능 저하를 피할 수 없는 것만은 아니다. 간호 케어를 통해 피할 수 있는 기능 저하를 막고, 남아 있는 인지기능은 되도록 많이 유지시키는 것이 치매 고령자를 간호하는 기본이라고 할 수 있다.

- 일반적으로 치매는 중증도가 높아질수록 복잡한 언어메시지 표출이 줄어들고, 이해력 역시 저하된다. 그러나 치매 고령자는 비언어메시지(몸짓이나 동작, 표정 등)를 통해 대부분의 기분을 원조자에게 표출한다. 평소와는 다른 몸짓이나 동작의 뒷면에는 신체적인 불편함이 숨어 있는 경우도 있다. 이러한 메시지를 받아들이고 이해하는 능력이 간호자에게 요구된다.

- 치매 고령자 전반에 공통되는 대응의 기본
  - 귀에 대고 큰 소리를 내지 말고, 낮고 안정된 말투로 천천히 말을 건다.
  - 치매 고령자가 이야기하고자 하는 것, 이야기하는 것을 끈기 있게 기다리고 경청한다.
  - 치매 고령자의 이해력에 걸맞은 언어 · 비언어메시지를 이용한다.
  - 오감을 통해서 전달하는 방법을 찾는다.
  - 어른을 대하는 기본적 태도를 고수한다.

■ 일상생활 속 간호 포인트

1. 치매 고령자 자신이 받아들이고 인정하고 있다는 것을 느낄 수 있도록 의사소통을 한다.

2. 먹고, 배설하고, 움직이고, 잠자는 일상생활을 쾌적하게 재구축하기 위해 원조한다.

3. 신체적인 불편이 조기에 발견되어 빠르게 개선될 수 있도록 원조한다.

■ 발전적 관점

- 치매 고령자에 대한 비약물요법으로는 회상치료, 현실 지남력 훈련(24시간RO), 인정(validation)요법 등이 있다. 이런 요소들을 간호 계획에 도입하면 어떨지 고려해보자.

- 신문을 읽거나 악기 연주에 참여하는 등 인지적인 예비력을 높이는 활동, 워킹이나 체조 등 신체적 예비력을 높이는 활동 등을 도입한 치매 예방 프로그램이 곳곳에서 시험되고 있다. 치매 예방에 대해서도 관심을 갖자.

- 같은 것을 되풀이하여 이야기하거나, 종일 눈을 뗄 수 없게 만드는 등 가족 개호자가 느끼고 있는 부담이나 어려움에도 주목하여 간호 원조를 계획한다.

- 최근 치매에 대한 이해가 깊어지면서 정신과 진단에 대한 저항감이 줄어들고, 알츠하이머형 치매의 치료법 등장 등에 따라 매우 초기단계에 진단 받는 사람이 늘고 있다. 이런 사람들에게 진단 내용을 고지(告知)해야 하는가? 고지에 관한 지원에 대해서도 생각해보자.

<table>
<tr><td>step 1 정보 수집</td><td>step 2 정보 분석</td><td>step 3 간호 포커스의 명확화</td><td>step 4 계획 세우기</td><td>step 5 개입 실시</td></tr>
</table>

종합평가

치매 고령자에 대한 종합평가는 간단하지 않다. 왜냐하면 대상자로부터 명확한 정보를 얻기 어려운 경우가 많기 때문이다. 또한 핵가족화나 개호자의 고령화로 인해 가족을 통해서도 정보를 얻기 어려운 때가 있다. 치매 고령자가 자신이 가진 모든 것을 통해 간호자에게 전달하고자 하는 메시지에 눈과 귀를 열어서, 그들의 요구에 다가서도록 한다. 이때 유의해야 할 점은 다음 3가지이다. 시간축을 지닐 것(생활사, 시간적 변화에 주목), 말과 행위·행동의 의미를 깊게 파헤쳐 생각할 것, 그룹 안에서 종합평가에 관해 반복적으로 논의할 것.

■ 치매의 종합평가

치매의 종합평가 스케일은 크게 행동 관찰식과 질문식의 2가지로 나뉜다.

- 개정 하세가와식 간이지능평가 스케일(HDS-R) : 질문식. 기억을 중심으로 하는 지능에 대해 평가하는 항목을 중심으로 구성되어 있다. 평가자의 질문에 치매 고령자가 답하는 방식으로 평가하기 때문에, 언어기능이 저하된 중도 치매에는 적합하지 않다.

- 가라사와식 노인 지능의 임상적 판단기준 : 행동 관찰식. 지능의 표현형이라고도 할 수 있는 일상생활 활동의 수준을 통해 종합적인 능력 수준을 평가하는 것이다.

※반드시 매뉴얼을 숙지하여, 시행자의 판단으로 수정하지 말고 정확히 실시한다.

필요한 정보		분석 관점
핵심 정보	질환 관련 정보	**현질환**
		• 치매의 진단명과 진단 시기를 통해 진행의 특징이나 정도를 파악한다. • 치매의 중증도를 파악한다. 경도, 중등도, 중도 중 어디에 해당하는가. • 치매 고령자의 사인(死因)으로는 폐렴이 많으므로, 특히 폐렴이 병발한 경우에는 전신 상황의 상세한 종합평가를 요한다. • 섬망, 우울 상태와 치매와의 감별에 유의한다. • BPSD의 출현 상황, 경과, 유발원인을 분석한다.
		과거력
		• 고혈압, 지질이상증(고지혈증), 당뇨병 등 뇌혈관성 치매에 합병되기 쉬운 질환의 병력과 그 경과 · 중증도를 파악한다. • 뇌혈관질환의 과거력, 병소 부위, 발병 횟수를 파악한다. • 음주력, 정상압 수두증 등 치매증을 나타내는 다른 질환의 과거력 유무에 대해서도 확인한다. • 신체의 불편을 스스로 호소하기 어려우므로, 합병된 모든 질환의 증상 파악에 특히 유의한다. • 아리셉트의 복용 기간, 증상의 중증화, 부작용의 유무에 대해 파악한다. • BPSD에 대해 항정신약 등을 처방받고 있는지, 그 양과 기간 · 부작용의 유무 · 증상에 대한 유효성을 종합평가한다.
		검사
		• 진정제, 수면제 사용의 유무 • HDS-R이나 MMSE의 득점 추이를 다른 증상과 관련해 분석한다. • CT, MRI, SPECT 등 영상진단의 결과에도 관심을 갖고 증상과의 관련을 이해한다.
	신체적 측면	**운동기능**
		• 마비 · 구축의 부위, 정도, 생활에 대한 영향을 파악한다. • 보행능력, 기거 동작 등 신체 가동성의 정도, 일상생활에 대한 영향을 파악한다. • 어느 정도 손끝을 세밀하게 움직일 수 있는지, 일상생활 속에서 활용하고 있는지 파악한다. • 신체기능 자체에 이상이 있는지, 동작을 관장하는 지시계통에 이상이 있는지 파악한다.
		감각 · 지각
		• 시청각기능의 문제로 인한 의사소통 장애인지, 인지기능 저하로 인한 것인지 종합평가한다.
		인지기능
		• 단기기억, 근사기억, 원격기억 각각에 대한 종합평가. 어느 시기의 기억을 가장 잘 유지하고 있는지 파악한다. • 의미기억, 에피소드 기억, 절차기억 각각에 대한 종합평가 • 사람, 시간, 장소에 대한 인식의 정도(지남력장애)를 파악한다. • 기억이나 지남력을 상기시키는 방안을 탐색한다. • 실행 · 실인 · 실어의 정도와 유지되고 있는 기능을 파악한다.

핵심 정보	심리 · 영적 측면	건강 지각 · 의향, 자기지각	• 어른으로서 수행하는 역할이나 사회 참여를 실감할 수 있는 생활환경이 조성되어 있는가. • '아무 것도 알지 못하게 되었다'와 같이, 병태의 윤곽을 파악하고 있는 듯한 언행의 유무
		가치 · 신념	• 자신을 폄하하는 듯한 발언의 유무 • 적극적으로 움직이려고 하거나 먹으려고 하는 행위가 관찰되는지의 여부 • 도움에 대해 저항하는 배경에는 대상자의 가치나 신념에 반하는 간호자의 몰이해가 있을 가능성이 있다.
		기분 · 정동	• 말뿐 아니라 표정이나 자세에서도 기분이나 감정이 나타난다. • 기분이나 감정의 혼란이 생활리듬을 깨트리는 경우가 있다. • 쉽게 화를 내는 등 감정실금의 유무 • 안심시키는 말이나 사물, 장소, 분위기를 파악한다.
		신앙	• 성경을 보거나 불전에 기도하는 것이 심리적 안정으로 이어지기도 한다.
	사회 · 문화적 측면	역할 · 관계	• 출신지, 자녀의 수, 배우자의 이름 등에 대한 기억 및 자녀나 배우자와의 현재 관계는 어떠한가. • 인생에서 가장 심혈을 기울인 업적(예를 들어 자녀 교육이나 직업 등)은 무엇인가. • 현재 담당하고 있는 역할은 무엇인가.
		가사 · 학습, 여가	• 신체 활동이나 학습, 레크리에이션 프로그램에서의 친화성 • 집단 프로그램, 개별 프로그램에서의 친화성 • 다른 사람이 얕보거나, 따돌리지 않는 환경이 갖추어졌는가.
		사회 참여	• 사회 자원의 이용 상황 • 외출 빈도
활동		행동 범위	• 스스로의 힘으로 왕복 가능한 범위 • 자기 방, 화장실의 위치 관계를 이해하고 있는지의 여부
		이동 능력	• 지남력을 돕는 표식이나 게시물이 준비되어 있는가. • 보행 상태(발을 끌음, 종종걸음, 장애물 인식, 위험 회피 행동) • 휠체어, 실버카, 지팡이와 같은 보조기구를 사용할 수 있는 듯 보이는가.
		안전성 물리적 환경	• 낙상 리스크 평가, 스케일 활용 • 치매 고령자가 알기를 바라는 장소는 눈에 잘 띄게, 들어가지 않기를 바라는 장소는 눈에 잘 안 띄도록 배려했는가. • 익숙하여 편한 것과 가까이 있는 생활환경이 이루어져 있는가.
		활동을 지지해주는 환경	• 생활습관을 고려한 환경이 마련되어 있는가. • 부적절하게 신체를 구속하고 있지 않은가.

	수면	• 입면 · 각성 시간, 야간 각성 횟수, 재입면에 요하는 시간
휴식		• 불면 · 주야역전의 유무. 그 원인은 무엇인가.
		• 낮 동안 휴식과 활동의 균형이 잡혀 있는가.
		• 수면의 질은 어떠한가.
	활동과 휴식	• 배회와 같은 과활동 상태일 때, 낮 동안이나 야간에 휴식은 취하고 있는가.
식사	**식사 지도**	• 손 씻기
	식욕 · 기호	• 현저한 식욕 항진이나 식욕 저하는 없는가.
		• 기호의 변화는 없는가.
	인지	• 음식물과 그렇지 않은 것을 구별하는가.
		• 음식물이 아닌 것을 입속에 넣는 행위가 관찰되는가.
	영양상태, 체격	• 체중, BMI, 알부민 수치 등. 일시적인 것뿐만 아니라 시간적 변화에 주목한다. 특히 배회하는 사람, 음식을 잘 흘리는 사람, 연하장애가 있는 사람에게 주의한다.
	수분 섭취	• 구갈감이 저하되고, 수도꼭지를 돌려 물을 트는 것과 같은 음수 행위를 하지 못하는 탓에 스스로 수분 섭취를 할 수 없는 경우가 있다.
	섭식 행동, 식사 방식	• 손가락의 정교성(젓가락, 숟가락 가운데 무엇을 사용하는가). 식기 들기, 차례대로 먹기, 자신의 음식과 타인의 것을 구별하기 등 사회성이 있는 식사 방식이 가능한가. 식욕이나 기호의 변화를 파악한다.
		• 음식을 흘리는지의 여부, 도구의 적합성을 파악한다.
		• 다른 사람의 몫까지 뺏어먹는 일탈 행위는 하지 않는가.
	연하	• 목에 걸리는지의 여부. 목에 걸리는 식품이나 조리 형태는 무엇인가. 어떻게 먹을 때 목에 걸리는가.
	만족감	• 식사를 통해 만족감을 얻고 있는가.
배설	**인지 요의 · 변의**	• 화장실이 어디 있는지 알고 있는가.
		• 요의 · 변의의 유무와 그 확실성
		• 요의 · 변의가 있을 때, 화장실을 찾으며 어떠한 행동을 하는가.
	배뇨	• 낮 동안의 배뇨 간격
		• 1회 배뇨량
		• 야간의 배뇨 횟수, 시간대
		• 요실금이 있는가. 예측되는 원인은 무엇인가.
	배변	• 배변 횟수
		• 배변의 양, 성상, 변비약 사용의 유무
		• 변비 시에 관찰되는 행동의 특징이나 기분에 끼치는 영향
	배설 동작	• 서고 앉기, 옷 올리고 내리기, 배설 후 뒤처리하는 동작 등을 적절하게 수행할 수 있는가. 어느 부분에 원조가 필요한가.
		• 도움을 받는 것에 대한 수치심, 저항이 있는가. 어떻게 원조하면 원활하게 받아들이는가.

몸 차 림	**청결**	• 치매가 오기 전의 입욕 습관 • 입욕에 대한 기호성, 심리적인 저항 • 몸을 씻거나 머리를 감는 동작이 어디까지 가능하고, 어느 부분에 원조가 필요한가. • 입욕 환경, 필요한 자조구 • 도움을 받아들이는 것에 대한 수치심, 저항이 있는가. 어떻게 원조하면 원활하게 받아들이는가.
	단정함 · 옷 갈아입기	• 착의, 탈의 동작 및 순서 중 어디가 불확실하고 어디까지 혼자 힘으로 가능한가. • 단추를 잠그고 끈을 묶는 등 정교성은 어떠한가. • 도움을 받는 것에 대한 수치심, 저항이 있는가.
의 사 소 통	**의욕 메시지의 이해 송수신 기능 언어 · 비언어 메시지**	• 타인과의 교류에 대한 의욕 • 어느 정도 언어 · 비언어메시지를 이해하고 있는가. • 발어 혹은 비언어적인 표현에서 어떠한 특징이 보이는가. • 이해할 수 있는 문장, 어절, 단어의 범위 • 몸짓, 동작, 표정으로 표출하는 의미, 기분의 특징 • 글을 쓰고 읽는 기능은 어느 정도 유지되고 있는가.

치매 고령자의 병태 · 생활기능 관련도 메모

- 치매의 정도에 상관없이 공통적으로 중요한 간호 포커스는 다음과 같다. 인지기능의 영향을 직접적으로 받는 의사소통 능력, 인지기능의 사령탑인 ADL, 그리고 생활을 수행하기 위하여 인지기능과 함께 양쪽 바퀴를 이루는 신체적 건강이라는 이 3가지 요소를 어떻게 좋은 상태로 유지하느냐 하는 점이다.
- 3요소가 좋은 상태가 아니면 BPSD의 출현이나 악화를 초래하고, 그로 인해 의사소통 능력과 ADL, 신체적 건강의 저하를 유발하게 된다. 또한 3요소는 각각 밀접하게 관련을 맺고 있어서 그중 어느 한 요소가 현저히 저하된다면 그에 끌려가듯이 다른 요소가 영향을 받아 저하되고 마는 경우도 있다.
- 간호에 있어서 의사소통 능력, ADL, 신체적 건강을 가급적 가장 좋은 상태로 항상 유지하는 한편, BPSD의 출현이나 악화를 예방하는 활동이 중요하다.

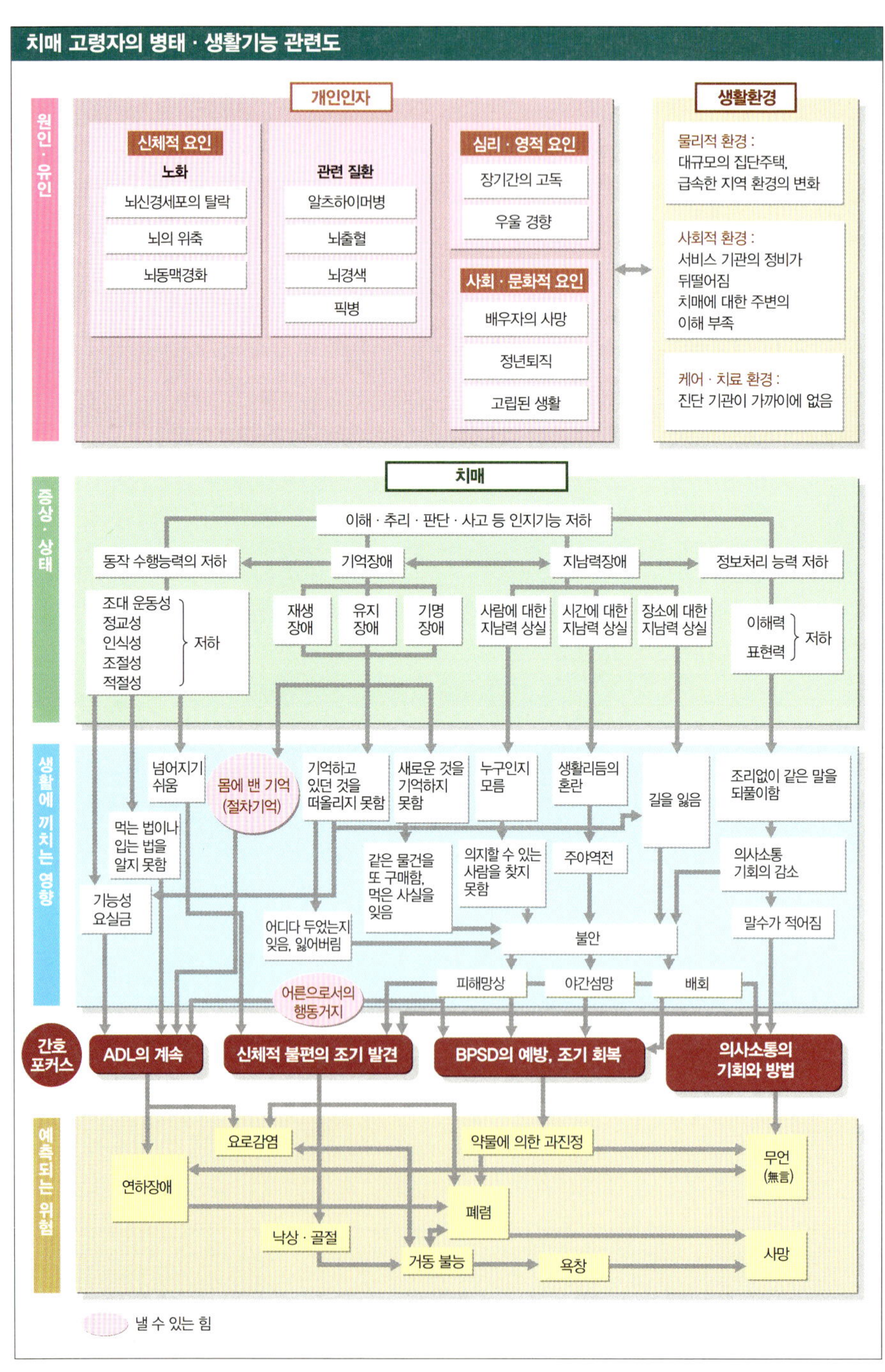
개인인자
생활환경
신체적 요인
노화
뇌신경세포의 탈락
뇌의 위축
뇌동맥경화
관련 질환
알츠하이머병
뇌출혈
뇌경색
픽병
심리 · 영적 요인
장기간의 고독
우울 경향
사회 · 문화적 요인
배우자의 사망
정년퇴직
고립된 생활
물리적 환경 :
대규모의 집단주택,
급속한 지역 환경의 변화
사회적 환경 :
서비스 기관의 정비가
뒤떨어짐
치매에 대한 주변의
이해 부족
케어 · 치료 환경 :
진단 기관이 가까이에 없음
치매
이해 · 추리 · 판단 · 사고 등 인지기능 저하
동작 수행능력의 저하
기억장애
지남력장애
정보처리 능력 저하
조대 운동성
정교성
인식성
조절성
적절성
저하
재생
장애
유지
장애
기명
장애
사람에 대한
지남력 상실
시간에 대한
지남력 상실
장소에 대한
지남력 상실
이해력
표현력
저하
넘어지기
쉬움
몸에 밴 기억
(절차기억)
기억하고
있던 것을
떠올리지 못함
새로운 것을
기억하지
못함
누구인지
모름
생활리듬의
혼란
길을 잃음
조리없이 같은 말을
되풀이함
먹는 법이나
입는 법을
알지 못함
같은 물건을
또 구매함,
먹은 사실을
잊음
의지할 수 있는
사람을 찾지
못함
주야역전
의사소통
기회의 감소
기능성
요실금
어디다 두었는지
잊음, 잃어버림
불안
말수가 적어짐
어른으로서의
행동거지
피해망상
야간섬망
배회
ADL의 계속
신체적 불편의 조기 발견
BPSD의 예방, 조기 회복
의사소통의
기회와 방법
요로감염
약물에 의한 과진정
무언
(無言)
연하장애
폐렴
낙상 · 골절
거동 불능
욕창
사망
원인 · 유인
증상 · 상태
생활에 끼치는 영향
간호 포커스
예측되는 위험
낼 수 있는 힘

간호 포커스의 명확화

- 의사소통에 대한 의욕을 저하시키지 않고, 현재 지닌 의사소통 능력을 발휘하여 가능한 한 사회생활을 계속할 수 있다.
- BPSD를 보이지 않고 차분하게 생활할 수 있다. BPSD가 출현하더라도 단기간에 가볍게 끝난다.
- 대상자에게 적당한 방법으로 ADL을 수행할 수 있다.
- 신체적 불편이나 새로운 합병증이 발생하지 않고, 지병이 악화되지 않으며, 신체적으로 가장 양호한 건강 상태를 유지할 수 있다.

① 간호 포커스

의사소통에 대한 의욕을 저하시키지 않고, 현재 지닌 의사소통 능력을 발휘하여 가능한 한 사회생활을 계속할 수 있다.

간호 목표

1) 동료와 즐겁게 교류할 수 있다.
2) 상대방의 이야기를 들으려고 하는 태도, 무언가를 전달하려는 태도가 관찰된다.
3) 발어나 발성을 할 수 있다.
4) 집단 프로그램이나 개별 프로그램에 즐겁게 참가할 수 있다.

원조 내용

1. 동료와의 교류

- 마음이 잘 통하는 동료를 알게 해주고, 한 자리에 모일 수 있는 일과(식사나 티타임 설정과 그때의 좌석 배치), 프로그램(가사나 가벼운 일거리, 신체 활동, 회상치료 등의 실시와 그루핑(grouping))을 편성하고, 생활환경(동실자 편성, 휴게실 만들기)을 조성하고, 대화를 촉진시킬 수 있는 추억의 물건 등을 마련한다.

근거

- 치매 고령자의 조리 없는 이야기에 이상해하는 모습을 보이지 않고, 평온하게 대응해주는 동료(또래)는 치매 고령자가 의사소통에 대한 의욕을 유지하는 데 큰 도움이 된다.
- 그저 서로 가까이 앉아 있다고 해서 대화가 시작되는 것은 아니다. 대화의 계기나 추억의 실마리가 되는 '활동'이 필요하다. 이러한 기회를 하루 중에 의도적으로 분산시켜두는 것이 좋다.
- 다만 경증인 사람이 중증인 사람의 조리 없음이나 불합리한 행동에 대해 비판하는 경우도 있으므로, 고령자간의 대화 상대 편성에도 배려할 필요가 있다.

2. 간호자 자신이 잘 들어주는 사람이 된다.

- 눈 맞춤(eye contact), 끄덕임, 발어나 상기를 위해 격려하거나 기다리기, 발어나 발성을 촉진하는 대응 등 의사소통 기술을 이용한다.

- 치매 고령자가 의사소통에 대한 의욕을 잃지 않도록 하기 위해, 혹은 의사소통의 능력을 유지하기 위해 가장 필요한 것은 '잘 들어주는 사람'의 존재이다. "잠깐 기다려"라는 말로 대상자를 그대로 기다리게 하거나, 열심히 이야기하는데도 (같은 이야기를 반복하기 때문에) 상대방이 "응, 응"이라며 흘려듣거나, 이야기의 모순점이나 실수를 지적하는 등, 병발 이후 이와 같은 무분별한 대응이야말로 그들을 무력하게 만드는 이유가 된다.

3. 소리 내어 읽고(音讀), 글자를 쓸 기회를 마련한다. • 신문의 표제어나 게시판(오늘의 일과나 날씨 등을 게시한 게시판)을 소리 내어 읽기, 노랫말 카드를 보면서 노래 부르기, 작품에 서명하기, 일기쓰기 등	• 입원·입소를 하면 가까이에 필기도구가 없는 경우도 있다. 설령 도구가 있다 하더라도 중등도 이후의 치매 고령자라면 스스로가 무언가를 적어두려고 하는 일을 기대하기란 어렵다. 그러나 중도 치매라고 할지라도 자신의 이름을 쓸 수 있는 사람은 적지 않다. 억지로 강요하는 일은 삼가야겠으나, 글자를 쓸 기회를 마련해주도록 한다. • 언어적 의사소통 능력의 유지. (의미를 이해하기 힘들더라도) 발성기·호흡기 운동을 촉진하기 위해서라도 음독의 기회는 중요하다.
4. 생활사나 절차기억을 토대로, 대상자가 즐겁게 참가할 수 있는 활동을 찾는다.	• 직업이나 가사 경험을 살릴 수 있으며, 다른 사람에게 도움이 된다는 것을 실감할 수 있는 프로그램을 준비한다.

② 간호 포커스	간호 목표
BPSD를 보이지 않고, 차분하게 생활할 수 있다. **BPSD가 출현하더라도 단기간에 가볍게 끝난다.**	1) 감정의 동요 없이 정신적으로 안정된 생활을 계속할 수 있다. 2) BPSD가 출현한 경우라도 가사, 배설, 청결, 수면을 확보하여 사고 혹은 다른 증상이나 신체적 불편을 유발하지 않는다.

원조 내용	근거
1. BPSD를 유발할 수 있는 요인을 가능한 제거한다. • 신체적 불편(변비, 발열, 탈수 등)이나 약의 부작용을 미연에 방지한다. • 환경의 변화를 최소한으로 한다. • 주야역전이나 야간섬망이 발생하지 않도록 한다. • 부적절한 대응을 하지 않는다.	• BPSD를 유발하는 원인으로는 수분량(I/O)의 이상이나 동통과 같은 고통, 불면으로 인한 의식 수준의 저하, 입원·입소로 인한 환경의 변화나 개호자의 교대, 약물의 부작용 등이 알려져 있다. • 기댈 수 있는 사람이나 사물을 준비함으로써, 그것을 통해 새로운 환경에 적응할 수 있다.
2. 생활리듬을 정비한다. • 기상·취침, 식사 시간, 입욕 시간 등 대상자의 생활습관과 비슷한 생활리듬이 진행될 수 있도록 한다. • 정기적으로 배변하기, 체조나 외출 등 신체를 움직이는 프로그램을 실시함으로써 신체를 움직이는 리듬을 정비한다.	• 생활리듬을 정비함으로써 상기와 같은 유발원인을 어느 정도 피할 수 있다.

3. BPSD가 출현할 때는 안전한 환경을 마련한 다음에 상황을 관찰한다. • 부정하지 않고 공감적인 태도로 접하는 동시에, 대상자가 무엇을 괴로워하고 불안하게 생각하고 있는지를 탐색한다.	• BPSD로 인해 평상시보다도 인지 수준이 저하되어 사고를 일으키기 쉽다. 그러므로 우선 환경을 정비한다. 특히 낙상, 무분별한 탐식, 음식이 아닌 것을 먹는 일 등을 방지한다. 부상의 원인이 되는 것은 정리하거나 손이 닿지 않는 곳에 둔다. • 그 다음에 행동 패턴이나 이야기하는 내용을 관찰한다. 이를 통해 행동의 의미나 대상자의 생각·느낌을 추측할 수 있다.
4. 기분전환, 휴식 아래처럼, 증상의 악화를 방지하는 대응을 시도한다. • 식사에 집중하지 못한다면 보충식을 준비한다. • 입욕이나 옷 갈아입기를 거부하는 경우에는, 억지로 강요하지 말고 나중에 따로 시간을 바꾸어서 권해본다. • 자기 방이나 침대가 아니라도 안정할 수 있는 장소에서 쉬도록 한다. • 일시적으로라도 기분을 전환할 수 있는 활동을 권해본다. • 가족이 면회를 오게 한다.	• BPSD는 하루 종일 계속 출현하는 것이 아니며, 증상이 완화되는 시간대가 있다. 그러한 시간에 기분전환이나 신체의 상태를 정돈하는 안락하고 기분 좋은 원조를 제공하면, 안심감이 높아져서 BPSD를 저감하는 데 큰 도움이 된다.

③ 간호 포커스	**간호 목표**
대상자에게 적당한 방법으로 ADL을 수행할 수 있다.	1) 혼자 힘으로 식사 섭취, 경구 섭취를 계속할 수 있다. 2) 요의 유무와 관계없이, 자신이 좋아하는 방식으로 배설할 수 있다.

원조 내용	**근거**
1. 식사에 대한 원조 내용 • 대상자의 기능에 어울리는 도구, 식사 형태를 제공한다. 젓가락이나 숟가락, 또는 둘 다 제공하기, 혹은 집에서 사용하여 익숙해진 식기의 사용 등. 손으로 먹는 것이라면 주먹밥으로 한다. 연하기능에 알맞은 식사 형태를 선택한다. • 섭취의 리듬을 만든다. 원조자가 주도적인 역할을 하여 "한입 더 드시겠어요"라고 말하는 등, 다른 곳에 빼앗긴 주의를 식사로 다시 집중할 수 있게 한다.	• 대상자가 혼자서 먹을 수 있는 것을 최우선으로 하여, 거기에 맞는 자조구 및 식사 형태를 준비한다. • 중도 치매라도 오랜 시간 사용해서 익숙해진 젓가락을 잘 사용하는 사람도 있다. • 식사 도중에 음식의 위치가 바뀌거나 소리가 나는 곳으로 주의를 빼앗기면, 섭식주기를 자율적으로 형성하기 힘들다. 식사 전체에 걸리는 시간은 최대 1시간이 바람직하다. 그 이상 넘어서면 생활리듬을 구축하기 어려워진다. 적당한 시간 안에 식사를 마칠 수 있도록 지원할 필요가 있다.

- 대상자가 할 수 없는 부분을 지원한다. 그릇에서 음식을 뜨진 못해도 입으로 가져갈 수는 있거나, 그릇에 입을 대고 마실 수는 있지만 젓가락이나 숟가락은 사용하지 못하는 등 치매 고령자가 하지 못하는 부분은 다양하다. 모든 일을 원조하는 것이 아니라 대상자가 할 수 있는 부분은 혼자 힘으로 하게 하는 방법을 취한다.
- 음식을 다 섞어서 먹게끔 하거나, 억지로 입으로 집어넣는 등 식사를 혐오하게 만들 수 있는 대응은 하지 않는다.
- 구강 케어를 지원한다.

- 부분적으로 돕는 것보다는, 전체적으로 돕는 편이 시간이 단축되고 흘리는 음식도 적다. 그러나 식기로 손을 뻗고, 젓가락을 쥐고, 음식물을 입으로 옮기는 것과 같은 자립적인 동작을 존중하여, 하지 못하는 부분을 중심으로 보조하도록 한다. 그것이 대상자가 식욕을 유지하는 데 도움을 준다.

- 대상자가 섭식을 거부하는 배경에는 간호자가 만들어내는 측면도 있음을 부정할 수 없다.
- 치매 고령자의 사인 중 1위는 폐렴이라는 보고가 있다. 흡인, 무증상 흡인의 가능성도 있으므로 매일매일 구강 케어를 해야 한다.

2. 배설에 관한 원조 내용

- 말뿐 아니라 동작이나 행동의 특징(앉았다 섰다를 반복하거나, 산만하거나, 방이나 복도 구석으로 가는 등)에서도 요의와 배뇨 간격을 파악해본다.

- 화장실 환경을 정돈하고, 게시 등을 통해 화장실의 위치를 알기 쉽게 하며, 물 내리는 것을 잊거나 화장실을 더럽힐 수도 있으므로 사용 후에는 화장실을 점검하고, 상황에 따라서 청소를 한다.
- 옷 올리고 내리기, 음부를 휴지로 닦기 등 혼자서 할 수 있는 동작은 혼자서 하게 한다.

- 옷이나 기저귀 교환에 강한 저항을 보이는 경우가 있다. 간호자는 침착하고 태연한 태도로 프라이버시가 보장된 곳에서 옷 갈아입기를 권한다.

- 대상자가 자발적으로 요의를 표현하지 않더라도, 배뇨 간격을 파악한다면 시간 유도를 통해 화장실에서 배뇨를 하게 할 수 있다. 이는 자존심 보호나 요로감염 예방의 관점에서도 중요하다.
- 화장실 위치를 알지 못한 탓에 발생하는 실금이나 방뇨를 예방할 수 있다.

- 옷을 다 내리기도 전에 배뇨를 시작하거나, 사용한 휴지를 주머니에 넣는 등 순서나 행위에 부적절한 점이 관찰되는 경우가 많다. 수치심을 느끼지 않도록 배려하면서, 최소한으로 원조하는 방법을 고민하는 편이 좋다.
- 프라이버시와 자존심이 상하지 않도록 대응한다. 실패를 지적하는 것은 오히려 거부나 흥분의 원인이 되기도 한다.

④ 간호 포커스	간호 목표
신체적 불편이나 새로운 합병증이 발생하지 않고, 지병이 악화되지 않으며, 신체적으로 가장 양호한 건강 상태를 유지할 수 있다.	1) 신체적 불편이 발생하지 않는다. 2) 신체적 불편이 조기에 발견된다. 3) 발견된 신체적 불편이 단시간에 해소되어, 새로운 합병증이나 지병 악화에 이르지 않는다.

원조 내용	근거
1. 정확한 관찰 항목을 토대로 대상자의 '평상시 상태'를 파악한다.	• 자각증상에만 의존할 수 없으므로, '평상시 상태'를 알 수 없다면 이상한 상태나 그 징후를 포착할 수 없다. 따라서 평상시 얼굴색, 평상시 식사 섭취량, 평상시 배설 횟수, 평상시 대변의 성상, 평상시 수면 시간 등을 수치화하거나 지표화하여, 그로부터의 일탈을 조기에 파악할 수 있도록 준비해둔다.
2. 언행으로부터 신체적 불편의 조짐을 살핀다. • 침이 많이 흐르거나, 보행할 때 신체가 한쪽으로 기울어지거나, 젓가락이 무거워 보이거나, 식사 도중에 조는 등, 관찰할 수 있는 생활행동 가운데 평상시와는 다른 상태를 알아차리는 것이 중요하다. • 알아차린 경우, 활력징후 측정을 비롯한 계통적인 physical assessment를 수행하여 이상 유무를 파악한다.	• 일반적으로 고령자는 전형적인 증상을 보이지 않으며, 치매 고령자들 역시 마찬가지이다. 왼쪽과 같은 이상의 뒷면에 재경색, 심근경색, 저혈당, 발열 등이 숨어 있는 경우가 있다.
3. 치료에 의한 부차적인 BPSD나 사고 발생을 예방한다. • 수액을 이용한 치료법을 취하는 경우, 대상자가 마음대로 바늘을 뽑지 않도록 바늘 꽂는 부위나 루트의 배치를 연구한다. • 수액이나 경관영양의 양·합리적인 시간·안정도의 허용 범위에 대해 주치의와 함께 검토한다.	• 치료가 효율적으로 단시간에 종료될 수 있도록, 그리고 치료로 인해 불이익을 입지 않도록 한다. • 신체 구속이 오히려 BPSD를 악화시켜서 위험한 행동을 초래하는 것으로 알려져 있다.

관련 항목 : 더 자세히 알고 싶다면 다음을 참조하자

• 치매와의 감별

우울 상태(→ 346쪽), 섬망(→ 522쪽) : 치매와 혼동되는 경우가 있으므로, 증상의 특징을 확실히 파악한다.

• 중도화 예방

뇌경색·뇌출혈(→ 102쪽) : 치매의 원인질환으로서, 재발은 치매의 중도화로 직결된다. 재발하지 않기 위한 요양생활의 유의점을 확인하자.

파킨슨병(→ 131쪽) : 치매증상을 보이는 경우가 있으므로 병태를 알아두자.

폐렴(→ 197쪽) : 원인, 치료, 예방책을 확인하자.

• ALD·QOL 유지

섭식·연하장애(→ 402쪽), 배뇨장애(→ 445쪽), 배변장애(→ 456쪽), 낙상·골절(→ 483쪽), 언어장애(→ 495쪽) : 장애의 최소화를 꾀하면서, 현재 유지되는 기능을 최대한 유도하는 원조의 힌트를 포착하자.

그림으로 살펴보는 질환

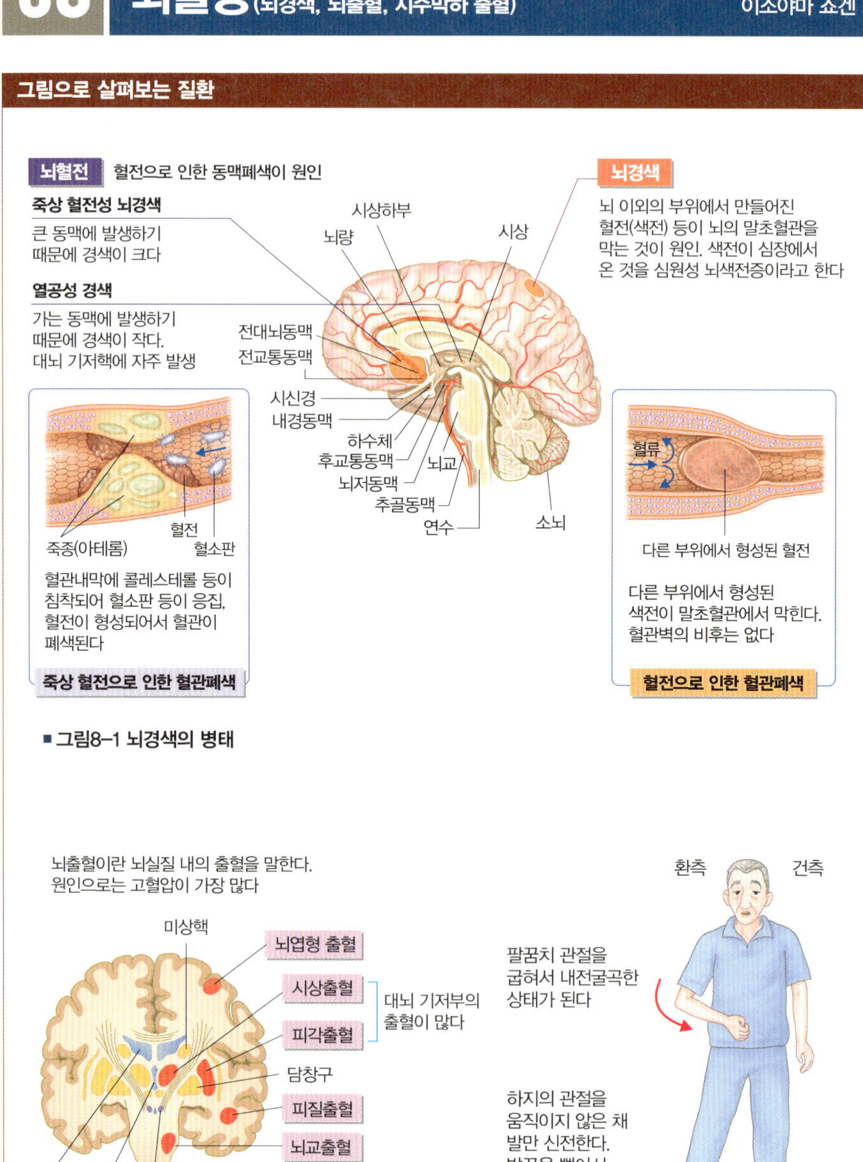

■ 그림8-1 뇌경색의 병태

■ 그림8-2 뇌출혈(뇌 내출혈)의 발생 부위

■ 그림8-4 베르니케-만 자세
(오른쪽 경직성 편마비 보행의 예)

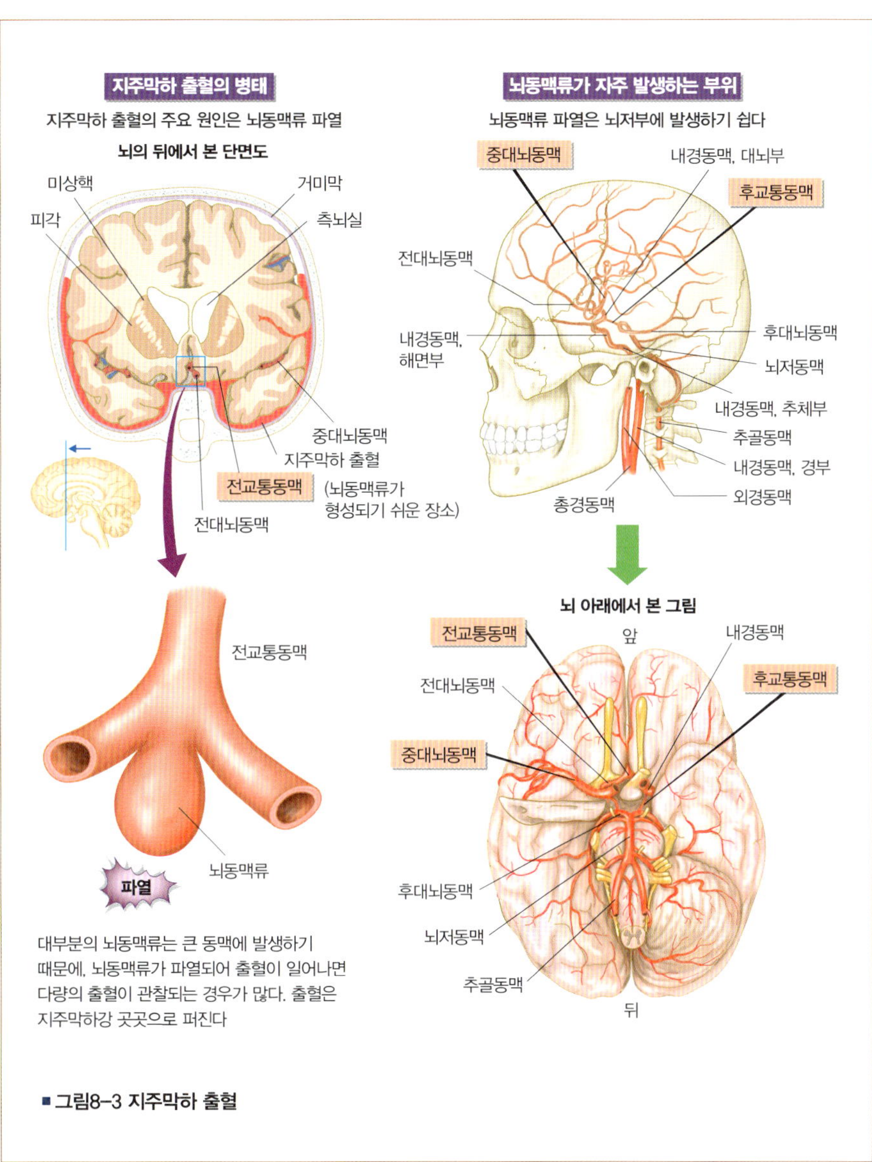

대부분의 뇌동맥류는 큰 동맥에 발생하기
때문에, 뇌동맥류가 파열되어 출혈이 일어나면
다량의 출혈이 관찰되는 경우가 많다. 출혈은
지주막하강 곳곳으로 퍼진다

■ 그림8-3 지주막하 출혈

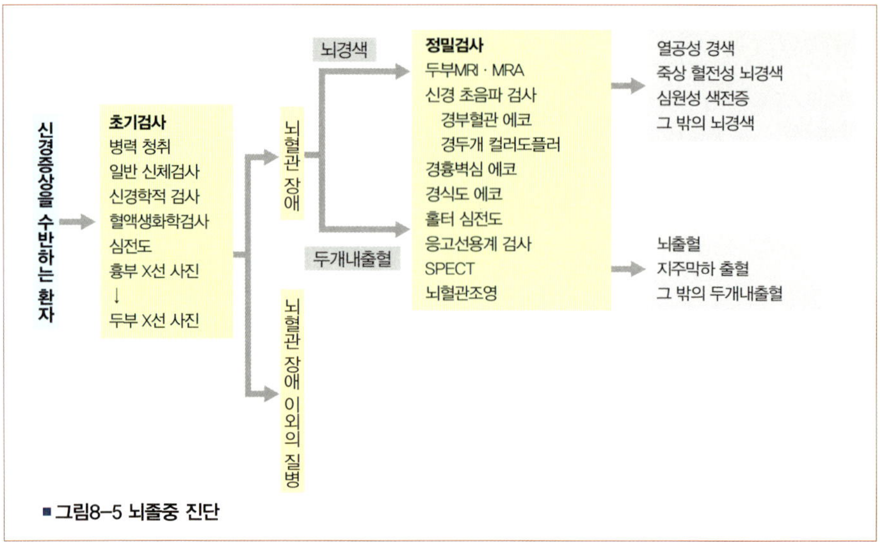

■ 그림8–5 뇌졸중 진단

질환에 대한 지식

병태 생리

뇌졸중(stroke)이란 뇌혈관 장애로 말미암아 급격하게 정신 · 신경증상이 출현하는 병태로서, 뇌경색 · 뇌출혈 · 지주막하 출혈 등이 포함된다.

- 뇌에 필요한 산소와 영양은 혈액을 통해 공급되는데, 어떤 이유로 뇌혈관이 폐색되면 산소와 영양이 부족한 상태에 빠지게 된다. 폐색이 일과성이라면 증상은 경도에 그치나, 폐색이 장시간에 이르면 뇌 조직이 괴사하여 심한 기능장애를 남기게 된다.

■ 뇌경색(cerebral infarction)

- 뇌경색이란 뇌혈관의 폐색으로 인한 혈류장애 때문에 뇌에 허혈성 변화가 발생하는 것으로서, 발병 원인에 따라 크게 뇌혈전증, 뇌색전증으로 분류된다. 뇌동맥경화로 혈전이 형성되어 뇌혈관이 폐색되는 것을 뇌혈전증이라고 한다. 심방세동 등으로 인해 심장에 생긴 혈전이 뇌혈관으로 운반되어서, 뇌혈관이 폐색되는 것을 뇌색전증이라고 한다.

뇌혈전증(cerebral thrombosis)

- 뇌혈전증은 크게 죽상 혈전성 뇌경색과 열공성 뇌경색으로 나뉜다. 경동맥이나 중대뇌동맥 등 큰 동맥에 동맥경화(죽상경화)로 혈전이 생성되어 폐색을 초래한 것을 죽상 혈전성 뇌경색이라고 한다. 뇌의 심부(대뇌 기저핵)에 생긴 직경 15mm 이하의 경색을 열공성 뇌경색이라고 하며, 대뇌 기저핵을 통과하는 길고 가는 관통동맥이 폐색됨으로써 야기된다. 뇌 소동맥경화가 원인이라 여겨지며, 열공성 경색이 다발성으로 발생하는 것을 다발성 뇌경색이라고 한다.

뇌색전증(cerebral embolism)
- 심장, 대동맥, 경부 혈관에서 형성된 혈전이 떨어져 나와서 뇌동맥으로 운반되어 폐색한다. 심장병, 특히 심방세동 등으로 인해 발생한 색전증을 심원성 색전증이라고 한다.

일과성 뇌 허혈 발작(transient ischemic attack : TIA)
- 내경동맥 등의 혈전이 뇌로 운반되어 소동맥을 폐색시켜서 발생하는데, 혈전이 용해되거나 파괴되어 작아져서 혈류와 함께 흘러나가므로, 증상이 발현되더라도 금방 없어진다.

■ 뇌출혈(뇌 내출혈, cerebral hemorrhage)
- 뇌실질 내에 출혈(혈종)이 확인된 병태를 뇌출혈이라고 한다. 가장 빈도가 높은 고혈압성 뇌증의 경우, 고혈압이 장기간 지속되면 뇌 소동맥 벽이 혈관 괴사하여 소동맥류가 형성되고, 결국 소동맥류가 터져 뇌출혈을 일으킨다.
- 출혈 부위에 따라서 피각출혈, 시상출혈, 피질출혈, 소뇌출혈, 뇌교출혈로 분류된다(그림8-2).

■ 지주막하 출혈(subarachnoid hemorrhage)
- 대뇌는 뇌척수액을 감싸는 그물 모양의 지주막(거미막)으로 덮여 있으며, 그 위에 경막과 두개골로 보호받고 있다. 지주막 내(지주막하강)에는 뇌척수액으로 가득 차 있으며 뇌동정맥이 존재한다. 이들이 파열되어 지주막 내에서 출혈하고 뇌척수액이 혈액에 혼입된 병태를 지주막하 출혈이라고 한다(그림 8-3). 뇌동맥류 파열로 인한 것이 가장 많다.

병인 · 악화인자

뇌혈관이 폐색되는 원인의 대부분은 동맥경화이다.
- 뇌동맥의 폐색은 동맥경화가 원인인 뇌혈전, 뇌경색으로 인한 것이 많으나, 지주막하 출혈에 따른 혈관연축, 저혈압, 저산소혈증 등에 의해서도 발생한다.
- 뇌졸중의 위험인자는 동맥경화이다. 동맥경화를 촉진하는 위험인자는 고혈압, 당뇨병, 이상지질혈증, 비만, 흡연, 과도한 음주이다.
- 심방세동과 같은 심장병이 있으면 심장 내에서의 혈류가 불규칙해져 뇌색전증을 초래하기 쉽다.
- TIA는 두개골 안팎 내경동맥의 죽상 경화소에 부착되어 있던 혈전이 유리되어 미소경색을 일으키는 경우가 많다.
- 동맥경화에 고혈압을 동반하면 뇌출혈을 일으키기 쉽다. 병인 가운데 가장 빈도가 높은 질환은 고혈압성 뇌증이며, 그 밖에 동맥류 파열, 뇌동정맥 기형, 외상, 혈액질환, 동맥염 등 다양하다.

역학 · 예후

일본인의 사인 가운데 3위를 차지하는 뇌졸중
- 1960년대까지 뇌졸중은 일본인의 사인 가운데 1위였으나 지금은 3위이다. 사망률의 경우 뇌경색의 빈도가 높고, 뇌출혈은 고혈압 치료의 보급으로 인해 감소했으며, 지주막하 출혈은 크게 변하지 않았다.

- 뇌졸중 증상은 70대에서 최고로 악화되는 경향을 보이며, 병형 비율은 뇌경색이 약 70%, 뇌출혈이 약 20%, 그리고 지주막하 출혈이 약 10%이다. 성별로는 뇌경색, 뇌출혈은 남성에게 많고, 지주막하 출혈의 남녀 비율은 1:2로 여성에게 많다. 또한 여성에게서는 발병의 고령화가 관찰된다.
- 뇌경색의 경우 일본에서는 열공성 뇌경색이 많이 관찰되는데, 최근 식생활의 서구화로 인해 죽상 경화가 증가하고 있다. 또한 심원성 색전증을 조기에 진단할 수 있게 되어서, 고령자 층의 증가에 따른 향후 증가가 예상된다.
- 내경동맥의 광범위한 폐색으로 인한 죽상 경화에서는 뇌부종이 악화되어 죽음에 이르는 경우도 있다. 급성기의 증상이 위독한 경우나 고혈압 · 당뇨병 · 이상지질혈증과 같은 위험인자를 지니는 경우에는 예후가 좋지 않아서, 심한 기능장애를 남기는 사례가 많다. 다발성 뇌경색을 제외한 열공성 뇌경색의 대부분은 예후가 양호하다.
- TIA를 일으킨 사람은 얼마 지나지 않아 뇌경색으로 이행될 가능성이 높다.
- 뇌출혈 발생 후 48시간 이상, 의식장애가 계속되는 경우에는 예후가 좋지 않다.
- 지주막하 출혈 환자의 예후가 좋지 않은 예는 약 40%에 달하며, 발생 예방과 발생 후의 조기치료가 중요하다. 예후를 악화시키는 요인으로는 재출혈, 지발성 뇌혈관연축이 있다.

증상

■ 뇌경색

- 뇌경색이 왼쪽 대뇌반구에 발생하면 그 반대쪽인 오른쪽에 편마비가 생겨난다. 대뇌반구에서 나오는 운동신경이 뇌간부(연수)에서 좌우 교차하기 때문으로, 추체교차라고 한다. 뇌경색으로 인한 편마비가 심하게 남은 경우, 발작 직후에는 이완성 마비이지만 곧 경성 마비가 된다. 이것은 상위 뇌신경의 지배가 사라진(추체로장애) 까닭에, 척수로부터의 신경지배만 받아서 근육이 수축을 시작하기 때문이다. 이때 상지의 굴근이 강하여 팔꿈치가 굽으며, 하지에서는 슬관절 · 족관절의 신근이 강하여 하지가 신전되는 특유의 자세(베르니케–만 자세 : Wernicke–Mann hemiplegiae)를 취한다(그림8–4). 베르니케–만 자세가 되면 글자 쓰기, 식사, 의복 탈착, 보행과 같은 ADL이 저하된다.
- 죽상 경화는 경색 부위와 크기에 따라 신경증상이 달라진다. 위독한 혼수상태를 보이는 경우에서부터 가벼운 편마비(하반신 불수)까지 다양하다. 중대뇌동맥 등에서의 폐색에서는 편마비에 실어, 실행, 실인 등을 동반하는 경우도 있다.
- 열공성 경색은 침습 범위가 좁으며, 주요 증상은 편마비나 감각장애 등으로 비교적 경도이다. 그러나 다발성 뇌경색에서는 심부반사 항진 · 바빈스키 징후 · 넘어질 것 같은 종종걸음 · 감정실금 등을 동반하며, 치매증상을 동반하는 경우도 있다(뇌혈관성 치매). 고혈압 병력이 있는 고령자에게서 다발성 뇌경색이 자주 확인된다. 고령자는 열공성 뇌경색을 자각하지 못하고 경과하는 사람도 적지 않다. 이러한 뇌경색을 무증상 뇌경색이라고 한다.
- 심원성 색전증 : 갑자기 증상이 나타나는 경우가 대부분이며, 의식장애나 편마비증상을 동반한다.
- TIA는 국소적인 허혈 증상으로 운동장애(편마비, 단마비), 감각장애, 실어, 시야장애, 어지러움 등의 증상이 나타나며, 증상이 출현해도 24시간 이내(대부분 15분 이내라고 함)에 사라진다.

■ 뇌출혈

• 활동 중에 갑자기 발작이 일어나는 경우가 많다. 운동장애(편마비), 감각장애, 언어장애와 같은 신경
증상이 급격하게 진행된다. 발작 시에는 심각한 고혈압, 두통, 구토, 실금, 경련 등을 동반한다. 또한
의식장애가 급속히 나타나는 경우가 많다.

■ 지주막하 출혈

• 갑자기 일어나는 격심한 두통, 오심 · 구토가 특징이다. 다량 출혈인 경우에는 의식장애를 수반하기
도 한다. 경미한 출혈인 경우에는 가벼운 두통을 호소하여 진찰을 받는 경우도 많으며, 진단 시에는
CT검사나 수액검사로 확인한다.

확정 진단에는 CT, MRI검사가 반드시 필요

■ 무증상 뇌경색의 간이 진단법

• 고령자에게는 무증상 뇌경색도 적지 않다. 뇌경색 여부를 간편하게 알아보는 방법으로 양손의 악력
차이를 본다. 앉아서 양손을 앞으로 쭉 뻗고 눈을 감으면 마비된 쪽의 팔이 내려간다(상지의 바레 징
후 : Barre's sign). 또한 엎드린 자세에서 무릎 관절을 약 135도로 굽힌 채 양쪽 종아리를 유지하도록
하면, 마비된 쪽이 자연스럽게 낙하한다(하지의 바레 징후).
• 마비된 쪽의 감각장애가 출현한다. 뾰족한 것으로 발바닥의 발꿈치에서 발끝으로, 발바닥 바깥쪽에
서 안쪽으로 문지르면 건강한 사람은 발가락이 발바닥 쪽으로 구부러진다. 그러나 마비가 있으면 발
가락을 발등 쪽으로 젖히며 뻗어서 발가락이 벌어진다(바빈스키 징후). 슬개건 반사는 뇌경색 발생 직
후에 마비가 있는 쪽에서 저하된다.

■ 영상진단

• 초음파 에코, X선 뇌혈관 촬영을 한다. MR 혈관조영(MRA), 뇌혈관 촬영은 혈관의 경색 · 협착을 검
출하는 데 유용하다. 방사성동위원소를 이용한 PET, SPECT는 뇌혈관을 평가하는 방법으로 이용된
다.
• CT검사는 뇌경색과 뇌출혈 감별에 꼭 필요하며, 뇌출혈에서는 병소 발생 직후부터 흰색의 고 흡수 영
역의 모습으로 나타난다.
• 뇌경색 발생 초기에는 CT 소견 상 이상을 인정하지 않는 경우가 많고, 발생 후 24시간 이후에 이상 소
견을 인정하는 경우가 많다. CT 소견 상으로 경색소 부위나 크기를 파악하는데, 열공성 뇌경색 등과
같은 작은 경색소나 뇌간부처럼 검출이 어려운 부위는 MRI검사로 검출할 수 있다.
• 지주막하 출혈이 의심되는 경우에는 조영제를 이용한 X선 뇌혈관 촬영이나 CT 혈관조영을 하여, 파
열된 뇌동맥류의 유무를 확인한다.

■ **검사치**

- TIA에서는 혈구 계산으로 다혈구증, 혈소판 증가증, 혈소판 감소증의 유무를 체크한다. 혈액생화학검사에서는 당뇨병이나 이상지질혈증을 가리키는 검사치가 보이지 않는지 주의한다.

합병되기 쉬운 증상

- 일반적으로 호흡기질환(흡인성 폐렴), 요로감염증, 피부 손상(욕창)이 있으며, 그 밖에 소화관 출혈, 경련, 심부 정맥혈전증, 폐색전증, 뇌혈관 장애 재발, 낙상, 정신 증상 등이 있다. 그중에서도 고령자에게 감염증의 발병률이 높다.

치료법

■ **치료 방침**

뇌경색

- 뇌동맥 폐색은 뇌기능장애, 뇌조직 괴사를 초래한다. 급성기의 치료로는 발생 초기에 혈행을 재개시켜 장애를 최소화하기 위해 혈전용해제, 혈소판 응집 억제제를 사용한다. 만성기에는 뇌경색의 재발을 예방하기 위한 목적으로, 동맥경화의 위험인자를 제어하기 위해 고혈압, 당뇨병, 이상지질혈증, 심방세동을 관리한다.
- 국소혈전용해요법은 폐색부에 마이크로 카테터를 삽입해 혈전용해제를 국소적으로 동맥에 주입함으로써 동맥의 재개통을 꾀하는 치료법으로, 발생 후 6시간 이내에 처치한다.

뇌출혈

- 뇌출혈 급성기의 기본 치료는 출혈 확대 방지를 위한 혈압 관리, 뇌종양 대책, 합병증 예방, 조기 재활 치료이다. 고령자나 중증 뇌출혈의 경우에는 소화관 출혈에 주의한다.

지주막하 출혈

- 뇌동맥류에서는 재출혈이 발생하는 경우가 많다. 초기 치료에서는 재출혈의 예방과 두개내압의 관리가, 외과적 치료로는 중증도에 따른 치료법 선택이, 수술 후 관리로는 주로 지발성 뇌혈관연축의 예방과 경증화가 과제이다.

■ **약물요법**

뇌경색

- 원칙적으로 급성기에는 강압제를 사용하지 않는다. 이뇨제(고장성 글리세롤), 항응고제(헤파린, 와파린), 혈전용해제(우로키나아제, t−PA(조직 플러스미노겐 활성인자)) 등이 이용된다. 이들은 2차 혈전 예방과 혈류 개선을 목적으로 사용한다.

뇌출혈

- 강압제 등을 사용해 혈압을 관리한다.

지주막하 출혈

- 초기 치료로 재출혈 예방을 위해 충분한 진통과 진정을 수행한다. 고혈압은 재출혈의 원인이 되므로

강압제를 투여한다. 두개내압 관리를 위해 두개내압 강하제를 투여하는 경우, 급격한 하강은 재출혈의 원인이 되므로 주의한다. 증상이 나타난 후 2주 이내에 뇌혈관에 연축이 발생하는 경우가 있다. 중증이 되면 뇌경색을 야기해 후유증을 남기므로, 수술 후 관리로서 뇌혈관연축 예방제를 투여한다.

[처방 예] 뇌경색 급성기

• Activacin주(10mg) 혹은 Grtpa주. 34.8단위/kg(0.6mg/kg) ← 혈전용해제
  총량의 10%를 급속히(1~2분 내) 정맥 내에 투여하고, 그 후 나머지를 1시간에 걸쳐 정맥 내 투여한다.

[처방 예] 죽상 혈전성 뇌경색(급성기). 다음의 약물을 증상에 맞게 나누어 사용한다.

• Slonnon주(10mg). 발생 48시간 이내, 개시한 후 최초 2일간은 1일 60mg. 24시간 점적정주 ← 항트롬빈제
• 저분자 Dextran L주. 1회 500mL. 1일 1회. 5시간에 걸쳐 점적정주 ← 혈장대용제
• Bayaspirin정(100mg). 2~3정. 하루 한 번 ← 혈소판 응집 억제제

[처방 예] 열공성 뇌경색(급성기)

• Xanbon주. 1회 80mg. 1일 2회. 2시간에 걸쳐 지속정주. 14일 이내 ← 혈소판 응집 억제제

[처방 예] 미소혈전성 TIA. 다음 중 한 가지를 사용한다.

• Bufferin 81mg정. 1정. 하루 한 번 ← 혈소판 응집 억제제
• Bayaspirin정(100mg). 1정. 하루 한 번 ← 혈소판 응집 억제제
• Plavix정(75mg). 1정. 하루 한 번 ← 혈소판 응집 억제제

[처방 예] 심원성 TIA

• Warfarin정(1mg). 1~6정. 하루 한 번 ← 항응고제

[처방 예] 뇌출혈 혈압 관리에 대해 다음 중 한 가지를 사용한다.

• Millisrol주. 0.5~5μg/kg/분. 점적정주 ← 질산제
• Herbesser주. 5~15μg/kg/분. 점적정주 ← 칼슘 길항제
• Perdipine주. 2~10μg/kg/분. 점적정주 ← 칼슘 길항제

■ **표8-1 뇌졸중에 이용되는 주요 치료약**

분류	일반 명	주요 상품명	약효 메커니즘	주요 부작용
혈전용해제	Alteplase	Activacin, Grtpa	플라스민이 피브린을 분해해 혈전을 용해한다.	뇌출혈, 소화관 출혈, 폐출혈 등
항트롬빈제	Argatroban Hydrate	Slonnon	혈소판 응집 작용을 강력하게 방해한다.	쇼크, 아나필락시성 쇼크, 출혈성 뇌경색 등
혈소판 응집 억제제	Aspirin	Bayaspirin	심근경색, TIA, 뇌경색의 혈전 · 색전 형성 억제	쇼크, 아나필락시성 쇼크, 출혈 등
	Ozagrel Sodium	Xanbon, Cataclot	뇌저동맥의 경축 · 뇌혈류량의 저하를 강하게 억제한다.	출혈, 쇼크, 혈소판 감소 등
	합제(Aspirin Dialuminate)	Bufferin 81mg	심근경색, TIA, 뇌경색의 혈전 · 색전 형성 억제	쇼크, 아나필락시양 증상, 천식 발작 등
혈장대용제	Dextran 40 · 젖산 링거액	저분자 Dextran L	말초 혈액순환 개선 작용, 혈장 증량 작용이 있다.	쇼크, 급성 신부전, 과민증 등
항응고제	Warfarin Kalium	Warfarin	항응혈 작용 및 혈전 형성 억제 작용을 지닌다.	출혈, 피부괴사, 간기능 장애
질산제	Nitroglycerin	Millisrol	강압 작용 증강	급격한 혈압 저하, 심박출량 저하, 심실세동 등
칼슘 길항제	Diltiazem HCL	Herbesser	혈관 확장 작용, 방실결절 전도 시간의 연장 작용을 보이며, 고혈압에 효과를 보인다.	완전방실블록, 고도서맥, 울혈성 심부전
	Nicardipine HCL	Perdipine	혈관 평활근세포 중의 Ca^{2+} 흡수를 억제하여 혈관 확장 작용을 보인다.	혈소판 감소, 간기능 장애, 황달 등
안지오텐신 Ⅱ 수용체 억제제 (ARB)	Candesartan cilexetil	Blopress	혈관 수축 작용을 억제하여 강압 작용이 있다.	혈관부종, 쇼크, 실신 등
	Valsartan	Diovan	안지오텐신 Ⅱ에 대해 길항함으로써 강압 작용이 있다.	혈관부종, 간염, 신부전 등

이뇨제	합제(Glycerin Concentrate 50, Fructose, NaCl)	Glyceol	두개내압 저강, 뇌부종 경감, 뇌혈 개선 작용이 있다	아시도시스, 비뇨기 증상, 소화기 증상 등
뇌순환 개선제	Fasudil HCL	Erill	미오신경쇄의 인산화를 방해해 혈관을 확장한다.	두개내출혈, 소화관출혈, 폐출혈 등

- Blopress정. 8~12mg. 하루 한 번 ← ARB
- Diovan정. 40~80mg. 하루 한 번 ← ARB

처방 예 뇌출혈, 지주막하 출혈의 두개내압 관리에 대해

- Glyceol주. 1회 200mL. 1일 2~4회. 점적정주 ← 이뇨제

처방 예 지주막하 출혈의 뇌혈관연축을 예방할 때 다음 중 한 가지를 사용한다.

- Cataclot주 혹은 Xanbon주. 80mg. 24시간에 걸쳐 점적정주. 2주간 계속 ← 혈소판 응집 억제제
- Erill S주. 1회 30mg. 1일 2~3회. 점적정주. 2주간 계속 ← 뇌순환 개선제
- Perdipine주. 0.01~0.15mg/kg/시. 지속정주 ← 칼슘 길항제

■ 외과요법

- 뇌경색에서는 뇌부종으로 인한 두개내압 항진에 대한 감압 개두술, 위독한 정신 상태 발작 예방을 목적으로 하는 뇌혈행 재건술이 있다. TIA에서 수술 가능한 부위의 폐색이라면 동맥 내막 박리술, 회로 이식술을 수행하기도 한다.
- 일반적으로 경미한 뇌출혈에는 수술을 하지 않는다. 피각출혈, 시상출혈, 피질출혈은 수술이 적용되나 출혈 부위, 혈종의 양, 신경학적 중증도 등을 종합적으로 판단해 결정한다. 혈종 제거술, 뇌실 배액술 등이 있다.
- 파열 뇌동맥류로 인한 지주막하 출혈에서는 재출혈의 예방 처치로 개두 클리핑술이나 혈관 내 치료(동맥류 코일 색전술)를 수행한다.

■ 예방, 생활 지도

- 위험인자인 고혈압, 당뇨병, 이상지질혈증이 있는 경우에는 기저질환에 맞추어 식사를 지도한다.
- 과도한 나트륨 섭취, 비만, 운동 부족을 해소하고, 균형 잡힌 식사 습관을 유지하며, 다량의 음주를 삼가는 것이 뇌출혈 예방을 위해 중요하다.

• 뇌졸중 발병 예방, 발병 급성기, 만성기 재발 예방

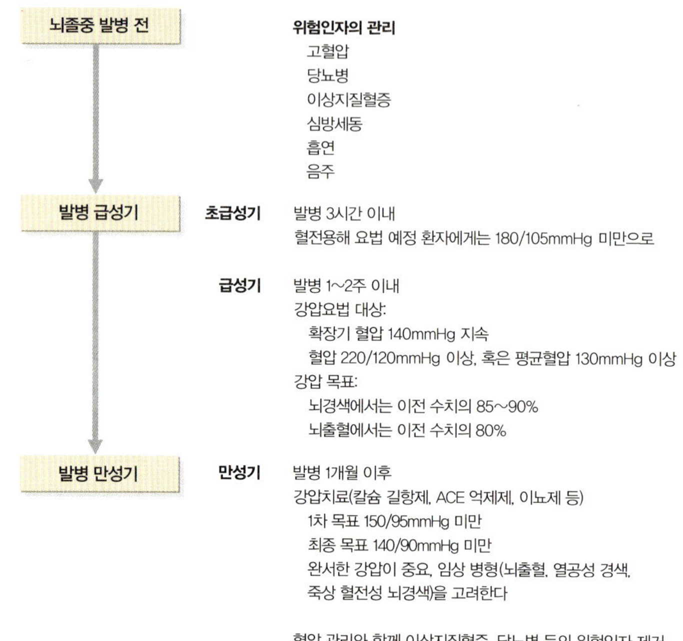

• 초급성기, 급성기의 뇌졸중 치료

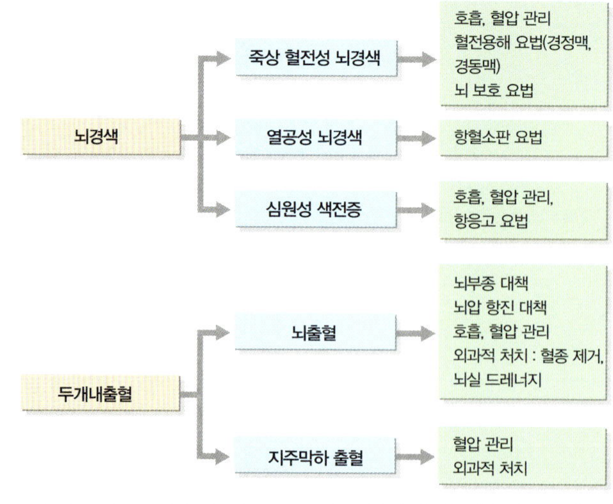

• 뇌졸중의 재활치료 프로그램

	프로그램	주요 목적
초급성기 **(발병 후 수일 이내)**	관절 가동영역 훈련 체위 변환 양지위 유지 단시간의 좌위, 입위, 보행	폐용증후군 예방 건측 · 몸통 근력의 유지 입위 감각 유지 심리적 안정
급성기 **(1주 이내)**	위의 내용과 마찬가지 실용 보행	위의 내용과 마찬가지 심리적 측면 개선 기능장애 개선
회복 전기 **(2~4주 이내)**	기능 회복 훈련 일상생활 동작 훈련 고차 뇌기능장애 훈련	기능장애, 능력장애 개선 심리적 측면 개선
회복 전기 **(2~6개월)**	기능 회복 훈련 일상생활 동작 훈련 고차 뇌기능장애 훈련 내구력, 체력 향상 훈련 전(前) 직업 훈련 재택 치료이므로 환경 조정	기능장애, 능력장애 개선 사회 · 가정 복귀 장애 수용 · 극복
만성기 **(7개월~1년)**	고차 뇌기능장애 훈련 직업 환경의 조정 기능 유지	
초만성기 **(1년 이상)**	기능 유지와 일상생활	사회 복귀

MEMO

간호 관점

- 뇌졸중은 뇌조직의 불가역적 변화로서 다양한 기능장애를 초래한다. 중증도에 따라서는 발병 전에 혼자서 생활하던 상태로 회복하기가 어렵기 때문에 생활의 재구축이 중요해진다. 그러나 고령자의 경우 항상성 유지 기능이 저하되어 부자유스러워진 신체로 생활하기 때문에 피로하고, 향후 생활을 구축하고자 하는 의욕이 사그라지게 된다. 그러므로 고령자를 중심으로 가족, 간호인, 그 밖의 의료 관계자가 서로 협력하면서 고령자가 바라는 생활을 만들어가야 한다.
- 고령자뿐 아니라 주위 사람들도 고령자가 장애를 갖게 된 때부터 부정적인 측면만 주목하여 본래의 모습을 잊기 쉽다. 고령자에게는 지혜가 있으므로 적절한 자조구를 활용하거나 생활환경을 정비하면 자립할 수 있는 경우가 많다. 고령자의 긍정적인 측면에 주목하면 생활의 장이 확대되고, 자율적이며 풍요로운 일상을 되찾을 수 있음을 잊지 말아야 한다.

■ 장애별로 본 간호의 관점

운동장애

뇌졸중에서 자주 관찰되는 운동장애는 정도에 따라 차이는 있으나, 보통 일상생활을 자유롭게 할 수 없게 된다. 따라서 고령자는 쉽게 피로해진다. 피로는 매일매일 회복하지 않으면 축적되어서, 평소에 할 수 있던 일도 하지 못하게 될 위험이 있다. 이것은 생활의 장이 보다 좁아지는 것을 의미한다. 고령자는 예비력과 회복력이 저하되기 때문에, 피로 회복을 위해서는 충분한 휴식이 필요하다. 따라서 양질의 휴식을 충분히 취하여 활동을 위한 에너지를 얻도록 한다. 그러나 지나치게 휴식을 취하면 폐용증후군이 될 위험성이 따르므로, 각각의 대상자에 알맞은 활동과 휴식의 균형을 중시하면서 생활 리듬을 정돈해야 한다.

언어장애

뇌졸중이 발병하여 신체가 자유롭지 않은 데다 언어장애로 인해 자신의 느낌을 전달하지 못하는 까닭에, 조바심이나 초조함과 같은 감정이 발생한다. 이렇듯 의사를 전달하지 못하는 상황이 되풀이되면, 포기하려는 마음이 강해져서 무력감을 느끼게 될 위험성이 있다. 또한 다른 사람이 고령자에게 이야기한 것을 적절하게 이해하지 못하는 경우도 있다. 따라서 실어증의 분류를 명확히 함으로써, 적절한 의사소통 수단을 통해 대상자가 느끼고 있는 것을 다른 사람에게 전달할 수 있도록 원조한다. 또한 다른 사람에게 들은 것을 정확하게 이해할 수 있도록 원조한다.

고차 뇌기능장애

운동장애와 함께 많이 관찰되는 것이 고차 뇌기능장애이다. 여기에는 실어(말하기 · 듣기 · 읽기 · 쓰기 등에 영향을 미침)와 실행(해야 할 행위를 알고는 있음에도 그렇게 행동하지 못하는 상태), 그리고 실인(일부의 공간을 무시하는 것)이 있다. 고차 뇌기능장애는 일상생활 전반에 영향을 미쳐서 사고가 발생할 위험을 높인다. 따라서 환경을 정비할 때는 충분히 고려해야 한다.

뇌졸중의 경우 장애 부위에 따라서 다르기는 하나 연하장애가 발생한다. 이것은 필요한 영양을 체내로 받아들이지 못하게 할 뿐 아니라, 운동장애로 인해 피로해지기 쉬운 고령자로부터 소중한 즐거움을 빼앗는 것이기도 하다. 연하장애의 정도에 알맞은 장소, 자세, 식기, 식사 형태 등을 고안함으로써, 식사를 즐길 수 있도록 원조한다.

뇌졸중으로 인한 배설장애는 요폐나 요실금이 대표적이다. 2가지 모두 혼자서 배설할 수 있는 능력을 위협하고 자존감을 저하시키기 때문에, 고령자를 외부와 단절시킬 위험성이 있다. 또한 수치심에 실금을 숨겨서 피부가 청결하게 유지되지 못할 위험성도 있다. 대상자가 자신의 방식으로 배설할 수 있도록 원조한다.

■ 회복 과정에 따른 간호 관점(각 시기에 대한 설명은 앞의 '뇌졸중의 재활치료 프로그램' 참조)

뇌졸중은 갑자기 발병해서 급격하게 증상이 악화되는 특징이 있다. 따라서 급성기에는 재발 방지나 뇌탈출증과 같은 합병증을 조기에 발견하기 위해 활력징후, 의식장애, 운동마비의 진행도를 비롯한 전신 상태의 관찰과 관리가 중요하다. 이와 동시에, 발병으로 인한 혼란 속에서도 고령자는 조기에 재활치료에 착수해야만 한다. 따라서 대상자의 언동에 충분히 주의하여 심리 상태도 배려하는 원조가 필요하다.

재활훈련의 효과를 가장 기대할 수 있는 시기이다. 이때는 훈련실에서의 훈련뿐 아니라 일상생활을 하는 것 자체가 훈련이 된다. 가능한 침대에서 떨어져 생활하기 위한 환경을 조성한다. 또한 훈련실에서의 훈련은 신체에 부담을 주기 때문에, 지금까지 겪어온 것보다 더 심한 부자유에 부딪히게 된다. 따라서 자신이 하지 못하는 부분만 보게 되어 '어째서 이런 병에 걸리고 말았나'라며 원인이나 이유를 묻고 침울해할 것을 예측할 수 있다. 그러므로 할 수 있는 일이나 할 수 있게 된 일로 눈을 돌리고, 향후를 긍정적으로 생각하여 생활의 재구축에 대해 생각할 수 있도록 원조하는 것이 중요하다.

뇌졸중은 다양한 생활요인으로 인해 재발될 위험이 있기 때문에, 재발 예방을 위한 생활습관의 재검토가 필요하다. 또한 발병 후 시간이 경과하더라도 신체 변화에 적응하기 어렵고, 밖에 나가는 것을 꺼리게 될 것이라고 예측할 수 있다. 그러나 이 시기는 대상자가 바라는 활기찬 생활을 위해서라도, 기능 유지나 체력 증진, 심리 면에서의 안녕이 매우 중요하다. 이를 위해서는 사회와의 관계가 지속되어서 사회와 단절되지 않도록 원조해야 한다. 또한 가족이 개호에 피로해지면 대상자에게도 역기능을 초래하기 때문에, 가족이 충분히 휴식을 취할 수 있도록 배려하는 것도 잊어서는 안 된다.

■ **일상생활 속 간호 포인트**

1. 활동과 휴식의 균형이 잡혀서, 피로가 축적되지 않는 일상생활을 보낼 수 있도록 원조한다.
2. 의사소통 · 연하 · 배설장애 등이 생활에 미치는 영향을 최소한으로 하기 위해, 대상자가 갖고 있는 힘을 최대한 끌어낼 수 있도록 원조한다.
3. 적절한 보조구의 활용과 생활환경 정비를 통해, 사고의 발생을 방지하고 할 수 있는 일이 늘어나도록 원조한다.
4. 운동장애를 지니고 있더라도 활동 의욕이 샘솟아서 역할이나 즐길 거리를 계속하고, 생활의 장이 넓어질 수 있도록 원조한다.

| step 1 정보 수집 | step 2 정보 분석 | step 3 간호 포커스의 명확화 | step 4 계획 세우기 | step 5 개입 실시 |

종합평가

뇌졸중은 운동장애를 시작으로 하는 장애의 출현으로 말미암아 생활에 지장을 초래하기 쉽다. 그러므로 할 수 없는 것에만 주목하는 경향이 있다. 그러나 대상자가 지니고 있는 힘을 활용함으로써, 대상자의 희망이 이루어지고 생활의 장이 확장되며, 자립을 지향하는 풍요로운 생활을 재구축할 수 있다. 따라서 할 수 있는 일과 도움이 필요한 일의 양쪽 측면에서 현상을 정확하게 이해할 필요가 있다.

	필요한 정보		분석 관점
핵심정보	**질환 관련 정보**	뇌의 손상 부위	• 두부 CT나 MRI와 같은 영상으로 뇌의 손상 부위를 확인하고 후유증을 예측한다.
		과거력	• 고혈압, 이상지질혈증(고지혈증)과 같은 '질환에 관련된 개인인자'는 재발될 위험성을 높이기 때문에 특별히 주의한다.
		치료와 부작용	• 치료로 인한 부작용이 출현하지 않았는가.
		퇴원 후의 예정	• 퇴원 후의 방향에 대해 대상자나 가족이 어떻게 생각하고 있는가(가정, 시설 등).
	신체적 측면	**운동기능**	• 운동장애가 일상생활에 어떠한 영향을 미치는가.
		마비	• 마비된 부위(왼쪽 · 오른쪽), 정도(완전마비 · 부전마비)
		구축	• 구축의 부위, 정도
			• 보행이나 탈 것을 갈아타는 데 영향을 주지 않는가.
		실조	• 보행할 때 휘청거리지 않는가.
			• 부드럽게 보행할 수 있는가.
			• 휠체어에 타는 것은 순조로운가.
			• 상하지 각 관절의 움직임은 부드러운가.
		경련	• 발 관절의 신전 유무
			• 발끝을 땅바닥에 끌지 않는가.
			• 위와 같은 증상이 있어서 보행할 때 넘어질 위험은 없는가.
			• 위와 같은 증상이 있어서 외상을 입을 위험은 없는가.

핵심 정보	신체적 측면	**인지기능** 지능 기억장애 실인 상황	• 인지장애가 일상생활에 어떤 영향을 미치는가. • 혈관성 치매는 없는가. • 기억장애의 유무(단기 · 장기 등) • 본 것을 바르게 인지할 수 있는가. • 한쪽공간무시의 유무와 무시하는 부위
		언어기능 실어증	• 언어장애가 일상생활에 어떠한 영향을 미치는가. • 실어증의 분류 • 발어의 유무와 다른 사람의 이야기에 대한 이해도
		구음장애 **감각 · 지각** 시야 청력 저림 · 통증	• 발어의 명확함과 이야기하는 속도(발어가 명확하지 않고, 속도가 느려지는 경향이 있다) • 감각 · 지각장애가 일상생활에 어떠한 영향을 미치는가. • 시야협착은 없는가. • 난청의 유무와 정도 • 이상지각의 유무 • 고통의 정도
		지각 **행위** 실행(失行)	• 지각둔마의 유무 • 위와 같은 증상으로 인한 위험은 없는가. • 일상용품을 바르게 사용할 수 있는가. • 목적에 따른 행동을 취할 수 있는가.
	심리 · 영적 측면	**건강 지각 ·** **의향** 회복에 대한 생각 향후 자기 목표	• 회복에 대한 기대의 유무 • 목표를 갖고 있는가. • 기대와 병의 예후 사이의 차이가 크지 않은가(차이가 큰 경우에는 절망감이 강해질 위험이 있다).
		가치 · 신념 다른 사람의 도움을 받는 것에 대한 생각	• 자존감의 저하는 없는가.
		기분 무기력 초조함 · 조바심 기분전환의 방법 **정동** **스트레스 내성**	• 기분 상태 • 우울 상태에 빠지지 않았는가(우울 상태는 행동이나 사고의 정지 상태로, 일상생활에 영향을 미친다). • 평소의 기분전환 방법을 향후에도 활용하는 것이 가능한가.
		병에 걸리기 전 부터 하던 스트 레스 해소법	• 병에 걸리기 전부터 하던 스트레스 해소법을 향후에도 활용할 수 있을 가능성
		신앙 종교의 유무	• 종교가 기댈 수 있는 곳으로서의 역할을 하고 있는가.

핵심 정보	사회 · 문화적 측면	**역할 · 관계** 역할의 내용 계속할 의사	• 장애를 지니고도 역할을 계속하는 것이 가능한가. • 역할에 대한 대상자의 생각
		직업 · 가사 · 학습 직업의 내용 가사의 내용 학습의 내용 계속할 의사	• 장애를 지니고도 직업 · 가사 · 학습을 계속하는 것이 가능한가. • 직업 · 가사 · 학습에 대한 대상자의 생각
		여가 여가의 내용 계속할 의사	• 장애를 지니고도 여가활동을 계속하는 것이 가능한가. • 여가에 대한 대상자의 생각
		사회 참여 사회 참여의 내용 계속할 의사	• 장애를 지니고도 사회 참여를 계속하는 것이 가능한가. • 사회 참여에 대한 대상자의 생각
활동		**각성** 의식장애	• 각성하는 시간이 적절한가(밤낮이 바뀔 위험성이 있다). • 각성하고 있는 동안 활동은 적절한가.
		활동 의욕 현재 활동에 대한 생각	• 활동에 대한 의욕이 있는가. • 자유롭지 못한 신체로 활동하는 것에 대한 생각
		활동의 개인사 취미 즐길 거리 취미나 즐길 거리를 계속할 의사	• 취미의 내용 • 즐길 거리의 내용 • 취미나 즐길 거리를 계속하는 것이 가능한가. • 그 밖에 흥미를 갖고 있는 일의 유무(변경이 필요한 경우, 새로운 취미나 즐길 거리를 발견하기 위한 원조로 이어간다)
		활동의 발전 심폐기능 근력 신체를 움직이는 것에 대한 생각 생각대로 움직이지 못하는 것에 대한 생각 사회 참여에 대한 생각	• 심폐기능의 저하 유무와 정도 • 근력의 저하 유무와 정도 • 신체를 움직이는 것에 대한 공포심의 유무 • 공포심에 따른 활동량의 변화는 없는가. • 생각대로 움직이지 못하는 것에 대한 조바심이나 포기하려는 기분의 유무 • 생각대로 움직이지 못하는 것이 활동에 영향을 줄 위험이 있는가. 조바심이나 포기에 따른 활동량의 변화는 없는가. • 사회 참여에 따른 불안의 유무 • 불안이 생활의 장을 좁힐 위험은 없는가.

활동	활동에 대한 희망	• 어떠한 희망을 갖고 있는가.
		• 이루어질 수 있는 희망인가.
	활동 내용	• 재활치료 시간, 식사 시간 등은 언제인가.
		• 활동을 계속해서 하고 있지 않은가.
	활동하는 공간	• 단차의 유무, 공간의 넓이, 좁은 통로의 유무, 통행에 방해가 되는 물건의 유무, 실내의 가구 배치 등
		• 다니는 길에 정해진 순서가 있는가.
		• 활동하고 있는 공간 내에 위험은 없는가.
휴식	**수면** 인지 · 지각 수면 시간	• 재활치료 등 활동의 정도에 알맞은 휴식을 취하고 있는가.
		• 수면을 취하는 시간은 적절한가.
		• 낮에 지나치게 수면을 취하지 않는가.
	피로	• 너무 피로하여 불면이 되지 않는가.
		• 불면이 활동에 미치는 영향이 있는가.
	야간 배설 횟수	• 야간 배설이 빈번하여 수면을 방해하지 않는가.
	불안 · 고민	• 불안이나 고민의 유무
		• 불안이나 고민으로 불면이 되지 않는가.
	신체적 휴식 하루 일정	• 일상생활에서 활동과 휴식의 균형은 적절한가.
	피로	• 피로의 유무와 정도
	낮 동안의 휴식 내용	• 어떠한 피로 회복 방법을 취하고 있는가.
		• 피로 회복 방법은 적절한가.
	생활습관의 변화	• 생활습관을 변화시킴으로써 신체적 피로를 가중시키지 않았는가.
	심리적 휴식	• 가족 · 동실자, 의료인과의 관계가 휴식을 방해하지 않는가.
	다른 사람과의 관계	• 다른 사람에게 도움을 청하거나 야간에 화장실에 가는 등의 행동을 삼가지 않는가.
식사	**식욕**	• 공복감 유무
		• 활동량의 저하로 공복감을 못 느끼지 않는가.
	피로의 유무와 정도	• 피로의 유무와 정도
		• 운동장애가 있는 까닭에 피로가 식욕에 영향을 주지 않는가.
	지각이상	• 지각이상이 고통이나 불쾌를 느끼게 하여, 식욕을 저하시키지 않는가.
	섭식 동작 인지	• 식사 시간이나 장소를 인지할 수 있는가.
	운동	• 상지의 운동기능 장애의 유무

	기능	• 사용하는 손을 바꾸었는가(마비로 인해 사용하는 손을 바꾸는 등).
		• 식품의 팩을 개봉하거나 생선가시를 발라내는 동작은 할 수 있는가.
	자세	• 마비로 인해 자세가 한쪽으로 기울어지지 않았는가.
	피로	• 식사를 하면서 자세를 유지하는 데 피로하지 않은가.
	섭취에 필요한 도구	• 장애에 알맞은 식기, 숟가락, 매트 등이 사용되고 있는가(마비된 쪽에 따라서 식기를 두는 방향이 달라진다. 또한 미끄러지지 않는 매트를 사용함으로써 식사를 혼자 할 수 있는 경우가 있다).
식사		• 자세를 유지하기 위해 사용하는 쿠션 등 자조구는 적절한가.
	환경	• 조바심을 내지 않고 식사할 수 있는 환경인가.
	저작 · 연하	• 먹다 남긴 양과 내용, 그릇이 놓인 위치
	먹다 남김	• 한쪽공간무시가 식사에 영향을 주지 않는가.
	구강 내 상태	• 마비가 있어서 음식물이 입속에 남아 있지 않은가.
	언어장애	• 언어장애의 유무
	뇌의 장애 부위	• 저작 · 연하에 이상을 야기하는 뇌 부위가 손상되었는가.
	목에 걸림	• 음식이 목에 걸리는 경우의 유무와 정도
		• 음식이 목에 걸리는 것이 식사에 대한 공포심을 일으켜서, 식사량에 영향을 주지 않는가.
	영양상태	• 식사 섭취량이나 수분 섭취량은 적절한가.
	섭취량	• 장애로 인해 음식을 흘리는 양이 많아지지 않았는가.
		• 체중이 급격히 줄어들지 않았는가.
		• 식사를 보충하는 간식은 적절한가.
	대소변 저장	
	식사 · 수분	• 빈번한 야간 배설로 영향을 받지 않는가.
	요의 · 변의	• 요의 · 변의의 유무 및 감지 후 배설하기까지의 시간
	호소	• 요의 · 변의 호소법을 파악한다.
	긴장	• 실금할까 불안해서 요의 · 변의에 대해 지나치게 걱정하지 않는가.
	배설 동작	
배설	이동 동작	• 화장실까지 이동할 수 있는가(보행 · 휠체어 사용).
	배설 동작	• 화장실에서 앉거나 일어설 수 있는가.
		• 배설할 때 자세가 흐트러지지 않는가.
		• 마비가 있는 신체로 균형을 잡을 수 있는가.
		• 바지나 속옷을 올리고 내릴 수 있는가.
		• 평소 입는 옷은 입고 벗기 쉬운가.
	뒤처리 상황	• 의복의 흐트러짐을 바로잡을 수 있는가.
		• 건측에 화장지가 있는가.
		• 한 손으로 화장지를 끊을 수 있는가.

배 설	배설로 인한 피로 **대소변 배출** 대소변 배설에 대한 생각	• 국부를 닦을 수 있는가(특히 그때 신체의 균형을 잡을 수 있는지에 주목한다). • 화장지를 버리고, 물을 내리는 레버를 누를 수 있는가. • 손을 씻을 수 있는가(특히 마비가 있는 쪽의 손가락을 씻을 수 있는가). • 피로의 유무 • 1일 배설 패턴을 파악한다. • 배설 횟수로 인한 피로는 없는가. • 요폐, 잔뇨감, 빈뇨의 유무 • 변비, 잔변감의 유무 • 요·변실금의 유무 • 배에 힘을 줄 수 있는가. • 복부의 불쾌감, 동통, 구역질·구토 등의 증상은 없는가. • 도움을 받는 것에 대한 느낌이나 수치심 등이 자기가치를 저하시키지 않는가.
몸 차 림	**청결** 청결 방법 입욕/샤워 구강 케어 **단정함** 옷 갈아입기 기저귀	• 운동장애가 있어서 바닥이 젖어 있는 욕실에 들어가는 것이 위험하지 않은가. • 앉는 의자의 높이와 크기는 적절한가. • 샴푸, 린스, 비누를 신체나 타월에 묻힐 수 있는가. • 혼자서 할 수 있는 일은 무엇인가. • 혼자서 할 수 있는 일을 하고자 하는가. • 입욕 후에 피로하진 않은가. • 발병 전의 입욕·샤워 습관이 지속되고 있는가. • 청결해진 것을 확인할 수 있는가. • 입욕·샤워에 대해 만족하고 있는가. • 구강 내의 더러움에 신경 쓰고 있는가. • 구강 케어의 준비가 되어 있는가. • 사용하고 있는 칫솔, 컵 등의 도구는 적절한가. • 깨끗해진 것을 확인할 수 있는가. • 가는 장소는 어디인가. • 상황에 따라 옷을 선택할 수 있는가(추위·더위, 장소 등에 따라). • 옷의 더러움을 알아채고 갈아입을 수 있는가. • 옷을 입고 벗을 수 있는가(신체 균형이 무너지지 않는지도 확인한다). • 기저귀 사용의 유무와 귀저귀의 종류 • 사용하고 있는 기저귀는 적절한가(경우에 따라서는 소변패드를 병용하는 것도 고려할 수 있다).

몸 차 림	둔부 · 음부의 피부 상태	• 피부 문제의 유무
		• 음부, 둔부를 청결하게 하는 방법은 적절한가.
	세면 · 정용	• 세면 · 정용의 횟수와 시간, 방법을 파악한다.
		• 사용하고 있는 면도기, 거울, 빗 등의 도구는 적절한가.
	피로	• 자신의 취향에 맞게 하고 있는가.
	치장	• 세면 · 정용에 따른 피로의 유무와 정도
	치장에 대한 관심	
	병에 걸리기 전에 하던	• 치장을 즐기고 있는가.
	치장을 계속할 의사	• 장애가 있어서 포기하지 않았는가.
	항상 하는 치장의 내용	• 더러움을 어떻게 확인하고 있는가.
	치장 방법	• 치장에 대해 만족하고 있는가.
		• 복장이 갖추어졌는지 확인하는 방법
의 사 소 통	**수단**	
	신체적 의사소통	• 장애가 있는 신체를 이용하여 어떻게 의사소통을 하고 있는가.
	언어기능	• 언어장애의 유무
		• 비언어적 의사소통의 특징이 있는가.
		• 실어증의 분류를 파악한다.
	정보 받아들이기	• 다른 사람의 이야기를 이해할 수 있는가.
	청력	• 난청의 유무
	문자 쓰기	• 쓰는 손을 바꾸었는가.
		• 쓰여 있는 문자를 이해할 수 있는가.
		• 문자판 등의 도구를 활용할 수 있는가.
	시력	• 시력 저하의 유무
	대상자의 독자적인	• 자신의 의도와는 다른 말로 이야기하지 않는가.
	수단	• 실어증 등으로 인해 신체언어를 사용하고 있는가.
		• 표정으로 느낌을 나타내고 있는가.
	태도	• 실어증 등으로 인해 다른 사람과 의사소통을 하는 데 소극적이지 않은가.
		• 마비 등으로 신체 상황이 변해서 다른 사람과 접하는 것을 피하지 않는가.
	환경	• 시끄럽거나 조명이 너무 밝은 환경이 의사소통을 방해하지 않는가.
	의사소통 상대	• 의사소통의 상대는 대상자의 신체 상황을 이해할 수 있는가.
	의사소통 내용	• 장애 탓에 전달하고자 하는 내용이 제한되지 않는가.
	언어기능	
	불안 · 고민	• 불안이나 고민을 호소할 수 있는가.
	희망	• 자신의 희망을 다른 사람에게 전달할 수 있는가.
		• 거리끼는 탓에 이야기하는 내용이 제한되지 않는가.

뇌졸중이 있는 고령자의 병태·생활기능 관련도

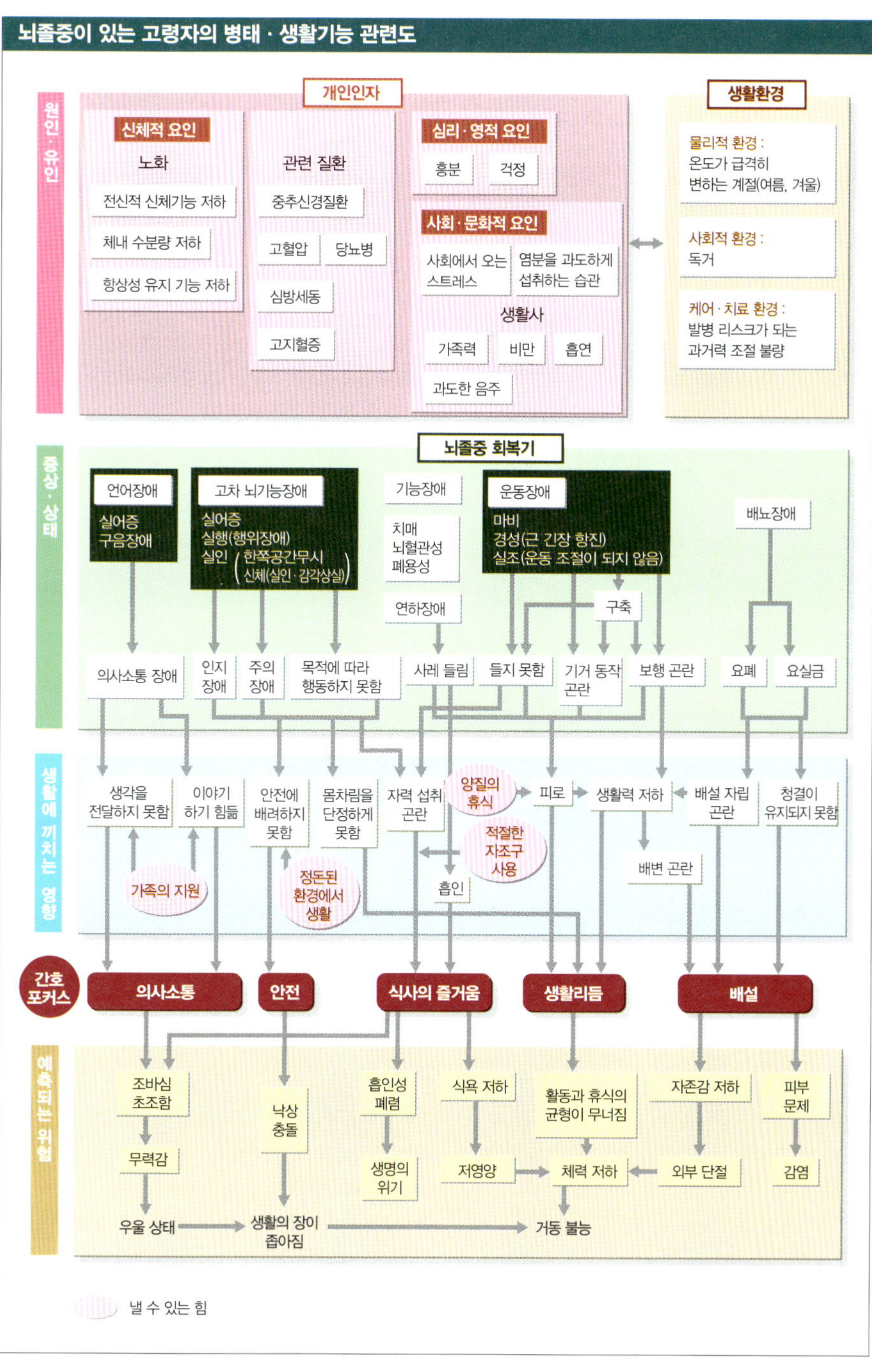

간호 포커스의 명확화

- 대상자가 낼 수 있는 힘을 최대한 활용하며 일상생활을 보낼 수 있다.
- 적절한 의사소통 수단을 통해, 다른 사람과의 교류가 증가한다.
- 자조구 사용 · 식사 형태에 대한 연구를 통해 식사를 즐길 수 있다.
- 피부의 청결을 유지하면서 자신의 방식대로 배설할 수 있다.
- 역할이나 즐길 거리가 계속되어 활동의 장을 넓힐 수 있다.

① 간호 포커스	간호 목표
대상자가 낼 수 있는 힘을 최대한 활용하며 일상생활을 보낼 수 있다.	1) 활동과 휴식의 균형을 잡을 수 있다. 2) 활동량이 저하되지 않는다. 3) 매일의 피로가 축적되지 않는다. 4) 활동 의욕이 유지된다. 5) 몸차림을 정돈하여 생활리듬을 만든다.

원조 내용	근거
1. 생활의 장을 넓히기 위한 원조 • 일상생활에서 스스로 할 수 있는 일은 가능한 스스로 한다. • 대상자에게 알맞은 자조구를 사용한다. • 마음에 드는 옷을 입는 등 치장을 즐길 수 있다. • 계절을 느낄 수 있는 활동에 참가한다. • 지금까지의 취미를 계속하거나, 현재 상태로 할 수 있는 취미를 찾아서 활동한다. • 낙상을 예방하기 위한 환경을 마련한다.	• 대상자가 낼 수 있는 힘을 최대한 살리기 위해서 • 스스로 함으로써 체력을 유지할 수 있다. • 대상자에게 알맞은 자조구가 필요한 역할을 제대로 함으로써, 대상자가 바라는 바에 도움이 된다. • 자신감을 갖고 실외로 나가보려는 생각이 들기 위해 • 행동이 확대되는 계기가 된다. • 비일상적인 이벤트는 자극이 된다. • 취미를 통해 다른 이와의 접촉이 늘어난다. • 낙상을 하면 자신감을 잃게 되고, 나아가 행동의 범위가 좁아질 위험성이 있다. • 골절로 인해 거동을 못하게 되는 것을 예방한다.
2. 활동 의욕을 유지할 수 있는 원조 • 현상과 예후에 대해 의사에게 설명을 듣는다. • 할 수 있는 일과 할 수 없는 일을 대상자와 함께 파악한다. • 대상자가 희망을 가질 수 있는 목표를 세운다. • 대상자의 호소를 경청한다.	• 향후의 방향성이 명확해져서 앞으로 나아갈 수 있다. • 대상자가 현상을 적절하게 파악할 수 있으므로, 앞으로 해야 할 일이 명확해진다. • 손자의 결혼식에 참석하거나 가족 여행을 가는 등 구체적인 목표가 있어서 활동 의욕을 가질 수 있다. • 장애로 인해 다양한 불안이나 혼란이 야기되는 일상생활을 할 것이 예측되므로, 느낌 표출을 통해 완화를 도모한다.

• 대상자의 느낌을 표출할 수 있는 장을 마련한다. • 할 수 있는 일에 대해 칭찬한다. • 즐길 거리나 취미를 활용하여 기분을 전환한다.	• 장소를 마련하면 표출하기 쉬워진다. • 이전처럼 생활할 수 없기 때문에 자신을 낮게 평가하므로, 할 수 있는 일을 자각하게 한다. • 장애에만 주목하여 절망에 빠지기 쉬우므로, 기분전환을 꾀한다.
3. 충분한 휴식을 취할 수 있는 원조 • 대상자의 생활양식에 알맞은 생활을 한다. • 피로가 심할 때는 생활양식을 재검토한다. • 불면의 원인을 제거한다. • 활동한 뒤에는 충분히 휴식을 취한다. • 피로할 때는 억지로 강요하지 말고 원조한다. • 피로할 때는 피곤하지 않은 방법으로 기분전환을 한다. • 항상 할 수 있던 일을 하지 못하게 되었을 때는 무리하지 않도록 당부한다. • 침대에서 지낼 때는 편한 자세를 유지한다.	• 개개인의 방식에 맞지 않으면 피로가 축적되기 쉬워진다. • 종합평가한 생활양식에 무리가 있을 위험성이 있다. • 수면을 충분하게 취하지 못하면 피로가 축적될 위험성이 높아진다. • 고령자는 회복력이나 예비력이 저하되었기 때문에, 활동을 위한 에너지를 얻기 위해서는 충분한 휴식이 필요하다. • 피로가 지속되면 비관적인 사고방식이나 활동량 저하로 이어진다. • 고령자가 그날의 상태에 따라서 활동에 영향을 받는다는 것을 이해하고 안심하도록 한다. • 구축을 방지하기 위한 것이다.
4. 대상자가 하고 싶은 일을 할 수 있게끔 하는 원조 • 대상자가 하고 싶다고 생각하는 것을 확인한다. • 필요할 때는 가족의 협조를 얻는다. • 시설 내에서 할 수 없는 일은 가족과 상의해서 조정하는 등 최대한 대상자의 희망에 맞춘다.	• 대상자의 의사와 관계없이 생활의 장이 넓어지는 것은 아무 의미도 없다. 그러므로 대상자의 의향을 확인하고 그 희망에 따를 필요가 있다. • 고령자는 가족의 협조를 통해 선택지가 증가하게 된다.
5. 몸차림을 정돈해 생활리듬을 만드는 원조 • 낮 동안에는 움직이기 쉬운 옷을 입고, 취침할 때는 잠옷으로 갈아입는다. • 옷을 입고 벗을 때는 대상자가 할 수 없는 부분만 돕도록 한다. • 아침저녁으로 세면한다. • 정용할 때는 거울을 본다. • 마음에 드는 옷을 입는다.	• 리듬을 만들면 활동과 휴식의 균형을 잡기 쉬워진다. • 대상자가 할 수 있는 일을 도우면, 그가 가지고 있는 힘을 최대한 발휘할 수 없다. • 리듬을 만들면 활동과 휴식의 균형을 잡기 쉬워진다. • 자신의 상태를 파악한다. • 활동의 장이 넓어지는 기회가 된다.

② 간호 포커스	간호 목표
적절한 의사소통 수단을 통해, 다른 사람과의 교류가 증가한다.	1) 자신이 생각하고 있는 것을 다른 사람에게 전달할 수 있다. 2) 다른 사람의 이야기를 이해할 수 있다. 3) 말이 나오지 않을 때 조바심을 내지 않고 평온하게 지낼 수 있다.

원조 내용	근거
1. 자신이 생각하고 있는 것을 전달할 수 있게 하고, 다른 사람의 이야기를 이해할 수 있게 하는 원조 • 언어적 의사소통의 특징을 이해한다. • 비언어적 의사소통을 통한 호소를 이해한다. • 언어적 · 비언어적 의사소통의 특징을 원조자와 가족이 공유한다. • 필요하면 문자와 그림카드와 같은 도구를 사용한다. • 대상자의 개인사나 생활양식을 이해하여 예측한다. • "네", "아니오"로 대답하기 편한 질문을 한다. • 대상자가 원하는 것이 간단한 일이라면, 약속해서 하게끔 정한다. • 대상자의 만족도를 확인한다. • 알았을 때는 '알았다'고 확실히 전달한다.	• 이해함으로써 자신이 호소하는 내용을 알 수 있고, 스트레스의 경감으로 이어진다. • 특징을 공유함으로써, 많은 이들과의 관계를 구축할 수 있다. • 도구를 이용함으로써, 의사소통을 하기 쉬워진다. • 행동을 예측함으로써, 대상자의 호소를 이해하기 쉬워진다. • 모든 경우에 통용되는 것은 아니나, 이것으로 용건이 만족된다면 무리하게 어려운 질문을 하지 않는다. • 간단하게 다른 사람에게 전달하는 경험을 함으로써, 의사소통에 자신감을 갖는다. • 약속으로 정함으로써 호소하기 쉬워진다. • 불만을 조기에 이해해 대처함으로써, 대상자의 스트레스가 경감된다. • 전달하려고 하는 일이 헛일이 아니라는 것을 이해시키면, 향후의 의사소통으로 이어진다.
2. 조바심을 내지 않고 의사소통을 할 수 있는 환경 조성 • 편안한 분위기의 장소를 고른다. • 시간적인 여유를 갖으며, 이를 대상자에게 이야기한다. • 프라이버시를 확보한다.	• 조바심을 내면 말이 잘 나오기 힘들어진다. • 말을 잘 못한다는 점 때문에 수치심을 갖는 경우가 있다. 사람들 앞에서는 이야기하지 못하는 내용일 경우, 프라이버시가 확보되지 않으면 이야기에 제한을 받기도 한다.
3. 친구를 사귀게 하기 위한 원조 • 다실(茶室) 등 공공장소에서 보내는 시간을 마련한다. • 같은 취미 · 즐길 거리가 있는 사람, 대상자가 흥미를 갖고 있는 일을 이미 하고 있는 사람을 소개한다. • 다른 사람과의 대화가 원활히 이루어지지 못하는 경우에는, 원조자가 중간 역할을 한다.	• 가급적 사람들과 보내는 시간을 마련함으로써, 장소에 익숙해지기 위해 • 같은 취미나 즐길 거리를 지닌 사람들끼리 이야기할 기회가 생기기 쉽다. • 대화가 원활하게 이루어지지 않으면 소극적으로 된다. • 오해로 인한 불필요한 문제를 피한다.

③ 간호 포커스	간호 목표
자조구의 사용 · 식사 형태에 대한 연구를 통해 식사를 즐길 수 있다.	1) 자신이 먹고 싶은 것을 즐길 수 있다. 2) 자조구를 활용하고 세팅을 함으로써 혼자 힘으로 섭취할 수 있다. 3) 안정된 환경에서 식사할 수 있다. 4) 구강 내 청결을 유지할 수 있다.

원조 내용	근거
1. 대상자가 먹고 싶은 것을 즐기게 하기 위한 원조 • 식사 형태를 검토한다. • 먹지 못할 때는 입안에 넣고 있게 함으로써 맛을 즐기도록 한다. • 식사를 재촉하지 않는다. • 식사 제한이 없는 경우에는 병원식 이외의 것도 가끔 섭취하게 한다. • 수분에 사레들리는 경우에는 점성을 가한다.	• 식욕이 증진된다. • 사레들리지 않고 식사할 수 있다. • 맛을 느끼는 것만으로 만족감을 얻을 수 있기도 하다. 단, 기도로 넘어가지 않도록 충분히 주의한다. • 조바심을 내면 기도로 넘어가기 쉬워진다. • 식사 시간이 즐겁다고 느낄 수 있다. 자신이 먹고 싶은 것을 먹거나, 평소와는 다른 것을 먹으면 식욕으로 이어진다. • 인두를 통과하는 속도가 느려지기 때문에, 사레에 잘 들리지 않는다.
2. 식사가 부담이 되지 않기 위한 식사 동작 1) 식사를 하기 위한 자세를 유지한다. • 쿠션이나 발판 등 사용 2) 장애에 알맞게 세팅한다. • 한쪽공간무시인 경우에는 그에 맞추어 그릇을 놓는 등 3) 적절한 자조구를 사용한다. • 미끄러지지 않는 식판 • 편마비에 알맞은 식기 • 악력이 약해도 쥘 수 있는 수저 • 힘이 약해도 들 수 있는 컵 • 빨대나 음수 용기 사용 4) 필요한 경우에만 보조한다.	• 기도로 넘어가는 것을 방지하여, 안락한 상태에서 섭취하게 한다. • 식욕이 있음에도 불구하고 음식물의 위치를 알지 못하여 식사량이 감소하는 것을 방지한다. • 적절한 자조구를 사용함으로써, 자력으로 할 수 있는 일이 늘어난다. • 그릇이 고정되어 있으면 한쪽 손으로 떠먹을 수 있다. • 마비에 맞춰 가공된 식기는 음식을 뜨기 편하게 되어 있다. • 드는 것이 가능해진다 • 할 수 없는 일로 피로해져 식욕이 저하될 위험성이 있다.
3. 식사를 즐기기 위한 환경 만들기 • 대상자에게 알맞은 식사 시간을 지킨다. • 회식 형식을 취한다. • 느긋한 분위기를 만든다. • 사람들이 많이 지나다니는 장소는 피한다.	• 공복감이 없을 때 하는 식사는 고통이 된다. • 다른 사람과 장소를 공유함으로써, 고독감이 경감된다. • 느긋하게 식사할 수 있어서, 식사량이 증가한다. • 편안하게 식사할 수 없어서 조바심을 내게 되고, 서두르다가 기도로 넘어갈 위험성이 높아진다. • 산만해서 식사 자체를 포기할 위험이 있다.
4. 풍미를 즐기기 위해 구강 내를 청결하게 한다. • 매 식사 후에는 양치질을 한다. • 간식 섭취 후에는 가글을 한다. • 적당하게 설태를 제거한다. • 양치질이나 가글을 할 수 없을 때는 거즈 등으로 닦는다.	• 입속이 더러우면 미각을 잘 느끼지 못한다.

<table>
<tr><td>• 되도록 수분을 많이 섭취하도록 권한다.
• 의치를 조정한다.</td><td>• 입속이 촉촉하면 저작 · 연하기능에 도움이 된다.
• 의치가 헐거우면 잇몸과 의치 사이에 음식찌꺼기가 끼어 동통의 원인이 된다.
• 씹는 동작이 힘들어져서 통째로 삼키다가 기도로 넘어가게 될 위험성이 높아진다.</td></tr>
</table>

④ 간호 포커스	간호 목표
피부의 청결을 유지하면서, 자신의 방식대로 배설할 수 있다.	1) 배설 패턴을 파악해서 배설 행동을 일찍 할 수 있다. 2) 자존심이 저하되지 않는다. 3) 스스로 배설할 수 있다. 4) 음부 · 둔부의 청결이 유지된다.
원조 내용	**근거**
1. 배설 행동을 일찍 할 수 있도록 하기 위한 원조 • 여유를 갖고 행동한다. • 배설 패턴을 파악할 때까지는 정기적으로 권한다. • 대상자가 쉽게 말을 걸 수 있는 위치에 대기한다. • 대상자가 배설하기 바랄 때는 신속하게 대응한다.	• 조속하게 행동함으로써, 실수가 줄어들어서 자신감을 가질 수 있다. • 대응이 늦어지면 실금으로 이어진다. • 요의나 변의를 느꼈을 때 배설함으로써, 배설에 따른 고통이 경감된다.
2. 자존심을 저하시키지 않도록 하기 위한 원조 • 다른 사람이 있는 곳에서 배설에 대한 이야기를 하지 않는다. • 실수했을 때는 신속하게 처리한다. • 대상자가 할 수 있는 부분을 구체적으로 이야기한다.	• 배설은 예민한 부분이므로, 내용에 따라서는 수치심으로 이어진다. • 실수로 인한 수치심을 최소화하기 위해 • 실수한 것이나 하지 못하는 것에만 주목하기 쉬우므로, 자신감을 갖게 한다.
3. 자립을 지원하는 환경 조성 1) 이동 • 복도에 물건을 두지 않는다. • 복도가 젖어 있지 않게 한다. 2) 화장실 환경 • 건측에 난간이나 화장지가 있는 화장실을 사용한다. • 양변기 높이를 대상자에게 알맞게 한다. • 휠체어나 지팡이를 사용해 화장실에 들어가더라도 공간에 여유가 있도록 한다.	• 낙상 등의 사고를 방지하기 위해 • 사용하기 쉽게 함으로써 안전하게 혼자 힘으로 할 수 있게 된다. • 대상자에게 맞는 도구를 사용함으로써 최대한의 효과를 발휘한다.

• 너스 콜의 위치를 확인한다.	• 필요할 때 원조자를 부를 수 있다.
• 사용한 기저귀나 소변패드를 버리는 상자를 사용하기 편한 장소에 둔다.	• 사람들에게 보이지 않게 처리할 수 있으므로, 수치심을 최소한으로 할 수 있다.
3) 침대 주위의 환경	• 대상자에게 맞는 도구를 사용함으로써, 최대한의 힘을 발휘한다.
• 이동하기 쉬운 높이로 맞춘다.	
• 정리정돈을 한다.	• 부딪히는 등의 사고를 예방한다.
4) 휠체어를 사용하는 경우	
• 혼자서 주행이 가능하고, 대상자에게 알맞은 것을 사용한다.	• 다른 사람에게 부탁하지 않으면 행동할 수 없다는 제약이 경감된다.
• 방향 전환을 할 수 있는 공간을 만든다.	• 방향 전환이 쉬울 뿐 아니라 기분에도 여유가 생긴다.
5) 지팡이를 사용하는 경우	
• 대상자에게 맞는 운동화를 신긴다.	• 걸려 넘어지는 사고를 예방한다.
• 지팡이는 대상자가 가져오기 편한 정해진 장소에 둔다.	• 같은 장소에 두면 익숙해져서 할 수 있는 일이 늘어난다.
4. 음부 · 둔부의 청결을 유지하기 위한 원조	
• 기저귀를 사용하는 경우나 실금한 후에는 마른 수건으로 닦는다(하루 한 번은 비누를 사용한다).	• 청결을 유지함으로써, 피부 문제를 예방한다.
• 의복, 속옷, 기저귀를 교환한다.	• 냄새나 더러움의 경감으로 이어진다.
	• 신체의 더러움이나 냄새는 자신감을 상실시키므로, 외부와 단절되는 원인이 된다.
• 정기적으로 시트 등을 리넨류로 교환한다(오염되었다면 신속하게 정리한다).	• 청결을 유지함으로써, 쾌적하게 지낼 수 있다.

⑤ 간호 포커스	간호 목표
역할이나 즐길 거리가 계속되어 활동의 장을 넓힐 수 있다.	1) 위험을 피할 수 있다. 2) 역할이나 즐길 거리를 계속할 수 있다.

원조 내용	근거
1. 위험을 피하기 위한 원조	
• 복도나 방에 위험한 물건을 두지 않는다.	• 장애의 부위나 정도에 따라 주의력장애로 인해 위험을 피하는 능력이 저하되므로, 사고가 나지 않도록 환경을 정비할 필요가 있다.
	• 충돌 위험이나 발에 걸려 낙상할 위험이 높아진다.
• 복도가 젖어 있는 등 미끄러지기 쉬운 요소는 제거한다.	• 낙상을 예방한다.
• 물건의 위치나 방은 가급적 바꾸지 않도록 한다.	• 혼란을 초래할 위험이 높아져서 사고로 이어지기 쉽다.
• 어쩔 수 없이 변경이 필요하다면 잘 설명한다.	
• 위험한 장소에는 들어가지 않게 하는 방안을 연구한다.	• 대상자가 제약받고 있다고 느끼는 부담감을 경감한다.

• 방 등에 알기 쉬운 표시를 한다. • 대상자에게 알맞은 자조구를 사용한다. • 익숙하지 않은 장소에 갈 때는 다른 사람이 동행한다.	• 표시를 함으로써 강조가 되기 때문에, 자신의 방이나 화장실의 위치 등을 기억하기 쉽다. • 적절한 도구는 대상자가 원하는 대로 움직일 수 있게 하므로 가급적 늘린다. • 대상자 스스로 위험을 피하는 능력이 저하되었으므로, 원조자의 도움이 필요하다.
2. 즐길 거리를 계속하기 위한 원조 • 분석으로 밝혀진 즐길 거리를 계속할 수 있도록 원조를 수행한다. • 개인사를 안다. • 매일 할 수 있는 즐길 거리라면, 상담을 통해 오전 중에 시간이나 장소 등을 정해둔다. • 즐길 거리를 시행할 때는 사전준비를 확실히 해서 피로를 최대한 줄인다. • 대상자의 희망에 알맞은 계획을 세운다. • 같은 즐길 거리가 있는 사람들과 교류의 장을 마련한다.	• 생활을 즐기는 것이 대상자의 강점이 된다. • 대상자가 행동의 의미를 이해하는 것을 돕는다. • 대상자가 마음의 준비를 할 수 있다. • 피로감이 적었던 경험은 다음 활동에 대한 의욕으로 이어진다. • 주체적으로 행동할 수 있었던 경험이 자신감으로 이어진다. • 활동의 장이 넓어진다.

관련 항목 : 더 자세히 알고 싶다면 다음을 참조하자

• **증상 · 상태**

언어장애(실어 · 구음장애)(→ 495쪽) : 실어증의 분류 등을 자세하게 살펴보자.

감각 · 지각장애(→ 511쪽) : 대상자가 위험을 피할 수 있도록 하기 위한 원조를 살펴보자.

치매(→ 82쪽) : 혈관성 치매의 특징을 이해하자.

섭식 · 연하장애(→ 402쪽) : 장애 부위와 연하와의 관계를 알아두자.

• **생활에 끼치는 영향과 간호 관점**

배뇨장애(요실금, 배뇨곤란, 빈뇨)(→ 445쪽) : 증상을 완화시키기 위한 원조를 자세하게 살펴보자.

배변장애(변비, 설사)(→ 456쪽) : 증상을 완화시키기 위한 원조를 자세하게 살펴보자.

제1편 '생활행동 정보의 주안점' : 뇌졸중으로 인한 다양한 기능장애는 생활 전반에 영향을 미치므로 기본조건을 이해하자.

• **예측되는 위험**

우울 상태(→ 346쪽) : 우울 상태가 되는 것을 예방하기 위한 원조를 자세하게 살펴보자.

낙상 · 골절(→ 483쪽) : 낙상을 예방하기 위한 원조를 자세하게 살펴보자.

폐렴(흡인성 폐렴)(→ 197쪽) : 흡인성 폐렴의 특징이나 예방법을 확인하자.

폐용증후군(→ 550쪽) : 폐용증후군을 예방하기 위한 원조를 자세하게 살펴보자.

그림으로 살펴보는 질환

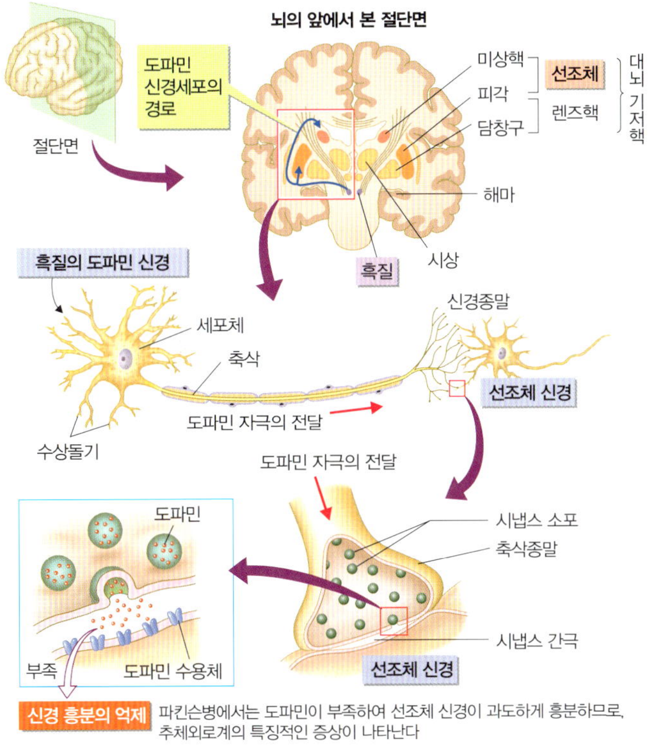

뇌의 앞에서 본 절단면

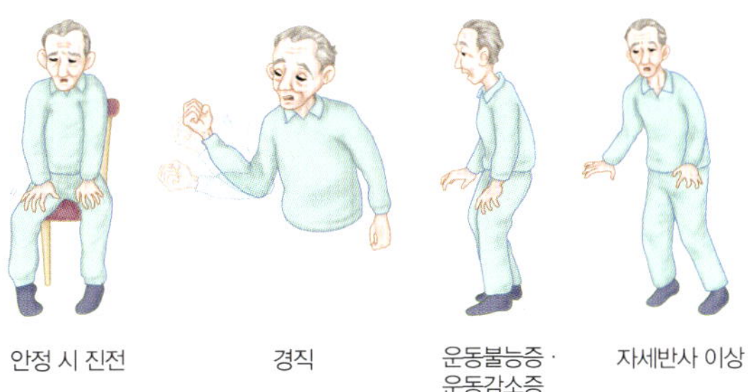

파킨슨병에서는 도파민이 부족하여 선조체 신경이 과도하게 흥분하므로, 추체외로계의 특징적인 증상이 나타난다

■ 그림9-1 도파민 자극의 전달과 파킨슨병의 메커니즘

■ 그림9-2 파킨슨병의 4대 증상

병태 생리

파킨슨병(Parkinson's disease)은 뇌 내의 도파민 부족과 상대적으로 과도해진 콜린 작동성 자극으로 인해 발생하는 운동기능 장애를 주체로 하는 신경변성 질환이다.

- 파킨슨병에서는 뇌의 흑질에 있는 도파민 신경이 변성·탈락된 결과, 흑질로부터 도파민 방출량이 줄어들기 때문에 흑질의 선조체에 대한 도파민 자극이 감소한다. 도파민 자극은 선조체 신경의 흥분을 억제하여 운동기능을 조절하는 역할을 수행하나, 도파민이 부족해지면 운동기능 조절이 잘 이루어지지 못하는, 이른바 추체외로 증상(extrapyramidal sign)이라는 특징적인 운동기능 장애가 나타난다.
- 콜린 작동성 신경으로부터 방출되는 신경전달물질인 아세틸콜린은 도파민과는 정반대로 선조체 신경을 흥분시키는 작용을 한다. 도파민과 아세틸콜린은 서로 균형을 이루며 운동기능을 조절한다. 파킨슨병에서는 뇌 내의 도파민 작용이 약해지기 때문에, 상대적으로 아세틸콜린의 작용이 강해지게 된다.
- 할로페리돌(Haloperidol)처럼 도파민 수용체를 차단하는 작용을 하는 약물을 복용할 경우 도파민 자극이 선조체로 전달되지 못하게 되므로, 이때도 역시 추체외로 증상이 나타난다.

병인·악화인자

- 도파민 신경이 변성되는 원인은 정확히 알려져 있지 않다. 모노아민산화효소(MAO)나 도파민 신경독으로 인한 신경 상해, 일산화탄소 중독이나 중금속 중독이 원인이라는 설이 있다.

역학·예후

- 남녀 모두 같은 비율로, 50세 이상에서 많이 발병한다.
- 진행성이며, 장기적으로 만성 경과를 보인다. 환자에 따라서 진행 정도는 다르나, 일반적으로는 증상 발현 후 10년 정도는 독립적인 일상생활이 가능하고, 그 후로는 도움이 필요해지는 경우가 많다. 고령자의 경우에는 탈수, 영양실조, 악성증후군에 빠지기 쉬우므로 주의한다. 생명 예후는 병상생활을 시작한 후에 걸린 합병증으로 인한 사례가 많으며, 기관지폐렴, 요로감염 등의 감염증이 직접적인 사인이 된다.

증상

안정 시 진전, 근경직, 운동불능증·운동감소증, 자세반사 이상의 4대 증상이 있다.

- 주증상은 추체외로 증상이며 진행성이다. 안정 시 진전(resting tremor), 근경직(rigidity), 수의운동의 저하(운동불능증·운동감소증(akinesia·hypokinesia)), 자세반사 이상(postural impairment)이 4대 증상이다.
- 그 밖에는 운동완서(bradykinesia), 걷기 시작할 때의 보폭이 짧은 걸음, 상체를 앞으로 구부린 채 종종걸음으로 발을 끄는 보행, 보행의 가속에 따른 빠른 걸음, 표정이 감소하는 무표정한 얼굴(masked

face), 구음장애(작은 목소리, 말이 빠름), 작은글씨증(micrographia) 등이 나타난다. 인지능력이나 사고능력은 말기까지 온전하다.

파킨슨 증상의 확인과 제외 진단

- 파킨슨 증상을 문진으로 진찰해 확인한다. 파킨슨병의 증상을 보이는 다른 신경변성 질환이나 유사 질환(뇌혈관 장애, 약제성 파킨스니즘)을 제외하면 진단은 거의 확정된다. 또한 도파민 전구물질 보충제의 투여 효과를 통해서도 진단할 수 있다(파킨슨병이라면 도파민 전구물질 보충제에 반응하여 증상이 개선된다).
- MRI T2 영상으로 적핵이 저신호로 나타나지만, 확정 진단이라기보다는 진단 보조가 된다.
- 중증도의 진단에는 호엔-야의 중증도 분류(Hoehn-Yahr scale, 표9-1)가 사용된다.

■ 검사치

- 특이한 이상을 나타내는 검사치(혈액검사, 수액검사 등)는 없다. 파킨슨병은 그 특징적인 추체외로 증상에 따라 문진과 진찰로 거의 진단이 확정된다.

■ 표9-1 호엔-야의 중증도 분류

호엔-야의 중증도 분류		생활가능장애도
Stage I	일측성 증상으로 몸의 한쪽에만 진전 · 경직이 나타나며, 경증의 예이다.	I도 일상생활, 통원에 대부분 보조를 요하지 않는다.
Stage II	양측성 증상으로 자세의 변화가 상당히 명확해지며, 진전 · 경직, 서동~무동 모두 양측성이기 때문에, 일상생활에 다소 불편이 있다.	
Stage III	뚜렷한 보행장애가 관찰되며, 방향 전환의 불안정 등 자세를 고치는 데 반사장애가 있다. ADL 장애가 상당히 진행되며 추돌 현상도 뚜렷하다.	II도 일상생활, 통원에 보조를 요한다.
Stage IV	기립이나 보행 등 ADL의 저하가 현저하며, 노동능력을 잃는다.	
Stage V	완전한 폐질 상태로 도움을 통한 휠체어 이동이나 거동이 불가능하다.	III도 일상생활에 전면적인 개호를 요하며, 보행 · 기립이 불가능하다.

- 환각 · 망상, 우울 상태, 치매
- 자율신경증상(기립성 저혈압, 배뇨장애, 성기능장애, 오심 · 구토, 변비, 장폐색, 발한장애, 수면장애)
- 악성증후군

치료법

■ 치료 방침

도파민 보충, 도파민 작동성 자극의 보조를 목적으로 하는 약물요법이 주가 된다. 또한 약물요법에 효과가 없는 경우에 수행하거나 보조적으로 수행하는 수단으로는 뇌정위수술이나 도파민 신경세포 이식이 있다.

■ 약물요법

도파민 전구물질 보충제, 도파민 방출 촉진제, 도파민 수용체 자극제, 항콜린제, 모노아민산화효소 B(MAOB) 저해제가 사용된다. 모두 작용 메커니즘, 적응, 부작용이 다르기 때문에, 환자의 상태를 파악하면서 약제를 선택한다.

약물요법의 장기화에 따르는 문제
- wearing off 현상 : 레보도파의 효과가 지속되는 시간이 짧아진다.
- on-off 현상 : 복용 시간과는 관계없이 갑자기 효과가 나타나거나 사라지는 경우가 있다.
- no-on 현상, delay on 현상 : 레보도파를 복용해도 효과가 없다. 혹은 효과가 나타나기까지 매우 시간이 걸리는 현상.
- 이상운동증(dyskinesia) : 불수의적으로 고개나 손발이 흔들흔들 움직이고, 입도 오물오물거리는 운동이 나타난다.
- 근육긴장이상(dystonia) : 불수의적인 근수축으로 인한 근육의 뒤틀림 혹은 반복성의 운동, 이상자세 · 이상운동을 야기한다.
- 환각 · 망상 : MAOB 저해제나 항콜린제 처방의 경우, 집에 없는 아이나 작은 벌레 · 동물이 보이는 식의 환각이 나타나거나 최근 걱정거리가 망상이 되어 나타난다. 환각은 옷걸이에 걸려 있는 옷 · 생활용품의 그림자 · 천정의 얼룩 등이 발단이 되며, 노화에 따른 시각의 변화가 더해져서 환각이 보이는 경우도 많다. 대상자 스스로 환각이라고 자각할 수 있는 경우에는 그대로 경과를 보기도 한다. 그러나 밥 위에 검은 개미가 기어 다녀서 먹지 못한다는 등, 현실과 구별하지 못해서 일상생활에 지장을 초래하는 경우에는 약물을 조정한다.

처방 예 조기 혹은 경증 사례
- Dopasol정(200mg). 1~3정. 하루 한 번~세 번에 나누어(식후) ← 도파민 전구물질 보충제
  이후 2~3일마다 200~400mg씩 증량하여 2~4주간 2.0~2.6g의 양을 유지한다.
- FP정(2.5mg). 1~4정. 하루 한 번(아침식사 후)~하루 두 번에 나누어(아침 · 저녁식사 후) ← MAOB 저해제

- Nauzelin정. 3정. 하루 세 번에 나누어(매 식전) ← 항구토제

※ 레보도파를 개시할 때 FP를 병용하면 wearing off 현상 억제를 기대할 수 있다.

■ **표9-2 파킨슨병의 주요 치료약**

분류	일반 명	주요 상품명	약효 메커니즘	주요 부작용
도파민 전구물질 보충제	Levodopa	Dopaston, Dopasol, Doparl	부족한 도파민을 증가시킴	wearing off, 악성증후군
도파민 방출 촉진제	Amantadine HCl	Symmetrel	도파민 신경종말에 작용하여 도파민의 방출을 촉진	환각, 섬망
도파민 수용체 자극제	Bromocriptine-mesilate	Parlodel, Parukizone	선조체의 도파민 수용체를 자극하여 도파민 자극의 전달을 촉진	혈압 저하
	Cabergoline	Permax		환각
	Pergolide mesilate	Cabaser		구토 작용
	Talipexole HCL	Domin		졸음
	Pramipexole HCL Hydrate	BI Sifurol		돌발적 수면, 환각, 망상
항콜린제	Trihexyphenidyl HCL	Artane, Sedrena	도파민 동작성 자극에 길항하는 콜린 작동성 자극을 억제	구갈, 변비, 배뇨 곤란, 섬망, 기명력 저하
모노아민산화효소B 저해제	Selegiline HCL	FP	도파민을 분해하는 모노아민 산화효소B를 저해	환각, 망상, 착란, 섬망

이하의 약제는 파킨슨병을 야기하는 약제이므로 제거한다.

분류	일반 명	주요 상품명	약효 메커니즘	주요 부작용
도파민 수용체 차단제	Haloperidol	Serenace, Halosten, Linton	도파민 수용체를 차단하기 때문에 중지하면 도파민 수용체의 활성이 부활	악성증후군, 심실 빈박, 마비성 장 폐색 등

 이상의 내용으로 효과가 불충분한 경우 다음 중 한 가지를 병용한다.

- Artane정(2mg). 1~3정. 하루 한 번(아침식사 후)~하루 세 번에 나누어(매 식후) ← 항콜린제
- Symmetrel정(50mg). 1~3정. 하루 한 번(아침식사 후)~하루 세 번에 나누어(매 식후) ← 도파민 방출 촉진제

※ 처음부터 항콜린제나 도파민 방출 촉진제를 병용하는 경우도 있다.

 환각 · 망상을 동반하는 경우

- 순차적으로 약물을 감량 · 중지하여, 최종적으로 레보도파를 감량하기 곤란할 때는 비정형 항정신병약, 염산 티아프리드, 정형 항정신병약을 투여한다.
- Seroquel정(25mg). 1~6정. 하루 한 번(저녁식사 후)~하루 세 번에 나누어(매 식후) ← 비정형 항정신병약

 보행장애의 경우

- Dops capsule(100mg). 3~9캡슐. 하루 세 번에 나누어(매 식후) ← 노르에피네프린계 작용약

■ 외과요법

뇌정위수술

- 시상이나 담창구에 대해 뇌심부 전기 자극술이나 파괴술이 이루어진다. 또한 시상하핵에 대해서는 자극술이 이루어진다. 효과나 조절성이 좋고, 안정성 때문에 최근에는 자극술이 주류가 되었다.

합병증

뇌출혈 발생률이 낮고 수술의 위험도도 낮으나, 장치의 고장이나 감염에 주의해야 한다. 또 배터리 교환이 필요하다.

도파민 신경세포 이식

해외에서는 태아 뇌조직의 흑질 도파민 세포를 환자의 흑질 부위에 이식하는 시술이 시도되었으며 양호한 성적을 보고한 시설도 있으나, 아직 시험적 단계의 치료법이다.

■ 약물요법

1. 초기 파킨슨병(L-도파, 도파민 수용체 자극제 모두 사용하지 않는 비교적 발병 초기의 증례)

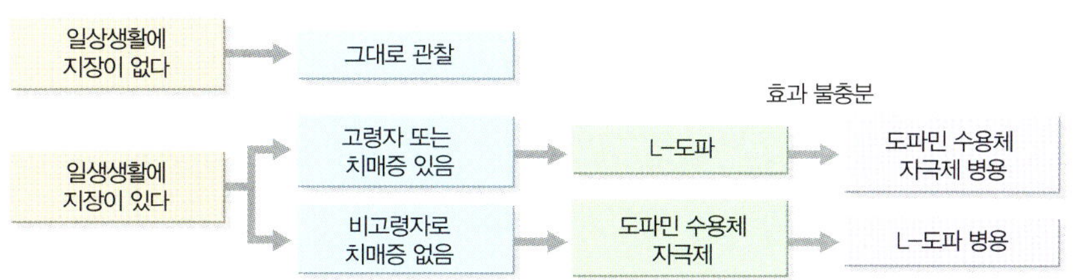

2. 후기 파킨슨병(이미 L-도파를 복용하고 있으며, 장기 사용에 따른 여러 문제가 출현한 경우)

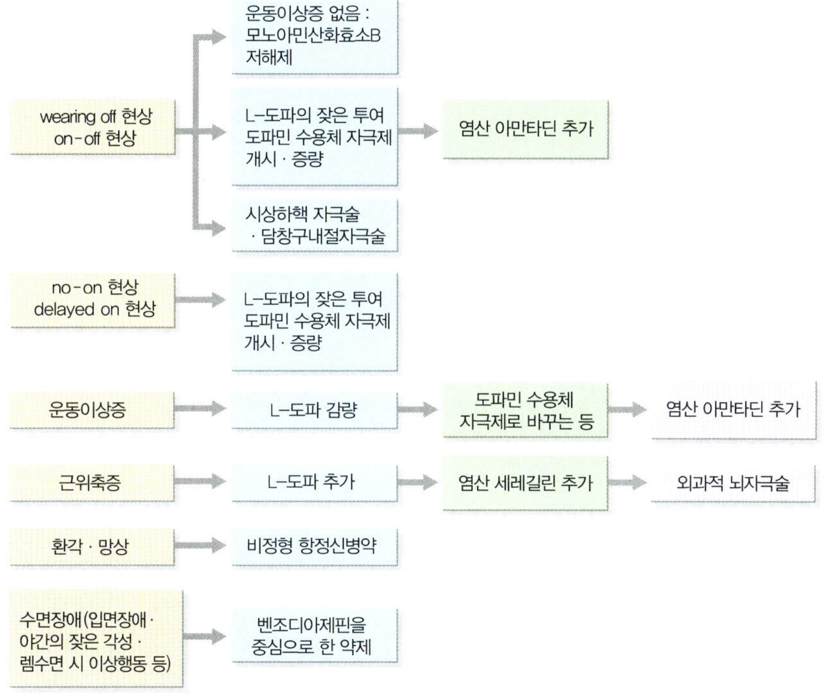

(일본신경학회 감수 : 파킨슨병 치료 가이드라인, 2002를 기초로 작성)

■ 생활기능

1. 생활기능장애도에 대응한 ADL의 원조('척수소뇌변성증'의 치료 플로차트 참조)
2. 생명 예후를 규정하는 일상생활의 안전 확보(운동실조에 따른 환경 정비)
3. 흡인성 폐렴 · 요로감염증 · 기도폐색 · 장폐색 예방과 대책
4. 수면 · 의사소통의 확보(우울 예방과 대책)

간호 관점

- 파킨슨병이 있는 고령자는 운동장애로 인해 생활기능 전반에 걸쳐 장애를 초래하기 쉽다. 또한 그 점이 대상자의 치료 의욕 감퇴, 나아가 생활기능 저하라는 악순환을 유발하기 쉽다. 대상자와 그 가족에게 일상생활을 보낼 때의 유의점을 잘 이해시켜서, 심신 양면으로 계속적인 지원을 한다.
- 장기적으로 만성 경과하기 때문에, ADL이 저하될 뿐 아니라 가정생활이나 사회생활에 적응하기 어려워진다. 가족 환경이나 사회 자원도 고려하면서 원조한다.

■ 생활기능장애도에 따른 장기적인 간호 관점

I도 신체의 움직임이 느려지게 되나 대부분 도움을 받지 않고도 일상생활을 보낼 수 있다. 난치병일 뿐 아니라 질환에 불안을 느끼고 치료에 대한 긍정적인 자세를 잃기 쉽기 때문에, 질환에 대한 바른 이해를 촉진하고 지금까지의 생활을 계속할 수 있도록 대처한다.

II도 ADL에 부분적인 도움이 필요해진다. 과도한 도움은 대상자가 지닌 힘을 뺏을 뿐 아니라 자존심도 저하시키기 때문에, 대상자 스스로 할 수 있는 부분과 도움이 필요한 부분을 나누어 원조할 필요가 있다. 약물요법의 장기화에 따른 효과 감소나 부작용이 나타나기 쉬운 시기로, 증상의 동요(일내 변동)를 파악하여 과부족 없이 원조하는 유연성이 필요하다.

III도 보행이나 기립이 불가능해지기 때문에 생활 전반에 걸쳐 도움이 필요하게 된다. 관절의 구축이나 욕창·호흡기감염이나 요로감염도 발생하기 쉽기 때문에 감염에 대한 예방 케어가 필요하다.

■ 일상생활 속 간호 포인트

1. 대상자 스스로 하고 싶다는 생각에 맞추어가며 일상생활을 원조한다

   파킨슨병이 있는 고령자는 가능한 한 혼자 힘으로 생활하고, 질환이나 증상의 변동에 따라 할 수 없는 부분을 원조 받기를 바란다. 간호자는 대상자의 주체성을 중시하여 최소한으로 원조한다.

   1) 증상의 변화 패턴을 파악한다.

   2) '지금은 할 수 있을까'라는 관점으로 지켜본다.

   3) 대상자 혼자서도 움직일 수 있도록 환경을 정비한다.

   4) 약물의 복용 방법을 조정한다.

2. 신체를 움직이기 쉽도록 원조한다.

3. 안락한 자세로 지낼 수 있도록 원조한다.

| step 1 정보 수집 | step 2 정보 분석 | step 3 간호 포커스의 명확화 | step 4 계획 세우기 | step 5 개입 실시 |

종합평가

증상이 변동함으로써 생활행동이 가능할 때와 가능하지 않을 때의 차이를 파악한다. 대상자의 '혼자 힘으로 하고 싶은 마음'에 입각하면서, 과부족 없는 원조를 하기 위해서 언제, 어떻게 되었을 때 원조하면 좋을지 확인한다.

		필요한 정보	분석 관점
핵심 정보	**질환 관련 정보**	4대 증상의 출현 상황, 내복약, 기능훈련	• 사용하고 있는 파킨슨병 치료약의 복용 시각과 4대 증상(안정 시 진전, 근경직, 운동불능증 · 운동감소증, 자세반사 이상)의 변화에 따른 하루 중 증상의 변화 기록을 적어본다. • 불안이나 긴장 등으로 4대 증상이 변하는가. • Wearing off 현상, on-off 현상, 환각 · 망상과 같은 약물요법의 부작용이 일어나지 않았는가. • 기능훈련의 목적, 목표, 훈련 내용 및 대상자의 의욕이 있는가.
	신체적 측면	**운동기능** 자세 유지와 변환, 이동 방법	• 파킨슨병의 4대 증상으로 인해 운동완서, 종종걸음, 발을 끄는 보행, 돌진보행이 출현하기 때문에, 자세의 유지, 체위 변환, 이동 방법에 대해 관찰하고(잠자리에서 돌아눕기 · 일어나기, 걸터앉은 자세에서 일어나기, 걷기, 보조, 방향 전환을 위한 발 바꾸기, 서기, 착좌 자세 등, 동작을 분할하여 관찰한다), 각각에 따른 위험성이 있는지 파악한다. • 이동할 때 보조구(지팡이, 보행기, 휠체어)가 필요한가.
		인지기능 **언어기능** 대화, 필기 **감각 · 지각** 시각, 청각	• 파킨슨병이 진행되면서 사고과정이 느려졌는가(치매와 혼동하기 쉬우므로 주의한다). • 속삭임, 낮고 단조로운 화법이 늘어나고 점점 말이 빨라져서 상대방에게 전달하기 어려워진다. 따라서 전달하고 싶은 말을 참고 있는지 확인할 필요가 있다. • 쓸수록 글자가 점점 작아진다(작은글씨증). • 노화에 따른 감각기 변화의 영향으로, 환각이나 망상을 수반하는 경우가 있다. • 백내장, 노인성 난청의 유무
	심리 · 영적 측면	**건강 지각 · 의향** 요양생활에 대한 불안 · 괴로움 **자기지각** **가치 · 신념**	• 진행성 질환인 점, 증상에 변동이 있는 점, 다른 사람에게 증상의 변화를 이해시키지 못하는 점 등의 괴로움은 없는가. • 스스로 할 수 있는 것은 가능한 혼자 힘으로 하고 싶다고 생각하는가.
	사회 · 문화적 측면	**역할 · 관계** **직업 · 가사 · 학습** **사회 참여**	• 파킨슨병의 진행에 따라, 지금까지 해왔던 역할에 변화가 생기는 경우가 있다. • 파킨슨병의 진행에 따라 사회 참여의 기회가 감소되기 쉽다.

활 동	**각성** 활동할 때 졸음의 유무 **활동 의욕 · 개인사 ·** **의미 · 발전** 활동 전반에 대한 의욕 저하의 유무	• 활동할 때 각성하고 있을 수 있는가. • 요양생활을 하면서 이전처럼 활동할 수 없는 까닭에 즐기는 일을 멀리하거나, 포기하지 않았는가. • 계속해서 활동할 수 있는 시간은 어느 정도인가. • 신체를 움직이기 쉬운 시간대, 기분이 좋은 시간대는 언제인가. • 활동을 즐길 수 있는가.
휴 식	**수면** 주야 와상 시간과 수면 시간, 중도각성, 숙면 감, 주간의 졸음 **휴식**	• 수면 시간 · 패턴은 어떠한가. • 장시간 앉아 있음으로 인해 다리에 부종이 관찰되는가. • 배설이나 요의, 통증 등 수면을 방해하는 것이 있는가. • 뒤척일 수 있는가. 이불을 고쳐 덮을 수 있는가. • 휴식하고 싶을 때 혼자 힘으로 방에 돌아가거나, 누군가에게 이야기할 수 있는가. • 할 일이 없어서 누워 있는 것은 아닌가.
식 사	**식욕** **섭식 동작** 섭식 동작능력 **저작 · 연하기능** 저작 · 연하장애의 유무 **영양상태** 식사 섭취량	• 몸 상태, 약물의 부작용으로 인한 오심 · 구토가 식욕에 영향을 미치지 않는가. • 식사에 소요되는 시간 • 시간의 경과에 따라서 섭식 동작이나 자세에 변화는 없는가. 식사 속도의 변화는 없는가. 자세 변화가 섭식 동작에 영향을 주지 않는가. 피로하지 않은가. • 식사 형태에 따라서 저작이나 식괴 형성에 어려움은 없는가. • 식사할 때 자세가 흐트러지는 것이 연하기능에 영향을 주지 않는가. • 배설 행동이 힘들어서 음식을 멀리하지 않는가. • 식당까지 혼자 힘으로 이동할 수 있는가. • 식당에서 장시간 기다리기 때문에 피로하지 않은가. • 필요한 영양을 섭취할 수 있도록 연구하고 있는가. • 날에 따라서, 섭식 동작이나 저작 · 연하기능에 차이는 없는가.
배 설	**대소변 저장** 식사 · 수분 섭취량과 섭취 시각, 잔뇨감, 복부팽만 **요의, 변의** 요의 · 변의의 유무, 요의 · 변의를 전달할 수 있는가	• 실금하는 것을 두려워하여 수분을 삼가지 않는가. • 화장실까지 어떻게 이동하는가. • 요의나 변의가 있음을 전달할 수 있는가(구음장애). • 요의 · 변의를 느낀 후 늦지 않게 화장실에 갈 수 있는가.

배설	**배설 동작** 이동 · 이행 동작, 배설 자세, 의복의 탈착 동 작, 뒤처리 동작, 손 씻기 동작의 상태 **대소변 배출** 복압 가하기 **대소변의 성상**	• 옷을 입고 벗을 수 있는가. 화장실 안에서의 이동 동작은 가능한가. • 화장지는 혼자서 준비할 수 있는가. 닦아내는 동작은 할 수 있는가. • 섭취하는 식사량, 수분량, 식이섬유가 변비와 관련되지 않는가. • 변좌에 앉은 후 배뇨 · 배변을 할 때까지 시간이 걸리는가. • 변좌에 앉아서 자세를 유지할 수 있는가. • 복압이 가해지도록 상체를 앞으로 숙이는 자세를 유지할 수 있는가. 혼자 힘으로 손을 써서 배뇨할 수 있는가. • 자연 배변이 가능한가. 하제나 관장을 이용하고 있는가. • 식사, 식이섬유, 수분의 양은 충분한가. • 장 연동에 영향을 끼칠 수 있는 운동을 하고 있는가.
몸 차 림	**청결** 입욕, 구강 케어 **단정함** 옷 갈아입기, 세면, 정용 **치장**	• 입욕, 샤워, 손 씻기, 양치질, 면도와 같은 동작에 어려움은 없는가. • 옷을 입고 벗는 동작에 어려움은 없는가. • 화장, 치장하는 것을 멀리하거나 포기하지 않았는가.

의
사
소
통
	수단
	발어의 명확함
	상대
	상대방의 이해력, 청력
	내용
	
	목적
		• 구음장애(억양이 없는 작은 목소리로 소곤소곤 이야기함)나 가속현상(점점 말이
		  빨라짐)이 있으나, 말하고자 하는 것을 상대방이 알아듣는가.
		
		• 말하고자 하는 내용이 전달되지 않아서, 이야기하는 것에 소극적이 되지 않았
		  는가.
		• 부담 없이 이야기를 나눌 상대가 없어서 고립감을 느끼지 않는가.

파킨슨병이 있는 고령자의 병태 · 생활기능 관련도

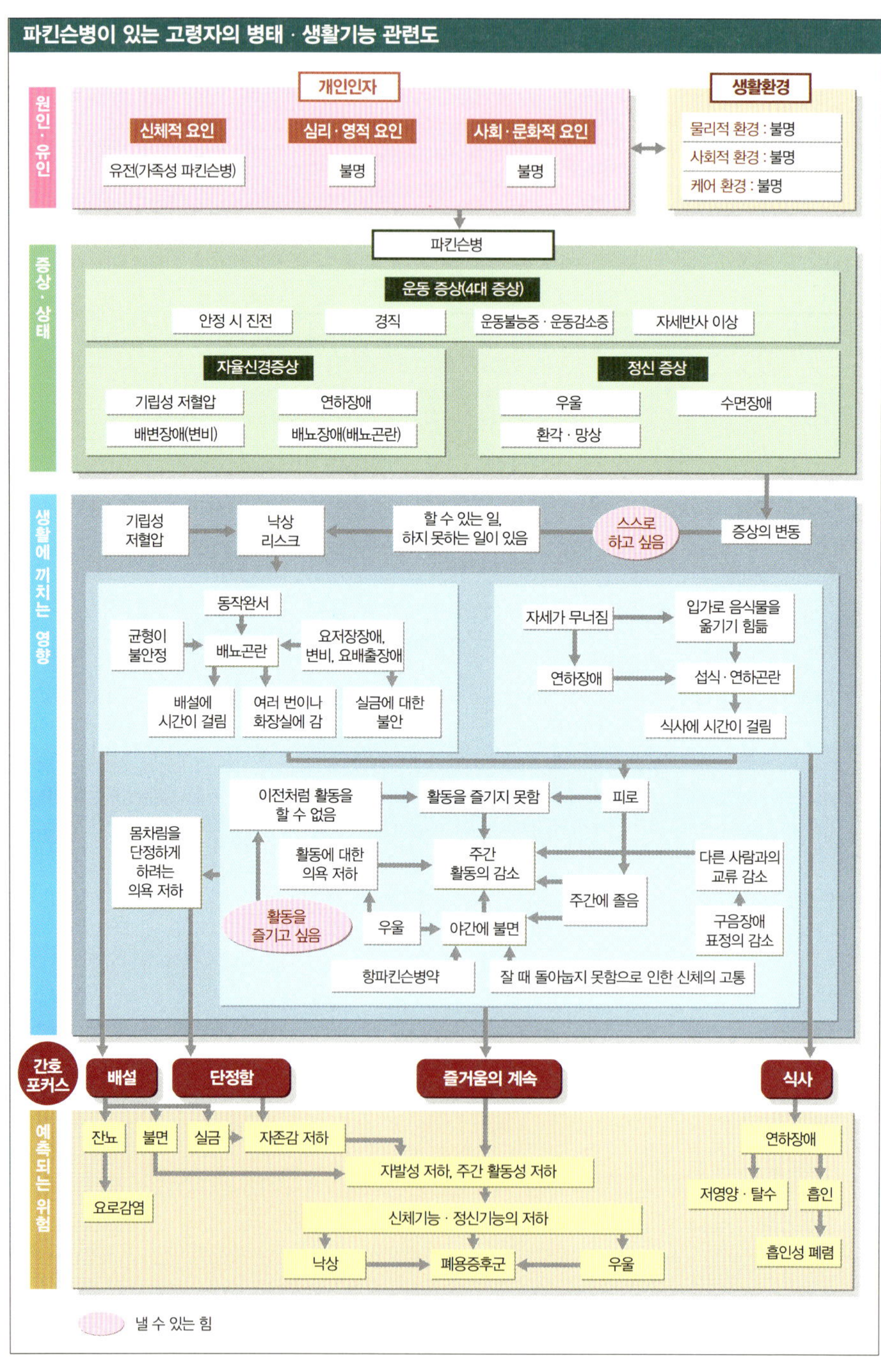

간호 포커스의 명확화

- 음식을 먹기 쉽도록 개선하면 혼자 힘으로 섭식하는 일이 향상될 수 있다.
- 혼자 힘으로 배설하기가 힘들어도, 화장실에서 배설하기를 바란다.
- 즐길 거리를 계속할 수 있다.
- 몸차림을 단정하게 정돈함으로써 의욕을 갖는다.

① 간호 포커스	간호 목표
음식을 먹기 쉽도록 개선하면 혼자 힘으로 섭식하는 일이 향상될 수 있다.	1) 자력 섭취량이 증가한다. 2) 연하하기 쉬워진다. 3) 식사할 때 자세가 무너지지 않는다. 4) 먹고 싶다는 욕구가 충족된다.

원조 내용	근거
1. 식전의 원조 1) 식사를 하기 위한 준비 • 의치 장착, 필요한 보조구 준비, 배설, 식당으로의 이동 시간 검토, 식사 전의 일정 조정 등	• 식사에 전념할 수 있도록 신체적인 준비를 수행한다. • 식사 전에 기능훈련이나 입욕 등으로 피곤해져서 식사를 못하는 일이 없도록 일정을 조정한다.
2. 식사할 때의 원조 1) 식사 섭취 동작의 조정 ① 속도에 대한 배려 • 동작이 느리더라도 일정한 섭식 동작이 관찰될 때는, 우선 대상자의 속도대로 먹게 한다. • 손 닦는 수건을 준비해놓는다. ② 자세 조정 • 자세가 무너지기 시작하는 시간이나 자세가 기울어지는 방식을 관찰한다. • 자세가 기울어질 때는 다시 앉은 자세를 고치거나, 기울어지는 쪽에 쿠션 등을 사용해 고정한다. • 음식물이 기도로 넘어가지 않도록 식사 중에는 간호자가 지켜본다.	• 주위가 어수선하거나 간호자가 재촉하면, 동작의 속도를 유지하지 못하여 도중에 피로해지기도 한다. • 음식물을 식판에 흘리거나, 손에 묻는 것을 신경 쓰다가 식사 동작이 중지되기도 한다. • 자세반사 이상으로 인하여, 피곤하면 몸이 크게 기울어져서 음식물을 입으로 옮기기 힘들어진다. • 자세가 무너지면 음식물이 기도로 넘어가기 쉬워진다.

③ 자조구 활용	
• 젓가락을 숟가락으로 바꾸거나, 손잡이가 큰 숟가락을 사용하거나, 그릇바닥에 미끄럼 방지 가공을 하거나, 한쪽이 높고 안쪽이 완곡한 접시로 바꾸어서, 식기를 꽉 쥐거나 음식을 입까지 옮기기 편하게 한다.	• 세밀한 동작은 힘들더라도 혼자 힘으로 섭취할 수 있다.
2) 음식 형태 조정	
• 신맛이 강하거나 부서지기 쉬운 것은 피한다. 단단한 것이나 수분이 적은 것(빵 등)은 작게 한다.	• 자율신경장애로 인한 연하기능의 저하로 기도로 넘기기 쉬우므로, 고령자의 저작ㆍ연하기능에 알맞은 식품을 고려한다.
• 밥은 손으로 들고 먹기 편하게 주먹밥으로 해본다.	
3) 피로 조정	
• 피곤한 표정이거나, 속도가 느려지거나, 음식물을 뜨지 않게 되거나, 집지 않게 되거나, 삼키는 데 시간이 걸리거나, 자세가 크게 기울어지는 등의 모습이 관찰될 때는, 피로를 확인하고 필요에 따라 보조한다.	• 식사하는 데 지나치게 시간이 오래 걸려서 다른 활동에 악영향을 끼치지 않도록 한다.
4) 식욕에 대한 원조	
• 식사에 대한 대상자의 생각을 파악한다.	• 식사 시간에 몸을 움직이기 편해져서 '먹고 싶다'는 생각이 만족될 수 있도록, 의사와 연계하여 치료약의 복용 시간을 검토한다.
• 일내 변동에 따라 식사를 제 속도로 먹지 못할 때는 약물 조정을 검토한다.	
3. 식후 원조	
1) 식사의 만족감	
• 맛있게 먹었는지, 피로의 정도를 확인한다.	• 식사에 만족했는지에 대한 대상자의 이야기는 매우 중요하다. 식사량이 너무 많으면 부담스러워 잘 먹지 않을 수 있다. 또한 '남기면 미안하다'라고 생각해서 손을 대지 않는 고령자도 있다. 대상자가 먹을 수 있을 만큼 양을 조정하고 작은 식기를 사용하는 등 맛있게 식사할 수 있는 방안을 연구하는 것도 필요하다.
2) 식후 정용	
• 옷이 음식물로 더러워졌을 때는 갈아입는다. 입가나 손가락 등에 음식물이 묻은 채로 있지는 않은지 확인한다.	
3) 휴식에 대한 원조	
• 식사 시간이 오래 걸려서 피로감이 있을 때는 휴식을 취하게 한다.	• 근경직, 자세반사 이상 때문에 장시간 앉아 있다가 일어서면 균형을 잃고 낙상하기 쉽다.
• 피로의 정도에 따라 식당에서 방으로 돌아가는 이동 방법을 검토한다.	• 식후 저혈압 때문에 일어설 때 눈앞이 캄캄해지는 경우가 있으니 주의한다.

② 간호 포커스	간호 목표
혼자 힘으로 배설하기가 힘들어도, 화장실에서 배설하기를 바란다.	1) 화장실에 가고 싶을 때 의사를 전할 수 있다. 2) 배설하기 쉬운 자세를 유지할 수 있다. 3) 배설 동작을 하는 도중에 낙상하지 않는다.
원조 내용	**근거**

1. 화장실 접근에 대한 원조

원조 내용	근거
• 기립성 저혈압이 있는 사람은 누웠다가 일어날 때 침대에 걸터앉아서 잠시 쉰 다음에 일어서며, 일어선 후에도 바로 걷지 않는 등, 동작을 한 가지씩 나누어서 혈액순환 동태를 안정시킨다.	• 기립성 저혈압이 있을 경우 갑자기 일어서면 휘청거림, 어지러움으로 인해 낙상할 위험이 있다.
• 보폭이 좁아질 때는 장애가 가벼운 쪽의 다리부터 디디도록 정해두고, 발을 평소보다 높게 들어서 디디도록 의식하게 한다.	• 구령을 붙여주거나, 비닐 테이프 등으로 등간격의 선을 복도에 붙여놓으면 걸을 때 도움이 된다.
• 발을 끌 때는 뒤꿈치부터 닿게 하여 발바닥 전체가 차례로 지면에 닿는 느낌으로 체중을 이동시키고, 발끝으로 차는 것을 의식하게 한다.	
• 방향을 전환할 때는 되도록 크게 원을 그리듯이 돈다.	
• 보행이나 보조구(지팡이, 보행기, 휠체어)를 이용해 자력으로 이동할 수 있을 때는 지켜본다.	
• 요의·변의가 절박하여 도움을 원할 때의 신호를 정해놓는다.	• 목소리가 작을 때가 많아서 도움이 필요할 때 전달되지 않는 경우도 있다.
• 요의·변의가 잦더라도 도움이 필요할 때는 어려워하지 않아도 좋다고 당부한다.	• 요의·변의가 잦으면 도움 받기를 어려워하여, 혼자 화장실을 가려다가 낙상할 위험이 높아진다.

2. 휠체어와 변기 사이를 이동할 때의 원조

원조 내용	근거
• 변기로 이동하기 편한 위치를 고려하여 휠체어를 댄다.	• 자세반사 이상이 있는 대상자에게, 좁은 화장실 안에서 방향을 전환하기 위해 발을 바꾸어 디디는 것은 힘이 든다.
• 변좌에 앉을 때는 뒤에서 받쳐주어 천천히 앉게 한다.	• 자세가 앞으로 많이 굽는 고령자는 일어설 때 난간의 높은 곳을 붙잡는 편이 일어서기 편하다.
• 양변기의 높이는 앉아 있을 때 발이 바닥에 닿고 일어서기 쉬운 높이가 바람직하다.	• 자세반사 이상이 있으면 앉는 자세를 취할 때 뒤로 기울어지기 쉽고, 강한 충격을 받았을 때는 요추 압박골절로 이어지는 경우가 있다.
	• 리프트 기능이 있어서 일어서는 것을 보조하는 변좌도 있다.

3. 배설 시 안전하고 안락한 자세 유지 • 배설 시간이 길어지므로, 변좌 때문에 아프지 않도록 하는 방안을 연구한다. • 바닥에 발바닥이 완전히 닿지 않을 때는 미끄러지지 않는 발판을 둔다. • 변기 주위에 붙잡기 쉬운 난간을 설치한다. • 상체가 뒤로 넘어갈 때는 등에 쿠션을 댄다. • 변좌에서 낙상하는 것을 예방하기 위해 지켜볼 때는 대상자가 창피하거나 재촉 받는다고 느끼지 않도록 하되, 움직임을 알아챌 수 있는 위치를 찾는다.	• 상체를 앞으로 숙여서 복압을 가하기 쉽도록 한다. • 자세가 기울어지기 쉬운 데다가 손을 써서 복압을 가하면 더욱 균형을 잃기 쉽다.
4. 배설 후 뒤처리에 대한 원조 • 필요하다면 음부, 둔부를 닦아내는 것을 원조한다.	• 몸통을 비트는 동작이 힘들기 때문에 뒤처리가 어려워진다.

③ 간호 포커스	간호 목표
즐길 거리를 계속할 수 있다.	1) 현재의 신체기능에 알맞은 활동을 찾을 수 있다. 2) 몸 상태가 좋은 시간대에 활동할 수 있다. 3) 다른 사람과의 교류가 증가한다. 4) 휴식이나 야간 수면으로 피로를 회복할 수 있다.
원조 내용	**근거**
1. 즐길 거리의 내용과 방법을 함께 찾는다. • 지금까지 지속해온 즐길 거리나 새롭게 해보고 싶은 것을 대상자에게 물어본다. • 지금까지 지속해온 즐길 거리를 형태를 바꾸어서 계속할 수 있는지 검토한다. • 하고 싶은 일을 바로 찾을 수 없을 때는 산책이나 티타임을 통해서 다른 사람과의 교류나 활동이 진전될 가능성을 찾는다. • 교류 상대와의 의사소통이 순조롭게 이루어질 수 있도록 조정한다.	• 진전이나 운동완서로 인해, 파킨슨병이 되기 전까지 해오던 활동을 포기하는 경우가 많다. • 정밀한 작업은 단순화 · 간략화함으로써 좋아하는 일을 계속할 수 있는 경우가 있다. • 작업이 힘들더라도, 한지의 소재나 색을 고르거나 그림의 구도를 생각하는 등 조언자로서 참여하게 한다. • 구음장애나 언어의 가속현상 때문에 교류 상대가 알아듣지 못하거나, 교류 상대에게 난청이 있어서 언어적 의사소통이 힘들어진다.
2. 신체를 움직이기 편하게 개선한다. • 근경직을 경감하기 위한 스트레칭 체조를 도입한다.	• 근경직으로 인하여 신체를 움직이기 어려우므로, 스트레칭을 한 다음에 활동을 시작하는 것이 좋다.

• 사지뿐 아니라 몸통의 전후좌우 굴곡운동이나 회선운동도 실시한다. • 스트레칭을 할 때 "몸을 뻗어주세요"라고 말해도, 대상자는 신체가 충분히 신전되었는지 모르기 때문에 간호자가 손을 대고 함께 움직인다.	
3. 활동과 휴식의 균형을 고려한다. • 몸 상태가 좋은 시간대를 파악한다. • 기능훈련, 식사, 입욕 등의 시간을 고려해서 활동할 시간대를 정한다. • 활동 전후로 변의·요의를 확인한다. • 장소를 이동해서 활동하는 경우에는 정용, 배설에 걸리는 시간을 고려하여 준비하고 간다. • 장시간 앉아 있어서 하지의 부종이 관찰될 때는, 하지를 올려 휴식을 취하게 한다.	• 시간대에 따라 증상이 변한다. • 장시간 취미활동에 몰두한 탓에 식사시간에 피곤하지 않도록 활동 시간을 고려한다. • 도중에 화장실에 가고 싶을까봐 소극적으로 활동하는 경우가 있다. • 서두르거나 초조하여 긴장하면 진전이나 종종걸음이 심해지는 경우가 있다. • 보행능력의 저하로 근육의 펌프 작용이 기능을 못하거나, 자율신경장애로 인해 하지에 부종이 관찰되기도 한다.
4. 휴식이나 야간 수면을 방해하는 요인을 개선한다. • 근경직으로 인해 와상 시 머리나 발이 침대에 닿지 않고 떠 있는 경우에는 경부 후면이나 대퇴, 무릎이나 발 관절에 손을 대어 근육의 신전을 촉진한다. • 보행을 할 수 있는 사람이라도 잠잘 때는 돌아눕는 것이 힘들기도 하므로, 와상 시간이 긴 야간에는 체위 변환이 필요하다. • 야간 배뇨가 잦을 때는 휴대용 변기를 침대 옆에 설치하는 것을 대상자와 검토한다.	• 휴식을 취하기 힘들 뿐 아니라 신체 일부에 체압이 집중되어, 욕창의 원인이 되기도 한다. • 몸통의 회선운동이 어렵기 때문에 돌아눕기가 힘들어진다.
5. 혼자서 안전하게 움직일 수 있도록 환경을 정비한다. • 너스 콜이나 시계, 휴지, 라디오의 이어폰 등은 손이 닿기 쉬운 위치에 둔다. • 자주 사용하는 것은 대상자와 상의한 다음에 수납 장소를 변경한다. • 실내에서 벽이나 가구를 짚으면서 이동할 때는 가구의 배치를 변경하고, 통로에는 쓰레기통이나 전기 코드와 같이 발에 걸리기 쉬운 물건을 두지 않는다.	• 협탁이나 냉장고 아래 칸에 들어 있는 것을 꺼내려고 하다가, 앞으로 쏠려서 휠체어에서 낙상한다. • 높은 곳에 있으면 일어서서 손을 뻗을 때 균형을 잃어서 낙상하기 쉽다.

④ 간호 포커스	간호 목표
몸차림을 단정하게 정돈함으로써 의욕을 갖는다.	1) 정용을 함으로써 "기분이 상쾌하다"라는 말을 듣는다. 2) 활동을 하기 위해 정용이나 치장에 신경 쓴다. 3) 자신의 방식대로 입욕할 수 있다.

원조 내용	근거
1. 하루의 시작으로서 정용과 치장에 대한 원조 • 세안, 양치질, 면도, 화장 등 혼자 힘으로 할 수 없는 것은 원조한다. • 되도록 상태가 좋은 오전 중의 시간대에 한번에 한다. • 위에 걸치는 카디건이나 머리핀, 스카프 등을 함께 고른다.	• 기분이 상쾌해져 무언가에 대한 의욕이 솟기를 기대하고 원조한다. • 거울을 볼 기회가 적어져서 단정함에 주의를 기울이지 않는 경우도 있으므로, 대상자가 싫어하지 않는다면 거울을 준비하거나 거울이 있는 곳에서 정용을 하게 한다.
2. 입욕 · 샤워에 대한 원조 • 입욕이나 샤워를 혼자서 하는 것을 지켜보고, 힘든 부분(등이나 머리 등)은 보조한다. • 혼자 힘으로 입욕이 힘든 경우에는 상태에 따라서 리프트 · 특수 욕조 등을 사용하여 보조한다. • 보행이 불안정한 경우에는 일어설 때, 욕실 내에서 이동할 때, 욕조에 들어가고 나올 때 지켜보거나 보조한다. • 일어서거나 욕실 내에서 이동할 때는 신체, 난간, 바닥면의 비누를 씻어낸다.	• 증상이 진행되면 혼자서 몸을 씻기 힘들어져서 보조해야 할 부분도 늘어난다. 할 수 있는 부분을 구분해서 원조한다. • 근육을 풀어주거나 신체를 데워서 천천히 이완할 수 있도록, 신체의 상태에 알맞은 욕조를 선택한다. • 입욕 후에 피로가 많이 쌓여 다음 생활동작으로 이행하기 힘들어지는 것을 배려한다. • 비누가 묻어 있으면 미끄러지기 쉬워서 낙상의 원인이 된다.

더 자세히 알고 싶다면 다음을 참조하자

• **파킨슨병의 증상에 관해**

신경인성 방광(→ 280쪽), 배뇨장애(→ 445쪽), 배변장애(→ 456쪽) : 배뇨 시간의 연장이나 빈뇨, 잔뇨, 변비에 대해 알아보자.

섭식 · 연하장애(→ 402쪽) : 연하 훈련의 방법, 자세나 음식 형태의 연구, 경관영양법의 관리에 대해 알아보자.

혈압조절 장애(→ 535쪽) : 기립성 저혈압을 일으키지 않기 위한 방안을 연구해보자(판단기준도 살펴보자).

• **파킨슨병에 관련된 리스크**

요로감염증(→ 386쪽), 폐렴(→ 197쪽), 낙상 · 골절(→ 483쪽)

그림으로 살펴보는 질환

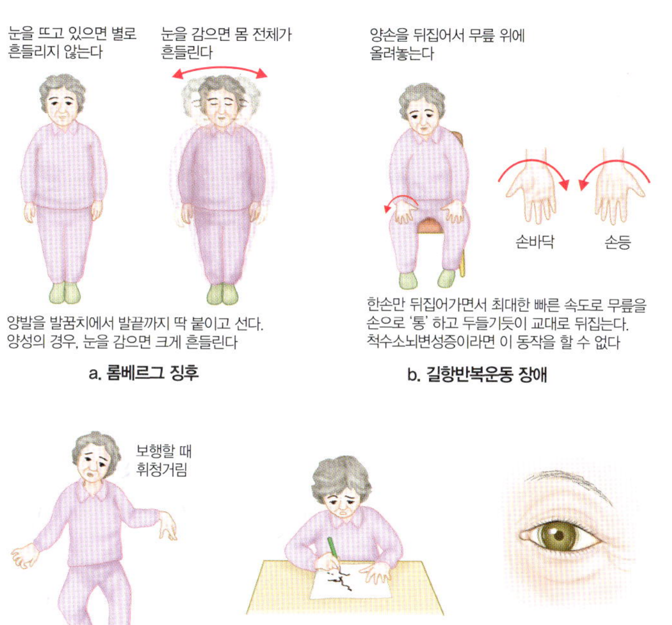

■ 그림10-1 척수소뇌변성증의 증상

질환에 대한 지식

병태 생리

척수소뇌변성증(spinocerebellar degeneration)이란 소뇌성 혹은 후삭성의 운동질환이 주요 원인인 신경변성 질환의 총칭이다.

- 척수와 소뇌·척수의 신경핵이나 전도로를 중심으로 하는 변성성 질환이다.
- 최근 원인 유전자가 동정(생물의 분류학상 소속이나 명칭을 바르게 정하는 일)되어, 유전성과 비유전성으로 나눈다. 유전성 척수소뇌변성증으로는 미카도-조셉병(Machado-Joseph disease), 치아적핵담창구루이체위축증(DRPLA : Dentatorubral-pallidoluysian atrophy) 등 척수소뇌성 실조증(spinocerebellar ataxia)의 몇 가지 병인 유전자가 판명되었다.
- 비유전성의 대부분은 올리브교 소뇌위축증(OPCA : olivopontocerebellar atrophy), 흑질 선조체 변

성증(SND : striatonigral degeneration), 샤이–드레거 증후군(striatonigral degeneration)으로, 이들 3가지 질환을 다계통 위축증(MSA : multiple system atrophy)이라고 총칭한다. 다계통 위축증의 계통 병변은 소뇌계, 흑질 선조체계, 자율신경계이다. 그 밖에 피질성 소뇌위축증이 있다.

병인 · 악화인자

- 병인은 불명, 일부는 유전성이다.

역학 · 예후

- 남녀의 차는 없다. 중년 · 노년층 이후 많이 나타나지만, 상염색체 우성 유전군에서는 다음 세대로 전달되면서 발병 연령이 청년화되는 경우도 있다.
- 유전성에서는 상염색체 우성 유전성 척수소뇌변성증인 미카도–조셉병, 치아적핵담창구루이체위축증, 척수소뇌성 실조증 6형 유형이 많이 관찰되며, 지역차가 있는 것으로 알려져 있다. 상염색체 열성 유전성의 질환으로는 프리드리히 운동실조증이 알려져 있으나 일본에는 드물고, 그 밖에 비타민E가 결핍되는 가족성 비타민E 결핍증이 있다.
- 일본에서는 비유전성이 차지하는 비율이 높고, 올리브교 소뇌위축증에 이어서 피질성 소뇌위축증이 관찰된다.
- 후생노동청의 난치성 질환 극복 연구사업 대상 질환(123질환)에 포함되는 진행성 난치병으로, 예후가 좋지 않다. 질환에 따라서는 종종 신경증상이 중복되어 거동을 못하는 상태가 되는데, 그 기간은 질환에 따라 다르다.

증상

운동실조를 주 증상으로 하는 특징적인 보행장애로 시작된다.

- 서서히 발병하여 천천히 진행된다. 운동실조 증상을 중심으로, 보행장애로 시작된다. 일반적으로 문어처럼 손발이 따로따로 움직이고 뛰듯이 걷는 것처럼 보인다. 발에 걸려 넘어지기 쉽고, 뒤로 넘어질 것 같은 증상도 출현한다. 장애는 상지에도 이르러 서자장애, 언어장애가 출현한다. 롬베르그 징후(Romberg's sign, 그림10–1a)를 체크하면, 눈을 뜰 때도 신체가 크게 흔들린다. 또한 손을 무릎 위에 올리고 무릎을 두들기면서 손을 안팎으로 뒤집는 길항반복운동에서는 좌우의 차이 없이 운동실조가 현저하다(그림10–1b).
- 안구운동에 장애가 생겨서 부드럽게 움직이지 못하고, 자주 미동한다.
- 자율신경증상, 말초신경증상, 경련성 양측 마비, 추체로 증상, 추체외로 증상, 고차 뇌기능장애를 동반하기도 한다.
- 올리브교 소뇌위축증은 진행되면서 파킨슨병과 같은 증상으로 변하고(흑질 선조체 변성증), 자주 배뇨장애나 기립성 저혈압과 같은 자율신경 기능부전을 합병하는(샤이–드레거 증후군) 경우가 많다.

영상검사에서 소뇌나 뇌간의 위축이 두드러진다.

- CT, MRI에서는 소뇌나 뇌간의 위축이 두드러진다. 대뇌 기저핵 손상이 확인되는 경우도 있다. 올리브교 소뇌위축증의 MRI 소견에서는, 위축된 뇌간 · 교뇌 저부의 수평단 T2 강조영상에서 교뇌 가로 섬유가 고신호가 되는 경우가 있다.
- 뇌혈관 장애, 염증, 종양, 다발성 경화증, 약물 중독, 갑상선기능 저하증과 같은 2차성의 운동실조증은 제외한다.
- 유전성으로 인한 것인지, 비유전성으로 인한 것인지를 진단한다. 유전성의 경우라면 가족력을 파악한다.

■ 검사치

- 혈액생화학검사에서 진단할 수 있는 것은 비타민E 결핍증, 저알부민혈증을 수반하는 상염색체 열성 유전성의 소뇌성 운동실조증 등이다.

합병되기 쉬운 증상

- 고혈압, 당뇨병, 뇌혈관 장애, 변형성 경추증, 요로감염증이 합병되는 경우가 많다.

치료법

- 근본적인 치료법은 확립되지 않았다. 비타민E 결핍을 수반한 실조증에서는 비타민E를 보충하여 진행을 제어하는 등 각 증상에 대한 치료법이 수행된다. 또한 재활치료나 생활 지도도 중요하다. 기립성 저혈압으로 인해 일어설 때 눈앞이 캄캄하거나 실신하는 등의 경우에 대해서는 하반신에 압박붕대를 감거나 압박 스타킹을 착용하면 좋다.

■ 약물요법

- 운동실조를 개선하기 위해 갑상선자극호르몬 분비호르몬(TRH)을 보충한다.
- 파킨슨병과 같은 증상에 대해서는 항파킨슨제 약물을 투여한다.
- 자율신경장애에 대해서는 배뇨장애나 기립성 저혈압 등의 개선제를 사용한다.
- 경련에는 항경련약을 사용한다.

■ 표10-1 척수소뇌변성증에서 사용되는 주요 치료제

분류	일반 명	주요 상품명	약효 메커니즘	주요 부작용
TRH 제제	Taltirelin hydrate	Ceredist	운동실조의 개선 혹은 운동실조로부터 회복을 촉진한다.	경련, 악성증후군, 간기능 장애 등
	Protirelin Tartrate Hydrate	Hirtonin	자발운동 항진 작용, 각성 촉진 작용, 뇌파 부활 작용, 운동실조 개선 작용이 인정된다.	일과성 혈압 저하, 의식상실 등의 쇼크양 증상, 경련 등

 다음 중 한 가지를 이용한다.

- Ceredist정(5mg). 2정. 하루 두 번에 나누어(식후) ← TRH 제제
- Hirtonin주(0.5 · 1 · 2mg). 1회 0.5~2.0mg. 1일 1회 근육주사 혹은 정맥주사 ← TRH 제제
  2~3주 동안 연속 투여하고 2~3주간 휴약을 반복한다. 또는 주 1~3회 간격으로 투여한다.

■ **재활치료**

- 증상에 따른 재활치료를 지도한다. 보행장애와 같은 증상이 출현하면 신체를 움직일 수 없게 되므로, 근력 저하나 기능장애가 진행되어 폐용증후군에 빠지기 쉬워진다. 보행 훈련, 근력 증강 훈련, 심폐능력을 높이는 유산소운동 등을 계속해나간다.

척수소뇌변성증의 병기 · 병태 · 중증도별로 본 치료 플로차트

척수소뇌변성증에는 많은 질환이 포함되며 그 증상과 병기도 다양하다. 또한 일본의 경우 개호보험법이 정한 특정 질병에서는 척수소뇌변성증과 다계통 위축증을 별개의 질환으로 취급하고 있어서, 최근의 의학적 질병 분류와 혼란스러운 점이 발견된다. 여기서는 다계통 위축증을 중심으로 양자를 일괄하여 간호상의 병기에 대해 설명한다.

제1기 ADL 자립
- 자력 보행 가능(운동실조의 중증도 I도), 일어서기, 방향 전환, 계단 내려가기 등에서 난간과 같은 보조구가 필요(II도)하다.
- 작은 글씨를 쓰기 힘들어진다. 오래 이야기하면 발음이 부정확해진다.

간호 · 개호의 목표 :
- 안정된 입위 · 보행 확보
- 폐용증후군 예방, 기립성 저혈압 예방

제2기 ADL에 일부 보조를 요한다
- 보행에 항상 지팡이나 보행기 혹은 다른 사람의 보조가 필요(III도)하다. 기립하고는 있으나 다른 사람이 보조해도 거의 보행하지 못한다. 휠체어를 이용하거나 기어가기로 이동(IV도)한다.
- 단철성 언어, 폭발성 언어, 필기 판독 곤란
- 연하장애, 방광기능 장애(잔뇨 · 빈뇨)

간호 · 개호의 목표 :
- 안전한 이동 동작 확보, 신체 전체의 대상 동작 훈련, 구축 예방
- 안전하며 자립에 가까운 동작을 가능하게 할 수 있는 생활환경 정비
- 폐용증후군 예방, 기립성 저혈압 예방과 낙상 시 안전 확보

제3기 완전한 보조를 요하는 시기
- 침대에서 와상 상태(V도)
- 단어로 대화, 서자 불가능
- 성문 외전 장애로 인한 호흡곤란, 연하곤란, 요폐

간호 · 개호의 목표 :
- 전신 관리, 생명 예후를 좌우하는 합병증 예방과 대책
- 기도폐색으로 인한 질식, 흡인성 폐렴, 방광 직장 장애, 요로감염증 예방과 대책(비침습적 인공 환기 요법, 위루, 방광유치 카테터 등 활용)
- 체온 조절 기능장애 대책, 환경 정비
- 남아 있는 신체기능 활용, 구축 예방, '거동 불능'이 되지 않기 위한 연구
- 의사소통 수단의 연구와 정신적 지지

간호 관점

■ 장애에 따른 장기적인 간호의 관점을 지닌다.

- 척수소뇌변성증은 주 증상의 경과나 예후가 각 질환에 따라 상당히 다르지만, 증상이 서서히 진행하기 때문에 생활기능 전반에 걸친 장애를 초래하기 쉽다.
- 그중에서도 다계통 장애형의 환자는 중증이 되는 경과가 빠르다고 알려져 있다.
- 만성적인 경과를 보이기 때문에 ADL이 저하할 뿐 아니라 가정생활이나 사회생활에 적응하기 어려워진다. 가족 환경이나 사회 자원도 고려하면서 원조한다.

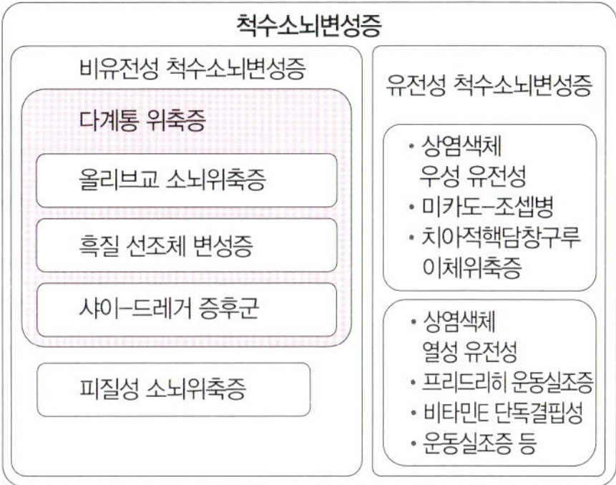

■ 그림10–A 척수소뇌변성증의 분류

■ 일상생활 속 간호 포인트

장애의 정도에 맞추어 고민함으로써 유의미한 매일 매일의 생활을 보내는 것을 지향하며, 다음과 같은 포커스에 맞춰 간호한다.

1. 신체의 움직임을 안정시켜서 생활행동을 하기 쉽게 한다.
2. 환경을 정비하여 안전을 지킨다.

| step 1 정보 수집 | step 2 정보 분석 | step 3 간호 포커스의 명확화 | step 4 계획 세우기 | step 5 개입 실시 |

종합평가

척수소뇌변성증이 있으면 신체의 움직임을 제어하기 어렵다. 따라서 대상자가 혼자 힘으로 하고 싶다고 생각하는 것과 적절하고 안전하게 할 수 있는 것의 차이를 파악하여, 필요한 환경 조정이나 원조의 방향성을 찾는다.

필요한 정보		분석 관점
핵심 정보	질환 관련 정보 운동실조 증상, 파킨슨증후군 (추체외로 징후), 추체로 징후, 자율신경증상의 출현 상황 내복약, 기능훈련	· 강하게 발현하는 증상은 무엇인가. · 감염의 징후는 없는가. · 기능훈련의 목적, 목표, 훈련 내용 및 대상자의 의욕이 있는가.

핵심 정보	신체적 측면	운동기능 자세 유지와 변환, 이동 방법, 기립성 저혈압 증상 인지기능 언어기능 대화, 필기	• 소뇌성 운동실조증이나 파킨슨증후군에 따른 자세 유지, 체위 변환, 이동 방법이 있는지 관찰하고(침상에서 돌아눕기 · 일어나기 · 걸터앉은 자세에서 일어나기, 걸어 나가기, 걷는 속도, 방향을 전환할 때 발 바꾸기, 서기, 자리에 앉는 자세 등 동작을 분할하여 관찰한다), 그에 따른 위험성이 있는지 살펴본다. • 기립성 저혈압 증상이 있는가. 그에 따른 위험이 있는가. • 이동할 때 보조구(지팡이, 보행기, 휠체어)가 필요한가. • 치아적핵담창구루이체위축증에서는 인지기능 저하가 현저하게 나타난다. • 공동운동기능 장애와 근육 긴장의 저하 때문에, 언어의 불명확(또렷하지 않음), 단철성(중간에 말이 끊김), 폭발성(갑자기 소리가 커짐)은 없는가. • 전달하고 싶은 것을 참고 있지 않은가. • 상지의 운동실조 때문에 필담이 어렵지 않은가.
	심리 · 영적 측면	건강 지각 · 의향 요양생활에 대한 불안 · 괴로움 자기지각 가치 · 신념	• 유전성 척수소뇌변성증의 경우 자녀나 손자에게 유전되었다고(유전되는 것은 아닌지 하고) 괴로워하지 않는가. • 진행성 질환인 점, 증상의 변동이 있는 점, 그리고 다른 사람이 증상의 변화를 이해하지 못하는 것에 대한 괴로움은 없는가. • 가능한 혼자 힘으로 할 수 있는 것은 스스로 하고 싶다고 생각하는가.
	사회 · 문화적 측면	역할 사회 참여	• 척수소뇌변성증이 진행됨에 따라 가정에서나 사회에서의 역할 혹은 인간관계가 변하지 않았는가. • 자기 역할이나 사회 참여에 대해 어떤 희망을 갖고 있는가.
활동		각성 활동할 때 졸음의 유무 활동 의욕 · 개인사 · 의미 · 발전 활동 전반에 대한 의욕 저하의 유무	• 활동에 따른 기립성 저혈압의 영향은 없는가. • 활동할 때 각성하고 있을 수 있는가. • 요양생활을 보내면서 이전처럼 활동할 수 없어서 즐기는 것을 멀리하거나 포기하지 않았는가.

휴식	**수면** 주야로 누워 있는 시간과 수면 시간, 중도 각성, 숙면감, 주간의 졸음 후두 천명의 유무 **휴식** 신체의 흔들림 으로 인한 휴식 방해	• 성대개대 부전으로 인한 후두 천명의 유무(금속음, 천식과 비슷하게 들린다) • 수면할 때 이상행동은 없는가. • 야간의 불면 때문에 낮 동안 졸리지 않은가. • 수면 시간, 하루 중 수면의 패턴은 어떠한가. • 배설이나 요의, 통증 등 수면을 저해하는 것이 있는가. • 할 일이 없어서 누워만 있지 않은가.
식사	**식욕** **섭식 동작** 섭식 동작 능력 **저작 · 연하능력** 저작 · 연하장애 의 유무 **영양상태** 식사 섭취량 **혈압** 식전과 식후의 혈압 변동	• 식사에 걸리는 시간 • 시간이 경과하면서 섭식 동작이나 자세에 변화가 없는가. 식사 속도에 변화가 없는가. 자세의 변화가 섭식 동작에 영향을 주지 않는가. 피로하지 않은가. • 식사 형태에 따라서 저작이나 식괴를 형성하기 어렵지 않은가. • 자세의 변화가 연하기능에 영향을 주지 않는가. • 배설 행동이 힘들어서 음식 섭취를 삼가지 않는가. • 식당까지 혼자 힘으로 이동할 수 있는가. • 필요한 영양을 섭취할 수 있도록 식단이 고안되어 있는가. • 식사를 한 후 식후 저혈압은 없는가.
배설	**소변 저장** 식사 · 수분의 섭 취량과 섭취 시각 **요의 · 변의** 요의 · 변의의 유무, 요의 · 변의 전달 **배설 동작** 이동 · 이행 동 작, 배설 자세, 의복의 탈착 동 작, 뒤처리	• 실금하는 것이 두려워서 수분을 삼가지 않는가. • 화장실까지 어떻게 이동하는가. • 요의 · 변의가 있는 것을 전달할 수 있는가(언어장애). • 요의 · 변의를 느낀 후 늦지 않게끔 화장실에 갈 수 있는가. • 옷을 입고 벗을 수 있는가. 화장실 안에서 이동 동작이 가능한가. • 화장지는 혼자 힘으로 말고 끊을 수 있는가. 닦아내는 동작은 할 수 있는가. • 섭취하는 식사량, 수분량, 식이섬유가 변비에 관련되지 않았는가. • 변좌에 앉아서 배뇨나 배변을 하기까지 시간이 걸리는가. • 변좌에 앉아서 자세를 유지할 수 있는가. • 복압을 가할 수 있도록 앞으로 숙이는 자세를 유지할 수 있는가. 혼자 힘으로 손을 써 서 배뇨할 수 있는가.

배설	동작, 손 씻기 동작의 상태 **대소변 배출** 잔뇨감 유무 손을 쓰는 배설 의 유무 **대소변의 상태** 잔뇨량, 배변곤란 **혈압** 배설 전후의 혈압 변동	• 잔뇨량은 어느 정도인가. 도뇨가 필요한가. • 자연 배변이 가능한가. 하제나 관장을 사용하고 있는가. • 식사, 식이섬유, 수분의 양은 충분한가. • 장 연동에 영향을 줄 수 있는 운동을 하고 있는가. • 배설 후 혈압 저하는 없는가.
몸차림	**청결** 입욕, 구강 케어 **단정함** 옷 갈아입기, 세 면, 정용 **체온** 두꺼운 옷으로 인한 열 정체의 유무	• 입욕, 샤워, 손 씻기, 양치질, 면도 등의 동작에 어려움이 없는가. • 옷을 입고 벗는 동작에 어려움이 없는가. • 화장, 치장하는 것을 멀리하거나 포기하지 않았는가. • 옷을 입거나 벗어서 체온을 조정할 필요가 있는가.
의사소통	**수단** 발어의 명확함	• 공동운동기능 장애와 근육 긴장의 저하 때문에 언어의 불명확, 단철성, 폭발성이 발생한다. 이로 인해 상대에게 말을 전달하기 어려워져서 의사소통을 참지 않는가. • 하고 싶은 말을 전하지 못해서 이야기하는 데 소극적이 되지 않았는가.

MEMO

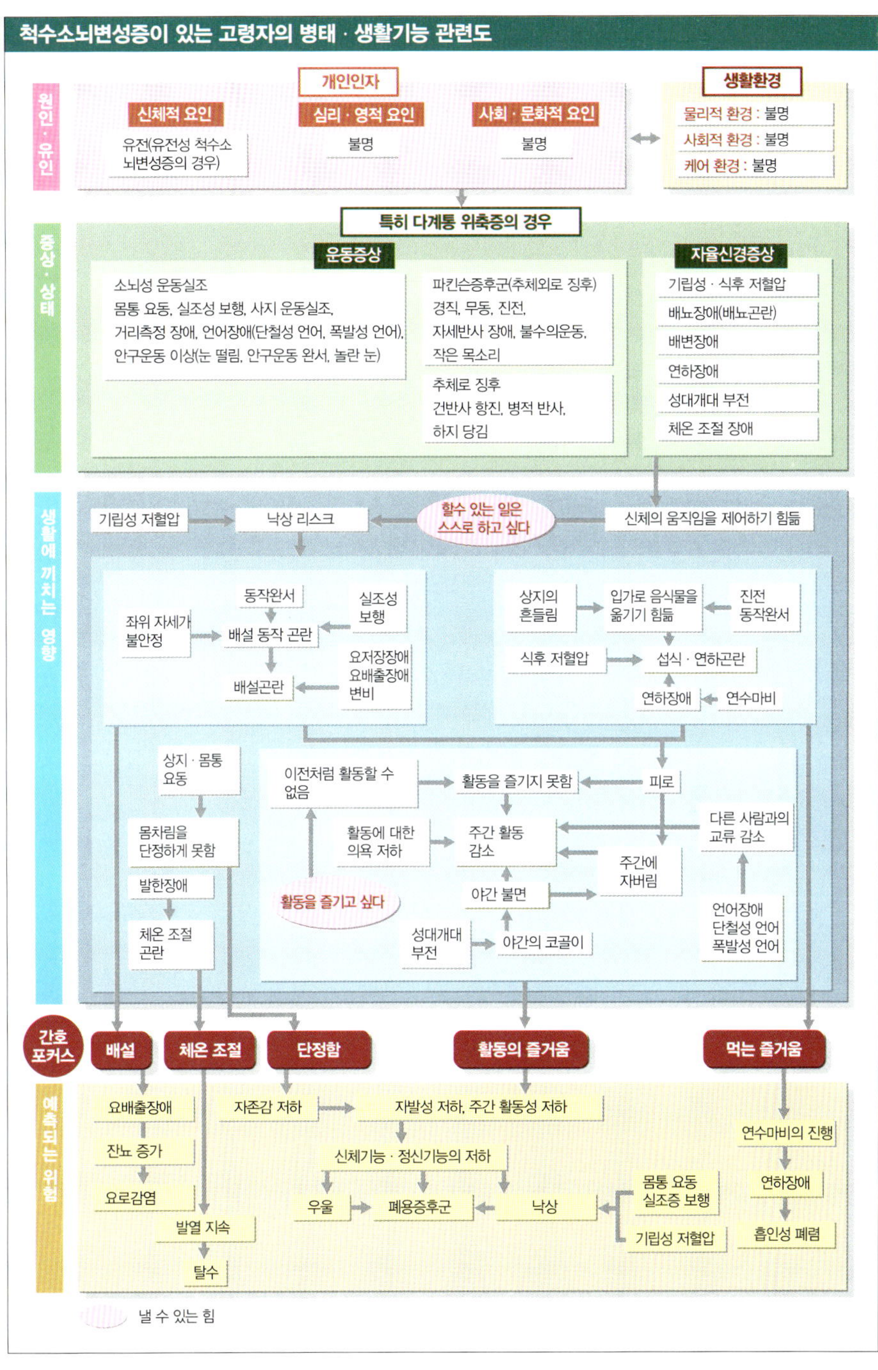
척수소뇌변성증이 있는 고령자의 병태 · 생활기능 관련도

원인 · 유인

개인인자
신체적 요인
유전(유전성 척수소뇌변성증의 경우)
심리 · 영적 요인
불명
사회 · 문화적 요인
불명

생활환경
물리적 환경 : 불명
사회적 환경 : 불명
케어 환경 : 불명

증상 · 상태

특히 다계통 위축증의 경우

운동증상
소뇌성 운동실조
몸통 요동, 실조성 보행, 사지 운동실조, 거리측정 장애, 언어장애(단철성 언어, 폭발성 언어), 안구운동 이상(눈 떨림, 안구운동 완서, 놀란 눈)

파킨슨증후군(추체외로 징후)
경직, 무동, 진전, 자세반사 장애, 불수의운동, 작은 목소리

추체로 징후
건반사 항진, 병적 반사, 하지 당김

자율신경증상
기립성 · 식후 저혈압
배뇨장애(배뇨곤란)
배변장애
연하장애
성대개대 부전
체온 조절 장애

생활에 끼치는 영향

기립성 저혈압 → 낙상 리스크
할수 있는 일은 스스로 하고 싶다
신체의 움직임을 제어하기 힘듦

좌위 자세가 불안정
동작완서
실조성 보행
배설 동작 곤란
요저장장애 요배출장애 변비
배설곤란

상지의 흔들림 → 입가로 음식물을 옮기기 힘듦 ← 진전 동작완서
식후 저혈압 → 섭식 · 연하곤란
연하장애 ← 연수마비

상지 · 몸통 요동
몸차림을 단정하게 못함
발한장애
체온 조절 곤란

이전처럼 활동할 수 없음 → 활동을 즐기지 못함 ← 피로
활동에 대한 의욕 저하 → 주간 활동 감소
활동을 즐기고 싶다
주간에 자버림
다른 사람과의 교류 감소
야간 불면
성대개대 부전 → 야간의 코골이
언어장애 단철성 언어 폭발성 언어

간호 포커스
배설
체온 조절
단정함
활동의 즐거움
먹는 즐거움

예측되는 위험

요배출장애
잔뇨 증가
요로감염

자존감 저하 → 자발성 저하, 주간 활동성 저하
신체기능 · 정신기능의 저하
우울 → 폐용증후군 ← 낙상 ← 몸통 요동 실조증 보행
기립성 저혈압

발열 지속
탈수

연수마비의 진행
연하장애
흡인성 폐렴

낼 수 있는 힘

간호 포커스의 명확화

- 화장실에서 안전하고 시원하게 배설하고 싶다고 바란다.
- 먹는 즐거움을 계속 누릴 수 있다.
- 즐길 거리를 계속할 수 있다.
- 몸차림을 단정하게 정돈함으로써 의욕을 지닐 수 있다.
- 체온을 조절할 수 있다.

① 간호 포커스

화장실에서 안전하고 시원하게 배설하고 싶다고 바란다.

간호 목표

1) 화장실에 다녀오면서 넘어지지 않는다.

2) 기립성 저혈압으로 실신을 일으키지 않는다.

3) 배설하기 쉬운 자세를 유지할 수 있다.

4) 소변이나 대변의 배출 곤란이 경감된다.

원조 내용

1. 보행실조와 기립성 저혈압에 대한 원조

- 일어설 때는 상체를 앞으로 굽혀서 인사를 하는 듯한 자세로 일어선다.
- 상지의 운동실조가 있을 때는 보행기를 사용한다.
- 보행기가 안정적이지 못하면 보행기에 무거운 것을 달아서 저항을 더한다.
- 기립성 저혈압이 있을 때는, 침상에 누운 채로 양 무릎을 세우고 상체 들어올리기나 하지 운동을 하고, 누웠다가 일어날 때도 침대에 걸터앉아서 잠시 쉰 다음에 일어서며, 일어선 후에도 바로 걷지 않는다.
- 압박 스타킹을 착용한다.

2. 휠체어에서 변기로의 이동 원조

- 화장실 안에서 보행기를 사용할 수 없을 때는 난간을 이용해 방향을 전환한다.
- 양변기에 앉을 때는 무릎을 충분히 구부리고, 인사를 할 때처럼 상체를 앞으로 굽혀 천천히 앉는다.

근거

- 상지에 운동실조가 있으면 지팡이로는 불안정하다.
- 무거운 것을 달아서 안정감을 늘린다.

- 샤이-드레거 증후군은 기립성 저혈압을 일으키기 쉽다.
- 동작을 하나씩 구분해서 혈액순환 동태를 안정시킨다.

- 하지에 저류되기 쉬운 혈액의 순환을 촉진한다.

- 좁은 화장실 안에서는 방향을 전환하기 위해 발을 바꾸어 디딜 때 균형이 무너지기 쉽다.

3. 배설할 때 안전한 자세 유지

- 몸통의 동요가 있을 때는 양 하지를 벌려서 발바닥을 확실히 바닥에 닿게 한다.
- 바닥에 발바닥이 닿지 않는다면 미끄러지지 않는 발판을 둔다.
- 몸통이 심하게 요동한다면 변기 가까이 난간을 설치하여 잡을 수 있도록 한다.
- 변좌에서 떨어지는 것을 예방하기 위해 지켜보는 경우에는 프라이버시를 지켜주되, 환자의 움직임을 알아챌 수 있는 위치를 찾는다.
- 필요하다면 음부, 둔부를 닦는 것을 도와준다.

- 지지 면적을 넓혀서 신체를 안정시킨다.

- 배뇨나 배설을 하는 중에 기립성 저혈압을 일으키기도 한다.

- 몸통을 비트는 동작에서 균형이 무너지기 쉽다.

4. 배뇨·배변장애에 대한 원조

1) 배뇨장애

- 요의가 없거나 자연 배뇨를 할 수 없을 때는, 시간에 맞춰 배뇨를 유도하거나 손으로 압박(방광부 압박이나 두드림)한다.
- 잔뇨가 100mL 이상 있을 때는 자가 카테터법 도입이나 횟수를 검토한다.
- 야간에 자가 카테터법이 곤란하다면 간헐식의 풍선 카테터 유치를 검토한다.
- 요로감염 징후의 유무와 확인

2) 배변장애

- 필요한 수분을 섭취한다.
- 장 연동을 촉진하기 위한 복부, 요부 마사지
- 변의가 없더라도 매일 정기적으로 배변을 유도한다.
- 복압을 가하기 쉬운 체위를 취한다.
- 의사와 조정하면서 하제 복용을 검토한다.

- 다계통 위축증의 경우, 대부분의 사람에게서 배뇨장애가 발생한다.
- 질환의 진행에 따라 배뇨곤란이 되고, 잔뇨가 증가하여 요폐로 이행되기도 한다.

- 배설 동작이 어려워지기 때문에 수분 섭취를 삼가는 경우가 있다.

② 간호 포커스	간호 목표
먹는 즐거움을 계속 누릴 수 있다.	1) 혼자 힘으로 섭취 동작이 개선된다. 2) 삼키기 쉬워진다. 3) 먹고 싶다는 욕구가 충족된다. 4) 식후 저혈압으로 실신을 일으키지 않는다.
원조 내용	**근거**

1. 식사 섭취 동작의 조정

1) 상지 협조운동 장애의 조정

- 경도인 경우에는 팔이나 팔꿈치가 테이블에 닿도록 하면 흔들림이 경감된다.
- 흔들림이 심한 경우에는 대상자의 근력에 따라 모래주머니를 달아준다.

2) 보조구 활용

- 핀셋 모양의 젓가락, 숟가락이나 포크, 쥐는 부분이 큰 숟가락, 바닥면이 미끄러지지 않는 그릇이나 매트를 사용하여 안정성을 좋게 한다.

- 치아에 숟가락이 부딪히는 경우에는 부드러운 실리콘 소재의 숟가락으로 바꾼다.
- 손이 흔들려서 음료를 흘릴 때는 뚜껑이 달린 컵에 빨대를 꽂아주거나, 흡인구가 있는 컵을 이용한다.

근거:

- 모래주머니가 너무 무거워도 피로하므로, 적절한 무게를 검토한다.

- 젓가락을 이용한 세밀한 동작(쥐기, 놓기, 움직이기)이 어려워진다.
- 그릇에서 음식을 뜰 때, 행동이 커서 그릇째로 움직이거나 흘리기도 한다.
- 거리측정 장애나 진전이 있으면, 그릇이나 입의 위치에 알맞게 손을 가져가지 못한다.

2. 연하곤란 조정

1) 음식 형태에 대한 고민

- 주식으로는 미음 젤리, 3분죽(쌀과 물의 비율이 1:15~20), 전죽(쌀과 물의 비율이 1:5~6), 부식으로는 푸딩, 젤리형, 무스형, 으깬 것, 체로 거른 것, 연한 야채 등을 대상자의 연하 상태에 맞추어 선택한다.

2) 먹는 방식에 대한 고민

- 천천히 조바심을 내지 않고 섭취할 수 있는 환경을 만든다.
- 몸통이나 경부가 과도하게 긴장하지 않도록 자세를 조정한다.
- 앉은 자세일 때는 발바닥이 바닥에 닿는 높이의 의자를 선택한다.
- 등받이나 팔걸이가 달린 의자를 사용한다.

근거:

- 부드럽고, 식괴를 만들기 쉬우며, 적당하게 점도가 있는 것이 먹기 쉽다.

- 아직 입속에 음식물이 남아 있는데 또 입에 음식을 넣으면 기도로 넘어가기 쉽다.
- 몸통이 흔들리기 때문에 자세가 무너지기 쉽다.

3. 식후 저혈압 방지 • 천천히 식사한다. • 식후 저혈압이 발생하기 쉬운 사람은 식후 침대 각도를 낮게 조절한다. • 식후 1시간 이상 쉰 다음 활동을 개시한다.	• 식후 저혈압 증상은 식후 30~60분 사이에 출현하기 쉽다.

③ 간호 포커스	간호 목표
즐길 거리를 계속할 수 있다.	1) 현재 신체기능에 맞춘 활동을 찾아서 즐긴다. 2) 다른 사람과의 교류가 늘어난다. 3) 휴식이나 야간 수면을 방해받지 않는다.

원조 내용	근거
1. 즐길 거리의 내용과 방법을 함께 찾는다. • 지금까지 계속해온 즐길 거리나 새로 해보고 싶은 일이 무엇인지 대상자에게 물어본다. • 지금까지 계속해온 즐길 거리를 형태를 바꾸어서 계속할 수 있는지 검토한다. • 하고 싶은 일을 바로 찾지 못할 때는 산책이나 잡담 등을 통해 다른 사람과의 교류나 활동이 발전될 가능성을 찾는다.	• 운동실조나 파킨슨증후군으로 인해 지금까지 해오던 활동을 포기하는 경우가 많다. • 세밀한 작업은 단순화·간략화함으로써 좋아하는 일을 계속할 수 있다.
2. 신체를 움직이기 쉽도록 개선한다. • 경도의 경우 팔이나 팔꿈치가 테이블에 닿도록 하면 흔들림이 경감된다. • 하지의 휘청거림이 심한 경우에는 대상자의 근력에 맞추어 발목에 모래주머니를 달아주거나, 바닥이 무거운 신발을 신게 한다. • 대퇴나 무릎을 서포터로 압박하면 하지의 휘청거림이 경감되기도 한다. • 글씨를 쓸 때는 펜슬그립을 끼워서 쥐는 부분을 크게 한다.	• 모래주머니가 너무 무거우면 피로하므로, 적절한 무게를 검토한다.

3. 이야기가 쉽게 전달되도록 개선한다.

- 이야기할 때는 자세가 안정되어 있는지 확인한다.

- 시나 문장, 신문기사 등을 천천히 배에서부터 소리를 내어 읽게 한다.

- 노래를 할 때는 천천히 배에서부터 소리를 내어 어미를 확실히 끌도록 한다.

- 교류 상대와 원활하게 의사소통할 수 있도록, 이야기가 전달되기 어려울 때는 대변해준다.

- 말하는 방식이 불명확해서 전달되지 않을 때는 필담을 해본다.

- 자세가 불안정하면 상체나 경부에 불필요한 힘이 가해져 발성을 하기 어려워진다.

- 발성·구음기관은 연하나 호흡과도 연관되므로, 말하는 기능의 유지는 중요하다.

- 언어장애(단철성 언어, 폭발성 언어)가 있어서 대화를 꺼리게 되어, 다른 사람과 교류하는 데 소극적이 되는 경우가 있다.

4. 야간 수면을 확보한다.

- 불면이나 주간의 졸음을 호소하는지 살핀다.

- 잠잘 때 성대개대 부전으로 인한 후두 천명이 있는 경우, 의사와 상담하여 후두 내시경검사나 혈액가스 분석을 하고, 밤새 경피 산소포화도를 모니터링 한다.

- 성대개대 부전이 진행되면 대화를 할 때(특히 숨을 들이쉴 때) '휘' 하는 호흡 소리가 들린다.

- 비침습적 양압환기(NIPPV)를 통한 치료나 기관 절개가 필요하다.

---

④ 간호 포커스

몸차림을 단정하게 정돈함으로써 의욕을 지닐 수 있다.

간호 목표

1) 정용을 함으로써 "기분이 상쾌하다"라는 말을 들을 수 있다.
2) 옷을 조절함으로써 체온이 적절히 유지된다.
3) 활동을 하기 때문에 정용이나 치장에 신경을 쓴다.
4) 자신의 방식대로 입욕할 수 있다.

원조 내용

1. 옷 갈아입기에 대한 고민

- 단추를 풀고 잠그는 일이 어렵다면 매직테이프로 바꿔준다.

- 지퍼 손잡이에 링이나 끈을 달아서 올리고 내리기 쉽게 한다.

- 버튼에이드나 삭스에이드 등 보조구를 이용한다.

- 바지나 양말을 탈착할 때는 반드시 앉아서 한다.

- 서 있어서 옷을 갈아입는 일이 불안정할 때는, 머리를 벽에 대고 지탱하여 자세를 안정시킨다.

근거

- 정교한 동작이 어려워진다

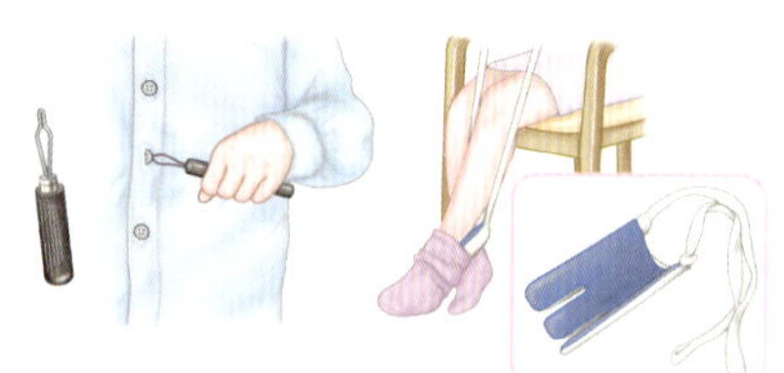

■ 그림10-B 버튼에이드와 삭스에이드

2. 청결에 대한 원조

- 양치질이 어려울 때는 전동칫솔로 바꾼다.
- 입욕할 때 목욕타월을 사용하기 힘들다면, 양끝에 손잡이가 달린 타월이나 미트(벙어리장갑) 타입의 타월을 사용한다.
- 입욕이나 샤워할 때 대상자 혼자서 할 수 있는 일은 지켜보고, 어려운 부위(등이나 머리 등)는 보조한다.
- 혼자 힘으로 입욕하기 어려운 경우에는, 상태에 따라서 리프트·특수 욕조 등을 사용해 보조한다.
- 보행이 불안정한 경우라면 일어서거나, 욕실에서 이동하거나, 욕조에 들어가고 나올 때 지켜보고 보조한다.
- 일어서거나 욕실 내에서 이동할 때 신체, 난간, 바닥면에 비누가 묻었다면 씻어낸다.

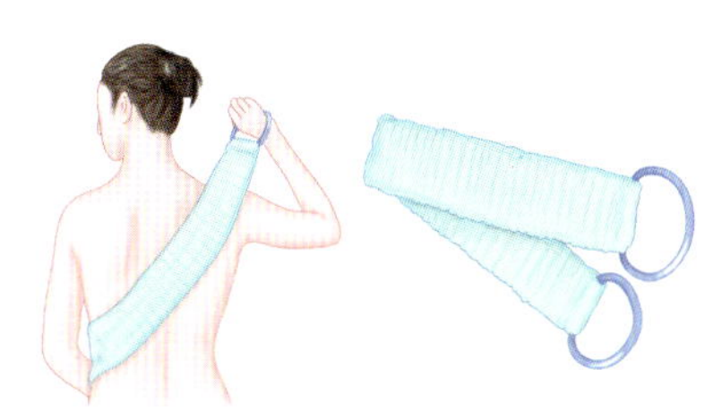

■ 그림10−C 손잡이가 달린 나일론 타월

⑤ 간호 포커스	간호 목표
체온을 조절할 수 있다.	1) 열 정체가 지속되지 않는다. 2) 탈수증상을 일으키지 않는다.

원조 내용	근거
• 정기적으로 체온을 측정한다. • 기온 변화에 따라 실내온도나 의복, 걸칠 것을 조정한다. • 발열 시에는 머리나 겨드랑이를 차갑게 한다. • 적절한 정도의 수분을 섭취한다. • 감염 징후의 유무를 확인한다.	• 자율신경장애 때문에 땀이 나지 않아서 열이 정체되기 쉽다. • 감염으로 인한 열 정체와 구별해야 한다.

관련 항목 : 더 자세히 알고 싶다면 다음을 참조하자

- **척수소뇌변성증의 증상에 대해**

  신경인성 방광(→ 280쪽), 배뇨장애(→ 445쪽), 배변장애(→ 456쪽) : 배뇨 시간의 연장이나 빈뇨·잔뇨·변비에 대해 알아보자.

  섭식·연하장애(→ 402쪽) : 연하 훈련의 방법, 자세나 식품 형태의 연구, 경관영양법의 관리에 대해 알아보자.

  언어장애(→ 495쪽) : 언어적 의사소통의 어려움과 그 대처방안에 대해 알아보자.

  혈압조절 장애(→ 535쪽) : 기립성 저혈압을 일으키지 않는 방안을 연구해보자(판단기준도 살펴보자).

- **척수소뇌변성증에 관련된 리스크**

  요로감염증(→ 386쪽), 폐렴(→ 197쪽), 낙상·골절(→ 483쪽), 탈수(→ 421쪽)

그림으로 살펴보는 질환

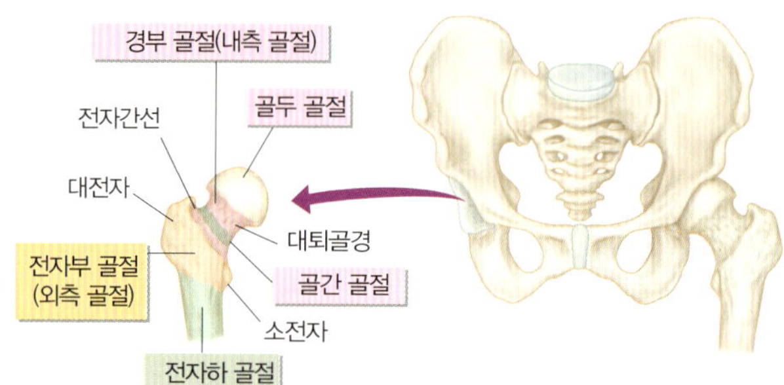

■ 그림11-1 대퇴골 경부 골절의 골절 부위에 따른 분류

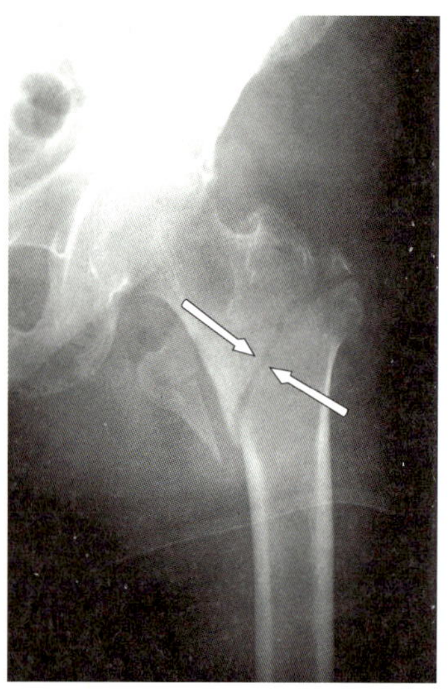

■ 그림11-2 대퇴골 경부 외측 골절(전자부
　골절)의 X선 사진
　골절선이 보인다(화살표)

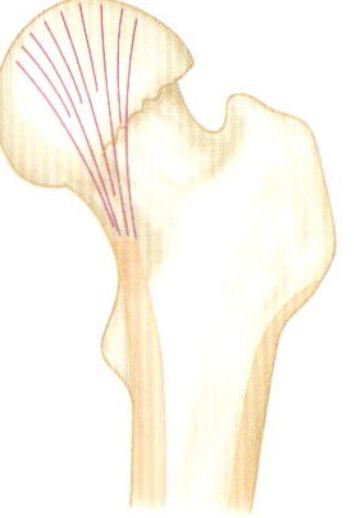
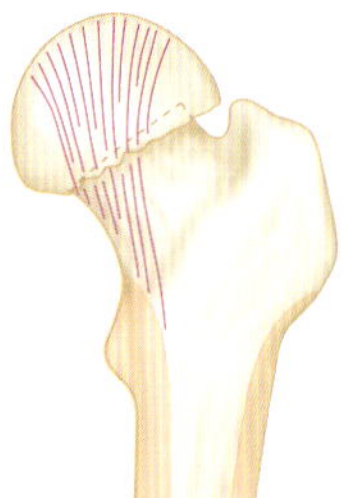

스테이지 I 불완전골절
(안쪽에 골성 연속이
　존재하는 것)

스테이지 II 완전감입골절
(연부조직의 연결성은
　잔존한다)

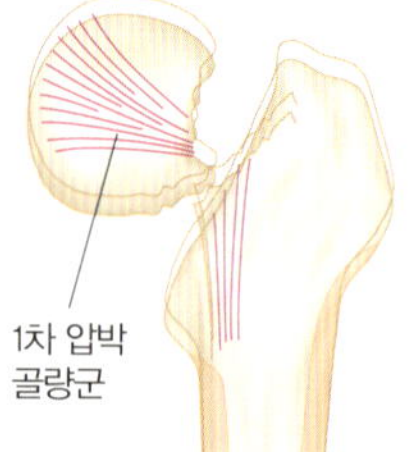

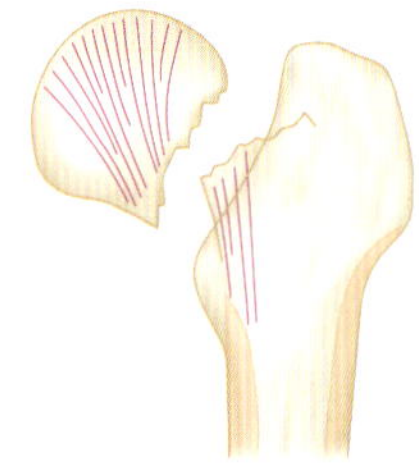

스테이지 III 완전골절
골두 회전 전위

스테이지 IV 완전골절
골두 회전 전위 없음

(절단면 지지대의
　연결성이 남아 있다)

(모든 연부조직의
　연결성이 절단된 것)

■ 그림11-3 대퇴골 경부 내측 골절(경부 골절)의 가든 분류
(Garden RS : Low-angle fixation in fractures of the
femoral neck. J Bone Joint Surg 43-B : 647, 1961에
서 일부 변경)

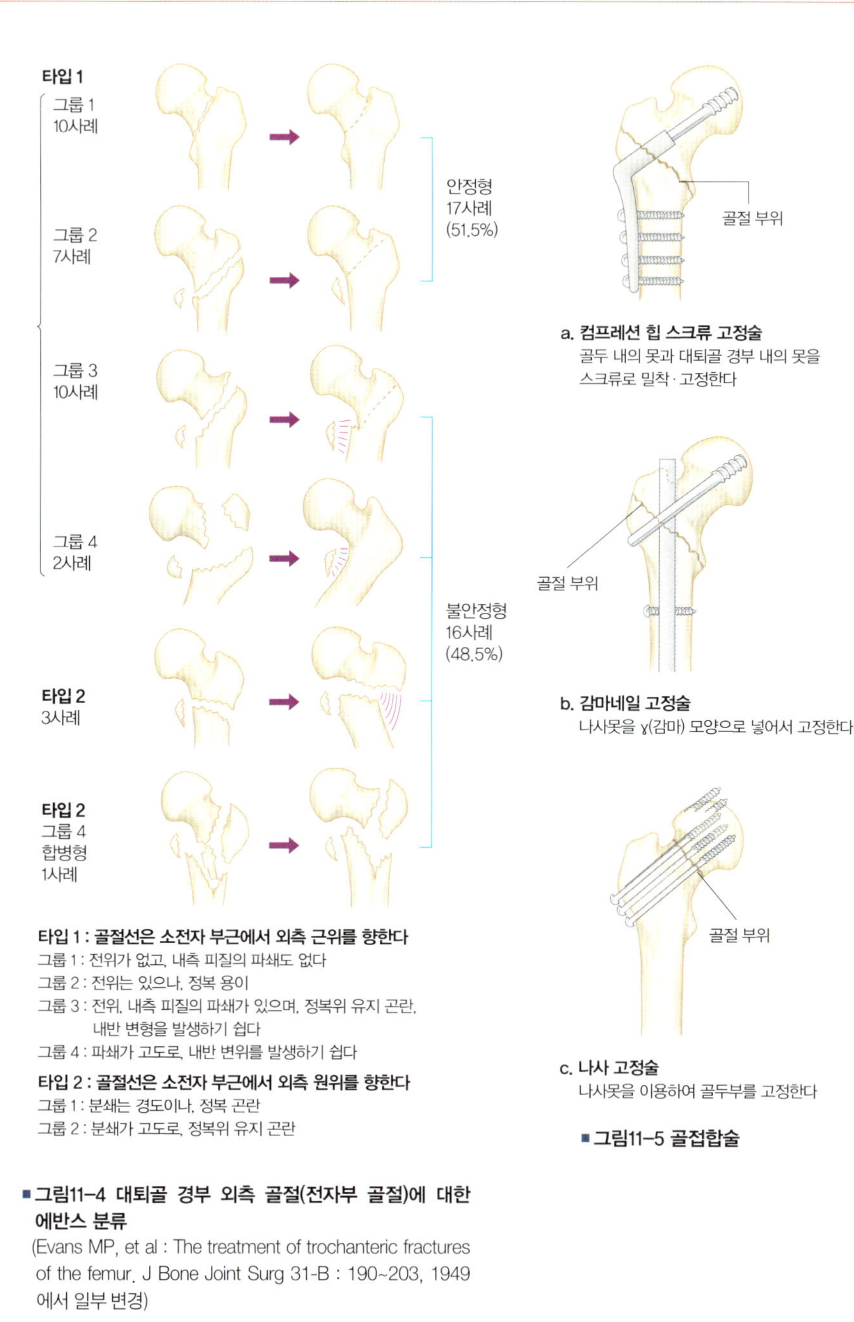

타입 1 : 골절선은 소전자 부근에서 외측 근위를 향한다
그룹 1 : 전위가 없고, 내측 피질의 파쇄도 없다
그룹 2 : 전위는 있으나, 정복 용이
그룹 3 : 전위, 내측 피질의 파쇄가 있으며, 정복위 유지 곤란.
　　　　내반 변형을 발생하기 쉽다
그룹 4 : 파쇄가 고도로, 내반 변위를 발생하기 쉽다

타입 2 : 골절선은 소전자 부근에서 외측 원위를 향한다
그룹 1 : 분쇄는 경도이나, 정복 곤란
그룹 2 : 분쇄가 고도로, 정복위 유지 곤란

■그림11-5 골접합술

■그림11-4 대퇴골 경부 외측 골절(전자부 골절)에 대한
에반스 분류
(Evans MP, et al : The treatment of trochanteric fractures
of the femur. J Bone Joint Surg 31-B : 190~203, 1949
에서 일부 변경)

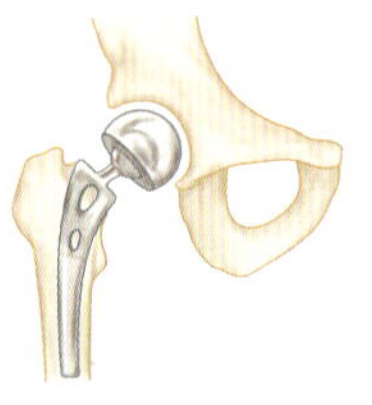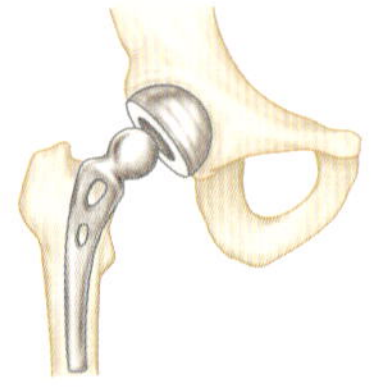

a. 인공골두 삽입술
대퇴골두를 인공의 것으로 바꾼다

b. 전고괄절 치환술
고관절 전체를 인공의 것으로 바꾼다

■ 그림11–6 인공고관절 치환술

질환에 대한 지식

병태 생리

골절이란 본래 뼈가 지닌 강도를 외력의 부하가 초과함으로써 골조직의 연속성이 끊어진 상태를 말한다.

- 병적골절(pathologic fracture) : 종양, 골질환과 같은 기저질환의 원인으로 뼈가 약화되었을 때 경미한 외력으로 인해 발생한다.
- 외상성 골절(traumatic fracture) : 건강한 뼈에 강한 외력이 직접 혹은 간접적으로 가해졌을 때 발생한다.
- 피로골절(stress fracture) : 스포츠 등으로 뼈의 특정한 부위에 부하가 반복적으로 가해져서 발생하는 경우가 많다.
- 골절부와 외계와의 교통이 없는 것을 피하골절(subcutaneous fracture, 폐쇄골절, 단순골절)이라고 하며, 피부·연부조직에 상처가 있어서 골절부가 외계와 교통하는 것을 개방골절(open fracture, 복합골절)이라고 한다. 외력의 작용에 따라 굴곡골절, 압박골절, 전단골절, 염전골절, 파열골절로 분류할 수 있으며, 골절선의 방향에 따라 가로골절, 경사골절, 나선형 골절, 분쇄골절로 분류된다.

■ 고령자의 골절 특징

고령자의 대퇴골 경부 골절은 골다공증에 동반하여 낙상으로 발생하는 운동기능 장애가 주가 되는 외상성 질환이다.

- 추체 압박골절 : 대부분은 척추에 대한 압력으로 인한 추체의 압박골절로, 쐐기 모양으로 변형된 추체 때문에 척추의 후만 변형이 발생하며, 고령자 특유의 등이 굽는 모습을 보인다.
- 대퇴골 경부 골절 : 낙상으로 인한 사례가 대부분으로서 고관절통을 호소하며 보행이 힘들어지게 되나, 드물게 낙상하지 않고 골절하는 경우도 있다. 골절 부위에 따라서 크게 대퇴골 경부 내측 골절과 대퇴골 경부 외측 골절(최근에는 각각 대퇴골 경부 골절, 대퇴골 전자부 골절이라 호칭)로 나뉘며, 고도의 골다공증인 고령자에게는 외측 골절이 많다.
- 상완골 경부 골절 : 낙상할 때 손·팔꿈치를 짚거나, 어깨를 타박함으로써 발생한다. 상완골은 근위부에서 원위부에 걸친 골절이 많으며, 하지의 거상이나 회선운동이 제한된다.
- 요골 원위단 골절 : 전방으로 낙상했을 때 손 관절이 배굴하여 손상을 입는다.

고령자 골절의 주된 원인은 낙상으로, 골다공증이 고도인 환자에게 발생하기 쉽다.

- 고령자의 대부분은 골다공증 증상이 있다. 골다공증의 경우 골량이 감소하여 뼈가 약해지게 되어 역학적으로 골절되기 쉬운 상태가 된다.
- 고령자의 골절은 다음과 같은 점 때문에 치유가 어렵다.
  - 골유합 능력이 저하되어 있다.
  - 관절포 내 골절이기 때문에 외골막이 없고, 따라서 외가골(뼈의 결손이나 골절했을 때 형성되는 섬유골이나 연골로 이루어진 조직)의 형성을 기대할 수 없다.
  - 골절선의 방향이 수직이 되기 쉽고, 하중으로 인해 골편 간에 종방향으로 미는 힘이 작용하여, 골 파편이 떨어져 나가 골유합이 방해되어 변형을 초래하기 쉽다.
  - 고령자 가운데는 체중을 싣지 않는 동작을 하도록 지시받아도 지키지 않는 사람이 있으며, 의욕이 저하되는 등의 이유로 재활치료가 잘 이루어지지 않는 경우도 있다. 대퇴골 경부 골절에서는 입위나 보행이 불가능해서 환지는 경도 굴곡, 외전, 외선위를 취한다.
  - 대퇴골 경부로의 혈행은 주로 경부에서 공급하지만, 골절로 공급을 담당하는 동맥이 파손되어 골두의 혈행이 단절되면 골유합이 늦어지거나, 유합되더라도 골두 괴사를 초래하기 쉽다.

- 골다공증은 고령자, 특히 폐경 후 여성에게 많다. 이것은 골다공증을 예방하는 기능을 하는 여성호르몬이 폐경으로 인해 감소하기 때문으로 여겨진다.
- 최근 대퇴골 경부 골절은 환자 수와 발생 빈도 모두 증가하는 경향을 보이며, 70~80대 여성에게 쉽게 발생한다. 보행이 힘들어서 거동을 못하게 되어 폐렴이나 욕창이 합병되는 경우도 있다.

- 골절 부위의 동통 · 압통, 종창, 기능장애를 호소한다. 전위에 따라서 회선, 굴곡 등의 변형, 이상가동성을 호소한다. 골절면이 서로 스치는 마찰음이 들리는 경우도 있다.
- 골절 부위나 정도, 합병증의 유무에 따라 증상도 달라진다. 개방골절에서 연부조직이 손상되고, 출혈을 동반하는 경우에는 쇼크에 빠지는 경우도 있으므로 의식 상태, 호흡 상태, 순환 상태를 확인한다. 피하골절로 쇼크에 빠지는 경우도 드물게 있다.
- 대퇴골 경부 골절의 경우, 관절포 내에서 발생한 경우를 '내측 골절', 관절포 외에서 발생한 경우를 '외측 골절'이라고 한다.

두 방향의 단순 X선 촬영으로 진단 가능

- 두 방향의 단순 X선 촬영으로 진단할 수 있다. 비교하기 위해 건강한 쪽도 촬영한다. 단순 X선 촬영으로 골절을 확인할 수 없는 경우에는 MRI 촬영을 함으로써 골절 유무를 감별할 수 있다.

- X선 분류는 내측 골절에서는 가든 분류(그림11-3), 외측 골절에서는 에반스 분류(그림11-4)가 자주 이용된다.
- 피하골절인지 개방골절인지 확인한다. 개방골절에서는 골절 후 시간 경과가 중요하다.
- 골절 주변의 신경 손상, 인접 관절·장기장애, 연부조직 손상의 유무나 정도를 확인한다. 혈관 손상이 의심된다면 혈관조영을 수행한다.
- 고령자의 문진에서는 어디서 어떻게 낙상했는지 동통 부위 등을 아울러 확인하고, 골절되기 전의 보행능력을 확인해둔다.

■ 검사치

- 고령자는 기저질환을 지닌 경우가 많으므로 혈액검사로 적혈구 수, 헤모글로빈, 적혈구용적률, AST, ALT, CK, 요단백을 파악해둔다.

합병되기 쉬운 증상

- 감염증, 피부 손상, 신경마비, 혈관 손상, 지방색전, 내장 손상 등을 합병하기 쉽다.
- 고령의 대퇴골 경부 골절 환자 중에는 보행 곤란으로 거동을 못하게 되어 폐렴, 욕창, 섬망, 치매, 과수면, 식욕부진 등을 보이는 경우도 많다.
- 인공관절 치환술 후 3주간은 탈구되기 쉬우므로 주의가 필요하다. 그 후에는 장기간의 와상으로 인한 근력 저하, 영양상태의 저하, 치매 출현에도 주의가 필요하다.

치료법

■ 치료 방침

- 전신증상을 수반하는 경우에는 우선 기도를 확보하고, 쇼크에 빠진 경우에는 내장 손상 등을 염두에 두고 신속히 대처한다.
- 골절에 대해서는 골의 유합을 목표로 정복, 고정, 재활치료를 수행한다. 정복은 전위된 골편을 해부학적 위치로 되돌리는 것을 목적으로 실시한다. 고정은 정복위를 유지하여 골절부의 유합을 확인한 후, 관절구축 제거와 폐용증후군 예방을 목적으로 재활치료를 수행한다.
- 대퇴골 경부 골절에서 보존요법은 예후가 좋지 않다. 합병증을 비롯한 전신 상태, 정신 상태를 평가하여 마취, 수술이 가능한지 판단한다. 마취, 수술이 가능하다고 판단된 경우에는 신속하게 수술한다. 수술 후에는 합병증을 예방하기 위해 조기에 자리에서 일어나게 한다.

■ 보존요법

- 골의 유합을 촉진하기 위해 수행하는 정복에는 통상적으로 마취·X선 투시 하에서 이루어지는 도수정복과 정복위를 유지하는 견인요법이 있다. 견인요법에는 반창고나 붕대를 이용하여 피부를 견인하는 개달견인법과, 뼈에 K 강선(Kirschner wire) 등을 삽입하여 견인하는 직달견인법이 있다.
- 보존요법에서는 장기간 침대에서 안정을 취한 다음 견인을 실시한다.

■ 외과요법

- 골전위의 정도에 따라, 보존요법으로는 유합이 힘든 경우 수술을 통해 정복한다.
- 수술은 골절의 정도나 환자가 처한 상황·적응 조건을 고려하여 판단하나, 고령자는 장기 와상으로 인한 합병증이 발생하기 쉬우므로 일반적으로 단기입원을 통한 수술을 시행한다.
- 대퇴골 경부 골절의 외과요법으로는 골접합술(그림11-5)과 인공고관절 치환술(그림11-6)이 있다. 고령자는 침대에서 장기간 안정을 취하게 되면 폐용증후군을 초래하기 쉬우므로, 일반적으로 인공고관절 치환술을 한다. 대퇴골두 치환술 후 2~3일이면 보행 훈련도 가능하므로, 거동 불능을 방지하기 위해서도 수술이 권장된다.

골접합술

플레이트 고정법, Russell-Taylor정 고정법, 외부 고정법(external fixation) 등을 통한 정복 고정술이 있다. 대퇴골 경부 내측 골절에서 전위가 적은 증례에서 첫 번째 선택이 된다. 외측 골절에서는 전위가 없더라도 적용된다.

인공고관절 치환술

인공골두로 치환하여 기능 재건을 꾀하는 수술 방식이다. 대퇴골 경부 내측 골절의 전위형에 추천된다.

■ 예방 및 생활 지도

- 고령자는 낙상하기 쉬워 골절이 발생하기 쉽다. 실외보다는 실내에서 낙상하는 경우가 많으며, 낙상·골절은 고령자가 거동을 할 수 없게 되는 원인이 되기 쉽다. 따라서 실내의 단차를 제거하고, 복도·계단에 난간을 설치하며, 바닥을 잘 미끄러지지 않게 하는 등 낙상하지 않는 생활환경을 마련한다.
- 골다공증을 예방하기 위해서는 충분한 Ca와 균형 잡힌 식사를 섭취하고, 비타민D의 작용을 촉진하기 위해 햇볕을 쬐어주고, 적당한 운동으로 뼈에 부담을 준다.

내측 골절
가든 분류 스테이지 I, II
자발통 있음
안정 · 와상, 가벼운 개달견인
자발통 없음
골접합술
가든 분류 스테이지 III
정복 가능
골접합술
정복 곤란
인공골두 삽입술
가든 분류 스테이지 IV
인공골두 삽입술
외측 골절
에반스 분류 안정형
(그룹 1, 2)
견인요법
에반스 분류 불안정형
(그룹 3, 4, 타입 2, 3)
골접합술

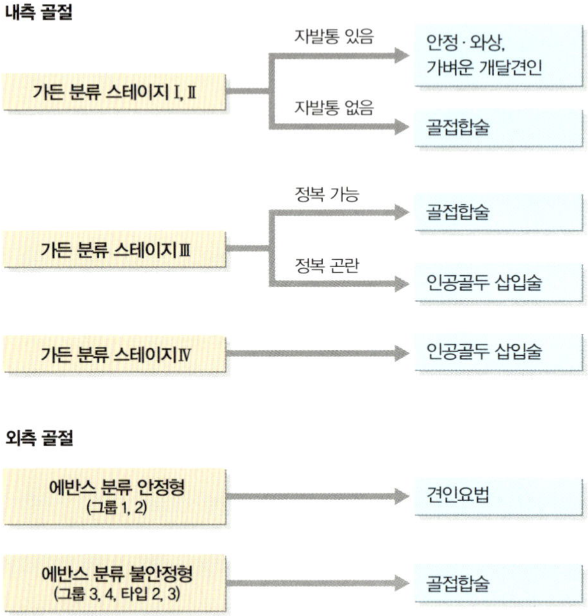

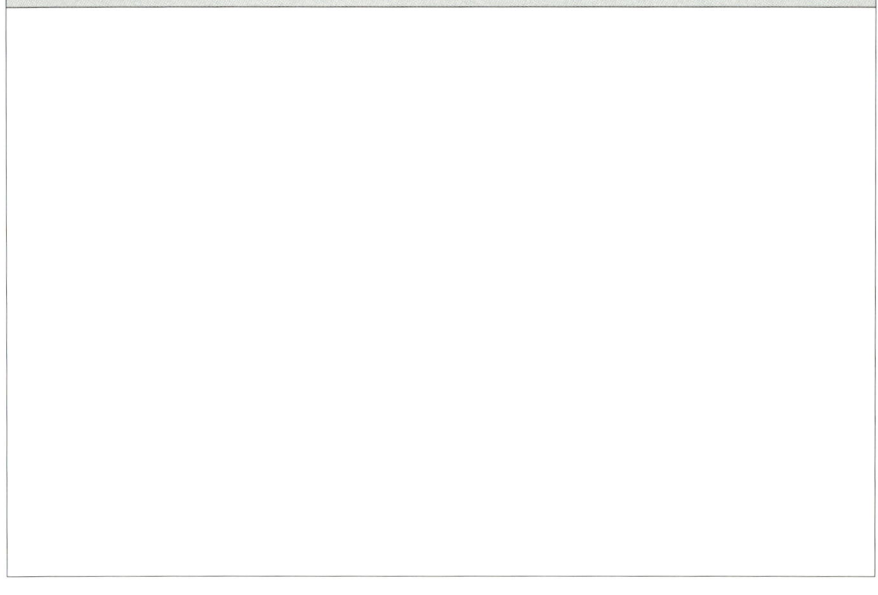

MEMO

간호 관점

- 인공골두 삽입술에서는 고관절의 가동영역이 제한되기 때문에 생활기능 전반에 걸쳐 장애를 초래한다. 또한 그 점이 생활행동을 제한하고, 고령자가 낼 수 있는 힘을 저하시키는 악순환을 초래하기 쉽다. 대상자와 가족에게 일상생활을 보낼 때의 유의점을 잘 이해시킨다. 새로운 생활환경에 적응할 수 있도록 원조해나간다.
- 예고 없는 낙상으로 인한 골절은 급격한 생활양식의 변경을 초래한다. 따라서 전신 근력이 저하되어 ADL이 저하될 뿐 아니라 가정생활이나 사회생활에 적응하기 어려워진다. 가족 환경이나 사회 자원도 고려하면서 원조해나간다.

■ 회복과정에 따른 간호 관점

급성기

골절 직후에는 골절 부위의 동통과 견인 때문에 무엇보다 안정이 필요하다. 특히 갑작스러운 입원이나 긴급 수술로 인해 자신이 처한 상황을 이해하기 힘든 경우가 많이 발생한다. 안정을 통해, 동통으로 인한 신체적 스트레스와 수술 후 섬망과 같은 갑작스러운 환경 변화에 대한 부적응 및 생활기능 저하를 방지하도록 원조한다.

회복기

전신의 근력 회복과 재낙상 예방을 위해 재활치료를 하는 시기이다. 인공골두 삽입술 후엔 탈구 예방을 목적으로 고관절의 가동영역을 제한하기 때문에 ADL에 보조가 필요해진다. 과도한 보조는 대상자가 낼 수 있는 힘을 빼앗을 뿐 아니라 자존심에도 상처를 줄 수 있기 때문에, 대상자가 할 수 있는 부분과 보조가 필요한 부분을 구분해 원조할 필요가 있다. 또한 퇴원 후의 생활을 위해, 생활양식의 변경이나 사회 자원에 대해서도 보호자를 비롯한 대상자에게 설명할 필요가 있다.

아래부터는 대퇴골 경부 골절로 인한 인공골두 삽입술 후 회복기에 대한 설명이다. 다시 보행하는 것을 목표로 하는 고령자에 대한 간호를 중심으로 설명한다.

■ 회복기에서의 일상생활 속 간호 포인트

1. 합병증을 예방하여 생활양식의 재구축을 지원한다 : 인공골두 삽입술 후에는, 고관절을 90도 이상 굴곡 · 내전 · 외선함으로써 탈구되는 합병증의 위험을 지니고 생활하게 된다. 탈구될 위험이 있는 체위를 피할 수 있도록 생활양식의 변경이나 금지 자세에 대해 설명한다.
2. 재낙상을 방지하여 생기 넘치는 활동을 계속 · 발전시킬 수 있도록 지원한다 : 한 번 낙상을 경험한 고령자는 또 다시 낙상하는 것은 아닌가 하는 공포심으로, 보행이나 재활치료에 소극적이 되기 쉽다. 다음에 나타낸 1)~4)의 관점으로 안심하고 보행할 수 있도록 원조하는 동시에, 대상자가 바라는 활동을 지속 · 발전시킬 수 있도록 회복단계에 따라 조정한다.

    1) 하지 근력 유지에 힘쓴다.

2) 낙상 요인을 제거하고 환경을 정비한다.

3) 보행용구 및 의류나 신발을 조정한다.

4) 대상자의 공포나 불안에 공감하면서, 보행하는 것을 지켜본다.

3. 대상자가 낼 수 있는 힘을 중시하며, 셀프케어의 유지·향상을 위해 지원한다 : 고령자는 예비력·회복력이 저하된 상태이기 때문에, 수술 후의 안정 와상으로 인해 전신 기능이 저하되고 셀프케어 능력마저 잃기 쉽다. 따라서 과도한 안정은 피하고 대상자가 '낼 수 있는 힘'을 유도하면서 셀프케어를 유지·향상시킬 수 있도록 원조한다. 또한 '할 수 있는 것은 하고 싶다'는 대상자의 생각을 존중함으로써 자존감을 지켜준다.

종합평가

신체적 증상과 더불어 인공골두 삽입술 후 예측되는 합병증을 예방할 수 있도록 상태를 관찰하여 정리하는 것 외에도, 대상자의 의향·희망이나 고통에 대해서 파악한다. 그리고 대상자의 재낙상 리스크나 생활기능에서 저하된 면·발휘되는 면의 양방향에서 분석해나간다. 나아가 대상자의 생활 속에서 발견되는 다양한 '낼 수 있는 힘'을 셀프케어의 유지·향상을 비롯한 생기 넘치는 활동의 지속·발전으로 이어지게 하기 위해, 어떻게 환경을 정비해야 할지도 종합평가한다.

		필요한 정보	분석 관점
질환관련정보		**수술 전** 골절 부위 증상 신경 손상 유무 **수술 후** 합병증 유무 출혈·통증 정도	• 환부의 증상 변화에 대해 파악한다. 골절의 4대 증상(동통, 발적, 종창, 변형)이 출현했는가. • 신경 손상(저림, 마비, 족부의 저굴·배굴운동 장애)이 있는가. • 심부정맥 혈전이나 비골신경마비가 있는가. 탈구 증상(동통, 고관절 변형)이 있는가. • 수술 방식, 마취 방식이 침습적이지는 않은가.
핵심정보	신체적측면	**운동기능** 자세 유지와 변환, 이동 방법 **인지기능** 섬망, 인지기능 **언어기능** 대화 **감각·지각** 시각, 청각 **생식** 폐경과 골밀도	• 금지 자세를 취하지 않는가. • 이동할 때 보조구(지팡이, 보행기, 휠체어)가 필요한가. • 보행할 때 휘청거림이나 중심이 동요되는 변화는 없는가. • 수술 후 일과성의 섬망이 출현하지 않는가. • 환경의 변화에 따른 건망증이나 언동의 변화는 없는가. • 말의 조리가 맞는가. • 노화에 따른 감각기의 변화가 낙상 요인에 영향을 주기도 한다. • 백내장, 노인성 난청의 유무 • 골다공증이 진행되면 골절의 요인이 된다. • 내복약의 유무

핵심 정보	심리 · 영적 측면	**건강 지각 · 의향** 보행에 대한 불안 **자기지각** 다른 사람에게 신세를 지는 것에 대한 괴로움 **가치 · 신념** **기분** **정동** **스트레스 내성** **신앙**	• 예전처럼 걸을 수 없을지도 모른다는 걱정은 없는가. • 다른 사람의 힘을 빌리지 않은 채 혼자서는 아무 일도 하지 못한다면, 자신을 한심하게 여기는 자존감 저하로 이어진다. • 자신에 대해 쓸모없다고 여기지 않는가. • 어떤 생활을 보내고 싶다고 생각하는가. • 자신의 일은 가급적 자기가 하고 싶다고 생각하는가. • 할 수 없는 일이 늘어남으로써 우울해지지 않았는가. • 활동 제한으로 인해 신앙 생활에 방해를 받지 않는가.
	사회 · 문화적 측면	**역할 · 관계** **직업 · 가사 · 학습** **여가** **사회 참여**	• 퇴원하여 집으로 돌아가는 것은 수술 후의 회복 정도에 달렸으므로, 지금까지의 역할에 변화가 생길 수 있다. • 생활양식이 동양식에서 서양식으로 변하는 것에 대해 어떻게 생각하는가. • 노인 클럽이나 마을에서의 활동 참여에 변화는 없는가. • 사회 자원으로서 활용하는 것이 있는가.
활동		**취미나 레크리에이션** 지금까지 해온 활동, 현재 하고 있는 활동 산책, 워킹, 원예	• 금지 자세를 이해하고 있는가. • 요양생활을 보내면서, 이전처럼 활동하지 못하는 까닭에 즐길 거리를 멀리하거나 포기하지 않았는가. • 활동을 계속할 수 있는 시간은 어느 정도인가. • 활동을 계속할 수 있는 장소로 어떻게 이동하는가. • 활동을 즐길 수 있는가.
휴식		**휴식** **수면** 주간 와상 시간과 수면 시간, 중도각성, 숙면감, 주간의 졸음	• 장시간 앉아 있으면 다리에 부종이 관찰되는가. • 휴식을 취하고 싶을 때, 혼자 힘으로 방으로 돌아가거나 누군가에게 전달할 수 있는가. • 수면 시간, 하루의 수면 패턴은 어떠한가. • 요의나 통증 등 수면을 방해하는 것이 있는가. • 취침 시 돌아누울 수 있는가. 흐트러진 이불을 바로잡을 수 있는가. • 장시간 동일 자세를 취하고 있지 않은가. 또 압박이나 통증은 없는가.

식 사	**식욕** **영양상태** 섭취량, 체중, 혈액검 사 데이터, BMI **섭식 동작** 식사 준비 : 식당까지 의 이동 섭식 : 식기 · 도구 들기, 입가로 옮기는 동작, 입에 넣는 동작, 속도, 피로 자세 유지(몸통의 기울어짐)	• 식사 시간대의 몸 상태. 내복약은 혼자 힘으로 먹을 수 있는가. • 필요한 영양을 섭취할 수 있도록 연구하는가. • 섭취하고 있는 식사량, 수분량, 식이섬유가 변비에 관련되지 않았는가. • 배설 행동이 힘들어서 수분이나 음식을 삼가지 않는가. • 비만 경향은 없는가. 상처는 순조롭게 치유되는가. • 테이블 아래로 용구가 떨어졌을 때, 상체를 앞으로 굽혀서 주우려고 하지 않는가. • 식사에 걸리는 시간, 식사의 경과와 함께 섭식 동작이나 자세에 변화는 없는가. 식사 속도에 변화는 없는가. 자세가 변하는 것이 섭식 동작에 영향을 주지 않는 가. 피로는 없는가. 흘리지는 않는가.
	저작 · 연하기능 구강 내로 음식물 넣기, 혀의 움직임, 구강 내에서 식괴를 만드는 능력, 타액 삼킴, 연하 동작의 어려움	• 식사 형태에 따라 저작이나 식괴를 형성하는 일이 힘들지 않은가. • 자세의 변화가 섭취 방식에 영향을 주지 않는가. 환지 측으로 기울어지지 않는가. • 의치를 사용하지 않는가. 의치를 세정하거나 관리할 수 있는가.
배 설	**배설 동작** 화장실까지의 이동, 문의 개폐, 옷을 입고 벗음, 화장실 내에서의 이동 · 이승, 뒤처리, 자세 유지, 자세, 실금 **배설 상황** 소변 : 복압을 가하는 (배에 주는) 힘, 방광 · 요도기능(저장하는 힘) 대변 : 마지막까지 배설하는 힘, 장 연동 **대소변의 성상** 소변 : 양, 횟수 대변 : 변의 단단함, 양, 횟수	• 양변기는 사용할 수 있는가. • 화장실까지 어떻게 이동하는가. 요의 · 변의를 느끼고 늦지 않게 화장실에 갈 수 있는가. • 옷을 입고 벗는 일이 가능한가. 화장실 안에서 이승 동작은 가능한가. • 변기에 앉아서 자세를 유지할 수 있는가. 상체가 앞으로 기울어지지 않는가. • 화장지는 혼자서 준비할 수 있는가. 닦아내는 동작을 할 수 있는가. • 빈뇨이며, 배뇨에 시간이 걸리는가. • 복압이 가해지도록 혼자서 손으로 눌러 배뇨할 수 있는지 확인한다. • 자연 배변이 가능한가. 하제나 관장을 사용하고 있는가. • 내복하고 있는 하제는 언제 복용하는가. 혼자 힘으로 복용할 수 있는가. • 식사, 식이섬유, 수분은 충분한가. • 장 연동에 영향을 끼칠 수 있는 운동을 하고 있는가.

배설	요의 · 변의 요의 · 변의의 유무 절박성 여부	• 실금의 종류(기능성 요실금 · 절박성 요실금 · 일류성 요실금 · 긴장성 요실금) • 실금을 걱정하여 수분을 삼가지 않는가.
몸 차 림	청결 · 정용 옷 갈아입기 단정함	• 입욕 · 샤워, 손 씻기, 양치질, 면도 등의 동작이 힘들지 않은가. 상체를 앞으로 숙이지 않는가. • 옷을 입고 벗는 동작이 힘들지 않은가. • 양말을 신거나 바지를 입을 때 자조구를 사용할 수 있는가. • 화장, 치장을 멀리하거나 포기하지 않았는가.
의 사 소 통	수단 상대 시각, 청각 대화, 다른 사람과 의 교류	• 노화에 따른 감각기의 변화가 낙상 요인에 영향을 주지 않았는가. • 백내장, 노인성 난청의 유무 • 대화는 순조로운가. • 동실자와의 교류가 있는가. 동실자와의 관계에 고통을 느끼지 않는가. • 면회는 하는가. 보호자는 있는가.

MEMO

대퇴골 경부 / 전자부 골절이 있는 고령자의 병태 · 생활기능 관련도

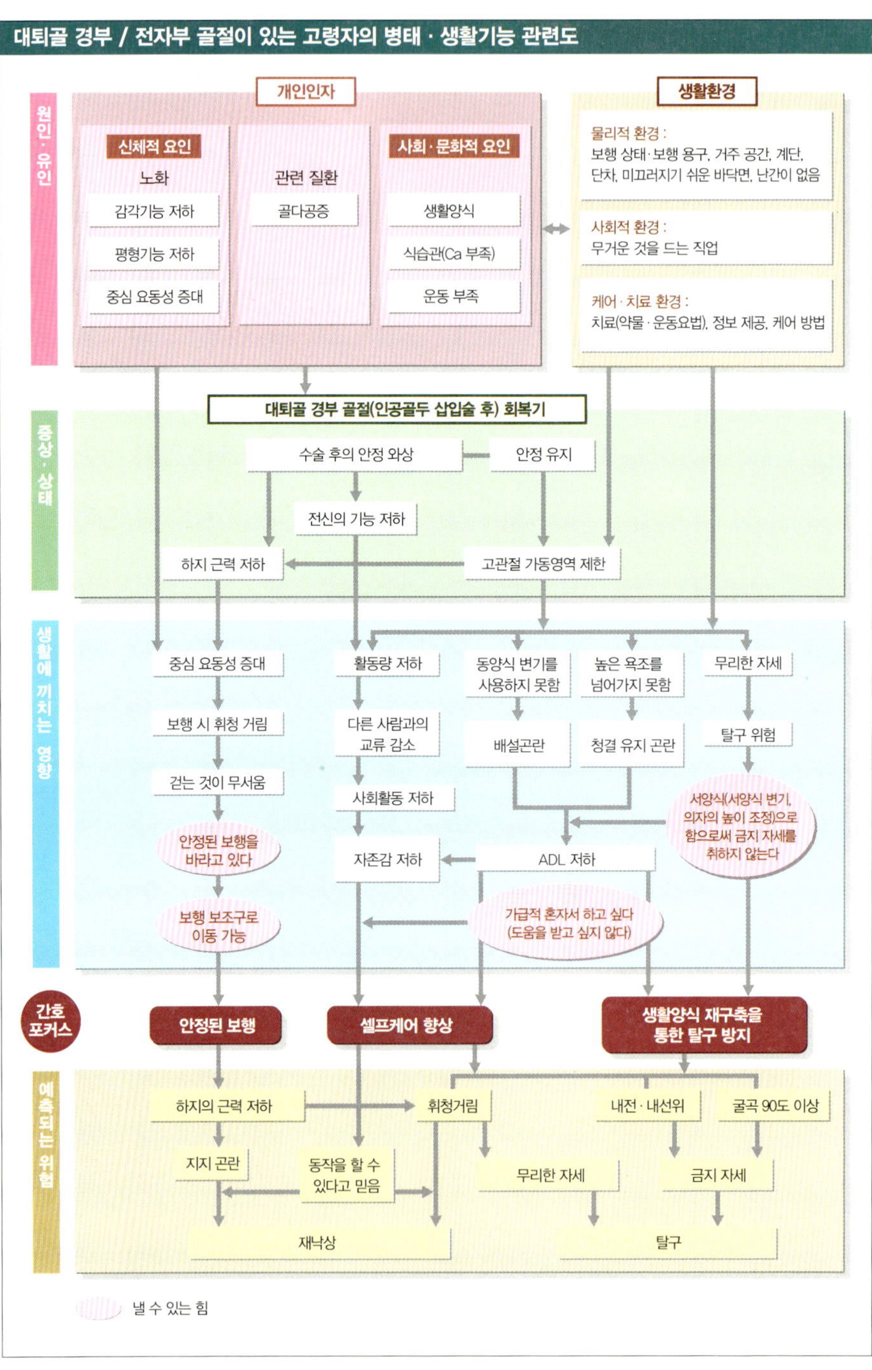

간호 포커스의 명확화

- 생활양식을 재구축함으로써 탈구의 위험을 피할 수 있다.
- 하지 근력을 유지함으로써 안정된 보행을 하고 싶다고 바란다.
- 셀프케어의 향상으로 자존감을 유지할 수 있다.

① 간호 포커스	간호 목표
생활양식을 재구축함으로써 탈구의 위험을 피할 수 있다.	1) 생활양식을 서양식으로 변경할 수 있다. 2) 일상생활에서 금지 자세를 취하지 않는다. 3) 탈구가 발생하지 않는다.

원조 내용	근거
1. 생활양식 설명 아래와 같은 상황에서 고관절을 90도 이상 굽히지 않도록, 생활양식을 서양식으로 변경해야 하는 필요성에 대해 팸플릿이나 포스터를 이용해 대상자와 그 가족에게 설명한다. 1) 식사할 때 • 상이 아닌 테이블과 의자에서 식사한다. 2) 배설할 때 • 양변기 사용을 권장한다. 3) 몸차림할 때 • 입욕할 때는 샤워 의자나 손잡이가 긴 브러시를 사용한다.	• 고관절을 90도 이상 굽히면 탈구가 발생할 위험이 있다. • 종이에 적어서 반복적으로 설명하면 이해하기 쉽다. 또한 생활을 함께하는 가족의 협조가 필요하다. • 옆으로 앉는 등의 금지 자세를 취할 가능성이 있다. • 동양식 변기는 환지를 늘인 상태로 배설하기 때문에 일어서기가 힘들다. • 욕조를 넘어갈 때, 발을 씻을 때, 쪼그려 앉아서 머리를 감을 때 등, 금지 자세를 취할 가능성이 있다.
2. 금지 자세 설명 아래와 같은 상황에서 고관절을 90도 이상으로 굽히거나 내전위·내외선위를 취하지 않도록, 구체적인 체위를 팸플릿이나 포스터에 기재해서 대상자와 가족에서 설명한다. 1) 식사 동작에서 • 물건을 주울 때 : 매직핸드나 긴 손잡이가 달린 집게를 준비해둔다.	• 종이에 써서 반복적으로 설명해주면 이해하기 쉽다. 또한 생활을 함께하는 가족의 협조도 필요하다.

• 전경 자세 금지 : 의자에 앉을 때는 등 근육을 곧게 편다. • 자조구 활용 : 매직핸드나 긴 손잡이가 달린 집게를 이용한다. 2) 배설 동작에서 • 상체를 앞으로 숙이지 않는다. • 화장지를 끊을 때 뒤를 돌아보지 않는다. 3) 몸차림을 할 때 • 입욕할 때는 샤워 의자나 손잡이가 긴 브러시를 사용한다. • 욕조를 넘어갈 때는 욕조의 벽에 앉은 후 환지를 욕조와 수평으로 한 채 이동한다. • 발톱을 정리할 때는 보조한다. • 바지를 입거나 양말을 신을 때는 자조구를 사용한다.	• 상체를 앞으로 숙이면 고관절이 90도 이상 굽혀질 위험이 있다. • 등이 굽었을 때는 쿠션이나 작은 베개 등으로 자세를 조정한다. • 갑자기 뒤를 돌아보는 등 내선위를 취할 위험이 있다. • 외전 중간위를 취하는 것이 바람직하다. • 욕조를 넘어갈 때, 발을 씻을 때, 쪼그려 앉아서 머리를 감을 때, 금지 자세를 취할 가능성이 있다. • 삭스에이드 등 자조구를 사용함으로써 원위부의 갈아입기 동작도 가능해진다.
3. 양지위 유지 1) 외전 중간위 • 고관절의 경도 외전, 외선 중간위를 유지할 수 있는가.	• 대둔근이나 봉공근과 같은 근육을 장시간 진전시키기 때문에, 수술 후에 고관절의 내전·내선위에서는 탈구될 위험이 있다. • 이상에서 설명한 것 말고도, 양반다리를 하거나 무릎을 세우고 앉는 등의 금지 자세를 취하지 않도록 한다.

② 간호 포커스	간호 목표
하지 근력을 유지함으로써 안정된 보행을 하고 싶다고 바란다.	1) 운동을 함으로써 하지 근력이 유지된다. 2) 안전하게 보행할 수 있는 환경을 정비할 수 있다. 3) 적절한 보행 보조구를 선택할 수 있다.

원조 내용	근거
1. 하지의 근력 유지를 위한 운동 대상자 및 의사나 이학요법사와 상담하여 목표·횟수를 결정한다(1일 3회 10세트 등). a. 대퇴사두근 준비운동 b. 하지 신전 거상(SLR) 운동 c. 단좌위에서의 무릎 신전운동 d. 푸시업(엉덩이 들어올리기) 운동	• 목표는 대상자의 가치관으로부터 영향을 받으므로, 대상자와 함께 생각한다. • 하지의 근력이 저하되면 다시 낙상할 가능성이 높아진다.

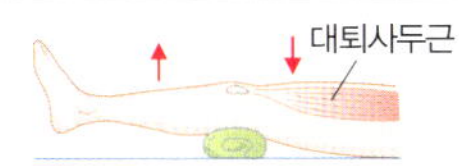

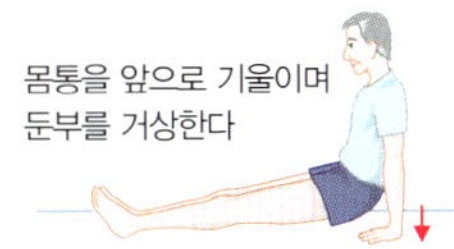

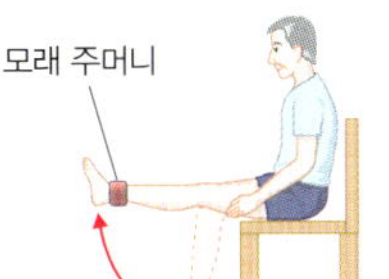

■ 그림11-A 근력강화운동

2. 보행 보조구에 대한 접근 보조

- 보행 보조구(지팡이, 보행기, 휠체어)는 손이 닿는 곳에 두고, 혼자 힘으로 이동할 수 있을 때는 지켜본다.
- 뒤꿈치가 있는 미끄러지지 않는 신발을 신는다.
- 바지의 길이가 너무 길지 않도록 한다.

- 고관절의 가동영역이 제한되기 때문에, 침대에서 보행 보조구로 이동할 때 낙상할 수 있다.
- 보행할 때 신발이 벗겨지지 않도록 한다.
- 보행할 때 바짓단을 밟음으로써 낙상하지 않도록 한다.

3. 휠체어와 변기 사이의 이승 보조

- 이동이 편한 위치를 고려하여 휠체어를 댄다.
- 앉을 때는 뒤에서 붙잡고 천천히 앉게 한다.
- 침대나 양변기에서는 앉았을 때 발이 바닥에 닿고, 일어서기 편한 높이가 바람직하다.

- 상체가 앞으로 많이 기울어지는 고령자는 일어설 때 되도록 높은 곳의 손잡이를 잡는 편이 일어서기 쉽다.
- 강한 충격을 받으면 요추 압박골절로 이어질 위험이 있다.
- 리프트 기능이 있어서 일어서는 것을 보조하는 변기도 있다.

4. 자립도에 맞는 보행 보조구를 선택한다.

- 고령자는 한 번 낙상한 경험이 있으면 또 낙상할까봐 보행하는 데 소극적이 되기 쉽다.

5. 말을 걸 때는 앞에서 보통 목소리로 말한다.

- 뒤에서 큰 소리로 부르면, 목소리에 놀라 낙상할 수 있다.

③ 간호 포커스	간호 목표
셀프케어의 향상으로 자존감을 유지할 수 있다.	1) 안전하게 입욕할 수 있다. 2) 자조구를 사용함으로써 옷 갈아입는 동작을 할 수 있다. 3) 배설 동작을 혼자서 할 수 있다.
원조 내용	**근거**
1. 입욕 · 샤워 • 샤워 동작 중 혼자서 할 수 있는 것은 지켜보고, 힘든	• 증상이 진행되면 혼자서 신체를 씻기 힘들어져 보조해야 하는

부위(등이나 머리 등)는 보조한다. • 혼자 힘으로 입욕이 힘든 경우에는 상태에 따라서 리프트, 특수 욕조 등을 사용해 보조한다. • 시간이 걸리더라도 난간을 잡는 등의 방법으로 혼자서 하는 것을 지켜본다. • 비누거품이나 물방울에 주의한다. • 높은 입욕용 의자를 사용한다.	양도 늘어난다. 할 수 있는 부분을 구분하여 원조한다. • 욕조를 넘어가는 동작은 굴곡·내전·외선위가 되어서 탈구를 일으킬 위험이 높아지므로, 특히 수술 후 3주 동안은 특수 욕조 등으로 대응한다. 탈구 예방을 비롯해, 근육을 풀어주거나, 신체를 따뜻하게 하여 천천히 이완할 수 있도록 상태에 알맞은 욕조를 선택한다. • 대상자 혼자서 할 수 있더라도, 입욕 후의 심한 피로로 인해 다른 생활행동으로 옮겨가기 힘들어지는 상황을 배려한다. • 비누거품이나 물방울이 있으면 미끄러지기 쉽다. • 쪼그려 앉는 동작은 탈구를 초래할 위험이 있다. 높이가 있는 입욕용 의자를 사용함으로써, 고관절의 부담을 줄이고 낙상의 위험도 경감시킬 수 있다.
2. 옷 입고 벗기 • 바지는 폭이 넓은 것을 선택한다. • 양말을 탈착할 때는 삭스에이드와 같은 자조구를 사용한다. • 의자에 앉아서 옷을 갈아입게 하고, 상체를 앞으로 숙이지 않는지 지켜본다. • 바지통을 넓혀서 입기 편하게 하거나, 끈을 이용해 입을 수 있는 바지를 소개한다.	• 선 채로 원위의 작업을 하면 중심 요동성이 증대되므로, 균형을 잃고 낙상할 위험이 있다. 조작하기 편한 의복을 선택한다. • 양말을 신는 동작이나 발톱을 깎는 동작은 고관절이 90도 이상 굽혀지기 때문에 탈구의 위험이 있다. • 바지를 입을 때는 상체가 기울어지기 쉬우므로 탈구의 위험이 있다.
3. 배설 동작 • 양변기로 이동하는 것을 지켜본다. • 배설할 때는 난간을 사용한다. • 시간이 걸리더라도 가능한 혼자서 할 수 있도록 지켜본다. • 화장지는 앞에서 건네준다.	• 시간이 걸리더라도 혼자 힘으로 행동하고 싶다는 대상자의 생각을 존중하면서, 그때그때 상태에 맞추어 언제라도 원조할 수 있도록 준비해둔다. • 쪼그려 앉는 동작은 탈구를 야기할 위험이 있다. 높이가 있는 양변기가 고관절에 부담을 주지 않는다. • 배설 행동을 일찍 할 수 있도록 말을 걸거나, 사전에 혼자서 할 수 있도록 준비해둔다. • 몸통을 비트는 동작이 힘들어지므로 배변 뒤처리가 어려워진다.
4. 대상자가 해낸 것은 함께 기뻐한다. • 긍정적 피드백을 주어서 자존감을 유지하게 한다.	• 고령자 중에는 '배설만은 혼자서 하고 싶다', '지금까지 혼자서 할 수 있던 일을 하지 못하게 되어 한심하다'라며 자존감이 저하되는 경우가 있다.

관련 항목 : 더 자세히 알고 싶다면 다음을 참조하자

배설(→ 51쪽) : 셀프케어의 원조, 실금 케어에 관한 정보 수집 내용이나 종합평가의 관점을 조사하자.

몸차림(→ 59쪽) : 활동 제한으로 인해 셀프케어의 저하가 예측되므로, 자존감의 유지를 위한 포인트를 조사해보자.

감각 · 지각장애(→ 511쪽) : 노화에 따른 노안이나 난청 등으로 인해 재낙상의 위험이 높아진다. 일상생활에서 초래하는 지장을 생각해보자.

낙상 · 골절(→ 483쪽) : 고령자가 낙상하기 쉬운 원인 · 요인을 종합평가하자.

폐용증후군(→ 550쪽) : 보행에 대한 공포로 활동량이 저하되어 신체적 · 심리적 · 사회적으로도 행동 범위가 축소되기 쉽다. 폐용증후군으로 인한 생활 속의 2차적인 제한을 종합평가하자.

MEMO

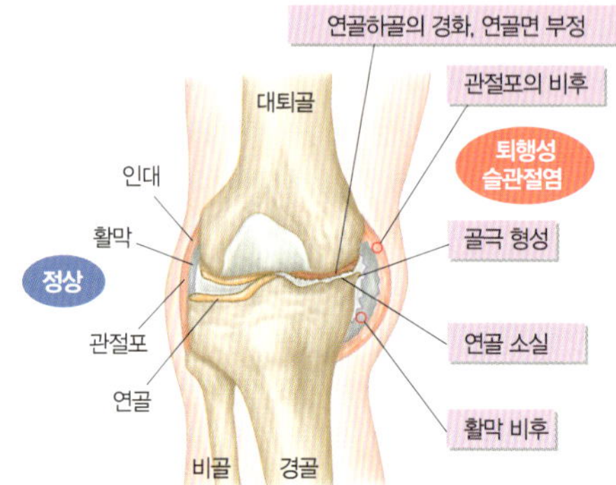

■ 그림12-1 퇴행성 슬관절염의 병태

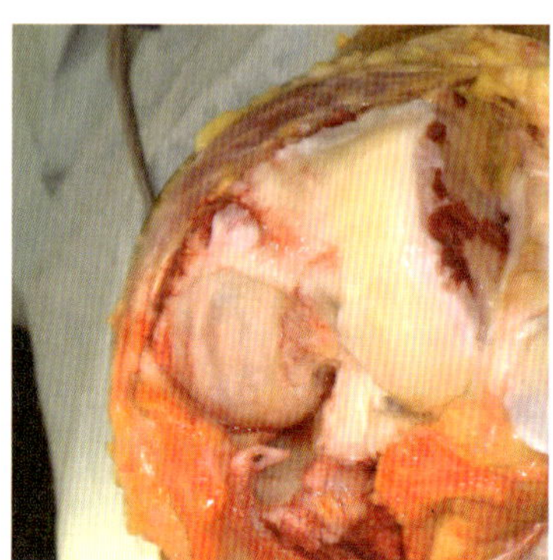

■ 그림12-2 퇴행성 슬관절염
안쪽의 관절연골은 완전히 마모되고, 주변에서 골극 형성이 확인된다(수술 시 사진)

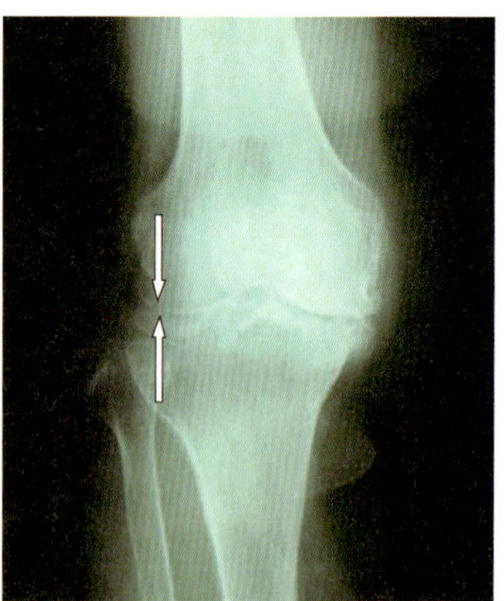

■ 그림12-3 퇴행성 슬관절염의 X선 사진
슬관절 열극의 협소화, 골경화상, 골극이 관찰된다(화살표)

병태 생리

퇴행성 슬관절염(osteoarthritis of knee joint)이란 관절연골에 만성적 퇴행이 발생하여 관절 형태가 변하는 병태이다.

- 초기에는 관절연골이 변성·마모되는 변화를 보인다. 진행되면 골극이 형성되어 관절이 변형된다. 반월판 장애나 관절수증이 발생하는 경우도 있다.
- 관절연골의 변성, 파괴, 침식, 골 노출로 진행되며, 이어서 연골하골의 경화, 상아질화, 낭종 형성과 골극 형성, 활막 염증, 관절낭 비후와 같은 병리 변성이 발생한다.
- 노화에 따른 1차성과 대사성질환, 외상, 선천성 이상처럼 원인이 명확한 2차성으로 나눌 수 있으며, 슬관절염은 1차성이 많다. 손상된 관절면의 부위에 따라서 내측형 관절증과 외측형 관절증으로 나눌 수 있다.
- 생리적인 양을 넘어서는 관절액이 저류된 상태를 관절수증(hydrarthrosis)이라고 한다. 연골과 같은 골편으로 활막이 자극받아 염증을 일으킴으로써 저류된다.

병인·악화인자

- 생체 역학적 요인으로서, 비만 혹은 직업이나 스포츠로 인한 운동 과다, 하중 집중, 전신성 질환(통풍 등)으로 말미암은 일련의 병변을 들 수 있다.
- 내반슬(O형 다리), 외반슬(X형 다리)이 알려졌으나, 최근에는 유전성으로 인한 것도 보고되었다.

역학·예후

- 나이가 들면서 출현하는 퇴행성 관절염은 슬관절, 어깨 관절, 고관절 등 모든 관절에서 발생하며, 그중 슬관절의 경우가 가장 많다.
- 내반슬은 60세 이상의 고령자에게 많으며, 남성보다는 여성에게 많이 나타난다. 외측형 관절증보다는 내측형 관절증을 많이 볼 수 있다.
- 무릎의 변형이 진행되면 가동영역이 제한되어 ADL에 지장을 초래한다.

증상

초기증상은 동작을 시작할 때의 통증이다.

- 동작을 시작할 때, 특히 기상할 때처럼 장시간 관절이 활동하지 않은 상태에서 움직이기 시작했을 때 동통이 발생한다. 진행되면 하중이 가해지거나 보행할 때 통증이 출현하여, 결국에는 무릎을 신전하지 못하거나 무릎을 꿇고 앉을 수 없는 등 가동영역에 제한을 받는다. 동통은 걷기 시작하면 없어지지만 장시간 걸으면 재차 출현한다.
- 증상은 통증, 강직, 운동장애이다. 관절의 마찰음, 관절수증이 있는 경우에서는 파동, 관절의 종양이 확인된다. 말기에는 관절 변형을 수반한다.

X선 소견으로 관절 열극의 협소화, 연골하골의 경화, 골극 형성 등을 확인한다.

- 동작을 시작할 때나 하중이 가해질 때, 보행할 때의 동통, 가동영역 제한 등 임상증상의 유무를 파악한다.
- 관절 류마티스와 감별하기 위해 무릎 이외의 관절 증상을 확인하고, 대퇴골 과부골 괴사와 감별하기 위해 야간 통증의 유무 등을 확인한다.
- 단순X선검사에서 슬관절 정면상 · 측면상, 슬개골 입위 정면상을 촬영한다. 연골 마모를 보이는 관절 열극의 협소화, 관절의 변화, 연골하골의 경화상, 골극 형성이 특징적인 소견이다(그림12-3). 류마티스 관절염의 소견과는 달리, 내측형 관절증에서는 안쪽에, 외측형 관절증에서는 바깥쪽 대퇴 경골 관절의 협소화가 특징이다.
- 관절액의 성상을 알아보는 관절액 검사는 진단의 단서가 된다. 퇴행성 관절염에서는 담황색의 투명한 관절액을 확인할 수 있으나, 류마티스 관절염, 화농성 관절염, 통풍 등에서는 혼탁한 관절액이 저류되어 있다.

■ 검사치

- 혈액생화학검사, 소변검사로는 일반적으로 이상이 인정되지 않으나, 전신형 퇴행성 관절염에서는 경도의 염증 소견을 인정하는 경우도 있다.

대퇴사두근을 강화하면 증상이 경감된다.

■ 치료 방침

- 관절을 지나치게 사용하지 않도록 한다. 반면 아프다는 이유로 걷지 않으면 근력이 떨어져서 폐용증후군을 초래하고, 결국에는 거동 불능 상태가 되는 경우도 있다. 약물요법, 관절강내 주사법과 더불어 운동요법 지도가 중요하다. 국소온열요법, 쐐기형 족저 장치와 같은 장치를 이용한 치료법도 효과를 기대할 수 있다. 외과치료는 일반적으로 진행된 증례에 적용된다.

■ 운동요법

- 대퇴사두근 훈련(바로 누운 자세로 무릎을 신전시킨 채 하지를 올리고 내린다), 고관절 외전근 훈련(옆을 보고 누운 자세로 무릎을 신전시킨 채 하지를 올리고 내린다)을 실시한다. 구축에는 가동영역 훈련을 한다.

■ 약물요법

- 동통의 경감과 관절수증을 감소시킬 목적으로 비스테로이드성 항염증약(NSAIDs)을 사용한다. 고령자인 경우가 많으므로 장기간 투여할 경우에는 부작용에 유의한다.

처방 예 **다음 중 한 가지를 사용한다.**

- Infree S 캡슐(200mg). 2캡슐. 하루 두 번에 나누어 ← 비스테로이드성 항염증약
- Loxonin정(60mg). 3정. 하루 세 번에 나누어 ← 비스테로이드성 항염증약

- **■ 관절강내 주사법**
- 히알루론산나트륨, 부신피질호르몬 제제를 무균 조작하여 슬개골에 주사한다. 관절수증이 심한 경우에는 관절액을 천자 제거 후 투여한다. 부신피질호르몬 제제의 관절강내 주사는 극적인 소염 진통 효과가 있다. 그러나 장기간에 걸쳐 빈번하게 이용하면 감염이나 관절 파괴를 야기할 위험이 있다.

> **처방 예** 다음 중 한 가지를 사용한다.

- Artz Dispo 또는 Suvenyl Dispo(25mg). 1회 25mg. 1주마다 연속 5회 ← 퇴행성 슬관절염 치료약
- Decadron주(2mg). 1회 2mg. 1% Xylocaine주 3~5mL를 더한다 ← 부신피질호르몬 제제

- **■ 외과요법**

관절경을 이용한 괴사조직 제거술(debridement)

- 관절경을 이용해 변성 반월판이나 골극을 제거하고 관절을 세정한다. 주로 초기 관절염이나 반월판 증상이 주체가 될 때 실시한다.

고위 경골 절제술

- 내반슬이나 외반슬을 교정할 목적으로 수행한다.

인공관절 치환술

- 관절기능의 재건을 목적으로, 장애 부위에 따라서 안쪽 혹은 바깥쪽 관절만 치환하는 방법과 전치환술이 있다. 고령자의 관절염이 진행되었을 때 실시하는 경우가 많으며, 보행능력의 개선에도 뛰어나다. 폴리에틸렌 마모나 인공관절이 헐거워지는 것 외에도 수술 중 · 수술 후 합병증으로 감염증, 폐색전증이 문제가 된다.

- **■ 생활 지도**
- 대퇴사두근이 강화되면 증상은 뚜렷하게 경감되므로, 환자에게 운동의 필요성을 이해시키고 운동 방법을 지도한다. 비만이 있다면 체중을 줄여서 무릎에 가해지는 부담을 경감시킨다.

■ 표12-1 퇴행성 슬관절염의 주요 치료약

분류	일반 명	주요 상품명	약효 메커니즘	주요 부작용
비스테로이드성 항염증약	Indometacin Farnesil	Infree	푸로스타글란딘 생합성 억제 작용을 통한 항염증 작용, 진정 작용	쇼크, 아나필락시스양 증상, 소화성 궤양 등
	Loxoprofen sodium	Loxonin	진정 · 항염증 작용이 있다.	쇼크, 아나필락시스양 증상, 용혈성 빈혈 등
퇴행성 슬관절염 치료약	Sodium hyaluronate	Artz, Suvenyl	점탄성 · 윤활 작용, 관절연골 보호 작용이 있다.	쇼크, 과민증, 간 증상 등
부신피질 호르몬 제제	Dexamethasone	Decadron	항염증 작용, 항알레르기 작용이 있다.	유발감염증, 감염증 악화, 속발성 부신피질 기능부전 등

퇴행성 슬관절염의 병기 · 병태 · 중증도별로 본 치료 플로차트

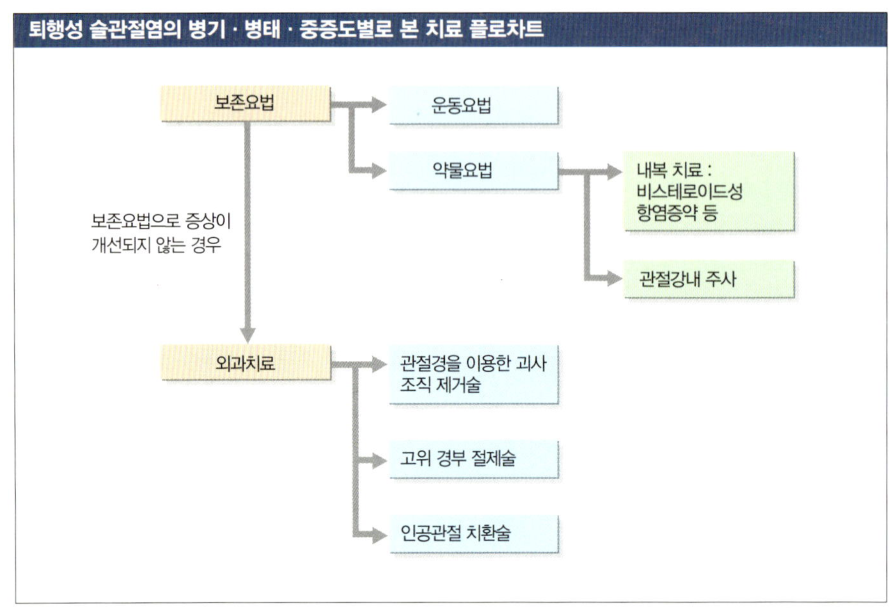

MEMO

간호 관점

- 퇴행성 슬관절염은 진행성 질환으로, 서서히 보행기능의 장애를 초래한다. 또한 통증을 동반하기 때문에 운동을 하지 않으면 점점 증상이 진행되어서 생활기능 저하라는 악순환을 초래하기 쉽다.
- 퇴행성 슬관절염의 간호에서는 크게 2가지 관점이 중요하다. 첫 번째는 '슬관절통을 경감'하기 위한 '신체 움직임의 개선'이다. 슬관절통을 경감하는 서양식 생활양식 도입 등으로 생활환경을 개선하면서, 대상자가 생활양식을 재구축할 수 있도록 지원한다. 두 번째는 악화인자인 비만을 방지하기 위한 '몸 만들기'이다. 영양소 섭취(식사)와 소비(운동)의 균형을 통해 '체중을 조절'할 수 있도록 지원한다.
- 퇴행성 슬관절염은 장기간에 걸쳐 만성적인 경과를 보이기 때문에, 그에 따른 장기적인 간호 관점 역시 필요하다. ADL의 저하뿐 아니라 진행에 따른 가정생활이나 사회생활의 변화에 대해서도 파악하여, 필요에 따라서는 사회 자원을 효과적으로 활용하도록 한다.

■ 병기에 따른 장기적인 간호 관점

초기

동작을 시작할 때 나타나는 통증이 특징이다. 특히 기상할 때 등 슬관절을 사용하지 않는 시간이 길수록 통증이 발생하기 쉽다. 따라서 통증이 있다는 이유로 걷지 않으면, 그 다음 걸을 때는 통증이 발생하여 더욱더 걷기가 싫어진다. 이런 일이 반복되면 하지의 근력 저하를 초래하여 증상이 빠르게 진행되므로, 대상자가 동통을 잘 극복하여 적절한 운동을 계속할 수 있도록 원조한다. 나아가 비만인 대상자의 경우에는 슬관절의 부담이 가중되어 계속되는 동통이나 하퇴 변형에 박차를 가하게 된다. 대상자와 함께 생활을 재검토하여 비만을 예방·개선하는 일도 중요하다.

진행기(수술 전)

하중이 가해지거나 보행할 때도 통증이 출현하게 된다. 진행되면 슬관절이 변형되어 동통이 심해지고, 결국 무릎이 신전되지 않기 때문에 가동영역이 제한되어 ADL에 지장을 초래하게 된다. 생활습관이나 생활환경을 재검토해서 슬관절의 부담을 최소한으로 줄일 수 있는 자세나 생활양식을 찾는다. 더불어 운동을 통해 대퇴사두근을 강화시킴으로써 슬관절통을 줄일 수 있도록 원조하고, 필요에 따라 사회 자원을 소개한다.

만성기(수술 후)

수술 전과 마찬가지로 체중 조절, 적절한 운동, 자세를 비롯한 생활양식의 재구축을 위해 원조한다. 인공관절 치환술에서는 수술 후 합병증(감염증이나 폐색전증)에도 주의한다. 필요에 따라 사회 자원을 소개한다.

■ 일상생활 속 간호 포인트

1. 식사와 활동의 즐거움을 유지하면서 '체중 조절'을 할 수 있도록 지원한다 : 체중의 증가는 슬관절에 부담을 주어 증상을 악화시킨다. 식사에 대한 고민과 적절한 운동을 계속할 수 있도록 지원함으로써,

체중의 개선·유지를 꾀하고 비만을 예방·개선한다. 이때 식사를 제한하거나 무리한 운동을 강요하지 말고, '이것도 먹을 수 있다', '즐겁고 자연스럽게 몸을 움직인다'는 식으로 대상자가 느끼는 '먹는 즐거움'과 '몸을 움직이는 기쁨'을 중시한다. 그럼으로써 대상자와 함께 즐거움이 있는 생활을 창조하는 긍정적인 사고의 간호가 포인트가 된다.

2. 슬관절에 대한 부담을 최소한으로 하는 생활양식을 재구축하여 동통을 경감시킬 수 있도록 지원한다 : 퇴행성 슬관절염이 있는 대상자는 장기간 만성적인 통증을 안고 생활하게 된다. 우선 대상자의 동통에 따른 심신의 고통이나 생활상의 희망에 대해 확인한 다음, 생활습관이나 생활환경을 재검토하여 슬관절의 부하를 최소한으로 하는 체위나 생활방식을 찾는다. 그리고 운동을 통해 대퇴사두근을 강화하는 등 생활양식의 재구축을 통한 동통의 경감을 꾀한다.

| step 1 정보 수집 | step 2 정보 분석 | step 3 간호 포커스의 명확화 | step 4 계획 세우기 | step 5 개입 실시 |

종합평가

퇴행성 슬관절염이 있는 대상자에게 관찰되는 상태(슬관절통의 정도나 출현 상황, 근력, 체중의 변화 등)를 정리하는 동시에, 대상자의 동통으로 인한 심리적 고통이나 생활상의 희망도 파악한다. 이어서 대상자의 생활양식이나 생활환경과 슬관절통과의 관계를 분석하여, 슬관절통을 경감시키기 위한 방향에 대해 대상자의 희망을 기초로 6가지 생활행동에 비추어 분석한다.

		필요한 정보	분석 관점
질환관련정보		관절 가동영역의 제한 운동 시 동통 출현 상황 하지 변형 기능훈련 내복약	• 슬관절의 가동역역(굴곡·신전)에 제한은 없는가. • 운동할 때 슬관절의 동통이 증가하는가. • O형 다리로 변형되지 않았는가. • 기능훈련(이학요법)의 목적, 목표, 훈련 내용 및 대상자의 의욕이 있는가. • 내복약(스테로이드약의 부작용)의 유무
핵심정보	신체적측면	**운동기능** 자세 유지와 변환, 이동 방법 **인지기능** 이해력 **언어기능** 대화 **감각·지각** 시각, 청각 **생식**	• 보행을 시작할 때 슬관절통의 출현 상황은 어떠한가. • 자세 유지, 체위의 변환, 이동은 어떤 방법으로 이루어지고 있는가. 그 점이 슬관절통을 악화시키지 않는가. • 하지의 변형, 관절의 불안정, 운동할 때의 마찰음이나 염발음은 없는가. • 이동할 때 보조구(지팡이, 보행기, 휠체어)가 필요한가. • 인지기능의 장애(인지 상태나 건망증)는 없는가. • 생활습관의 변경을 이해할 수 있는가. • 의사소통을 도모할 수 있는가. • 이야기에 조리가 있는가. • 노화에 따른 감각기관의 변화로 의사소통에 장애가 발생하는 경우가 있다. • 백내장, 노인성 난청의 유무 • 슬관절통이 성생활에 영향을 미치지 않는가.

핵심 정보	심리 · 영적 측면	**건강 지각 · 의향** 요양생활에 대한 불안 · 괴로움 **자기지각** **가치 · 신념** **기분** **정동** **스트레스 내성** **신앙**	• 노화에 따른 진행성 질환이라는 점, 진행이 계속되면 수술에 적응해야 하는 점, 장래에 대해 걱정하지 않는가. • 보행할 때 동통이 발현되어 활동이 제한되지 않는가. 지금까지 할 수 있었던 일에 대한 스트레스나 자존감의 저하는 없는가. • 어떤 생활을 보내고 싶다고 생각하는가. • 자신의 일은 되도록 스스로 하고 싶다고 느끼는가. • 할 수 없는 일이 늘어나서 우울함을 느끼지 않는가. • 활동 제한으로 인해 신앙을 방해받지 않는가.
	사회 · 문화적 측면	**역할 · 관계** **직업 · 가사 · 학습** **여가** **사회 참여** **성역할**	• 퇴행성 슬관절염의 진행이 행동 제한을 초래하여, 지금까지 해오던 사회활동이나 역할을 변화시키지 않았는가. • 장시간 서 있거나 가사를 하기 어려워져서, 가정 내의 역할을 수행할 수 없게 되지 않았는가.
활동		**취미나 레크리에이션** 지금까지 해온 활동, 현재 하고 있는 활동	• 요양생활을 보내며 이전처럼 활동하지 못한다고 해서 즐기는 것을 꺼리거나 포기하지는 않았는가. • 활동을 계속할 수 있는 시간은 어느 정도인가. • 활동을 즐길 수 있는가.
휴식		**휴식** **수면** 동통 유무, 수면 방해 인자	• 장시간 앉아 있으면 발에 부종이 관찰되는가. • 휴식을 취하고 싶을 때 혼자 힘으로 방에 돌아가거나, 누군가에게 전달할 수 있는가. • 수면 시간, 하루의 수면 패턴은 어떠한가. • 요의나 통증 등 수면을 방해하는 것이 있는가. • 돌아누울 수 있는가. 흐트러진 이불을 바로잡을 수 있는가. • 슬관절의 안정은 유지되고 있는가.
식사		**식욕** **영양상태** 섭취량, 체중, 혈액검사데이터 **섭식 · 동작 능력**	• 식사 재료는 누가 준비하는가. • 장을 보기 위해서 시간이나 거리가 얼마만큼 걸리는가. • 조리는 누가 하는가. • 영양을 과도하게 섭취하고 있지 않은가. • 섭취하고 있는 식사량, 수분량, 식이섬유가 변비에 관련되지 않는가. • 배설 행동이 곤란해서 음식 섭취를 삼가지 않는가. • 식당까지 혼자 힘으로 이동할 수 있는가. 보행 보조용구가 필요한가.

식 사	식사 준비 : 준비, 식당까지의 이동 섭식 : 식품 · 도구를 힘주어 쥐기, 입까지 옮기는 동작, 자세 **저작 · 연하기능**	• 식사할 때의 자세는 어떤가. 식탁과 의자를 사용하는가. • 식사에 걸리는 시간. 시간의 경과와 함께 섭식 동작이나 자세에 변화는 없는가. 자세의 변화가 섭식 동작에 영향을 주지 않는가. 피로는 없는가. • 식사 형태에 따라 저작이나 식괴 형성에 어려움은 없는가. • 자세의 변화가 편하게 먹을 수 있는 정도에 영향을 미치는가.
배 설	**배설 동작** 화장실까지의 이동, 문 열고 닫기, 옷 입고 벗기, 화장실 안에서의 이동 · 이승, 뒤처리, 자세 유지 **배설 상태** 소변 : 복압을 가하 는 힘(배에 힘을 줌), 방광 · 요도기능(축 적 능력) 대변 : 마지막까지 배 설하는 힘, 장 연동 **대소변의 성상** 소변 : 양, 횟수 대변 : 변의 단단함, 양, 횟수 **요의 · 변의** 요의 · 변의의 유무, 절박성 여부	• 화장실까지 어떻게 이동하는가. 요의 · 변의를 감지한 후 늦지 않게 갈 수 있는가. • 옷을 입고 벗을 수 있는가. 화장실 안에서의 이승 동작은 가능한가. • 변기에 앉아서 자세를 유지할 수 있는가. • 화장지는 스스로 준비할 수 있는가. 닦아내는 동작은 할 수 있는가. • 변기 높이는 적절한가. • 빈뇨가 있고, 게다가 배뇨에 시간이 걸리는가. • 복압을 가할 수 있도록 상체를 앞으로 숙이는 자세를 유지할 수 있는지, 스스로 손을 써서 배뇨할 수 있는지 확인한다. • 자연 배변은 가능한가. 설사약이나 관장을 사용하는가. • 식사, 식이섬유, 수분은 충분한가. • 장 연동에 영향을 줄 수 있는 운동을 하고 있는가. • 실금을 걱정하여 수분을 삼가는가.
몸 차 림	**청결 · 정용** 보행능력, 하지의 관절 가동영역 **옷 갈아입기** **단정함**	• 입욕, 샤워, 손 씻기, 양치질, 면도와 같은 동작에 어려움은 없는가. • 욕실에 단차나 난간이 있는가. 욕조를 넘어갈 수 있는가. • 옷을 입고 벗는 동작에 어려움은 없는가(특히 팬티나 바지류). • 화장, 치장을 꺼리거나 포기하지 않았는가.
의 사 소 통	**상대** 의료 관계자	• 도움을 받는 것 때문에 의료 관계자에게 마음을 쓰거나 조심하지 않는가. • 노인성 난청이 있어서 동실자나 의료 관계자와의 교류가 방해받지 않는가.

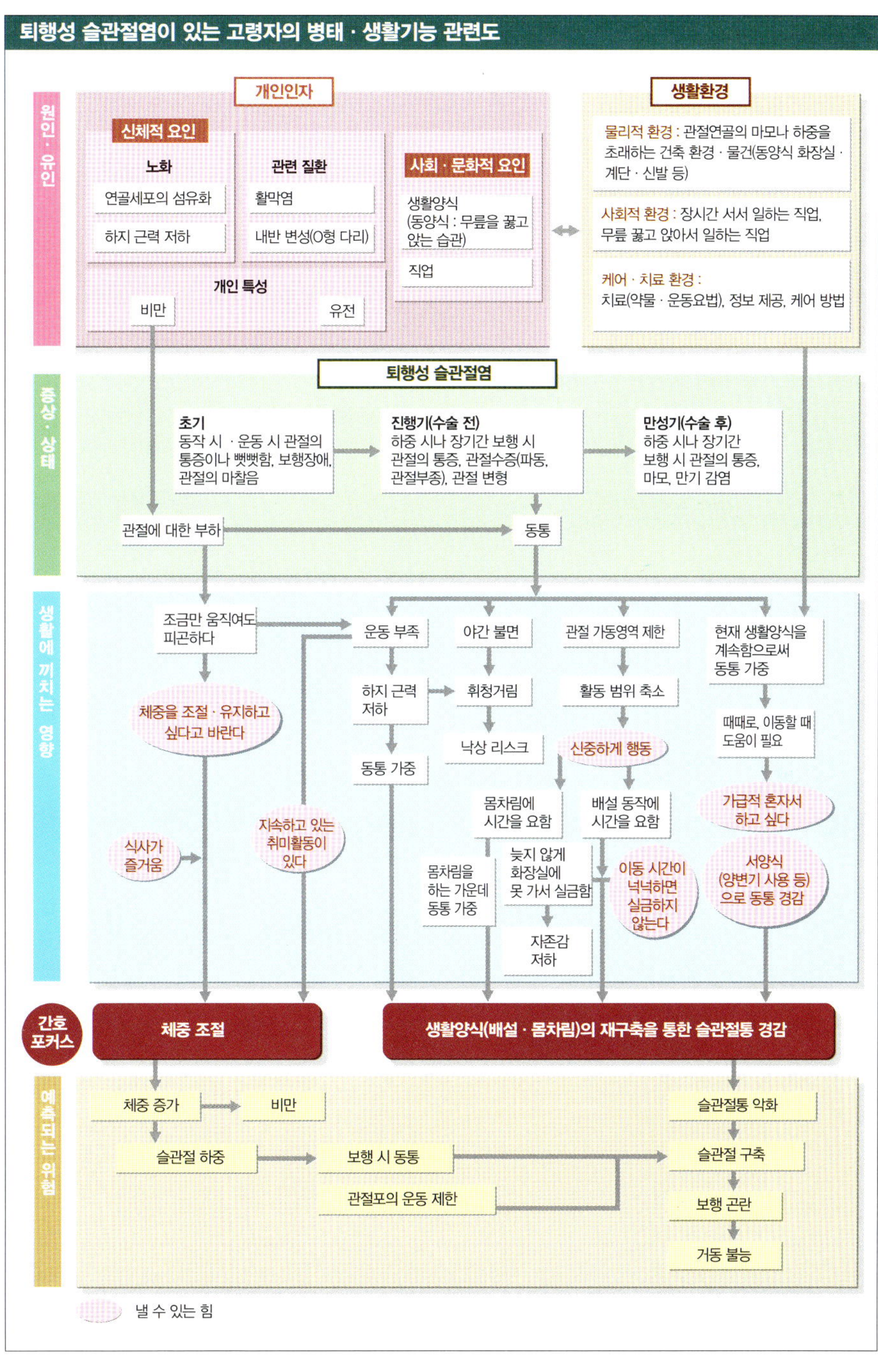
개인인자
신체적 요인
노화
연골세포의 섬유화
하지 근력 저하
관련 질환
활막염
내반 변성(O형 다리)
사회 · 문화적 요인
생활양식
(동양식 : 무릎을 꿇고 앉는 습관)
직업
개인 특성
비만
유전
생활환경
물리적 환경 : 관절연골의 마모나 하중을 초래하는 건축 환경 · 물건(동양식 화장실 · 계단 · 신발 등)
사회적 환경 : 장시간 서서 일하는 직업, 무릎 꿇고 앉아서 일하는 직업
케어 · 치료 환경 : 치료(약물 · 운동요법), 정보 제공, 케어 방법
퇴행성 슬관절염
초기
동작 시 · 운동 시 관절의 통증이나 뻣뻣함, 보행장애, 관절의 마찰음
진행기(수술 전)
하중 시나 장기간 보행 시 관절의 통증, 관절수종(파동, 관절부종), 관절 변형
만성기(수술 후)
하중 시나 장기간 보행 시 관절의 통증, 마모, 만기 감염
관절에 대한 부하
동통
조금만 움직여도 피곤하다
체중을 조절 · 유지하고 싶다고 바란다
식사가 즐거움
지속하고 있는 취미활동이 있다
운동 부족
하지 근력 저하
동통 가중
야간 불면
휘청거림
낙상 리스크
관절 가동영역 제한
활동 범위 축소
신중하게 행동
몸차림에 시간을 요함
몸차림을 하는 가운데 동통 가중
배설 동작에 시간을 요함
늦지 않게 화장실에 못 가서 실금함
자존감 저하
이동 시간이 넉넉하면 실금하지 않는다
현재 생활양식을 계속함으로써 동통 가중
때때로, 이동할 때 도움이 필요
가급적 혼자서 하고 싶다
서양식 (양변기 사용 등)으로 동통 경감
체중 조절
생활양식(배설 · 몸차림)의 재구축을 통한 슬관절통 경감
체중 증가
비만
슬관절 하중
보행 시 동통
관절포의 운동 제한
슬관절통 악화
슬관절 구축
보행 곤란
거동 불능
낼 수 있는 힘

원인 · 유인
증상 · 상태
생활에 끼치는 영향
간호 포커스
예측되는 위험

간호 포커스의 명확화

- 식사나 활동의 즐거움을 유지하면서 체중을 조절할 수 있다.
- 슬관절에 부담을 주지 않는 생활양식(배설·몸차림)을 재구축함으로써, 동통을 경감시킬 수 있다.

① 간호 포커스	간호 목표
식사나 활동의 즐거움을 유지하면서 체중을 조절할 수 있다.	1) 보조구를 사용함으로써 활동(장보기나 조리, 취미활동)을 계속할 수 있다. 2) 체중을 조절할 수 있다(적정 체중 : ○~○kg의 범위). 3) 필요 섭취 칼로리 내의 식사 섭취를 유지할 수 있다.

원조 내용	근거
1. 체중 평가 • 경시적인 체중 측정과 기록	• 대상자가 스스로 체중을 측정·기록할 수 있다면, 자기 관리를 통한 체중 조절에 대한 인식을 높이는 것을 목표로 한다. 그리하여 대상자가 정한 시간에 매일 체중을 측정하여 기록할 수 있도록 지원한다.
2. 활동(운동)을 통한 체중 조절 1) 즐거움이 있는 활동 지속 • 취미활동이나 장보기, 산책 등 지금까지의 활동을 계속한다(주요 활동별 소비 칼로리가 기재된 그림이 있는 표를 작성하여 대상자가 활용할 수 있도록 한다). 2) 슬관절의 부담 경감을 고려한 운동 • 수영장에서의 수중 보행 3) 자가 훈련 • 대상자 및 의사나 이학요법사와 상담하여 목표·횟수를 정한다(예 : 각각 1일 3회 10세트). ① 등척성 운동 ② 관절 가동영역 훈련	• 즐거운 활동은 계속하기 쉽다. 대상자가 선호하는 활동을 생활 속으로 도입하고 활동별 소비 칼로리를 산출함으로써, 객관적으로 평가할 수 있도록 한다. • 수중 보행은 부력의 작용으로 인해, 슬관절에 가해지는 부담이 적고 근력도 강화할 수 있는 효과적인 운동으로 주목받고 있다. • 적당한 운동은 비만을 예방한다. 또한 슬관절의 동통 완화나 구축 예방, 근력 유지에도 도움이 된다.
3. 식사를 통한 체중 조절 1) 슬관절의 부담 경감을 고려한 식사 준비 • 집에서는 보행기 등을 이용해 장을 보러간다. • 조리는 의자에 앉아서 한다.	• 슬관절에 과체중이 실리지 않도록 보행 보조구를 사용한다. • 장시간 서 있으면 슬관절에 부하가 가해진다.

• 의치 장착, 필요한 자조구 준비, 배설, 식당으로 이동하는 시간을 검토.

2) 식사 준비와 간식에 대한 연구

• 조리할 때는 채소·근채류 등 저칼로리의 식품을 잘 이용하고, 그릇에 담을 때는 풍성해 보이도록 한다.

• 그릇에는 필요 섭취 칼로리만큼 담는다(많이 담지 않도록 주의한다).

• 간식은 그날 먹을 수 있는 칼로리에 입각하여, 종류와 양을 대상자가 정해서 먹는 즐거움이나 기쁨을 중시하게끔 한다.

3) 식사 자세와 식사량 조절

• 식탁과 의자를 사용한다.

• 저작 횟수의 증가를 통해 소량이어도 만복감을 얻을 수 있도록 배려한다(한입 20~30회가 적정).

• 식사량을 관찰한다.

• 간식을 먹는 습관이 있는 대상자라면, 식사 전에 간식을 너무 많이 먹지 않도록 대상자나 가족과 이야기한다.

4) 식사에 대한 만족감 확인

• 식사에 대한 만족감을 고조시키기 위한 희망 등에 대해서 함께 이야기한다.

• 맛있게 먹었는지, 피로의 정도를 확인한다.

• 식사를 즐길 수 있게끔, 식사 준비 단계에서 슬관절통이 심해지지 않도록 한다.

• 식사량이 적다고 느끼는 대상자의 경우, 저칼로리에다 볼륨감이 있는 식재료를 이용해 조리법을 고민한다. 그래서 식사에 대한 만족감을 얻을 수 있도록 한다.

• 먹다 남기는 것을 아깝다고 느끼는 고령자는 무리해서라도 남기지 않고 다 먹는 경우가 있다. 과식을 유발하는 식사 환경이 아닌지 점검하고 개선하는 것도 필요하다.

• 달콤한 과자 등 간식을 낙으로 삼는 고령자가 많다. 필요 섭취 칼로리에 입각해 때로는 식품을 바꾸는 등, 무리하게 식사를 제한함으로써 대상자의 먹는 즐거움을 빼앗지 않도록 신경 쓴다.

• 습관적으로 무릎을 굽히고 식사하던 대상자라면, 슬관절의 부담을 줄이기 위해 대상자와 상담 후 대상자의 체격에 알맞은 식탁과 의자를 준비한다.

• 식사 전의 과도한 간식은 식사의 균형을 흐트러지게 하여 필요 이상의 칼로리 섭취로 이어질 수 있다. 또한 가족과 함께 간식을 먹는 경우에는 가족에게도 환경 조성에 협조를 구한다.

• 식사에 만족하는지, 대상자 자신의 언어로 확인함과 동시에, 만족감이 높은 식사가 될 수 있도록 대상자의 희망에 대해서도 이야기를 들어보고 구체화할 수 있도록 함께 대화한다.

② 간호 포커스	간호 목표
슬관절에 부담을 주지 않는 생활양식(배설·몸차림)을 재구축함으로써, 동통을 경감시킬 수 있다.	1) 보행 보조구를 사용함으로써 슬관절의 부담이 줄어들고 이동 동작이 안정된다. 2) 실금하지 않고 화장실에서 배설할 수 있다. 3) 몸차림을 할 때 슬관절통이 심해지지 않는다. 4) 새로운 생활양식에 적응할 수 있다.
원조 내용	근거
1. 배설에 따른 슬관절통의 경감 1) 배설 패턴과 화장실로의 이동을 원조 • 낮 동안 적정한 배뇨 시각 〈배뇨 시각〉 9:30, 11:30, 13:00, 16:00	• 움직이기 시작할 때 동통이 발생하는 것을 예측하여 사전에 진정제로 동통을 조절하기 위해서도, 배설 패턴을 알아둘 필요가 있다.

- 화장실까지 이동할 때 시간이 걸리는 것을 고려하여, 적정한 배뇨 시각이나 이전 배뇨 시각을 참고로 배설하고 싶은지 물어본다.
- 활동(식사, 산책, 기능훈련 등) 전후로 화장실 근처를 지날 때, 들렀다 갈 것인지 의향을 묻는다.

- 요의가 다급해졌을 때는 휠체어를 활용하는 등, 화장실까지 이동할 때 임기응변으로 대응한다.

2) 휠체어와 변기 사이의 이동 원조
- 변기로 이동하기 쉽도록 휠체어의 위치를 고려한다.

- 변좌에 앉을 때는 뒤에서 지지하여 천천히 앉을 수 있도록 원조한다.

- 양변기는 앉았을 때 발이 바닥에 닿고, 또 일어서기 쉬운 높이가 바람직하다.

3) 배설 후 뒤처리 원조
- 필요하다면 음부 · 둔부를 닦는 것을 원조한다. 화장지를 미리 건네준다.

- 동통 때문에 시간이 걸리는 것도 예측하여, 배설 패턴을 조금 앞으로 유도한다.

- 화장실까지 이동하는 일에 대한 부담을 줄이기 위해서 활동의 기회를 활용하면 '~하는 김에'라는 심리가 작용하여 화장실에 가기 쉬워진다. 뿐만 아니라 활동 전에 배설을 함으로써 활동에 집중하여 참가할 수 있으므로, 요의로 인해 활동이 중단되는 일도 적어지게 된다.
- 고령자는 절박성 요실금이나 긴장성 요실금, 기능성 요실금 등으로 화장실에 가기 전에 소변이 새는 경우가 있다. 실금으로 인해 자존심이 저하되지 않도록 신경을 쓴다.
- 좁은 화장실 안에서 방향을 전환하기 위해 발을 바꾸어 디딜 때 등, 대상자의 부자유나 낙상 위험에도 배려하여 원조자가 서는 위치를 검토한다.
- 변좌 앞까지 가면 안심하고 털썩하고 세게 앉는 고령자도 있다. 요추 압박골절로 이어질 수도 있으니 천천히 앉을 수 있도록 원조한다.
- 리프트 기능이 있어서 일어서는 것을 보조하는 변좌도 있다. 또한 서양식 변기가 관절에 주는 부담이 적다. 동양식 변기는 사용하지 못했던 대상자가 서양식 변기는 사용하게 되는 경우도 많다.
- 비만 경향이 있는 사람 중에는 몸통을 비트는 운동이 잘되지 않아서 배변 후 뒤처리가 어려우므로, 이 점에 주의한다.

2. '몸차림'에 따른 슬관절통의 경감

1) 입욕 · 샤워
- 입욕이나 샤워를 대상자 혼자 할 수 있도록 지켜보고, 씻기 힘든 부분(등이나 하지 등)은 돕는다.
- 혼자 힘으로 입욕이 곤란한 경우에는 상태에 따라 리프트, 특수 욕조 등을 사용하여 돕는다.
- 시간이 걸리더라도 대상자가 할 수 있는 부분은 혼자서 할 수 있도록 지켜본다.
- 비누거품이나 물방울에 주의한다.

2) 단정함
- 장시간 서 있는 것을 피한다. 세안, 양치질, 면도, 화장 등에서 대상자 혼자 힘으로 할 수 없는 부분은 자조구나 의자를 사용한다.

- 고도비만이라면 혼자서 몸을 씻기가 어렵기 때문에 도와야 하는 부분도 많아진다. 대상자가 할 수 있는 부분을 구분하여 원조한다.
- 근육을 풀어주거나 신체를 따뜻하게 하여 천천히 이완할 수 있도록, 상태에 알맞은 욕조를 선택한다.
- 넘어갈 수 없는 높이의 욕조도 있다. 동통의 상황을 보아, 무리하여 욕조를 넘어가지 않도록 난간이나 슬라이딩보드와 같은 보조용구를 사용한다.
- 의자는 약간 높은 편이 씻기에 편하다.
- 서 있는 상태에서 몸차림을 정돈하다 피로 때문에 중단하는 대상자도 있다. 안전을 위해서도 의자를 준비하는 등 대상자에게 알맞은 환경을 정비한다.

	• 서서 원위의 작업을 하면 중심 동요성이 커지기 때문에 균형이 무너져 낙상할 위험이 있다. 조작하기 쉬운 물건을 선택하는 동시에, 등받이가 있는 의자에 앉아서 입고 벗을 수 있는 환경을 고안한다.
3) 옷 입고 벗기 • 바지는 폭이 넓은 것을 선택한다. • 의자에 앉아서 옷을 갈아입을 때 상체를 앞으로 굽히지 않는지 지켜본다. ※잘되지 않을 때는 언제라도 도와주겠다고 당부한 후 지켜본다.	• 시간이 걸리더라도 스스로 행동하고 싶어 하는 대상자의 생각을 존중하면서 그때그때 상태에 맞추어 언제라도 원조할 수 있도록 준비해둔다. 어려움이 있을 때는 언제라도 도움을 받을 수 있다는 안심감이 대상자의 '할 수 있는 힘'을 고취시키기도 한다.
3. 동통을 완화하는 생활환경의 정비 생활양식을 '서양식'으로 한다. • 양변기를 권한다. • 테이블과 의자를 사용하는 생활로 바꿀 것을 권한다. • 무릎 꿇고 앉는 자세를 피하거나 보조구를 사용한다.	• 무릎을 꿇고 앉으면 환부가 압박되어서 혈액의 흐름이 저하되기 때문에, 슬관절로 부담이 커지게 된다. • 테이블과 의자를 사용하거나 T자 지팡이와 같은 보행용구를 사용함으로써, 슬관절의 부담이 경감된다.
4. 대퇴사두근의 강화를 통한 동통 경감 • 대상자 및 의사나 이학요법사와 상담하여 목표 · 횟수를 결정한다(예 : 각각 1일 3회 10세트). 1) 대퇴사두근 세팅 운동 2) 하지직거상(SLR) 운동 3) 4카운트 운동 4) 의자에 앉아서 하는 무릎의 신전 운동 5) 무릎 슬링을 통한 자동 훈련 6) CPM(지속적 관절 타동 훈련기)을 사용한 훈련	• 대퇴사두근의 근력, 특히 무릎 안쪽을 지탱하는 내측 광근은 슬관절의 안정과 기능에 관여한다. 대퇴사두근의 강화는 관절 내부의 변성 방지나 동통 경감에 효과적이다. • 수술 후 1~3일부터 CPM(지속적 관절 타동 훈련기)을 사용해 훈련을 시작한다. CPM에 하지를 올려놓고 고정하면 CPM이 자동적으로 무릎의 신전을 유도한다. • CPM에 내장된 컴퓨터가 굽히는 각도나 속도를 조절한다. 고통을 줄이기 위해 처음에는 좁은 각도에서 천천히 움직이다가 점점 각도와 속도를 늘려간다. • 하지를 지탱하는 근육을 유지함으로써, 슬관절의 지지조직이 강화되고 보행 시 부담이 경감된다.
5. 정신적 지원 • 동통을 지닌 채 생활하는 대상자의 괴로운 감정이나 대상자만의 대처법에 대해 경청한다. • 새로운 생활양식에 대한 수용 방식이나 느낌에 대해 경청한다.	• 오랫동안 쌓아온 생활양식을 바꾸기란 쉽지 않다는 점을 이해한다. 동통을 경감하기 위한 새로운 생활양식의 도입이 시급하다 할지라도, 우선 대상자의 수용 방식이나 가치관을 파악하는 것이 매우 중요하다.

관련 항목 : 더 자세히 알고 싶다면 다음을 참조하자

식사(→ 39쪽) : 하지에 부담을 줄이기 위해 체중을 조절한다. 따라서 간식 등을 과도하게 섭취하지 않는지 확인하고, 지금의 영양상태를 유지하기 위해 영양 평가를 실시할 필요가 있다.

배설(→51쪽) : 동통과 배설 동작의 관련을 고려하여, 배설할 때의 자세나 변기의 높이를 연구해보자. 또한 화장실까지의 보행 시간을 고려하여, 일찍 이동하는 것을 비롯하여 변비나 실금 예방이 필요하다.

몸차림(→ 59쪽) : 만성적인 동통이나 도움 받는 일이 늘어남에 따라, 어떻게 하면 몸차림이나 복장과 같은 일에서 대상자만의 방식과 자존감을 유지할 수 있는지도 생각해보자.

낙상·골절(→ 483쪽) : 비만이나 노화에 따라 중심 요동성이 증대하고 균형을 유지하지 못하게 되어 낙상 리스크가 증가한다. 또한 웅크리기·떨어진 물건 줍기와 같은 동작이 힘들고 발치에 떨어진 물건이 잘 보이지 않게 된다. 물방울이나 장애물을 파악하는지, 신을 제대로 신고 있는지 등에 대해 종합평가를 하자.

배뇨장애(→ 445쪽)·배변장애(→ 456쪽) : 동통이나 비만, 노화로 인한 변화에 따라 변비나 요실금과 같은 리스크는 없는지 종합평가하자.

MEMO

그림으로 살펴보는 질환

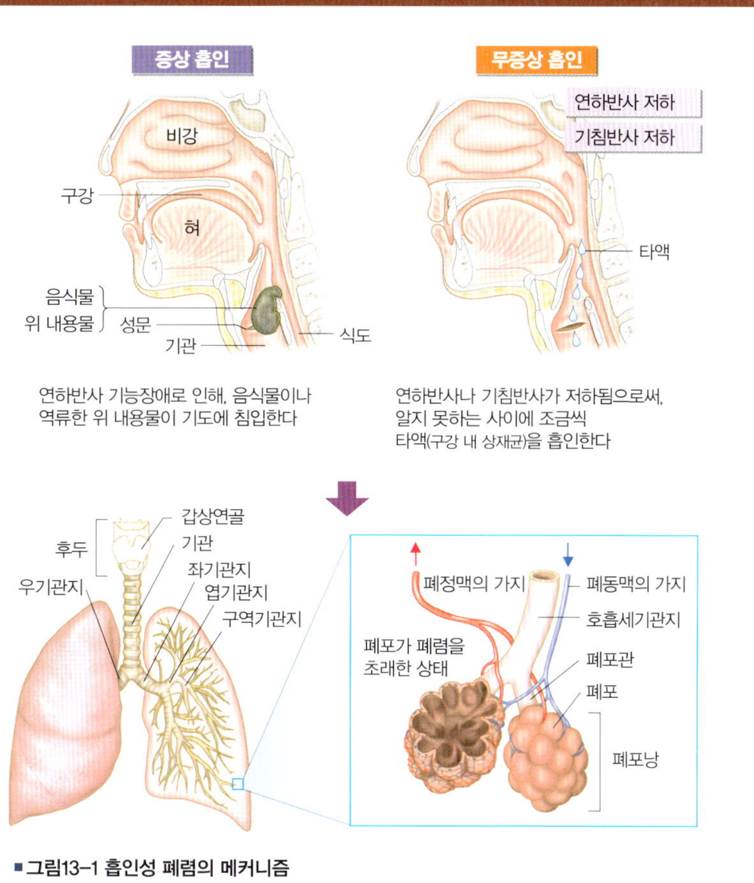

■ 그림13-1 흡인성 폐렴의 메커니즘

질환에 대한 지식

병태 생리

폐렴(pneumonia)이란 폐포에 생기는 염증이다. 폐간질에 생기는 폐렴은 간질성 폐렴이라고 하는데, 이는 전혀 다른 폐섬유증의 일종이다.

■ **폐렴의 종류**

- 폐렴은 크게 지역사회발생 폐렴(CAP : community-acquired pneumonia)과 병원내 폐렴(NP : nosocomial pneumonia)으로 나눌 수 있다. 지역사회발생 폐렴은 병원 밖의 일반적인 건강한 성

인 및 고령자에게 나타나는 폐렴이다. 병원내 폐렴은 기저질환 보유자로 병원에 통원해야 하는 성인 및 고령자, 그리고 입원 중인 환자에게 나타나는 폐렴이다. 병원내 폐렴은 위독한 면역부전 상태에서 기회감염병원체(opportunistic pathogen)로 인해 발생한 기회감염(opportunistic infection)인 경우가 많다.
- 고령자의 경우 지역사회발생 폐렴이나 병원내 폐렴에서도 구강 내 잡균이나 역류한 위의 내용물이 기도로 침입하여 발생하는(이것을 흡인성 폐렴(aspiration pneumonia)이라고 함) 경우가 대부분이다.

■ 증상 흡인과 무증상 흡인
- 흡인에는 2가지가 있다. 그중 하나는 증상 흡인으로, 음식물을 흡인하는 경우와 위의 내용물을 구토하면서 동시에 흡인하는 경우 등이다. 또 한 가지는 무증상 흡인이다. 일반적으로 타액은 무의식적으로 연하되지만 흡인되는 경우도 가끔 있다. 그러나 고령자는 연하반사 저하, 기침반사 저하로 인해 자각하지 못하는 사이에 조금씩 흡인하는 경우가 많아 무증상 흡인을 일으킨다.
- 무증상 흡인은 연하반사와 기침반사의 저하로 인해 발생한다. 이 2가지 반사의 저하는 설인신경과 미주신경의 지각지에서 방출되는 신경전달물질인 P물질(substance P)의 합성 저하에 기인한다. P물질의 저하는 심부피질인 대뇌 기저핵에서 합성되는 도파민 합성 능력의 저하로 인한 것이나, 심부피질의 뇌혈관 장애가 원인이다.

병인 · 악화인자

무증상 흡인을 반복하며 나타낸다.
- 지역사회발생 폐렴의 기염균은 폐렴구균, 인플루엔자균, 미코플라스마, 클라미디아, 모락셀라(브란하멜라)나 혐기성 세균 등이며, 병원내 폐렴의 기염균에는 메티실린 내성 황색 포도구균(MRSA), 폐포자충, 거대세포바이러스 등이 있다.
- 폐렴의 원인은 미생물, 화학물질이나 생리적 · 면역학적 요인 등 다양하다. 그러나 고령자에게 많은 흡인성 폐렴은 식사나 구토 후에 많은 양을 잘못 삼켰거나, 타액 혹은 구강 내 상주균을 조금씩 삼키면서 무증상 흡인을 반복함으로써 발생하기도 한다.
- 흡인성 폐렴이 발생한 고령자는 기저질환으로서 뇌혈관질환, 신경근질환 등을 지니거나 위절제술을 받은 경우가 많다.

역학 · 예후

- 폐렴은 일본인 사인의 4위를 차지하며, 사망자의 대다수는 65세 이상의 고령자이다. 고령자는 뇌혈관장애로 거동을 못하여 개호를 필요로 하게 되고, 폐렴으로 사망에 이르는 경우가 많다.

증상

초기증상은 사레들림, 권태감 등이다.

- 흡인성 폐렴의 초기증상은 사레들림과 권태감 등이다. 이런 증상이 장기간 계속되면서 흡인량이 증가한다. 감기에 걸리는 등 그 밖의 원인으로 체력이 저하되면 폐렴을 일으킨다.

진단 · 검사치

스크리닝으로 음수검사가 유용하다.

- 흡인이 뚜렷하게 확인되는 경우에는 진단이 간단하나, 무증상 흡인에서는 진단하기 어려운 경우가 있다.
- 흉부 X선검사, CT검사로 그림자의 위치와 넓이를 확인한다. 등 쪽에 폐렴상을 보이는 경우가 많다.
- 병원균 검출법으로 객담 그람염색을 한다.
- 연하장애 검출에서는 연하기능 장애의 진단 · 판정이 중요하다. 따라서 X선 투시를 하면서 조영제를 마시게 하여 연하 상태를 관찰하는 연하 조영검사가 유용하다. 의식이 있는 환자를 눕게 하여 비강 튜브를 인두까지 삽입하는 음수검사를 침대 옆에서 간단하게 실시할 수 있다.

■ 음수검사, 기침반사 판정

- 음수검사 : 비강을 통해 가는 관을 인두부까지 넣은 후 그 관을 통해 매우 소량(1mL)의 물을 구강 깊숙이 인두부에 넣는다. 그런 후 물을 삼키기까지 소요된 시간을 살펴본다. 건강한 사람의 경우라면 3초 이내에 연하운동이 발생한다. 그러나 폐렴을 일으키기 쉬운 고령자의 경우에는 5초 이상 걸린다. 이런 경우에는 연하반사에 이상이 있다고 판단한다.
- 기침반사 판정 : 기침반사에 이상이 생기면 기관으로 음식물이 들어가더라도 기침을 하지 않아서 이물질을 빼내지 못하고 흡인하게 된다. 기침반사를 보려면 자극성인 구연산의 농도를 변화시켜 에어졸로 흡입하게 한 후, 구연산의 농도가 어느 정도일 때 기침을 하게 되는지 살펴본다. 기침반사가 저하되면 구연산이 고농도가 될 때까지 기침을 하지 않는다.

■ 검사치

- 혈액검사에서는 백혈구 수 증가, CRP 상승 등이 염증 증상을 가리킨다.

합병되기 쉬운 증상

- 뇌혈관 장애(뇌경색, 뇌출혈), 의식장애 등이 합병되기 쉽다.

치료법

■ 치료 방침

- 기염균으로 그람음성 간균과 혐기성균의 혼합 감염을 염두에 두고 항균제를 이용한다. 또한 흡인성 폐렴이 반복적으로 발병하는 경우가 많으므로, 흡인을 예방하는 것이 중요하다.

■ **약물요법**

처방 예 다음 중 한 가지를 사용한다.

- Unasyn-S주. 1회 3g. 1일 2회. 점적정주 ← 항균제
- Tienam주. 1회 0.25~0.5g. 1일 2회. 점적정주 ← 항균제
- Dalasin S주. 1회 300~600mg. 1일 2회. 점적정주 ← 항균제

■ **예방 · 생활 지도**

- 위를 절제한 후 발생하는 위식도 역류 등의 경우에서는 흡인을 피할 수 있는 체위를 유지해야 한다. 식후에는 흡인을 방지하기 위해 침대를 거상한다. 또 위 내용물을 구토할 때는 앉은 자세에서 상체를 굽히게 한 후 구토시키고, 그 다음 기침을 하게 한다. 거동하지 못한다면 얼굴을 옆으로 향하게 한 후 구토시킨다. 구토 후에는 구강 내를 청결하게 하여 기침을 하게 한다.
- 일반적으로 노화에 따라 연하반사와 기침반사에 이상이 생긴다. 그러나 일상생활을 활발하게 보내는 사람들에서는 이들 반사기능이 거의 저하되지 않는다. 이러한 점으로부터 무증상 흡인의 대책으로 ADL을 높일 필요가 있다. 또한 거동 불능을 예방하기 위해서는 고혈압을 치료하고 뇌혈관 장애를 예방하는 것이 중요하다.
- 연하기능 장애가 있는 환자의 경우, 연하하기 쉬운 음식이나 젤리형, 점성을 낸 음식 등 음식 형태에 대해 연구한다.
- 기염균으로서 구강 내 세균이 원인이 되는 경우도 많으므로, 흡인하더라도 폐렴을 초래하지 않도록 계속적으로 구강 케어를 하는 것이 중요하다.
- 고혈압이 있는 고령자 중에는 강압제로 안지오텐신전환효소(ACE) 억제제를 사용하면 연하반사, 기침반사가 예방되므로 폐렴을 예방할 수 있는 경우가 있다.

■ **표13-1 흡인성 폐렴의 주요 치료약**

분류	일반 명	주요 상품명	약효 메커니즘	주요 부작용
항균제	(합제) Ampicillin odium · Sulbactam sodium	Unasyn-S	베타 락타아제 생성 · 암피실린 내성균에 대해 강한 항균력을 보인다.	쇼크, 아나필락시스양 증상, 피부점막안증 후군 등
	(합제) Ipenem · Cilastatin Sodium	Tienam	녹농균과 같은 그람음성균을 생성하는 베타 락타아제에 대해 저해 작용을 보인다.	경련, 호흡 정지, 의식 장애 등
	Clindamycin Phosphate	Dalasin S	혐기성균에 대한 항균 작용을 보인다.	쇼크, 아나필락시스양 증상, 위독한 대장염 등

흡인성 폐렴
전신 상태의 관리
기염균 치료
흡인 예방
• 저영양 → 영양 관리
• 탈수 상태 → 수분과 전해질 관리
• 피로에 따라서 → 중심정맥 영양
• 기저질환 치료
뇌혈관 장애
당뇨병
심부전
신부전
폐부전
만성 폐쇄성 폐질환(COPD)
기염균 결정
↓
객담
그람염색(기염균 확정)
배양검사(기염균 확정)
폐렴구균
인플루엔자균
황색포도구균
모락셀라 카타랄리스
안지오텐신/
설박탐
녹농균 — 이미페넴
혐기성균 — 클린다마이신
음식 의식하기
흡인을 예방하는 자세 유지
구강 케어
ACE 억제제를 통한 연하기능 회복
위루 설치

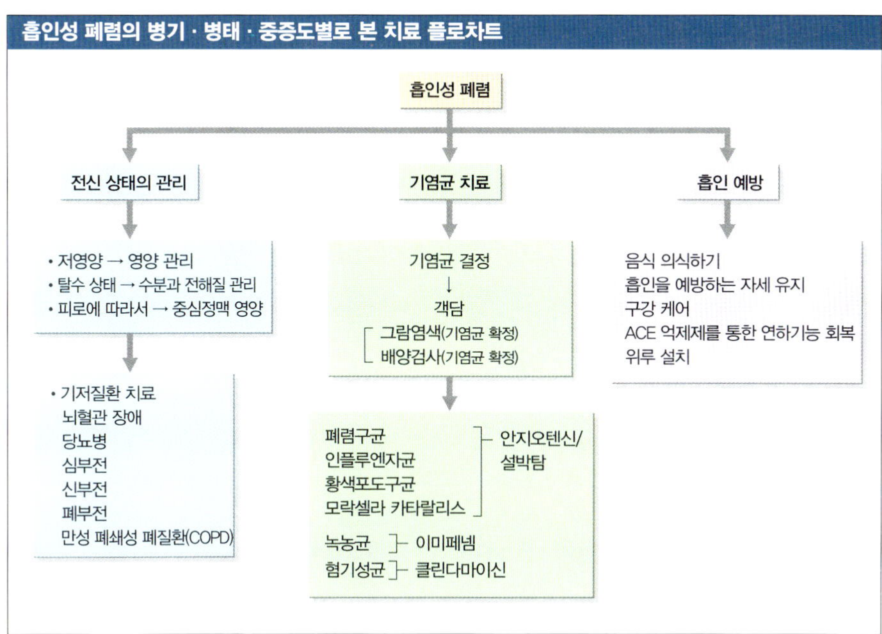

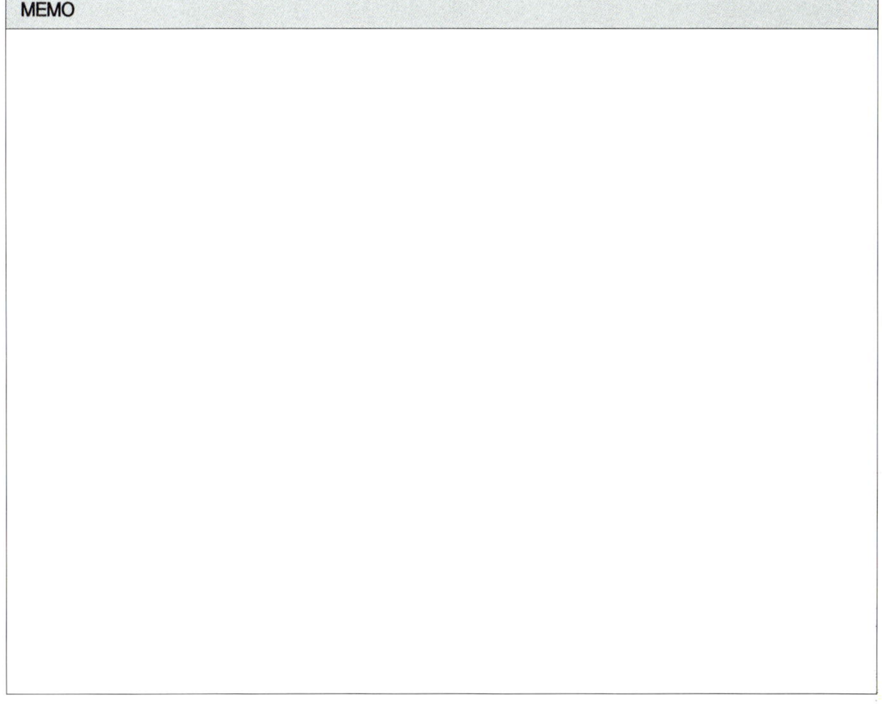

MEMO

간호 관점

■ 폐렴

- 폐렴은 급성으로 발생하는 경우가 많으며, 급성기에는 발열이나 호흡장애ㆍ권태감을 수반하기 때문에 생활기능 전반에 걸쳐 장애를 초래하기 쉽다. 특히 기저질환이 있는 경우 폐렴이 발생할 빈도가 높다. 그리고 폐렴 증상으로 인해 기저질환이나 복합적으로 지니고 있는 질환이 악화되거나 합병증을 초래하기 쉬우므로, 폐렴이 급격하게 중증화되는 경우도 있다. 이런 경우엔 체력이 소모되므로 안정을 유지하는 것이 중요하나, 안정 기간이 길어지면 폐용증후군을 야기한다. 증상이나 체력에 알맞은 활동성을 검토하거나 적절한 생활을 지원하는 것이 필요하다.

급성기

발열, 기침이나 가래, 호흡곤란과 같은 폐렴의 주요 증상이 나타난다면 안정을 유지하고 가능한 체력의 소모를 줄인다. 식욕 저하를 동반하는 경우도 많고, 이러한 증상으로 인해 탈수증상을 초래하기도 쉽다. 또한 기저질환의 증상이 악화되기도 하므로 전신 상태를 관찰하는 것이 중요하다. 반대로 발열이나 기침과 같은 증상이 없지만, 얼굴색이 나쁘고, 어딘지 모르게 활기가 없고, 멍하니 있거나 평소보다 식욕이 없는 등 뚜렷하지 않은 증상만 나타나는 경우도 있다. 이처럼 증상이 비정형적이라는 점도 고령자에게 나타나는 폐렴의 특징이다. '평소와 무언가 다르다'고 느꼈다면 주의 깊게 종합평가하여, 고령자의 몸에 발생한 이상을 조기에 발견하는 것이 중요하다. 급성기의 치료로써 수액요법이나 산소요법을 수행하는 경우가 많다. 이들 요법을 수행함으로써 종종 기분이 침울해지거나 산만하게 되며, 수면장애가 관찰되기도 한다. 또한 수액이나 산소의 루트로 인해 ADL이 저하되므로, 부담을 줄일 수 있는 적절한 생활 원조를 수행할 필요가 있다.

회복기

폐렴은 고령자의 전신에 영향을 초래하기 쉬운 질환이다. 고령자는 안정을 유지하기 위해 일정 기간 와상함으로써 심폐기능이나 근력의 저하를 초래하기 쉽다. 회복기에는 폐렴으로 저하된 체력이나 기력을 가능한 빨리 되찾아서, 원래의 생활로 돌아갈 수 있도록 원조한다. 발열은 회복기에 들어섰다는 지표가 된다. 그러나 대상자의 표정이 온화해지거나, 생리적인 욕구를 자기만의 방식으로 표현할 수 있게 되는 등의 회복 징후를 파악하는 것도 적절한 원조로 연결된다. 치료나 생활 속에서 최대한 조기에 앉은 자세를 취할 수 있도록 지원하고, 행동 범위를 확대시킬 필요가 있다. 여기서는 재활치료 전문가와 연계하여 생활 속에서 재활치료를 수행하는 관점도 중시된다. 또한 체력을 회복하기 위해 특히 중요한 것은 영양상태의 개선이므로, 회복 상태에 알맞은 적절한 식사 섭취를 지원한다. 회복기에서는 대상자의 상태를 확인해가며 대상자가 낼 수 있는 힘을 최대한 살려 생활 원조를 하는 것이 중심이 된다.

■ 흡인성 폐렴

- 흡인성 폐렴은 기저질환으로서, 뇌혈관성 질환의 병력이 있어서 ADL이 저하된 고령자의 경우에 발

병 빈도가 높고 만성적인 경과로 발생하는 경우가 많다. 그중에서도 타액 흡인이나 위액 역류로 발생하는 무증상 폐렴이 가장 많이 관찰된다.

- 무증상 폐렴은 반복되기도 하므로, 구강 케어를 비롯한 일상생활의 원조 속에서 예방 차원의 간호에 힘쓴다. 더불어 다른 전문가와 연계하여 효과적인 재활치료를 검토한다.

무증상 폐렴

증상이 뚜렷하지 않으나, 왠지 모르게 활력이 없고, 식욕이 없으며, 의식이 저하되고, 낙상하기 쉬운 등의 상태가 폐렴의 초기증상인 경우가 많다. 대상자의 모습이 평소와 다를 때는 주의 깊게 종합평가를 하여 조기에 발견하도록 힘쓴다.

폐렴 진단이 확정되면 우선은 조기 해열을 목표로 치료나 간호를 한다. 대부분의 경우 경구 섭취를 일시적으로 중단하지만, 이 시기부터 연하능력의 유지나 개선을 목표로 간호나 재활치료를 수행해야 한다. 대상자가 현재 발휘할 수 있는 연하능력을 저하시키지 않도록, 또한 흡인의 재발 방지를 위해 연하기능을 평가한다. 연하기능의 저하를 방지하기 위해서는 전신의 체력 증강을 통해 기침반사 · 가래 객출 능력을 돕거나, 위 · 식도 역류 방지책을 마련한다. 또 연하기능을 증강시키는 훈련, 구강 내의 청결한 환경을 위한 케어 등을 수행한다. 고령자가 지니고 있는 연하 문제와 낼 수 있는 힘을 잘 살펴서 개별적으로 원조한다.

증상 폐렴

음식으로 인한 사레나 구토 때문에 흡인이 발생한 후 폐렴이 되는 것을 가리킨다. 급격한 증상으로 질식하기 때문에, 신속하게 기도의 이물질을 제거하고 기도를 확보해야 한다. 또한 섭식으로 인한 흡인의 위험을 최소한으로 줄이기 위해, 안전한 식사 자세를 확보하고 환경을 정비해야 한다.

■ 일상생활 속 간호 포인트

1. 호흡 증상에 따르는 고통을 경감시킨다.
   1) 호흡곤란을 경감시킨다.
   2) 가래의 객출을 돕는다.
2. 회복 과정에서 먹기 편한 식사를 연구한다.
   1) 회복에 따른 연하의 운동을 촉진한다.
   2) 적절한 구강 케어를 실시한다.
   3) 흡인 가능성을 최소한으로 하여 먹는 기능을 유지할 수 있다.
3. 활동과 휴식의 균형을 유지하면서 체력의 회복을 도모한다.
   급성기와 회복기의 활동과 휴식 방식을 연구한다.

종합평가

폐렴은 전신증상의 출현이나 중증화를 초래하기 쉬운 질환으로서, 변화를 놓치지 않는 것에 포인트를 두고 관찰해야 한다. 그러나 고령자에게는 폐렴증상이 뚜렷이 나타나지 않기도 하므로, 검사수치나 생활행동의 변화와 같은 정보를 수집하여 종합적인 판단을 하면서 생활 원조로 연결한다.

		필요한 정보	분석 관점
핵심 정보	질환 관련 정보	폐렴상 안색, 활력징후 염증 반응, 오한 · 전율, 발열 호흡의 상태 · 횟수 · SpO₂, 가래의 양 · 성상 · 객출력 기침 상태 산소요법 수액요법 약물요법 기저질환	• 폐렴의 부위나 범위가 어떤 상태인지 안다. • 활력징후 파악과 측정치 분석으로 질환의 추이를 예측한다. • 발열과 권태감이 생활에 미치는 영향은 어떠한가. • 호흡을 편하게 할 수 있는가. 고통스럽지는 않은가. • 가래의 성상이나 양은 어떠한가. 스스로 가래를 객출할 수 있는 힘이 있는가. • 산소 카뉼라를 스스로 빼내는 동작을 하는가. • 항균제 부작용의 유무 • 수액요법과 수분량(I/O)의 관계로 보았을 때, 탈수 상태거나 체액이 과도한 상태는 아닌가. • 폐렴은 기저질환을 악화시키기 쉬우므로, 기저질환 증상에 변화가 없는지 종합평가한다. • 기저질환에는 어떤 치료를 하고 있는가.
	신체적 측면	**운동기능** 안정의 필요성 재활치료 **인지기능** 표정, 활기, 대화 **언어기능** 권태감, 기력, 방법 **감각 · 지각**	• 고통이 완화 · 경감되는 자세는 무엇인가. • 안전하게 수분 · 영양을 섭취하기 위한 자세는 무엇인가. • 관절 가동영역 훈련을 실시하는가. • 안정 시간 증가와 활동성 저하가 인지기능에 미치는 영향은 어떠한가. • 평소 볼 수 없던 말이나 행동은 신체나 마음의 이상을 나타내는 신호일 수 있다. • 말할 기력이 있는가. • 끄덕임 · 눈 깜박임과 같은 신호가 있는가. • 대답을 할 수 있는 질문에 대상자의 반응은 어떤가.
	심리 · 영적 측면	**기분, 의향** 표정, 대화	• 초췌해진 느낌은 없는가. • 기분이 침울하지 않은가. • 초조함은 없는가.

핵심 정보	사회·문화적 측면	**역할·관계** **직업·가사·학습** **사회 참여**	• 치료를 받으면서, 가족이나 친구 등 친밀한 사람들과 접하는 시간이나 방법은 어떠한가. • 폐렴에 걸려서 직업이 중단되거나 가정에서 역할을 수행하는 데 방해받지 않는가. 신경 쓰는 일이 있는가. • 다른 사람과 교류하기 위해 어떤 활동에 참가하고 싶어 하는가. 또 어떤 장소에서 사회 참여를 하고 싶어 하는가.
	활동	**각성** **활동 의욕** **활동 환경** **취미나 레크리에이션**	• 증상이나 수면 부족으로 인한 각성 상태의 변화는 없는가. • 권태감이나 근력 저하가 움직이고자 하는 의욕의 저하로 이어지지 않았는가. • 수액요법의 루트로 인해 몸의 움직임이 제한받지 않는가. 대상자가 내키지 않아 하지 않는가. • 급성기에서도 즐길 수 있는 취미로, 좋아하는 텔레비전 프로그램이나 음악은 어떠한가. • 회복기에서 활동할 때의 부하 상태와 레크리에이션의 종류와의 관계
	휴식	**휴식** 온도, 습도, 소음 **수면** 환경 활동량 치료 소음	• 쉬고 싶을 때 쉴 수 있는 환경이 마련되어 있는가. • 온도나 습도가 적절하게 유지되고 있는가. • 답답함이나 기침 등의 증상이 수면에 방해가 되지 않는가. • 안정 시간의 연장 • 흥분작용을 하는 약물을 사용하지 않는가. • 의료 관계자의 빈번한 방문이 거슬리지 않는가.
	식사	**식욕** 수분·식사 섭취량 식사의 종류·형태 식사 섭취 방법 구강 내의 상태, 미각 식사의 종류 **영양상태** 안색, 여윔, 피부 탄력 혈액 데이터	• 구강 내의 건조나 오염, 통증은 없는가. • 수액요법을 하고 있을 때 식욕 저하로 인한 영향은 없는가. • 안정의 필요성 때문에, 평소와 달리 식사를 침대 위에서 하는 등의 영향은 없는가. • 발열이나 구강 내의 환경으로 인한 미각의 변화는 없는가. • 구강 내의 건조나 통증으로 인한 불쾌감이나 미각의 변화는 없는가. • 쌀밥을 삼키기가 힘들어 죽이나 페이스트식으로 변경함으로써 기호와 맞지 않는 등의 영향은 없는가. • 음식이 앞에 있을 때 표정이나 의욕의 상태는 어떠한가. • 식사하는 자세나 걸리는 시간에 영향은 없는가. • 피부 상태나 입술, 혀의 건조 등으로 대표되는 징후는 없는가. • 혈청알부민치가 저하되지 않았는가. 빈혈 상태는 아닌가. • 전해질의 이상은 없는가.

식사	**섭식 · 동작 능력** 식사 자세 식사 동작 평소의 자력 섭취 방법 영양상태 **저작 · 연하기능** 사례 · 천명 구강 내의 상태	• 혼자 힘으로 식사 섭취 동작을 할 수 있는가. • 권태감이 강한 경우의 자세는 어떠한가. 식사 시간 동안 앉아 있을 수 있는가. • 식사할 때의 자세와 연하 상태일 때의 체위는 어떠한가. • 어떤 방법으로 원조할 때 섭취할 수 있는가. • 식사 형태에 따른 저작 · 연하곤란은 없는가. • 구토나 기침반사 기능이 저하되지 않았는가. • 체위로 인한 사레들림이나 연하곤란이 있는가. • 가래를 혼자 힘으로 잘 뱉을 수 있는가. • 구강 내가 건조하거나 오염되지는 않았는가.

배설	**배설 동작**
	배설 장소
	배설 장소로의 이동
	
	대소변의 성상
	소변의 성상 · 횟수 ·
	양
	대변의 횟수 · 양 ·
	단단함
	하제 사용
	요의 · 변의
		• 화장실에서 배설할 수 있는가. 휴대용 변기나 기저귀 사용으로 인한 영향은 없
		  는가.
		• 배설하는 장소까지 어떻게 이동하는가.
		• 이동 방법이나 원조 방법과 피로감의 관계는 어떠한가.
		• 이동하는 데 시간이 걸려서, 화장실에 도착하기 전에 배설을 시작하는 경우가 있
		  는가.
		• 수분량이나 수액량과 가래 배출량과의 관계
		• 수분의 섭취량과 식사 종류나 양과의 관계
		• 활동량과 배변의 관계
		• 항생물질의 사용과 설사의 관계
		• 평소부터 하제를 사용했는가.
		• 평소의 배설 장소와 차이가 있는가.

몸 차 림	**청결** 청결 수단 **정용** 정용 동작 **옷 갈아입기** 옷 갈아입기 동작 **단정함**	• 입욕, 샤워, 손 씻기, 양치질, 면도 등의 어려움과 부하의 관계는 어떠한가. • 식사를 하지 못할 때는 특히 입안이 오염되지 않았는가. • 평소에 하는 정용에 대한 관심이나 방법은 어떠한가. • 옷을 입고 벗는 동작이 힘들지 않은가. • 단정함에 신경을 쓸 여유가 있는가.
의 사 소 통	**수단** 평소 다른 사람과의 대화	• 권태감이 있어서 발어가 적어지지 않았는가. • 괴로운 상태를 잘 전달할 수 있는가. • 주위 사람들과 즐기기 위해 의사소통을 할 수 있는가.

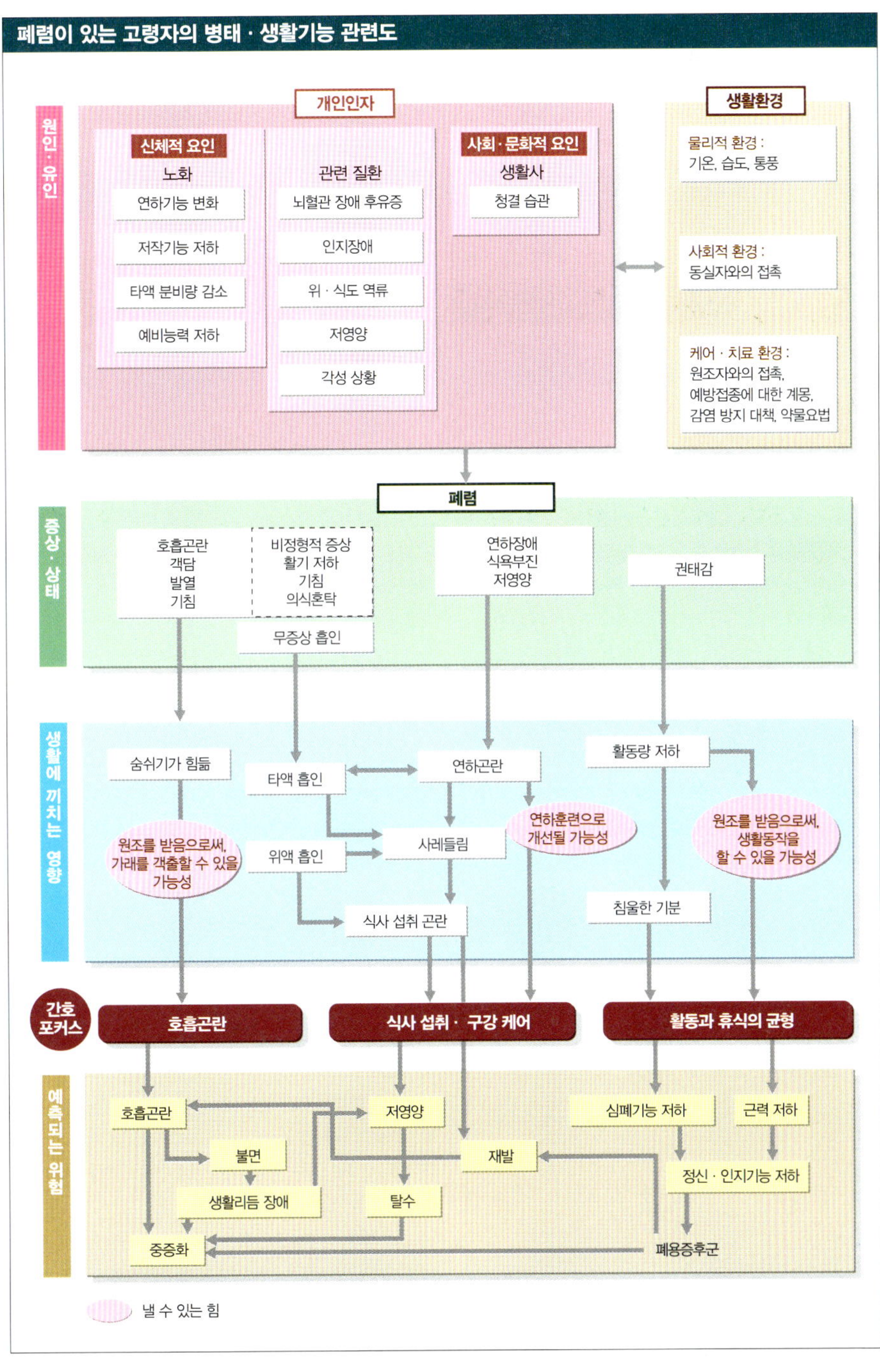
개인인자
생활환경
원인 · 유인
신체적 요인
노화
연하기능 변화
저작기능 저하
타액 분비량 감소
예비능력 저하
관련 질환
뇌혈관 장애 후유증
인지장애
위 · 식도 역류
저영양
각성 상황
사회 · 문화적 요인
생활사
청결 습관
물리적 환경 :
기온, 습도, 통풍
사회적 환경 :
동실자와의 접촉
케어 · 치료 환경 :
원조자와의 접촉,
예방접종에 대한 계몽,
감염 방지 대책, 약물요법
폐렴
증상 · 상태
호흡곤란
객담
발열
기침
비정형적 증상
활기 저하
기침
의식혼탁
무증상 흡인
연하장애
식욕부진
저영양
권태감
생활에 끼치는 영향
숨쉬기가 힘듦
타액 흡인
연하곤란
활동량 저하
원조를 받음으로써,
가래를 객출할 수 있을
가능성
위액 흡인
사레들림
연하훈련으로
개선될 가능성
원조를 받음으로써,
생활동작을
할 수 있을 가능성
식사 섭취 곤란
침울한 기분
간호 포커스
호흡곤란
식사 섭취 · 구강 케어
활동과 휴식의 균형
예측되는 위험
호흡곤란
불면
생활리듬 장애
중증화
저영양
탈수
재발
심폐기능 저하
근력 저하
정신 · 인지기능 저하
폐용증후군
낼 수 있는 힘

간호 포커스의 명확화

- 폐렴에서 조기치유를 꾀할 수 있다.
- 회복 과정에 따른 먹기 편한 식사를 연구한다.
- 활동과 휴식의 균형을 유지하여 폐용증후군을 방지한다.

① 간호 포커스	간호 목표
폐렴에서 조기치유를 꾀할 수 있다.	1) 호흡 증상에 따른 고통을 경감한다. 2) 가래의 객출을 촉진한다. 3) 발열로 인한 체력 소모를 경감한다.

원조 내용	근거
1. 정상적으로 호흡할 수 있도록 원조한다. 1) 호흡 횟수가 정상적으로 되어, 편해질 수 있는 자세를 연구한다. • 상체를 가볍게 거상할 수 있도록 침대의 높이를 조절한다. • 대상자의 호흡 상태나 호소, 표정을 보고 편안한 자세가 되도록 각도를 조정하여, 베개 등으로 유지시킨다. • 측와위의 경우 원칙적으로는 환측을 아래로 하나, 방향이나 지속 시간은 조정한다. • 저산소혈증이 있다면 산소요법을 받는 경우가 많다. 이 경우에는 산소 루트가 생활행동에 지장을 주지 않도록 관리한다.	• 흉부 X선 소견 등을 통해 폐렴상을 확인한다. • 폐음을 청취하여 잡음의 유무와 폐영역의 부위를 안다. • 폐의 염증 부위는 가스 교환 능력이 저하되므로, 건강한 폐영역의 호흡 면적을 넓혀서 효과적으로 가스를 교환할 필요가 있다. • 건강한 폐를 아래로 하지 않는 것이 체위의 기본이다. • 동일한 부위를 압박함으로써 피부의 염증이나 욕창이 되지 않도록 신경 쓴다. • 산소 루트가 신경 쓰여서 신체를 움직이는 것을 내키지 않아 하는 경우가 있다. 활동에 방해가 되지 않도록 고정하거나 길이를 조절한다.
2. 가래의 객출을 촉진한다. 1) 환경을 조정하여 가래의 객출을 촉진한다. • 온도, 습도를 적절하게 유지한다.	• 객담은 기도를 정화시키는 역할을 하므로 적절하게 객담하는 것이 바람직하다. 또한 객담의 양이 많고 점성이 강한 경우에는 기도를 폐색해버릴 위험이 있다. 원활하게 객출할 수 있도록 원조할 필요가 있다. • 공기가 건조하면 기도 점막이 건조해져 가래를 객출하기 어려워지므로, 습도를 적절하게 유지한다. • 가래의 저류음 유무를 확인하거나 호흡음을 청취하면서 가래의 상태나 위치를 안다. 그럼으로써 가래를 객출하는 데 효과적으로 원조할 수 있다.

2) 자력으로 객출하기 쉽게 하기 위한 원조

- 대상자가 좋아하는 음료 등으로 수분을 많이 취할 수 있도록 연구한다.
- 가래를 뱉어낼 휴지를 손이 닿기 좋은 위치에 준비해둔다.
- 혼자서 하지 못할 때는 가래를 뱉기 쉽도록 간호자가 원조한다.

3) 호흡 이학요법의 적용 검토

- 재활치료 전문가와 연계하여, ADL에서 가래 객출에 효과적인 자세나 동작을 도입한다.

4) 자력으로 뱉지 못할 경우에는 흡인(suction) 실시를 검토한다.

- 가래의 점성이 강할 때는 수분을 취함으로써 가래를 부드럽게 하여, 보다 쉽게 객출을 유도할 수 있다.
- 고령자는 가래를 잘 뱉지 못하고 삼켜버리는 경우가 많다. 기침소리가 들리면 제때에 맞춰 입가에 휴지를 대어, 가래를 바로 받을 수 있도록 원조한다.

- 재활치료 전문가와 연계하여, 필요한 상태에 맞는 스퀴징을 비롯한 호흡 이학치료를 하기 위한 지원을 한다.
- 흡인은 저산소 상태를 유발한다. 기도 점막을 상하게 할 위험을 고려하면서 흡인을 수행한다.
- 흡인은 고통을 수반하는 경우가 많다. 흡인을 실시할 때는 손을 잡고 격려해줌으로써 대상자를 안심시킬 수 있다.

3. 발열로 인한 체력 소모를 줄인다.

- 오한으로 인한 고통을 경감시키기 위하여 보온한다.
- 효과적이며 고통이 없는 쿨링 요법이나 해열제 사용을 검토한다.
- 탈수를 일으키지 않기 위해 조금씩이라도 수분을 보충할 수 있도록 하는 방안을 연구한다.

- 고령자는 경련으로 보일 정도로 오한 · 전율이 심하게 나타나는 경우가 있다. 보온 방법을 검토한다.
- 쿨링은 해열 수단으로는 효과적이지만 고령자에게는 냉감이 고통이 된다. 피부가 금방 발적하는 등의 영향이 나타나기 쉬우므로, 자극이 되지 않는 쿨링 방법을 검토한다.
- 해열제 사용으로 인한 급격한 쇼크 상태가 발생하기 쉬우므로, 사용할 때는 충분한 관찰이 중요하다.
- 발열이나 가래 객출 · 수분 섭취 곤란 등이 모두 탈수의 원인이 되기 쉬우므로, 종합평가의 관점으로서 수분량(I/O)에 대한 내용은 빠트리지 않는다.

② 간호 포커스	간호 목표
회복 과정에 따른 먹기 편한 식사를 연구한다.	1) 먹기 편한 식사에 대한 연구를 통해 연하운동을 촉진한다. 2) 흡인 가능성을 최소한으로 하도록 원조하여, 먹는 기능을 최대한 유도한다. 3) 탈수 · 저영양을 예방한다.
원조 내용	**근거**
1. 먹기 편한 식사에 대한 연구를 통해 연하운동을 촉진한다. 1) 경구 섭취가 불가능한 경우 ① 절식 시기에는 특히 구강 케어를 한다.	- 절식으로 입안이 건조하여 통증이나 불쾌감을 느끼면 식욕이 저하되기 쉬우므로, 입안 청결이 기분 좋게 먹기 위한 첫걸음이 된다. 또한 절식으로 타액 분비가 감소하면 입안이 오염되어 잡균이 번식하기 쉬워져서, 흡인성 폐렴이 반복적으로 재발하는 원인이 된다.

② 경관영양의 경우에는 영양 적하를 마친 후 일정한 좌위를 취하거나 침대를 일으켜 세운다. 2) 경구 섭취가 가능한 시기 ① 식욕이 저하되었을 때는 소량이라도 영양가가 높고 대상자가 좋아하는 음식을 준비한다. ② 발열이나 권태감, 피로도에 맞추어 식사 시간을 유연하게 검토한다. ③ 침대 위에서 식사하는 경우에는 환경을 정비한다. • 침대를 올리는 높이를 검토하여 먹기 편하게 한다. • 식사에 따른 피로감을 가능한 적게 한다.	• 위 · 식도로부터의 역류를 방지하기 위해 30분~2시간 동안 앉아 있거나 침대를 일으켜 세운다. 한편 고령자는 장시간 앉은 자세를 유지하면 피로하므로, 체위와 시간(30분 이싱)은 대싱자의 상태에 맞추어 검토한다. • 식사의 종류나 먹기 편한 형태를 고려해, 대상자가 피로한 정도나 식사가 어려운 정도에 맞추어 식사를 원조한다. • 대상자가 좋아하는 음식을 도입하여, 조금이라도 맛을 느낄 수 있는 식사를 제공한다. • 열이 내렸을 때 식사를 권한다. • 식사 시간에는 침대를 일으키거나 앉지만, 급성기에서는 식사를 하기 위해 같은 자세를 유지하는 것이 피로감을 가중시키는 경우가 많으므로 지속 시간은 체력에 맞추어 검토한다.
2. 흡인을 최소한으로 줄이도록 원조하여, 먹는 기능을 최대한 유도한다. 1) 연하장애가 있는 경우에는 식사 내용을 조정한다. • 음수나 식사와 사레들리는 관계를 종합평가한다. 2) 연하장애가 있는 경우에는 연하 훈련을 한다. • 재활치료 전문가와 연계하여 일상생활에서 연하 재활치료를 수행한다. 3) 구강 환경을 정비하여 폐렴을 예방하고, 기분 좋게 식사할 수 있도록 원조한다. • 구강 케어를 함으로써 구강 내, 혀, 치아를 청결하게 유지한다. • 의치는 식후에 세정하여 청결을 유지한다.	• 재활치료 전문가와 연계하여, 재활치료의 관점에서 안전한 식사 내용이나 섭취 방법을 검토한다. • 구강의 운동 · 연하반사 · 연하 조영검사 등으로 연하를 평가하여, 적절한 재활치료를 개시한다. • 입안을 청결히 하여 잡균이 적은 구강 환경을 만듦으로써, 흡인성 폐렴을 예방한다. • 의치는 저작뿐 아니라 연하할 때 아래턱의 안정을 위해서도 필요하다. 절식 기간도 포함하여 청결하게 하여 장착한다.
3. 탈수, 저영양을 예방한다. • 식사 · 수분 섭취량을 관찰하여 수분량(I/O)에 주의한다. • 영양상태의 검사 데이터를 확인한다. • 필요하다면 점적요법을 검토한다.	• 식욕부진이나 발열, 객담량의 증가로 탈수가 발생하기 쉽다. • 점적에서 경구 섭취로 이행하는 시기에 수분량이 저하되어 탈수가 될 수 있으므로 주의한다. • 점적 루트가 활동에 방해되지 않도록 조정한다.

<table>
<tr><td>③ 간호 포커스</td><td>간호 목표</td></tr>
<tr><td>활동과 휴식의 균형을 유지하여 폐용증후군을 방지한다.</td><td>1) 급성기에도 부하가 되지 않는 활동을 할 수 있다.
2) 회복기에는 적극적으로 재활치료를 수행한다.</td></tr>
<tr><td>원조 내용</td><td>근거</td></tr>
<tr><td>1. 급성기에도 부담이 되지 않으며 좋아하는 활동을 할 수 있다.
• 좋아하는 텔레비전 프로그램을 보거나 좋아하는 음악을 듣는 등, 안정이 필요한 시기에도 와상한 채로 즐길 수 있는 활동을 할 수 있게끔 한다.
• 흡인 치료 시간을 이용하여 좌위를 취한다.
• 발열이 없을 때는 최대한 좌위를 취하게 하는 방안을 연구한다.</td><td>• 급성기에는 발열이나 기침 등으로 에너지를 소모하지만, 안정을 취하며 부하를 가하지 않을 만큼 계속 움직여줌으로써 정신기능을 유지하여 폐용증후군도 방지할 수 있다.
• 치료의 기회를 이용하여 단시간이라도 좌위를 취할 수 있는 등의 활동 기회를 놓치지 않는다.</td></tr>
<tr><td>2. 회복기에는 적극적으로 재활치료를 수행한다.
• 일상생활행동을 이용하여 활동할 수 있게끔 원조한다.
• 활동하는 사이에 적절한 휴식시간을 갖는다.
• 재활치료 관계자와 연계하여 재활치료를 한다.</td><td>• 식사는 휴게실에서 하고 배설은 화장실로 가서 하는 등, 생활 상황에서 활동을 확장시킨다.
• 저하된 기능을 관찰하고 정보를 공유하여 효과적인 재활치료를 한다.</td></tr>
</table>

관련 항목 : 더 자세히 알고 싶다면 다음을 참조하자

낙상 · 골절(→ 483쪽) : 발열로 인한 권태감, 체력 소모나 근력 저하가 요인이 되지 않는가.

섭식 · 연하장애(→ 402쪽) : 질환이나 노화에 관련된 섭식 · 연하장애의 원인이나 요인을 이해하여 흡인 방지로 연결하자.

배변장애(→ 456쪽) : 식사나 수분 부족의 영향으로 변비를 초래하지 않았는가. 항균제의 부작용으로 인한 설사는 없는가.

배뇨장애(→ 445쪽) : 발열이나 수분 섭취 부족으로 탈수의 영향은 없는가.

부종(→ 433쪽) : 저단백혈증으로 인해 부종을 초래하지 않았는가. 보액의 균형 장애로 부종을 초래하지 않았는가.

MEMO

그림으로 살펴보는 질환

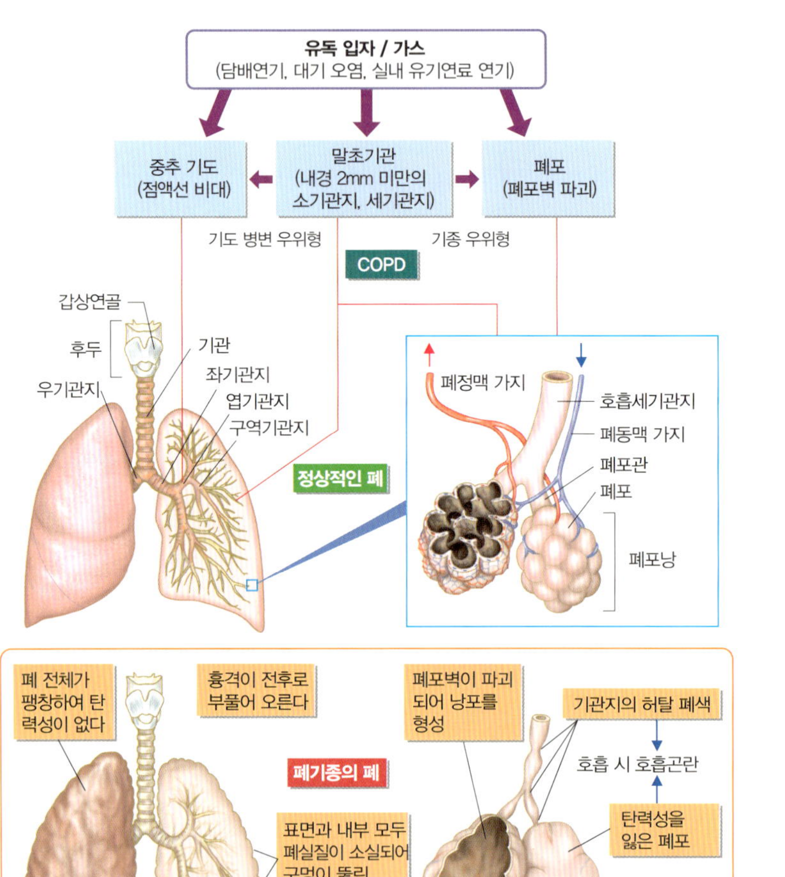

■ 그림14–1 COPD의 병태와 분류
(일본호흡기학회 COPD 가이드라인 제2판 작성위원회 : COPD(만성 폐쇄성 폐질환) 진단과
치료를 위한 가이드라인 제2판, p.1, 일본호흡기학회, 2004에서 일부 옮김)

병태 생리

만성 폐쇄성 폐질환이란 폐기종과 만성 기관지염이 복합되어 발생하며, 폐쇄성 환기장애를 특징으로 하는 병태의 총칭이다.

- 만성 폐쇄성 폐질환(COPD)은 담배연기나 유독한 입자나 가스 등을 흡입함으로써 기도(주로 말초기관지), 폐포벽, 폐혈관에 이상이 생기는 진행성의 병태로, 만성으로 폐기능상 폐색성 장애를 보유하며 고령자에게 많다.
- 병리학적으로는 분비선의 비대·과형성(만성 기관지염)과 기종성 변화(폐기종)가 관찰된다. 폐기종과 만성 기관지염의 비율 차는 있으나 두 병변이 혼재하는 경우도 있다.
- 폐기종(emphysema) : 폐기종은 폐포가 파괴되어, 테니스 코트 정도의 폐포 총면적이 배드민턴 코트나 탁구대 정도까지 작아진 상태이다. 병리학적으로는 '호흡세기관지에서 말초 폐포의 이상 확장'이라고 정의한다. 폐포가 파괴되었기 때문에 산소를 받아들이고 이산화탄소를 배출하는 일이 어려워진다.
- 만성 기관지염(chronic bronchitis) : 주로 흡연으로 인해 기관 벽에 문제가 발생하여 가래와 같은 기관내분비물이 증가한 탓에, 기관도 협소화되고 호흡운동이 곤란해진다. 만성 기관지염은 이러한 상태가 '1년 중 적어도 3개월 이상, 또는 2년 이상 연속하여 객담이 확인되는 질환'으로 정의된다. 단 기관지 확장증은 제외한다.

병인·악화인자

- 원인의 대부분은 장기간의 흡연이나, 대기 오염과 같은 환경인자이다. 또한 환자 측의 인자도 보고되고 있다. 이와 같은 위험인자에 노출된 말초 기도에 염증 반응이 발생한다. 노출이 장기간 지속되면 염증은 만성화되어 기도의 섬유화와 협소화를 초래하고, 폐포의 파괴로 인한 폐탄성수축력이 저하되어 불가역성이 된다. 장기간 분진에 노출되는 직업에 종사하는 경우도 원인이 된다.

역학·예후

- 중·노년 가운데 장기간 흡연한 사람에게 관찰된다. 만성 폐쇄성 폐질환으로 인한 사망자는 서구에 비해 1/4로 적다.
- 폐포와 기관지에 이상이 남아서 만성적인 폐색성 장애를 보인다. 증상이 경도일지라도 금연을 엄수하지 않으면 폐색성 장애가 진행되어, 앞으로의 행동에 제약을 주는 상태가 되기도 한다.

증상

- 만성적인 기침, 가래, 숨참을 호소하고, 호흡곤란이 진행된다. 아침에 기침과 가래가 관찰되고 진행되면 숨이 차게 되나, 노화나 감기로 간과하기 쉽다. 서서히 진행되며 힘든 일을 하면 호흡곤란이 심해진다.
- 숨이 찬 정도를 나타내는 지표로서 MRC 호흡곤란 스케일(표14-1)이 사용된다.

- 과거력, 영상검사, 폐기능 검사가 진단의 기본이 된다. 기관지천식, 진폐증, 폐결핵 등 그 밖의 폐질환은 제외한다.
- 폐기종에서는 흉부 X선 사진을 통한 과팽창 소견과 폐문리의 감소를 특징으로 한다. 만성 기관지염에서는 기관지계 음영의 증강과 주변 폐문리 증강이 두드러진다.
- 고분자능 CT가 폐기종 진단에 유용하다. 폐야의 기종 병변의 크기나 넓이로부터 폐기종의 정도를 판정한다.

■ 표14-1 MRC(British Msdical Research Council) 호흡곤란 스케일

Grade 0	숨참을 느끼지 않는다.
Grade 1	힘든 일을 하면 숨참을 느낀다.
Grade 2	평지를 빠르게 걸어서 이동하거나, 천천히 언덕을 걸어 올라갈 때 숨참을 느낀다.
Grade 3	평지를 걸을 때도 동년배보다 걸음이 늦다. 또는 제 속도로 평지를 걸을 때도 숨을 돌리기 위해 쉰다.
Grade 4	약 90m쯤 보행한 다음 숨을 돌리기 위해 쉰다. 또는 수 분간 평지를 걸은 후 숨을 돌리기 위해 쉰다.
Grade 5	심하게 숨이 차서 외출을 못한다. 또는 옷을 입고 벗을 때도 숨이 차다.

(일본호흡기학회 COPD 가이드라인 제2판 작성위원회 : COPD(만성 폐쇄성 폐질환) 진단과 치료를 위한 가이드라인 제2판, p. 30, 일본호흡기학회, 2004에서)

■ **검사치**

폐활량계(spirometry)로 1초율(FEV₁%)이 70% 미만이라면 폐색성 장애가 있다고 판정한다.

- 호흡기능검사(spirometry)를 통한 1초율(FEV1%/노력성 폐활량)이 70% 미만이라면 폐색성 장애가 있다고 진단한다. 기관지 확장제를 흡입하기 전후에 1초량(200mL 이상)의 증가가 있다면 천식일 가능성이 있다.
- 중증도의 판정에서는 1초량의 예측치에 대한 퍼센트 값(%1초량 : %FEV₁, 통상 100±20%가 정상 영역)을 이용한다. 80% 이상이 I기(경증), 50% 이상 80% 미만을 II기(중등증), 30% 이상 50% 미만을 III기(중증), 30% 미만을 IV기(최중증)이라고 정의한다.
- 동맥혈 채혈로 수행하는 동맥혈 가스 분석의 표준치는 동맥혈산소분압(PaO_2) 80mmHg 이상, 동맥혈이산화탄소분압($PaCO_2$) 40±5mmHg이다. $PaCO_2$ 60mmHg 이하를 호흡부전이라고 하며, 산소흡입의 대상이 된다.

- 호흡기 감염증, 기흉, 폐혈전 색전증(pulmonary thromboembolism), 심부전에 주의한다.

치료법

■ 치료 방침

- 모든 병기에서 금연과 인플루엔자백신 예방접종이 권장된다. 금연은 만성 폐쇄성 폐질환의 진행을 늦추고 인플루엔자백신 예방접종은 악화를 막는다.
- 안정기의 치료에서는 약물요법을 중심으로 환자의 QOL을 개선한다. I기에서는 증상이 있을 때 단시간 작용형의 기관지 확장제를 사용하고, II기에서는 호흡 재활치료 및 장기간 작용형 기관지 확장제를 단제 혹은 다제 사용한다. III기 이후 악화를 반복한다면 흡입 스테로이드약을 추가하고, IV기에서 호흡부전이 있는 경우라면 장기간 산소요법, 비침습적 양압 환기요법, 외과요법을 검토한다. 장기 산소요법은 %FEV$_1$의 병기에 따라 단계적으로 추가하는 것이 추천된다. 악화기에는 호흡기능이 더욱 저하되어 예후를 악화시키므로 관리에 충분히 주의한다.

■ 약물요법

- 치료에는 항콜린제와 β$_2$아드레날린 수용체 자극제의 기관지 확장제가 사용된다.

[처방 예] 담배연기나 유해 가스 차단

- Nicotinell TTS 점착제(10 · 20 · 30㎠). 1일 1회. 1매 부착 ← 금연 보조제

[처방 예] 인플루엔자백신

- Influenza virus vaccine주. 1회 0.5mL. 매년 동절기 전에 1회 피하주사 ← 불활화백신

[처방 예] 기관지 확장제는 다음 중 한 가지를 사용한다.

- Tersigan 에어로졸(1분무 100μg). 1회 2번 흡입. 1일 3회 ← 항콜린제
- Spiriva 흡입용 캡슐(18μg). 1회 18μg. 1일 1회 흡입 ← 항콜린제

■ 외과요법

- IV기에서 상엽에 국한하여 폐기종 병변을 갖는 만성 폐쇄성 폐질환 환자는 폐용적 감소술(LVRS)을 검토한다.

■ 환자 교육

- 금연, 인플루엔자백신 예방접종에 대한 필요성을 이해시킨다. 일상생활에서 적절한 운동을 계속할 것을 권하며, 영양상태에도 주의한다. 감기나 과로 예방에 힘쓰도록 하는 동시에, 악화를 조기에 발견하고 치료할 수 있도록 배려한다.

분류	일반 명	주요 약품명	약효 메커니즘	주요 부작용
금연 보조제	Nicotine	Nicotinell	담배에 함유된 니코틴을 경피적으로 흡수시켜서, 금연 시 이탈증상을 경감시킨다.	아나필락시스양 증상, 피부 증상, 정신신경 증상 등
불활화 백신	Influenza virus vaccine	Influenza virus vaccine	급성으로 악화되는 빈도를 경감시켜서, 악화되더라도 그 정도가 경감된다.	쇼크, 아나필락시스양 증상, 급성 산재성 뇌척수염 등
항콜린제	Oxitropium Bromide	Tersigan	기도 평활근의 이완작용을 통해 폐의 과팽창을 개선하고, 운동 시 호흡곤란을 경감시킨다.	쇼크, 아나필락시스양 증상, 위독한 대장염 등
항콜린제	Tiotropium Bromide Hydrate	Spiriva		심부전, 심방세동, 기외수축
β₂아드레날린 수용체 자극제	Salmeterol Xinafoate	Serevent	종래의 흡입 β₂ 자극제로, 장시간 지속되며 작용의 발현이 늦다.	위독한 혈청K치 저하, 쇼크, 아나필락시스양 증상 등
β₂아드레날린 수용체 자극제	Tulobuterol	Hokunalin		아나필락시스양 증상, 위독한 혈청K치 저하, 과민증 등
크산틴 유도체	Theophylline	Theodur, Uniphyl	기도 평활근의 이완작용 외에 저용량으로도 항염증 효과가 기대된다.	경련, 의식장애, 급성 뇌증 등

MEMO

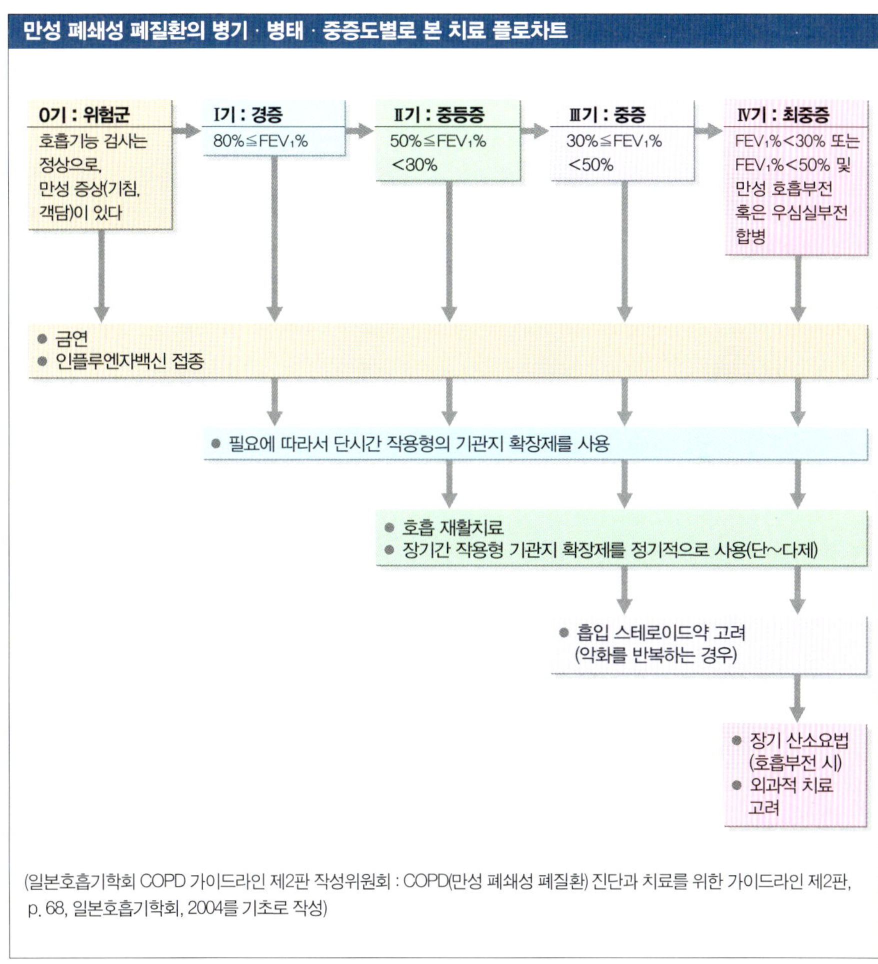

(일본호흡기학회 COPD 가이드라인 제2판 작성위원회 : COPD(만성 폐쇄성 폐질환) 진단과 치료를 위한 가이드라인 제2판, p. 68, 일본호흡기학회, 2004를 기초로 작성)

간호 관점

- 만성 폐쇄성 폐질환은 호흡기능 장애가 있기 때문에 활동 · 휴식 · 식사 · 배설 · 몸차림과 같은 생활행동 전반에 영향을 끼치기 쉽다. 호흡곤란이 심한 경우에는 의사소통에도 영향을 준다.
- 질환 중증도에 따라 약물요법에 더해 호흡 재활치료, 재택 산소요법 등의 치료가 수반된다. 급성 악화를 예방하기 위해 영양상태, 활동과 휴식의 균형을 통한 체력 유지, 감염 예방 행동 등 안정기에서 생활행동상의 주의가 중요하다.
- 호흡곤란 및 노화로 인한 생활기능의 장애가 나타나기 때문에, '지금까지 할 수 있었던 일을 하지 못하게 되었다'라는 등 생활기능의 상실 체험으로 자각되는 경우가 많다. 매일의 생활행동에 대한 신체적인 원조를 비롯하여, 대상자가 질환이나 노화, 직장이나 가정에서의 역할 변화를 어떻게 받아들이는지 이해하여 고뇌를 공감한다. 더불어 괴로움에 대해 원조함으로써 대상자가 활동과 참여에 대한 의욕을 북돋우는 데 도움을 준다.

■ 질환 중증도에 따른 장기적인 간호 관점

경증 금연, 감염 예방, 증상을 경감시키기 위한 약물요법이 잘 이루어져왔는지, 교육적인 측면에서 원조한다.

중등증 호흡곤란 및 호흡곤란이 생활기능에 끼치는 영향을 개선하고, 급성 악화나 불안, 우울 상태를 경감시키기 위해 호흡 재활치료의 관점에서 생활행동을 촉진한다.

중증 증상에 따른 생활기능에 대한 영향 정도 및 약물요법 등 치료 내용의 변경에 따라, 대상자의 질환에 대한 대처 방식을 존중하면서 원조 내용과 방법을 수정 · 변경한다.

최중증 급성 악화의 징후를 놓치지 않고 조기에 대응하는 것이 중요하다. 대상자 및 가족과 함께 종말기 의료에 대한 의향을 이야기하는 것도 중요하다.

■ 일상생활 속 간호 포인트

1. 안락한 호흡법을 도입하면서 대상자의 방식에 맞추어 생활행동을 원조한다.
2. 영양상태, 활동과 휴식의 균형을 바로 잡아서 체력 · 에너지를 보존한다.
3. 급성 악화의 징후를 놓치지 말고 조기에 대처한다.
4. 자존심에 상처를 주지 않도록 대상자의 감정이나 의향을 충분히 듣고 이해한다.

step 1 정보 수집 \ step 2 정보 분석 \ step 3 간호 포커스의 명확화 \ step 4 계획 세우기 \ step 5 개입 실시

종합평가

만성 폐쇄성 폐질환이 있는 대상자의 핵심정보, 생활행동의 6가지 요소에 비추어 관찰되는 상태를 정리한다. 이어서 대상자가 지닌 힘의 동요성이나 저하된 면, 발휘되는 면의 양방향으로 분석을 실시한다.

필요한 정보		분석 관점
핵심 정보	질환 관련 정보	**호흡기능** 호흡기능 · 심기능 검사 데이터 산소포화도, 동맥혈산소분압 **치료 내용** 약물요법(경구약, 흡입약) 식사요법, 운동요법 금연 호흡 재활치료 교육 **과거력**	• 질환 중증도는 어떠한가. 우심실부전이나 만성 호흡부전이 합병되지 않았는가. • 급성 악화의 징후(호흡곤란의 악화, 농성염 증가, 가래의 양 증가, 상기도감염, 발열, 천명 증가, 기침 증가, 호흡 수나 심박수의 증가)는 없는가. • 유해물질(담배연기, 분진 등)이 병상의 악화에 영향을 주지 않는가. • 급성 악화로 입원치료를 받은 적이 있는가. 또 그 빈도는 어떠한가. • 알레르기 증상을 일으키는 약물, 식품, 물질이 있는가. • 인플루엔자백신, 폐렴구균백신 접종을 받고 있는가. • 호흡 재활치료 교육을 받은 경험이 있는가.
	신체적 측면	**호흡 상태** 호흡 수, 심박수, 호흡기 증상 호흡음 **운동기능** 운동내성	• 기침, 객담, 노작성 호흡곤란으로 인한 고통은 어떠한가. • 흉곽 형상의 변화, 횡격막의 가동성 저하는 어떠한가. • 호흡곤란이 심할 때의 호흡 패턴과 대처 방법 • 호흡곤란에 대한 자각과 산소포화도 등의 객관적 지표의 차이는 어떠한가. • 약물요법(기관지 확장제, 스테로이드약 등)은 적절한 수 · 용법 · 용량으로 사용되고 있는가. • 약물요법, 호흡 재활치료, 산소요법 등의 효과를 체감하고 있는가.
	심리 · 영적 측면	**건강 지각 · 의향** **자기지각** **기분 · 정동** **스트레스 내성**	• 쉽게 화를 내고 조바심을 내는 모습이 관찰되거나, 비관적인 생각을 하는가. • 진행성 질환이라는 점, 몸 상태가 매일 변한다는 점, 다른 사람이 신체적 고통을 이해해주지 못한다는 등의 괴로움이 있는가. • 생활행동, 취미활동에 대한 의욕이나 관심이 있는가.
	사회 · 문화적 측면	**역할 · 관계** **직업 · 가사 · 학습** **여가** **사회 참여**	• 즐거움이나 기쁨을 느끼는 활동은 무엇인가. • 대상자가 본인의 역할로서 하고 있는 활동은 무엇인가. • 직업(작업 환경)에 따라서 장기간에 걸친 연기나 분진 등을 흡입한 적이 있는가. • 가족 및 친한 사람과의 교류가 있는가.

활동	각성	• 수면 · 각성 패턴에 변화는 없는가(고탄산혈증의 증상으로, 혹은 불면이나 피로감의 표현으로 각성이 유지되지 못하는 경우가 있다).

활 동	**각성** **활동에 대한 의욕** **활동의 개인사**	• 수면 · 각성 패턴에 변화는 없는가(고탄산혈증의 증상으로, 혹은 불면이나 피로감의 표현으로 각성이 유지되지 못하는 경우가 있다). • 힘든 일을 할 때 호흡곤란의 정도(MRC 호흡곤란 스케일, 수정 Borg 스케일 등), 피로감 • 특정 활동이 호흡곤란을 악화시키는 데 불안이나 공포를 느끼고 있지 않은가. • 질환, 새로운 치료, 증상의 악화, 노화로 인한 신체기능 쇠약의 자각 등을 계기로, 지금까지 해온 활동을 변용, 중단한 적은 없는가. • 산소요법의 경우 산소기구나 튜브로 인한 구속감이나 부자유는 없는가.	■ **표14–A 수정 Borg 스케일** <table><tr><td>0</td><td>없다</td></tr><tr><td>0.5</td><td>굉장히 약하다</td></tr><tr><td>1</td><td>상당히 약하다</td></tr><tr><td>2</td><td>약하다</td></tr><tr><td>3</td><td></td></tr><tr><td>4</td><td>약간 강하다</td></tr><tr><td>5</td><td>강하다</td></tr><tr><td>6</td><td></td></tr><tr><td>7</td><td>상당히 강하다</td></tr><tr><td>8</td><td></td></tr><tr><td>9</td><td></td></tr><tr><td>10</td><td>굉장히 강하다</td></tr></table>
휴 식	**수면** 수면할 때의 체위 · 자세 **휴식** **긴장 이완**	• 기침, 가래가 나와서 잠이 얕아지거나, 수면 시간이 감소하지 않았는가. • 사용하는 침구의 재질, 위생 상태(알레르겐이 되는 물질의 유무) • 신체의 불편함이나 피로를 느꼈을 때 휴식을 취하는가. • 심신의 긴장을 이완하기 위해 습관적으로 하는 일은 무엇인가. • 다른 사람과의 관계나 다른 사람과 교류하는 곳의 분위기 등이 심신의 휴식을 방해하지 않는가.	
식 사	**식사 준비 행동** **식욕** **섭식 행동** **저작 · 연하** **영양상태**	• 무거운 식재, 식기 · 조리용구 등을 들고 이동하는 데 어려움은 없는가. • 산소요법을 하고 있기 때문에 화기(火氣) 사용이 제한되지 않았는가. • 호흡곤란으로 저작 · 연하기능, 식욕이 저하되지 않았는가. • 식사 섭취량, 식사 내용이 복부팽만감, 변비에 관련되지 않는가. • 식단 내용이나 식품 형태로 인해, 호흡곤란이 악화되거나 먹기가 힘들다고 느끼지 않는가. • 체중 감소나 급격한 체중 증가는 없는가. • BMI, %IBW(이상 체중에 대한 환자의 실제 체중의 비율 : 이상 체중비)	
배 설	**배설 동작** **대소변의 상태**	• 화장실에서 거실이나 침실까지 이동하는 데 곤란함은 없는가. • 배설 동작을 할 때, 특히 배에 힘을 줄 때 호흡곤란이 가중되거나 저산소 상태에 빠지지 않는가. • 소변량의 감소, 하지의 부종은 없는가. 배변곤란, 복부팽만감은 없는가. • 항콜린제의 부작용으로 인해 배뇨곤란은 없는가.	

몸 차 림	**청결 · 정용** **옷 갈아입기** **단정함**	• 입욕 · 세면 · 옷 갈아입는 동작을 할 때 호흡법이나 자세, 사용하는 의복, 호흡곤란의 악화에 따른 동작이나 속도, 행동 패턴은 없는가. • 치장할 힘이 없다고 느끼고 있거나 포기하지 않았는가.
의 사 소 통	**수단** 발어의 명확함 **상대**	• 호흡곤란, 기침, 배담 등의 증상으로 인해 다른 사람과 이야기하는 것을 피하거나 꺼리지 않는가. • 친한 사람들과 시간을 보낼 기회가 줄어들지 않았는가. • 산소요법을 할 경우, 산소기구를 사용하고 있는 것을 다른 사람들이 보기 때문에 비참함을 느끼거나 다른 사람과 만나는 것을 피하지 않는가.

MEMO

만성 폐쇄성 폐질환이 있는 고령자의 병태 · 생활기능 관련도

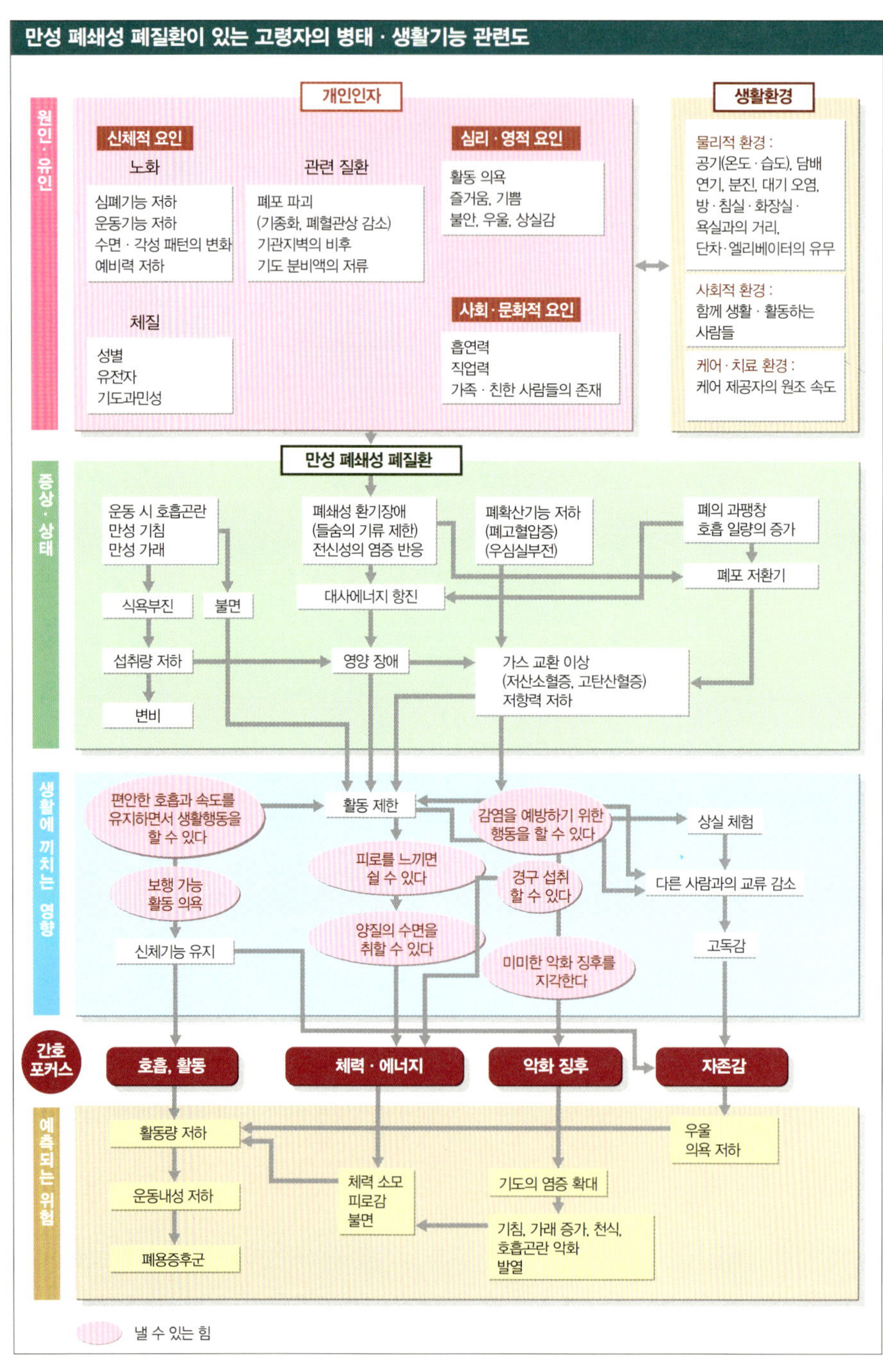

간호 포커스의 명확화

- 안락한 호흡법을 도입하여, 자신의 속도에 따라 활동함으로써 혼자서 할 수 있는 일이 유지된다.
- 효율적인 식사, 양질의 수면, 휴식을 도입함으로써 체력·에너지를 유지할 수 있다.
- 미미한 악화 징후를 놓치지 않고 조기에 치료를 받음으로써, 병상의 악화를 예방할 수 있다.
- 질환이나 노화에 대한 느낌을 듣고 이해를 나타냄으로써, 대상자가 자존감을 유지하며 생활할 수 있다.

① 간호 포커스	간호 목표
안락한 호흡법을 도입하여, 자신의 방식에 따라 활동함으로써 혼자서 할 수 있는 일이 유지된다.	1) 운동 시 호흡곤란이 경감된다. 2) 저산소 상태가 없다. 3) 혼자서 할 수 있는 일이 유지된다.

원조 내용	근거
1. 안락하게 행동하기 위한 호흡법을 시험한다. 1) 입술 오므리고 숨쉬기(pursed lip breathing) 연습 • 의자에 앉아서 편안한 자세를 취한다. • 코로 숨을 들이쉬고, 입술을 오므린 상태로 숨을 내쉰다. • 흉부와 복부(늑골의 바로 아래 부근)에 손을 대고, 숨을 들이쉴 때 배가 부풀어 오르고 숨을 내쉴 때 배가 쏙 들어가는 것을 확인한다. • 1회 5분 정도, 하루 수차례부터 연습을 시작한다. 2) 들숨과 날숨 리듬 연습 • 숨을 들이쉴 때보다 약 2배의 시간을 들여 숨을 내쉰다. • 머릿속으로 박자를 세면서 숨을 내쉬고는 멈추었다가 들이쉰다.	• 기도 내를 양압하여 날숨을 연장시키는 입술 오므리고 숨쉬기를 도입함으로써 환기가 쉬워지므로 호흡곤란을 줄이는 데 효과가 있다. • 기종 병변의 정도에 따라 횡격막의 움직임이 제한되므로 환기 효율이 저하된다. 호흡법을 도입함으로써 환기를 유지하며 동작을 수행할 수 있고, 호흡곤란이 악화되었을 때 대처하고 긴장을 이완할 수 있게 된다. • 기도가 폐색되어 숨을 내쉬기가 곤란하거나, 날숨을 의식적으로 길게 하여 기도의 내압을 높임으로써 환기하기 쉽게 하거나, 기종 병변으로 인해 복식호흡이 곤란한 경우 의식하여 천천히 호흡하게 한다.
2. 안락한 호흡으로 보행·이동한다. • 보행의 리듬에 맞추어 '1, 2, 3, 4'에서 숨을 내쉬고, '5, 6'에서 코를 통해 숨을 들이쉰다. • 일어서는 동작에 맞추어 숨을 내쉬도록 한다. • 숨을 내쉬면서 계단을 오르고, 서서 숨을 들이쉰다. • 호흡곤란이 심한 경우에는 일어서서 난간 등을 붙잡고 입술 오므리고 숨쉬기로 숨을 고른다. • 짐을 들어 올릴 때는 숨을 내뱉으면서 한다.	• 보행 속도를 천천히 유지하여 보행이나 동작 사이에 자세를 정돈하고 호흡법을 실시함으로써, 힘든 동작 후의 저산소 상태나 호흡곤란을 피할 수 있다.

3. 패닉 컨트롤

1) 패닉 시(급격한 호흡곤란)의 자세

- 의자에 앉아서 팔로 신체를 지탱한 채 상체를 앞으로 구부린다.
- 의자가 없다면 양손을 이마에 대고 앞쪽으로 벽에 기대어, 복부, 흉부, 턱의 근육을 이완시킨다.

2) 패닉 시의 호흡법

- 코나 입으로 힘껏 숨을 들이마시고 입으로 숨을 내쉰다.
- 숨을 내쉬는 시간을 조금씩 길게 한다.
- 15분 정도 들여서 입술을 오므리고 호흡하여 원래 상태로 돌아간다.

- 급격한 호흡곤란이 발생했을 때, 호흡 패턴을 스스로 조절할 수 있는 방법을 '패닉 컨트롤'이라고 한다.
- 급격한 호흡곤란에 빠졌을 때, 불안이나 공포를 느껴서 자기 자신을 조절할 수 없게 되는 경우가 있다. 호흡에 집중할 수 있도록 원조자는 침착한 태도로 신속하게 자세나 호흡법을 유도한다.

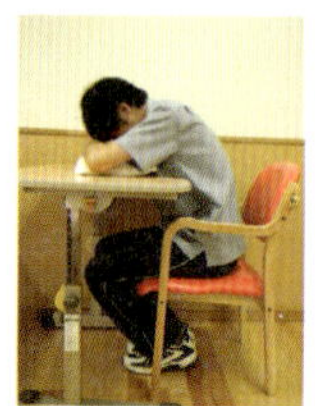
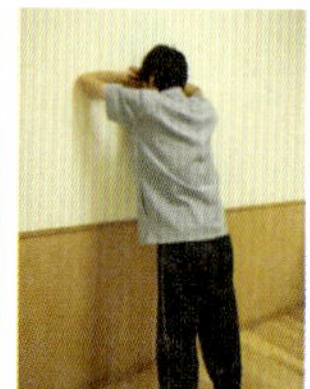

■ 그림14-A 패닉 컨트롤

4. 흉곽의 유연성을 유지하여 체력 소모를 막는 입욕 보조

1) 입욕 전 준비

- 등받이가 있는 의자를 욕실과 탈의실에 준비한다.
- 실내온도를 따뜻하게 해둔다.

2) 입욕 보조

- 옷은 의자에 앉아서 벗고, 전굴 자세나 윗옷을 벗는 등의 동작을 취할 때는 숨을 내뱉으면서 한다. 동작 직후에는 자세를 정돈하여 입술을 오므린 채 숨쉬기로 호흡을 정돈한다.
- 몸을 씻을 때는 대상자의 방식과 속도대로 하게끔 두되, 머리를 감거나 등·발 부위를 씻을 때는 저산소 상태나 호흡곤란을 일으키기 쉬우므로 호흡 상태를 관찰하며 보조한다.
- 샤워를 하거나 욕조에 들어갈 때는 숨을 멈추지 않도록, 숨을 내쉬면서 한다.
- 욕실에서 나오면 몸의 물기를 재빠르게 닦아주고, 호흡 상태나 피로감에 따라 옷 입는 것을 보조한다(목욕타월을 활용하는 등).

- 차가운 공기는 기침을 유발하여 호흡곤란을 악화시키기도 한다.
- 전굴 자세를 하면 숨을 참게 되거나 복압이 높아져서 호흡운동이 억제된다. 또한 상지를 거상하는 동작에서는 호흡보조근의 사용이 제한되므로, 환기 효율이 저하된다. 그리고 상지의 반복 동작이 증가하기 때문에 저산소 상태나 호흡곤란이 악화되기 쉽다.
- 질환에 따라 흉곽이 굳어서 가동영역이 저하되기 쉽다. 따라서 호흡운동에 관련된 근육과 관절의 유연성을 유지하기 위해, 생활 동작의 일부에 어깨, 몸통의 회선·측굴 동작이 필요하다.

- 뜨겁거나 차가운 수온의 자극이나 행위에 집중하게 되면, 무의식적으로 숨을 참아서 저산소 상태에 빠지기도 한다.
- 입욕은 가장 체력이 소모되는 생활행동 가운데 하나이다. 신체가 차가워지지 않게끔 단시간에 마칠 수 있도록 보조한다.

5. 활동의 확대를 위해 산책을 도입한다.

- 호흡 리듬을 유지할 수 있을 정도의 속도로 걷는다.
- 3~4회/주, 20분/회 정도의 산책을 권장한다.

• 야외 산책은 계절이나 날씨, 기온을 고려하여 계획한다. • 대상자가 즐거움과 기쁨을 느끼는 활동을 도입한다(계절이 느껴지는 화초 감상하기, 가족이나 친한 사람과 함께 산책하기 등).	• 걷는 것은 운동요법 가운데 하나지만, 대상자가 활동에 부여하는 의미를 고려해 생활의 일부로 도입함으로써 보다 지속적으로 할 수 있고 QOL의 향상으로 이어진다.
6. 활동 의욕, 지속적인 활동을 위한 접근 • 대상자가 질환이나 치료의 영향으로 지금까지 해오던 활동을 그만두거나 포기한다면, 몸 상태가 좋을 때나 의욕이 보일 때 등 적절한 시기를 놓치지 않고 권한다. • 재택 산소요법을 하는 경우에도 불을 사용하지 않는 조리, 입욕, 산책, 외출, 여행 등이 가능하며, 구체적인 방법을 함께 생각할 수 있다고 당부한다.	• 급성 악화로부터의 회복기, 급격한 호흡곤란 체험 후 또는 재택 산소요법 도입 후와 같은 경우에는 호흡곤란을 피하기 위해 활동을 축소하거나 활동 의욕이 저하되기도 한다. 신체기능을 파악하면서 생활행동의 기회를 제공하는 것도 호흡 재활치료의 한 가지이다.

② 간호 포커스	간호 목표
효율적인 식사, 양질의 수면, 휴식을 도입함으로써 체력 · 에너지를 유지할 수 있다.	1) 적정 체중을 유지할 수 있다. 2) 지속적인 피로감이 없다. 3) 수면, 휴식을 통해 심신의 편안함을 얻을 수 있다.

원조 내용	근거
1. 효율적인 영양 섭취를 할 수 있는 식사에 대한 연구 • 대상자의 기호에 맞는 식사 내용을 제공한다. • 견과류, 유제품 등 소량이며 영양가가 높은 식품이나 간식을 도입한다. • 튀김, 볶음을 메뉴에 넣는다. • 마요네즈, 버터 등의 조미료를 사용한다. • 식욕이 증가할 수 있도록 예쁘게 조금씩 담아서, 한 번의 식사에 사용하는 접시의 수를 늘린다. • 식사 중 호흡곤란이 심하거나 저산소 상태가 관찰되는 경우에는, 음식물을 입으로 옮기는 속도를 천천히 해서 저작 · 연하하는 사이에 호흡을 정돈할 수 있도록 한다. • 단단한 식품, 매우 뜨거운 것, 수분이 적은 것, 면류 등을 피한다. • 감자, 두부 등을 많이 먹지 않도록 한다.	• 질환으로 인해 호흡량이 증가하고 대사에너지가 항진된 상태이므로, 고에너지, 고단백질, 고지질, 고비타민의 식사를 함으로써 마르거나 호흡근 및 골격근이 위축되는 것을 가능한 예방한다. • 저산소 상태에 빠지면 위장의 기능 저하를 초래하기도 한다. • 딱딱한 음식, 뜨거운 음식, 건조한 음식, 면류 등을 먹을 때는 저작운동이 일어나고 숨을 참게 되므로, 호흡곤란이나 피로감을 일으켜 식욕이 떨어지기 쉽다. • 감자, 두부 등은 가스를 발생시켜서 복부팽만감으로 호흡곤란을 악화시키기도 한다.

2. 활동과 휴식의 균형 조정

- 피로감을 느낄 때는 평소 일과에 얽매이지 말고 자리에 눕거나 낮잠을 자서 휴식시간을 늘린다.
- 행사, 새로운 레크리에이션을 하는 등 평소보다 활동량이 많아지는 날에는, 틈틈이 휴식시간을 마련하거나 입욕처럼 부하가 큰 생활행동과 겹치지 않게 한다.
- 가래가 많이 생기는 시간대를 파악함으로써, 취침 전이나 식후 수 시간이 지난 다음에 배담하는 시간을 일과에 도입한다.
- 바로 누운 자세에서 호흡곤란이 발생한다면, 낮은 쿠션을 상반신 쪽에 깔거나 침대를 약간 거상한다.

- 활동이 확대되도록 촉진하는 한편, 체력 소모나 지속적인 피로감을 피하기 위해 몸 상태에 맞추어 일과를 조정하여 효율적인 휴식을 취할 수 있도록 한다.
- 기침, 배담으로 인한 에너지 소비가 많아지기 때문에, 효과적으로 배담함으로써 양질의 수면이나 휴식 시간을 확보한다.

- 상반신을 조금 거상한 체위는 횡격막이 움직이기 쉬우므로, 호흡운동을 하기 쉽다.

3. 레크리에이션(1~3회/일, 10~15분/회)

1) 호흡보조근의 피로 경감(어깨와 목의 스트레칭)

- 전신의 힘을 뺀 채 의자에 앉아, 숨을 들이마시면서 어깨를 들어 올리고 숨을 내쉬면서 어깨를 떨어뜨려 이완시킨다.
- 의자에 앉아서 팔꿈치를 굽히고, 숨을 들이쉬면서 팔꿈치를 앞으로 거상한 후, 팔꿈치로 반원을 그리듯이 어깨를 돌리고, 숨을 내쉬면서 팔꿈치를 뒤쪽으로 돌려 내린다.
- 의자에 앉아서 편안하게 숨을 들이쉬고, 머리는 아래로 향하게 한 다음 숨을 내쉬면서 옆을 본다. 동작을 멈추고 숨을 들이쉬고, 숨을 내쉬면서 반대쪽 옆을 본다.

- 질환이 진행되면서 목이나 어깨의 호흡보조근을 이용해 호흡하기 때문에, 근육이 긴장하게 된다. 근육 스트레칭을 함으로써 긴장 이완을 도모한다.

- 대상자가 신체를 움직여 시원함을 체감할 수 있도록, 스트레칭이나 체조는 짧은 시간·적은 횟수에서부터 시작한다. 무엇보다 즐거운 분위기를 만드는 것이 중요하다.

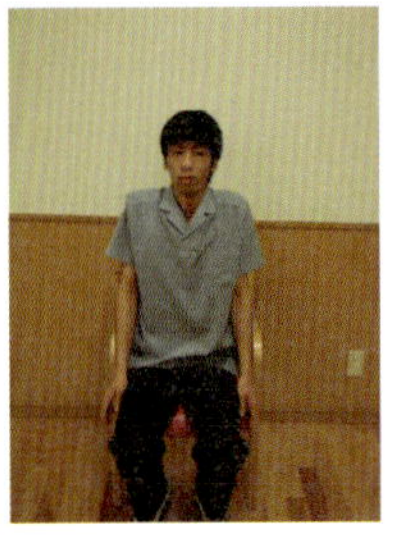

a. 의자에 앉아서 전신의 힘을 빼고, 숨을 들이쉬면서 어깨를 움츠린다

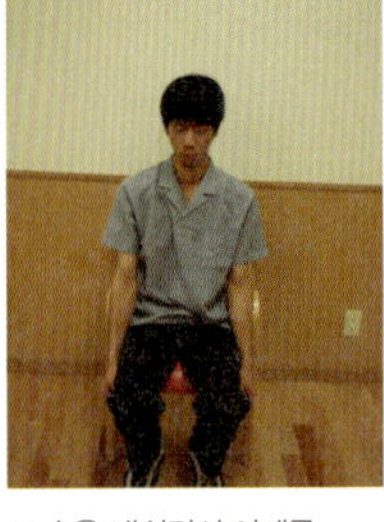

b. 숨을 내쉬면서 어깨를 떨어뜨리고 쉰다

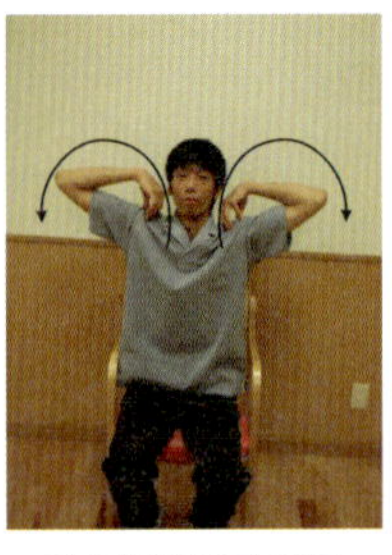

c. 의자에 앉아서 팔꿈치를 굽히고, 숨을 들이쉬면서 팔꿈치를 앞으로 거상한 후, 팔꿈치로 반원을 그리듯이 어깨를 돌린다

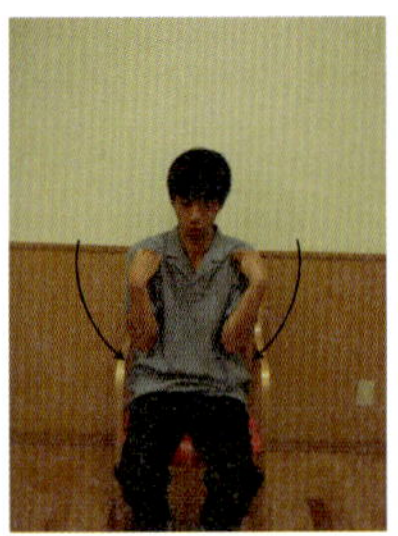

d. 숨을 내쉬며 팔꿈치를 뒤쪽으로 돌리면서 내린다

■ **그림14-B 어깨와 목의 스트레칭**

2) 흉곽의 움직임을 높이는 체조

- 의자에 앉아서 숨을 들이쉬고, 상반신을 앞으로 밀면서 숨을 내쉰다. 동작을 멈추고 숨을 들이쉬고, 천천히 몸을 일으키면서 숨을 내쉬며 마지막으로 머리를 든다.

- 의자에 앉아서 수건을 양손에 들고, 숨을 들이쉬면서 양쪽 상지를 거상한다. 숨을 내쉬면서 몸통을 옆으로 굽힌다. 신체를 똑바로 일으키면서 숨을 들이쉰다. 숨을 내쉬면서 반대쪽으로 몸통을 굽힌다.

- 의자에 앉아서 수건을 양손으로 들고 숨을 들이쉬면서 양쪽 상지를 거상한다. 숨을 내쉬면서 몸통을 옆으로 비튼다. 동작을 멈추고 숨을 들이쉰다. 숨을 내쉬면서 몸통을 반대쪽으로 비튼다.

- 흉곽의 근육 및 관절의 유연성 저하는 호흡곤란을 악화시킨다. 흉곽의 가동성, 유연성을 개선함으로써 호흡량을 경감하는 효과가 있다.

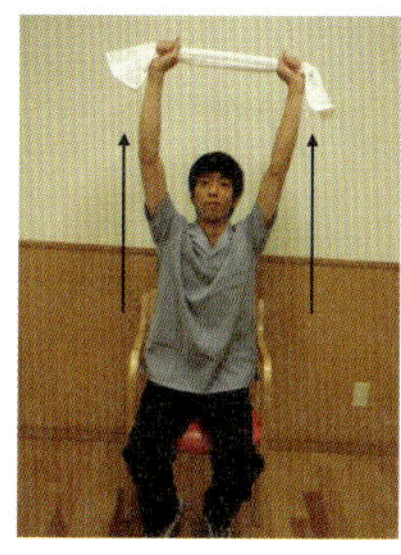

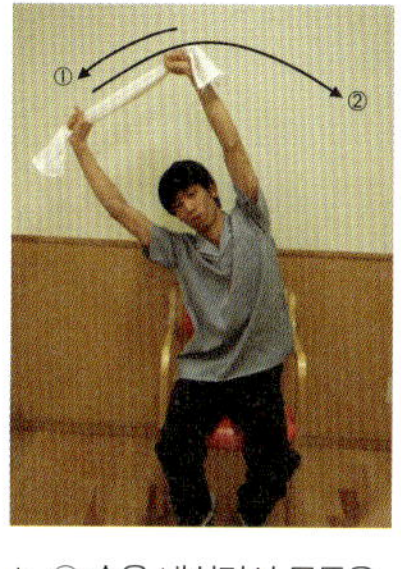

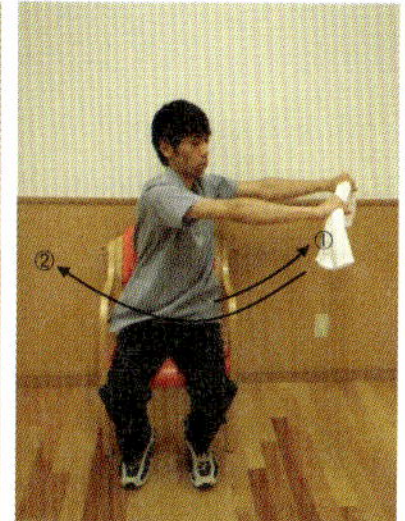

a. 의자에 앉아서 수건을 양손에 들고, 숨을 들이쉬면서 양팔을 거상한다

b. ① 숨을 내쉬면서 몸통을 옆으로 굽힌다
② 신체를 똑바로 일으키면서 숨을 들이쉬고, 숨을 내쉬면서 반대쪽으로 몸통을 구부린다

c. 수건을 양손에 들고, 숨을 들이쉬면서 양팔을 거상한다
① 숨을 내쉬면서 몸통을 옆으로 비튼다
② 동작을 멈추고 숨을 들이쉰 다음, 숨을 내쉬면서 몸통을 반대쪽으로 비튼다

■ 그림14-C 흉곽의 움직임을 높이는 체조

4. 대상자의 가치관에 기초한 에너지 활용과 절약

- 대상자가 가치를 두고 있는 활동을 하게끔 하고, 그렇지 않은 경우에는 원조자가 보조하는 등 활동의 리듬을 만든다.

- 체력, 에너지의 예비력이 부족한 상황이므로, 대상자가 중요시하는 활동을 우선하여 에너지를 분산시킨다. 질환 및 노화와 생활을 양립시키기 위해 필요한 부분이다.

③ 간호 포커스	간호 목표
미미한 악화 징후를 놓치지 않고 조기에 치료를 받음으로써, 병상의 악화를 예방할 수 있다.	1) 급성 악화로 인한 미미한 증상의 변화, 생활행동 패턴의 변화를 파악한다. 2) 병상의 악화 징후가 있다면 조기에 치료받을 수 있다.

원조 내용	근거
1. 악화 징후를 조기에 알아챈다. • 대상자 스스로 급성 악화의 징후를 알 수 있도록, 증상이나 몸 상태의 변화에 대해 평소 함께 이야기한다. • 뚜렷한 급성 악화 증상이 없더라도, 무언가 평소와는 모습이 다르거나 생활리듬의 미미한 변동이 있다면 신체 상태를 자세하게 파악한다.	• 만성 호흡기질환을 지닌 고령자는 증상이 일상적인 데다 오랫동안 경과를 보이며 신체기능이 저하되기 때문에, 급성 악화의 징후를 뚜렷하게 자각하지 못하는 경우가 있다. 또한 전형적인 증상이 발현되지 않는 경우에는 악화 징후를 간과하기 쉽다.
2. 감염 예방 행동 • 외출 후에는 손을 씻고, 가글을 한다. • 매 식후, 흡입약을 사용한 후에는 구강 케어를 한다. • 동절기 및 감기가 유행할 때는 사람들이 많은 곳에서는 마스크를 착용한다.	• 구강 내 오염은 기도 감염의 원인이 되기 쉽다. • 인플루엔자, 감기는 공기 감염으로 걸리기 쉽다.
3. 조기의 수진행동 • 감염 징후가 있거나 호흡기 증상이 악화되었다면, 신속하게 의사에게 진료를 받을 수 있도록 조정한다.	• 급성 악화일 때 보다 조기에 치료를 받는다면, 기도의 염증 확대를 최소한으로 줄일 수도 있다.

④ 간호 포커스	간호 목표
질환이나 노화에 대한 느낌을 듣고 이해를 나타냄으로써, 대상자가 자존감을 유지하며 생활할 수 있다.	1) 고뇌나 비탄의 감정을 다른 사람들이 이해해주었다는 언행이 있다. 2) 활동에 대한 의욕을 지닐 수 있다. 3) 활동에 참여할 기회가 유지된다.

원조 내용	근거
1. 대상자의 기분 이해 • 매일매일 생활행동을 원조할 때 단시간이라도 질환이나 노화에 대한 대상자의 기분을 충분히 표현할 수 있는 상황을 만든다. • 대상자의 희망을 구체적인 생활 원조 내용이나 방법에 도입하도록 조정한다(질환을 계기로 중단한 취미활동을 일과나 행사에 도입하는 등).	• 만성질환이 있는 고령자는 질환의 진행과 노화에 따른 신체적 변화 등이 얽혀서 생활기능의 상실 체험으로 의욕이 저하되고, 우울을 야기하기 쉽다. • 대상자는 질환이나 노화에 관한 사건, 괴로운 기분에 대해 반복적으로 표현하기도 한다. 원조자가 이해를 보임으로써 대상자가 자신의 가치나 능력을 깨닫거나, 생활방식을 표현하는 기회가 될 수 있도록 한다.
2. 활동 의욕이 저하되었을 때의 대응 • 무리하여 활동에 참가하기를 권하지 말고, 대상자의 기분이 변하거나 흥미를 나타낼 때까지 끈기를 갖고 기다린다. • 불면, 우울증상이 심한 경우에는 전문의와 상담하여, 수면제나 항우울제 사용을 검토한다.	• 의욕의 저하, 활동량의 저하, 운동내성의 저하라고 하는 악순환에 빠질 가능성이 있다.

관련 항목 : 더 자세히 알고 싶다면 다음을 참조하자

- **종합평가**

심부전(→ 230쪽) : 우심실부전의 합병으로 인해 호흡곤란, 체중 증가, 소변량 감소, 하지의 부종이 발생하지 않는가.

배변장애(→ 456쪽) : 배변장애(변비)가 배설 동작을 할 때 호흡곤란을 악화시키지 않는가. 배변장애(변비)가 식욕 저하를 초래하지 않는가.

수면장애(→ 469쪽) : 기침, 가래의 객출 외에 휴식을 방해하는 원인은 없는가.

- **간호**

우울 상태(→ 346쪽) : 의욕 저하, 우울 상태인 대상자에 대해 간호의 관점을 넓히자.

MEMO

그림으로 살펴보는 질환

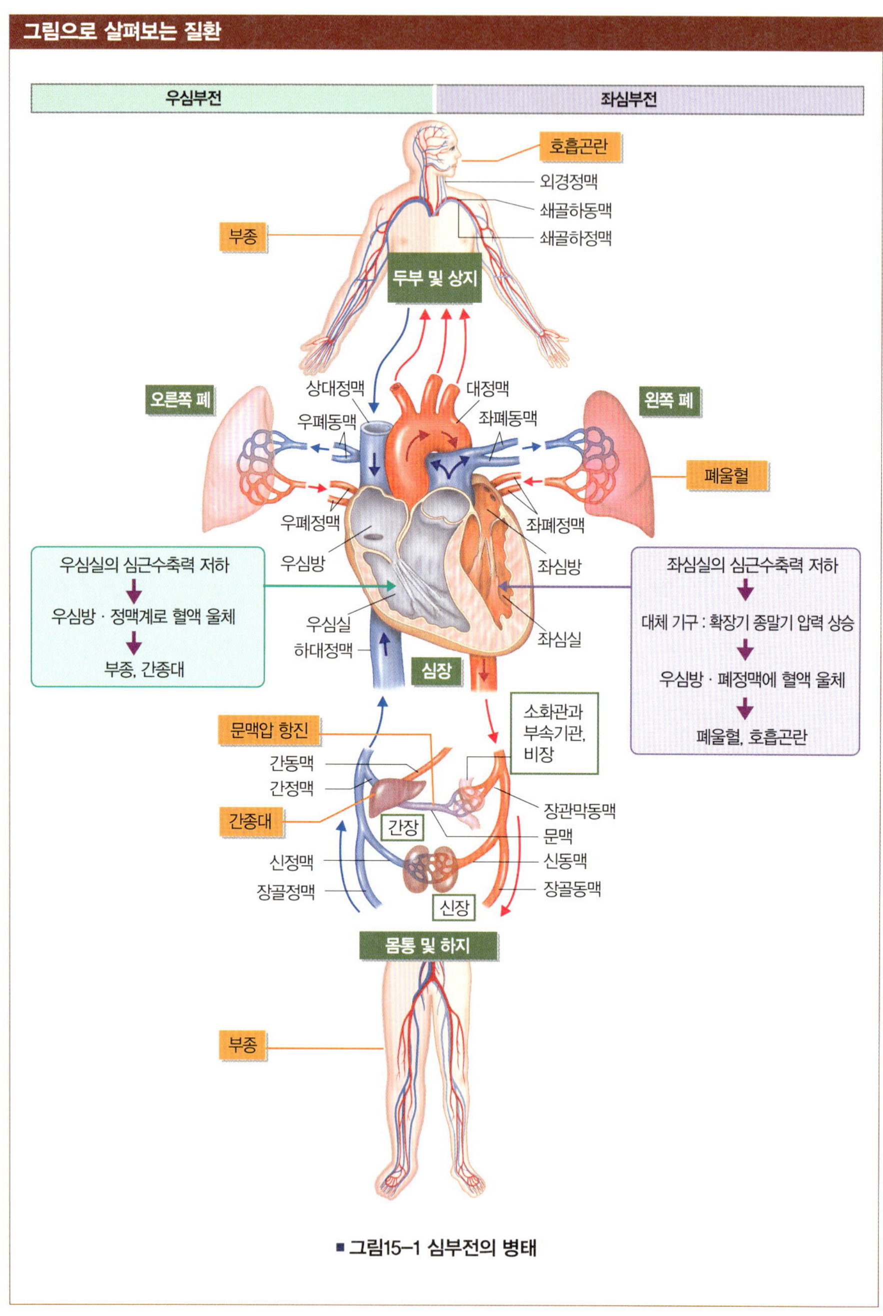

■ 그림15-1 심부전의 병태

병태 생리

심장의 펌프 기능 이상으로 필요한 혈액량을 전신으로 공급하지 못하게 된 상태를 심부전(heart failure)이라고 한다.

- 심장의 펌프 기능은 심박수, 전부하, 후부하, 수축성 인자를 통해 규정되며, 이들이 밀접한 관련을 맺어서 심박출량을 일정하게 유지하도록 작용한다. 그러나 어떤 원인으로 과도해진 심부하가 계속되면, 심장의 수축 기능이 저하되어 심부전이 된다.
- 심부전의 발병 · 진전에는 신경 체액성 인자(RAAS(Renin–Angiotensin–Aldosterone System) : 교감신경계나 레닌–안지오텐신–알도스테론 체계)의 활성화가 관여한다.
- 주된 원인이 좌심실의 기능부전으로 인한 것을 좌심부전, 우심실의 기능부전으로 인한 것을 우심부전이라고 한다. 또 임상경과에 따라, 급성 심부전과 만성 울혈성 심부전으로 나뉜다. 만성 울혈성 심부전은 만성 심근장애로 인해 심장의 펌프 기능이 저하되어 발생한다.

■ 좌심부전

- 좌심부전은 좌심실의 펌프 기능부전으로서, 좌심실로 돌아가지 못한 정맥이 폐순환에 정체되어 폐정맥압이 높아지고 폐정맥 울혈을 일으킨다. 중증이 되면 폐수종이 되어 폐포에서 환기가 되지 않고, 동맥혈산소분압(PaO_2) 저하를 초래하여 호흡곤란이 된다.

■ 우심부전

- 우심부전은 좌심부전에 속발하여 발생하는 경우가 있으며, 폐질환이 기초가 되어 폐혈관 저항이 높아진 결과 우실 확대 또는 우심부전에 이르는 경우(폐성심)가 있다.

병인 · 악화인자

- 고령자는 다양한 요인으로 쉽게 심부전이 악화된다. 심장의 펌프 기능을 방해하는 질환은 심근경색, 협심증 등의 허혈성 심질환, 고혈압, 판막증, 심근 · 심막질환, 선천성 심질환, 대사성질환, 부정맥 등 다양하다.
- 위와 같은 질환 말고도 순환 혈액량이 펌프 기능에 비해 너무 많은 경우, 반대로 탈수 등으로 인해 순환 혈액량이 너무 적은 경우, 전신에 혈액량을 공급하지 못하게 되어 발생하기도 한다. 그러나 대부분은 심장 펌프 기능의 저하로 발생한다.
- 우심부전은 폐경색, 폐쇄성 폐질환 등으로 인한 폐질환, 폐혈관질환, 우실경색 등이 원인이 되어 2차적으로 발생하기도 한다.
- 감염, 과로, 빈혈, 혈압조절 불량, 폐색전증 등은 심부전의 유발원인이 된다.

- 만성 울혈성 심부전은 고령자에게 많이 관찰되며, 예후는 좋지 않다. 심부전이 악화되어 재입원을 반복한다. 재입원에는 부정맥, 심근허혈, 감염증과 같은 의학적 요인뿐 아니라, 치료 컴플라이언스(compliance) 불량이나 신체적 · 정신적 스트레스 등이 밀접하게 관여한다.

증상

좌심부전에서는 폐정맥 울혈과 호흡곤란이, 우심부전에서는 부종 및 정맥의 긴장이 특징이다.

- 좌심부전에서는 폐정맥 울혈과 호흡곤란을 초래한다. 진행되면 폐수종을 일으키고 분홍색의 포말형 염증이 관찰되기도 한다. 옆으로 누우면 폐혈관내압이 높아지기 때문에 폐울혈이 항진된다. 중증으로 진행하면 안정 시 호흡곤란, 기좌호흡(orthopnea)이 된다. 이는 하반신에서 심장이나 폐로의 혈액순환이 감소할 뿐 아니라, 정수압으로 인해 심장에서 상부의 폐혈관내압을 저하시킴으로써 폐첨부에서 폐울혈이 경감되기 때문이다.
- 우심부전에서는 체순환을 한 혈액이 우심으로 돌아오는 데 이상이 생기기 때문에, 정맥압이 상승하여 경정맥의 노장이나 체중 증가, 눈꺼풀 부종, 사지 부종 등이 관찰된다. 진행되면 간종대 등이 확인되며 전신성의 부종을 일으킨다.
- 우심부전이나 좌심부전도 언젠가는 양 심부전이 되어, 좌심부전과 우심부전 양쪽의 증상을 나타내게 된다.

진단 · 검사치

주요 증상은 호흡곤란, 전신권태감, 부종이다.

- 환자가 호소하는 증상은 안정 중일 때나 힘든 작업을 할 때의 숨참, 전신권태감, 식욕부진, 두근거림, 호흡곤란, 어지러움, 부종 등 다양하다.
- 흉부 X선검사에서는 심음영의 확대, 폐혈관 음영의 확대, 폐영역이 하얗게 나오는 불투과성 음영, 폐수 등이 확인된다.
- 심전도에서는 빈맥, 심방세동, 주기외수축, ST−T 저하, 심비대를 살펴본다.
- 청진에서는 심잡음, 분마성 리듬, 습성라음(moist rales : 처음에는 양쪽 폐영역의 하부, 진행되면 폐 전체 영역)이 확인된다.
- 심부전의 중증도 분류로서 AHA(American Heart Association)의 분류 외에도 NYHA(New York Heart Association)의 심기능 분류가 널리 사용된다. AHA의 분류에서는 단계에 따라 심부전 리스크 환자(스테이지 A), 무증후성 환자(스테이지 B), 증후성 환자(스테이지 C), 난치성 환자(스테이지 D)의 4가지로 분류된다.

■ 검사치

- 동맥혈가스분압에서는 동맥혈산소분압(PaO_2) 저하, 동맥혈이산화탄소분압($PaCO_2$) 정상 혹은 저하를 살펴본다.
- 말초 정맥압은 우심부전에서 상승하고, 폐동맥 쐐기압은 좌심부전에서 상승한다.

- 좌심부전이 진행하면 폐울혈을 일으킨다.

치료법

■ 치료 방침

- 약물치료가 주가 된다. 심부전의 원인 제거 혹은 유발원인, 악화인자 제거, 신경 체액인자 개선, 심부하 경감, 펌프 기능 개선을 기본 방침으로 하여, 운동내성능 · QOL의 향상, 생명 예후의 개선을 목표로 한다.

- 이뇨제는 순환 혈액량을 줄임으로써 좌심부전, 우심부전 모두 경감시킬 수 있다. 기본적으로 좌심부전의 경우 심질환 치료도 동시에 실시한다. 우심부전에서 폐성심이 있다면 호흡기질환 치료에 힘쓴다. 디지털리스(digitalis) 제제는 강심 이뇨 작용이 있어서 자주 쓰인다. 혈관 확장제로는 니트로글리세린, 칼슘 길항제를 쓴다. 안지오텐신전환효소(ACE) 억제제는 동맥과 정맥을 확장시키는 목적으로 사용하며, 순환 혈액량이 적어서 심부전에 빠진 경우에는 수액을 한다.

AHA의 분류에 따른 치료 방침

- 스테이지 A : 장래 심부전이 발병할 리스크 요인을 안고 있는 단계. 위험인자로는 고혈압, 동맥경화성 질환, 당뇨병, 비만, 대사증후군 등이 포함된다. 위험인자를 제어하는 것이 중요하므로, 생활습관의 개선, 금연, 적당한 운동을 하는 동시에 위험인자인 질환에 대해 약물치료를 실시한다. 고혈압에 대해서는 칼슘 길항제, ACE 억제제, 안지오텐신II 수용체 길항제(ARB), 베타 차단제 등을 단독으로 사용하거나 병용한다.

- 스테이지 B : 심질환(심근경색의 과거력, 좌실비대, 무증후성 판막증)이 있고, 구출율(ejection fraction)이 저하되었으나, 심부전은 출현하지 않은 단계. 스테이지 A의 치료에 더해 ARB, 베타 차단제를 사용한다.

- 스테이지 C : 심부전 과거력이 있거나 현재 심부전인 단계. 스테이지 A · B의 치료에 더해, 금기가 아니라면 ACE 억제제, ARB, 베타 차단제를 루틴으로 사용한다. 부종이 있다면 이뇨제를 투여한다.

- 스테이지 D : 내과적 치료로는 증상을 제어할 수 없는 난치성 단계. 스테이지 A~C의 치료에 더해 이뇨제, ACE 억제제, 베타 차단제, 알도스테론 길항제, 디지털리스 제제 등과 함께 도파민, 도부타민, 나아가 포스포디에스테라아제III(PDE III) 억제제와 같은 정주강심제를 사용한다.

■ 약물요법

처방 예 스테이지 A(고혈압)에 대해 다음 중 한 가지를 사용한다.

- Renivace정(5mg). 0.5~2정. 하루 한 번 ← ACE 억제제
- Longes정(10mg). 1~2정. 하루 한 번 ← ACE 억제제
- Blopress정(4mg). 1~2정. 하루 한 번 ← ARB

분류	일반 명	주요 상품명	약효 메커니즘	주요 부작용
칼슘 길항제	Amlodipine besilate	Amlodin	칼슘 길항 작용은 서서히 발현하여 지속성을 보이며, 심억제 작용이 약하고 혈관 선택성을 보인다.	간기능 장애, 황달, 혈소판 감소 등
ACE 억제제	Enalapril maleate	Renivace	안지오텐신 Ⅲ의 생성을 억제함으로써 강압 작용을 보인다.	혈관 부종, 쇼크, 심근 경색, 협심증 등
	Lisinopril Hydrate	Longes	안지오텐신 I에서 Ⅱ로의 변환을 억제한다.	혈관 부종, 급성 신부전, 고K혈증 등
ARB	Candesartan Cilexetil	Blopress	혈관 수축 작용을 억제하여 강압 작용을 보인다.	혈관 부종, 쇼크, 실신 등
	Valsartan	Diovan	안지오텐신 Ⅱ에 길항함으로써 강압 작용을 나타낸다.	혈관 부종, 간염, 신부전 등
베타 차단제	Carvedilol	Artist	말초혈관 길항 · 주요 장기의 혈관 저항을 유지 · 감소시키며, 심기능 억제도 적다.	고도의 서맥, 완전방실블록, 심부전 등
루프 이뇨제	Furosemide	Lasix	이뇨로 인한 순환 혈장량의 감소, 혈관 벽의 Na 함량 감소를 통한 강압 작용을 한다고 여겨진다.	쇼크, 아나필락시스양 증상, 재생불량성 빈혈 등
	Azosemide	Diart	Na, Cl의 재흡수를 억제하여 이뇨 작용을 나타낸다.	대사이상, 과민증, 소화기 증상 등
	Torasemide	Luprac	수용체 결합을 방해하여 항알도스테론 작용이 인정된다.	간기능 장애, 황달, 혈소판 감소 등
K보전 이뇨제	Spironolactone	Aldactone	이뇨 강압작용을 지니며 K의 배설을 억제한다.	전해질 이상, 급성 신부전, 내분비 증상 등
디지털리스 제제	Digoxin	Digosin	주로 심장의 수축력 증강 작용, 서맥 작용, 심장의 전기적 흥분성 증강 작용을 보인다.	디지털리스 중독, 소화기 증상, 시각 이상 등
	Metildigoxin	Lanirapid	심근수축력의 증대 작용, 강심 작용 등이 있다.	디지털리스 중독, 소화기 증상, 순환기 증상 등

처방 예 **스테이지 B에 대해**

- Artist정(2.5mg). 0.5~1정. 하루 한 번~두 번으로 나누어 개시 ← 베타 차단제

  1~3주까지 1.25~1.5mg씩 점증. 가능하다면 1일당 10~20mg을 1~2회에 나누어 복용한다.

처방 예 **스테이지 C(부종)에 대해. 스테이지 A, B에 더해 다음 중 한 가지를 사용한다.**

- Lasix정(20mg). 1~4정. 하루 한 번 ← 루프이뇨제
- Diart정(60mg). 1정. 하루 한 번 ← 루프이뇨제
- Luprac정(8mg). 0.5~1정. 하루 한 번 ← 루프이뇨제

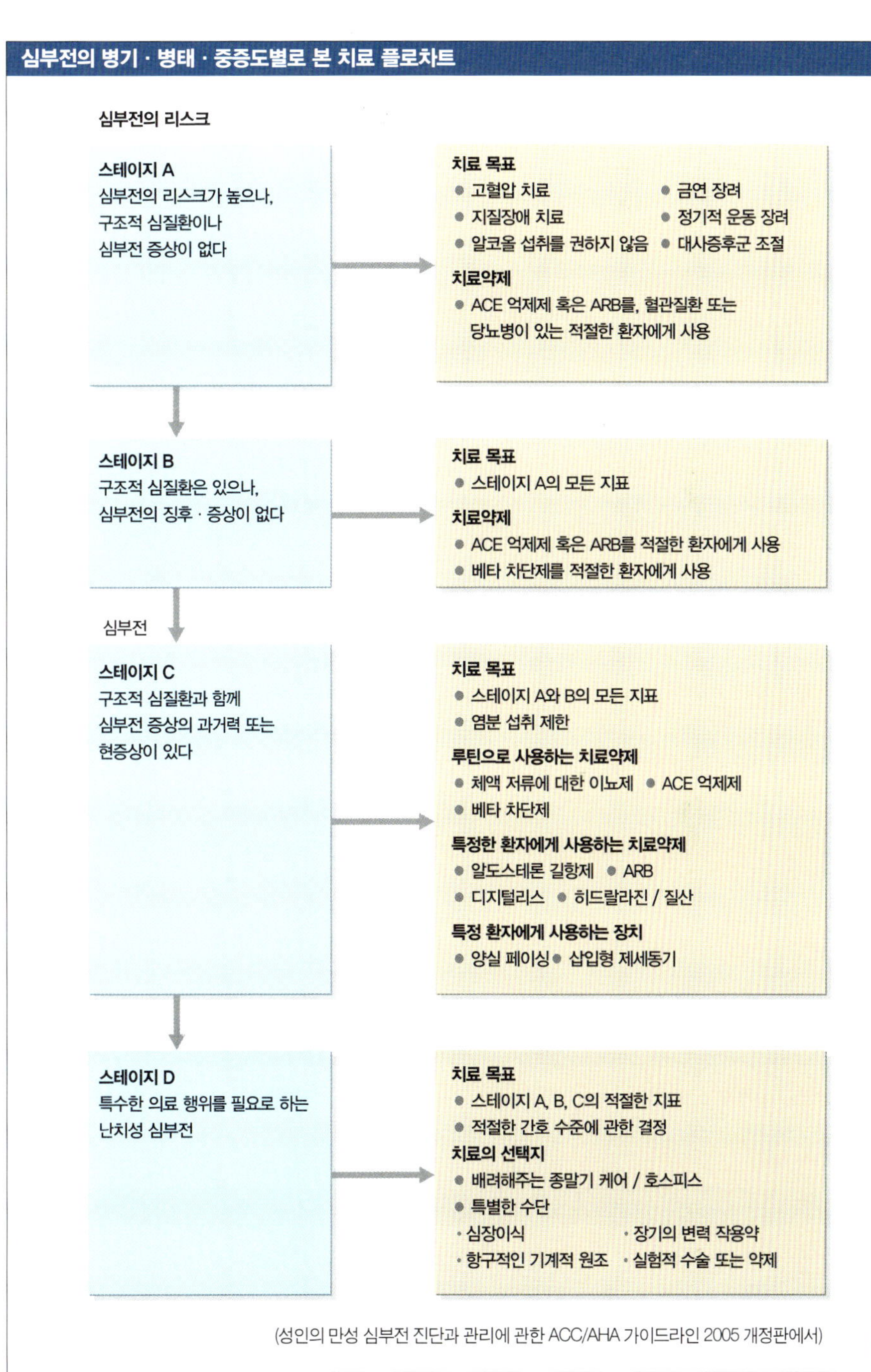

(성인의 만성 심부전 진단과 관리에 관한 ACC/AHA 가이드라인 2005 개정판에서)

간호 관점

- 고령자의 심부전은 원인질환의 악화, 복약 중단, 염분의 과도 섭취로 인해 악화된다. 그 배경에는 독거 고령자가 잊지 않고 복약을 지속하거나 저염식으로 자가 관리를 하기 어렵다는 점이 있다. 또한 시설 내의 고령자 중에는 감기나 폐렴이 계기가 되어서, 급속도로 심부전이 악화되어 죽음에 이르는 경우도 있다.
- 고령자는 심부전의 전형적인 증상인 무기력, 식사량 감소, 권태감, 감기의 전구증상과 같은 상태가 수일 동안 지속되는 모습이 나타나기 어려운 까닭에, 호흡곤란, 혈압 저하가 발견되었을 때는 이미 중증화된 경우가 있다. 대상자의 상태를 주의 깊게 관찰해 평소와는 다른 작은 변화를 알아채는 것이 중요하다.
- 자택에서 생활하는 심부전의 고령자는 무거운 짐을 옮기는 등 심장에 부담을 가하는 활동을 할 기회가 많다. 심부전을 악화시키지 않으면서 생활할 수 있도록 생활 전체를 조정, 원조하는 관점을 갖는 것이 중요하다.

■ 일상생활 속 간호 포인트

1. 심부전에 잘 대응하면서 생활할 수 있도록 원조한다 :

   심부전이 있는 고령자는 Na 저류, 감염, 빈박 발작, 허혈성 심질환 등을 계기로 급격하게 심부전이 악화된다. 대상자의 생활하는 모습이나 낼 수 있는 힘을 알아본 다음, 일생생활에서 어떻게 대응하면 심부전이 악화되지 않고 생활해나갈 수 있을지 생각하여 원조한다.

   1) 생활 속에서 심부전 악화에 영향을 미치는 요인은 무엇인지 파악한다.

   2) 심부전이 악화되지 않도록 환경을 조정한다.

2. 과도한 안정을 피하고, 대상자가 낼 수 있는 힘과 상태에 맞추어 원조한다 :

   현재의 심기능을 유지하면서, 대상자가 할 수 있는 일은 혼자서 하여 풍요로운 생활을 보낼 수 있도록 원조한다.

step 1 정보 수집 \ **step 2 정보 분석** \ step 3 간호 포커스의 명확화 \ step 4 계획 세우기 \ step 5 개입 실시

종합평가

생활행동의 6가지 요소에 비추어, 심부전이 있는 대상자에게 관찰되는 상태를 정리한다. 이어서 대상자가 지닌 힘의 동요성이나 저하된 면, 발휘되는 면의 양방향으로 분석한다.

		필요한 정보	분석 관점
핵심정보	질환관련정보	**과거력 · 현 질환 치료**	- 허혈성 심질환(협심증, 심근경색), 판막증, 고혈압, 부정맥, 빈혈, 감염증, 과거 심부전의 악화와 투병 시기 유무 - 염분의 복용 상황과 부작용의 유무

핵심정보	**질환관련정보**	**증상 · 징후** 공통 증상 좌심부전 증상 우심부전 증상	• 염분 제한의 상황 • 와상 시간이 늘어나지 않았는가. 식사량이 줄어들고, 활기가 없으며, 멍하니 있는 등, 평소와는 다른 모습은 없는가. • 이피로감, 힘든 일을 할 때 숨이 참, 부종(눈꺼풀, 하지), 습성기침, 체중 증가, 소변량 감소, 악화될 경우 와상에서의 호흡곤란, 기좌호흡, 청색증 • 빈맥, 경정맥의 노장, 식욕부진, 부종, 악화될 경우 탈수로 인한 복부의 답답함, 혈압 저하
	신체적 측면	**운동기능 인지기능 시각**	• 부종 때문에 보행하기가 힘들어졌는가. • 병을 어떻게 인식하고 있는가. • 눈꺼풀 부종으로 인해 시야가 좁아지는 등, 보는 방식에 변화는 없는가.
	심리 · 영적 측면	**건강 지각 · 의향 자기지각 가치 · 신념**	• 심부전 악화에 대한 불안감 유무 • 염분 제한에 응할 것인지에 대해 의사결정을 하였는가.
	사회 · 문화적 측면	**직업 · 가사, 여가 역할 · 관계**	• 심부전을 앓는 까닭에 과거와 현재의 변화는 없는가. • 심부전의 증상으로 인해 역할 · 타자와의 교류에 변화가 있는 상황은 아닌가.
활동		**활동 의욕, 활동의 개인사, 활동에서 찾는 의미**	• 심부전을 악화시키지 않고 즐기던 활동을 계속할 수 있는가. • 증상이 출현하는 탓에 하고 싶은 활동을 포기하지 않았는가.
휴식		**수면 신체적 휴식 영적 휴식**	• 호흡곤란, 기침, 빈뇨로 인한 불면의 유무 • 휴식으로 인한 호흡곤란 개선, 피로 회복의 유무와 정도 • 호흡곤란이 증가할 때 '더 이상 안 되겠다'는 등의 괴로움을 호소하는 일은 없는가.
식사		**식욕 염분 수분 섭식 동작 영양상태**	• 급격한 식욕 저하나 식욕부진 탓으로, 먹지 못하는 상황은 아닌가. • 맵고 짠 식품에 대한 기호, 과거의 섭취 상황 • 싱겁게 먹는 것을 의식하고 있는가. • 수분 제한의 상태 • 화장실에 가는 횟수가 늘어나는 것을 염려하여, 수분 섭취를 삼가고 있지 않은가. • 식사로 인한 피로의 상황 • 식사 중 · 후의 혈압 저하의 유무 • 체중이 증가했는데도 불구하고 섭취량은 감소하지 않았는가.

배설	**대소변 저장,** **요의 · 변의** **배설 동작** **대소변의 배출** **대소변의 상태**	• 이뇨제의 내복으로 인한 요의절박감 · 실금의 유무 • 숨이 참 · 호흡곤란 · 권태감이 출현하지 않고 배설 동작이 가능한가. • 대변을 배출할 때 힘을 주는 상황 • 이뇨제를 내복함으로써 배뇨 시각 · 횟수 · 양 · 성상이 어떻게 변했는가. • 대변의 경도 · 양 · 빈도
몸차림	**청결, 입욕** **단정함, 옷 갈아입기,** **세면 · 정용, 치장**	• 욕실과 탈의실의 온도차는 없는가. • 욕조의 물 온도가 너무 높지 않은가. • 장시간의 입욕으로 피로하지 않은가. • 선호하는 입욕 방식 • 옷 갈아입기나 세면 · 정용 도중에 피로를 느끼거나 숨이 차지 않은가.
의사소통	**수단** **상대** **목적, 내용**	• 증상을 전달하기 위한 의사소통 수단 • 고민이나 불안을 이야기할 상대가 있는가. • 심부전이 악화되면서 평소보다 말이 적어지지 않았는가.

MEMO

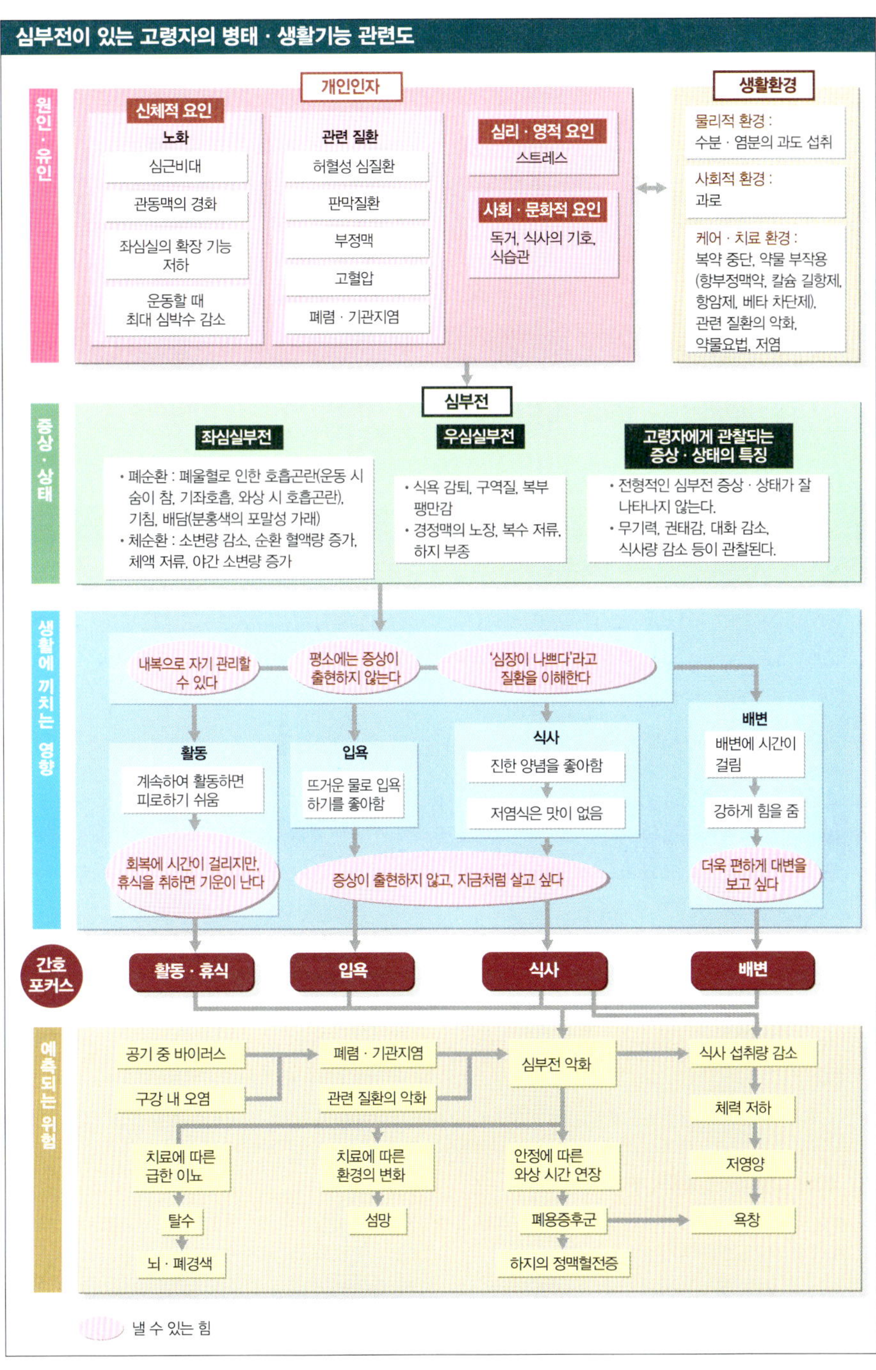
원인 · 유인

개인인자

신체적 요인

노화
심근비대
관동맥의 경화
좌심실의 확장 기능 저하
운동할 때 최대 심박수 감소

관련 질환
허혈성 심질환
판막질환
부정맥
고혈압
폐렴 · 기관지염

심리 · 영적 요인
스트레스

사회 · 문화적 요인
독거, 식사의 기호, 식습관

생활환경
물리적 환경 : 수분 · 염분의 과도 섭취
사회적 환경 : 과로
케어 · 치료 환경 : 복약 중단, 약물 부작용(항부정맥약, 칼슘 길항제, 항암제, 베타 차단제), 관련 질환의 악화, 약물요법, 저염

증상 · 상태

심부전

좌심실부전
• 폐순환 : 폐울혈로 인한 호흡곤란(운동 시 숨이 참, 기좌호흡, 와상 시 호흡곤란), 기침, 배담(분홍색의 포말성 가래)
• 체순환 : 소변량 감소, 순환 혈액량 증가, 체액 저류, 야간 소변량 증가

우심실부전
• 식욕 감퇴, 구역질, 복부 팽만감
• 경정맥의 노장, 복수 저류, 하지 부종

고령자에게 관찰되는 증상 · 상태의 특징
• 전형적인 심부전 증상 · 상태가 잘 나타나지 않는다.
• 무기력, 권태감, 대화 감소, 식사량 감소 등이 관찰된다.

생활에 끼치는 영향

내복으로 자기 관리할 수 있다
평소에는 증상이 출현하지 않는다
'심장이 나쁘다'라고 질환을 이해한다

활동
계속하여 활동하면 피로하기 쉬움
회복에 시간이 걸리지만, 휴식을 취하면 기운이 난다

입욕
뜨거운 물로 입욕하기를 좋아함
증상이 출현하지 않고, 지금처럼 살고 싶다

식사
진한 양념을 좋아함
저염식은 맛이 없음

배변
배변에 시간이 걸림
강하게 힘을 줌
더욱 편하게 대변을 보고 싶다

간호 포커스

활동 · 휴식
입욕
식사
배변

예측되는 위험

공기 중 바이러스
구강 내 오염
폐렴 · 기관지염
관련 질환의 악화
심부전 악화
식사 섭취량 감소
체력 저하
저영양

치료에 따른 급한 이뇨
치료에 따른 환경의 변화
안정에 따른 와상 시간 연장

탈수
섬망
폐용증후군
욕창

뇌 · 폐경색
하지의 정맥혈전증

낼 수 있는 힘

간호 포커스의 명확화

- 심부전 증상이 악화되지 않게, 활동의 균형을 유지할 수 있다.
- 호흡곤란 없이 편안하게 입욕할 수 있다.
- 심장의 기능을 유지·향상시키기 위한 식사를 함으로써, 심부전을 조절할 수 있다.
- 쾌적하게 배변할 수 있다.

① 간호 포커스	간호 목표
심부전 증상이 악화되지 않게, 활동의 균형을 유지할 수 있다.	1) 피로가 개선된 다음 활동할 수 있다. 2) 활동 중에 호흡이 격해지지 않는다. 3) 와상 시에 숨쉬기 힘들어지지 않는다.

원조 내용	근거
1. 심부전이 악화되는 징후가 없는지 확인하여 이상 유무를 파악한다. • 평소와 다른 모습은 없는가(무기력, 식사량 저하, 눈에 초점이 없음, 말이나 발성이 없음, 말을 걸어도 반응이 없음, 감기증후군과 같은 징후 등). • 혈압, 맥박, 호흡 상태, 소변량, 식사량의 변화 • 활동할 때 숨이 참, 청색증의 유무	• 고령자에게는 심부전의 전형적인 증상이 출현하지 않는 경우가 많으므로, 평소와는 다른 점이 무엇인지 파악하는 것이 중요하다.
2. 복약과 관련된 원조 • 내복한 시간, 약물의 효과(이뇨제로 인한 배뇨 상태의 변화), 부작용 출현의 유무를 파악한다. • 이뇨제로 인해 요의절박감이 있거나 배뇨 횟수가 증가하여 늦지 않게 화장실에 가지 못할 때는 환경을 조정한다. • 약의 효과나 부작용이 스트레스가 되지 않는지 파악한다.	• 고령자는 사구체 여과율과 약물의 대사가 저하되었기 때문에 부작용이 발생하기 쉽다. • 심부전의 약물치료는 이뇨제, ACE 억제제, 강심제가 사용된다. 디지털리스 제제는 혈중농도가 높아지면 위독한 부정맥을 일으킨다. 이뇨제에서는 저K·Ca혈증, 탈수가 되기 쉽고, ACE 억제제에서는 저혈압, 신기능 장애, 고K혈증이 되기 쉽다. • 이뇨제 복용 후에는 요의절박감이 발생하거나 배뇨 횟수가 증가하여, 화장실에 도착하기 전에 실금하는 경우가 있다.
3. 활동과 활동 사이에 충분한 휴식을 취한다. • 활동 후에 권태감, 혈압의 변동, 맥박, 사지냉한, 의식 상태, 호흡 상태의 변화를 확인한다.	• 노화와 몇몇 질환이 겹쳐져 더욱 피로해지기 쉽다. 심기능이 저하된 사람은 활동을 계속하면 산소 소비량이 증가하고 심박출량이 감소하기 때문에, 숨쉬기 괴롭거나 권태감을 호소하는 경우가 많다.

4. 야간에 숨쉬기 괴로운 경우에는 세미 파울러 체위를 취한다.	• 좌심부전의 경우 폐울혈로 인해 와상하면 호흡곤란을 초래한다.
5. 권태감이나 호흡곤란이 없는 범위에서 할 수 있는 일은 혼자서 하게 한다. • 그날의 몸 상태에 맞추고 무리하지 않는다. • 활동할 때 숨이 차거나 권태감을 느낀다면 휴식 시간을 가지면서 활동한다. • 면회, 수다로 활동 시간이 길어질 때는 휴식 시간을 늘린다. • 심부전의 중증도나 심기능으로부터 어느 정도 활동에 제한이 있는지 의사와 상담하면서, 대상자가 하고 싶어 하는 일은 혼자서 할 수 있도록(혹은 원조를 받으면서 실현할 수 있도록) 조정을 도모한다.	• 심기능이 저하되어 있다는 이유로 안정만 취하면 폐용증후군의 리스크가 높아진다. 심부전의 상태와 신체 능력을 맞추어 가능한 범위에서 대상자가 혼자 할 수 있는 일은 하도록 하여 심폐기능을 유지 · 향상시킨다. • 사람은 안정된 좌위 상태에서 1분간 체중 1kg당 3.5mL의 산소를 사용한다. 이 산소 섭취량을 1메츠로 하여, 신체 활동의 강도가 안정 시의 몇 배에 해당하는지를 나타낸다. 메츠가 높아질수록 활동 강도는 높아진다. 활동 강도가 낮더라도 체력이 저하된 심부전이 있는 고령자의 경우에는, 장시간 활동을 계속하면 피로하기 쉽다.

■ **표15–A 생활 활동과 강도** (후생노동성 : 건강해지기 위한 운동방침 2006을 개정)

생활 활동	메츠
안정하고 좌위, 텔레비전을 봄	1.0
조심스럽게 일어남	1.2
식사, 수예	1.5
손 씻기, 면도, 양치질, 대화하며 식사하기, 옷 갈아입기, 산책	2.0
설거지	2.3
식사 준비(옮기기, 정리)	2.5
입욕	4~5
배뇨(좌위)	3.6
배변	4.7
계단을 오름 내려감	8.0 3.0
정원 가꾸기	4.5
눈 쓸기	6.0

※ 수면은 안정 좌위보다도 낮다

② 간호 포커스	간호 목표
호흡곤란 없이 편안하게 입욕할 수 있다.	1) 숨쉬기가 괴롭지 않게 입욕할 수 있다. 2) 입욕 후에 기분이 불쾌하지 않다.

원조 내용	근거
1. 입욕 전 준비 • 입욕할 때 수온은 40℃ 이하(38~40℃), 시간은 5~10분 이내를 기준으로 한다. • 욕실과 탈의실 사이에 급격한 온도차가 없도록 조절한다. • 몸이 좋지 않을 때는 입욕을 하지 않고 샤워나 수건으로 닦아주는 것을 검토한다. • 배뇨, 배변을 사전에 마쳐둔다.	• 41℃ 이상에서는 교감신경이 긴장하여 심장의 일량, 심박출량이 증대된다. 그러나 대상자의 기호도 고려해야 한다. • 입욕 중에 요의, 변의가 발생하면 배설하기 위해 입욕을 중단해야 한다.
2. 입욕할 때의 원조 • 입욕하기 전에 몸에 물을 끼얹거나 부분욕을 한다. • 중증 심부전인 경우에는 흉부(횡격막 부근)까지 반신욕을 한다. • 입욕 중에 숨쉬기가 괴롭거나 호흡 수가 증가하는지 관찰하고, 증상이 출현할 때는 입욕을 중지한다.	• 급격한 온도 변화는 혈압을 변동시키기 쉽다. • 심기능이 저하된 고령자가 전신욕을 하면, 수압으로 인해 정맥 환류가 증가될 뿐 아니라 정수압은 혈행 동태나 호흡 기능에 영향을 미친다.
3. 입욕 후 • 입욕을 마친 후에는 수분을 섭취하고 충분한 휴식을 취한다.	• 고령자는 입욕으로 땀이 나도 갈증중추의 감수성이 저하되어 목마름을 자각하기 어렵기 때문에 탈수되기 쉽다. • 요양생활을 하고 있는 고령자에게 입욕은 다른 활동에 비해 활동 강도가 높다.

③ 간호 포커스	간호 목표
심장의 기능을 유지 · 향상시키기 위한 식사를 함으로써, 심부전을 조절할 수 있다.	1) 하루의 제한 범위 내에서 염분을 섭취할 수 있다. 2) 만족스럽게 식사할 수 있다. 3) ± 2kg 범위 내에서 체중이 변한다.

원조 내용	근거
1. 염분 제한에 대한 연구로 맛있는 식사 환경 만들기 1) 양념에 대한 연구 • 모든 음식을 싱겁게 만들지 않는다. • 다시나 신맛, 소재의 맛을 살린다(찜인 경우에는 시간을 들여 다시의 맛이 중심까지 배게 한다). • 맛을 다양하게 한다. 2) 좋아하는 것은 조금이라도 섭취할 수 있도록, 하루 식사 중에서 염분을 조절한다. 3) 과자류를 먹을 때는 염분 표시를 함께 본다.	• 염분 섭취는 8g/일 이하가 권장되나, 대상자에 따라 다르기 때문에 의사가 지시하는 범위 내에서 염분을 제한한다. • Na의 과도 섭취는 체액 저류, 부종, 심부전의 악화를 유인한다. 염분이 많은 식품이라고 해도 양을 조절함으로써 먹을 수 있다. 그러나 염분을 삼가는 것만 강조하면, '심장에 나쁘니 먹어서는 안 된다'고 받아들이기 때문에 식사의 즐거움을 좁힐 수 있다.

2. 불포화지방산을 많이 함유하는 양질의 지방을 중심으로 섭취한다. • 동물성 지방 : 등 푸른 생선, 소고기 • 식물성 지방 : 올리브유, 마카다미아 너트	• 불포화지방산은 동맥경화의 원인이 되는 LDL 콜레스테롤을 낮추는 작용을 한다.
3. 육류는 채소(시금치, 마늘, 양파)와 함께 섭취한다.	• 마늘에는 LDL을 감소시키고, 시금치에는 호모시스테인 생성을 억제하는 엽산이 함유되어 있다.
4. 양질의 단백질을 섭취(대두 제품 등)한다.	• 혈장단백, 알부민이 감소하면 부종의 원인이 된다. • 대두에 함유되어 있는 레시틴에는 LDL 콜레스테롤이나 중성지방을 녹이는 기능이 있다.
5. 고열량의 식품은 적게 섭취한다.	• 고열량 식품을 소화하기 위해 심장의 일량이 증가한다.
6. 수분량(I/O)을 파악한다. • 체중 측정을 통한 체중 변화의 추이 파악 • 수분 섭취량과 소변량 • 부종, 탈수, 발열, 발한의 유무 • 수분이나 염분을 지나치게 삼가지 않는지 관찰한다.	• Na는 수분을 저장하는 기능이 있다. 염분을 지나치게 섭취하면, 순환 혈류량이 증가하여 혈압이 상승하고 부종이 발생한다. • 염분이나 수분을 지나치게 제한하거나 발열이나 발한으로 수분이 배출되는 상태에서는, 저Na혈증이나 탈수를 일으키는 경우가 있다.
7. 맛있게 먹을 수 있도록 환경을 조정한다. • 보기 좋은 음식, 예쁘게 담기, 테이블 장식품에 대한 연구 • 생선구이 등 고소한 냄새를 활용 • 방금 조리된 것을 먹을 수 있도록 한다. • 즐겁게 식사할 수 있도록 인적 자원을 정비한다. • 식욕을 돋울 수 있는 소리 자극(면을 후루룩 먹는 소리)	• 고령자가 맛있고 즐겁게 식사할 수 있기 위해서는 식품에 대한 연구뿐 아니라, 식사하는 장소, 사람 등의 생활환경도 연구해야 한다.

■ 표15-B 식품 속에 함유된 식염량

식품	양	식염량(g)
명란젓	한 덩어리(50g)	2.3
김 조림	15g	0.9
단무지	3조각 (30g)	0.8
매실 절임	중간 1개(13g)	2.9
된장국	1그릇 (된장 15g)	1.9
진간장	1작은 술	0.9

(문부과학성 : 오정증보 일본 식품 표준성분을 수정)

④ 간호 포커스	간호 목표
쾌적하게 배변할 수 있다.	1) 배변곤란이 개선된다. 2) 자연스러운 배설 자세를 취할 수 있다.
원조 내용	**근거**
1. 대변을 내보낼 준비 1) 대변의 양을 늘린다. • 수분이 부족하다면 섭취한다(제한 유무를 확인할 것). • 수용성, 비수용성 식이섬유, 유지류가 불충분한 경우에는 섭취한다. 2) 변의를 강화한다. • 기상 후엔 우유나 물을 마시고, 아침식사를 충분히 섭취한 후에는 산책 등을 통해 신체를 움직인다. • 변의를 느꼈을 때는 참지 말고 화장실에 간다. 3) 긴장과 같은 스트레스를 완화한다. • 복부 마사지	• 이뇨제를 내복함으로써 체내 수분량이 부족하면 변이 단단해진다. • 충분한 변괴가 있어서 대장의 연동운동이 일어나고 배변하기 쉬워진다. 변을 고형화하기 위해서는 수용성 섬유를, 변을 늘리기 위해서는 비수용성 섬유를, 변의 움직임을 부드럽게 하여 배출하기 쉽게 하기 위해서는 유지류를 섭취한다. • 아침식사와 운동을 통해 위-결장반사가 일어나기 쉬워져 변의를 유발한다. • 복부 마사지에는 장 연동 작용을 항진하는 효과와 긴장 이완 효과가 있다.
2. 배변할 때의 원조 1) 변이 나오기 쉽도록 적절한 배변 자세를 취한다. • 상체를 앞으로 숙이고, 무릎보다 조금 뒤로 발을 당겨서 발바닥을 바닥에 붙인다. • 좌위가 곤란한 경우에는 침대를 거상하여 좌위에 가까운 자세를 취한다. 2) 배설 환경을 정비한다. • 자세를 유지하기 어려울 때는 등 받침, 난간, 상체를 숙이는 자세를 유지시키는 용품으로 대처한다. • 마음 놓고 배변할 수 있도록 소리, 냄새, 다른 사람의 출입, 말을 걸 시기에 유의한다. 3) 복압 문제, 호흡곤란, 흉부 증상의 유무를 확인한다.	• 복부 근력이 저하되면 배에 힘주는 일이 어려워지기 쉽다. 또한 적절한 배설 자세를 취하지 않는 것이 힘이 드는 원인이 된다. • 좌위를 취하면 직장과 항문의 각도가 커져서 중력으로 변이 아래로 가기 때문에 배변하기 쉬워진다.
3. 배변 후 1) 배변에 걸리는 시간, 대변의 성상(단단함, 냄새, 양, 색, 출혈), 항문통, 잔변감의 유무를 파악한다. 2) 피로해졌을 때는 휴식을 충분히 취한다.	• 배변 시간이 길어지거나 힘을 주는 것 때문에, 심장에 부담이 가해져 피로하기 쉽다. • 심방 내에 혈전이 있는 심부전의 고령자는 항혈전약을 먹고 있기 때문에 출혈하기 쉽다.

4. 1~3을 하여도 변화가 없는 경우에는, 변비의 상태에 따라 하제 투여를 의사와 상담한다.	• 변비의 상태에 따라서 대장 연동을 촉진하는 것, 대변에 수분을 증가시켜서 부피를 늘리는 것 등 약이 다르다.

관련 항목 : 더 자세히 알고 싶다면 다음을 참조하자

• 심부전의 원인 · 유발원인

폐렴(→ 197쪽), 요로감염증(→ 386쪽) : 감염이 심부전에 영향을 주지 않는지 조사해보자.

만성 폐쇄성 폐질환(→ 212쪽) : 호흡곤란이 운동 시에 악화되지 않는지 확인하자.

혈압조절 장애(→ 535쪽) : 고혈압이 지속됨으로써, 운동 시의 호흡곤란에 영향을 주지 않는지 알아두자.

• 심부전에 영향을 끼치는 장애 · 상태

부종(→ 433쪽) : 체중이 증가하는 배경에 부종은 없는지 조사해보자.

배뇨장애(→ 445쪽), 신경인성 방광(→ 280쪽) : 배뇨 상황이 이뇨제로 인한 소변량 증가에 영향을 주지 않는지 확인하자.

배변장애(→ 456쪽) : 배변할 때 호흡곤란이 출현하는 배경에 배변장애는 없는지 확인하자.

수면장애(→ 469쪽) : 야간의 배뇨 횟수가 증가하는 배경에 수면장애는 없는지 조사해보자.

• 심부전과 관련된 리스크

탈수(→ 421쪽) : 치료에 따른 급격한 이뇨로 인해 탈수의 위험성은 없는지 확인하자.

폐용증후군(→ 550쪽), 욕창(→ 306쪽) : 치료로 인한 안정 와상이 계속되어서 폐용증후군, 욕창이 될 위험성은 없는지 확인하자.

섬망(→ 522쪽) : 증상 악화로 인한 치료 환경의 변화를 계기로, 섬망이 발생할 위험성은 없는지 확인하자.

• 심부전이 있는 고령자 간호하기

활동, 휴식 : 증상에 맞추어 생활을 정비하는 간호 관점을 갖자.

식사 : 제한이 있더라도, 즐겁게 식생활을 영위할 수 있게끔 하는 간호를 중시하자.

배설 : 대상자가 자기만의 방식대로 쾌적하게 배뇨 · 배변할 수 있도록 간호 관점을 넓히자.

MEMO

그림으로 살펴보는 질환

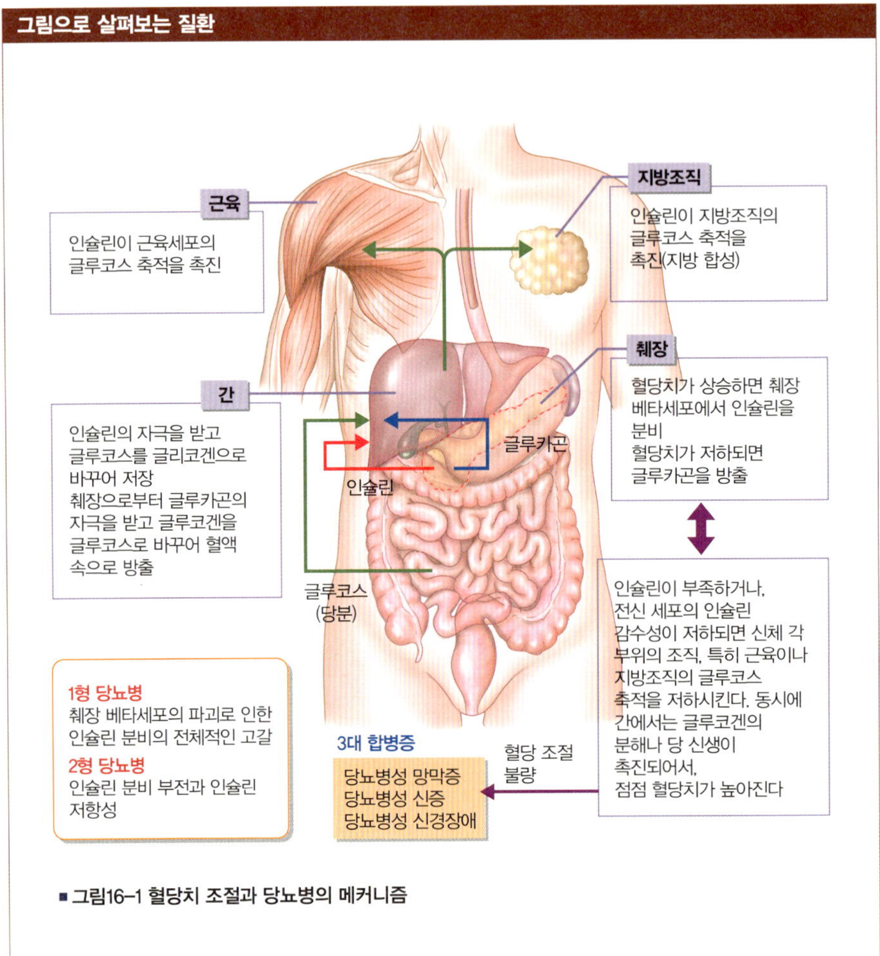

■ 그림16-1 혈당치 조절과 당뇨병의 메커니즘

질환에 대한 지식

병태 생리

당뇨병(diabete mellitus)이란 인슐린의 작용 부족에서 기인한 만성 고혈당 상태가 주요 징후인 대사질환군이다.

• 당뇨병은 원인에 따라서, 췌장의 랑게르한스섬 베타세포의 파괴 · 소실로 인한 절대적 인슐린 결핍으로 발생하는 1형 당뇨병(이전에는 인슐린 의존형 당뇨병 : IDDM에 상당) 및 인슐린 분비 저하에 인슐린 저항성이 더해져 발생하는 2형 당뇨병(이전에는 인슐린 비의존형 당뇨병 : NIDDM에 상당), 그 밖

의 특정한 메커니즘·질환으로 인한 경우 및 임신당뇨병의 4가지로 분류된다. 임상적으로는 인슐린 저항성의 증대로 인해 인슐린이 상대적으로 부족해져서 발생하는 2형 당뇨가 90~95%를 차지한다.

- 노화에 따른 내당력(glucose tolerance)의 저하가 고령자의 당뇨병 발병 빈도를 높이는 배경으로 고려된다. 내당력 저하의 메커니즘은 노화에 따른 인슐린 분비 저하를 비롯해서, 신체 활동량이나 골격 근량 감소, 체지방의 증가 등으로 인해 인슐린 저항성이 증대되기 때문으로 생각된다.

병인·악화인자

- 원인으로는 유전인자와 환경인자가 지적된다. 유전인자로는 현재 다수의 후보 유전자가 보고되고 있다. 환경인자로는 비만, 과식, 스트레스, 약물, 바이러스 감염 등이 있다.
- 2형 당뇨병은 유전적 요인과 더불어 과식, 비만, 운동 부족이나 스트레스와 같은 환경인자 및 노화에 더하여 인슐린 저항성이 증대됨으로써 발생한다.
- 당뇨병 및 당뇨병에 높은 비율로 병발하는 이상지질혈증, 고혈압증, 비만은 동맥경화의 위험인자로서, 심근경색이나 뇌경색과 같은 대혈관질환의 발병 원인이 된다.
- 고령자는 당뇨병 이외의 질환도 앓고 있는 경우가 많다.

역학·예후

- 일본 후생노동성의 '2005년 환자 조사'에 따르면 당뇨병으로 계속 치료받고 있는 사람은 247만 명으로, 2002년 조사할 때보다 18.5만 명 증가하였다. 또한 '2006년 국민 건강·영양조사'에서는 40세 이상에서 당뇨병 유병자 수가 404만 명(11.9%), 예비군은 730만 명(21.4)으로 보고되었으며, 앞으로 더욱 증가할 것으로 예측된다. 당뇨병 환자는 노화와 함께 증가하여, 70세 이상에서는 약 17%가 당뇨병 유병자이다.
- 혈당 조절이 잘 이루어지지 않고, 장기적일수록 합병증으로 진전되기 쉽다. 뇌·심장·신장의 동맥경화성 혈관질환이 다발하면 예후가 좋지 않다.

증상

주요 증상은 다갈(polydipsia), 다음(polyphagia), 다뇨(polyuria)이나, 고령자에게는 잘 나타나지 않는다(25~30%에서만 관찰됨).

- 초기의 주요 증상은 다갈, 다음, 다뇨, 체중 감소, 권태감 등이다. 인슐린 작용 부족으로 인한 고혈당 상태에서 소변과 함께 당이 다량으로 배출되면, 소변 삼투압이 상승하고 신장으로부터 수분이 과도하게 배출되므로 소변량이 증가한다(삼투압 이뇨). 신체에 필요한 수분이 부족하다는 것을 중추가 감지하여 구갈이 발생하고 다음이 된다. 당은 세포 안으로 들어가지 못하기 때문에, 지방이나 단백질 분해가 발생하여 체중 감소를 초래한다.
- 청년에서 발병하는 당뇨병에 비해 고령자에서 발병하는 당뇨병은 다갈, 다음, 다뇨와 같은 주요 증상이 잘 나타나지 않는다. 당뇨병이 고혈압증과 합병되는 경우에는 동맥경화성 대혈관질환의 발병률이 높아진다. 고령에서 발병하는 당뇨병의 경우, 중증 망막증이나 신증으로 진전되는 빈도는 오히려 낮다.

- 고령자의 경우에는 당뇨병의 합병증에 더해 인지기능 저하, ADL 저하, 요실금, 우울증처럼 치료를 어렵게 하는 병태를 지니는 경우가 많다.

진단 · 검사치

공복 혈당치, 75g 경구 당부하 검사(OGTT) 2시간치, 수시 혈당치를 측정하여 계속적인 고혈당 상태를 증명한다.

- 만성적인 고혈당을 확인하여 증상, 임상 소견, 가족력, 체중력 등을 참고하여 종합적으로 판단한다.
- 고령자는 공복 혈당치가 정상임에도 불구하고 식후 혈당치만 높은 값을 보이는 경우가 많으므로, 공복 혈당치가 126mg/dL 미만이라도 75g 경구 당부하 검사를 실시하여 당뇨병 유무를 판단하는 것이 좋다.

■ 검사치

- 일본당뇨병학회가 발표한 고혈당의 판정 구분은 표16-1에 나타난 바와 같다. 공복 혈당치, 75g 경구 당부하 검사 2시간치의 조합을 통해 당뇨병형, 정상형, 경계형으로 나누고, 수시 혈당치≥200mg/dL 역시 당뇨병형에 포함된다.
- HbA1c(헤모글로빈 A1c)는 선행하는 약 2개월간의 평균 혈당치를 반영한다. 따라서 고혈당이 있는 경우, 그것이 일시적인지 지속적인지를 판정하는 좋은 지표가 된다. 서로 다른 날에 실시한 검사에서 '당뇨병형'이 2회 확인되면 당뇨병이라고 진단할 수 있다. 단 ① 당뇨병의 전형적 증상(다갈, 다음, 다뇨, 체중 감소 등), ② HbA1C≥6.5%, ③ 뚜렷한 당뇨병성 망막증 가운데 한 가지가 해당하고, 당뇨병형의 고혈당이 1회 확인되면 당뇨병이라고 진단해도 좋다. HbA1c는 당뇨병 치료의 지표로 자주 이용되며, 6.5% 미만을 유지하면 합병증이 잘 나타나지 않는다고 한다.

■ 표16-1 공복 혈당치 및 75g 당부하 시험 2시간치의 판정기준(정맥 혈장 혈당, mg/dL, 괄호 안은 mmol/L)

	정상 영역	당뇨병 영역
공복 혈당치	<110(6.1)	≥126(7.0)
75g OGTT 2시간치	<140(7.8)	≥200(11.1)
75g OGTT 판정	양자 모두 만족하면 정상형	한쪽을 만족하면 당뇨병형
	정상형에도 당뇨병형에도 속하지 않는 것을 경계형이라 함	

수시 혈당치≥200mg/dL(≥11.1mmol/L)의 경우도 당뇨병형으로 간주한다.
정상형이라도 1시간치가 180mg/dL(10.0mmol/L) 이상인 경우에는 180mg/dL 미만에 비해 당뇨병형으로 악화될 위험이 높으므로, 경계형에 준한 취급(경과 관찰 등)이 필요하다.
(일본당뇨병학회 편 : 과학적 근거에 기초한 당뇨병 진단 가이드라인 제2판, p. 7, 난코도, 2007에서)

- 당뇨병의 합병증은 급성 대사성 합병증과 만성 합병증으로 분류된다. 급성 대사성 합병증으로는 당뇨병성 케톤산증(Diabetic Ketoacidosis), 고혈당성 고삼투압 상태(hyperglycemic hyperosmolar state) 등이 있다. 만성 합병증에는 예후를 좌우하는 것으로 혈관 합병증, 피부 병변, 감염증, 백내장이 있다.

- 혈관 합병증은 소혈관질환과 대혈관질환으로 크게 나뉜다. 소혈관질환은 3대 합병증이라고 불리는 당뇨병성 망막증, 당뇨병성 신증, 당뇨병성 신경장애를 가리킨다. 대혈관질환으로는 동맥경화를 기반으로 발생하는 뇌혈관질환, 허혈성 심질환(협심증, 심근경색), 말초혈관질환(폐색성 동맥경화증) 등이 포함된다.

- 당뇨병이 중증화되면 에너지원으로서 포도당을 이용하지 못하기 때문에 중성지방의 분해가 발생한다. 이 분해 과정에서 산성 물질인 케톤체가 생성되어 대사성 아시도시스(metabolic acidosis : 유기산의 배설장애나 생성 과도로 인해 산염기평형이 산성으로 기울어져 체액이 산성이 된 상태)를 야기한다. 이때 당뇨병으로 인한 고삼투압은 고도의 탈수와 아시도시스 때문에 의식장애를 초래한다. 이것을 당뇨병성 케톤병이라고 부른다. 한편 인슐린 주사나 경구 혈당강하제를 내복하는 환자에게는 저혈당으로 인한 의식장애가 관찰되는 경우가 있으므로, 당뇨병 환자에게 의식장애가 발생했을 때는 혈당치를 측정한다.

■ 치료 방침

- 치료의 목표는 혈당치를 정상화하는 것이나, 고령자는 달성하기 힘든 경우가 많다. 그런 경우에도 공복 혈당치 140mg/dL 미만, HbA1c 7% 미만을 목표로 한다. 또한 당뇨병의 특징적인 합병증, 당뇨병에 병발하기 쉬운 합병증의 발병·악화를 방지하여 QOL을 유지하는 것도 중요하다. 치료에는 식사요법, 운동요법, 약물요법이 있다.

■ 식사요법

- 가장 먼저 식사요법을 실시한다. 식사요법의 기본은 적정한 열량을 섭취하는 것이다. 비만이 있다면 체중 감소에 힘쓴다. 고령자의 경우, 운동량 감소나 근육 감소를 고려한다. 식사요법은 고혈당이나 이상지질혈증, 비만을 시정하기에 유용하다. 총 섭취 열량은 이상 체중 1kg당 30kcal 이하로 해서, 당질과 단백질, 지질의 열량비는 60 : 15~20 : 20~25로 한다. 또한 철저한 감량과 식후 운동, 혈당치가 잘 오르지 않는 식사를 하는 것도 중요하다. 예를 들자면 고섬유식(백미보다는 현미, 흰 빵보다는 검은 빵)으로 하고, 구운 음식보다는 찐 음식을 취하며, 튀김이나 프라이는 피한다.

■ 운동요법

- 식사요법에 더해 운동요법을 한다. 운동은 인슐린 비의존성으로 근육에 당이 축적되는 것을 촉진시킨다. 따라서 혈당 개선 효과뿐 아니라 ADL, QOL의 유지·향상을 기대할 수 있다. 그러나 당뇨병

성 망막증, 당뇨병성 신증, 심혈관질환과 같은 합병증에 따라서는 운동을 피하는 편이 좋은 경우도 있다. 고령자의 경우, 허혈성 심질환 등에 주의해서 운동을 해도 좋은지 판정한다. 보통 1일 5,000~1만 보의 보행을 권장한다.

■ 약물요법

- 2형 당뇨병 환자의 경우, 식사요법이나 운동요법을 2~3개월 실시해도 혈당치나 HbA1c가 개선되지 않는다면 경구 혈당강하제를 적용한다. 1형 당뇨병, 임신당뇨병, 당뇨병 혼수 등은 인슐린 치료에 절대적으로 적용된다.
- 경구 혈당강하제의 선택과 투여량은 각 약물 작용의 특성이나 부작용을 고려하면서 환자의 상태에 맞추어 조절한다. 고령자는 성인 개시량의 1/2에서 개시하여, 증량할 때는 서서히 한다.
- 경구 혈당강하제를 사용할 때는 저혈당에 주의한다. 공복일 때나 야간에 깨었을 때 발한 혹은 진전(떨림), 두근거림이 있고, 권태감이나 입술, 손발 끝 저림과 같은 자각증상이 있다면 저혈당을 의심한다. 고령자는 노화로 인한 간 · 신장의 약물 대사량 저하로 약물의 혈중농도가 상승하기 때문에 저혈당을 초래하는 빈도가 높아진다. 또한 체중을 감량하면서 경구 혈당강하제를 내복할 때는 저혈당이 되기 쉬우므로, 아침식사 전 혈당치를 140mg/dL 전후로 유지한다.
- 2형 당뇨병에서 경구 혈당강하제로 효과가 충분하지 않을 때는 인슐린을 주사한다. 인슐린 제제에는 초속효형 · 속효형 · 중간형 · 지속형 인간 인슐린, 속효형과 중간형 인간 인슐린 혼합형 제제가 있다 (표16-2). 혈당치의 일내 변동을 측정하여 병태에 가장 알맞은 인슐린 제제를 선택한다.
- 인슐린카트리지 제제는 대응하는 인슐린펜형 주입기에 장착하여 사용한다. 프리필드/키트 제제는 제제 · 주사기 일체형의 1회용 타입이다. 모두 인슐린 주입량 설정이나 주사 등의 조작이 간편하기 때문에, 고령자 스스로 자가 주사할 가능성이 높아지고 있다.
- 가정에서 인슐린 자가 주사를 하는 경우에는 자가 혈당 측정을 병용함으로써 보다 정확하게 혈당을 조절할 수 있다.
- 인슐린 치료의 주의 : 고령자는 이해력 저하로 인한 어드히어런스(adherence)의 불량이 예상되므로, 인슐린 주사의 필요성을 이해하는 것이 중요하다. 나아가 주사의 내용, 준비, 실시, 사용 후 처리와 같은 방법, 저혈당이 발현할 때의 대응법 등을 충분히 이해하여 대응할 수 있어야 한다. 가정에서 인슐린 자가 주사를 할 때는 가족의 협조가 필요하며, 인슐린 치료를 개시할 때는 가족에게 지도 · 설명하는 일이 중요하다.

아래는 당뇨병 치료약의 처방 예이다. 254쪽의 치료 플로차트를 참고하여 사용할 것.

처방 예 ① 공복 혈당치나 HbA1c의 이상은 경도일지라도, 식후 고혈당이 관찰되는 경우 다음 중 한 가지를 이용한다.

1) Basen정(0.2mg). 3정. 하루 세 번에 나누어(매 식전) ← 알파 글루코시다아제 억제제
2) Starsis정(30mg). 3정. 하루 세 번에 나누어(매 식전) ← 속효형 인슐린 분비 촉진제

처방 예 ② 주로 기초 인슐린 분비가 저하되어 공복 고혈당을 보이는 경우

1) Glimicron HA정(20mg). 1정. 하루 한 번(아침식사 30분 전) ← SU제
2) Amaryl(1mg). 1정. 하루 한 번(아침식사 후) ← SU제

3) Euglucon정(1.25mg). 1정. 하루 한 번(아침식사 30분 전) ← SU제

처방 예 ③ 비만이나 공복 고혈당, 고인슐린혈증 등을 보이며, 인슐린 저항성이 관찰되는 경우

• Actos정(15mg). 1정. 하루 한 번(아침식사 후) ← 인슐린 저항성 개선제

※ 붓기, 체중 증가를 초래하는 경우가 있다. 그런 경우엔 즉시 연락하도록 지도한다.

처방 예 ④ 약물을 경구투여해도 충분히 제어할 수 없는 경우

• NovoRapid주 300 FlexPen. 1회 4단위(매 식사 직전) ← 초속효형 인슐린

■ 환자 · 가족 지도

• 인슐린, 설포닐우레아계(SU제), 속효형 인슐린 분비 촉진제 등 저혈당을 일으키는 빈도가 높은 약제를 사용하는 환자에게는 저혈당 대처법을 사전에 설명해둔다. 고령자는 저혈당일 때 관찰되는 빈맥이나 진전, 식은땀과 같은 교감신경 자극 증상이 잘 출현하지 않고, 어색한 움직임이나 안절부절못하는 모습이 초기증상으로 나타나는 경우도 있으므로 가족에 대한 지도와 협조가 필요하다. 저혈당 증상이 발현되면 즉시 식사를 하거나 포도당을 섭취할 것을 지도한다. 특히 알파 글루코시다아제 억제제를 사용할 때 저혈당인 경우에는 반드시 포도당을 섭취할 것을 철저하게 지도한다.

MEMO

분류명	일반 명	주요 상품명	C	K	V	작용발현시간	최대작용시간	지속 시간	특징
초속효형	Insulin aspart	NovoRapid	○	○	○	10~20분	1~3시간	3~5시간	2가지 모두 유전자 변환으로 만들어진 인간 인슐린 아날로그 제제이다.
	Insulin lispro	Humalog	○	○	○	15분 이내	30분~1.5시간	3~5시간	혈액 속으로 신속하게 이행하기 때문에, 단시간에 혈당 강하 작용을 보인다. 강화 인슐린 요법에서도 사용된다.
속효형	Regular Insulin	humulin R cart	○	○		30분~1시간	1~3시간	5~7시간	식후 혈당 상승을 신속하게 억제하므로, 강화 인슐린 요법에서 사용된다.
		Penfill R	○			약 30분	1~3시간	약 8시간	바이알 제제는 정맥주사 가능.
		Novolin R		○	○	약 30분	1~3시간	약 8시간	케톤증에 대해서도 소량 정맥주사를 실시한다.
		InnoLet R		○		약 30분	1~3시간	약 8시간	수술 중·후의 수액에 첨가하여 사용한다.
		humulin R			○	30분~1시간	1~3시간	5~7시간	
		Velosulin			○	약 30분	1~3시간	약 8시간	
중간형	NPH	humulin N cart	○	○		1~3시간	5~7시간	10~16시간	투여(피하주사) 후 1~3시간이면 작용하여, 5~7시간 후에 최대 효과를 보인다.
		Penfill N	○						초기에는 아침식사 전에 피하주사하고, 때때로 투여 횟수를 늘리거나 다른 인슐린 제제와 병용한다.
		Novolin N		○	○				
		InnoLet N		○					강화 인슐린 요법에서는 자기 전에 투여한다.
		humulin N			○				
	Insulin lispro	Humalog N	○	○		30분~1시간	2~6시간	18~24시간	유전자 변환 인간 인슐린 아날로그 제제
혼합형	Regular와 NPH의 혼합제제	humulin 3/7 cart	○	○		30~60분	2~4시간	10~16시간	속효형 인슐린과 중간형 인슐린의 혼합제제로서, 환자의 혈당 패턴에 맞추어 선택한다.
		Penfill 10~50R	○						검사치를 보면서 적당히 증감한다.
		Novolin 10~50R		○					1일 2회(아침·저녁), 식전 투여
		InnoLet 10~50R		○					
		humulin 3/7			○				
	Insulin aspart + NPH	NovoRapid 30 mix	○	○		10~20분	1~4시간	10~16시간	인슐린 아스파트(유전자 변환) 30%와 중간형 70%의 혼합제제
	Insulin lispro + 중간형	Humalog mix 25·50	○	○		5~15분	1~2시간	10~16시간	휴마로그(유전자 변환)와 중간형의 혼합 비율이 25% : 75%와 50% : 50%의 것
지속형 용해	Insulin glargine	Lantus	○			1~2시간	뚜렷한 피크는 없음	약 24시간	피하주사 후 서서히 혈액 속으로 이행하여, 24시간에 걸쳐 거의 일정한 혈중농도를 보이므로, 혈당 강하 작용이 장시간 지속된다. 뚜렷한 혈당 강하 작용의 피크는 없으며, 사람의 기초 분비와 가까우므로, 기초 분비를 보충하는 목적으로 사용할 수 있다. 1일 1회 투여한다.

C : 카트리지 제제, K : 프리필드/키트 제제, V : 바이알 제제, NPH : Neutral Protamine Hagedorn, 상품명 말미의 R, N은 각각 레귤러, NPH의 약어.

■ 표16-3 당뇨병의 주요 치료약

분류	일반 명	주요 상품명	약효 메커니즘	주요 부작용
알파 글루 코시다아제 억제제	Voglibose	Basen	당질의 분해를 방해하여 흡수를 지연시킴으로써, 식후의 고혈당을 개선한다.	복부팽만감, 방귀 증가, 장폐색량 증상, 저혈당, 간기능 장애, 전격간염 (fulminant hepatitis : 극히 드물다) 등
속효형 인슐린 분비 촉진제	Nateglinide	Starsis	췌장 베타세포를 자극하여 인슐린 분비를 촉진하고, 식후의 고혈당을 개선한다.	저혈당, 간기능 장애, 황달 등
인슐린 저항성 개선제	Pioglitazone HCl	Actos	인슐린 저항성 개선 효과	심부전 악화 혹은 발병, 부종, 간기능 장애 등
설포닐우레아계 (SU제)	Gliclazide	Glimicron	췌장 베타세포에 직접 작용하여 인슐린 분비를 촉진한다.	저혈당, 무과립구증, 간기능 장애, 황달 등
	Glimepiride	Amaryl		
	Glibenclamide	Euglucon		

MEMO

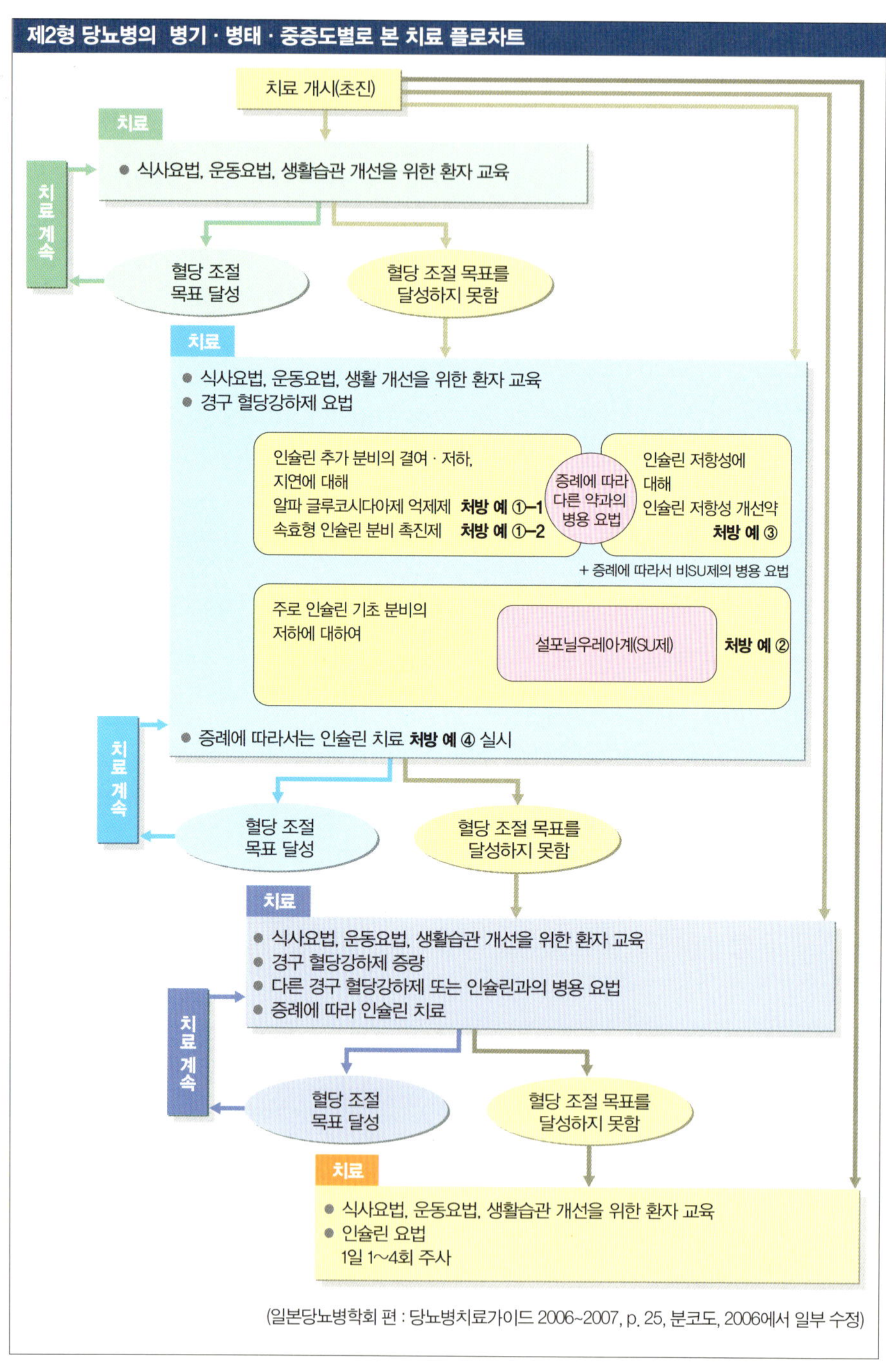

(일본당뇨병학회 편 : 당뇨병치료가이드 2006~2007, p. 25, 분코도, 2006에서 일부 수정)

간호 관점

- 당뇨병은 당대사의 이상으로 말미암아 전신으로 영향을 끼치는 질환이다. 그러나 혈당을 조절한다면 합병증을 방지하고, 지금까지 해오던 생활을 유지할 수 있다.
- 혈당 조절이라고 하면 '식사 제한'이라는 제약을 떠올리는 경향이 있다. 하지만 올바른 지식에 근거하여 좋아하는 음식을 먹는 즐거움을 느끼고, 지금까지 해오던 활동을 운동요법으로 생활 속에 도입하는 등, 대상자가 오랫동안 유지해온 생활을 중시하며 노년기를 풍요롭게 보낼 수 있도록 원조한다.
- 지금 할 수 있는 일을 토대로 무엇을 더하면 양호하게 혈당을 조절할 수 있을지 고민하는 동시에, 대상자가 주체적으로 계속 실천할 수 있도록 원조한다.
- 고령자는 동맥경화를 비롯한 노화가 기초가 되므로, 일단 몸 상태가 나빠지면 가속적으로 진행되어 합병증을 병발하기 쉽다. 따라서 합병증을 예방하며 이상을 조기에 발견하고 대응하는 것이 중요하다.

■ 일상생활 속 간호 포인트

1. 지금까지의 생활이나 즐거움을 살리고 나서 혈당을 조절한다.
2. 합병증을 예방하고, 몸 상태의 이상을 조기에 발견 · 대처한다.

step 1 정보 수집 ＼ step 2 정보 분석 ＼ step 3 간호 포커스의 명확화 ＼ step 4 계획 세우기 ＼ step 5 개입 실시

종합평가

당뇨병의 조절 상태는 어떠한가. 혈당을 조절하기 위해서, 그 상태를 오래 지속하기 위해서 식사, 활동, 약을 어떻게 원조해나갈 것인가. 합병증 증상이 있는가. 앞으로 합병증으로 진전될 요소는 많은가. 치료 중인 다른 질환과 당뇨병과는 서로 어떻게 영향을 주고받는가. 질환으로 인해 정신적인 부담을 느끼는 일이 있는가. 즐기면서 생활하기 위해 마음은 어떻게 케어해야 할까.

필요한 정보			분석 관점
핵심 정보	질환 관련 정보	**질환 관련 정보** 당뇨병 병력 치료 내용 : 식사, 운동, 약물 혈당치, HbA$_{1c}$ 혈액 · 소변검사 데이터 과거력 치료 중인 질환과 투약 내용	• 당뇨병의 증상이나 조절 상태는 양호한가. • 병력은 긴 것인가. 지금까지 어떤 치료를 받았으며, 어드히어런스*는 어땠는가. • 합병증이 발병했는가. 앞으로 진전될 가능성이 있는가. 새로 발병할 가능성이 높은가. • 고혈압, 고지혈증과 같은 당뇨 합병증을 진전시키기 쉬운 질환은 없는가. • 당뇨병 말고도 건강 상태나 신체기능을 변화시키는 것이 있는가. • 감염 징후는 없는가. * 어드히어런스 : 대상자 자신이 치료의 중요성을 이해하고, 치료 방침이나 치료 계획 결정에 참가하여, 그 결정에 따라서 적극적으로 치료에 착수하는 자세를 의미한다. 예전에 사용되던 컴플라이언스(의사의 지시를 준수함)라는 용어 대신 최근 들어 쓰인다.

핵심정보	신체적 측면	**운동기능** 활력징후 운동 부하로 인한 변동 정도 신체의 움직임 통증 유무 **인지기능** 기억력, 이해력, 판단력 **언어기능** 대화, 표현력 **감각 · 지각** 시각, 청각 지각	• 노화나 다른 질환으로 심폐기능 및 신체기능이 어떠한 영향을 받고 있는가. • 혈당 조절을 위한 활동, 운동은 얼마나 할 수 있는가. • 합병증으로 인해 힘들어지게 된 동작은 없는가. • 생활이나 활동(운동요법)을 안락하게 계속할 수 있도록 어떻게 원조하는 것이 좋을까. • 질환이나 합병증에 대한 치료(식사 · 운동 · 약)를 어디까지 이해할 수 있는가. • 셀프케어 능력은 어느 정도인가. • 인슐린 자가 주사, 자가 혈당 측정은 할 수 있는가. • 몸 상태가 안 좋을 때나 이상이 있을 때 인식 · 지각할 수 있는가. • 몸 상태가 안 좋을 때나 이상이 있을 때 알릴 수 있는가. • 요구나 느낌, 병태 · 치료에 대한 의문이나 감정을 전달할 수 있는가. • 팸플릿을 이용해 병태나 치료를 설명하고 지도할 수 있는가. • 당뇨 합병증으로 인한 장애는 출현하지 않았는가.
	심리 · 영적 측면	**기분, 의향** 질환 · 치료에 대한 수용 방식 **스트레스 내성** **가치 · 신념**	• 당뇨병에 걸린 것을 어떻게 생각하고 있는가. 앞으로 어떻게 되고 싶다고 생각하고 있는가. 어떻게 살고 싶은가. • 심리적으로 어떤 원조가 필요한가. • 합병증에 대한 불안이 있는가. • 인슐린이나 혈당치 측정에 부담을 느끼고 있는가. • 향후 건강, 생활에 대해 걱정하는가. • 인생에서 소중하게 생각해온 것은 무엇인가.
	사회 · 문화적 측면	**역할 · 관계** 가족 구성 가족과의 관계 **사회 참여** 가까운 이웃과의 관계 개호 인정	• 퇴원 후, 가정에서 적절한 요양을 위해 지원을 받을 수 있는가. • 가족 이외의 협력 체제로 어떠한 것이 있는가. • 친구와의 교류나 사회활동으로 외식을 하거나, 먹는 시간에 영향을 끼치지 않는가.
활동		**취미나 레크리에이션** 지금까지 해온 활동, 현재 하고 있는 활동 **활동의 개인사** 입원 전 활동의 내용, 시간, 양, 강도 보행 상태	• 어떤 일에 흥미가 있는가. 입원 중에도 즐겨 할 수 있는 활동이 있는가. 새로 흥미를 가질 수 있는 것은 없는가. • 혈당 조절에 있어서 어떤 활동을 프로그래밍 하는가(내용, 실시하는 시간대, 양, 강도, 실시 빈도).

활동	**활동 의욕** 보조구 사용의 유무 권태감의 유무	• 활동을 오래 계속하기 위해 어느 부분을 개선하는 것이 효과적인가. • 고통 없이 안전하게 활동하기 위해 주의할 점은 무엇인가. • 노화, 다른 질환, 당대사부전으로 인해 권태감이 출현하지 않는가. 활동을 힘들게 하지 않는가.
휴식	**휴식** 휴식을 취하는 방식 **수면** 수면 시간, 숙면감	• 무리하지 않고 활동할 수 있는 몸 상태가 되었는가. 활동 후의 휴식은 어느 정도가 적절한가. • 수면이나 생활리듬이 규칙적인가. 식사 시간에 영향을 끼치지 않는가.
식사	**식욕** 식사 섭취량, 식사 횟수, 간식 상황, 만족감, 식습관, 기호품, 알코올, 흡연 **영양상태** 섭취량, 체중, 혈액 검사 데이터, BMI **섭식 · 동작 능력** 섭식 동작, 먹는 속도, 소화기 증상 **저작 · 연하기능** 의치, 잇몸의 상태 연하 **날에 따른 식사 행동의 차이** **수분 섭취** 수분량(I/O), 구갈 유무	• 규칙적으로 적량을 먹을 수 있는가. 혈당과의 관계는 어떠한가. • 안정된 혈당을 장기간 유지하기 위해 필요한 것은 무엇인가. • 지금까지의 식습관과 차이가 큰가. 즐겁게 식사하기 위해 무엇을 개선할 것인가. • 비만이나 동맥경화와 같은 합병증을 악화시키는 요소가 있는가. • 맛있게 먹는 것을 방해하는 신체적 · 정신적 요인은 없는가. • 구강 내의 문제로 인해 식사 섭취량이 줄어들지 않았는가. 그로 인해 저혈당의 리스크가 커지지 않았는가. • 필요한 수분량을 섭취할 수 있는가. 탈수 리스크가 있는가. • 혈당 상승에 따른 자각증상은 있는가.
배설	**배설 동작** 기저귀 사용의 유무, 카테터 삽입의 유무 **대소변의 상태** 소변 : 양, 횟수, 배뇨 시간, 배뇨곤란, 잔뇨감	• 요로감염, 욕창의 리스크를 높이는 것이 있는가. • 혈당 상승으로 인한 다뇨는 없는가. • 합병증인 자율신경장애로 인한 신경인성 방광은 없는가. • 요로감염의 징후는 없는가.

배설	대변 : 대변의 단단함, 양, 횟수 하제 사용의 유무 장 연동음	• 자율신경장애로 인한 설사나 변비는 없는가.
몸차림	**청결 · 정용** 청결을 유지하기 위한 동작 가운데 곤란한 부분은 없는가(입욕, 머리감기, 구강 케어, 발의 청결) 각 부위 청결 동작의 빈도 **단정함** 손발톱 깎기 면도	• 청결을 유지하여 기분 좋게 지내고 있는가. • 혼자 힘으로 어디까지 할 수 있는가. • 불결하여 감염되기 쉬워진 부위는 없는가. • 피부에 상처를 내지 않고 손발톱을 깎거나 면도를 하고 있는가. • 몸차림을 단정하게 정돈하는 일에 보조가 필요한가.
의사소통	내용, 감정 전달, 다른 사람과의 교류	• 솔직하게 감정을 전달할 수 있는가. • 주위 사람들처럼 간식을 먹지 못하는 등, 레크리에이션 참가나 다른 사람과의 교류에 소극적이 되는 경우는 없는가.

MEMO

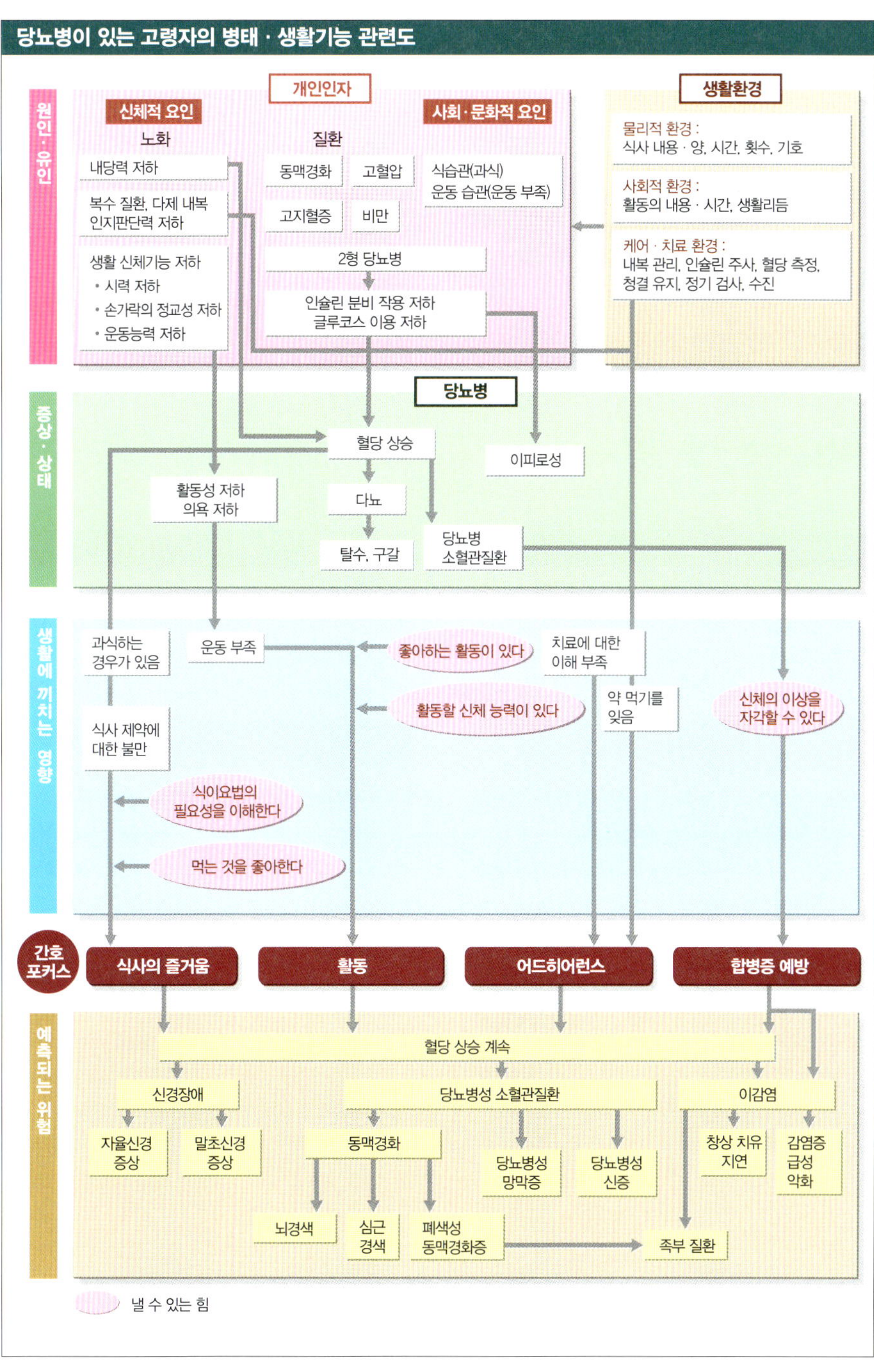
개인인자
생활환경
원인·유인
신체적 요인
사회·문화적 요인
노화
질환
물리적 환경 :
식사 내용 · 양, 시간, 횟수, 기호
내당력 저하
동맥경화
고혈압
식습관(과식)
운동 습관(운동 부족)
사회적 환경 :
활동의 내용 · 시간, 생활리듬
복수 질환, 다제 내복
인지판단력 저하
고지혈증
비만
케어 · 치료 환경 :
내복 관리, 인슐린 주사, 혈당 측정,
청결 유지, 정기 검사, 수진
생활 신체기능 저하
• 시력 저하
• 손가락의 정교성 저하
• 운동능력 저하
2형 당뇨병
인슐린 분비 작용 저하
글루코스 이용 저하
증상 · 상태
당뇨병
혈당 상승
이피로성
활동성 저하
의욕 저하
다뇨
탈수, 구갈
당뇨병
소혈관질환
생활에 끼치는 영향
과식하는
경우가 있음
운동 부족
좋아하는 활동이 있다
치료에 대한
이해 부족
약 먹기를
잊음
신체의 이상을
자각할 수 있다
활동할 신체 능력이 있다
식사 제약에
대한 불만
식이요법의
필요성을 이해한다
먹는 것을 좋아한다
간호
포커스
식사의 즐거움
활동
어드히어런스
합병증 예방
예측되는 위험
혈당 상승 계속
신경장애
당뇨병성 소혈관질환
이감염
자율신경
증상
말초신경
증상
동맥경화
당뇨병성
망막증
당뇨병성
신증
창상 치유
지연
감염증
급성
악화
뇌경색
심근
경색
폐색성
동맥경화증
족부 질환
낼 수 있는 힘

간호 포커스의 명확화

- 혈당을 조절하면서 적량을 맛있게 먹을 수 있다.
- 운동요법을 의식하면서, 즐길 거리나 활동을 효과적으로 계속할 수 있다.
- 올바른 지식 및 이해를 바탕으로 안전하게 약물요법을 시행할 수 있다.
- 혈당을 조절하여 합병증을 예방한다(악화시키지 않는다).

① 간호 포커스	간호 목표
혈당을 조절하면서 적량을 맛있게 먹을 수 있다.	1) 필요한 에너지 섭취량을 유지할 수 있다. 2) 혈당 조절 상태를 파악할 수 있다. 3) 식사로 만족감을 얻을 수 있다.

원조 내용

1. 필요한 만큼의 에너지 섭취를 위한 원조

1) 음식물을 남기는 경우

- 좋아하지 않는 음식이어서 남기는 경우 : 좋아하는 식품을 도입한다. 식품을 바꾼다.
- 의치가 맞지 않거나, 치아·잇몸의 상태로 인해 남기는 경우 : 부드러운 식품으로 바꾸고 치과 진료를 받는다.
- 신체적인 불편으로 인해 남기는 경우 : 활력징후를 측정하고 종합평가하여 의사와 연계한다.
- 정신적인 요인으로 인해 남기는 경우 : 대상자의 말을 경청하여 해결의 실마리를 찾는다.
- 식사 동작이 힘들어서 시간이 걸리고 피로로 인해 남기는 경우 : 보조구를 이용하고, 대상자가 하지 못하는 부분은 원조한다. 자세를 조정한다.

2) 과식·섭취 에너지가 과도한 경우

- 먹는 속도가 너무 빠른 경우의 과식 : 20분 이상에 걸쳐 천천히 씹으면서 먹을 것을 설명한다.
- 공복감이 없음에도 무심결에 하는 과식 : 사탕이나 주스류 등 무심결에 입에 넣어버리는 것은 없는가. 적당히 의식을 환기시키거나 음식물을 보관할 장소에 대해 연구한다.

근거

※ 여기서는 '음식을 남겨서 저혈당을 일으킬 위험이 있는 경우'와 '과식으로 고혈당을 일으킬 위험이 있는 경우'로 나누어, 주요 요인별로 구체적인 방책을 설명했다. 담당하는 대상자가 왼쪽 설명 가운데 어디에 해당하는지 종합평가하여, 대상자에게 알맞은 구체적인 방책을 검토한다.

- 신체적 불편에서는 감염의 징후, 동통의 유무와 부위, 위의 상태, 변비·설사 등이 영향을 끼치는 경우가 있다.
- 정신적 불편에서는 질환이나 합병증에 대한 불안, 입원이나 치료에 대한 스트레스 등은 없는지 종합평가하는 것도 중요하다.

- 빨리 먹으면 만복감을 느끼기도 전에 식사가 끝난다. 또한 타액도 잘 분비되지 못해 소화에도 좋지 않다. 천천히 씹으면서 시간을 들여 먹으면, 급격한 혈당 상승을 막는 효과도 있다.
- 공복이 아님에도 불구하고 먹게 되는 예로는 텔레비전을 보거나 친구와 이야기하면서 많이 먹는 경우, 음식을 남기는 것이 아깝다고 생각하여 모두 먹는 경우, 배가 불러도 자기가 좋아하는 디저트는 먹는 경우 등이 있다. 대상자의 생활환경을 연구함으로써 이런 예들을 조정할 수 없는지 검토한다.

• 먹어도 만족감이 없기 때문에 하는 과식 : 영양사와 연계하고, 저칼로리어도 만복감을 얻기 쉬운 식재를 도입한다.	
2. 식사로 만족감을 얻을 수 있도록 원조한다. • 좋아하는 식품 및 조리 형태 도입 : 온도, 그릇에 담는 법, 식초·향신료의 활용을 연구한다. • 당뇨에서의 허용 범위 및 간식이 가능한지를 의사에게 확인한 후 도입한다. • 식사에 대한 만족감, 개선점에 대해 대상자와 이야기할 기회를 만든다.	• 합병증을 예방하여 식사를 최대한 즐길 수 있도록 연구한다. • 대상자가 솔직하게 식사에 대한 생각을 표현할 수 있는 기회를 만들어서, 보다 만족할 수 있고 오래 지속할 수 있는 식사 내용을 연구한다.
3. 혈당 조절과 식사를 관련지어 생각하며 원조한다. • 먹은 후 어느 정도 시간이 지나면 혈당이 상승하는지, 식품의 열량과 같은 정보를 제공한다. • 현재의 식사 섭취 방식에서 좋은 점 및 개선해야 할 점이 없는지 대상자와 이야기한다. 이해력이나 의욕에 따른 혈당치, HbA_1c치, 체중을 지표로 사용한다.	

② 간호 포커스	간호 목표
운동요법을 의식하면서, 즐길 거리나 활동을 효과적으로 계속할 수 있다.	1) 운동요법을 의식하면서, 취미활동이나 즐길 거리를 계속한다. 2) 안전하게 활동할 수 있다.
원조 내용	**근거**
1. 운동요법을 의식하면서 취미나 즐길 거리를 계속할 수 있도록 원조한다. • 지금까지 해오던 즐길 거리를 일과로 편성한다. • 그 밖에 흥미를 느끼는 활동이 있다면 도입한다(예 : 노래, 호흡법, 스트레칭 등). • 이해력이나 의욕에 따른 ADL이나 지금까지 해온 취미, 활동의 소비 칼로리를 표시한다. • 식후 1~3시간에 활동하도록 일정을 잡는다. • 활동의 효과에 대해 대상자와 생각하는 시간을 갖는다. HbA_1c치, 혈당치, 체중을 지표로 사용한다. • 대상자가 지식이 부족하거나 의문이 있을 때는, 그때마다 정보를 제공한다.	• 즐기면서 오래 계속할 수 있는 것을 찾는다. • ADL만으로도 혈당 조절에 효과적이라는 것을 이해함으로써 활동성을 높여나갈 수 있도록 원조한다. • 혈당 조절을 통해 효과적인 시간대를 의식한다. • 활동과 혈당 조절을 연결해서 생각한다.

2. 안전하게 활동할 수 있도록 원조한다.

- 활동 중·후의 평소 상태나 표정을 관찰한다.
- 적당히 활력징후를 측정한다.
- 저혈당 방지를 위해, 에너지 소비가 높은 운동이나 입욕은 식전에 하지 않도록 한다.
- 활동할 때는 슬리퍼가 아닌 운동화처럼 발에 맞는 것을 신었는지 확인한다.
- 활동 장소나 오고 가는 길에 위험이 없도록 환경을 정비하고 장애물을 제거하며 단차, 경사진 곳을 피한다.
- 사람들이 볼 수 있는 곳에서 실시한다.

- 기저질환이 있거나 노화로 인해 생리 신체기능이 저하되어 있으므로, 몸 상태의 변화에 신속하게 대응한다.

- 고령자는 발이 걸려 넘어지기 쉬우므로, 낙상 방지에 세심한 주의를 기울인다. 신발에 쓸려서 발에 상처가 나지 않도록 한다.
- 합병증으로 발의 지각 둔화나 시각장애가 있는 경우에는 낙상 리스크가 높아진다.
- 대상자에게 도움이 필요할 때 바로 대응할 수 있도록 환경을 조정한다.
- 당뇨병성 혼수, 심근경색, 뇌경색 발작을 일으킬 가능성이 있다.

③ 간호 포커스	간호 목표
올바른 지식 및 이해를 바탕으로 안전하게 약물요법을 시행할 수 있다.	1) 내복약의 어드히어런스를 지킨다. 2) 인슐린 주사를 안전하게 할 수 있다. 3) 몸 상태나 일정의 변동에 따라 적절하게 행동할 수 있다.

원조 내용	근거
1. 내복약의 어드히어런스를 지킬 수 있는 원조 - 시간, 양, 종류를 혼동하지 않고 내복할 수 있는지 확인한다. - 약이 많을 경우, 간소화할 수 없는지 의사와 상의한다. - 손의 정밀성이 저하되거나 시력장애 등으로 곤란한 경우에는, 약을 약봉지에서 꺼내주는 등 적당히 보조한다.	- 고령자는 여러 질환이 있는 탓에 약을 다수 복용하는 경우가 많다. 내복 시간에 차이가 있어서 관리하기가 어렵다. - 인지력이 저하되지 않았더라도, 매일 반복하는 까닭에 약을 복용했는지 잊는 경우도 있으므로 주의한다.
2. 인슐린을 안전하게 주사할 수 있기 위한 원조 - 인슐린 주사의 시간, 양, 방법이 올바른지 확인하고, 능력에 따라서 보조한다. - 사용한 바늘에 상처를 입지 않도록 정해진 용기를 준비한다. - 식사 준비가 되었음을 확인한 다음에 인슐린을 주사한다.	- 주사는 매일 하는 것으로, 인지나 이해력, 요양에 대한 의욕, 신체기능에 따라서 부담이 되지 않는 방안을 연구한다. - 저혈당 예방을 위해 주사 후 식사가 늦어지지 않도록 한다.

<table>
<tr><td>

3. 몸 상태나 일정 변경에 따른 원조

- 검사 등으로 결식하거나 식사 시간이 미뤄질 때는, 사전에 투약 방법 및 양에 대한 의사의 지시를 확인해둔다.
- 몸 상태에 이상이 있다면 자가 판단으로 약을 조정하지 말고 이야기할 것을 당부한다.
- 투여 중인 약물의 효과, 작용 시간, 특징에 대한 지식이 부족하다면 보충해준다.

</td><td>

- 대상자가 약의 특징을 이해함으로써 적절한 행동을 그때마다 할 수 있도록 원조한다.

</td></tr>
</table>

④ 간호 포커스	간호 목표
혈당을 조절하여 합병증을 예방한다(악화시키지 않는다).	1) 당뇨병성 혼수를 예방하고, 전조가 있으면 조기에 대처할 수 있도록 한다. 2) 대혈관 합병증을 예방하고, 전조가 있으면 조기에 대처할 수 있도록 한다. 3) 3대 합병증을 예방할 수 있다(악화시키지 않는다). 4) 발에 상처가 나지 않는다. 5) 감염이 발생하지 않는다.

원조 내용	근거
1. 당뇨병성 혼수 예방 1) 당뇨병성 혼수가 발생하기 쉬운 상황이나 증상에 대해 설명한다. 이와 동시에 이상을 느꼈을 때는 바로 알리도록 당부한다. • 발생하기 쉬운 상황 : 식사나 투약이 평소 시간과 다른 경우, 투약 내용 변경 시, 설포닐우레아제 개시 시, 감염·수술·외상 시, 스테로이드약 복용 시, 고칼로리 수액 실시 시 2) 전조 증상이 있으면 바로 혈당을 측정하여 의사에게 보고하고 지시를 받는다. • 저혈당 증상 : 공복감, 구역질, 하품, 식은땀, 진전, 두근거림, 불안, 복시(diplopia), 사고력 저하, 경련, 의식 소실 • 케톤산증, 고혈당성 고삼투압 혼수의 증상 : 구갈, 권태감, 복부 불쾌감, 탈수, 빈맥, 혈압 저하 3) 수분 섭취량을 관찰하고, 탈수를 예방하기 위해 원조한다.	• 설포닐우레아제는 약효가 1일간 지속되므로, 신기능 저하 등 배설 능력이 저하된 고령자에게는 축적되어 저혈당을 초래하기도 한다. • 감염이나 외상이 있을 때는 카테콜아민, 스테로이드 호르몬의 분비가 증가하기 때문에 혈당치가 오른다. • 혈당치가 250mg/dL 이상에서 삼투압 이뇨가 발생한다. • 혈당이 높으면 당뇨와 함께 수분이 소변으로 배설되기 때문에, 만성적인 탈수가 발생하는 경우도 있다.

2. 대혈관 합병증 예방

1) 정기적으로 활력징후를 측정하고, 평소 상태를 관찰한다.

- 활동에 따른 활력징후, 평소 상태의 변화 정도를 관찰한다.

2) 징후, 증상의 관찰

- 심근경색 · 협심증 : 흉부 압박감, 흉통, 메스꺼움, 가슴이 아픔.
- 뇌경색 : 저림, 움직임이 둔함, 혀가 잘 돌아가지 않음, 두통, 구역질
- 징후나 증상이 있으면 활력징후 및 혈당을 측정한다.

3) 수분 섭취량을 관찰하고, 탈수를 예방하기 위해 원조한다.

- 2형 당뇨병에서는 발병할 때부터 동맥경화가 진행된다. 당뇨병에서는 심근경색, 뇌경색이 2~3배 더 발병한다. 또한 고혈압이나 고지혈증, 비만이 있으면 리스크가 상승한다.

- 특히 의식이 몽롱할 때는 당뇨병성으로 인한 것과의 감별이 필요하다.

- 탈수가 있으면 혈액의 점도가 높아져서 혈전이 생성되기 쉬우므로 혈관이 막히기 쉽다.
- 고령자는 구갈중추가 둔하고, 수분이 부족해도 물을 마시고 싶어 하지 않는 경우가 있으므로, 탈수 예방을 도모한다.

3. 3대 합병증 예방

1) 증상 관찰

- 당뇨병성 망막증 : 시력 저하, 눈이 침침함
- 당뇨병성 신증 : 요중 알부민, 부종
- 말초신경증상, 자율신경증상 : 사지 말단의 이상 지각, 자발통, 기립성 저혈압, 발한 이상, 위무력증, 변비, 설사, 신경인성 방광

2) 정기적으로 검사를 받을 수 있도록 조정한다.

- 당뇨병성 망막증이나 당뇨병성 신증의 경우, 초기에는 자각 증상이 없으므로 정기적으로 검사를 받게 하여 조기 발견에 힘쓴다.
- 신경병증, 당뇨병성 망막증, 당뇨병성 신증 모두 조기라면 혈당 조절을 양호하게 함으로써 개선을 기대할 수 있다.

4. 발 관리

- 발을 관찰하여, 대상자가 혼자서도 주의를 기울일 수 있도록 한다.
- 능력에 따라서 발톱 깎는 일을 보조한다.
- 발을 씻을 때는 부드러운 천이나 스펀지를 사용하고 강하게 문지르지 않는다.
- 입욕할 때 물의 온도는 너무 뜨겁지 않도록 준비한다. 또한 대상자 자신도 손으로 온도를 확인한 다음에 들어가도록 설명한다.
- 온찜질을 할 때는 저온 화상을 입지 않도록 찜질팩을 두는 위치나 시간에 주의한다.
- 발등 동맥의 촉지, 다리를 절룩거림, 하지의 냉감, 피부색을 관찰한다.

- 당뇨병에서는 발에 난 상처로 인해 족부 질환으로 진전되는 경우가 있다.
- 발이 손상되면 보행에 지장을 초래하여 고령자의 경우 ADL 저하, 폐용증후군으로 이행되기 쉽다. 따라서 외상, 감염에는 충분히 신경 쓴다. 고령자의 경우, 발끝이나 발바닥은 잘 안 보이거나 손이 잘 닿지 않는 곳이므로 원조한다.
- 지각장애가 있을 때는 주의한다. 통증을 느끼지 못하여, 상처가 있어도 알지 못하는 경우가 있다.

- 말초혈관질환, 폐색성 동맥경화증의 증상도 관찰한다.

5. 감염 예방	
• 정기적으로 청결을 위한 행동을 할 수 있도록 적당히 원조한다. • 입욕, 머리감기, 음부의 청결, 구강 케어 • 백선 예방 • 요로감염증 예방	• 고혈당 상태가 계속되면 세균과 진균의 감염에 대한 저항이 약해진다. 또한 고혈당에서는 혈중 당분이 많기 때문에 세균이나 진균이 번식하기 쉬우므로 예방이 중요하다. • 수분을 적게 섭취하거나, 신경인성 방광으로 인한 잔뇨가 있는 경우에는 요로감염의 리스크가 높다.

관련 항목 : 더 자세히 알고 싶다면 다음을 참조하자

• **당뇨병의 원인 · 유발원인**

활동, 식사(→ 21, 39쪽) : 보다 적절하게 에너지를 섭취하고 소비할 수 있도록 연구하자.

• **당뇨병과 관련된 리스크**

탈수(→ 421쪽) : 고혈당이 되면 탈수의 리스크가 있다. 전조를 관찰하고 예방하는 데 힘쓰자.

뇌졸중(→ 102쪽) : 당뇨병에서는 동맥경화를 기반으로 해서 뇌혈관질환이 합병되기 쉽다.

백선(→ 322쪽) : 발에 감염창이 생기지 않도록 간호한다.

• **당뇨병이 있는 고령자 간호하기**

낙상 · 골절(→ 483쪽) : 당뇨병 합병증으로 인한 시력 저하가 있는 경우, 뇌혈관 장애나 저혈당, 고혈당에 동반되는 의식장애의 가능성이 있으므로, 활동을 안전하게 할 수 있도록 간호한다.

MEMO

그림으로 살펴보는 질환

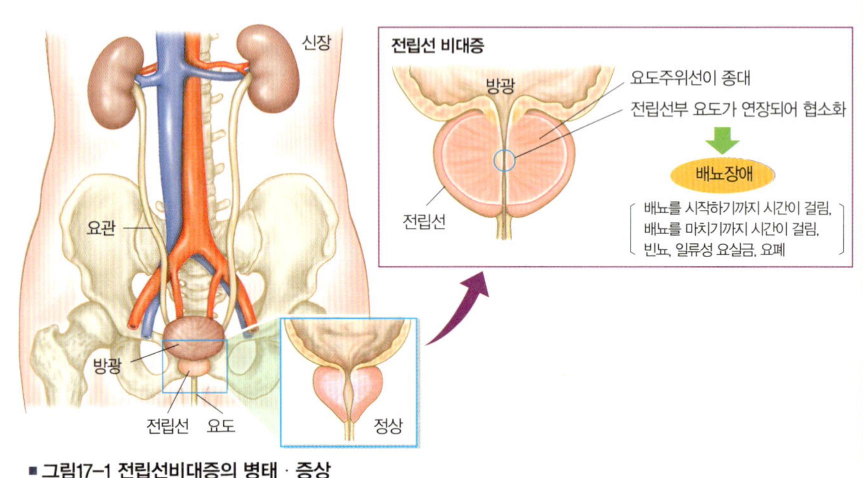

■ 그림17-1 전립선비대증의 병태 · 증상

질환에 대한 지식

병태 생리

전립선비대증(prostatic hypertrophy)이란 병리학적으로는 전립선 조직의 증식(세포 수의 증가)으로 발생하는 양성 종양이다.

- 전립선은 남성 방광의 앞쪽 아랫부분에 있는 직장 팽대부의 전면에 위치하는 밤 모양의 기관으로, 요도를 둘러싸는 모습을 하고 있다. 남성 호르몬(안드로겐)의 지배를 받는 장기로, 전립선비대증은 노화로 인해 남성 호르몬이 감소하고 상대적으로 여성 호르몬이 증가함으로써, 호르몬 균형이 무너져 발병하는 것으로 알려져 있다.
- 전립선비대증의 임상적인 병태는 전립선 중량과 용적의 증가, 전립선부 요도의 폐색이나 저항 증대, 하부 요로(방광, 요도) 증상이라는 3가지 요소로 이루어진다.

병인 · 악화인자

- 노화와 남성 호르몬의 상관성이 지적되고 있으나, 병인은 확실히 해명되지 않았다.

역학 · 예후

- 연령의 증가와 더불어 발병률이 증가한다. 30~40대부터 발생하며, 70대 이후의 남성에게서는 높은 비율로 출현한다. 전립선비대증의 유병률은 동양인에게는 낮으며 백인, 흑인 순으로 높아진다.
- 양성 질환이지만, 주간 활동이 제한되거나 야간 수면이 불충분해지므로 QOL이 현저하게 저하된다.

배뇨곤란, 빈뇨, 요의절박감을 호소

- 전립선은 계란 크기에서 크게는 사과 크기 이상으로 종대하여 방광 경부의 폐색을 초래하며, 하부 요로(방광, 요도) 증상의 원인이 된다.
- 배뇨 증상은 전립선부 요도의 폐색이나 저항 증대로부터 생겨나는 배뇨곤란, 요도폐쇄에서 2차적으로 생겨나는 방광기능의 변화와 관련된 빈뇨, 요의절박감과 같은 자극 증상이 있다.
- 초기에는 야간빈뇨를 호소하는 일이 많다. 배뇨 능력이 감퇴하고, 요선이 가늘어지거나 끊기며(도절), 배뇨 시간이 연장된다. 1회 배뇨 시간이 30초 이상이면 병을 의심한다. 진행되면 잔뇨감이 증가하며 요로감염증을 합병하기 쉬우므로 방광염 증상을 동반한다. 결국 폐색성 신증으로 인한 신기능 저하를 초래한다. 방광이 다량의 잔뇨로 가득 차 방광 용량을 넘어서면, 소변이 요도에서 흘러나오는 일류성 요실금이 된다.

- **자각증상** : 배뇨곤란, 빈뇨, 요의절박감과 같은 배뇨 증상 외에도 혈뇨, 요로감염, 당뇨병, 신경질환 등의 병력에 대해 주의 깊게 청취한다. 환자의 자각증상 정도를 판단하기 위해서는 국제 전립선 증상 스코어(I-PSS : 표17-1)를 사용하여 정기적으로 평가하는 것이 좋다. 잔뇨감, 빈뇨의 정도, 요선 절도, 요의절박감, 배뇨의 세기 저하, 배뇨 시 복압, 야간빈뇨 등 7가지 항목에 대해 5단계의 총점(0~35점)으로 평가한다. 35점 만점으로, 0점의 무증상, 1~7점의 경증, 8~19점의 중등증, 20~35점의 중증의 4단계로 분류된다.

- **직장 내 지진** : 전립선은 전체가 종대하여, 탄성이 있고 평면은 평활하며 주변은 또렷하다. 한편 전립선암에서는 돌처럼 단단하게 경도가 증가하고 표면에 요철이 있다.
- 요침사를 비롯한 일반 검사, 혈청크레아티닌(s-Cr) 측정 : 전립선비대증으로 인한 폐색 때문에 발생하는 요로감염증이나 신기능 저하의 유무를 검사하기 위해 필요하다.
- PSA(prostate specific antigen : 전립선 특이 항원) 측정 : 전립선비대증과 유사한 배뇨장애 증상은 전립선암에서도 출현하며, 전립선비대증과 전립선암이 합병되는 경우도 있으므로, PSA 측정은 중요하다.
- 잔뇨 측정 : 방광의 배출 능력 평가를 목적으로 하는 것으로, 배뇨 후에 초음파검사나 도뇨를 통해 잔뇨를 측정한다.
- 요류 측정 : 배출되는 소변의 세기를 조사하기 위해 실시한다. 환자에게 측정 장치를 향해 배뇨하게 한 후 요류계로 1초간 몇 mL의 소변이 나오는지 측정한다. 최대 요류율 및 평균 요류율의 저하는 전립선의 크기와 상관있으며, 배뇨 곡선은 평탄해진다.
- 초음파 · X선검사 : 경복벽적 혹은 경직장적인 비침습적 방식으로 전립선의 크기 · 형상, 상부 요로 확장의 유무, 방광 내강 및 방광 벽의 상태 등을 확인한다. 그 외에 정맥성 신우 조영, 역행성 요도 조영, 배뇨 시 방광 요도 조영 등도 실시한다.

■ 표17-1 국제 전립선 증상 스코어(I-PSS)

	전혀 없음	5회 중 1회 정도 미만	2회 중 1회 정도 미만	2회 중 1회 정도	2회 중 1회 정도 이상	거의 항상
1. 최근 1개월간, 배뇨 후에도 소변이 남아 있는 느낌이 있었는가.	0	1	2	3	4	5
2. 최근 1개월간, 배뇨 후 2시간 이내에 또 한 번 화장실에 다녀와야 했던 적이 있었는가.	0	1	2	3	4	5
3. 최근 1개월간, 배뇨 도중에 소변이 도절된 적이 있었는가.	0	1	2	3	4	5
4. 최근 1개월간, 배뇨를 참는 것이 괴로웠던 적이 있었는가.	0	1	2	3	4	5
5. 최근 1개월간, 소변 줄기가 약해진 적이 있었는가.	0	1	2	3	4	5
6. 최근 1개월간, 배뇨 개시 후에 힘을 줄 필요가 있었는가.	0	1	2	3	4	5
7. 최근 1개월간, 잠자리에 누운 후 아침에 기상할 때까지 보통 몇 번 배뇨하러 일어났는가.	0회 / 0	1회 / 1	2회 / 2	3회 / 3	4회 / 4	5회 / 5

합병되기 쉬운 증상

• 반복적으로 일어나는 요폐, 요도폐쇄로 인한 신기능 저하, 방광결석, 요로감염증 등을 합병하기도 한다. 또한 전립선비대증 중에는 전립선암을 합병하는 사례도 있으므로 주의한다.

치료법

■ 치료 방침

환자가 호소하는 증상과 QOL 저하를 고려하면서 치료방법을 결정한다. 치료법은 미치료 경과 관찰에서 외과요법까지 폭넓으나, 경증의 경우라면 약물요법을 선택한다. 요도폐쇄로 인한 신기능 저하나 방광결석증, 요로감염증 등이 발견된 경우에는 더욱 정밀한 조사를 통해 수술도 고려한다.

■ 약물요법

• α_1수용체 차단제는 방광 경부, 전립선 요도에 존재하는 교감신경 수용체의 차단을 통해 요도 저항을 저하시키고, 배뇨장애를 개선한다. 효과가 비교적 빠르게 나타나고 중장기적인 효과도 인정되고 있어서, 약물요법의 표준적 치료약이다. 부작용으로는 교감신경 α_1수용체 차단 작용으로 인한 기립성 저혈압을 일으키며, 때로는 실신을 야기하기도 한다. 따라서 고령자에게는 소량부터 투여하여, 투약을 개시할 때는 급격한 체위 변환을 피하도록 지시한다. 항안드로겐제는 전립선비대를 축소시킴으로써 기계적 폐색을 경감하는 효과가 있으나, 혈청 PSA 수치를 저하시키는 까닭에 잠재된 전립선암이 합병되는 증례에서는 조기진단이 어려워질 수 있으므로, 초기치료에서는 사용하지 않는다.

 α₁수용체 차단제. 다음 중 하나를 이용한다.

- Harnal D정(0.2mg). 1정. 하루 한 번(아침식사 후) ← α₁수용체 차단제
- Urief capsule(4mg). 2캡슐. 하루 두 번으로 나누어(식후) ← α₁수용체 차단제
- Flivas정 또는 Avishot정(25mg). 2정. 하루 한 번(식후) ← α₁수용체 차단제
- Hytracin정 또는 Vasomet정(0.5mg). 2정. 하루 두 번으로 나누어(식후) ← α₁수용체 차단제
- Ebrantil capsule(15mg). 4정. 하루 두 번으로 나누어 ← α₁수용체 차단제

 항안드로겐제. 다음 중 하나를 이용한다.

- Prostal-L정(50mg). 1정. 하루 한 번(식후) ← 항안드로겐제
- Perselin정(25mg). 2정. 하루 두 번으로 나누어 ← 항안드로겐제

■ 외과요법

- 약물요법으로 증상이 개선되지 않는 환자 가운데 요폐, 신기능 장애, 요로감염, 방광결석, 반복성 혈뇨 등이 합병될 때 수술을 적용한다. 요도식 전립선 절제술(TUR-P)이 표준적으로 이루어진다. 최근 보급된 홀미움 레이저(Holmium Laser)를 이용한 전립선 적출술은 출혈이나 침습이 적은 수술 방식이다.

■ 저침습성 치료

- 외래에서도 가능하며, 침습도 적고, 합병증이 있는 경우에도 치료가 가능하다. 마이크로웨이브 등을 갖춘 경요도적 가열 장치를 이용하여 전립선 내 온도를 상승시켜 응고 괴사를 일으킴으로써 전립선을 축소시키는 고온도 치료, 경요도적으로 내시경 하에서 전립선부에 에탄올을 주입하고 조직 손상을 일으켜 전립선을 축소시키는 에탄올 주입 요법이 있다. 그리고 힘든 치료법이기는 하나 고령자 등 수술 리스크가 높은 환자를 대상으로 하는 요법으로, 기계적으로 폐색을 해소하는 요도 스텐트 유치술 등이 있다.

■ 표17-2 전립선비대증의 주요 치료약

분류	일반 명	주요 상품명	약효 메커니즘	주요 부작용
α₁ 수용체 차단제	Tamsulosin HCl	Harnal	방광 경부, 전립선 요도에 존재하는 교감신경 α₁ 수용체의 차단을 통해 요도내압을 저하시킴으로써, 전립선비대증에 동반되는 배뇨장애를 개선한다.	실신, 의식 소실, 간기능 장애, 황달 등
	Silodosin	Urief		
	Naftopidil	Flivas, Avishot		간기능 장애, 황달, 과민증 등
	Terazosin HCl	Hytracin, Vasomet		의식 소실, 간기능 장애, 황달 등
	Urapidil	Ebrantil		정신신경 증상, 순환기 증상, 소화기 증상 등
항안드로겐제	Chlormadinone Acetate	Prostal	항안드로겐 작용 (직접적 항전립선 작용)이 있다.	울혈성 심부전, 혈전증, 전격간염(fulminant hepatitis) 등
	Allylestrenol	Perselin	전립선의 비대 억제 또는 비대 결절의 축소 효과가 인정된다.	과민증, 간 증상, 전해질 이상

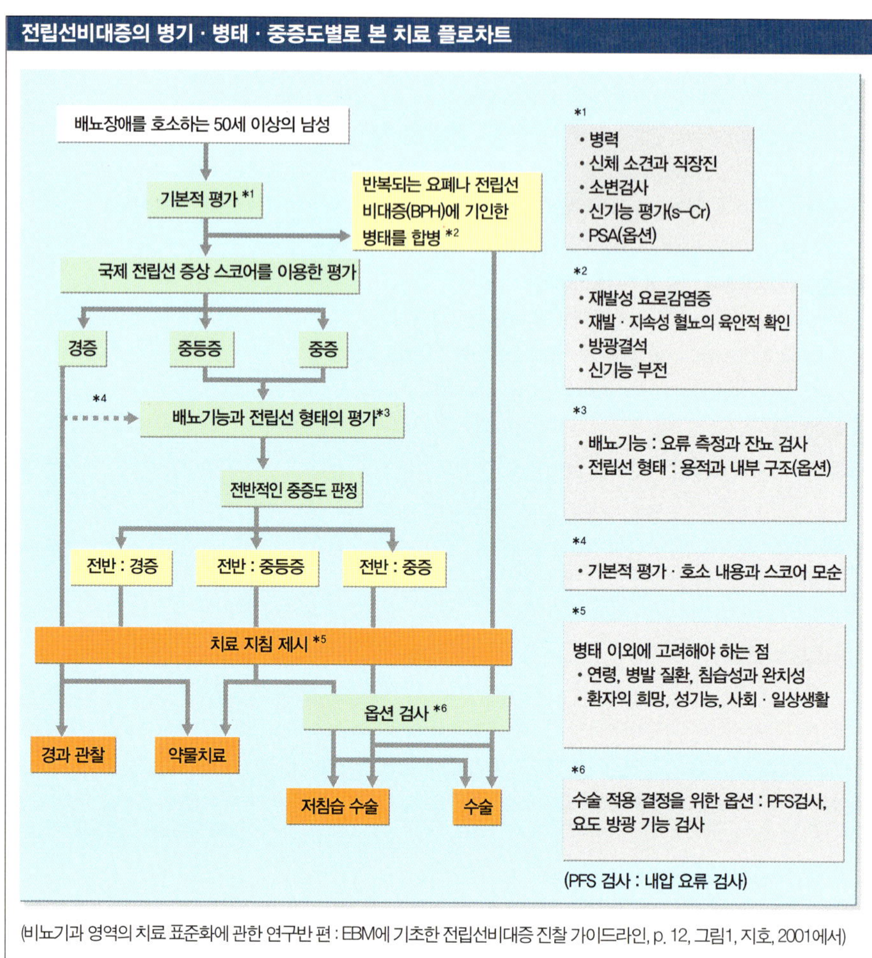

(비뇨기과 영역의 치료 표준화에 관한 연구반 편 : EBM에 기초한 전립선비대증 진찰 가이드라인, p. 12, 그림1, 지호, 2001에서)

간호 관점

- 전립선비대증에 동반하는 배뇨장애는 단순히 전립선의 크기에 비례하는 것은 아니다. 전립선이 비대하더라도 요로폐쇄로 인한 배뇨곤란과 같은 증상이 출현하지 않으면 치료는 필요하지 않다. 또한 전립선비대증에 동반한 자각증상은 단순한 노화로 인해서나 다른 질환 혹은 장애로 인해서도 발생하므로 이에 대한 감별이 요구된다.

- 전립선비대증의 자각증상은 주관적인 경험이기 때문에, 그것으로 장애의 정도를 파악하기는 어려운 면도 있다. 문진을 통한 증상 평가법인 국제 전립선 증상 스코어(I-PSS)나 각종 검사결과 및 배설 원조 시의 관찰을 통해 증상이나 장애의 정도를 파악하고, 그에 따라 간호해야 한다.

■ 전립선비대증의 진행도에 따른 간호 관점

제1기 : 자극 증상기

전립선이 방광 경부나 후부 요도를 자극하기 때문에 빈뇨, 요의절박, 하복부 불쾌감 등의 증상이 출현한다. 잔뇨는 거의 없으나, 배뇨곤란(배뇨를 마치는 데 시간이 걸리거나 배뇨를 하기까지 시간이 걸림)이 경도로 관찰된다. 또한 요실금에 대한 불안을 동반하여 활동이나 수면을 방해함으로써, 지금까지의 생활을 계속하기 어렵게 된다. 그러므로 이와 같은 일상생활에 대한 영향과 불안에 대한 케어가 요구된다.

제2기 : 잔뇨 발생기

전립선으로 인한 요도 압박이 증대하여 배뇨곤란이 악화됨으로써 잔뇨가 출현한다. 잔뇨가 출현하면 요로감염증을 일으키기 쉬워진다. 배뇨를 하기 위해 힘을 주어야 하거나 배뇨에 걸리는 시간이 연장되는 점, 잔뇨가 많아짐으로 인한 고통, 불안, 스트레스에 대한 케어와 수술을 포함한 치료에 대한 지원이 필요해진다.

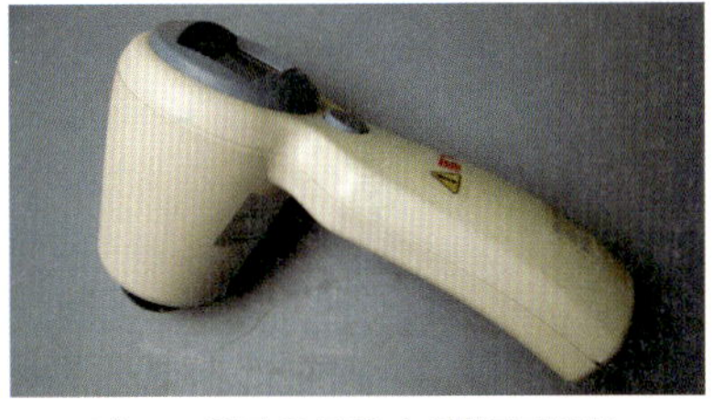

■ 그림17-A 방광용 초음파 영상진단장치 BladderScan BVI6100
도뇨를 하지 않아도 방광 내 요량을 측정할 수 있다

제3기 : 만성 요폐기

항상 요폐 상태로, 다량의 잔뇨로 인한 요로감염증이나 방광결석이 발생하고, 잔뇨로 방광이 과팽창한 결과 일류성 요실금이 출현한다. 그리고 수신증이나 수뇨관증이 되어 신기능 저하로 이어지게 된다. 도뇨나 외과적 치료가 요구되며, 치료나 처치에 따른 신체적·심리적 고통에 대한 케어가 필요해진다.

※ 여기서는 제1기에서 제2기인, 약물을 통한 외과적 치료를 받는 고령자에 대한 간호에 중점을 두었다.

■ 일상생활 속 간호 포인트

1. 가급적 자연스럽게 배뇨할 수 있도록 대상자에게 맞는 배뇨 자세나 화장실 환경 등을 연구한다.

- 복압을 가하기 쉬운 체위

- 피부 자극이나 복부 압박을 통한 배뇨 유발
- 프라이버시 확보와 긴장 완화를 돕는 화장실 환경

2. 빈뇨나 배뇨곤란과 같은 증상에 따른 고통이나 불안을 완화할 수 있도록 일상생활을 원조한다.

- 하루 일과와 화장실 위치 확인
- 소변기나 소변패드 등 도구에 대한 적응
- 증상의 변화와 생활상의 고민을 상담할 수 있는 체제 구축

3. 요폐의 악화와 잔뇨의 증대에 유의하여 요로감염증이나 신기능 장애를 예방한다.

- 질환과 증상에 대한 이해
- 예방적 대응과 치료

종합평가

전립선비대증의 진행도에 따른 증상의 내용을 확인한다. 나아가 노화에 따른 변화를 고려하여, 생활행동의 6가지 요소에 비추어 생활에 대한 영향을 분석한다.

		필요한 정보	분석 관점
핵심 정보	질환 관련 정보	배뇨 횟수·간격(주간, 야간) 요량(1회량·1일량) 배뇨 시작·마치기까지 시간이 걸리는 정도 요선의 성상 잔뇨감·잔뇨량 하복부의 불쾌감·중압감 약물의 효과와 부작용	• 대상자의 호소와 배뇨 동작, 검사결과를 통해, 전립선비대증으로 인한 방광 자극 증상이나 요로 폐색 증상의 유무와 정도를 파악한다. • 요량·잔뇨량의 측정, 대상자의 호소로부터 잔뇨에 따른 불쾌나 고통을 파악한다. • 배뇨 횟수, 배뇨에 걸리는 시간, 요량, 잔뇨량의 변화를 파악하여, 약물요법의 효과를 평가한다. • α_1차단제 사용에 따른 기립성 저혈압이나 권태감 유무, 항안드로겐제 사용에 따른 성욕 감퇴나 발기 부전 등의 부작용 유무와 생활에 대한 영향을 종합평가한다.
	신체적 측면	**운동기능** 보행, 좌위 유지, 손가락의 정교성 **인지기능** **언어기능** **감각·지각** **생식기능**	• 화장실까지의 이동 및 배뇨 자세에 문제가 없는가. • 옷 올리고 내리기, 하복부 마사지와 같은 행위에 지장이 없는가. • 증상을 지각·인식하여 다른 사람에게 얼마나 정확히 전달할 수 있는가. • 배설 동작에 지장을 줄 수 있는 인지장애나 시각장애는 없는가. • 대상자가 원하는 성적 행위에 영향을 미치지 않는가.

핵심정보	심리·영적측면	건강 지각·의향 자기지각 가치·신념 기분·정동 스트레스 내성	• 질환이나 증상을 얼마나 받아들이고, 대처하고자 하는가. • 어떤 치료방법을 희망하는가(그 근거는 무엇인가). • 빈뇨, 요의절박 증상으로 인해 안절부절못하는 모습이나 요실금 불안의 유무와 정도 • 치료, 입원에 따른 생활의 변화로 불안해하거나 기분이 저조해지지 않았는가. • 증상에 따른 고민이나 불안을 표현할 수 있는가.
	사회·문화적측면	역할·관계 직업·가사·학습 여가 사회 참여 성역할	• 가정 내나 사회에서의 역할, 인간관계에 어떤 영향이 발생했는가. • 생활양식이나 즐기는 활동을 계속하는 데 영향을 미치지 않는가. • 자기의 역할, 사회 참여, 각종 활동에 대해 어떤 희망을 갖고 있는가. • 증상이나 치료에 따른 역할의 변화나 인간관계의 변화, 활동 내용의 변경을 어떻게 받아들이는가.
활동		각성 활동 의욕 활동의 개인사 활동으로 파악하는 의미 활동의 발전	• 야간빈뇨로 인한 수면 부족으로 낮 시간의 각성에 영향이 나타나지 않았는가. • 각성의 문제, 빈뇨나 요의절박 증상으로 인해 활동에 대한 의욕이 저하되지 않았는가. • 요실금에 대한 불안이나 일류성 요실금의 출현 등으로 인해 활동이 축소되지 않았는가. • 약물요법의 부작용인 기립성 저혈압이나 권태감이 활동 내용에 영향을 주지 않았는가. • 향후 어떤 활동에 대한 의욕이나 희망을 갖고 있는가.
휴식		수면 신체적 휴식 심리적 휴식	• 숙면을 방해하는 야간빈뇨로 인해 중도각성과 재입면의 상황 • 빈뇨나 요의절박 증상이 출현하고, 배뇨하는 데 걸리는 시간이 연장되는 까닭에 충분한 휴식을 방해받지 않는가. • 요실금에 대한 불안으로 항상 긴장 상태이거나, 하루 중 배뇨하는 데 걸리는 시간이 늘어나는 까닭에 심리적인 안식을 얻지 못하는 상황은 아닌가.
식사		식욕 섭식 동작 영양상태	• 불충분한 수면이나 활동량 저하가 식욕에 영향을 미치지 않는가. • 빈뇨나 요의절박 증상이 식사에 집중하는 것을 방해하지 않는가. • 식욕 감퇴나 배뇨로 인해 식사가 중단됨으로써, 섭취량이나 영양상태에 영향을 주지 않는가.

배설	대소변 저장 요의 · 변의 배설 동작 대소변 배출 대소변 상태 (양 · 횟수 · 성상)	• 방광 자극 증상에 따른 빈뇨나 요의절박 증상의 정도, 요실금의 불안이 생활에 어떤 영향을 미치고 있는가. • 복압을 가하기 쉬운 배뇨 자세에 대한 지식이나 실시 상황 • 배뇨를 유발하는 피부 자극, 복부 압박에 대한 지식이나 실시 상황 • 약물요법의 부작용인 기립성 저혈압이나 권태감이 배뇨 동작에 영향을 미치지 않는가. • 편하게 배뇨할 수 있는 화장실 환경이 조성되어 있는가.
몸차림	청결 단정함 치장	• 배뇨 후의 요적하나 일류성 요실금으로 인해 음부의 오염은 없는가. • 야간빈뇨가 낮 시간의 각성 수준이나 몸차림에 영향을 주지 않는가. • 빈뇨나 요의절박 증상, 요실금 때문에 소변패드를 사용하는 탓에, 속옷이나 의복을 고르는 데 제한이 생기지 않았는가.
의사소통	상대 내용 목적	• 빈뇨나 요의절박 증상에 따른 조바심이나 고통, 요실금에 대한 불안이 다른 사람과의 교류를 축소시키지 않는가. • 질환과 증상을 이해하고 교제하는 친구가 있는가.

MEMO

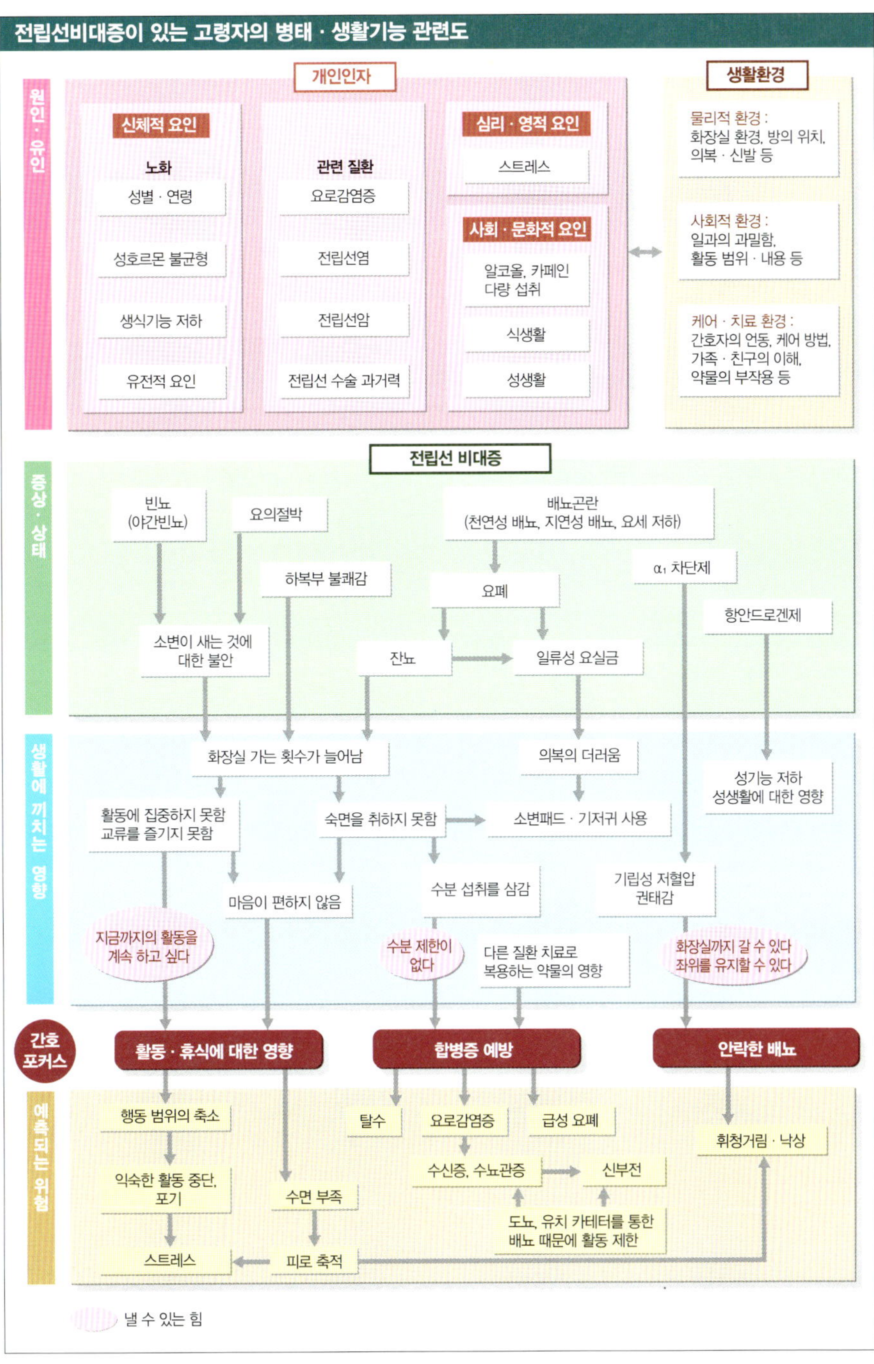
개인인자
생활환경
원인 · 유인
신체적 요인
심리 · 영적 요인
물리적 환경 :
화장실 환경, 방의 위치,
의복 · 신발 등
노화
관련 질환
스트레스
성별 · 연령
요로감염증
사회 · 문화적 요인
사회적 환경 :
일과의 과밀함,
활동 범위 · 내용 등
성호르몬 불균형
전립선염
알코올, 카페인
다량 섭취
생식기능 저하
전립선암
식생활
케어 · 치료 환경 :
간호자의 언동, 케어 방법,
가족 · 친구의 이해,
약물의 부작용 등
유전적 요인
전립선 수술 과거력
성생활
전립선 비대증
증상 · 상태
빈뇨
(야간빈뇨)
요의절박
배뇨곤란
(천연성 배뇨, 지연성 배뇨, 요세 저하)
하복부 불쾌감
요폐
α₁ 차단제
항안드로겐제
소변이 새는 것에
대한 불안
잔뇨
일류성 요실금
생활에 끼치는 영향
화장실 가는 횟수가 늘어남
의복의 더러움
성기능 저하
성생활에 대한 영향
활동에 집중하지 못함
교류를 즐기지 못함
숙면을 취하지 못함
소변패드 · 기저귀 사용
마음이 편하지 않음
수분 섭취를 삼감
기립성 저혈압
권태감
지금까지의 활동을
계속 하고 싶다
수분 제한이
없다
다른 질환 치료로
복용하는 약물의 영향
화장실까지 갈 수 있다
좌위를 유지할 수 있다
간호 포커스
활동 · 휴식에 대한 영향
합병증 예방
안락한 배뇨
예측되는 위험
행동 범위의 축소
탈수
요로감염증
급성 요폐
휘청거림 · 낙상
익숙한 활동 중단,
포기
수면 부족
수신증, 수뇨관증
신부전
스트레스
피로 축적
도뇨, 유치 카테터를 통한
배뇨 때문에 활동 제한
낼 수 있는 힘

간호 포커스의 명확화

- 고통 및 스트레스를 완화하는 자세나 환경을 고안함으로써, 가급적 자연스러운 모습으로 상쾌하게 배뇨할 수 있다.
- 빈뇨나 배뇨곤란에 따른 불안이나 고민을 혼자서 안고 있지 않고, 지금까지의 생활양식과 필요한 휴식을 확보할 수 있다.
- 요폐 증상이나 잔뇨를 적절하게 파악·대처함으로써, 요로감염증이나 신기능 장애를 예방할 수 있다.

① 간호 포커스	간호 목표
고통 및 스트레스를 완화하는 자세나 환경을 고안함으로써, 가급적 자연스러운 모습으로 상쾌하게 배뇨할 수 있다.	1) 배뇨 행동에 영향을 주는 신체적·심리적 고통이 완화된다. 2) 배뇨하기 쉬운 자세를 취하거나 복부 마사지를 실시할 수 있다. 3) 프라이버시가 확보된 환경에서 편안하게 배뇨할 수 있다.

원조 내용	근거
1. 배뇨를 위한 심신의 준비성을 고조시킨다. • 다른 질환으로부터 생겨난 신체적 증상(동통·소양감 등)을 완화한다. • 신체 증상이나 요양생활로 인해 발생한 긴장이나 불안, 스트레스를 완화한다.	• 고통이나 불안 등에 따른 신체적·심리적인 긴장을 풀고 부교감신경을 우위로 할 수 있다면 배뇨를 원활하게 할 수 있다. • 신체적·심리적인 고통을 완화함으로써 안정적으로 화장실로 이동하거나 자세를 유지할 수 있고, 정서적인 여유를 기대할 수 있다.
2. 배뇨하기 쉬운 자세를 만든다. • 화장실이나 휴대용 변기에서 배뇨할 수 있도록 필요한 이동을 원조한다. • 지금까지의 습관을 고려하여, 화장실에서는 서거나 앉은 자세로 배뇨할 수 있도록 필요에 따라서 자세 유지를 보조한다. • 배뇨에 시간이 걸리는 경우에는 휘청거림이나 배뇨 후의 피로·탈력으로 인해 낙상하지 않도록 주의한다.	• 누운 채로 배뇨하거나 침대 옆의 휴대용 변기를 사용해서는 배뇨가 잘되지 않지만, 화장실에 가면 되는 경우가 있다. • 입위나 좌위에서는 복압을 가하기 쉬울 뿐 아니라, 방광이나 요도구의 해부학적 위치 관계에서 보더라도 잔뇨를 해소하는 데 효과적이다. • 장시간 입위를 유지하거나 복압을 가한 상태로 배뇨할 때는, 피로나 혈압의 변동으로 휘청거리기도 한다.

3. 마사지와 같은 피부 자극을 통해 배뇨를 유도한다.

1) 배뇨가 시작되지 않거나, 배뇨 후 잔뇨감이 남는 경우
   에는 아래 방법을 시도해본다.
- 천골부 마사지, 온찜질법

- 복부 마사지, 온찜질법
- 요골에서 서경부 부근의 마사지, 냉찜질법
- 하복부(치골 상부)나 배꼽의 양쪽 선상 5~6cm 부근 압박

- 천골부의 피부는 천수 S_2~S_5의 지배 영역으로서 방광의 부교
  감신경 중추와 일치하며, 요골에서 서경부 부근의 피부는 요수
  L_1·L_2의 지배 영역으로서 방광의 교감신경 중추와 일치하므
  로, 피부 자극을 통해 방광반사를 유도한다.
- 복부 압박은 복압의 상승을 보조한다.
- 마사지나 온찜질은 긴장을 이완하는 효과도 있다.
- 대상자에게 어느 방법이 효과적인지 판단하여 이용한다.

4. 안심하고 배뇨할 수 있는 환경을 정비한다.
- 프라이버시가 확보되도록 문이나 스크린을 조정하
  여, 대상자가 소리나 냄새로 인해 수치심을 느끼지
  않도록 배려한다.
- 배뇨에 시간이 걸린다면 시간적인 여유를 갖고 배뇨
  에 임하도록 스케줄을 조정한다.
- 화장실에 다니기 쉽도록 방과의 거리나 침상의 위치,
  침상의 높이, 신발 등을 조정한다.

- 배뇨 행위나 배설물에 대한 수치심, 시간적인 조급함은 불필
  요한 긴장이나 불안을 초래하여 배뇨를 어렵게 한다. 따라서
  시간과 장소의 양면에서 안심할 수 있는 화장실 환경을 확보
  한다.

- 배뇨나 요의절박감 혹은 잔뇨감 때문에 몇 번이나 화장실에 다
  니는 일이 발생할 수 있으므로, 빠르고 안전하게 이동할 수 있
  도록 방 환경과 도구를 정비한다.

② 간호 포커스	간호 목표
빈뇨나 배뇨곤란에 따른 불안이나 고민을 혼자서 안고 있지 않고, 지금까지의 생활양식과 필요한 휴식을 확보할 수 있다.	1) 증상의 변화나 생활상의 고민을 가족이나 의료 관계자에게 상담할 수 있다. 2) 직업이나 취미활동을 계속할 수 있다. 3) 야간의 수면을 확보할 수 있다.
원조 내용	**근거**
1. 증상의 변화나 고민을 표출하기 쉬운 환경 조성 • 개별적으로 천천히 이야기할 수 있는 시간과 환경을 확보한다. • 미묘한 변화일지라도 파악하기 쉽도록, 표출된 자각증상은 기록으로 남겨 대상자와 공유한다. • 가족들이 상황을 이해하고 천천히 지켜볼 수 있도록 원조한다.	• 프라이버시와 수치심에는 충분히 배려함으로써, 조바심을 내지 않고 자세하게 호소할 수 있는 장소를 구축하고 관계를 형성하는 것이 중요하다. • 기록이나 미묘한 표현의 차이로부터 증상의 변화를 포착한다. • 대상자의 고통을 완화하고 스트레스를 경감하기 위해, 수분 섭취 방법이나 외출하는 곳의 주의사항 등을 고려한 가족들의 관여가 필요하다.

2. 낮 시간의 활동 참가를 지원한다. • 수분은 조금씩 자주 섭취하도록 한다. • 먹는 시간과 배뇨 패턴을 파악하여, 배뇨하는 시간을 예측하고 빠르게 대처할 수 있도록 신경 쓴다. • 외출하는 곳 등에서는 미리 화장실 위치를 확인해두도록 신경 쓴다. • 요실금이 걱정이라면 소변패드나 기저귀 사용을 검토한다.	• 빈뇨나 요의절박, 잔뇨로 인한 요실금에 대한 불안이 활동 내용이나 행동 범위를 축소시키는 요인이 된다. 따라서 수분량(I/O) 패턴을 파악하고, 그에 대한 대응 방법을 대상자의 생활에 적합한 형태로 정비한다. • 안심하여 활동에 전념할 수 있도록, 화장실 위치나 원조자로의 연락수단을 확인해둔다. • 소변패드나 기저귀를 사용함으로써 안심하고 활동할 수 있는 경우가 있다.
3. 안심하고 수면을 취할 수 있도록 원조한다. • 저녁식사에서의 과도한 염분 섭취, 취침 전 다량의 수분 섭취나 카페인 섭취를 삼간다. • 취침 전에 여유를 갖고 확실히 배뇨한다. • 요실금이 걱정이라면 소변패드나 기저귀 사용을 검토한다.	• 야간빈뇨에 대한 걱정 때문에 수분 섭취를 삼가는 사람이 많으나, 저녁 시간 이후의 섭취량과 이뇨 효과가 있는 음료 섭취에 주의하면서 하루 수분 섭취량을 줄이지 않도록 한다. • 소변패드나 기저귀를 사용함으로써 안심하고 활동할 수 있는 경우가 있다.

③ 간호 포커스	간호 목표
요폐 증상이나 잔뇨를 적절하게 파악·대처함으로써, 요로감염증이나 신기능 장애를 예방할 수 있다.	1) 자각증상이나 검사결과로부터 병상을 이해할 수 있다. 2) 상태에 따라 생활 스케줄이나 활동 내용을 조정하거나, 필요한 치료·처치를 받아 합병증을 예방한다.

원조 내용	근거
1. 병기 특유의 증상을 이해하여 병상을 파악할 수 있다. • 병기 특유의 증상이나 경과, 치료방법 등을 충분히 이해할 수 있도록 필요한 설명을 듣는다. • 증상의 변화를 파악하기 쉽도록 배뇨 시간이나 횟수, 배뇨량 등을 기록한다(배뇨 일지). • 검사 실시나 결과에 따른 불안을 표출하기 쉽도록 의사소통의 장을 정비한다. • 필요에 따라서 가족의 이해와 지원을 얻는다.	• 전립선비대증에서는 병기의 진행에 따라 출현하는 증상이 변하기 때문에, 현상을 파악하기 위해서는 증상에 대한 지식을 습득해야 한다. • 상태의 변화를 객관적으로 파악할 수 있도록, 기록할 수 있는 데이터를 남겨두는 것이 중요하다. • 경과나 검사·치료에 따른 불안이나 걱정을 해소할 수 있도록, 가족의 협조를 얻으면서 정보를 교환할 수 있는 장을 마련할 필요가 있다.

2. 합병증 예방

- 1일 소변량이 1,000~1,500mL 정도로 유지될 수 있도록 필요한 수분을 섭취한다.

- 빈뇨나 요실금을 걱정하여 수분 섭취를 삼가는 사람이 많다. 하지만 수분 섭취를 제한해 소변량을 줄이면 요로감염증이나 요로결석증과 같은 합병증 발병으로 이어지므로 주의해야 한다.

- 다량의 알코올 섭취를 피하고, 충분한 휴식을 취한다.
- 다른 질환을 치료하기 위해 복용 중인 약물을 파악한다.
- 증상에 따라서 지금까지의 배뇨 방법이나 환경을 재검토하고, 개선해야 하는 점을 대상자와 함께 검토한다.
- 요폐 증상이 심해져 잔뇨감이 증가한 경우에는 약물을 재검토하고 도뇨나 유치 카테터, 외과적 치료의 적용을 검토한다.

- 다량의 알코올 섭취나 일부 약물로 인해 급성 요폐를 일으키는 경우가 있으므로 주의해야 한다.

- 병기가 진행하면서 증상이 변하기 때문에, 상태에 따라 배뇨 방법이나 환경을 변화시킬 필요가 있다.
- 증상과 고통의 정도, 대상자의 희망이나 생활 상황을 충분히 고려하여, 치료나 처치 내용·방법을 검토한다.

관련 항목 : 더 자세히 알고 싶다면 다음을 참조하자

- **전립선비대증에 영향을 끼치는 장애·상태**

  낙상·골절(→ 483쪽), 감각·지각장애(→ 511쪽) : 이동이나 자세 유지의 문제가 배뇨 동작에 영향을 주지 않는지 확인하자.

- **전립선비대증과 관련된 리스크**

  요로감염증(→ 386쪽) : 잔뇨량이 증가하여 요로감염증으로 이어질 위험은 없는지 확인하자.

  탈수(→ 421쪽) : 빈뇨나 요실금을 우려하여 수분 섭취를 줄인 탓에 탈수에 이를 위험은 없는지 확인하자.

  수면장애(→ 469쪽) : 야간빈뇨로 숙면이 방해받지 않는지 확인하자.

  혈압조절 장애(→ 535쪽) : 치료약의 영향으로 기립성 저혈압 증상이 나타나지 않는지 확인하자.

- **전립선비대증이 있는 고령자 간호하기**

  활동(→ 21쪽) : 배뇨장애로 인해 활동이 축소되지 않도록 활동에 대한 의욕이나 내용·방법을 지원하자.

  휴식(→ 29쪽) : 단순히 수면뿐 아니라 배뇨장애에 따른 불안이나 긴장에도 주목하여 필요한 휴식을 지원하자.

  배설(→ 51쪽) : 생활행동으로서, 어떻게 관찰·종합평가·원조할 것인지 확인하고, 효과적으로 지원하자.

  몸차림(→ 59쪽) : 청결 유지는 물론 단정함이나 치장이 가져오는 효과도 중시하자.

18 신경인성 방광

그림으로 살펴보는 질환

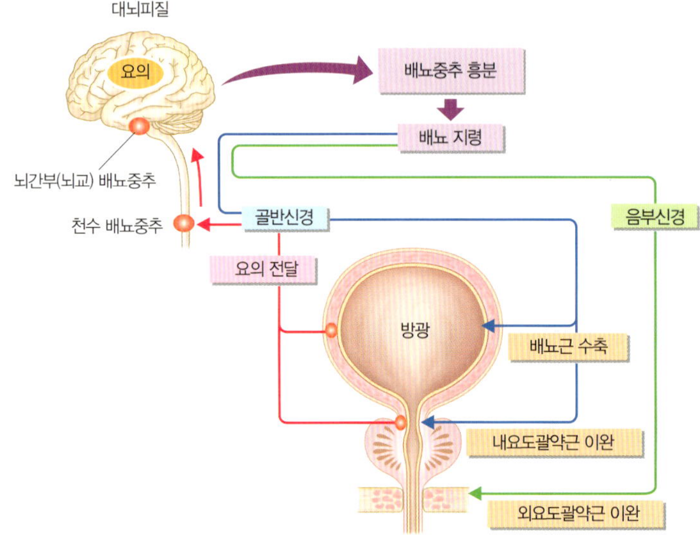

■ **그림18-1 신경배뇨 반사회로와 신경인성 방광**
신경인성 방광은 신경배뇨 반사회로 가운데 어딘가에 이상이 생김으로써 야기된다

질환에 대한 지식

병태 생리

신경인성 방광(Neurogenic Bladder)이란 하부 요로를 지배하는 신경계 중 어느 부위의 이상으로 발생하는 기능 이상의 총칭이다.

• 하부 요로(방광, 요도) 기능은 신경배뇨 반사회로를 통해 제어된다. 신경배뇨 반사회로를 조절하는 부위는 대뇌피질, 뇌간부(뇌교) 배뇨중추, 천수 배뇨중추이다. 뇌교 배뇨중추 및 그 하위에 있는 천수 배뇨중추는 방광이 수축하는 동시에 요도괄약근이 이완되는 방광과 요도괄약근의 협조 작용을 제어하며, 배뇨 반사의 중심핵을 이룬다. 뇌교 배뇨중추보다 상위인 대뇌피질은 방광이 충만하면 요의를 감지하고, 배뇨 직전까지 뇌교 배뇨중추를 제어하면서, 배뇨반사가 일어나지 않도록 요도괄약근을 수의적으로 수축시킴으로써 요실금을 방지한다. 신경인성 방광은 이들 신경계 중 어느 부위의 이상으로 발생하며, 요저장장애와 요배출장애로 나눌 수 있다. 병태·병상은 신경로의 장애 부위와 정도에 따라 전혀 다르다.

■ 요저장장애

• 불수의 방광 수축을 담당하는 배뇨근 과활동 및 요도괄약근의 이완으로, 기능 저하(요도폐쇄 기능부전)로는 요저장장애가 관찰되며, 빈뇨, 요의절박, 요실금 증상이 발생한다.

■ **요배출장애**

- 배뇨근의 수축력이 저하되는 배뇨근 저활동이나, 반대로 배뇨할 때 요도괄약근이 이완되지 않는 요도 과활동 등에서는 소변줄기의 세기가 저하하고 소변줄기가 끊기는 증상이 발생하며, 잔뇨가 증가함으로써 요로감염증이나 요실금의 원인이 된다.

병인 · 악화인자

- 배뇨에 관여하는 신경계의 이상이 원인이지만, 뇌혈관 장애, 파킨슨병, 척수 손상과 같은 중추신경계의 장애, 그리고 추간판 디스크, 척주관협착증(spinal stenosis), 골반 내 수술(자궁암, 직장암 등)로 인한 자율신경장애나 당뇨병성 신경장애와 같은 말초신경계의 장애가 주요 원인이 된다.

역학 · 예후

- 신경 재생치료를 기대할 수 없는 현재로서는 근본적 치료법이 없다. 방광이나 요도의 기능적 · 기질적 이상에 대한 대증적인 치료와 2차적인 합병증 예방이 중심이 되기 때문에, 장기간에 걸쳐 치료 · 관리하는 사례가 많다.

증상

자극 증상이 관찰되는 요저장장애와 폐색 증상이 관찰되는 요배출장애가 있다.

- 요저장장애에서는 요저장 기능장애에 따른 자극 증상(빈뇨, 요의절박, 절박성 요실금, 긴장성 요실금, 야간빈뇨 등)이 관찰된다.
- 요배출장애에서는 요배출 기능장애나 요도의 저항 증대로 인한 폐색 증상(소변줄기의 세기 저하 · 소변줄기가 끊김, 배뇨 시간 연장, 잔뇨감 등)이 관찰된다.

진단 · 검사치

요저장장애인지 요배출장애인지 감별한다.

- 하부 요로 기능장애의 유형이 요저장장애인지 요배출장애인지를 진단한다. 특히 고령자에게는 2가지 기능장애가 합병되는 경우가 많다.
- 환자에게 직접 배뇨 일지를 쓰도록 한다. 기재 사항은 배뇨 시간, 1회 배뇨량, 요실금의 유무, 잔뇨감의 유무, 수분 섭취량 등이다.
- 엄밀하게는 방광의 내압을 측정함으로써 요류 동태 검사를 수행할 필요가 있으나, 간편한 요류 측정 장치를 이용해 단위시간의 배뇨량을 측정할 수 있다. 또한 잔뇨량 측정에는 경복벽적인 초음파검사가 비침습적인 방법으로서 일반적이다.
- 그 밖에 남성에게는 직장 내 지진을 통해, 합병증인 요도의 물리적인 협착으로 인해 배뇨장애를 악화시키는 전립선비대의 유무를 평가한다. 여성에게는 질 진찰이 중요하다. 방광 · 직장 · 자궁의 하수 유무, 골반저근군의 긴장 정도를 평가한다.

- 신기능 장애, 요로감염증, 요로결석, 방광요관 역류증(vesicoureteral reflux), 위축방광(contracted bladder)이 합병되기 쉽다.

치료법

■ 치료 방침

- 치료의 3대 목표는 요저장장애·요배출장애를 제어함으로써, 하부 요로 기능 이상으로 인한 2차적인 ① 요실금 대책, ② 요로감염증 예방, ③ 신기능 저하 억제를 꾀하는 것이다.
- 요저장장애와 요배출장애를 합병하는 경우, 한 가지만 치료하면 다른 한 가지는 악화되는 경우가 있어서 치료하기 어렵다. 이런 경우에는 양쪽의 균형을 잡아가면서, 방광 용량을 충분히 확보하고 요실금이 없는 상태를 지향한다. 중증인 경우에는 합병증을 제어하여 QOL 개선을 목표로 한다. 합병증을 예방하기 위해 장기간 방광 카테터를 유치하는 것을 피한다.

■ 요저장장애

배뇨근 과활동

- 약물요법에서는 방광의 불수의 배뇨근 수축을 제어하기 위해 항콜린(항무스카린)제를 사용한다.

처방 예 다음 중 한 가지를 사용한다.

- Bup-4정(10·20mg). 10~40mg. 하루 한 번~두 번으로 나누어(식후) ← 신경인성 방광 치료약
- Pollakisu정(2·3mg). 2~9mg. 하루 한 번~세 번으로 나누어(식후) ← 신경인성 방광 치료약
- 외과요법으로는 요로감염증 제어 불량이나 신기능 장애 예방에 대해 장관을 이용한 방광 확대술을 실시함으로써 방광 용적을 확대한다.
- 그 밖의 치료법으로 방광 훈련 요법, 전기 자극 요법, 자기 자극 요법 등을 실시한다.

요도폐쇄 기능부전

- 긴장성 요실금 중에서도 내인성 요도괄약근 부전 유형에서는 요도 저항을 상승시키기 위한 외과요법을 적용한다. 요도 점막 콜라겐 주입술, 요도 슬링수술, 인공괄약근 삽입술 등이 이루어진다.

■ 요배출장애

배뇨근 저활동

- 약물요법에서는 콜린 작동약을 쓴다. 요도 저항을 저하시키기 위해서 α_1수용체 차단제를 병용하는 경우가 많다.

처방 예 1), 2) 중 한 가지와 3)을 조합하여 사용한다.

1) Besacolin산(50mg/g). 30~45mg(성분량으로). 하루 세 번으로 나누어(식후) ← 콜린 작동약
2) Ubretid정(5mg). 1~3정. 하루 한 번~세 번으로 나누어(식후) ← 콜린 작동약
3) Ebrantil capsule(15·30mg). 60~90mg. 하루 두 번으로 나누어(식후) ← α_1수용체 차단제

- 그 밖의 치료법으로 배뇨 보조(복압이나 수압을 가해 방광내압을 올리는 방법) 및 잔뇨가 많아서

방광 용량이 일정 이상인 경우에는 하루 수 회 청결 조작을 통한 간헐 도뇨(clean intermittent catheterization : CIC) 등을 수행한다.

요도 과활동

• α_1수용체 차단제를 사용하나, 효과가 없는 경우에는 음부신경블록을 수행한다.

■ 표18-1 신경인성 방광의 주요 치료약

요저장장애	일반 명	주요 상품명	약효 메커니즘	주요 부작용
신경인성 방광 치료약	Propiverine HCl	Bup-4	평활근 직접 작용 및 항콜린 작용이 있어서, 배뇨 운동 억제 작용을 보인다.	급성 녹내장 발작, 요폐, 마비성 장폐색 등
	Oxybutynin HCl	Pollakisu	방광 평활근에 작용해, 배뇨장애에 개선을 보인다.	혈소판 감소, 마비성 장폐색, 정신신경계 증상 등

요배출장애	일반 명	주요 상품명	약효 메커니즘	주요 부작용
콜린 작동약	Bethanechol Chloride	Besacolin	무스카린양 작용을 통해 방광의 평활근에 작용하여, 요관평활근 수축 작용을 보인다.	순환기 증상, 소화기 증상, 정신신경 증상 등
	Distigmine bromide	Ubretid	콜린에스타라아제 억제 작용이 있다.	콜린성 위기, 협심증, 부정맥 등
α_1수용체 차단제	Urapidil	Ebrantil	방광 경부, 전립선 요도에 존재하는 α_1수용체 차단을 통해, 요도내압을 저하시켜서 배뇨장애를 개선한다.	정신신경 증상, 순환기 증상, 소화기 증상 등

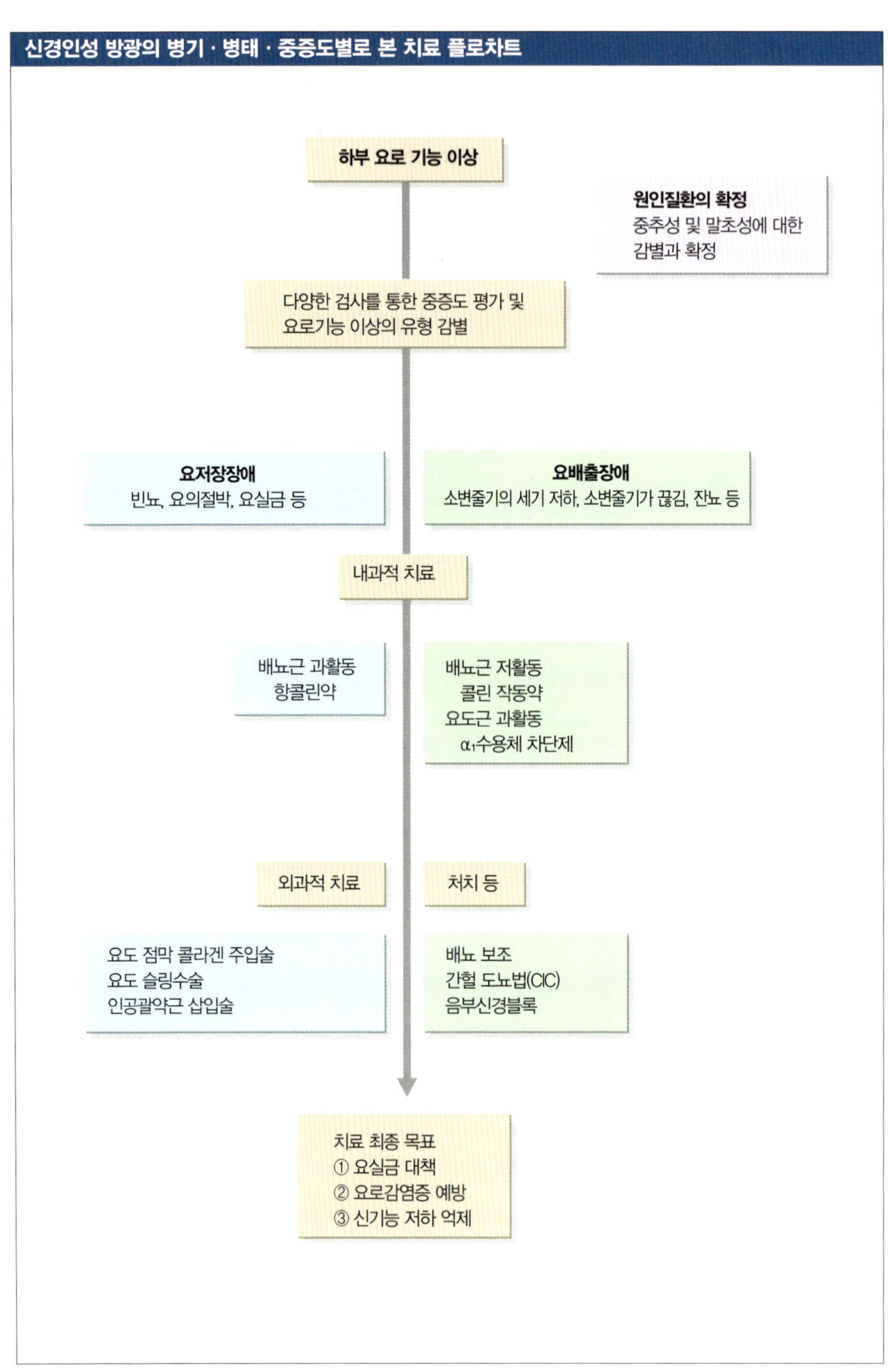
하부 요로 기능 이상
원인질환의 확정
중추성 및 말초성에 대한 감별과 확정
다양한 검사를 통한 중증도 평가 및 요로기능 이상의 유형 감별
요저장장애
빈뇨, 요의절박, 요실금 등
요배출장애
소변줄기의 세기 저하, 소변줄기가 끊김, 잔뇨 등
내과적 치료
배뇨근 과활동
항콜린약
배뇨근 저활동
콜린 작동약
요도근 과활동
α1수용체 차단제
외과적 치료
처치 등
요도 점막 콜라겐 주입술
요도 슬링수술
인공괄약근 삽입술
배뇨 보조
간헐 도뇨법(CIC)
음부신경블록
치료 최종 목표
① 요실금 대책
② 요로감염증 예방
③ 신기능 저하 억제

간호 관점

- 신경인성 방광은 배뇨를 조절하는 신경 경로의 이상에서 기인한 배뇨장애의 총칭으로, 그 원인질환과 신경 경로 장애의 정도에 따라 다양한 임상증상을 보인다. 증상으로 나타나는 배뇨장애에만 주목해서 임시변통적인 대응에만 급급해서는 안 되며, 원인질환에 대한 접근을 통한 치료나 보다 나은 배뇨 관리를 지향해야 한다.
- 원인이 되는 뇌신경계의 질환은 배뇨 동작에 관여하는 운동기능이나 인지기능에도 이상을 초래한다는 점을 염두에 두어야 한다. 그러면서 대상자가 경험하는 생활상의 어려움이나 고민 등을 조사하며, 그들에게 영향을 미치는 생활환경에 대한 면밀한 종합평가도 요구된다. 그리고 증상 조절이나 합병증 예방에 대한 대처 방식이 대상자의 QOL 향상으로 어떻게 연결되는지 충분히 검토하면서, 대상자의 의향에 따라 케어를 전개한다.

■ 신경인성 방광의 증상에 따른 간호 관점

- 신경인성 방광의 병태나 장애에는 몇 가지 분류법이 있다. 그중에서 국제요실금학회(ICS : International Continence Society)의 분류를 보면, 배뇨장애로 나타나는 증상을 '요저장기'와 '배뇨기'로 나누고, 방광과 요도 중 어느 쪽의 이상에서 기인한 것인지를 파악한다. 이 분류법은 치료나 케어로 연결하기 쉽다.

요저장장애(요저장기)

배뇨반사가 항진하여 방광이 불수의적으로 수축하기 때문에, 요의절박이나 빈뇨, 절박성 요실금이 발생한다(과활동 방광). 한편 요도가 이완되는(폐쇄부전) 경우에는 긴장성 요실금이 발생한다. 그 때문에 야간의 빈뇨로 충분한 수면을 취하지 못하므로, 주간의 활동량 저하나 피로 축적을 초래하기 쉬우며, 요실금을 걱정하여 수분 섭취를 삼가거나 대인관계나 활동 범위가 축소되는 상황으로 이어지기 쉽다. 따라서 심신의 건강 상태나 사회생활에 끼치는 영향을 최소한으로 막기 위한 지원이 필요하다.

요배출장애(배뇨기)

방광의 수축력이 약한(수축 부전) 경우나 배뇨할 때 요도가 이완되지 않는 경우에 배뇨곤란(배뇨를 시작해서 마치기까지 시간이 걸림)이나 요폐가 발생하며, 그 결과 잔뇨나 일류성 요실금이 발생한다. 잔뇨량이 많아지면 요로감염증이나 방광결석, 수신증(hydronephrosis), 수뇨관증(hydroureter)이 발병하여, 위독한 신기능 저하로 이어지게 된다. 따라서 배뇨가 원활히 되지 않는 상황에 대한 불안이나 스트레스, 사회생활로의 영향에 대한 케어는 물론, 신체적 측면에 미치는 건강 문제에 대한 대처가 중요하다.

■ 일상생활 속 간호 포인트

1. 빈뇨나 요실금에 대한 불안을 해소하며, 충분한 휴식을 확보하고 지금까지의 활동을 계속할 수 있도록 원조한다.
- 훈련 요법(시간을 정하여 배뇨하는 방광 훈련) 실시
- 하루 일정이나 화장실 위치 확인

- 변기나 소변패드 등 도구에 적응
- 증상의 변화나 생활상의 고민을 상담할 수 있는 제도 구축

2. 배뇨 자세나 화장실 환경을 고민하여, 배뇨곤란에 따른 고통이나 스트레스를 완화할 수 있도록 원조한다.

- 압력을 가하기 쉬운 체위
- 피부 자극이나 복부 압박을 통한 배뇨 유도
- 프라이버시 확보나 긴장 완화를 돕는 화장실 환경 조성

3. 요폐 악화와 잔뇨 증대에 유의하여, 요로감염증이나 신기능 장애를 예방한다.

- 질환과 증상에 대한 이해
- 예방적 대응이나 치료

<table>
<tr><td>step 1 정보 수집</td><td>step 2 정보 분석</td><td>step 3 간호 포커스의 명확화</td><td>step 4 계획 세우기</td><td>step 5 개입 실시</td></tr>
</table>

종합평가

신경인성 방광의 요저장장애와 요배출장애 및 배뇨 동작에 관련된 운동기능이나 인지기능의 장애를 파악하고, 노화에 따른 변화를 고려하여 생활행동의 6가지 요소에 비추어 생활에 미치는 영향을 분석한다.

	필요한 정보	분석 관점
핵심 정보	**질환 관련 정보** 배뇨 횟수 · 간격(주간, 야간) 요량(1회량 · 1일량) 요실금 유무 배뇨 시작 · 마치기까지 시간이 걸리는 정도 요선의 성상 잔뇨감 · 잔뇨량 약물의 효과와 부작용	• 배뇨 횟수, 간격, 배뇨량이 많은 시간대 등을 파악하여, 빈뇨나 요실금 상황과 일상생활에 대한 영향 및 대상자의 고민을 파악한다. • 요량 및 잔뇨량을 측정하고, 대상자의 호소를 통해 잔뇨에 따른 불쾌감이나 고통을 파악한다. • 배뇨 횟수, 배뇨에 걸리는 시간, 요량, 잔뇨량의 변화를 파악하여 약물요법의 효과를 평가한다. • 약물요법의 부작용(구갈, 위장장애, 현기증, 권태감, 혈압 저하 등) 유무와 정도를 확인한다.
	신체적 측면 **운동기능** 보행, 좌위 유지, 손가락의 정교성 **인지기능** **언어기능** **감각 · 지각**	• 화장실까지 이동하거나 배뇨 자세를 유지하는 데 문제가 없는가. • 옷을 올리고 내리기, 하복부 마사지 등의 행위에 지장이 없는가. • 요의 지각이나 배설 동작 수행에 지장을 가져오는 인지 · 감각의 이상은 없는가. • 증상을 지각 · 인식하여 얼마나 정확하게 다른 사람에게 전달할 수 있는가. • 날에 따라서 혹은 하루 중에 할 수 있는 일이 변동되지 않는가.

핵심 정보	심리 · 영적 측면	건강 지각 · 의향 자기지각 가치 · 신념 기분 · 정동 스트레스 내성	• 질병이나 증상을 얼마나 받아들이고, 그에 대처하고자 하는가. • 어떠한 치료방법을 희망하는가(그 근거는 무엇인가). • 빈뇨, 요의절박 증상이 발생하여, 안절부절못하는 상태나 요실금에 대한 불안의 유무와 정도는 어떤가. • 치료나 입원에 따른 생활 변화에 대한 불안이나 침울함은 없는가. • 증상에 따른 고민이나 불안을 표현할 수 있는가.
	사회 · 문화적 측면	역할 · 관계 직업 · 가사 · 학습 여가 사회 참여	• 가정이나 사회에서의 역할, 인간관계에 어떤 영향을 미치는가. • 직업이나 즐기는 활동을 계속하는 데 영향을 미치진 않았는가. • 자기의 역할, 사회 참여, 각종 활동에 대해 어떤 희망을 갖고 있는가. • 증상과 치료에 따라 발생한 역할이나 인간관계의 변화, 활동 내용의 변경을 어떻게 받아들이는가.
활동		각성 활동 의욕 활동의 개인사 활동에서 찾는 의미 활동의 발전	• 야간빈뇨로 인한 수면 부족으로 낮 시간의 각성에 영향을 끼치지 않는가. • 각성 문제, 빈뇨나 요의절박 증상으로 인해 활동에 대한 의욕이 저하되지 않았는가. • 빈뇨나 요의절박, 요실금 등의 증상으로 인해 활동이 축소되지 않았는가. • 약물요법의 부작용(현기증, 권태감 등)이 활동 내용에 영향을 주지 않는가. • 향후 어떠한 활동에 대해 의욕이나 희망을 갖고 있는가.
휴식		수면 신체적 휴식 심리적 휴식	• 숙면을 방해하는 야간빈뇨로 인한 중도각성과 재입면 상황 • 빈뇨나 배뇨에 시간이 많이 걸리는 점이 충분한 휴식 확보를 방해하지 않는가. • 요실금에 대한 불안으로 항상 긴장 상태거나, 하루 중 배뇨에 걸리는 시간이 늘어나는 까닭에 심리적인 안식을 얻지 못하는 상황은 아닌가.
식사		식욕 섭식 동작 영양상태	• 불충분한 수면이나 활동량의 저하가 식욕에 영향을 미치지 않는가. • 빈뇨나 요의절박 증상이 식사에 집중하는 것을 방해하지 않는가. • 식욕 감퇴나 배뇨로 인한 식사 중단이 섭취량이나 영양상태에 영향을 주지 않는가.
배설		대소변 저장 요의 · 변의 배설 동작 대소변 배출 대소변의 상태(양 · 횟수 · 성상)	• 빈뇨나 요의절박, 요실금 등의 증상이 생활에 어떤 영향을 미치는가. • 빈뇨나 요의절박, 요실금 등의 증상에 어떻게 대처하고 있는가. • 배뇨를 유발하기 위한 배뇨 자세, 피부 자극이나 복부 압박에 대한 지식과 실천 상황 • 약물요법의 부작용(현기증, 권태감 등)이 배뇨 동작에 영향을 미치지 않는가. • 편안하게 배뇨할 수 있는 화장실 환경이 이루어져 있는가.

| 몸
차
림 | 청결
단정함
치장 | • 배뇨 후의 요적하나 요실금으로 인한 음부의 오염은 없는가.
• 야간빈뇨로 인해 낮 시간의 각성 수준이 저하되어 몸차림을 하는 데 영향을 주지 않는가.
• 빈뇨나 요의절박 증상, 요실금에 대한 대책으로 소변패드를 사용하는 까닭에, 속옷이나 의복을 선택하는 데 제한을 받지 않는가. |
| 의
사
소
통 | 상대
내용
목적 | • 빈뇨나 요의절박 증상에 따른 초조함이나 고통, 요실금에 대한 불안 때문에, 다른 사람과의 교류가 축소되지 않는가.
• 질환과 증상을 이해하고 교제해주는 친구가 있는가. |

MEMO

신경인성 방광이 있는 고령자의 병태 · 생활기능 관련도

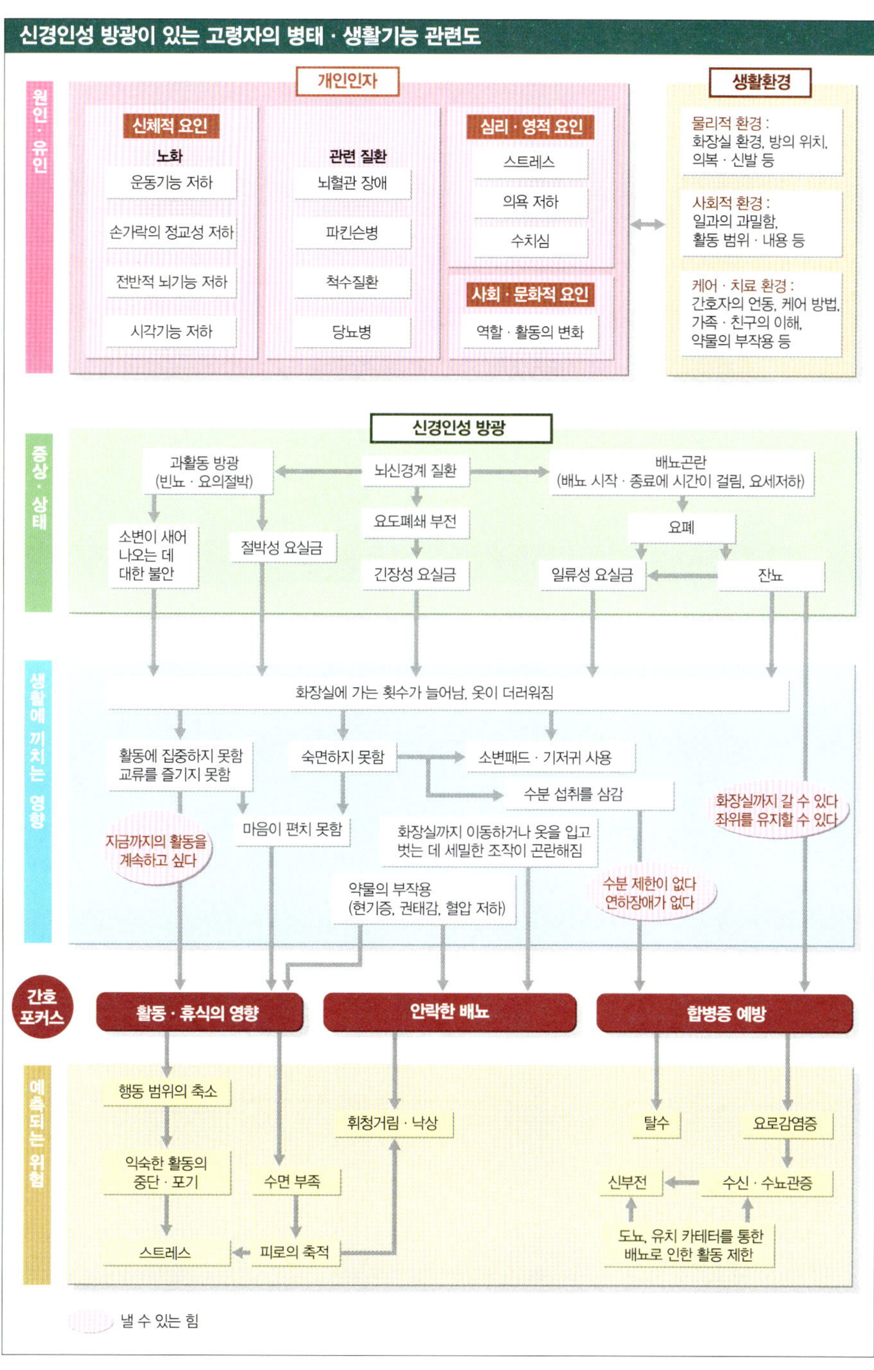

간호 포커스의 명확화

- 빈뇨나 요실금에 대한 불안을 해소하여, 지금까지의 활동을 유지하며 필요한 휴식을 확보할 수 있다.
- 배뇨 자세나 화장실 환경을 연구함으로써, 배뇨곤란에 따른 스트레스를 완화할 수 있다.
- 요폐 증상이나 잔뇨를 적절하게 파악·대처함으로써, 요로감염증이나 신기능 이상을 예방할 수 있다.

① 간호 포커스	간호 목표
빈뇨나 요실금에 대한 불안을 해소하여, 지금까지의 활동을 유지하며 필요한 휴식을 확보할 수 있다.	1) 배뇨 간격을 늘리기 위한 훈련 요법을 실천할 수 있다. 2) 증상에 따른 생활상의 고민을 가족이나 의료 관계자에게 상담할 수 있다. 3) 직업이나 취미활동을 계속할 수 있다. 4) 야간의 수면을 확보할 수 있다.

원조 내용	근거
1. 훈련 요법을 실천한다. 〈시간 배뇨를 통한 방광 훈련〉 • 파악된 배뇨 패턴(배뇨 간격·배뇨량이 많은 시간대)에 기초하여, '시간 배뇨' 계획을 세운다. • 정한 시간이 되면 요의가 없더라도 배뇨하고, 그 시간 이외에는 요의가 있더라도 참는다. • 시간 배뇨가 안정적으로 되면 15~30분 정도씩 간격을 늘려간다. • 훈련 중에는 배뇨 상황을 기록한다.	• 시간 배뇨를 통한 방광 훈련은 일정한 시간을 정해 배뇨를 촉진하는 방법으로, 방광 용량의 증대나 소변 배출 제어 능력의 회복을 목적으로 한다. • 훈련을 무리 없이 계속하기 위해서, 대상자의 배뇨 패턴에 따라 시간을 설정하는 것이 중요하다. • 기록을 통해 객관적인 평가가 가능하며, 훈련에 대한 대상자의 이해나 의욕이 유지되도록 돕는다.
2. 증상의 변화나 고민을 표출하기 쉬운 환경 구축 • 개별적으로 천천히 이야기할 수 있는 시간과 장소를 확보한다. • 미묘한 변화라도 파악하기 쉽도록, 표출된 자각증상은 기록으로 남겨 대상자와 공유한다. • 가족에게도 상황을 이해시켜서 천천히 지켜볼 수 있도록 한다.	• 대상자의 프라이버시와 수치심을 느낄 수 있는 상황을 충분히 배려함으로써, 조바심을 내지 않고 자세히 호소할 수 있는 장소를 구축하고 관계를 형성하는 것이 중요하다. • 기록으로 남김으로써, 미묘한 표현의 차이로부터 증상의 변화를 포착한다. • 대상자의 고통 완화나 스트레스 경감을 위해, 수분 섭취 방법이나 외출 장소의 주의사항 등을 고려한 가족들의 관여가 필요하다.

3. 낮 시간의 활동 참여를 지원한다.

- 수분은 조금씩 자주 섭취하도록 한다.
- 음식을 먹는 시간과 배뇨 패턴을 파악하여, 배뇨 시간을 예측하고 빨리 대처하도록 신경 쓴다.
- 외출 장소 등에서는 미리 화장실의 위치를 확인해두도록 신경 쓴다.
- 요실금이 걱정이라면 소변패드나 기저귀 사용을 검토한다.

- 빈뇨나 요의절박, 잔뇨로 인한 요실금에 대한 불안은 활동 내용·범위를 축소시키는 요인이 된다. 따라서 수분량(I/O)을 파악하고 그 대응 방법을 대상자의 생활에 적합한 형태로 정비한다.
- 안심하고 활동에 전념할 수 있도록 화장실 위치나 원조자로의 연락 수단을 확인해둔다.
- 소변패드나 기저귀를 사용함으로써, 안심하고 활동할 수 있는 경우가 있다.

4. 안심하고 수면을 취할 수 있도록 지원한다.

- 저녁식사에서의 과도한 염분 섭취, 취침 전 다량의 수분 섭취나 카페인 섭취를 삼간다.
- 취침 전에 여유를 갖고 확실히 배뇨한다.
- 요실금이 걱정이라면 소변패드나 기저귀 사용을 검토한다.

- 야간빈뇨에 대한 걱정 때문에 수분 섭취를 삼가는 사람이 많다. 하지만 저녁 시간 이후의 섭취량과 이뇨 효과가 있는 음료 섭취에 주의하면서, 하루 수분 섭취량을 줄이지 않도록 한다.
- 소변패드나 기저귀를 사용함으로써, 안심하고 활동할 수 있는 경우가 있다.

② 간호 포커스	간호 목표
배뇨 자세나 화장실 환경을 연구함으로써, 배뇨곤란에 따른 스트레스를 완화할 수 있다.	1) 배뇨 행동에 영향을 주는 신체적·심리적 고통이 완화된다. 2) 배뇨하기 쉬운 자세나 복부 마사지를 실천할 수 있다. 3) 프라이버시가 확보된 환경에서 편안하게 배뇨할 수 있다.

원조 내용	근거
1. 배뇨를 위한 심신의 준비성을 고조시킨다. - 다른 질환으로부터 생겨난 신체적 증상(동통·소양감 등)을 완화한다. - 신체 증상이나 요양생활로 인해 발생한 긴장이나 불안, 스트레스를 완화한다.	- 고통이나 불안 등에 따른 신체적·심리적 긴장을 이완시켜 부교감신경을 우위로 할 수 있다면, 배뇨를 원활하게 할 수 있다. - 신체적·심리적인 고통을 완화시킴으로써, 화장실로의 이동이나 자세 유지를 안정적으로 할 수 있고, 기분적인 여유를 갖게 할 수 있다.
2. 배뇨하기 쉬운 자세를 만든다. - 화장실이나 휴대용 변기에서 배뇨할 수 있도록, 이동에 필요한 부분을 원조한다. - 지금까지의 습관을 고려하여, 화장실에서는 서거나 앉은 자세로 배뇨할 수 있도록 필요에 따라 자세 유지를 보조한다. - 배뇨에 시간이 걸리는 경우에는 휘청거림이나 배뇨 후의 피로·탈력으로 인해 낙상하지 않도록 주의한다.	- 뇌신경계 질환으로 인한 운동장애의 유무에 유의할 필요가 있다. - 누워서나 침대 곁에서 휴대용 변기를 사용힐 때는 배뇨가 질되지 않더라도, 화장실에 가면 배뇨할 수 있는 경우가 있다. - 입위나 좌위에서는 복압을 가하기 쉬울 뿐 아니라, 방광이나 요도구의 해부학적 위치 관계에서 보더라도 잔뇨를 해소하는 데 효과적이다. - 장시간 서 있거나 복압을 가하는 배뇨 자세에서는 피로나 혈압의 변동으로 휘청거리기도 한다.

3. 마사지와 같은 피부 자극을 통해 배뇨를 유도한다.

1) 배뇨가 시작되지 않거나, 배뇨 후 잔뇨감이 남는 경우에는 아래 방법을 시도해본다.
- 천골부 마사지, 온찜질법

- 복부 마사지, 온찜질법
- 요골에서 서경부 부근의 마사지, 냉찜질법
- 하복부(치골 상부)나 배꼽의 양쪽 선상 5~6cm 부근 압박

- 천골부의 피부는 천수 $S_2 \sim S_5$의 지배 영역으로서 방광의 부교감신경 중추와 일치하며, 요골에서 서경부 부근의 피부는 요수 $L_1 \cdot L_2$의 지배 영역으로서 방광의 교감신경 중추와 일치하므로, 피부 자극을 통해 방광반사를 유도한다.
- 복부 압박은 복압의 상승을 보조한다.
- 마사지나 온찜질은 긴장을 이완하는 효과도 있다.
- 대상자에게 어느 방법이 효과적인지 판단하여 이용한다.

4. 안심하고 배뇨할 수 있는 환경을 정비한다.

- 프라이버시가 확보되도록 문이나 스크린을 조정하여, 소리나 냄새로 인한 수치심을 느끼지 않도록 배려한다.
- 배뇨에 시간이 걸리는 경우에는 시간적인 여유를 갖고 임할 수 있도록 일정을 조정한다.

- 배뇨 행위나 배설물에 대한 수치심, 시간적인 조바심은 불필요한 긴장이나 불안을 초래해 배뇨를 어렵게 한다. 따라서 시간과 장소 양쪽 측면에서 안심하고 배뇨할 수 있도록 화장실 환경을 정비한다.

---

③ 간호 포커스	간호 목표
요폐 증상이나 잔뇨를 적절하게 파악 · 대처함으로써, 요로감염증이나 신기능 이상을 예방할 수 있다.	1) 합병증 예방을 위해, 증상을 이해하고 주위의 협조를 얻는다. 2) 증상에 따라 일정 및 활동 내용을 조정하거나 필요한 치료 · 처치를 받음으로써 합병증을 예방한다.

원조 내용	근거

1. 증상을 이해하고 주위의 협조를 얻는다.

- 증상이나 경과, 치료방법 등을 충분히 이해할 수 있도록 필요한 설명을 받는다.
- 상태의 변화를 파악하기 쉽도록 배뇨 시간이나 횟수, 배뇨량 등을 기록한다(배뇨 일지).
- 검사나 치료에 따른 불안을 표출하기 쉬운 장소를 마련하고, 필요에 따라서 가족의 이해와 지원을 얻는다.

- 합병증을 예방하기 위해서는 증상이나 치료 · 요양상의 유의점, 상태의 변화나 약물의 부작용에 대한 지식이 필요하다.
- 상태의 변화를 객관적으로 파악할 수 있도록, 기록 가능한 데이터를 남겨두는 것이 중요하다.
- 경과나 검사 · 치료에 따른 불안이나 고민을 해소할 수 있도록, 가족의 협조도 얻으면서 정보를 교환할 수 있는 장을 마련할 필요가 있다.

2. 합병증 예방

- 1일 소변량이 1,000~1,500mL 정도로 유지될 수 있도록 필요한 수분을 섭취한다.

- 요폐 증상이 심해져 잔뇨감이 증가한 경우에는 약물을 재검토하고, 도뇨나 유치 카테터, 외과적 치료의 적용을 검토한다.

- 빈뇨나 요실금을 걱정하여 수분 섭취를 삼가는 사람이 많다. 하지만 수분 섭취를 제한해 소변량을 줄이면 요로감염증이나 요로결석증과 같은 합병증 발병으로 이어지므로 주의해야 한다.
- 증상과 고통의 정도, 대상자의 희망이나 생활 상황을 충분히 고려하여, 치료나 처치의 내용 · 방법을 검토한다.

- **신경인성 방광의 원인 · 유발원인**

  뇌졸중(→ 102쪽), 파킨슨병(→ 131쪽), 척수소뇌변성증(→ 149쪽) : 배뇨중추 장애의 원인질환으로 수반되는 마비나 구축, 운동기능 장애는 배뇨 동작에 영향을 끼친다.

  당뇨병(→ 246쪽) : 당뇨병성 신경장애는 배뇨에 관여하는 자율신경의 기능에 영향을 준다.

- **신경인성 방광에 영향을 끼치는 장애 · 상태**

  섭식 · 연하장애(→ 402쪽) : 뇌혈관 장애나 신경질환에 따른 연하장애로 수분 섭취량에 영향을 주지 않는가.

  낙상 · 골절(→ 483쪽), 감각 · 지각장애(→ 511쪽) : 이동이나 자세 유지의 곤란이 배뇨 동작에 영향을 주지 않는가.

  폐용증후군(→ 550쪽) : 운동기능이나 활동성의 저하가 수분 섭취량의 저하나 잔뇨량의 증가로 이어지지 않는가.

- **신경인성 방광에 관련된 리스크**

  요로감염증(→ 386쪽) : 잔뇨량의 증가로 인해 요로감염증으로 이어질 위험성은 없는가.

  탈수(→ 421쪽) : 빈뇨나 요실금이 걱정되어 수분 섭취를 삼가게 되고, 탈수에 이를 위험성은 없는가.

  수면장애(→ 469쪽) : 야간빈뇨로 숙면에 방해를 받지 않는가.

  혈압조절 장애(→ 535쪽) : 치료약의 영향으로 기립성 저혈압 증상이 나타나지 않았는가.

- **신경인성 방광이 있는 고령자 간호하기**

  활동(→ 21쪽) : 배뇨장애로 인해 대상자의 활동이 축소되지 않도록, 활동에 대한 의욕이나 내용 · 방법을 지원하자.

  휴식(→ 29쪽) : 단순히 수면뿐 아니라, 배뇨장애에 따른 불안이나 긴장에도 주목하여 필요한 휴식을 원조하자.

  배설(→ 51쪽) : 생활행동으로서 어떻게 관찰 · 종합평가 · 원조할 것인지 확인하고, 효과적으로 지원하자.

  몸차림(→ 59쪽) : 청결을 유지하는 것은 물론, 단정함이나 치장이 가져오는 효과도 중시하자.

MEMO

19 노인성 피부소양증(노인성 건조증)

이소야마 쇼겐

그림으로 살펴보는 질환

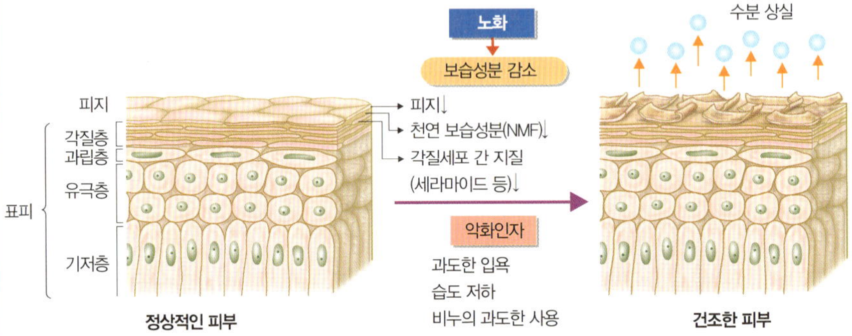

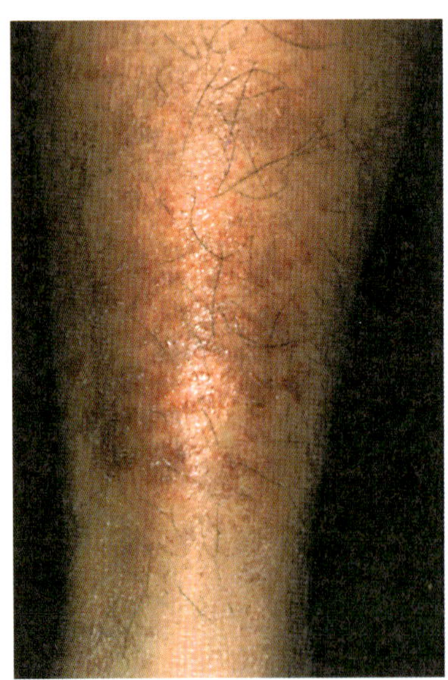

■ **그림19-1 노인성 건조증의 병태**

■ **그림19-2 노인성 건조증에서 관찰되는 피지 결핍성 습진**

하퇴 앞쪽에서 확인된 미란성 건조증과 가피(딱지)를 동반한 미란. 홍반 상황

(아이바 세츠야 : 습진 및 피부염, 표준피부과학 제8판, p. 131, 이가쿠쇼인, 2007에서)

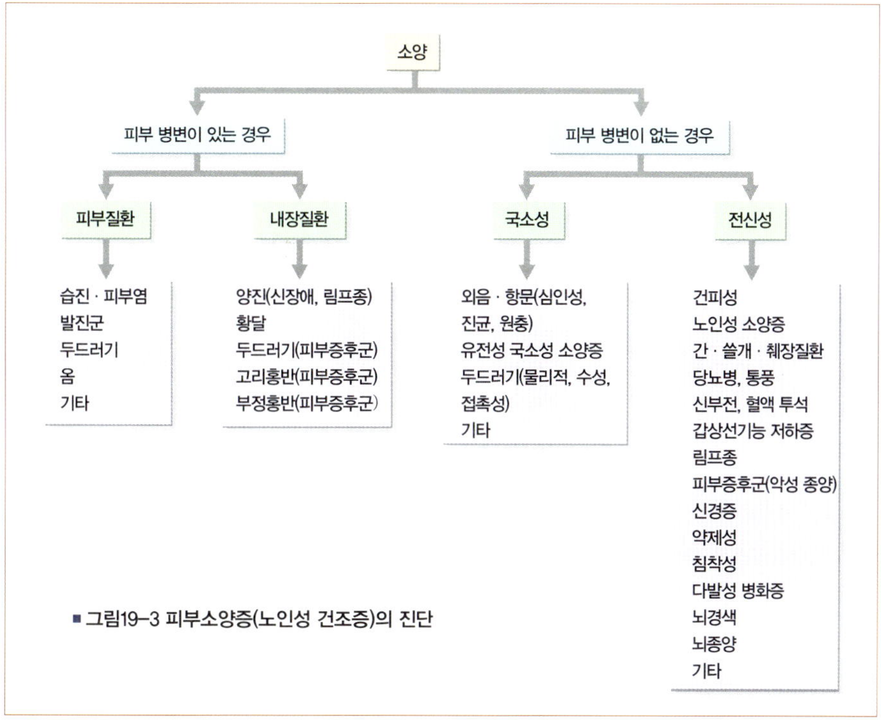

■ 그림19-3 피부소양증(노인성 건조증)의 진단

질환에 대한 지식

병태 생리

노인성 건조증(xerosis senilis)이란 노화로 인해 각질의 수분량이 감소한 피부의 건조 상태를 일컬으며, 건조증에서 기인한 가려움을 노인성 피부소양증(pruritus cutaneus)이라고 한다.

- 각질의 수분은 표피 지질, 각질세포 사이에 존재하는 지질 등에 의해 보존되는데, 고령자의 피부는 노화로 인해 피지 분비가 저하되어 건조해진다. 각질 수분량의 감소, 피지 분비의 저하로 인해 발생하는 피부의 건조 상태를 건조증이라고 하며, 노인성 건조증에서 기인한 가려움을 노인성 피부소양증이라고 한다.

- 일반적으로 피부소양증이란 가려움의 원인이 되는 피진(exanthem)이 없는데도 불구하고 가려움이 지속되는 상태를 말한다.

병인 · 악화인자

- 피부소양증을 야기하는 원인질환으로는 당뇨병 · 갑상선질환과 같은 내분비질환, 담즙울체, 간경변과 같은 간질환, 만성 신염, 백혈병, 악성 림프종과 같은 혈액질환, 내장 악성 종양과 같은 전신질환이 있다. 그러나 고령자에게 관찰되는 피부소양증의 원인 중 대부분은 피지 결핍증이다. 노화로 인

해 피지 분비나 각질세포 사이의 지질이 감소함으로써, 각층 사이에 간격이 생겨 피부 표면의 수분 유지가 어려워진다.

- 각질 수분량의 저하를 초래하는 원인으로는 과도한 입욕, 비누의 과도한 사용, 짜임이 성긴 나일론제 때수건의 사용 등을 들 수 있는데, 그런 것들로 인해 건조 피부(드라이 스킨)가 조장된다. 특히 동절기에는 저습도를 야기하는 밀폐된 주거환경에서 난방장치(히터, 난로 등)를 사용하기 때문에, 각질로부터의 수분 증발이 심해진다. 따라서 고령자가 아니더라도 증상이 발현되는 경우가 있다.

역학 · 예후

- 피부 노화의 일종이나, 50대 이후, 특히 남성에서는 약 절반에 걸쳐 건조증이 확인된다. 이후로는 연령이 높아질수록 증가한다.
- 하절기에는 가라앉지만, 동절기에 악화되어 재발을 되풀이한다. 각질 수분량은 발한량이나 보습에 영향을 받으므로, 동절기에 현저해지는 것이다.

증상

피지 분비가 적은 하퇴, 대퇴, 요배부(등허리), 전완에 호발한다.

- 각질 내 수분 및 피지 분비의 결핍 때문에 피부는 건조하여 광택을 잃는다. 피지 분비가 적은 하퇴, 대퇴, 요배부, 전완에 호발한다. 증상이 진행되면 인설(비늘, scale), 모공성 각화(porokeratosis), 균열, 레이스 모양의 홍반 등이 발생하며 소양과 동통을 동반한다. 가려운 부분을 긁어서 상처가 나면 피부의 염증이 악화되어서 피지 결핍성 피부염(피지 결핍성 습진)이 된다(그림19-2). 건조를 조장하는 것은 피진을 더욱 악화시킨다.
- 건조증 상태가 되면 가려움을 느끼는 역치가 저하되어, 약간의 자극에도 가려움을 느끼게 된다.

진단

- 건조증에서는 피부가 건조하여 거칠어지고 광택을 잃으며, 인설, 모공성 각화, 균열, 레이스 모양의 홍반 등이 발생하므로, 피부의 상태를 관찰한다.
- 피부소양증의 진단 조건은 긁어서 상처가 생긴 자반(purpura), 흔적을 제외하고는 피진, 두드러기와 같은 피부질환이 관찰되지 않는 것이다.

치료법

■ 치료 방침

- 피지 결핍증이 원인인 경우가 많으므로, 입욕 방법과 같은 생활 지도를 중심으로 치료하며 보조적으로 약물요법을 수행한다. 피부의 건조에 따른 방어 곤란을 회복하기 위해, 입욕 전후로 보습제 외용을 지도한다.

■ **약물요법**

- 보습제는 피부온이 높고 각질 수분량이 높은 입욕 직후에 외용하면 약물의 발림성이 좋아서 효과적이다. 보습 효과가 있는 입욕제(쌀겨 엑기스 등)도 효과적이지만, 이들 약물은 욕실에서 미끄러지기 쉽게 하므로 고령자의 경우에는 낙상에 주의한다. 또한 유황 성분이 함유된 입욕제는 상태를 악화시키므로 금지해야 한다. 스테로이드 외용약의 경우, 습진이 뚜렷한 증례나 소양, 긁어서 상처가 난 경우에 증상에 따라 적합한 외용약을 사용한다. 보습제 위로 덧바르거나 보습제와 혼합 처방한다. 내복 치료약은 소양을 동반할 때 사용한다.

처방 예 보습제. 다음 중 한 가지를 사용한다.

- 백색 Vaseline. 1일 수회 도포
- Hirudoid soft 연고. 1일 수회 도포 ← 경피 복합 소염제
- Keratinamin 연고. 1일 수회 도포 ← 외피용제

처방 예 스테로이드 외용약. 다음 중 한 가지를 사용한다.

- Locoid 연고. 1일 2회 도포 ← 부신피질호르몬 제제
- Lidomex Kowa 연고. 1일 2회 도포 ← 부신피질호르몬 제제
- Nerisona 연고. 1일 2회 도포 ← 부신피질호르몬 제제

처방 예 내복 치료약. 다음 중 한 가지를 사용한다.

- Allegra정(60mg). 2정. 하루 두 번에 나누어(아침 · 저녁) ← 히스타민 H_1 길항제
- Allelock정(5mg). 2정. 하루 두 번에 나누어(아침 · 취침 전) ← 히스타민 H_1 길항제
- Alesion정(20mg). 1정 1회(취침 전) ← 히스타민 H_1 길항제

■ **생활 지도**

- 피로, 불면 등은 습진의 악화를 초래한다. 과도한 실내 난방이나 야간 취침 중 지나치게 따뜻한 전기담요를 사용하는 것은 건조화를 조장하므로, 이들을 사용할 때는 주의하며 적절한 실내습도를 유지하도록 한다.
- 뜨거운 욕조에서 장시간의 입욕을 피하고, 뜨거운 탕을 피하여 수온은 미지근하게 한다. 입욕을 하면서 비누를 지나치게 사용하지 않는다. 피부를 씻을 때는 나일론제 때수건으로 강하게 문지르지 않도록 한다. 입욕 후에는 보습제를 바르고, 스킨케어에 힘쓴다.

■ 표19-1 노인성 피부소양증(노인성 건조증)의 주요 치료약

분류	일반 명	주요 상품명	약효 메커니즘	주요 부작용
경피 복합 소염제	Heparinoid	Hirudoid	외상이나 혈행장애로 인한 동통과 염증성 질환에 항염증·진정 효과를 발휘한다.	과민증
외피용제	Uric Acid	Keratinamin	각질의 용해박리 작용을 통해 건피, 각화된 피부를 촉촉하게 한다.	피부 증상, 자극 증상, 과민증 등
부신피질 호르몬 제제	Hydrocortisone butyrate	Locoid	국소 항염증 작용을 통해 습진·피부염군·소양군에 효과를 보인다.	안압 항진, 녹내장, 백내장 등
	Prednisolone Valerate-Acetate	Lidomex Kowa		
	Diflucortolone valerate	Nerisona		안압 항진, 녹내장, 후낭 백내장 등
히스타민 H1 길항제	Fexofenadine HCl	Allegra	선택적 히스타민 H₁수용체 길항 작용, 염증성 사이토카인 생성 억제 작용이 있다.	쇼크, 간기능 장애, 정신신경 증상 등
	Olopatadine HCl	Allelock		간기능 장애, 황달, 정신신경 증상 등
	Epinastine HCl	Alesion	H₁수용체에 강한 길항 작용을 보인다.	간기능 장애, 황달, 혈소판 감소 등

노인성 피부소양증의 병기·병태·중증도별로 본 치료 플로차트

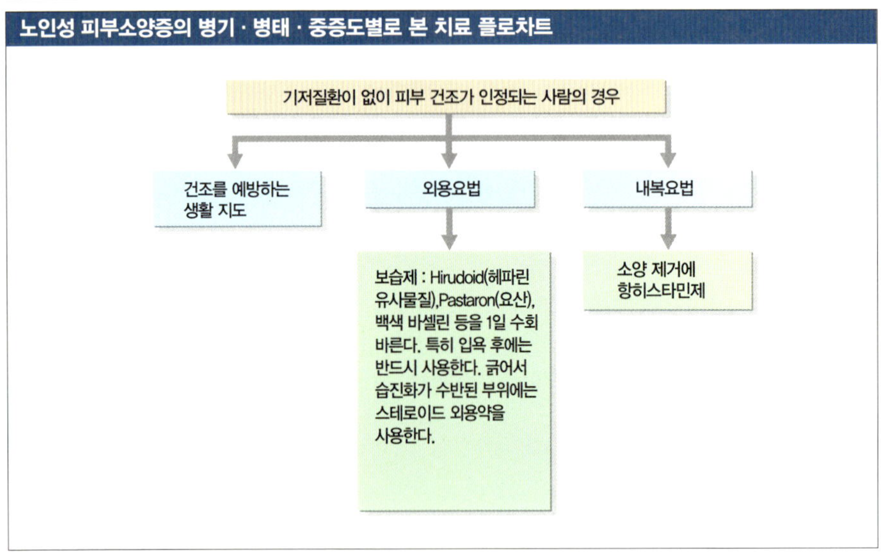

간호 관점

- 노인성 피부소양증의 가장 큰 고통은 가려움이다.
- 가려움은 '긁는 행동을 일으키는 불쾌한 감각'으로서, 가려움을 참기란 어렵다.
- 노인성 피부소양증의 가려움은 피부가 건조한 탓에 발생한 것이므로, 피부 보습이 중요하다.
- 가려움의 경감과 가려움을 유발하는 요인을 제거하기 위해, 대상자와 가족에게 일상생활에서의 주의 사항을 잘 이해시키고 실행할 수 있도록 지원한다.

■ 일상생활 속 간호 포인트

1. 피부 건조를 방지한다.
2. 가려움을 유발하는 요인을 제거한다.

step 1 정보 수집　　**step 2** 정보 분석　　step 3 간호 포커스의 명확화　　step 4 계획 세우기　　step 5 개입 실시

종합평가

피부 건조를 조장하는 생활양식과 가려움을 유발하는 요인의 유무를 분석한다.

		필요한 정보	분석 관점
	질환 관련 정보	피부 상태 가려움의 상태 약물의 사용	• 가려운 부위 • 피진, 긁은 상처의 유무 • 피부 건조의 상태 • 가려움이 심해지는 시간대 • 가려움을 유발할 수 있는 약물 사용의 유무
핵심 정보	**신체적 측면**	**운동기능** **인지기능** **언어기능** 대화, 필기 **기타** 손톱의 길이	• 스킨케어를 하기 위한 운동능력이 있는가. • 스킨케어의 필요성과 방법을 이해하고 있는가. • 긁지 않아야 하는 상황을 이해할 수 있는가. • 긁지 않고 있을 수 있는가. • 가려움을 호소할 수 있는가. • 긴 손톱으로 긁어서 피부를 손상시키지 않는가.
	심리 · 영적 측면	**기분 · 정동**	• 가려움을 의식하지 않고 있을 수 있는가. • 가려움 때문에 안절부절못하는가. • 안절부절못하는 상태를 긁음으로써 가라앉히려고 하지 않는가.

사회·문화적 측면	**입욕 습관** **건강 습관**		• 매일 입욕하는가. • 어떻게 입욕하는가(비누 사용법, 때를 미는 빈도). • 선호하는 온천의 종류 • 건포마찰을 하는가.
활동	**활동 내용**		• 집중하여 활동하지 못하고 가려움을 의식하고 있는가. • 항히스타민제를 복용하는 경우 낮 동안의 졸음은 없는가. • 졸음 때문에 활동에 지장은 없는가.
휴식	**수면** 입면곤란, 중도각성의 유무 **정신적 휴식** 기분전환		• 가려움 때문에 수면이 방해받지 않는가. • 가려운 고통에서 기분을 전환할 수 있는가.
식사	**식품** 히스타민, 콜린 등 화학물질을 함유한 식품 **기호** 향신료, 알코올 **수분 섭취량** 하루 수분 섭취량 **저작·연하기능** 저작·연하기능의 장애 유무 **섭식 행동** 섭식 행동의 장애 유무		• 가려움을 유발하는 식품을 즐기는 탓에 과도하게 섭취하고 있지 않은가. • 수분 섭취량은 충분한가. • 항히스타민제를 복용하고 있는 경우, 낮 동안의 졸음 때문에 저작·연하기능이나 섭식 행동이 방해받지 않는가.
배설	**배설 행동** 이동·이행 동작, 배설 자세, 옷을 입고 벗는 동작, 뒤처리 동작, 손 씻는 동작의 상태 **소변 상태**		• 항히스타민제를 복용하고 있는 경우, 낮 동안의 졸음 때문에 배설 동작에 지장은 없는가. • 수분 섭취량의 저하로 인해 소변량이 줄어들지 않았는가.

몸차림	**청결** 입욕 습관, 닦기, 스킨케어 **단정함** 선택하는 의류, 옷 갈아입기	• 피지를 과도하게 제거하거나, 가려움을 유발하는 입욕 습관은 없는가. • 입욕 후에 크림이나 보습제를 사용하는가. • 흡습성 · 통기성이 있는 옷을 입는가. • 발한 등으로 인해 피부가 오염되었을 때, 적절하게 옷을 갈아입을 수 있는가.
의사소통	**수단** 발어의 명확함 **내용** 가려움의 호소	• 가려움을 언어나 신호로 호소할 수 있는가. • 가려움에 대한 호소나 신호가 있는가.

MEMO

노인성 피부소양증이 있는 고령자의 병태 · 생활기능 관련도

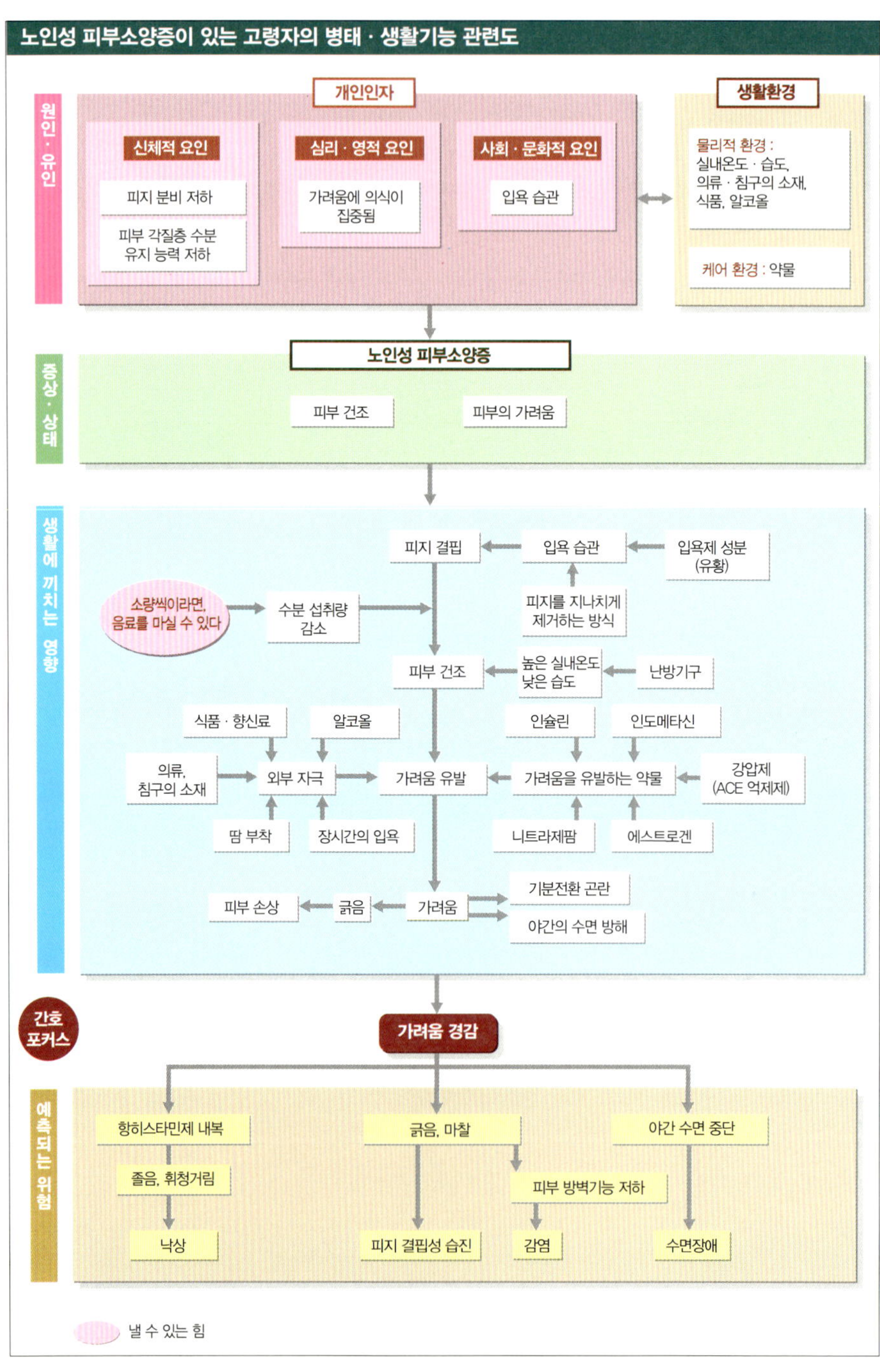

간호 포커스의 명확화

- 가려움이 경감된다.

① 간호 포커스	간호 목표
가려움이 경감된다.	1) 피부 건조가 개선된다. 2) 가려움이 유발되지 않는다. 3) 기분전환을 통해, 가려움을 의식하지 않는 시간이 증가한다. 4) 가려움으로 인해 야간 수면이 방해받지 않는다. 5) "가려움이 나았다"라는 말을 듣는다.

원조 내용	근거
1. 피부 건조를 막는다. 1) 입욕 방법 • 비누는 거품을 잘 내서 피부를 쓰다듬듯이 씻고, 잘 헹궈낸다. • 피지 분비가 적은 부위(상지, 요부, 대퇴)는 매일 비누를 써서 씻지 않을 것을 설명한다. • 나일론제 때수건은 피한다. • 입욕제를 사용하는 경우에는 보습성분이 함유된 것으로 한다. • 유황 성분이 함유된 입욕제는 사용하지 않는다. 2) 입욕 후 스킨케어 • 입욕 후에는 피부가 건조되기 전(15분 이내)에 보습제나 로션, 크림을 발라 보습한다. 3) 수분 섭취 • 수분은 1,500mL/일을 기준으로 섭취한다. 4) 냉난방기 사용 방법 • 전기난로를 장시간 사용하지 않는다. • 전기담요의 온도는 너무 높게 하지 않는다. • 피부에 직접적으로 에어컨 바람을 맞지 않는다.	• 피부 마찰로 인해 피지가 과도하게 제거된다. • 유황은 피지 분비를 억제하고 피부를 건조시키는 작용을 한다. • 입욕을 통해 제거된 피지를 보충한다. • 입욕을 통해 각질이 부드러워진 상태일수록 침투하기 쉽다. • 피부의 수분이 증발하기 쉬워진다.

2. 가려움을 유발하는 요인을 제거한다.

1) 식품

• 알코올 음료나 향신료를 삼간다.

• 가려움을 유발하기 쉬운 식품은 가급적 섭취하지 않는다.

2) 입욕

• 잦은 입욕이나 너무 뜨거운 탕, 장시간 목욕, 암염이 들어간 탕은 피한다.

3) 실내온도 · 습도 조정

• 동절기의 실내온도는 20℃ 전후로 설정하고, 필요에 따라 가습기를 사용하여 습도가 40% 이하가 되지 않도록 주의한다.

4) 의류, 침구 조정

• 직접 피부에 닿는 의류나 침구는 울이나 화학섬유를 피하고, 면이나 견 소재를 사용한다.

• 의류에 세탁용 세제가 남아 있으면 가려움을 유발하기도 하므로 잘 헹군다.

5) 피부에 묻은 땀 제거

• 땀을 흘릴 때는 자주 씻어내거나 수건으로 닦는다.

• 수건으로 닦을 때는 박박 문지르지 않는다.

6) 약물 조정

• 가려움을 유발하는 약물을 내복 중일 때는 대상자가 의사와 상담하여 중지하거나, 다른 약제로 변경하는 등 조정할 수 있도록 원조한다.

• 모세혈관을 확장시켜 가려움을 유발한다.

• 피부온도를 상승시켜 가려움을 유발한다.

• 통기성, 흡습성이 있는 의류나 침구를 이용한다.

• 피부의 방어기능이 저하되면 땀에 의한 자극에 민감해지게 되어, 가려움이 유발되거나 염증을 일으키기도 한다.

---

3. 긁어서 생기는 피부 손상 예방

• 손톱은 짧게 정리하고, 가려움이 심해지더라도 긁지 않도록 당부한다.

• 가려움을 참을 수 없을 때는 가볍게 피부를 두드리라고 권한다.

• 자고 있을 때 가려운 부위를 건드리는 경우에는, 얇은 면장갑을 사용하도록 한다.

• 긁으면 말초신경이 손상되어 지각신경이 자극받아서 새로운 가려움을 유발한다.

4. 휴식 원조

1) 기분전환 원조
- 스트레스는 불안·긴장·화를 낳아서 '긁으면 기분이 진정된다'는 식의 행위를 초래하므로, 가능한 기분전환을 통해 정서의 안정을 도모한다.
- 국부나 두부를 냉각시켜서 기분을 편안하게 한다.

2) 약물 조정
- 가려움이나 발적이 강한 경우에는 스테로이드약이나 항히스타민제 외용을 검토한다.
- 가려움이 심해 심신의 휴식을 취하지 못하는 경우에는 항히스타민제의 내복을 검토한다.
- 항히스타민제를 내복할 경우에는 대상자가 의사와 상담하여, 낮 동안에 졸음으로 낙상이나 생활행동에 지장이 일어나지 않게끔 적정량을, 야간에는 가려움 때문에 입면곤란이나 중도각성이 발생하지 않도록 적정량을 조정할 수 있게끔 지원한다.
- 항히스타민제를 복용하는 경우에는 낙상의 위험에 주의한다.

3) 수면에 대한 원조
- 발한 때문에 가려움이 악화되어 입면곤란이나 중도각성이 있을 때는, 땀을 닦고 보습제나 로션, 크림, 외용약을 발라 가려움을 경감시킨다.

- 가려움에 주의가 집중되지 않도록 한다.

- 낮 동안의 졸음은 생활행동을 방해한다.

- 졸음이나 휘청거림이 발생하기도 한다.

관련 항목 : 더 자세히 알고 싶다면 다음을 참조하자

- **노인성 피부소양증의 원인·유인**

  몸차림(→ 59쪽) : 입욕 습관이 피부 보습에 영향을 끼치지 않는지, 의복 선택이나 가려움 악화에 영향을 주지 않는지 확인하자.

  탈수(→ 421쪽) : 수분 섭취량의 저하가 피부 보습에 영향을 끼치지 않는지 확인하자.

- **노인성 피부소양증에 관련된 리스크**

  닉싱·골절(→ 483쪽) : 항히스타민제의 사용으로 인한 졸음이나 휘청거림이 낙상의 위험을 초래하지 않는지 확인하자.

  수면장애(→ 469쪽) : 가려움이 심해져 수면이 중단되지 않는지 확인하자.

그림으로 살펴보는 질환

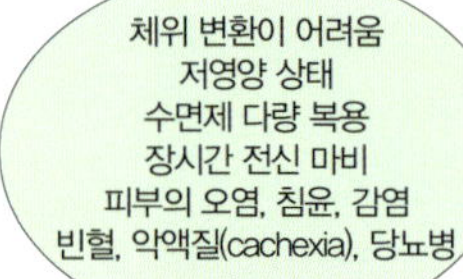

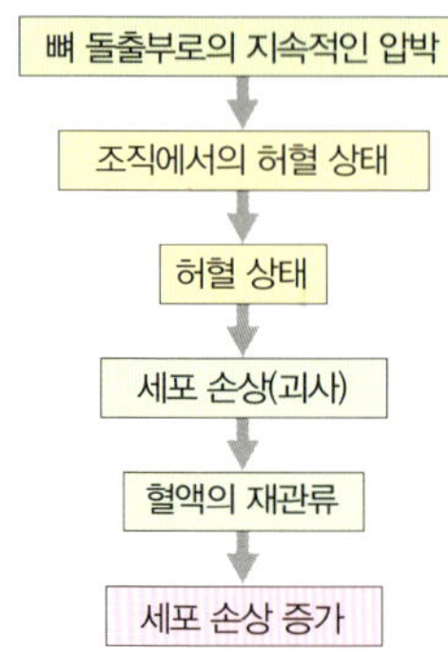

■ 그림20-1 욕창의 메커니즘

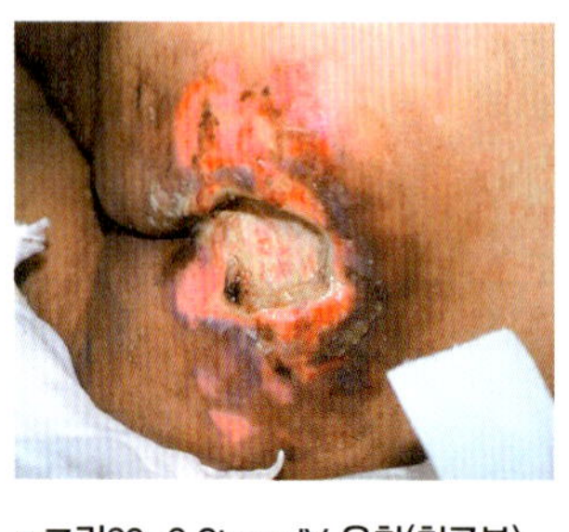

■ 그림20-2 Stage IV 욕창(천골부)
(토쿠나가 케이코 : 욕창 환자의 간호, 계통
간호학강좌 전문분야16 피부 제12판,
p. 221, 이가쿠쇼인, 2008에서)

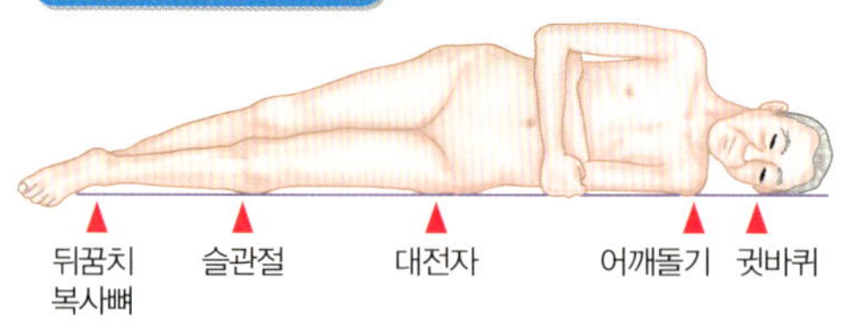

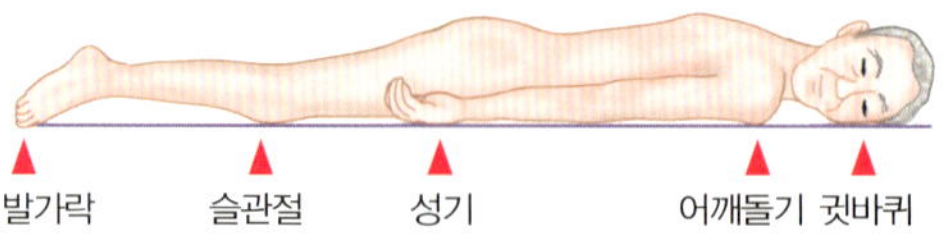

■ 그림20-3 욕창의 호발 부위

병태 생리

욕창(bedsores, decubitus ulcers)이란 같은 부위가 장시간 압박받음으로써 허혈성 괴사를 일으키는 피부궤양이다.

- 장기간에 걸쳐 같은 부위가 지속적으로 압박을 받아 혈행장애가 발생하여 허혈성 괴사를 초래한 것을 욕창이라고 한다.
- 압박을 받기 쉬운 뼈 돌출부의 피부나 연부조직이 지속적으로 압박받음으로써, 허혈 상태에 빠져 괴사를 초래한다. 괴사로 인한 메커니즘에는 활성산소·단백분해효소의 증가, 저산소 상태, 젖산 농도 증가와 같은 변화가 관여한다.

병인 · 악화인자

- 직접적인 원인은 국소적인 혈류장애이다. 간접적인 원인으로서, 기저질환 때문에 체위 변환이 곤란한 환자나 저영양 상태(저알부민혈증, 빈혈)에서 발생하기 쉽다.
- 고령자는 피부의 방벽기능이 저하되기 때문에 마찰·밀림, 자극에 약하다.
- 발한이나 실금 등으로 인한 국소적인 습윤은 욕창을 유발하기 쉽다.

역학 · 예후

- 거동하지 못하는 고령자, 뇌혈관 장애 환자, 척수 손상 환자, 휠체어 사용자 등 자신의 의지로 체위를 바꿀 수 없는 환자에게 나타나기 쉽다.
- 지방조직 아래에 괴사가 발생하는 깊은 궤양(심부성 욕창)에서는 만성적인 경과를 보인다. 적절히 치료·예방하면 치유된다.

증상

뼈 돌출부에 발생하며, 초기에 홍반이 관찰된다.

- 초기에는 적자색 반점으로 시작되어 부종, 경결(induration), 종괴가 만져지는 것 같으며, 이윽고 수포를 형성하거나 괴사를 일으켜서 궤양이 된다. 궤양은 서서히 깊게 확대되며, 뼈가 노출되는 경우도 있다.
- 압박을 받기 쉬운 뼈 돌출부는 천골부, 좌골부, 대전자, 뒤꿈치, 복사뼈, 견갑골 등이지만, 그중에서도 친골부가 많다.

진단 · 검사치

- 일상생활에서의 기본적인 동작 능력(돌아누울 수 있는 등) 정도, 병적인 뼈 돌출, 관절구축, 부종 유무(OH 스케일)를 보고 판단한다. 그리고 연령, 영양상태, 기저질환의 유무, 욕창의 깊이와 넓이, 색조 등 다양한 소견을 종합적으로 보고 진단한다.

- 욕창의 위험 요인을 판정하는 OH 스케일이 임상에서 널리 응용된다. 자력적인 체위 변환의 저하, 병적인 뼈 돌출, 부종, 관절구축의 4가지를 욕창 위험 요인으로 보고, 그 합계 점수를 통해 욕창의 수위를 판단한다. 욕창 환자뿐 아니라 고령자의 경우에 욕창 발생을 예측하는 데도 유용하다.
- 일본욕창학회에서 개발된 DESIGN은 중증도 분류와 경과 평가의 척도로서, 깊이(depth), 삼출액(exudate), 크기(size), 염증/감염(inflammation/infection), 육아조직(granulation tissue), 괴사조직(necrotic tissue, underming)의 유무에 대해서도 종합평가한다. 중증도 분류용 항목에서는 경도를 알파벳의 소문자, 중도를 알파벳의 대문자로 표시하며, 경과 평가용에서는 각 항목을 채점하여 점수가 높을수록 상태가 나쁨을 나타낸다.

■ 욕창 분류

- 욕창을 분류하는 방법은 다양하다. 조직 장애의 깊이에 따른 분류로는 미국욕창자문위원회(NPUAP)의 분류(표20-1)와 Shea의 분류(표20-2)가 알려져 있다.
- 욕창의 색조로부터 욕창 치료 과정을 분류하는 방법에서는 흑색기(흑색의 괴사괴가 고착된 상태), 황색기(흑색기의 괴사가 사라지고 황색 괴사괴가 노출되어 삼출액이 관찰되는 상태), 적색기(황색 괴사가 사라지고, 궤양 표면이 빨간 육아로 덮여 있는 상태), 그리고 백색기(궤양 주변부터 상피화하여 백색 반흔으로 치유된 상태)의 4단계로 크게 분류된다.
- 브라이든(Braden) 스케일은 피부·전신 상태를 관찰하고, 일상생활 양식을 파악함으로써 욕창 발생을 예측하는 스케일로서, 지각 인지, 습윤, 활동성, 가동성, 영양상태, 마찰과 밀림의 6가지 항목을 평가한다. 점수가 낮을수록 욕창이 발생할 위험이 높다고 평가되며, 욕창을 케어할 때도 재발 리스크를 파악할 수 있다.

■ 표20-1 욕창 분류(미국욕창자문위원회)

병기	증상 · 소견
Stage 1	압박 후 사라지지 않는 홍반, 피부의 손상이 없다.
Stage 2	피부 및(혹은) 진피 상층의 손상, 수포·미란, 얕은 궤양을 보인다.
Stage 3	피부조직의 장애나 괴사 등의 피부 전층, 그 이상에 이르는 손상이 있다. 근막에는 도달하지 않는다. 깊은 크레이터 상태에 이르며, 주위 조직의 심부에 광범위한 조직 결손이 확인되는 경우도 있다.
Stage 4	피부 심부에 이르는 광범위한 조직 파괴 괴사, 근육, 뼈, 지지조직(근이나 관절포)까지 이르는 손상

■ 표20-2 욕창의 Shea 분류

I도	급성 염증을 동반하나, 표피만의 얕은 욕창
II도	진피, 피하지방에 도달한 욕창
III도	근육까지 도달한 전형적 욕창
IV도	골조직까지 도달하여 뼈 및 관절이 파괴된 욕창

- 궤양부의 세균 감염으로 감염증(패혈증)을 일으킬 위험이 있다.

치료법

■ 치료 방침

- 욕창의 오염을 방지하기 위해 욕창 주위를 청결히 한다. 감염이 없는 경우에는 생리식염수를, 감염이 확인된 경우에는 소독약을 이용한다.
- 기저질환이 있는 경우에는 그것을 치료한다. 영양상태의 개선과 같은 전신 관리, 체압 분산 매트리스 활용, 체위 변환을 통한 제압 · 밀림 방지, 그리고 국소 치료 실시가 중요하다. 환자 대부분이 고령자로 기저질환을 안고 있기 때문에, QOL에 배려하면서 각각의 환자에게 알맞은 치료를 목표로 한다.

■ 흑색기에서 황색기의 욕창

- 가능하다면 괴사조직, 불량 육아에 대해 외과적으로 괴사조직 제거술을 실시한다. 괴사조직 제거술 전후에 외용약을 이용하여 감염을 예방하고 욕창의 수분을 조절한다.

처방 예 흑색기에서 황색기의 욕창. 다음 중 한 가지를 사용한다.

- U-Pasta 연고 또는 Kadex 연고. 1일 1~2회 도포 ← 욕창 · 피부궤양 치료제
- Geben 크림(괴사조직이 건조하여 괴사조직 제거술을 하기 어려울 때). 1일 1~2회 도포 ← 설파제

처방 예 괴사조직이 적은 황색기 욕창에 화학적 괴사조직 제거술로 사용

- Bromelain 연고. 1일 1회 ← 욕창 · 피부궤양 치료제

■ 적색기에서 백색기의 욕창

- 육아가 형성되면 감염 리스크는 적다. 습윤 환경을 정돈하고, 욕창 면의 80% 이상을 육아조직이 덮으면 육아 촉진 작용이 있는 외용약으로 바꾼다. 이때 욕창 치유를 방해하는 불량 육아를 제거한다. 욕창 면이 너무 건조해지지 않도록 적당한 습윤 환경을 유지하며, 외용약과 욕창 피복재의 작용 · 부작용을 이해한 다음 효과적으로 사용한다.

처방 예 황색기에서 백색기의 욕창. 다음 중 한 가지를 사용한다.

- Fiblast spray. 1일 1회 분무 ← 욕창 · 피부궤양 치료제
- Prostandin 연고. 1일 1~2회 ← 욕창 · 피부궤양 치료제

처방 예 적색기에서 백색기의 매우 건조한 욕창

- Olcenon 연고. 1일 1~2회 도포 ← 욕창 · 피부궤양 치료제

처방 예 적색기에서 백색기의 매우 습윤한 욕창

- Actosin 연고. 1일 1~2회 ← 욕창 · 피부궤양 치료제

처방 예 상피화가 진행된 백색기의 욕창

- 창상 피복재(DuoACTIVE 등)

■ 예방

- 브라이든 스케일이나 OH 스케일 등을 이용해 욕창의 재발 리스크를 파악한다.
- 거동하지 못하는 환자의 경우, 정기적인 체위 변환, 거상에 신경 쓴다. 중증도와 위험도에 맞추어, 체압 분산 매트리스를 활용한다. 관절구축이 심한 경우에는 쿠션이나 베개와 같은 제압 용구로 구축부의 압박을 방지한다.
- 발한이나 실금으로 인해 습윤과 오염이 발생하므로, 배설을 보조하고 기저귀를 자주 교환해주며, 방광 카테터를 사용하지 않는다.

■ 표20-3 욕창의 주요 치료약

분류	일반 명	주요 상품명	약효 메커니즘	부작용
욕창 · 피부궤양 치료제	합제(정제백당, 포비돈요오드 배합)	U-Pasta	양질의 육아 형성 및 표피 형성을 촉진하여, 창상 치유를 촉진한다.	쇼크, 아나필락시스양 증상, 과민증 등
	iodine	Kadex	요오드를 통한 살균 작용 및 창면 청정화 기능이 있다.	피부 증상
	Bromelain	Bromelain	염증성 삼출물의 흡수 촉진, 항염증 작용을 나타낸다.	아나필락시스 쇼크, 투여 부위 증상
	trafermin(유전자 변환)	Fiblast	혈관 신생 작용이나 육아 형성 촉진 작용 등을 나타낸다.	투여 부위 증상, 피부 증상, 간장 증상
	Alprostadil Alfadex	Prostandin	혈관 신생 작용, 표피 각질 형성 세포 증식 작용으로 육아 형성 · 표피 형성을 촉진한다.	사용 부위 증상
	Tretinoin tocoferil(to co retinate)	Olcenon	혈관 신생을 동반하는 육아 형성을 촉진한다.	피부 증상, 투여 부위 증상 등
	Bucladesine Sodium	Actosin	섬유아세포 증식 · 혈관 신생에 직접 작용하여, 육아 형성 · 표피 형성을 촉진한다.	피부 증상
설파제	Sulfadiazine silver	Geben	포도구균, 대장균 등에 강한 항균력을 나타낸다.	범혈구 감소, 피부괴사, 간질성 신염 등

간호 관점

- 욕창은 신체의 접촉면에서 받는 지속적인 압박으로 인해, 말초혈관이 폐색되어 조직의 괴사를 초래함으로써 발생한다.
- 욕창에 대한 간호는 2가지로, 예방 케어와 욕창 발생 후의 케어로 나뉜다.
- 욕창이 있는 고령자에 대한 간호는 욕창 국소뿐 아니라 스킨케어, 영양 개선, 활동성이나 가동성의 개선 등 전신에 대한 간호도 포함한다.

■ 욕창 발생 후 시간적 경과에 따른 간호 관점

- 욕창이 발생한 후 시간의 경과에 따라 간호의 내용이 달라진다. 일본욕창학회의 《과학적 근거에 기초한 욕창 국소 치료 가이드라인》에 따라 간호의 관점을 정리했다.

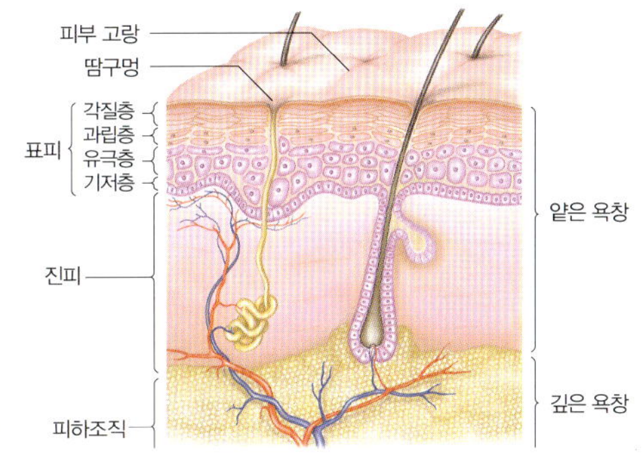

■ 그림20-A 피부의 구조

급성기

욕창 발생 후 1~3주까지의 시기를 가리킨다. 욕창이 발생한 후에는 욕창의 상태가 변하기 때문에 깊이를 명확하게 알 수 없는 경우가 많다. 이 시기에는 욕창이 발생한 원인을 가능한 제거하면서, 욕창의 변화를 관찰하는 것이 중요하다.

만성기

욕창의 상태 변화가 안정되었는지, 괴사조직이 확인된 시점에서 만성기로서 대처한다. DESIGN 중증도 분류를 토대로 '얕은 욕창'인지 '깊은 욕창'인지 구분하여 적절히 간호한다.

■ 간호 포인트

1. 국소적인 압박이나 조직 내구성의 저하를 야기하는 요인을 경감시켜 욕창을 예방한다.
2. 욕창이 발생하면 전신적인 케어를 계속하면서 욕창 부위의 적당한 보습 환경을 유지하고, 욕창 상태에 적합한 약물과 드레싱 재료를 사용하여 조기에 치유를 유도한다.

step 1 정보 수집　**step 2** 정보 분석　step 3 간호 포커스의 명확화　step 4 계획 세우기　step 5 개입 실시

종합평가

피부의 국소적인 요인 말고도, 어쩔 수 없이 지속적인 압박을 받게 되는 전신적인 요인이나, 치료나 케어로 야기되는 요인을 종합평가한다.

		필요한 정보	분석 관점
핵심 정보	**질환 관련 정보**	욕창 부위 욕창의 상태	• 그림20-3 참조 • 발적(홍반), 수포, 미란, 궤양, 괴사, 피부 잠식(포켓)의 유무

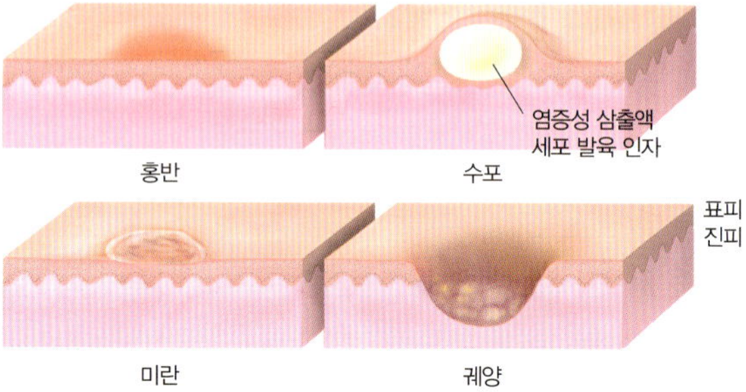

그림20-B 욕창의 증상 (홍반 / 수포 — 염증성 삼출액 세포 발육 인자 / 미란 / 궤양 / 표피 / 진피)

		필요한 정보	분석 관점
핵심 정보	**질환 관련 정보**	감염 가능성 욕창의 발생요인이 되는 질환의 유무 욕창의 발생요인이 되는 케어·치료 욕창 병력의 유무	• 발열, 악취, 삼출액 유무 • 뇌혈관 장애, 당뇨병성 신경증, 폐색성 동맥경화증(ASO), 척수 손상, 의식장애, 전신 쇠약, 골절, 파킨슨병, 치매, 폐용증후군, 염증, 감염증, 부종 등 • 체위 변환이나 기능훈련에 따른 마찰, 밀림, 수술, 견인, 깁스·경추 고정, 드레인이나 튜브의 압박, 진정제 사용에 따른 의식 수준의 저하 • 장시간의 피부 냉각(쿨링)이 필요한 상황
	신체적 측면	**운동기능** 자력으로 체위 변환 기거 동작 이승 동작 **인지기능** **감각·지각** 의식 수준, 통증 감각이 있는가	• 마비, 관절구축, 마름, 병적인 뼈 돌출의 유무 • 피부의 습윤을 초래하는 질환이나 상태 • 불수의운동(경련이나 진전)의 유무 • 어떤 체위로 하루를 보내는 경우가 많은가. • 혼자 힘으로 돌아누울 수 있는가. • 돌아눕기를 어렵게 하는 요인은 무엇인가. • 혼자 힘으로 몸을 일으키거나 고쳐 앉을 수 있는가. • 입위가 가능한가. 휠체어 탑승이 가능한가. • 체위 변환의 필요성에 대한 이해 • 동일한 체위로 있더라도 저림이나 통증을 느끼지 않게 하는 요인의 유무 • 국소 압박으로 인한 고통을 지각할 수 있는가.
	심리·영적측면	**기분·정동** 와상이나 안정에 대한 생각	• 몸을 움직일 수 있는 기력이 있는가. • 몸 상태가 좋아질 때까지는 와상하는 편이 좋다고 생각하는가.

핵심 정보			
핵심 정보	**사회 · 문화적 측면**	**과도한 안정**	• 주변 사람들이 '아픈 사람은 자면 낫는다'라고 생각하여 대상자를 재우려고 하지 않는가.
활동		**활동 의욕** 활동에 대한 의욕 저하, 활동량 저하 **활동 기회**	• 일정 때문에 와상이나 좌위를 장시간 취해야 하진 않은가. • 텔레비전이나 사람들이 지나다니는 복도 등 특정한 것에 주의가 쏠려서 그쪽을 보고 있는 시간이 많은 등 • 활동하고 싶은 일이 없어서 거동하지 않는 상태가 되지 않았는가.
휴식		**수면** 야간의 체위 변환에 따른 중도각성이나 재입면 장애 **휴식**	• 야간의 체위 변환 때문에 수면이 중단되지 않는가. • 욕창의 통증 때문에 수면이 방해받지 않는가. • 어떠한 자세로 휴식하는 것을 좋아하는가. • 체압 분산 쿠션을 사용한 자세를 유지할 수 있는가.
식사		**영양상태** 식사 섭취량, Hb, Alb, 혈중 총 림프구 수(TLC), 혈당치, 상완삼두근 피하지방(TSF) 등 **섭식 · 연하기능** 섭식 · 연하장애 유무 수분 섭취량 **영양 보급** 영양 보조식품 첨가 **식욕** 식욕부진, 기호, 편식	• 저영양 상태인가. • 졸음이나 권태감, 약물의 영향 등 식욕에 영향을 끼치는 요인이 있는가. • 저영양을 야기할 수 있는 섭식 연하장애가 있는가. • 욕창부에서 발생하는 삼출액이나 설사 · 구토 등으로 인한 체액의 상실에 알맞은 수분량을 섭취할 수 있는가. • 좋아하는 고칼로리 · 고영양의 식품이 있는가. • 혈액 데이터의 기준치는 탈수증상으로 수치가 높아지는 경우가 있으므로, 다른 임상 증상과 함께 판단한다.

■ **표20-A 영양상태의 기준**

총 단백질	6.0g/dL
Alb	3.5g/dL 이상
Hb	11.0g/dL 이상
TLC	1,200/㎕
Ht	남 : 40~48% 여 : 34~42%
체중감소율	〈 5.0%/월 〈 7.5%/3개월 〈 10.0%/6개월
(%) TSF(mm)	경도 저영양 80~90% 중등도 저영양 60~80% 고도 저영양 60% 이하

배설	요의 · 변의 **대소변 상태** 실금으로 인한 피부 침연, 배설물 부착으로 인한 피부 이상 **발한 상태** 발한량	• 소변이나 대변 실금이 있는가. • 소변이나 대변 실금을 예방할 수 있는가. • 배설물 부착으로 인한 발적이나 미란이 있는가. • 침구나 옷의 뭉침을 바로잡을 수 있는가. • 발한량은 많은가.
몸차림	**청결** 입욕이나 샤워, 부분욕의 상황, 피부의 청결이 유지되고 있는가	• 배설물 부착으로 인한 피부 오염과 침연의 지속 • 발한으로 인한 피부 오염과 침연의 지속 • 피부 문제와 통증이나 가려움과 같은 불쾌한 증상의 유무
의사소통	**내용** 고통의 호소	• 동일한 체위로 인한 고통을 호소할 수 있는가. • 창부의 고통을 호소할 수 있는가.

MEMO

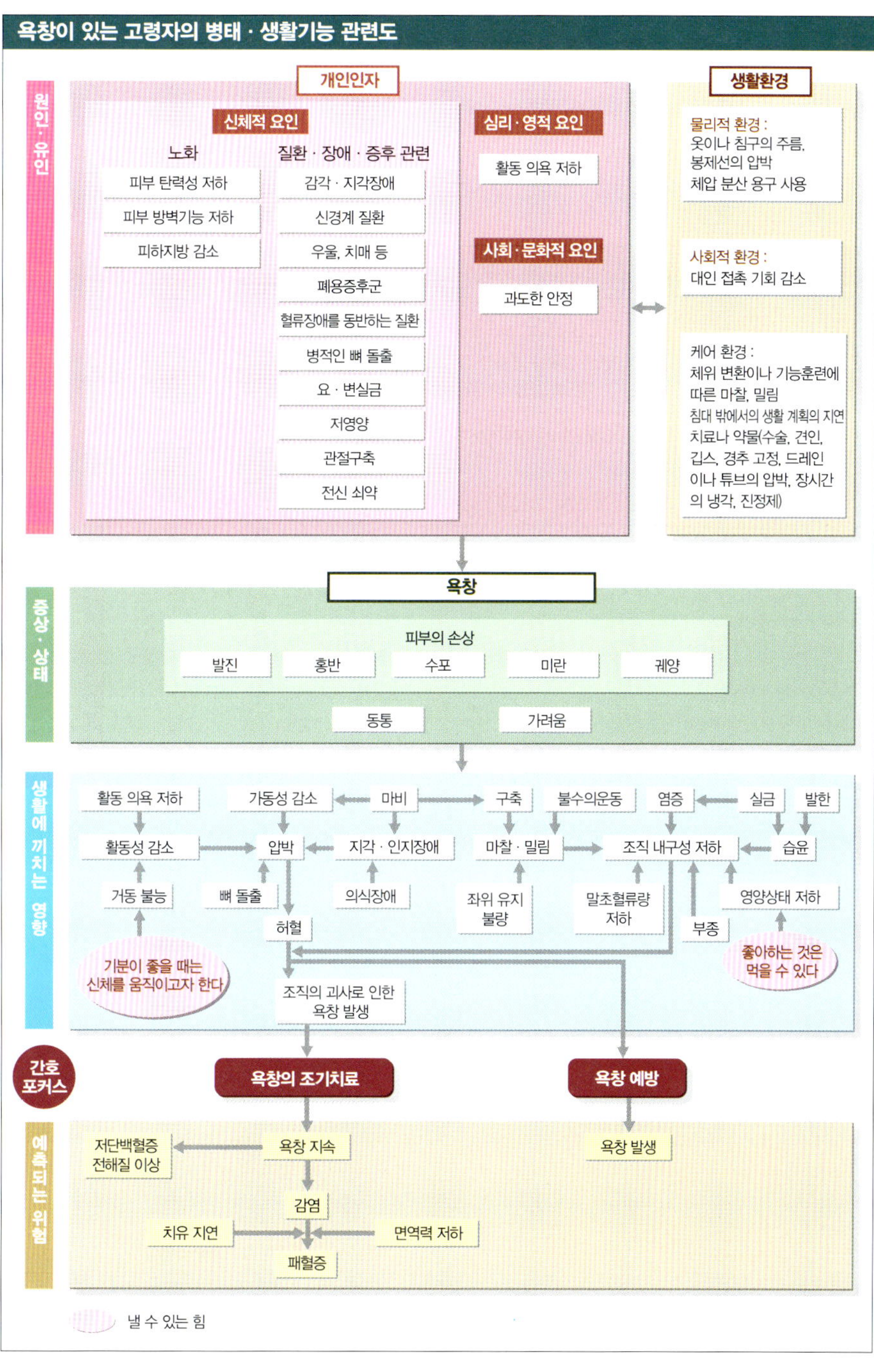

욕창이 있는 고령자의 병태 · 생활기능 관련도

원인 · 유인

개인인자

생활환경

신체적 요인

노화
피부 탄력성 저하
피부 방벽기능 저하
피하지방 감소

질환 · 장애 · 증후 관련
감각 · 지각장애
신경계 질환
우울, 치매 등
폐용증후군
혈류장애를 동반하는 질환
병적인 뼈 돌출
요 · 변실금
저영양
관절구축
전신 쇠약

심리 · 영적 요인
활동 의욕 저하

사회 · 문화적 요인
과도한 안정

물리적 환경 :
옷이나 침구의 주름,
봉제선의 압박
체압 분산 용구 사용

사회적 환경 :
대인 접촉 기회 감소

케어 환경 :
체위 변환이나 기능훈련에
따른 마찰, 밀림
침대 밖에서의 생활 계획의 지연
치료나 약물(수술, 견인,
깁스, 경추 고정, 드레인
이나 튜브의 압박, 장시간
의 냉각, 진정제)

욕창

증상 · 상태

피부의 손상
발진   홍반   수포   미란   궤양
동통   가려움

생활에 끼치는 영향

활동 의욕 저하   가동성 감소   마비   구축   불수의운동   염증   실금   발한
활동성 감소   압박   지각 · 인지장애   마찰 · 밀림   조직 내구성 저하   습윤
거동 불능   뼈 돌출   의식장애   좌위 유지 불량   말초혈류량 저하   영양상태 저하
허혈   부종

기분이 좋을 때는
신체를 움직이고자 한다

좋아하는 것은
먹을 수 있다

조직의 괴사로 인한
욕창 발생

간호 포커스

욕창의 조기치료   욕창 예방

예측되는 위험

저단백혈증 전해질 이상   욕창 지속   욕창 발생
감염
치유 지연   면역력 저하
패혈증

낼 수 있는 힘

간호 포커스의 명확화

- 욕창 발생을 예방한다.
- 욕창을 조기치유할 수 있다.

① 간호 포커스

욕창 발생을 예방한다.

간호 목표

1) 압박, 밀림, 마찰이 경감된다.

2) 발한이나 배설물로 인한 피부의 습윤이 경감된다.

3) 영양상태가 개선된다.

4) 활동성이 개선된다.

5) 건조 피부가 개선된다.

원조 내용

1. 국소적인 압박 제거, 밀림, 마찰의 경감

1) 체위 변환 원칙

- 체위는 원칙적으로 2시간마다 변환한다.
- 체위 변환 후에 그때까지 아래쪽에서 압박되었던 뼈 돌출부의 피부를 관찰한다.
- 피부에 발적이 관찰되면, 체위 변환 간격을 2시간 이내로 단축한다.
- 텔레비전이 있는 쪽을 보거나 사람들이 많이 지나다니는 복도 쪽을 향하기를 좋아하는 등 체위에 편차가 있다면, 침대의 방향이나 가구 등의 배치를 변경한다.

2) 자세 유지

① 측와위 원칙

- 측와위 각도는 30도로 한다.
- 장기간 누워 있어서 둔근이 수축하여 30도 측와위에서 체압이 분산되지 않을 때는, 여러 종류의 쿠션을 이용해 체위를 변환한다.
- 굴곡 구축이 강해 좌우의 상지나 하지가 서로 부딪히거나 신체의 밀착 부위가 증가할 때는 무릎, 허벅지, 팔꿈치 관절 등에 쿠션을 삽입한다.

근거

- 체압 분산 침구를 사용하더라도 체위 변환은 필요하다.
- 발적한 부위에는 욕창이 발생할 위험이 있다.
- 90도 측와위에서는 천골에 압력이 가해지진 않지만, 장골이나 대전자에 가해지는 체압이 높아진다. 그러므로 30도 측와위를 유지한 채 엉덩이 근육으로 신체를 지탱해 기저 면적을 넓힌다.

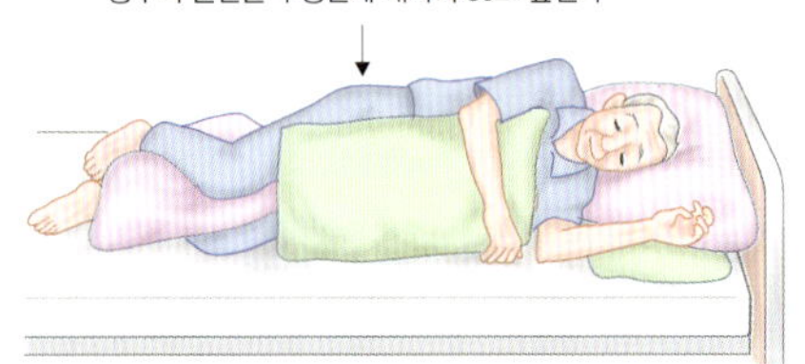

■ 그림20-C 30도 측와위

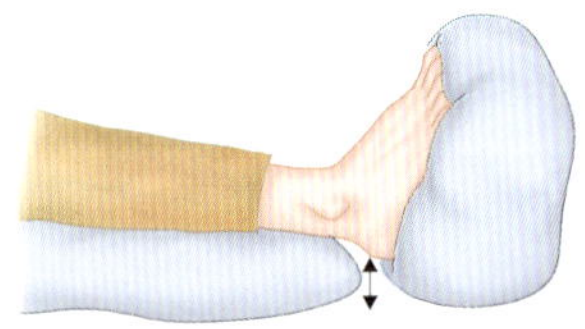

■ 그림20-D 뒤꿈치 거상

② 침대 거상의 원칙

• 가능한 한 거상은 30도 정도까지 한다.

• 침대를 거상할 때는 고관절 부위를 침대가 접히는 부분에 맞춘다.

• 먼저 하지를 거상한 다음에 머리를 거상한다.

• 침대를 거상한 직후에는 매트리스와 신체와의 접촉면에 강하게 밀리는 힘이 발생하므로, 등을 들어서 밀리는 힘을 배제한다.

• 침대를 다시 내린 후에도 매트리스와 신체와의 접촉면에 강하게 밀리는 힘이 발생하므로, 일단 측와위를 함으로써 밀리는 힘을 배제한 다음 자세를 정돈한다.

③ 좌위 원칙

• 휠체어를 탈 때는 앉는 면에 체압 분산 효과가 있는 쿠션을 놓는다.

• 천골·꼬리뼈에 대한 마찰, 밀림을 예방하기 위해 레그 레스트(다리받침)를 조정한다(그림20-F).

• 시간의 경과와 함께 자세가 미끄러지면, 정기적으로 앉는 자세를 고쳐준다.

• 2시간 이상 연속적인 좌위는 피한다.

• 신체의 변형이나 구축, 마비가 있는 고령자는 재활치료 관계자와도 협력하면서 좌위를 유지한다.

3) 체압 분산 침구 사용

① 체압 분산 침구 선택

• 침구는 고령자의 체위 변환 능력, 뼈의 돌출, 침대를 거상하는 각도, 압박이나 밀림의 요인 발생 유무를 고려해 선택한다.

• 침구, 특히 시트의 주름을 편다.

② 체압 관리

• 간이 체압측정기(그림20-G)를 이용해 뼈 돌출부에 가해지는 체압치를 측정한다.

• 멀티 패드형 간이 체압측정기로 측정했을 때 바로 누운 자세의 천골부 체압치가 40mmHg 이상인 경우에는 체압 분산 침구를 사용한다.

4) 피부 보호

• 구축이나 불수의운동으로 인해 뼈 돌출부의 마찰이 생긴 경우에는, 반투과 폴리우레탄 필름 드레싱을 점착한다.

• 단 점착제가 밀리거나 벗겨지며 주름이 생기면서 밀림이나 압박의 원인이 되는 경우도 있으므로, 점착 부위를 확인한다.

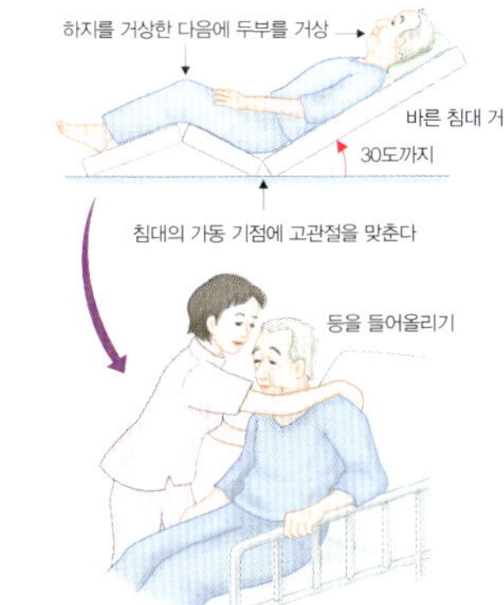

■ 그림20-E 올바른 침대 거상과 등 들어올리기

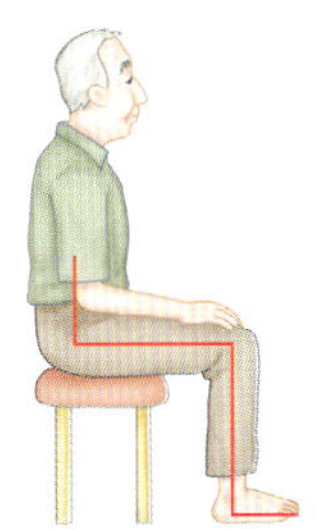

• 브라이든 스케일의 총점이 14점 이하로 '지각의 인지' 3점 이하 또는 '가동성' 3점 이하가 되면, 체압 분산 쿠션 사용을 검토한다.

■ 그림20-F 90도 좌위

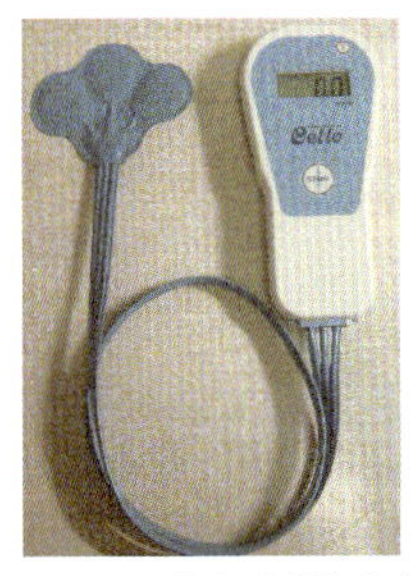

• 센서부의 패드를 천골부나 뒤꿈치와 같은 욕창 호발 부위에 대고 측정한다.

• 욕창 호발 부위에 체압이 집중되지 않는지, 수치로 확인할 수 있다.

■ 그림20-G 간이 체압측정기

2. 피부 케어

1) 피부 청결

- 발열이 격심하거나 심각하게 쇠약한 경우를 제외하고
  는 입욕을 하는 것이 좋다.

2) 피부의 습윤 예방과 경감

① 실금 케어

- 배설물이 피부에 묻은 경우에는, 미지근한 물과 약산성
  의 피부 세정제를 사용해 문지르지 않고 세정한다.
- 배설물 부착으로 인한 항문부나 둔부의 발적, 미란에 대
  해서는 발수성 스프레이 제품이나 크림을 사용한다.
- 실금을 제어할 수 없는 경우에는 기저귀나 항문 점착형
  배설주머니 사용을 검토한다.
- 남성의 경우에는 음경 고정형 수뇨기를 사용할 수 있
  는지 검토한다.

② 발한 케어

- 통기성, 흡습성이 있는 잠옷이나 시트로 변경한다.

3) 건조 피부에 대한 케어

- 입욕 후나 수건으로 닦은 후에 보습제나 로션을 도포
  한다.
- 방의 습도가 40% 이하로 떨어지지 않도록 조정한다.

4) 족부의 피부 케어

- 입욕이나 족욕으로 족부 혈행을 촉진한다.
- 발목이 꽉 끼지 않는 양말을 착용하여, 체온을 유지하
  고 피부를 보호한다.
- 1일 1회 족부를 관찰한다.

- 입욕을 함으로써 피부의 혈류가 개선된다.

- 발수 스프레이 제품이나 크림은 발적이나 미란 예방에 사용
  해도 좋다.

- 발한으로 인해 피부가 침연되면 피부 문제가 일어나기 쉽다.

- 건조한 피부는 밀림이 발생했을 때 손상되어 방어기능이 저
  하되기 쉬워진다.
- 수분과 결합하는 (친수성) 보습제는 피부에 수분이 있을 때 효
  과적이므로, 입욕 후나 수건으로 닦은 직후에 사용한다.
- 당뇨병성 신경증이나 폐색성 동맥경화증이 있는 고령자, 보
  행 불능으로 근육의 펌프 작용이 저하된 고령자는 족부에 냉
  감이 발생하기 쉽다.
- 족부에 냉감이 있으면 욕창이 발생할 위험이 높아진다.

----

3. 영양상태 개선

1) 경구를 통한 영양 보급법 고민

① 식사 동작을 돕는다.

- 젓가락 대신 숟가락을 사용한다. 숟가락의 손잡이를
  크게 한다. 그릇 바닥면에 미끄럼 방지를 위한 가공을
  하거나, 한쪽이 높고 안쪽은 완만한 접시로 바꿈으로
  써, 식기를 쥐거나 음식물을 입가까지 가져가기 쉽도
  록 한다.

② 반소화능 영양제나 영양 보조식품 등 이용

- 1회 식사 섭취량이 적을 때는 푸딩이나 아이스크림, 요
  구르트 등 간식을 권한다.

■ 표20-B 식사 섭취 기준

에너지	25~35kcal/kg/일
단백질	1.5~2.0g/kg/일
철분	6.5mg/일
아연	7~9mg/일
동	1.3~2.5mg/일
칼슘	700mg/일
비타민A	600~1,500μg RE/일
비타민C	100mg 이상/일
수분	30mL/kg/일

(일본인의 식사 섭취 기준 2005에서)

• 식사할 때 반소화능 영양제나 단백질 강화식품, 비타민 · 미네랄 강화식품 등을 첨가하여 제공한다. • 제공된 식품을 섭취하는지 확인한다. • 대상자의 기호에 따라 먹는 방법이나 마시는 방법을 연구한다. 2) 연하 개선 • 삼키기 쉽도록 걸쭉하게 하거나, 스프나 젤리 등으로 음식의 형태를 바꾼다.	• 영양 보조식품의 맛이나 감촉이 기호에 맞지 않으면 섭취하지 않는 경우도 있다.
4. 활동성 증가 • 치료 때문에 침대에서의 와상이 불가피한 경우에는, 짧은 시간이라도 휠체어를 타는 시간을 만들어서 동일한 부분의 압박을 경감시킨다. • 산책이나 다른 사람과의 교류 등 기분을 전환할 수 있는 방법을 찾아서, 침대에서 나와 있는 것이 고통스러운 시간이 되지 않도록 연구한다. • 휠체어 · 침대 간의 이동 시에는 마찰이나 밀림이 발생하지 않도록 원조한다.	• 낮 동안 활동성을 높이거나 기분전환을 도모함으로써, 관절구축 예방이나 혈류 개선, 영양상태의 개선으로 이어질 수 있다.

② 간호 포커스	간호 목표
욕창을 조기치유할 수 있다.	1) 밀림이나 마찰로 인한 피부 손상을 일으키지 않고, 발적이 사라진다. 2) 긁어서 상처가 나지 않고, 수포가 치유된다. 3) 감염이 일어나지 않는다. 4) 욕창에 적절한 습윤 환경이 유지됨으로써 표피가 재생된다.
원조 내용	**근거**
1. 급성기 케어 1) 전신 예방 케어의 재검토 • 국소의 압박, 밀림, 마찰의 원인이 되는 요소를 재검토하여 배제한다. • 피부의 청결, 습윤의 예방과 경감 및 피부 건조에 대한 케어를 재검토하여 지속시킨다. • 영양상태를 개선하기 위한 케어를 재검토하여 지속시킨다.	• 창부에 밀리는 힘이 작용하면 욕창에 포켓이 발생한다고 알려져 있다. • 체위를 변환하거나 휠체어에 탑승할 때는 특히 조심하며 30도 이상의 거상은 하지 않는다.

2) 욕창부의 보호와 치유에 필요한 보습 환경 유지 • 창부의 상태를 매일 관찰한다. • 창부의 마찰이나 밀림을 방지하기 위해, 반투과 폴리우레탄 드레싱 재료를 이용해 피부를 보호한다. • 투명한 드레싱 재료를 이용해서 욕창부를 쉽게 관찰할 수 있도록 한다. • 점착한 드레싱 재료가 밀리지 않는지 확인한다.	• 욕창 발생 직후에는 급성 염증 반응이 심해서 발적, 자반, 부종, 수포, 미란, 궤양 등 피부 상태가 변하기 쉽다. • 조직의 괴사가 심부까지 이르렀다고 하더라도, 처음부터 피부 표면에 나타나지 않는 경우도 있다. • 드레싱 재료의 밀림이나 그로 인한 피부 압박이 욕창의 원인이 되는 경우가 있다.
2. 만성기의 케어 1) 지속적인 전신 케어 • 지속적으로 국소의 압박, 밀림, 마찰을 경감시킨다. • 피부의 청결, 습윤 예방과 경감 및 피부 건조에 대해 지속적으로 케어한다. • 영양상태를 개선하기 위해 지속적으로 케어한다. • 수분 섭취를 권한다. 2) 얕은 욕창의 국소 케어 ① 욕창부를 세정함으로써 청결을 유지한다. • 세정할 때는 약산성 피부 세정제를 거품을 잘 낸 후 욕창 주위 피부를 문지르지 않고 쓰다듬듯이 씻는다. • 세정수로는 생리식염수, 증류수, 수돗물을 이용한다. • 세정할 때는 욕창의 세균을 제거하기 위해 수압을 가하여 씻어낸다. • 세정 후에는 피부를 누르듯이 수분을 닦아낸다. ② 입욕 • 발열이 없을 때는 샤워나 입욕을 한다. ③ 욕창부의 치료를 촉진시킨다. • 발적이나 수포는 폴리우레탄 필름 등으로 보호한다. • 수포가 터졌을 때는 미란으로 취급한다. • 미란이나 얕은 궤양은 흡습성이 있는 드레싱 재료로 보호한다. 3) 깊은 욕창의 국소 케어 ① 욕창부의 청결을 유지한다. • 세정할 때는 약산성 피부 세정제를 거품을 잘 낸 후 욕창 주위 피부를 문지르지 않고 쓰다듬듯이 씻는다. • 세정수는 생리식염수, 증류수, 수돗물을 이용한다.	 • 삼출액이 많은 경우 탈수가 되기 쉽다. • 얕은 욕창의 경우에는 발적, 수포, 미란, 얕은 궤양으로 나누어 치료 방침을 세운다. • 소독약은 세포독성이 있기 때문에, 국소 조직을 상해하여 욕창 치유를 방해한다. • 일반적으로, 확실한 감염이 아니라면 욕창은 세정만 하고 소독은 하지 않는다. • 세정용 보틀로는 플라스틱 병에 세정 노즐만 장착하는 방법을 고려한다. • 창부의 경우, 치유에 필요한 보습 환경을 유지한다. • 흡습성이 있는 드레싱 재료는 하이드로콜로이드, 폴리우레탄 폼, 하이드로폴리머를 이용한 것이다.

• 창면의 세균을 제거하기 위해 수압을 가하여 씻어낸다.

• 세정 후에는 피부를 누르듯이 수분을 닦아낸다.

② 욕창의 치유를 촉진시킨다.

• 괴사조직 제거(N→n) : 외과적 괴사조직 제거술(괴사조직을 메스나 가위로 절제)을 통해 청결하고 신선한 욕창으로 만든다.

• 육아 형성(G→g) : 육아 형성 촉진 작용이 있는 외용약을 사용하거나, 적절한 습윤 환경을 유지하게 하는 드레싱 재료를 점착한다.

• 욕창 축소(S→s) : 육아조직의 형성이 촉진되어 상피화가 진행됨으로써 달성되나, 외과적 수술로 욕창 부위를 폐쇄하기도 한다.

• 깊은 욕창의 경우, DESIGN 중증도 분류에 따른 괴사조직 제거(N→n), 육아 형성(G→g), 욕창 축소(S→s)의 순으로 치료 방침을 세운다.

• 한편 염증/감염의 제어(I), 삼출액의 제어(E), 포켓 해소(P)에 대해서는 적당하게 개선을 위한 방침을 세울 수 있다.

• 일반적으로, 명확한 감염이 아니라면 소독약을 사용하지 않는다.

• 괴사조직이 있으면 욕창의 치유를 방해한다.

• 창부의 감염 방지를 위해서라도 괴사조직을 제거한다.

관련 항목 : 더 자세히 알고 싶다면 다음을 참조하자

• **욕창의 원인 · 유인**

우울 상태(→ 346쪽), 치매(→ 82쪽), 파킨슨병(→ 131쪽), 낙상(→ 483쪽), 폐용증후군(→ 550쪽) : 활동성을 저하시키지 않는가.

뇌졸중(→ 102쪽) : 경직이나 관절구축으로 인해 신체의 가동성 저하를 야기하지 않았는가.

우울 상태(→ 346쪽), 섭식 · 연하장애(→ 402쪽) : 식욕이 저하되거나 식사 섭취량이 감소되는 탓에 영양상태가 저하되지 않았는가. 야위어서 병적인 뼈 돌출을 야기하지 않았는가.

배뇨장애(→ 445쪽), 배변장애(→ 456쪽) : 피부의 습윤을 야기하지 않았는가.

감각 · 지각장애(→ 511쪽) : 피부의 병변을 알아차리는 힘이 저하되지 않았는가.

부종(→ 433쪽) : 피부의 조직 내구성이 저하되지 않았는가.

MEMO

그림으로 살펴보는 질환

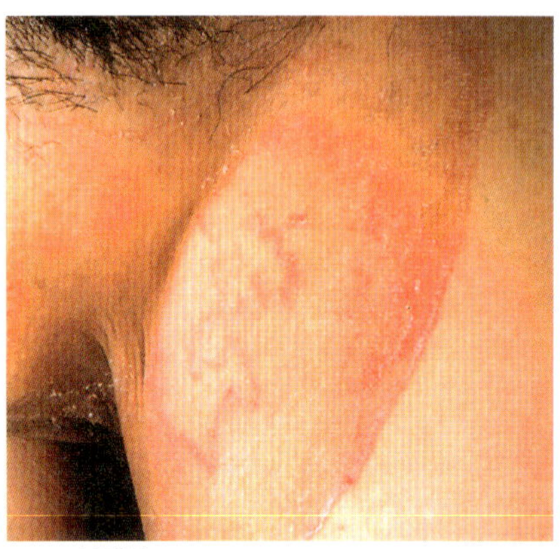

a. 고부백선
둘레가 제방 모양으로 융기된 환상홍반으로, 중심부터 치유되는 경향을 확인할 수 있다

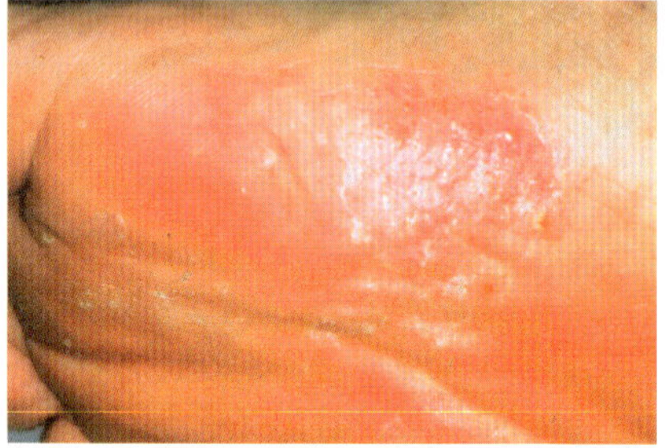

b. 소수포형 족부백선
발바닥에 소수포가 다발하여, 수포가 터지면 둘레에 인설이 부착된다

■ **그림21-1 백선**
(와타나베 신이치 : 백선, 통계간호학 강좌 전문분야16 피부 제12판, pp.132~133, 이가쿠쇼인, 2008에서)

질환에 대한 지식

병태 생리

백선(tinea)이란 피부사상균(피부진균)으로 인한 각질, 손발톱, 모발의 감염증이다.

- 피부사상균은 수십 종으로 이루어진 각질 친화성 진균군으로 백선균속(트리코피톤(Trichophyton)), 소포자균속(마이크로스포룸(Microsporum)), 표피사상균속(에피더모피톤(Epidermophyton))의 3가지 균속으로 분류된다.
- 백선은 표피에 국한되는 표재성 백선과 진피, 피하조직에 백선균이 기생·증식하는 심재성 백선으로 나눌 수 있다.
- 표재성 백선에는 균이 각질, 손발톱, 모발에 기생하는 두부백선, 안면백선, 체부백선, 고부백선(완선), 수부백선, 족부백선, 조갑백선이 포함된다. 족부백선은 무좀이라고도 하며 소수포형, 지간형, 각화형(각질 증식형)으로 나눌 수 있다. 백선균은 영양분이 되는 케라틴이 많이 들어 있는 인설, 각질층, 모발에 살면서 진피 내로는 침입하지 않는다.
- 심재성 백선은 진피에 강한 염증 증상을 발생시키는 셀수스 독창(kerion Celsi, 두부 독창), 백선성 모창(tinea barbae), 급성 심재성 염증형의 체부백선(Inflammatory Tinea Corporis) 등이 있다.

- 일본에서 분류되는 피부진균의 대부분이 백선균속의 트리코피톤 루브룸(T. rubrum), 트리코피톤 멘타그로피테스(T. mentagrophytes)이기 때문에, 백선과 피부사상균증은 거의 동의어로 사용되고 있다.
- 피부사상균은 사람에 기생하면서 사람에게서 사람으로 감염되는 경우와, 동물에 기생하면서 동물로부터 사람으로 감염되는 경우가 있다.

- 일본에서는 족부백선의 빈도가 높다. 일반적으로 소수포형 족부백선과 지간형 족부백선은 하절기에 증상이 출현하고 동절기에는 가라앉는다.

- 체부백선은 고리 모양의 붉은색 작은 구진이 출현한다. 홍반, 장액성 구진, 소수포, 인설, 딱지가 관찰된다.
- 고부백선은 서혜부, 대퇴 근위부에 홍반이 출현하여 확대된다. 중심부에서는 염증이 쉽게 치유되나, 강한 색소 침착을 남긴다.
- 족부백선 중 소수포형에서는 투명하고도 약간 점도가 있는 내용물을 담고 있는 소수포가 관찰되며, 호발 부위는 발바닥, 발꿈치가 시작되는 곳, 발모서리이다. 지간형은 인설이 발생해 짓무르고 가려움을 호소한다. 발적의 정도가 강해 미란을 동반하는 경우도 있다. 각화형은 발바닥에서 뒤꿈치 전면에 걸쳐 광범위한 각질 증식과 낙설성 홍반이 관찰되며, 만성으로 경과한다.
- 수부백선은 손등에 발생한 경우에 체부백선처럼 고리 모양의 피진이 생성되고, 손바닥에 생기면 손바닥 전체가 각화되어 단단하고 건조한 각화형 변형을 보인다.
- 조갑백선에서는 손발톱의 비후와 혼탁을 주요 징후로 하는 변형을 동반한다. 자각증상이 적기 때문에 방치되기 쉬우나, 난치성이며 족부백선의 합병증으로 발생한다. 중년 이후로 호발 부위는 발톱이다.

진균 배양법으로 피부진균이 검출되면 확정 진단

- 진균인 사상균이 국소에서 증명되면 확정 진단이 된다. KOH 직접 도말검사(진균 수산화칼륨 도말검사), 진균 배양법과 같은 진균검사로, 병소 둘레의 인설, 손발톱의 백탁이나 쉽게 빠지는 병모 등에서 균이 검출되면 확정된다.

- 지간형 족부백선에서는 발가락 사이의 상처를 통해 세균에 감염되어 봉와직염, 림프관염을 야기하는 경우가 있다.

■ 치료 방침

- 약물요법을 실시한다. 외용요법과 내복요법 적용을 검토한다. 소수포형 족부백선, 지간형 족부백선에서는 비누를 사용해 세정하고, 항상 청결을 유지한다. 고온다습한 상태를 피하고, 양말을 신지 않는 등 건조에 신경 쓰면서 끈기를 갖고 치료를 계속한다. 동거인이 백선 환자인 경우에는 같이 치료를 실시한다. 인설 내의 균은 장기간 생존하므로, 욕실의 발 매트, 목욕 수건, 슬리퍼 등을 함께 쓰지 않는다.

■ 표21-1 백선의 주요 치료약

분류	일반 명	주요 상품명	약효 메커니즘	주요 부작용
항진균제	Butenafine HCl	Mentax	피부사상균에 강한 항균력을 보이며, 그 작용은 살균적이다.	피부 증상
	Liranaftate	Zefnart	에르고스테롤의 생합성 저해 작용으로 인해 항진균 작용을 발휘한다.	
	Lanoconazole	Astat	에르고스테롤의 생합성 저해 작용으로 인해 항진균 작용을 발휘한다.	
	Ketoconazole	Nizoral		
	Terbinafine HCl	Lamisil	피부사상균에 강력한 살진균 작용을 지닌다.	위독한 간 장애, 범혈구 감소, 무과립구증 등
	Itraconazole	Itrizole	세포막의 주요 구성 지질인 에르고스테롤의 생합성을 저해한다.	울혈성 심부전, 폐수종, 간 장애 등

■ 약물요법

- 표재성 백선에서는 외용요법(항진균약)이 주가 된다. 그러나 각질층 심부에는 약물 성분이 도달하기 힘들고 면역 담당 세포도 들어가기 어렵기 때문에, 장기간의 치료를 요하는 경우가 많다. 두부백선, 조갑백선은 외용요법만으로 치료하기 힘들며, 소수포형 족부백선, 지간형 족부백선에서 조갑백선을 병발한 경우와 심재성 백선에서는 내복요법이 적용된다.
- 일본의 경우, 백선으로 보험이 적용되는 내복약은 그리세오풀빈(Griseofulvin), 이트라코나졸(Itraconazole), 염산 테르비나핀(Terbinafine HCl)이다.

외용 요법

- 족부 병변(각질형을 제외), 체부백선, 고부백선에서는 외용요법을 실시한다. 외용약에는 연고, 크림, 액제가 있다.

처방 예 족부백선. 다음 중 한 가지를 사용한다.

- Mentax 크림. 1일 1회 적량 도포 ← 항진균약
- Zefnart 크림. 1일 1회 적량 도포 ← 항진균약
- Astat 크림. 1일 1회 적량 도포 ← 항진균약
- Nizoral 크림. 1일 1회 적량 도포 ← 항진균약

내복 요법

- 조갑백선, 각화형의 수·족부백선, 두부백선은 내복요법을 실시한다. 염산 테르비나핀, 이트라코나졸을 내복하는 경우에는 혈액검사로 간기능, 말초혈액상을 정기적으로 조사한다. 또한 염산 테르비나핀에는 병용 주의 약물이, 이트라코나졸에는 금기 약물·병용 주의 약물이 다수 있으므로 주의한다.

처방 예 **조갑백선. 다음 중 한 가지를 사용한다.**

- Lamisil정(125mg). 1정. 하루 한 번(식후) ← 항진균약
- Itrizole 펄스 요법. Itrizole 캡슐(50mg). 1일 4~8캡슐. 하루 2번에 나누어 복용(식후) ← 항진균약
  1주 동안 투약한 후 3주 동안 쉬는 것을 한 주기로 하며, 3주기 수행 후 종료한다. 필요에 따라 적당히 조정한다.

백선의 병기·병태·중증도별로 본 치료 플로차트

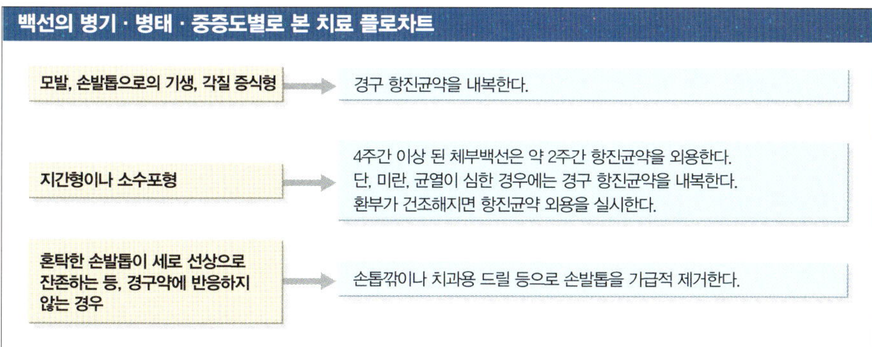

MEMO

간호 관점

- 백선은 각질이나 손발톱의 감염증이다. 따라서 백선균과의 접촉을 피하거나, 부착된 백선균을 제거하여 백선이 발현되지 않도록 처치할 수 있다면 예방할 수 있다. 백선에 걸리더라도 적절히 치료하면 치유된다.
- 고령자는 노화로 시력이나 정교성이 저하되고, 통증이나 마비로 인해 유연성이 저하되며, 가동성 장애나 인지기능 저하가 더해짐으로써, 백선 감염증의 예방을 위해 청결을 유지하거나 환경을 정리하거나, 병에 걸린 다음에는 치료를 계속하기가 힘들어지기 쉽다.

■ 일상생활 속 간호 포인트

1. 피부나 손발톱을 청결히 한다.
2. 다른 사람이나 다른 부위로 백선균 감염을 전파시키지 않는다.
3. 약물요법을 지속하도록 지원한다.

| step 1 정보 수집 | step 2 정보 분석 | step 3 간호 포커스의 명확화 | step 4 계획 세우기 | step 5 개입 실시 |

종합평가

백선 치료를 계속하기 위해 필요한 지식을 습득하고, 행동 전개에 문제를 야기하는 원인을 분석한다.

		필요한 정보	분석 관점
핵 심 정 보	질 환 관 련 정 보	발가락 : 피부 박리, 삼출액 발바닥 : 수포, 각질 증식 손발톱 : 비후, 백탁, 황갈색으로 변색, 변형 고부 : 홍반 가려움, 약물의 사용	• 백선이 발생하기 쉬운 부위의 피부나 손발톱을 관찰한다. • 가렵지 않아서 백선에 걸렸다는 사실을 간과할 가능성 • 피부 병변부의 약물(스테로이드약) 오용으로 인한 악화 가능성
	신 체 적 측 면	**운동기능** 상하지 가동영역, 손가락의 정교성 **인지기능** 예방이나 치료를 계속할 필요성에 대한 이해	• 피부나 손발톱 정리 혹은 약물요법을 위해 필요한 일련의 동작을 하는 데 어려움은 없는가. • 관절구축 때문에 두 면의 피부가 항상 밀착되어 습윤하지 않은가. • 피부의 병변을 알아채는 시각(視覺) • 백선의 예방이나 발병 후 치료, 청결에 대한 이해

핵심 정보	심리 · 영적측면	가치 · 신념 기분 · 정동	• 항상 청결에 신경 쓰고 있는가. • 가려움이나 통증 때문에 안절부절못하는가.
	사회 · 문화적측면	관계 직업 사회 참여	• 백선에 걸린 사람과 욕실, 발 매트, 신발 등을 함께 사용하고 있지 않은가. • 땀이 차기 쉬운 신발을 장시간 신고 있지 않은가. • 땀이 차기 쉬운 장치를 장시간 착용하고 있지 않은가.
활동		활동 내용 활동의 의욕 · 개인사	• 활동에 집중하지 않고, 가려움을 더 의식하지 않는가.
휴식		수면 입면곤란이나 중도각성의 유무 정신적 휴식 기분전환	• 가려움으로 인한 수면장애 • 가려움으로 인한 기분전환의 어려움
식사		영양상태 식사 섭취량, 혈당치, 말초혈액 총 림프구 수, 면역글로불린 수치	• 면역력이 저하된 요인의 유무
배설		배설 동작 요 · 변실금 유무, 기저귀 사용	• 기저귀 착용으로 인한 음부나 둔부의 고온다습한 환경 • 배설물 부착으로 인해 염증이 야기되는 피부 방벽기능의 저하
몸차림		청결 백내장 등으로 인한 시력장애의 유무, 상하지 가동영역, 몸통의 유연성 단정함 손발톱 깎기	• 발가락이나 발바닥까지 손을 뻗어서 씻을 수 있는가. • 입욕, 수욕, 족욕의 빈도 • 비후한 손발톱 정리 방법에 대한 지식 • 비후한 손발톱을 정리하기 위한 정교성 • 신발을 신었을 때 비후한 발톱으로 인한 발가락의 압박감이나 통증은 없는가.
의사소통		수단 발어의 명확함 내용 가려움에 대한 호소	• 가려움을 언어나 신호로 호소할 수 있는가. • 가려움에 대한 호소나 신호가 있는가.

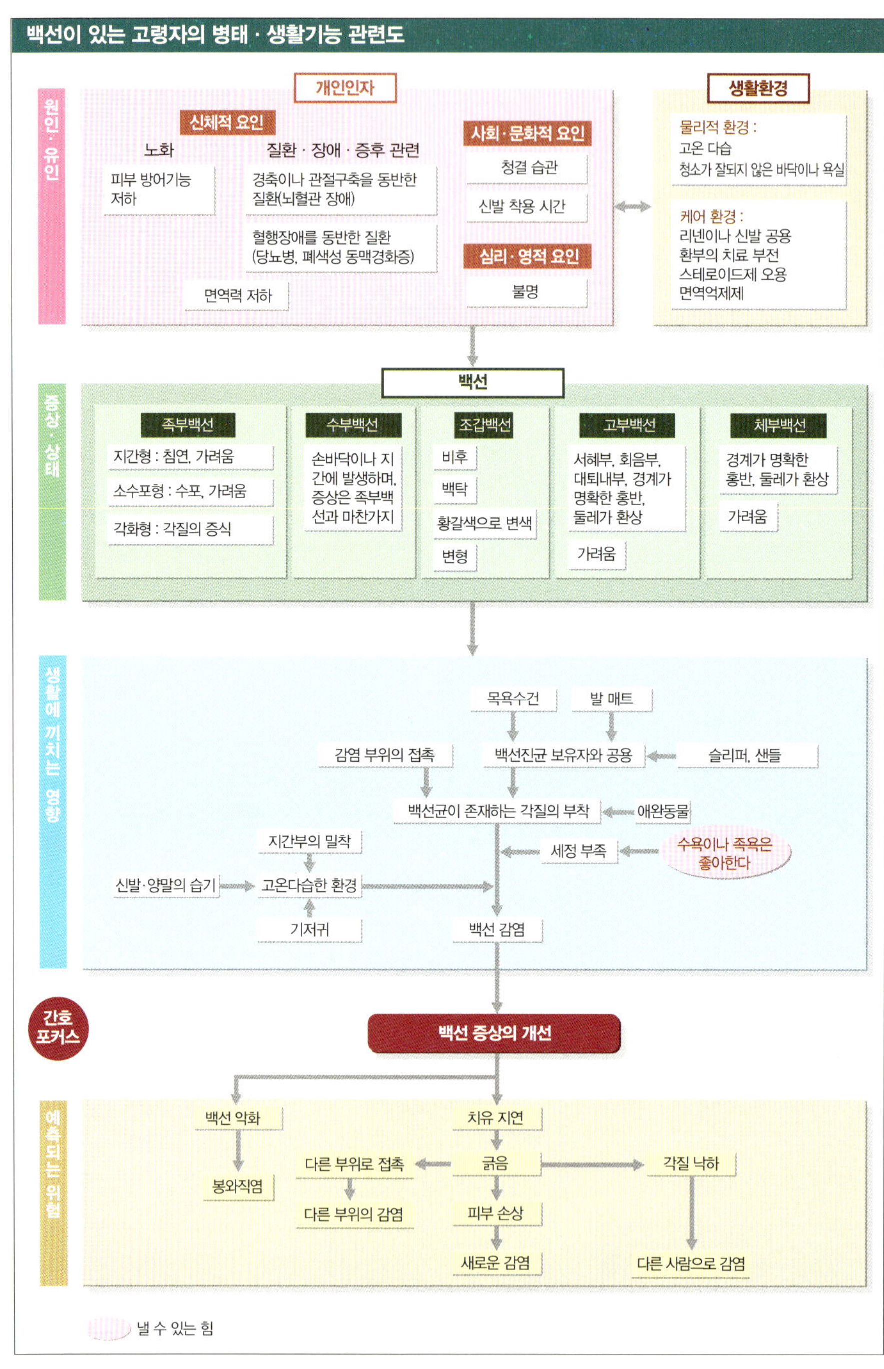

백선이 있는 고령자의 병태 · 생활기능 관련도

원인 · 유인

개인인자

신체적 요인

노화
피부 방어기능 저하

질환 · 장애 · 증후 관련
경축이나 관절구축을 동반한 질환(뇌혈관 장애)
혈행장애를 동반한 질환 (당뇨병, 폐색성 동맥경화증)

면역력 저하

사회 · 문화적 요인
청결 습관
신발 착용 시간

심리 · 영적 요인
불명

생활환경

물리적 환경 :
고온 다습
청소가 잘되지 않은 바닥이나 욕실

케어 환경 :
리넨이나 신발 공용
환부의 치료 부전
스테로이드제 오용
면역억제제

백선

증상 · 상태

족부백선
지간형 : 침연, 가려움
소수포형 : 수포, 가려움
각화형 : 각질의 증식

수부백선
손바닥이나 지간에 발생하며, 증상은 족부백선과 마찬가지

조갑백선
비후
백탁
황갈색으로 변색
변형

고부백선
서혜부, 회음부, 대퇴내부, 경계가 명확한 홍반, 둘레가 환상
가려움

체부백선
경계가 명확한 홍반, 둘레가 환상
가려움

생활에 끼치는 영향

목욕수건   발 매트
감염 부위의 접촉
백선진균 보유자와 공용   슬리퍼, 샌들
백선균이 존재하는 각질의 부착   애완동물
지간부의 밀착
신발·양말의 습기 → 고온다습한 환경   세정 부족   수욕이나 족욕은 좋아한다
기저귀   백선 감염

간호 포커스

백선 증상의 개선

예측되는 위험

백선 악화
봉와직염

치유 지연
다른 부위로 접촉   굵음   각질 낙하
다른 부위의 감염   피부 손상
새로운 감염   다른 사람으로 감염

낼 수 있는 힘

간호 포커스의 명확화

- 피부나 손발톱의 백선 증상이 개선된다.

① 간호 포커스	간호 목표
피부나 손발톱의 백선 증상이 개선된다.	1) 피부나 손발톱의 상태가 개선된다. 2) 환부의 습윤 상태가 경감된다. 3) 가려움이 경감된다. 4) 다른 부위로 감염되지 않는다.

원조 내용	근거

1. 피부를 청결히 한다.

1) 족부

- 입욕이나 족욕을 매일 한다.
- 발가락 사이를 잘 씻는다.
- 비누를 써서 씻었을 때는 비눗물을 잘 헹궈낸다.
- 발가락 사이의 물기를 잘 닦는다.
- 발가락 사이를 벌려서 건조시킨다.
- 발가락 사이가 건조된 다음에 양말이나 신발을 신는다.
- 양말은 통기성이 좋은 면으로 된 것을 신고, 매일 교환한다.
- 신발은 최저 2켤레를 준비하여 매일 같은 것을 신지 않도록 하고, 통기가 잘되는 곳에서 그늘에 말린다.
- 통기성을 좋게 하기 위해 신발은 발끝이 넉넉한 것을 고르고, 발가락이 장시간 서로 밀착되지 않도록 한다.

2) 수부

- 입욕이나 수욕을 매일 한다.
- 손가락 구축이 있어서 뻣뻣하게 구부려져 있는 경우에는, 따뜻한 물로 데워서 서서히 손 관절을 펴고 손가락이나 손바닥을 씻는다.
- 다 씻은 후에는 손가락 사이나 손바닥의 물기를 잘 닦는다.

근거:

- 백선균은 부착 후 증상이 발현되기까지 며칠이 걸리므로, 매일 입욕할 때 비누로 씻는 것만으로도 균이 제거되어 감염을 예방할 수 있다.
- 고령이 되면 시력이나 정교성의 저하, 신체 유연성의 저하로 인해 상체를 앞으로 숙이기 힘들어진다. 따라서 발이나 손발톱의 셀프케어가 어려워지게 되므로 청결한 상태를 유지하기 어렵다.
- 손가락에 구축이 있으면 손톱이나 손가락 사이, 손바닥에 백선이 생기기 쉽다.

3) 고부 · 체부 • 매일 세정한다. • 기저귀를 사용하는 경우에는 물기를 잘 닦은 후에 착용한다.	
2. 백선균과 접촉할 기회를 줄인다. • 시트 · 침구를 교환할 때는 낙설이 날리지 않도록 조심스럽게 한다. • 대상자 전용의 손톱깎이를 사용하고, 사용 후에는 알코올 솜으로 닦는다. • 목욕수건, 발 매트, 탈의실 벤치에 깔아놓는 타월은 다른 사람과 함께 쓰지 않고 개인별로 교환한다. • 욕실을 사용한 후에는 잘 씻어내고 건조시킨다.	• 백선균은 15℃ 이상, 습도 70% 이상인 환경에서 활동이 활발해진다.
3. 피부 손상 예방 1) 손톱 깎기 • 손가락에 구축이 있으면 손톱이 파고들어가 피부에 상처를 입히므로, 손톱이 길 때는 수욕이나 족욕을 한 후에 깎는다. • 발톱이 두꺼워 잘 깎을 수 없다면 니퍼형의 손톱깎이를 사용하고, 버퍼를 이용해 두께를 얇게 한다. 2) 가려움에 대한 대처 • 손톱을 짧게 정리하고, 심하게 가렵더라도 긁지 않도록 당부한다. • 자고 있을 때 어쩔 수 없이 가려운 부위를 만지게 되는 경우에는 얇은 면장갑을 착용한다.	• 조갑백선으로 인해 손발톱이 두꺼워지면, 신발을 신었을 때 발가락이 압박되어서 말초의 혈액순환이 나빠진다.
4. 약물요법 • 외용약은 입욕 혹은 수욕이나 족욕 후에 물기를 잘 닦은 다음 도포한다. • 외용약은 병변부보다도 넓은 범위에 얇게 도포한다. • 피부 증상이 개선되더라도 자기 판단으로 외용약을 중지하지 말고, 의사와 상담하면서 치료를 종료한다. • 외용약을 도포함으로써 통증이나 붓기가 발생할 때는 의사와 상담한다.	• 입욕 혹은 수욕이나 족욕 후에는 피부의 각질층이 부드러워져서 약물이 침투하기 쉽다. • 각질층 심부에 백선균이 존재하는 경우, 치료를 중단하면 재발한다.

• 백선에 걸리는 데 영향을 끼치는 질환이나 장애

뇌졸중(→ 102쪽) : 경직이나 관절구축으로 인해 청결한 상태가 유지되지 못하는 상황이 아닌지 확인하자.

치매(→ 82쪽), 파킨슨병(→ 131쪽), 척수소뇌변성증(→ 149쪽) : 청결을 위한 동작에 영향을 끼치지 않는지 확인하자.

당뇨병(→ 246쪽), 부종(→ 433쪽) : 혈행장애를 야기하여 감염되기 쉬운 상태가 되지 않았는지 확인하자.

감각 · 지각장애(→ 511쪽) : 피부의 병변을 알아차리는 힘이 저하되지 않았는지 확인하자.

MEMO

그림으로 살펴보는 질환

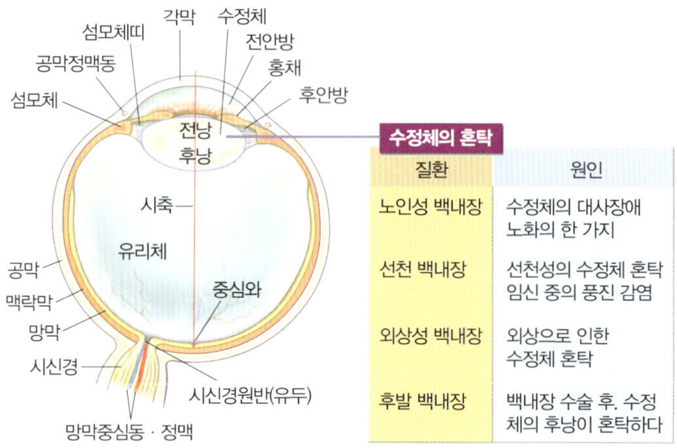

수정체의 혼탁

질환	원인
노인성 백내장	수정체의 대사장애 노화의 한 가지
선천 백내장	선천성의 수정체 혼탁 임신 중의 풍진 감염
외상성 백내장	외상으로 인한 수정체 혼탁
후발 백내장	백내장 수술 후. 수정체의 후낭이 혼탁하다

■ 그림22-1 안구의 구조(오른쪽 눈을 위에서 본 그림)와 백내장의 원인

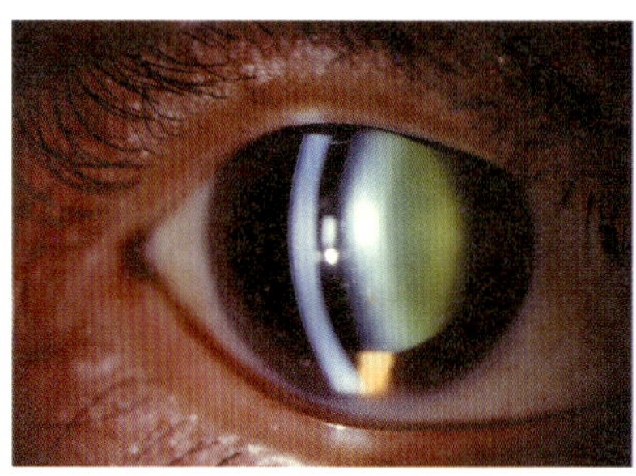

■ 그림22-2 백내장
수정체의 혼탁이 관찰된다(세극등 현미경 검사)

질환에 대한 지식

병태 생리

백내장(cataract)이란 수정체가 혼탁한 상태의 총칭이다.

- 백내장은 수정체가 혼탁해진 상태로서, 혼탁은 단백질의 변성, 섬유의 팽화(swelling), 파괴에서 기인한다.
- 백내장에는 태어나면서부터 수정체가 혼탁한 선천 백내장과 어떤 원인으로 말미암아 후천적으로 수정체가 혼탁해진 후천 백내장이 있다.
- 선천 백내장에는 유전성 질환 말고도, 임신 초기 모체의 풍진 감염으로 인한 것도 포함된다. 후천 백내장

에는 노년 백내장, 안과 질환에 병발한 백내장, 당뇨병이나 아토피성 피부염과 같은 전신질환에 동반한 백내장, 외상성 백내장, 방사선 백내장, 스테로이드 백내장 등이 있다.
- 수정체의 혼탁은 부위에 따라 피질형, 핵형, 전·후낭하형으로 나뉜다.

■ 노년 백내장(senile cataract)
- 원인은 특정하지 않으며, 수정체의 노화로 인한 혼탁을 노년 백내장이라고 한다. 초기 백내장은 40대부터 관찰되며, 백내장 중에서 가장 많다.

병인 · 악화인자

- 노년 백내장은 수정체가 노화로 인해 혼탁해지는 것으로, 변성 메커니즘에 대해서는 명확히 밝혀지지 않았다.

역학 · 예후

- 이전에는 실명의 원인질환이었으나, 수술이 진보하면서 개선되었다. 그러나 개발도상국에서는 아직도 실명의 원인이 된다.
- 노년 백내장은 여성에게 많다. 백내장 유병률은 노화와 함께 증가하여, 70~80세가 되면 정도의 차는 있으나 모든 고령자에게서 확인된다.

증상

눈부심과 시력 저하가 주요 증상이다.
- 노년 백내장의 초기증상은 대부분 눈부심이다. 시력장애, 안개가 낀 것처럼 보임, 눈의 피로, 청자색의 한색 계열에 대한 감별 곤란 등이 있다.
- 혼탁 부위에 따라서는 햇빛이 잘 드는 장소나 자동차의 헤드라이트에 대해 심한 '눈부심'을 느끼기도 한다. 또한 시력장애는 완서하게 진행되며, 원방과 근방의 시력도 동시에 저하된다.
- 핵이 갈색을 띠게 되는 핵형은 경화 초기에 근시가 강해져서 시력이 저하된다. 후낭하형은 초기에 눈부심과 근거리 시력의 저하가 관찰된다. 피질형은 노년 백내장에서 자주 관찰된다.

진단 · 검사치

산동(pupillary dilatation, 동공 확대) 후에 세극등 현미경으로 수정체를 관찰한다.
- 산동약을 사용하여 산동시킨 후에 세극등 현미경으로 수정체의 혼탁을 확인한다(그림22-2). 안압 측정이나 안저검사(funduscopy)를 통해 백내장 이외의 안과 질환 유무를 조사하여, 수정체의 혼탁 정도와 시력이 일치하는지 판단한다. 수정체 관찰만으로는 시력 저하가 백내장에 의한 것인지, 아닌지 판단하기 어렵다.

■ 검사치
- 백내장 이외의 질환일 가능성도 고려하여 안압, 안저검사를 수행한다.

- 당뇨병과 같은 대사이상, 내분비 이상, 아토피성 피부염, 근육퇴행위축(muscular dystrophy)과 같은 질환에 동반해 백내장이 발생하기도 한다.

치료법

■ 치료 방침

- 백내장을 완치할 수 있는 약물은 없으며, 그 효과에도 한계가 있다. 시력장애가 생활에 지장을 초래하게 된 경우에는 수술을 한다. 대략적 기준으로 교정시력이 0.1~0.2 이하일 때 수술을 적용한다. 수술 후에는 고도의 원시 상태가 되므로 이전까지는 안경이나 콘택트렌즈를 통해 교정했으나, 최근에는 안내렌즈를 삽입함으로써 시력을 교정한다.

■ 약물요법

- 백내장이 진행되는 것을 예방하기 위해 점안약을 사용한다. 하지만 진행 방지나 진행 지연 정도의 효과로 시각기능 개선은 기대할 수 없다.

  처방 예 다음 중 한 가지를 이용한다.

  - Kary Uni 점안액(0.005%). 1일 4회 점안 ← 백내장 치료약
  - Catain 점안액(0.005%). 1일 4회 점안 ← 백내장 치료약
  - Tathion 점안액(2%). 1일 4회 점안 ← 백내장 치료약

■ 외과요법

- 자각증상, 일상생활에서 필요한 시력 등을 고려해 환자가 희망한다면 수술한다. 수술을 통해 시력이 수술 전보다 저하되는 사례가 드물게 있다. 실명으로 이어질 수 있는 안내염(눈 속 염증)과 같은 리스크를 사전에 설명한 다음 수술을 결정한다.
- 백내장 수술은 단시간에 이루어지며 침습이 적고 안전하다. 고령자라는 사실 자체는 리스크가 되지 않으므로, 백내장이 생활에 지장을 초래하는 경우에는 대부분의 고령자가 수술을 받는다. 그러나 고혈압, 당뇨병, 치매, 천식 등의 병력 정도에 따라 수술이 어려운 경우도 있다.
- 현재로서 표준적 수술 방식은 초음파 수정체 유화술(phacoemulsification)이다. 국소마취한 상태에서 안면신경을 블록하고, 초음파로 수정체 내용물을 유화 · 파쇄 흡인하면서 제거하여, 수정체낭에 공간을 확보해 안내렌즈를 삽입한다. 안내렌즈로는 아크릴 소재나 실리콘 소재를 굽혀서 만든 렌즈를 사용한다. 절개창(약 2mm)이 작아서 수술한 후 회복이 빠르다.
- 마취에서 각성된 후에는 화장실에 걸어갈 수 있으나, 안압을 상승시키는 두부의 진동은 피한다. 환자를 압박 고정할 필요는 없다. 수술로 시력이 회복되어 세상이 밝아졌다며 기뻐하는 고령자가 많다.
- 안내렌즈의 비약적인 진보에 따라, 비구면 렌즈, 다초점 렌즈, 착색 렌즈 등 부가가치가 있는 렌즈가 늘어나고 있다.

■ 표22-1 백내장의 주요 치료약

분류	일반 명	주요 상품명	약효 메커니즘	주요 부작용
백내장 치료약	Pirenoxine	Kary Uni, Catain	수정체의 투명성을 유지시킴으로써, 백내장의 진행을 억제한다.	과민증, 안 증상
	Glutathione	Tathion	눈 조직의 대사 개선을 통해, 치유기전의 촉진에 도움이 되는 것으로 여겨진다.	안 증상

백내장의 병기 · 병태 · 중증도별로 본 치료 플로차트

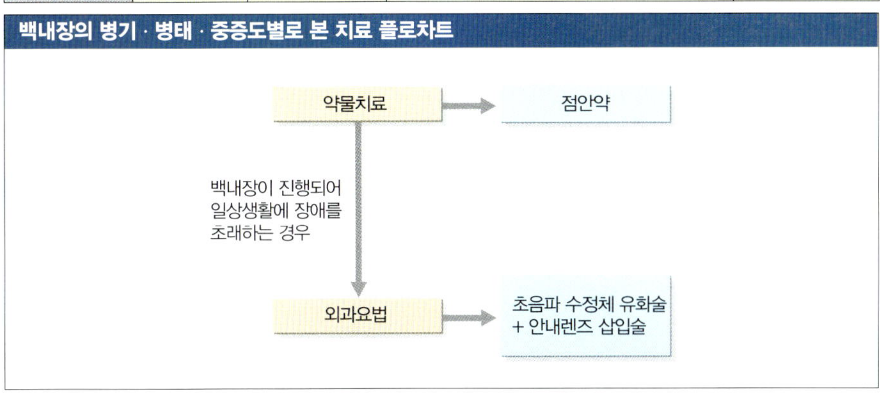

MEMO

간호 관점

- 백내장은 수정체가 혼탁해지면서 시각장애를 동반한다. 고령자에게 시각장애는 위험에 대한 회피 능력을 저하시키고 사고를 입기 쉽게 한다. 따라서 고령자는 활동에 대한 공포심을 갖기 쉽다. 또한 시각장애는 역할·즐길 거리를 계속하기 힘들게 만들거나 자립적인 일상생활에 지장을 초래하므로, 자존감을 저하시켜 심리적인 침울함을 야기한다. 이런 점에서 고령자는 스스로 활동의 장을 좁혀버릴 위험성이 있다. 그러므로 시각장애가 있더라도 활동의 장이 넓어질 수 있도록 원조할 필요가 있다.
- 일상생활의 부자유는 활동량을 저하시킬 수 있다. 따라서 시각장애로 인한 일상생활의 부자유스러운 면을 최소한으로 줄일 수 있도록 원조를 수행할 필요가 있다.

■ 생활기능장애도에 따른 장기적인 간호 관점

시각장애에 대한 대응

시각장애로 인한 활동에 대한 공포심이 최소한이 되어 안심하고 생활함으로써, 대상자가 낼 수 있는 힘을 발휘하게 된다. 따라서 위험이 없는 익숙한 생활환경 속에서, 필요한 원조를 받으며 부자유가 없는 일상생활을 보낼 수 있도록 원조한다.

침울함 예방

시각장애로 자존감이 저하되어 일시적으로 좁아진 생활의 장이 다시금 넓어질 수 있게끔, 역할이나 즐길 거리를 계속할 수 있도록 원조한다.

■ 일상생활 속 간호 포인트

1. 시각장애로 인한 발 걸림, 부딪힘과 같은 위험을 방지하여, 자신감을 갖고 활동의 장이 넓어질 수 있도록 환경을 정비한다.
2. 시각장애가 있더라도 역할이나 즐길 거리를 계속할 수 있도록 지원한다.

| step 1 정보 수집 | step 2 정보 분석 | step 3 간호 포커스의 명확화 | step 4 계획 세우기 | step 5 개입 실시 |

종합평가

생활행동의 6가지 요소에 비추어, 백내장으로 인한 시각장애를 지니고 생활하는 일상의 부자유를 명확히 밝히고, 자립을 지향하기 위해 필요한 원조 방안을 생각한다. 특히 대상자가 안전하게 지낼 수 있도록 환경을 정돈함으로써, 시각장애로 인한 위험을 방지할 수 있다. 뿐만 아니라 대상자가 역할이나 즐길 거리를 계속할 수 있어서, 활동의 장이 넓어지고 자신감도 가질 수 있다. 따라서 일상생활의 부자유와 관련해 환경을 종합평가하는 것이 중요하다.

	필요한 정보	분석 관점
	시력	• 시력 저하의 유무와 정도

	질환 관련 정보	뿌옇게 보임 눈부심 눈의 피로 색이 보이는 방식 약제 사용	• 뿌옇게 보임 · 눈부심 · 눈의 피로 유무와 정도 • 상기 증상의 출현으로 인해 활동량이 저하되거나 활동 범위가 좁아지지 않았는가. • 상기 증상의 출현으로 인한 고통은 없는가. • 색채가 보이는 방식에 특징이 있는가(어떤 색이 잘 보이고, 잘 보이지 않는가). • 약제의 유무와 종류, 투약 횟수 • 적절하게 사용되고 있는가.
핵심 정보	**신체적 측면**	**운동기능** 보행 상태 이동에 사용하는 도구 근력 저하 **인지기능** 지능 · 인지 **감각 · 지각** 시각장애의 유무와 정도 청각장애의 유무와 정도 후각장애의 유무와 정도 미각장애의 유무와 정도 촉각의 감수성 저하의 유무와 정도(손 등으로 만져서 아는 능력)	• 보행 상태로 인해 걸려 넘어질 위험은 없는가(시각장애로 발 주변이 잘 보이지 않기 때문). • 이동에 사용하는 도구의 유무 • 이동에 사용하는 도구는 적절한가. • 근력 저하로 인한 발 걸림이나 휘청거림은 없는가. • 시각 자극이 저하됨으로써, 지능장애가 악화될 위험은 없는가. • 설명에 대한 이해도는 어떤가. • 시각장애로 인해 위험을 인지하는 능력이 저하되지 않았는가. • 질환 관련 정보 참조 • 시각장애를 보완하기 위해, 청각을 활용하여 생활에 필요한 정보를 얻을 수 있는가. • 시각장애를 보완하기 위해, 후각을 활용하여 생활에 필요한 정보를 얻을 수 있는가. • 시각장애를 보완하기 위해, 미각을 활용하여 생활에 필요한 정보를 얻을 수 있는가. • 시각장애를 보완하기 위해, 촉각을 활용하여 생활에 필요한 정보를 얻을 수 있는가. • 시각장애를 보완하기 위한 대상자에게 적합한 정보 수집 방법은 무엇인가.
	심리 · 영적 측면	**건강 지각 · 의향** 시력 저하에 대한 생각 **자기지각** 환경의 변화 **가치 · 신념** 다른 사람의 손을 빌리는 것에 대한 생각	• 시력 저하로 인한 심리적인 침울함이 있는가. • 시력 회복에 대한 기대가 있는가. • 환경의 변화에 따른 불안의 유무와 정도 • 자기평가의 저하는 없는가.

핵심 정보	심리 · 영적 측면	기분 침울함 위험에 대한 공포 기분전환 **스트레스 내성** 지금까지의 스트레스 해소법	• 침울함의 유무와 정도 • 공포의 유무와 정도 • 공포심이 출현하는 장소는 어디이며, 어떤 상황인가. • 어떻게 기분을 전환하는가. • 시각장애가 있더라도 지금까지의 스트레스 해소법이 유효한가.
	사회 · 문화적 측면	**역할 · 관계** 역할의 내용 **직업 · 가사 · 학습** 직업의 내용 수행하고 있는 가사의 내용 학습 내용 **여가** 여가 내용 **사회 참여** 사회 참여의 내용	• 시각장애를 지니고 역할을 계속할 수 있는가. • 역할에 대한 대상자의 생각 • 시각장애를 지니고 직업, 가사, 학습을 계속할 수 있는가. • 직업, 가사, 학습에 대한 대상자의 생각. • 시각장애를 지니고 여가를 계속할 수 있는가. • 여가에 대한 대상자의 생각 • 시각장애를 지닌 채로 사회에 참여할 수 있는가. • 사회 참여에 대한 대상자의 생각
활동		**각성** 각성 상태 **활동 의욕** 현재 활동에 대한 생각 **활동의 개인사** 취미 즐길 거리 취미나 즐길 거리를 계속할 의지 **활동의 전개** 근력 심폐기능 신체를 움직이는 것에 대한 생각 사회 참여 활동에 관한 희망 활동 내용	• 각성하는 시간은 적절한가. • 각성하고 있는 동안 활동은 적절한가. • 시각장애로 인해 활동에 대한 의욕이 저하되지 않았는가. • 취미의 내용 • 즐길 거리의 내용 • 시각장애가 있어도 취미 · 즐길 거리를 계속할 수 있는가. • 그 밖에 흥미가 있는 일의 유무와 내용(변경이 필요한 경우에는 새로운 취미나 즐길 거리를 발견하기 위한 원조로 연결한다) • 근력 저하의 유무와 정도 • 심폐기능 저하의 유무와 정도 • 공포심으로 인해 활동량의 변화는 없는가. • 사회 참여로 인한 불안의 유무 • 어떠한 희망을 갖고 있는가. • 하루 중 정해져 있는 활동이 있는가.

활동	활동하는 공간	• 단차의 유무, 좁은 통로의 유무, 보행에 방해가 되는 물건의 유무 • 시각장애 때문에 보기 힘든 상태여도 부딪히지 않도록 가구가 배치되어 있는가. • 대상자가 활동하기 쉽게 가구가 배치되어 있는가. • 다니는 길에 정해진 순서가 있는가. • 활동하는 공간에 위험은 없는가.
휴식	**수면** 수면 시간 피로 낮 동안의 활동 내용 **심리적 휴식** 다른 사람과의 관계	• 수면을 취하는 시간은 적절한가. • 낮에 수면을 지나치게 취하지는 않는가. • 보지 못하는 상태로 생활하는 까닭에 쉽게 피로하지 않은가. • 어떤 방식으로 휴식을 취하는가. • 피로를 회복하는 방식은 적절한가. • 부정적인 심리 상태가 활동에 영향을 주지 않는가. • 다른 사람에게 도움을 부탁할 때 어려워하지 않는가.
식사	**식욕** 식욕 피로 **섭식 · 연하기능** 섭식에 필요한 도구 먹다 남김 **영양상태** 섭취량	• 공복의 유무 • 눈으로 보고 식사를 즐기는 것이 어렵지 않은가. • 잘 보이지 않는 상태로 식사를 함으로써 피로하지 않은가. • 시력 저하에 알맞게 세팅이 되어 있는가(식기뿐 아니라 부속 조미료 등을 포함). • 잘 보이지 않는 데 도움이 되는 식기가 사용되고 있는가. • 식사가 먹기 쉬운 형태로 이루어져 있는가(대상자의 희망을 반영하여 점심은 주먹밥으로 하는 등). • 식사 내용을 알지 못해서 식욕이나 식사량에 영향을 받기 때문에, 식사의 내용을 설명할 필요가 있는가. • 식사 섭취나 수분 섭취는 적절한가. • 시력 저하가 영양상태에 영향을 주지 않는가.
배설	**요의 · 변의** 요의 · 변의 긴장 **배설 동작** 뒤처리 **대소변의 상태** 배뇨 횟수 야간대의 배뇨 횟수 배변 횟수	• 요의 · 변의의 유무를 느끼고 배설하기까지의 시간(잘 보이지 않는 상태로 화장실에 가기 때문에, 시간의 여유가 필요하다) • 시각장애로 인해 이동하는 데 시간이 걸리기 때문에, 요의 · 변의를 지나치게 신경 쓰지 않는가. • 시각장애가 있어도 화장실까지 이동할 수 있는가. • 화장실로 이동할 때 예측되는 위험은 무엇인가. • 화장지, 물 내리는 레버 등 기타 사물의 위치는 확인할 수 있는가. • 음부나 둔부를 닦은 후의 청결 상태를 확인할 수 있는가. • 화장실에 다녀오는 일로 피로하지 않은가. • 야간빈뇨로 인한 피로는 없는가.

몸 차 림	**청결** 입욕/샤워 구강 케어 청결을 확인하는 방법 **단정함** 옷 갈아입기 세면 · 정용	• 젖어 있는 바닥에서 낙상할 위험은 없는가. • 샴푸, 린스, 비누 등의 위치는 확인할 수 있는가. • <u>스스로 할 수 있는 일은 무엇인가.</u> • 입욕, 샤워로 피로하지 않은가. • 입안이나 얼굴의 더러움이 보이는가. • 치약, 칫솔 등의 위치를 확인할 수 있는가. • 깨끗해졌는지의 여부를 어떻게 확인하는가. • 옷의 더러움이 보이는가. • 옷을 입고 벗을 수 있는가(특히 앞뒤를 바꿔서 입는 등 잘못 입는 것에 주의한다). • 상황에 맞는 옷을 선택할 수 있는가. • 세면이나 정용을 하는 횟수와 시간, 방법을 파악한다. • 사용하는 면도기, 거울, 빗 등의 도구는 적절한가(특히 면도기는 칼날을 사용하기 때문에 위험하진 않은지 주의한다). • 대상자 자신의 기호에 맞추어 할 수 있는가. • 세면 · 정용에 따른 피로의 유무와 정도
	치장 치장에 대한 관심 시각장애가 없던 때처럼 치장을 계속할 의지 항상 하는 치장의 내용	• 시각장애로 인해 치장을 포기했는가. • 치장을 즐길 수 있는가. • 더러움을 어떻게 확인하는가.
의 사 소 통	**수단** 신체적 의사소통 **환경** 의사소통의 내용	• 누군가 말을 걸면 알아채는가(상대의 시선이 잘 보이지 않기 때문에, 자신에게 말 을 건다는 사실을 알지 못하는 경우가 있다). • 뜻하지 않게 말을 걸었다는 반응을 보이지 않는가. • 의사소통의 상대를 정확하게 파악할 수 있는가. • 주위의 대화에 끼지 못하여 고립감을 느끼지 않는가. • 시각장애를 보충하는 의사소통 수단이 있는가. • 집단에서 대화에 참여하는가. • 조명이 너무 밝으면 더 보기 힘들어하지 않는가. • 잘 보이지 않아서 사람들과 이야기하는 것을 꺼리지 않는가.

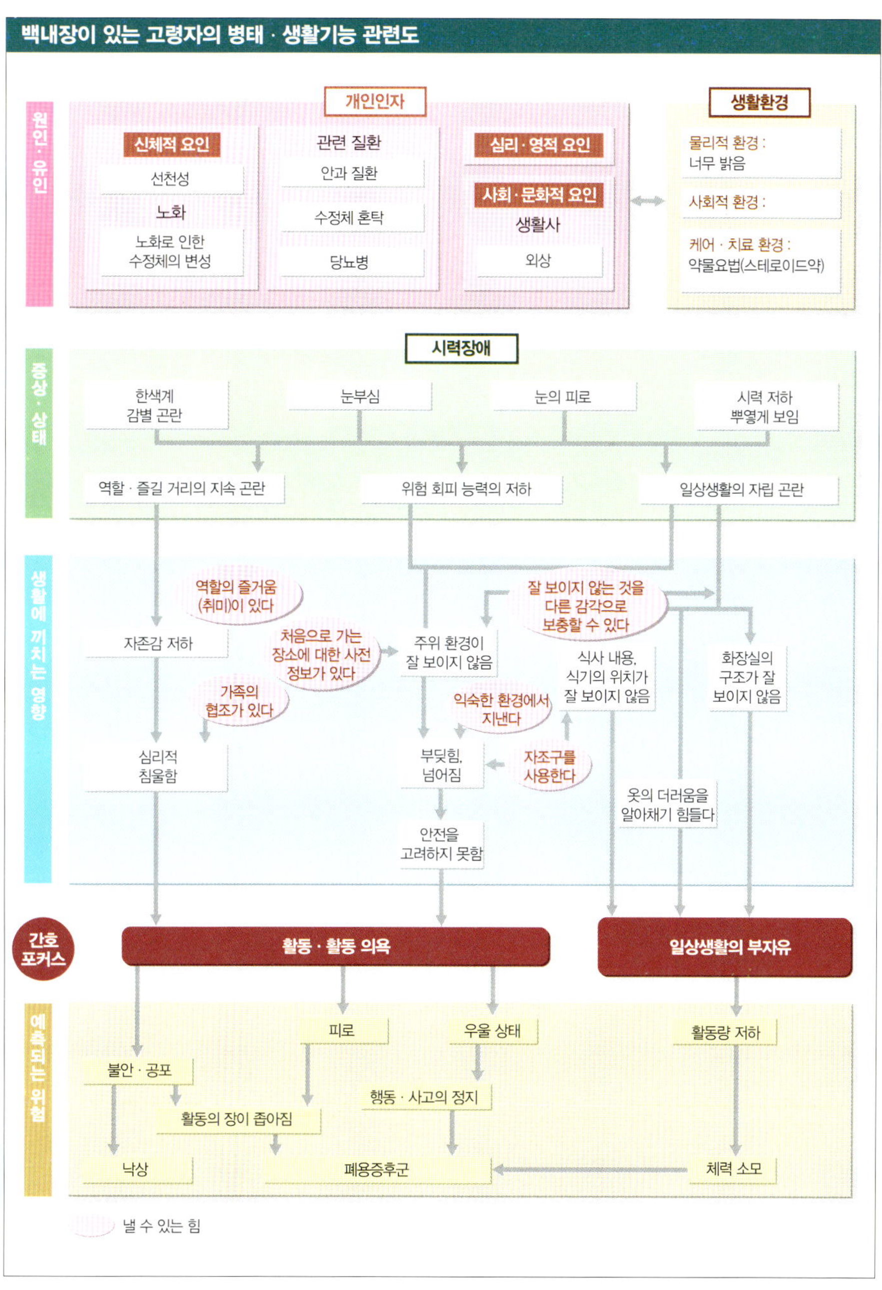
개인인자
생활환경
원인 · 유인
신체적 요인
선천성
노화
노화로 인한 수정체의 변성
관련 질환
안과 질환
수정체 혼탁
당뇨병
심리 · 영적 요인
사회 · 문화적 요인
생활사
외상
물리적 환경 : 너무 밝음
사회적 환경 :
케어 · 치료 환경 : 약물요법(스테로이드약)
증상 · 상태
시력장애
한색계 감별 곤란
눈부심
눈의 피로
시력 저하 뿌옇게 보임
역할 · 즐길 거리의 지속 곤란
위험 회피 능력의 저하
일상생활의 자립 곤란
생활에 끼치는 영향
역할의 즐거움 (취미)이 있다
처음으로 가는 장소에 대한 사전 정보가 있다
가족의 협조가 있다
자존감 저하
주위 환경이 잘 보이지 않음
잘 보이지 않는 것을 다른 감각으로 보충할 수 있다
익숙한 환경에서 지낸다
식사 내용, 식기의 위치가 잘 보이지 않음
화장실의 구조가 잘 보이지 않음
심리적 침울함
부딪힘, 넘어짐
자조구를 사용한다
옷의 더러움을 알아채기 힘들다
안전을 고려하지 못함
간호 포커스
활동 · 활동 의욕
일상생활의 부자유
예측되는 위험
피로
우울 상태
활동량 저하
불안 · 공포
활동의 장이 좁아짐
행동 · 사고의 정지
낙상
폐용증후군
체력 소모
낼 수 있는 힘

간호 포커스의 명확화

- 시각장애로 인한 활동에 대한 공포심을 최소한으로 하여, 안심하고 일상생활을 지낼 수 있다.
- 시각장애가 있어도 역할이나 즐길 거리를 계속하기 위한 활동에 대한 의욕을 유지할 수 있다.

① 간호 포커스	간호 목표
시각장애로 인한 활동에 대한 공포심을 최소한으로 하여, 안심하고 일상생활을 지낼 수 있다.	1) 병동 내(시설 내), 병실 내의 위치를 파악한다. 2) 혼란해하지 않고 유도를 받을 수 있다. 3) 자립적으로 ADL을 할 수 있다.

원조 내용	근거
1. 병동 내(시설 내), 병실 내를 파악할 수 있도록 하기 위한 원조 1) 이동 경로와 방법에 대한 설명 • 병실과 식당으로의 이동 • 병실과 화장실로의 이동 • 침대와 세면대로의 이동 • 병실과 휴게실로의 이동 • 병실과 너스 스테이션으로의 이동 • 병실과 기타 자주 이용하는 장소로의 이동 2) 사물의 위치 확인 • 침대 위 • 너스 콜 • 협탁 위와 서랍 속 • 세면대 주위 3) 보기 쉽도록 하기 위한 연구 • 병실 입구 등에 큼직한 글씨로 표시한다. • 표시가 되는 장식을 단다.	• 시력이 저하되어서 이동이 불편해지기 쉽기 때문에, 사고를 피하기 위해서라도 대상자로 하여금 파악하게 할 필요가 있다. • 평소 사용하는 물건이 있는 장소를 파악함으로써, 안심하게 한다. • 헤매지 않고 목적지에 갈 수 있으므로, 혼자서 할 수 있게 된다. • 주의사항 : 청자색의 한색 계열은 식별하기 어려우므로 사용하지 않는다.
2. 혼란스러워하지 않고 유도를 받아들이게 하기 위한 원조 1) 이동을 위한 유도 ① 보행할 때 • 같은 순로를 지나간다.	• 몇 번 지나다니면 통로에 대한 감각을 기억하여 안심할 수 있게 된다.

• 보조자의 팔꿈치나 어깨를 잡고 반 보 뒤에서 걷게 한다.	• 팔꿈치나 어깨를 잡게 하면 단차 등을 알아차리기 쉽다. 또한 한 손이 비기 때문에 자유롭다. 양손을 잡고 유도하거나, 손을 잡아끌면 공포심을 느끼는 경우가 있으므로 조심한다.
• 단차, 우회전, 좌회전, 기타 주의할 상황은 적시에 말로 설명해준다.	• 무슨 일이 일어날지, 일어나고 있는지를 설명하면 안심할 수 있다.
• 서서 기다리는 경우에는 벽이나 난간을 잡게 한다. ② 휠체어를 사용할 때 • 보조자의 팔꿈치를 잡고 보행하게 하는 것 말고는, 보행할 때와 마찬가지이다.	• 의지할 곳이 있어서 안심할 수 있다. 또한 다른 사람과 부딪히는 등의 사고를 예방한다.
• 출발할 때와 정지할 때는 말로 설명한다. 2) 사물의 위치를 확인하기 위한 유도	• 갑자기 움직이거나 멈춰서면 공포심을 느낀다.
• 양해를 얻은 후에, 손을 잡고 목적한 물건을 만지게 한다.	• 시각을 통한 정보가 없기 때문에, 갑자기 손을 잡으면 놀란다.
• 물건을 만지게 할 때는, 물건이 있는 장소를 알 수 있도록 장소와 위치, 표시 등을 말로 설명하면서 만지게 한다.	• 구체적으로 설명해주면, 사물의 위치를 상상하기 쉽다.
• 사물의 위치는 임의로 변경하지 말고, 가능한 같은 장소에 둔다.	• 사물의 위치를 고정해두면, 혼자 힘으로 가지러 갈 수 있게 된다. • 임의로 사물의 위치를 변경하면 혼란이 발생한다.
3. 식사할 때 자립할 수 있게 하기 위한 원조 • 필요하다면 식사에 대해 설명한다. • 대상자의 시력에 알맞게 세팅한다.	• 식사에서 보고 즐기기 어려운 부분을 보충한다. • 숟가락, 미끄러지지 않는 식판처럼 필요한 도구를 준비함으로써, 대상자의 자립을 유도한다.
• 시력에 알맞은 식사 형태로 한다.	• 연하장애 등이 없다면, 주식을 주먹밥으로 하는 등의 방안을 통해 자력으로 섭취할 수도 있다. 단 대상자의 기호는 반드시 확인할 필요가 있다.
4. 배설할 때 자립할 수 있게 하기 위한 원조 • 사용하는 화장실은 가능한 통일한다. • 사용하는 화장실 안에 대해 설명한다(화장실의 방향 포함).	• 장소에 익숙해짐으로써 부딪힘 등의 사고가 방지된다. • 특히 개인실에서는 신체를 벽에 부딪힐 위험이 크기 때문에, 사고를 방지하기 위해서라도 공간을 이해하게 할 필요가 있다.
5. 몸차림할 때 자립할 수 있게 하기 위한 원조 • 대상자에게 알맞은 청결 확인 방법을 활용한다.	• 필요하다면 다른 사람이 청결에 대해 확인할 수도 있지만, 대상자 혼자서 함으로써 자신감이 생길 뿐 아니라 다른 사람에게 부탁하느라 신경 쓰지 않아도 되어 좋다.
• 면도기처럼 칼날을 사용할 때는 자립도에 맞추어 보조하거나 지켜본다.	• 칼날은 신중하게 취급하지 않으면, 상처를 입을 위험이 있다.
• 속옷이나 의복 등은 반드시 같은 장소에 둔다. • 비누 등은 반드시 같은 장소에 둔다.	• 혼란을 피한다. 또한 필요할 때 자신이 꺼낼 수 있게 된다. • 대상자와 함께 결정한 것을 지킴으로써 자립도가 높아진다.

6. 의사소통을 위한 원조 • 반드시 이름을 부른 다음에 말을 건다. • 집단으로 대화할 때는 참가자 등에 대한 정보를 전달한다. • 천천히 앉아서 이야기할 수 있는 장을 마련한다.	• 의사소통의 상대가 누구에게 말을 거는 것인지 알지 못해 불안해진다. • 사전에 정보를 얻음으로써, 대화에 참여하기 쉬워진다. • 누가 참여하고 있는지 알면 주위와의 관계성이 유지된다. • 서서 이야기하는 경우, 다른 사람과 부딪히는 등 다른 일에 신경이 쓰여서 이야기에 집중하지 못할 위험이 있다.
7. 활동 의욕의 유지·향상을 지향하기 위한 원조 • 안전하게 할 수 있게 된 활동은 대상자와 상의 후, 자신이 있는 것 같으면 자립하게 한다. • 해내면 칭찬한다. • 해낸 일에 대해 격려의 말을 한다. • 고령자는 도움을 어려워하는 경우가 있으므로, 원조할 때는 대상자의 1일 생활리듬을 파악하여 사전에 말을 거는 등, 방안을 연구한다. • 피로의 정도를 확인한다.	• 과도하게 원조하는 것은 자존감을 저하시킬 뿐 아니라, 대상자가 낼 수 있는 힘까지 약화시킬 위험성이 있다. • 활동에 자신감을 갖게 한다. • 시각장애를 갖고 생활하는 것은 스트레스가 되어 심신 모두 피로해지기 쉽다.

② 간호 포커스	간호 목표
시각장애가 있어도 역할이나 즐길 거리를 계속하기 위한 활동에 대한 의욕을 유지할 수 있다.	1) 활동에 대한 공포심이 경감된다. 2) 자기가치를 유지할 수 있다. 3) 활동량이 저하되거나 생활의 장이 좁아지지 않는다. 4) 활동 의욕을 유지할 수 있다.
원조 내용	**근거**
1. 역할이나 즐길 거리를 계속하기 위한 원조 • 분석으로 밝혀진 역할이나 즐길 거리를 계속하기 위한 원조를 수행한다. • 개인사를 안다. • 외출할 경우 길의 경로를 안다. • 대상자가 하고 싶어 하는 일에 대해 듣는다.	• 라이프 이벤트가 활동을 확대시키는 기회가 되기도 한다(콘서트, 손자의 생일, 결혼식, 장례식 등). • 사전에 정보를 수집하여 위험을 피한다. • 대상자가 하고 싶다고 생각하지 않는 일을 하게 되면, 다음 활동의 기회를 없애버릴 위험성이 있다.
2. 병동 내(시설 내)에 위험이 없는 환경을 만들기 위한 원조 • 병동과 병실 내를 정리·정돈한다. • 정해진 사물의 위치는 되도록 바꾸지 않는다.	• 대상자가 위험 없이 행동할 수 있는 범위가 확대된다. • 물건의 위치를 앎으로써 안심할 수 있다.

• 사물의 위치를 바꾸었을 때는 반드시 설명을 한다.	• 필요할 때 물건을 가지러 혼자 갈 수 있다.
• 병동의 복도 등에 물건을 두지 않는다.	• 발이 걸리거나 부딪히는 등의 사고를 방지한다.
• 좁은 장소에 물건을 두지 않는다.	
• 물건이 어디 있는지 기억하지 못해 걱정할 때는, 무리하지 말고 원조자를 부르게 한다.	• 언제라도 함께 행동할 수 있다는 안심감을 갖게 한다.
• 공유 공간에 있는 너스 콜의 위치를 확인한다.	• 다른 사람의 도움이 필요할 때 언제라도 부를 수 있다.
3. 외출하는 곳에 위험이 없는 환경을 만들기 위한 원조	
• 사전에 동행할 사람을 정한다.	• 사고를 방지하고 안심하게 해준다.
• 동행자에게 대상자에 대한 정보를 제공한다.	
• 대상자가 처음 가는 장소는 미리 상상할 수 있도록 설명한다.	• 상상하기 어려워서 공포심을 느끼는 경우가 있으므로
4. 실내나 외출하는 곳 모두 위험이 없는 환경을 만들기 위한 원조	
• 실제로 걸어보거나 만져보면서 장소를 확인한다.	• 시력 저하를 다른 신체감각으로 보충한다.
• 필요하다면 동행한다.	• 발이 걸리거나 부딪히는 등의 사고를 방지한다.
• 단차가 있는 곳에서는 사전에 말해준다.	
• 날씨가 좋은 날에는 방에 커튼을 치거나 선글라스를 사용한다.	• 너무 밝으면 시력 저하가 심하게 나타난다.
5. 활동 의욕 유지·향상을 지향하는 원조	
• 사전에 준비하여 피로를 최소한으로 줄인다.	• 피로로 인해 다음 활동으로 이어지지 못할 위험성이 있다.
• 대상자의 희망에 알맞은 일정을 세운다.	• 활동에 대한 의욕으로 연결된다.

관련 항목 : 더 자세히 알고 싶다면 다음을 참조하자

- **생활에 대한 영향과 간호 관점**

  활동(→ 21쪽) : 활동 확대를 지원하기 위해 활동에 대한 기본적인 지식을 확인해두자.

  식사(→ 39쪽) : 특히 식욕에 관련된 지식을 확인하자.

  배설(→ 51쪽) : 시각장애가 있으면 배설 동작이 힘들어진다. 적절히 원조하기 위한 지식을 확인하자.

  몸차림(→ 59쪽) : 몸차림에 관한 기본적인 지식을 확인하자.

- **예측되는 위험**

  낙상·골절(→ 483쪽) : 잘 보이지 않아서 야기될 수 있는 위험을 방지하기 위해 확인해두자.

  우울 상태(→ 346쪽) : 우울 상태를 예방하기 위한 원조를 자세하게 살펴보자.

  폐용증후군(→ 550쪽) : 폐용증후군을 예방하기 위한 원조를 자세하게 살펴보자.

그림으로 살펴보는 질환

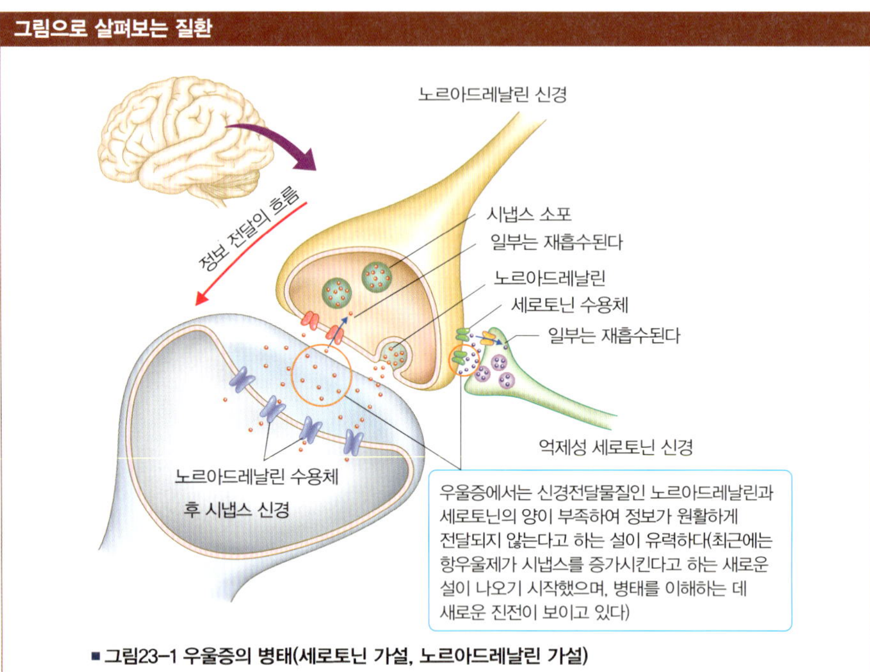

■ **그림23-1 우울증의 병태(세로토닌 가설, 노르아드레날린 가설)**

질환에 대한 지식

병태 생리

우울증(depression)이란 우울한 기분을 주요 증상으로 하는 질환이다.

- 우울 상태는 기본적으로 비애감, 절망감과 같은 우울한 기분을 느끼는 상태이다. 그러나 흥미나 기쁨의 상실뿐 아니라 정신 활동의 억제, 수면, 식욕, 체중 변화와 같은 자율신경증상, 두통이나 근육통과 같은 신체 증상 등 다양한 증상을 동반하는 경우가 많다.

- 우울증이란 우울한 기분을 주요 증상으로 하는 질환으로서, 사회적 스트레스와 같은 유발인자 외에도 정신분열증이나 신경증과 같은 정신장애, 뇌혈관 장애 등으로 인해 발생한다.

- 노인기의 정신장애는 우울 상태(우울증)와 섬망이나 망상과 같은 의식장애가 주를 이룬다. 그중에서도 우울 상태는 연령의 증가에 따라 정신적인 불안에 빠지기 쉽다는 점과 복합되어, 오늘날 고령화 사회에서 많이 관찰된다. 우울증의 증상을 우울 상태라고는 하지만, 일반적으로 심인성의 침울함은 우울증이 아닌 우울 상태라고 진단한다.

- 우울증의 병태는 노르아드레날린이나 세로토닌과 같은 신경전달물질의 기능 이상이 관여하는 것으로 여겨진다. 그러나 그 병태상은 증상이 발현되는 방식에 따라 다르다. 우울증의 기본 증상은 우울한 기

분 혹은 흥미나 기쁨의 상실이나 그 외의 현저한 증상이 전면적으로 나타나는 경우가 있는데, 가면우울증(masked depression) 외에도 억제형, 초조형, 망상형 등이 있다.
- 가면우울증은 다양한 신체 증상이 전면에 나타나고 정신 증상은 숨어버린다. 많은 환자들이 일반 진료를 받기 때문에 우울증 진단이 늦어진다. 주된 호소로는 수면장애, 전신권태감, 피로, 소화기 증상(식욕부진, 체중 감소, 배변 변화, 가스 참, 오심·구토 등), 순환기 증상이 있다. 호소하는 증상은 치료를 해도 개선되지 않으며, 우울증 치료를 수행할 때 비로소 신체 증상이 사라지는 것이 특징이다.
- 뇌혈관 장애를 기초로 하는 우울 상태를 혈관성 우울증이라고 한다. 혈관성 우울증에는 MRI를 이용하여 무증상 뇌경색(silent brain infarction)을 확인하는 MRI-defined 혈관성 우울증과 뚜렷한 뇌졸중 발작 후에 발현하는 뇌졸중 후 우울증이 있다.

병인 · 악화인자

- 우울 상태는 ① 강한 스트레스로 인해 발생하는(주위의 일들로 인해) 심인성의 것(이것은 일반적으로 우울증이 아닌 우울 상태라고 진단한다), ② 원래 신경장애가 있어서 우울증이 될 소인을 갖고 발생하는 것, ③ 뇌혈관 장애, 알코올, 약물 등에 의한 신체적 요인으로 인한 것으로 나눌 수 있다. 원래부터 정신장애가 있어서 우울증이 된 환자에서는 우울 상태로 침울한 때가 있는 경우, 반대로 과대하게 자기평가를 하는 조상태일 때가 있는 경우(양극성 우울증, bipolar depression), 침울함만 관찰되는 경우(단극성 우울증, unipolar depression)가 있다. 이들 3가지 우울증상은 모두 심리적 요인이 계기가 되어 발생하는 경우가 많다.
- 고령자는 생활 기반이나 직업을 잃고, 친구, 가족·배우자와의 사별로 정신적으로 불안정해지기 쉽다. 우울 상태는 환경인자도 크게 관여하기 때문에, 연령의 증가에 따라 우울증상이 증가하는 경향을 보인다.

역학 · 예후

- 우울증은 남성보다 여성에게 많으며, 갱년기에 발병하는 빈도가 높다.
- 최근 가면우울증이 증가하고 있다.
- 자살 인구 통계는 고령자의 우울 상태를 뒷받침한다. 자살자 수는 20대에 급격하게 증가하여, 50대에 가장 많다. 55세 이상에서는 절대적인 수는 급감하지만, 인구 당 자살자 수를 살펴보면 연령의 증가와 함께 늘어나다가 70대 이상에서 급격하게 증가한다.
- 우울증은 항우울제를 중심으로 하는 치료에 반응하기 쉽고, 예후는 비교적 양호하여 수개월이 지나면 완치되는 사례가 많다. 그러나 정확한 진단에 근거한 표준적인 치료를 실시하더라도 완벽히 개선되지 않는 우울증이 있으며, 이를 난치성 우울증이라고 한다.

증상

우울 상태가 관찰되는 가성 치매와 혼동하기 쉽다.
- 우울 상태인 고령자는 기분의 저하로 인해 비관적으로 세상을 바라보게 된다. 표면적으로는 경증으로

보이더라도 불안, 초조함이 강하며, 신체 질환의 합병 빈도 역시 높다.

- 우울 상태의 고령자에게 관찰되는 가성 치매는 치매와 혼동되는 경우가 많으나 치매와는 다르다. 환자가 호소하는 내용을 잘 들어보면 지능 저하가 관찰되지 않으므로 치매와 감별할 수 있다. 우울증이 개선되면 이 증상도 없어진다.
- 고령자의 경우 ① 역할의 상실, ② 권위의 상실, ③ 경제적 자립의 상실, ④ 건강의 상실, ⑤ 과거의 상실 체험 및 죽음에 대한 공포가 있으며, 이러한 상황을 용인하지 못하는 것이 심리적 스트레스가 된다. 모든 고령자에게 우울 상태로 발전될 가능성이 있다.
- 우울 상태는 꼼꼼하고 성실하고 완벽주의적인 경향, 철저한 성격을 지닌 사람에게 발병하기 쉽다고 한다.

▪ 표23-1 치매와 우울증의 감별

	치매	우울 상태(가성 치매)
발병 양식	느림	급속하게 출현
초기증상	지능 저하	우울증상
증상 호소 방식	증상을 가볍게 말함	인지 저하를 강하게 호소함
병식	알지 못함	있음, 실망함
지능	저하됨	환자가 호소할 만큼 저하되진 않음
언어	이해하지 못하며, 대화 곤란	언어를 이해하며, 대화 가능
일상생활	보조 필요	혼자 힘으로 신변 처리 가능
식욕부진 · 불면	없음	있음
뇌파	이상 많음	없음
항우울제	효과 없음	효과 있음

진단 · 검사치

우울 상태는 다양한 질환의 증상으로 발현되는 경우가 많으므로, 다른 질환과의 감별이 중요하다.

- DSM-IV(미국정신의학협회의 진단기준)나 ICD-10(WHO의 국제질병분류)을 이용하는 경우가 많다. DSM-IV를 통한 우울증의 에피소드 기준은 ① 우울한 기분, ② 흥미나 기쁨의 상실, ③ 격심한 체중 감소 또는 체중 증가, ④ 불면이나 과수면, ⑤ 정신 흥분이나 지체, ⑥ 이피로감 또는 기력 감퇴, ⑦ 무가치감 또는 죄책감, ⑧ 사고력이나 집중력 저하 또는 결단 곤란, ⑨ 자살 관념, 자살 기도이다. 이 9가지 증상 가운데 5가지 이상이 2주 동안 존재하되, ① 또는 ②가 존재한다.
- 우울 상태를 동반한 신체 질환은 쿠싱병(Cushing's disease), 갑상선기능항진증, 당뇨병, 악성 종양, 파킨슨병, 뇌혈관 장애 등이 있다. 우울증과 감별하는 것이 중요하다.
- 정신분열증(schizophrenia) 초기에 우울 상태가 인정되는 경우가 있다. 그러나 진행하면 환각 · 망상을 호소하므로, 감별하기가 비교적 쉽다.

- 혈관성 우울증은 MRI 검사를 하지 않더라도, 65세 이상의 우울증 발병에서 고혈압, 이상지질혈증, 협심증, 심근경색 병력과 같은 뇌혈관 장애의 위험인자가 있다면 진단할 수 있다고 생각되는 경우도 있다. 진단에는 일반적인 우울증 진단기준이 이용된다. 뇌졸중 후의 우울증은 뇌졸중에 동반한 일반적인 증상으로 생각되거나, 운동장애나 인지장애와 같은 수반증상에 가려서 우울증상을 놓치는 경우도 적지 않다.
- 치료약에 따라서 우울증상이 유발되는 경우도 있으므로, 강압제, 호르몬 제제, 항결핵약, 항파킨슨약, 항궤양약, 인터페론 제제 등을 사용하는 경우에는 한번 중지시켜볼 필요가 있다.

■ 검사치

- 다른 질환과 감별하기 위해 말초혈액검사, 혈액생화학검사, 소변검사 등을 실시한다. 드물게 부갑상선기능항진증일 때 높은 혈청 Ca 수치에서 우울 상태를 비롯한 정신장애를 초래하는 경우가 있으므로 혈청 Ca 수치를 측정한다.

합병되기 쉬운 질환

- 우울 상태가 신체 질환의 증상인 경우와 신체 질환에서 우울증이 합병되는 경우가 있다. 이를 구분하기는 어렵다.

치료법

■ 치료 방침

- 급성기 치료에는 약물요법, 정신요법, 전기요법, 광선요법 등이 있다. 환자의 중증도, 자살 관념(suicidal ideation) · 자살 기도, 전신 상태, 가정환경, 희망을 고려하여, 외래치료나 입원치료에 대해서도 선택한다.
- 충분히 휴양을 취하게 한다. 주위의 사람들이나 의료 관계자 모두 협력하여, 환자를 쉬게 하는 것이 우선이다.

■ 약물요법

- 기본적으로 항우울제를 투여한다. 항우울제에는 삼환계 항우울제, 사환계 항우울제, 선택적 세로토닌 재흡수 억제제(SSRI), 세로토닌 · 노르아드레날린 재흡수 억제제(SNRI) 등이 있다. 경도 · 중등도에서 첫 번째로 선택되는 약은 SSRI나 SNRI이다. 중증 예의 경우, 첫 번째 선택 약으로는 SSRI, SNRI에 더불어 삼환계 항우울제를 이용한다. 불안 · 초조가 심한 경우라면 벤조디아제핀 항불안제(Depas, Solanax, Lexotan)를 병용한다.

처방 예 경증 · 중등증의 경우. 다음 중 한 가지를 사용한다.

- Paxil정(10 · 20mg). 10~20mg. 하루 한 번으로 개시, 최대 40mg까지 증량 ← SSRI
- Depromel정 또는 Luvox정(25 · 50mg). 25~50mg. 하루 한 번~두 번으로 나누어 개시, 최대 150mg까지 증량 ← SSRI

■ **표23-2 우울증의 주요 치료약**

분류	일반 명	주요 상품명	약효 메커니즘	주요 부작용
항우울제	Paroxetine HCL Hydrate	Paxil	항우울 작용 및 항불안 작용을 나타낸다.	세로토닌 증후군, 악성증후군, 착란 등
	Fluvoxamine maleate	Depromel, Luvox	세로토닌 재흡수를 선택적으로 억제한다.	경련, 섬망, 착란, 환각 등
	Milnacipran HCl	Toledomin	시냅스 간극의 세로토닌과 노르아드레날린의 농도를 증가시킨다.	악성증후군, 세로토닌 증후군, 위독한 피부장애 등
	Amoxapine	Amoxan	시냅스의 카테콜아민 농도를 상승시킨다.	악성증후군, 경련, 정신착란 등
	Nortriptyline HCL	Noritren	자발 운동의 항진을 억제하여 뇌파 각성반응을 억제한다.	간질 발작, 무과립구증, 마비성 장폐색 등

- Toledomin정(15 · 25mg). 50mg. 하루 두 번으로 나누어 개시, 최대 100mg까지 증량 ← SNRI

처방 예 경증 · 중등증에서 불안 · 초조가 심한 경우. 다음 중 한 가지를 사용한다.

- Depas정(0.5mg). 3정. 하루 세 번으로 나누어 ← 항불안제
- Solanax정(0.4mg). 3정. 하루 세 번으로 나누어 ← 항불안제

처방 예 중증의 경우. 다음 중 한 가지를 사용한다.

- Amoxan Capsule(10 · 25 · 50mg). 25~150mg. 하루 세 번으로 나누어 ← 삼환계 항우울제
- Noritren정(10 · 25mg). 25~150mg. 하루 세 번으로 나누어 ← 삼환계 항우울제

처방 예 중증에서 불안 · 초조가 심한 경우. 다음 중 한 가지를 사용한다.

- Lexotan정(1 · 2 · 5mg). 6~15mg. 하루 세 번으로 나누어, 혹은 증상이 있을 때 ← 항불안제
- Depas정(0.5 · 1mg). 0.5~1.5mg. 하루 한 번 ~ 세 번으로 나누어, 혹은 증상이 있을 때 ← 항불안제

■ 연장기 요법

- 효과가 나타나서 증상이 개선되더라도, 4~6개월은 투약을 계속한다. 조기에 투약을 중지하면 재발하기 쉽다.

■ 유지기 요법

- 초발에서는 연장기 후, 2~3개월에 걸쳐 점감 중지한다. 재발을 되풀이하는 우울증에 대해서는 재발 예방을 목적으로 장기간 유지 투여한다.

■ 혈관성 우울증 치료

- 고혈압, 당뇨병, 이상지질혈증, 심장질환, 흡연, 음주, 비만 등의 위험인자를 제어한다.
- 고령자의 경우, 우울 때문에 휴양을 취할 때 폐용증후군에 빠지지 않도록 주의한다.

우울 상태(우울증)의 병기 · 병태 · 중증도별로 본 치료 플로차트

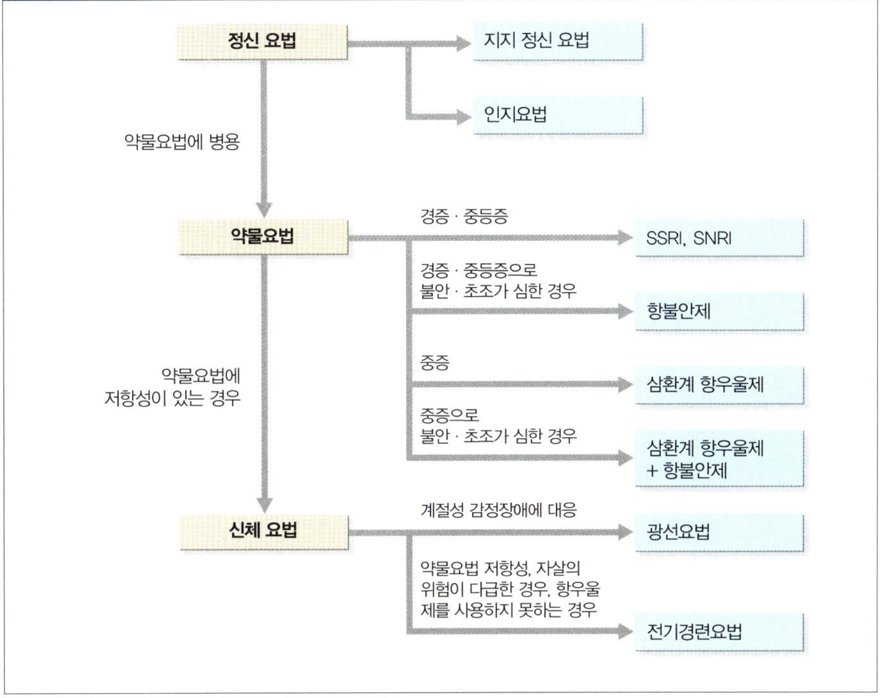

MEMO

간호 관점

- 고령자에게는 일반적인 우울증에서 관찰되는 강한 우울감은 두드러지지 않지만, 불면이나 권태감, 식욕부진, 어지러움과 같은 신체 증상이 전면에 나타나는 경우가 많다. 또한 집중력 저하가 기명력 저하를 야기하고, 자발성의 저하로 생활행동을 취하기 어려운 까닭에 치매와 구별하기 어려운 경우도 많다. 따라서 평소 주의 깊은 관찰이 필요하다.
- 고령자의 우울증은 활동량을 저하시켜서 폐용증후군을 초래한다. 또한 식욕부진은 영양상태 저하를 야기하는 등 2차적인 장애를 초래하기 쉬우므로, 우울증에 대한 원조의 기본인 휴양을 중시하되, 활동과의 균형을 고려한 원조가 요구된다.

■ 생활기능장애도에 따른 장기적인 간호 관점

초기

우울 상태를 조기에 발견 · 치료하면 소량의 약물로도 부작용 발현을 억제하며 효과를 얻을 수 있어서 증상의 지연을 방지하므로, 2차적인 장애를 예방할 수 있다. 그래서 고령자의 불면, 식욕부진, 외부와의 단절, 기억력 저하와 같은 작은 변화를 놓치지 않는 것이 중요하다. 또한 고령자 가운데는 가까운 사람의 죽음이나 생활환경의 변화, 신체적 불편 등이 우울로 이어지는 경우도 있기 때문에, 그들과의 관계를 종합평가하여 조정할 필요가 있다.

급성기

대상자의 초조, 불안, 슬픔 등의 괴로움을 공감하고, 차분하게 대응하는 것이 중요하다. 안이하게 위로하지 말고, 대상자가 자신의 방식대로 행동할 수 있도록 천천히 기다리는 자세로 따뜻하게 지켜본다. 또한 휴양의 필요성을 일러주어, 안심하고 휴양할 수 있는 환경을 확보한다. 간단한 ADL이 불가능한 경우가 많으므로, 식사, 배설, 세면, 옷 갈아입기 등을 원조하고, 휴식 시간, 식사량, 수분 섭취량을 확인하며, 항우울제의 부작용 유무 등 전신 상태를 관찰해야 한다. 이때 대상자가 부담을 느끼지 않도록 아무 일도 없는 듯이 지원할 필요도 있다.

회복기

서서히 활동 범위를 넓혀나가는 시기이나, '빨리 낫고 싶다'는 조바심 때문에 무리하지 않도록 지켜볼 필요가 있다. 그러나 고령자의 경우에는 장기간의 안정이 폐용증후군을 초래할 위험성이 높기 때문에, 활동과 휴식의 균형을 조정할 필요가 있다. 대상자가 원한다면 레크리에이션 등이 기분전환에는 효과적일 수도 있으나, 억지로 강요하지 않는 것이 중요하다. 이 시기에 자살 위험이 가장 높아진다고 하므로 지켜볼 필요가 있다. 재발을 막기 위해서는 약물에 의존하지 말고, 우울증 발병의 계기가 된 생활 배경, 라이프 이벤트 등에 대해 알고 조정할 필요가 있다.

■ 일상생활 속 간호 포인트

1. 안심하고 충분히 휴식할 수 있는 환경을 조성한다.

   1) 대상자의 괴로운 기분을 공감하되, 위로하지 말고 차분하게 다가간다.

   2) 자살을 예방하기 위해 아무렇지도 않은 듯이 지켜보면서 대상자의 자유도 확보한다.

   3) 다양한 심기적인 증상 호소에 성실하게 대응한다.

2. 대상자의 방식에 맞추어 부담을 주지 않도록 일상생활을 원조한다.

   1) 우울증상의 변화를 포착하여, 컨디션이 좋을 때 다가간다.

   2) 조바심을 내지 말고 천천히 기다리는 자세로 전신 상태를 파악한다.

3. 식사 · 수분 섭취량이나 수면 · 활동 시간 등으로 전신 상태를 파악한다.

4. 항우울제의 효과와 부작용을 파악하여 적절하게 대처한다.

5. 우울증의 원인이 되는 생활 배경을 이해하여 조정한다.

| step 1 정보 수집 | step 2 정보 분석 | step 3 간호 포커스의 명확화 | step 4 계획 세우기 | step 5 개입 실시 |

종합평가

우울증의 경과나 발병 배경을 정리하여, 고령자가 안고 있는 괴로움을 이해한다. 그 다음에 생활행동의 6가지 요소에 비추어, 우울증에 수반되는 증상이나 장기 안정에 따른 기능 변화가 생활에 어떤 영향을 주는지 파악하고, 고령자의 기능 저하를 예방하면서 안심하고 생활하기 위한 원조를 검토한다.

		필요한 정보	분석 관점
질환관련정보		현 질환(증상) 치료 · 검사	• 우울증의 일반적 증상뿐 아니라 다양한 신체적인 불편함에 대한 호소나 기명력 저하 등이 없는지 관찰한다. • 항우울제의 내복 상황과 부작용(구갈 · 배뇨곤란, 변비 등)의 유무 • 하루 중에서도 우울증상의 변화가 없는지 관찰한다. • 우울 상태의 원인이 되는 배경은 없는가.
핵심정보	신체적측면	운동기능	• 우울증상의 변화로 인해 활동이 극단적으로 제한되는 일은 없는가. • 장기간의 안정으로 인해 운동기능의 폐용성 변화는 없는가. • 항우울제의 부작용으로 인한 권태감이나 휘청거림 등은 없는가.
		감각 · 지각	• 백내장, 노인성 난청의 유무(노화에 따른 감각기의 변화가 망상에 영향을 주기도 한다)
		인지기능	• 객관적인 기억력 저하나 대상자 자신의 기억력 저하에 관한 호소가 증가하지 않았는가. • 기억력 저하는 없는가. 그 발생 시기나 경과는 어떠한가. • 멍하니 있거나, 대답이 심하게 느려지지 않았는가.
		생식기능	• 성적인 것에 전혀 흥미를 보이지 않는가.

핵심 정보	**심리 · 영적 측면**	**건강 지각 · 의향** 요양생활에 대한 불 안 · 괴로움 **자기지각** **가치 · 신념** **기분 · 정동** **스트레스 내성**	• 기분 저하나 불안 · 초조함의 상황 • 안심하고 휴식을 취할 수 있는가. • 괴로운 기분을 표현할 수 있는가. • 심기적인 호소가 증가하지 않았는가. • 자살 관념이 강해지지 않았는가.
	사회 · 문화 적 측면	**역할 · 관계** **직업 · 가사 · 학습** **여가** **사회 참여**	• 지금까지 해온 역할을 수행할 수 없게 되지 않았는가. • 지금까지는 즐기던 일을 즐기지 못하게 되지 않았는가. • 가까운 사람의 죽음이나 익숙해진 집을 떠나는 것과 같은 상실 체험은 없는가.
활 동		**각성** **활동 의욕**	• 이전에는 즐기던 일을 즐기지 못하게 되지 않았는가. • 기분이 좋은 시간대는 언제인가. • 계속해서 활동할 수 있는 시간은 어느 정도인가. • 혼자서 하는 활동이라면 할 수 있는가. 집단활동에 참여할 수 있는가. • 불안과 초조 때문에 가만히 있지 못하는 모습은 없는가. • 활동 저하로 인한 운동기능의 저하가 관찰되지 않는가. • 항우울제로 인한 휘청거림, 낙상의 위험은 없는가.
휴 식		**수면** 신체적 휴식 심리적 휴식	• 휴식하고 싶을 때 혼자 힘으로 방에 돌아가거나, 누군가에게 전달할 수 있는가. • 수면 시간과 하루 중 수면 패턴은 어떠한가. • 요의나 통증처럼 수면을 방해하는 것은 없는가. • 입면곤란이나 조기각성 유무. 숙면감이 없지는 않은가. 과수면이 관찰되지 않 는가. • 휴식하는 데 죄책감을 갖지 않는가.
식 사		**식욕** **섭식 동작** 희망하는 식사 장소 식기, 메뉴, 속도, 피로	• 시간대에 따라 식욕에 차이가 있는가. • 항우울제의 부작용으로 인한 구갈이나 오심 · 구토는 없는가. • 식당까지 이동할 기력은 있는가. • 집단으로 하는 식사를 좋아하지 않는가. • 희망하는 장소에서 식사할 수 있는가.

식 사	**저작 · 연하기능** 구갈, 삼키기 괴로움 **영양상태** 섭취량, 체중, 혈액검 사 데이터	• 마음 편하게 식사할 수 있는가. • 식사 형태(작은 접시에 담는 등)에 따라 식욕에 차이는 없는가. • 식사의 형태에 따라서 저작이나 식괴 형성이 힘들지 않은가. • 타액은 충분히 분비되는가. • 미각이 둔해지지 않았는가. • 필요한 영양 · 수분을 섭취하고 있는가. • 체중이 감소하지 않았는가. • 섭취하고 있는 식사량, 수분량, 식이섬유가 변비에 관련되지 않는가.
배 설	**요의 · 변의** **배설 동작** 화장실까지의 이동 **대소변 배출** **대소변의 상태**	• 요의 · 변의를 호소할 수 있는가. • 화장실까지 안전하게 보행할 수 있는가. 요의 · 변의를 느낀 후 늦지 않게 화장실 에 갈 수 있는가. • 항우울제의 부작용으로 인한 배뇨곤란은 없는가. 수분량(I/O)의 균형은 어떤가. • 항우울제의 부작용으로 인한 변비는 없는가. • 자연 배변이 가능한가. 설사나 관장을 하는가. • 식욕부진 때문에 식사량이 부족하지 않은가. 식이섬유가 풍부한 식품이나 수분 이 부족하지 않은가. • 장 연동에 영향을 끼칠 수 있는 운동량을 확보하고 있는가.
몸 차 림	**청결** **단정함** **치장**	• 입욕, 샤워, 손 씻기, 양치, 면도, 옷 입고 벗기 등의 동작에 대한 의욕 저하나 동작 완서 혹은 초조함 때문에 집중하지 못하지는 않는가. • 화장이나 치장에 관심을 갖고 있는가.
의 사 소 통	**상대** **내용** **목적**	• 사람과 접하는 것을 피하거나 외부와 단절하려 들지 않는가. • 스스로 말을 거는 일이 적고, 말을 걸어도 대답이 둔하지 않은가. • 몸 상태가 나쁘다고 빈번하게 호소하지 않는가. • 이야기의 내용이 항상 비극적이거나 "죽고 싶다"라고 말하지 않는가. • 가까운 사람의 죽음 등 부정적인 라이프 이벤트가 없었는가. • 기명력 저하나 판단력 저하 등 인지력을 의심할 만한 증상이 보이지 않는가.

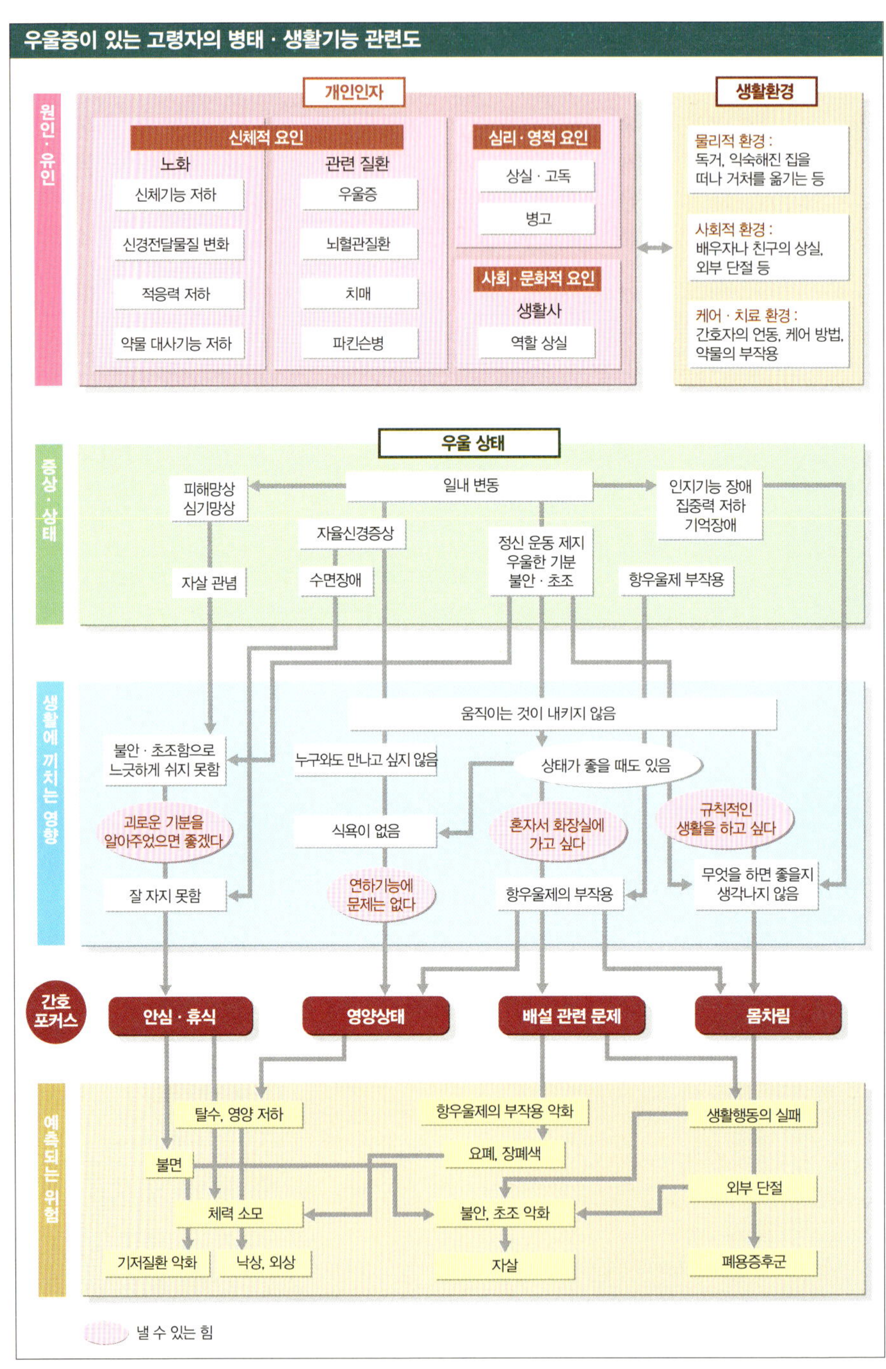
개인인자
생활환경
원인 · 유인
신체적 요인
노화
신체기능 저하
신경전달물질 변화
적응력 저하
약물 대사기능 저하
관련 질환
우울증
뇌혈관질환
치매
파킨슨병
심리 · 영적 요인
상실 · 고독
병고
사회 · 문화적 요인
생활사
역할 상실
물리적 환경 :
독거, 익숙해진 집을
떠나 거처를 옮기는 등
사회적 환경 :
배우자나 친구의 상실,
외부 단절 등
케어 · 치료 환경 :
간호자의 언동, 케어 방법,
약물의 부작용
증상 · 상태
우울 상태
피해망상
심기망상
일내 변동
인지기능 장애
집중력 저하
기억장애
자율신경증상
정신 운동 제지
우울한 기분
불안 · 초조
항우울제 부작용
자살 관념
수면장애
생활에 끼치는 영향
움직이는 것이 내키지 않음
불안 · 초조함으로
느긋하게 쉬지 못함
누구와도 만나고 싶지 않음
상태가 좋을 때도 있음
괴로운 기분을
알아주었으면 좋겠다
식욕이 없음
혼자서 화장실에
가고 싶다
규칙적인
생활을 하고 싶다
잘 자지 못함
연하기능에
문제는 없다
항우울제의 부작용
무엇을 하면 좋을지
생각나지 않음
간호 포커스
안심 · 휴식
영양상태
배설 관련 문제
몸차림
예측되는 위험
탈수, 영양 저하
항우울제의 부작용 악화
생활행동의 실패
불면
요폐, 장폐색
외부 단절
체력 소모
불안, 초조 악화
기저질환 악화
낙상, 외상
자살
폐용증후군
낼 수 있는 힘

간호 포커스의 명확화

- 불안이나 초조함으로 괴로워진 기분을 이해해줌으로써, 느긋하게 쉬기를 바란다.
- 식사 환경이나 메뉴를 개선함으로써, 식욕이 향상될 가능성이 있다.
- 항우울제의 부작용 및 활동 저하로 인한 배설곤란이 있으나, 안전하고 기분 좋게 배설하기를 바란다.
- 권장 방법이나 환경에 대해 연구함으로써, 스스로 몸차림을 할 수 있을 가능성이 있다.

① 간호 포커스	간호 목표
불안이나 초조함으로 괴로워진 기분을 이해해줌으로써, 느긋하게 쉬기를 바란다.	1) 안심하고 휴식을 취할 수 있다. 2) 천천히 이해하게 함으로써, 초조함이나 불안이 경감된다. 3) 현실적인 자극으로 인해 역할을 지님으로써, 자기 자신 속에 갇히지 않는다. 4) 세심한 대응으로 신체 증상에 대한 호소가 줄어든다. 5) 가족의 이해를 바탕으로, 조바심을 내지 않고 회복할 수 있다.

원조 내용	근거
1. 안심하고 휴양할 수 있도록 환경을 정비한다. • 하루의 활동과 수면 상황을 관찰한다. • 대상자의 괴로운 기분을 받아들이고, 이 상태가 질환으로 인한 것이므로 휴식이 필요하다는 내용을 전달하여, 안심하고 휴식할 수 있는 환경을 조성한다. • 대상자에게 부담이 되지 않는 거리감을 지키면서, 단시간 내의 방문을 늘려 신뢰관계를 쌓는다. • 절대 위로하지 말고 느긋하게 기다리는 자세로 다가감으로써, 대상자의 방식대로 지낼 수 있게끔 배려한다. • 복약 상황이나 부작용 유무에 대해 관찰한다. • 신체 증상을 호소하는 경우에는 이야기를 잘 듣고, 마사지나 젖은 찜질 등으로 성의를 다해 대처한다. • 망상에 대해 부정하거나 안이하게 동의하지 말고, 아무렇지 않게 화제를 바꾼다.	• 우울 상태는 에너지를 소모하기 때문에, 안심하고 휴양할 수 있는 인적·물적 환경 정비가 최우선이다. • 위로는 그에 답하지 못하는 자신에게 심한 절망을 느끼게 하여 괴롭게 만드는 일이다. • 장시간의 방문을 적은 횟수로 실시하기보다는, 단시간이라도 자주 말을 거는 편이 부담이 적고 안심하게 하는 경우가 있다. • 신체적인 쇠약과 관련된 심기적인 호소가 집요하게 계속되는 경우가 있다. 호소를 잘 듣고, 그에 대해 설명하는 편이 대상자를 안심하게 할 수 있다. • 고령자에게는 특히 약의 부작용이 강하게 드러나는 경우가 많다. 그러나 우울의 심기적 증상과 구별하기 어려운 경우도 있기 때문에, 세밀한 관찰이 필요하다. 또한 호소하는 배후에 신체적 질환이 숨어 있을 수도 있으므로 주의가 필요하다.
2. 회복에 따른 활동의 확대를 도모한다. • 컨디션이 좋은 시간대를 파악한다. • 활동에 참가할 수 없는 경우, 대상자가 싫어하지 않는다면	• 화제 선택에 배려하여, 가족이나 직업에 대한 이야기는 우울감을 악화시킬 수 있으므로 피한다. • 고령자의 우울증 만성화는 고독이나 보람이 없는 상황, 역할이나

날씨나 식사 등 가벼운 화제를 찾아서 말을 건넨다. • 기분전환으로 산책이나 과거에 흥미가 있었던 간단한 게임 등을 권유한다. 그 일들을 즐기지 못할 수도 있으므로, 억지로 시키지 않는다. • 활동 내용은 다른 사람에게 맞출 필요가 없으므로, 활동량을 조절하기 쉽게 하여 적당한 휴식을 권한다. • 활동 범위가 확대됨에 따라, 자살 기도의 가능성에 대해 충분히 관찰 · 원조한다(위험물의 제거와 관리, 환자가 스스로를 표현할 수 있는 교류 등).	목표 상실 등으로 인해 발생하기 쉽다. 따라서 컨디션이 좋을때는 온화한 현실적인 자극을 제공하여, 새로운 즐거움을 발견할 수 있도록 원조할 필요가 있다. • 회복기에는 빨리 원래 상태로 돌아가고 싶다며 초조해하거나, 애를 쓰거나, 피곤해도 작업을 쉬지 못하는 경향이 있으므로 휴식을 권한다. • 초기와 회복기에 자살하는 경우가 많다. 환자가 갖고 있는 죄책감이나 자기 혐오감을 경청함으로써, 위험을 포착할 필요가 있다.
3. 가족의 이해 • 가족이 질환을 바르게 이해할 수 있도록 원조한다. • 가족이 환자의 회복에 대해 조바심을 내지 않고, 느긋하게 지켜보며 적절하게 다가갈 수 있도록 원조한다. • 필요에 따라서, 가족 면회 시에 간호사가 동석한다.	• 대상자에게 중요한 존재인 가족의 대응이 회복의 열쇠가 된다. 가족의 이야기나 행동으로 인해, 대상자의 증상이 영향을 받는다. • 고령자의 배우자 등은 우울증상이 질환으로 인한 것임을 이해하기 어려워서, '게으름을 피우고 있다'고 생각하기 쉽다. 따라서 면밀하고 끈기 있는 설명도 필요하다.

② 간호 포커스	간호 목표
식사 환경이나 메뉴를 개선함으로써, 식욕이 향상될 가능성이 있다.	1) 식사 시간이나 환경을 조정함으로써, 식욕이 향상된다. 2) 식사 메뉴나 배식에 대해 고민함으로써, 식사 섭취량이 증가한다. 3) 식욕이 없어서 먹지 못할 때는 다른 방법으로 영양 · 수분을 섭취할 수 있다.

원조 내용	근거
1. 식사 환경 조정 • 정시의 식사 시간에 권하더라도 거부할 때는, 상태가 좋은 시간을 찾아 대상자가 부담되지 않는 범위에서 다시 권한다. • 대상자의 희망에 따라 식사 장소를 결정한다. 가능한 많은 사람이 있는 식당이 아닌, 자신의 속도대로 먹을 수 있는 조용한 장소로 정한다. 이때 침상에서 떠나 먹을 수 있도록 한다.	• 우울증이 심할 때는 식욕도 저하된다. 일내 변동이나 날에 따른 증상의 변화를 관찰하여, 조금이라도 컨디션이 좋은 시간대에 식사할 수 있도록 조정한다. • 우울증이 심할 때는 많은 사람과 함께 있는 것 자체가 부담이 될 수 있다. 따라서 기분 좋게 자신의 속도대로 먹을 수 있는 환경을 배려할 필요가 있다. 더불어 침상을 떠날 수 있는 기회로 식사 시간을 살리기 위한 장소를 고려한다.
2. 식사 형태 조정 • 식욕부진이 심한 경우, 대상자의 기호를 고려하여 조금 진한 맛을 내거나 메뉴를 조정한다. • 소량이라도 고영양 식품을 선택한다.	• 우울증상이 심할 때는 미각도 둔감해지는 경향이 있다. 게다가 항콜린제의 부작용으로 구갈이 출현하면 더욱 맛있게 먹을 수 없기 때문에, 이에 대한 고민이 필요하다.

• 구갈이 보이는 경우에는 바삭바삭한 식품은 피한다. • 소량씩 낮은 높이로 담는 등 보이는 모습도 고민한다. • 조금이라도 먹을 수 있는 음식을 먹을 수 없을 때라도, 신경 쓰지 않도록 말을 건넨다.	• 큰 접시에 많이 담긴 것을 보는 것만으로 식욕이 감퇴하는 경우도 있다. 작은 접시에 조금씩 나누는 것도 식욕 증진에 효과적이다. • 먹을 수 없다는 것에 죄책감을 느끼는 경우도 있기 때문에, 원조하는 측에서 과도하게 걱정하는 모습을 보이지 않도록 배려한다.
3. 저영양 상태 · 탈수 예방을 위한 원조 • 식사 · 수분 섭취 상황 관찰 • 영양상태 관찰(체중 측정, 혈액검사 등) • 필요에 따라서 점적요법 등을 검토한다.	• 고령자는 식욕부진으로 섭취량이 감소하면 쉽게 탈수나 저영양 상태를 초래할 가능성이 있기 때문에, 주의가 필요하다.

③ 간호 포커스	간호 목표
항우울제의 부작용 및 활동 저하로 인한 배설곤란이 있으나, 안전하고 기분 좋게 배설하기를 바란다.	1) 식사 내용을 고민함으로써, 대변의 성상을 개선한다. 2) 장 연동운동을 촉진시켜서 배변을 할 수 있다. 3) 자연 배변을 할 수 없는 경우에는 약물을 이용해 배변할 수 있다. 4) 자연 배뇨를 할 수 없는 경우에는 도뇨를 통해 배뇨할 수 있다. 5) 걸어서 화장실로 갈 때 넘어지지 않는다.
원조 내용	**근거**
1. 화장실로의 이동 원조 • 항우울제의 부작용으로 인해 휘청거림이 관찰된다면, 화장실로 이동할 때 지켜본다. • 요의 · 변의가 있을 때는 거리낌 없이 너스 콜로 간호사를 부를 것을 당부한다. 또 배뇨 패턴을 파악하여, 아무 일이 없는 듯이 지켜보는 체제를 만든다.	• 자력으로 보행할 수 있을지라도, 항우울제나 수면제의 부작용으로 인한 탈력이나 휘청거림이 심해질 가능성이 있으므로 지켜봐야 한다. 특히 수면제를 복용하는 경우에는 야간에 낙상할 위험이 높다. • 거리끼는 탓에 간호사를 부르지 않는 경우가 많으므로, 간호사는 배뇨 패턴을 파악하여 지켜볼 필요가 있다. • 활동성이 저하된 상태인 고령자의 폐용성 변화를 방지하기 위해서도, 화장실 보행은 중요한 운동의 하나로 생각하고 원조한다.
2. 배뇨곤란에 대한 원조 • 수분량(I/O) 관찰 • 배뇨 상태, 복부 증상을 관찰하여 필요하다면 도뇨를 실시한다. • 항콜린제 감량, 콜린 작동약 투여를 검토한다.	• 항우울제는 항콜린 작용이 강한 경우가 있다. 항콜린 작용이 강하면 배뇨장애가 출현하고, 심하게는 요폐가 되는 경우도 있다.

3. 변비를 해소하기 위한 원조

- 매일의 배변을 확인하고 복부 상황을 관찰한다.
- 식사량과 식사 내용을 파악하고, 식이섬유가 많이 들어 있는 식품을 도입한다.
- 수분 섭취량을 파악하고, 가급적 물을 마시기를 권한다.
- 복부 마사지를 실시한다.
- 컨디션이 좋을 때는 산책 등 가벼운 운동을 도입한다.
- 자연 배변이 어려운 경우라면 정기적인 하제 투여를 검토한다.

- 항우울제에는 항콜린 작용이 강한 것이 있으므로 변비가 일어나기 쉽고, 방치하면 장폐색 등으로 진전되는 경우도 있다.
- 우울증상으로 인한 식욕 저하 때문에, 식사·수분 섭취량이 감소하면 변비를 유발한다.

- 우울증상으로 인해 계속 누워만 있는 생활이 계속되어, 운동량이 감소되는 것도 변비의 원인이 된다.
- 고령자의 경우, 노화에 따라 장 연동운동이 약해져서 변비를 일으키기 쉬울 뿐 아니라 약의 부작용도 출현하기 쉽다. 따라서 자연 배변이 어려운 점도 많으므로, 약물을 통해 배변을 촉진할 필요가 있다.

④ 간호 포커스	간호 목표
권장 방법이나 환경에 대해 고민함으로써, 스스로 몸차림을 하게 될 가능성이 있다.	1) 자신의 속도대로 청결 동작을 할 수 있다. 2) 몸차림에 관심을 가질 수 있다.

원조 내용	근거

1. 입욕, 샤워

- 기분이 좋은 날이나 적당한 시간을 가늠하여 권한다.
- 다른 사람이 없는 시간대의 입욕이나 개별 입욕을 준비하여, 대상자의 속도대로 입욕할 수 있도록 천천히 지켜본다.
- 입욕이 부담스럽다면 가벼운 샤워를 권한다.
- 입욕제 등을 이용해 기분 좋게 긴장을 이완시킬 수 있도록 연구한다.
- 태연하게 등을 밀어주는 등, 원조 받고 있다는 부담을 갖지 않도록 배려한다.
- 입욕 후에는 수분을 섭취하게 하며, 휴식을 권한다.

- 시간이나 날에 따라 달라지는 기분 변화를 관찰하여, 입욕이나 샤워를 권유할 적절한 시간을 검토한다.
- 다른 사람의 속도에 맞출 수 없어서 자존심이 상하는 경우도 있기 때문에, 개별 입욕을 권한다.
- 가까스로 한 입욕이 불쾌한 경험으로 끝난다면 다음에는 하지 않으려 하기 쉽다. 입욕이 기분 좋은 체험으로 남도록 배려한다.
- 대상자의 동작이 느려서 하지 못하는 부분도 많으나, '미안하다'는 감정이 생기지 않도록 아무 일도 없는 듯이 원조한다.
- 일반적으로도 고령자의 경우에는 입욕할 때 발한으로 인한 탈수에 주의할 필요가 있다. 우울증상이 있는 고령자는 특히 수분 섭취량이 감소하기 때문에 수분 섭취는 필수이다.

2. 세안, 양치, 면도, 화장, 이발, 편의 등

- 한 가지 한 가지 행동에 대해 말을 건네면서 유도한다.
- 거부할 때는 억지로 시키지 말고, 컨디션이 좋은 시간 대에 다시 권유한다.
- 특히 건강상 지장이 있는 행동부터 권유해나간다. 할 수 없는 부분은 원조한다(양치질이나 세면 등부터).
- 시설의 일정이나 일반적 습관에 맞추지 말고, 대상자의 방식에 맞추어 진행한다.

- 대상자의 의사를 존중하면서, 셀프케어를 유지할 수 있도록 원조한다.
- 적극적으로 개입하면 대상자의 자존심을 상하게 할 수 있으므로, 대상자가 부담을 갖지 않는 선에서 원조를 시작한다.
- 정용 등은 당면한 건강 문제로 직결되지 않는다. 따라서 '되지 않더라도 큰일은 아니다'라는 태도로 대함으로써, 대상자의 초조함을 경감시킨다.

3. 대상자의 속도 존중과 안전 확보

- 원조가 필요할 때는 언제라도 이야기해도 좋다고 당부하고, 대상자가 부담을 느끼지 않는 거리감을 유지하며 아무 일 없는 듯이 지켜본다.
- 가급적 대상자 혼자서 할 수 있도록 상태가 좋을 때 행동하길 권한다.
- 활동할 때는 휘청거림이나 낙상에 주의한다.

- 우울증 환자는 스스로 요구를 표출하는 일이 적기 때문에, 지켜볼 필요가 있다. 대상자가 부담을 심하게 갖지 않도록 거리감을 유지하는 것이 중요하다.
- 휴식이 장시간에 이르면 폐용증후군에 빠질 가능성이 있기 때문에, ADL을 재활의 기회로 활용한다.
- 항우울제의 부작용으로 인한 기립성 저혈압이나 탈력감 및 장기에 걸쳐 누워만 있기 쉬운 생활은 폐용성의 근력 저하 등을 초래한다. 따라서 기상 · 보행할 때 낙상에 주의한다.

관련 항목 : 더 자세히 알고 싶다면 다음을 참조하자

- **우울증이 있는 고령자 간호하기**

  휴식(→ 29쪽), 수면장애(→ 469쪽) : 안심하고 충분한 휴식을 얻기 위한 원조에 대해 조사하자.

  배뇨장애(→ 445쪽), 배변장애(→ 456쪽) : 약의 부작용이나 활동의 감소로 인한 배설장애에 어떻게 원조해야 하는지 조사하자.

  폐용증후군(→ 550쪽) : 활동의 감소로 인한 2차적인 장애를 예방하기 위해 어떻게 원조해야 하는지 조사하자.

MEMO

그림으로 살펴보는 질환

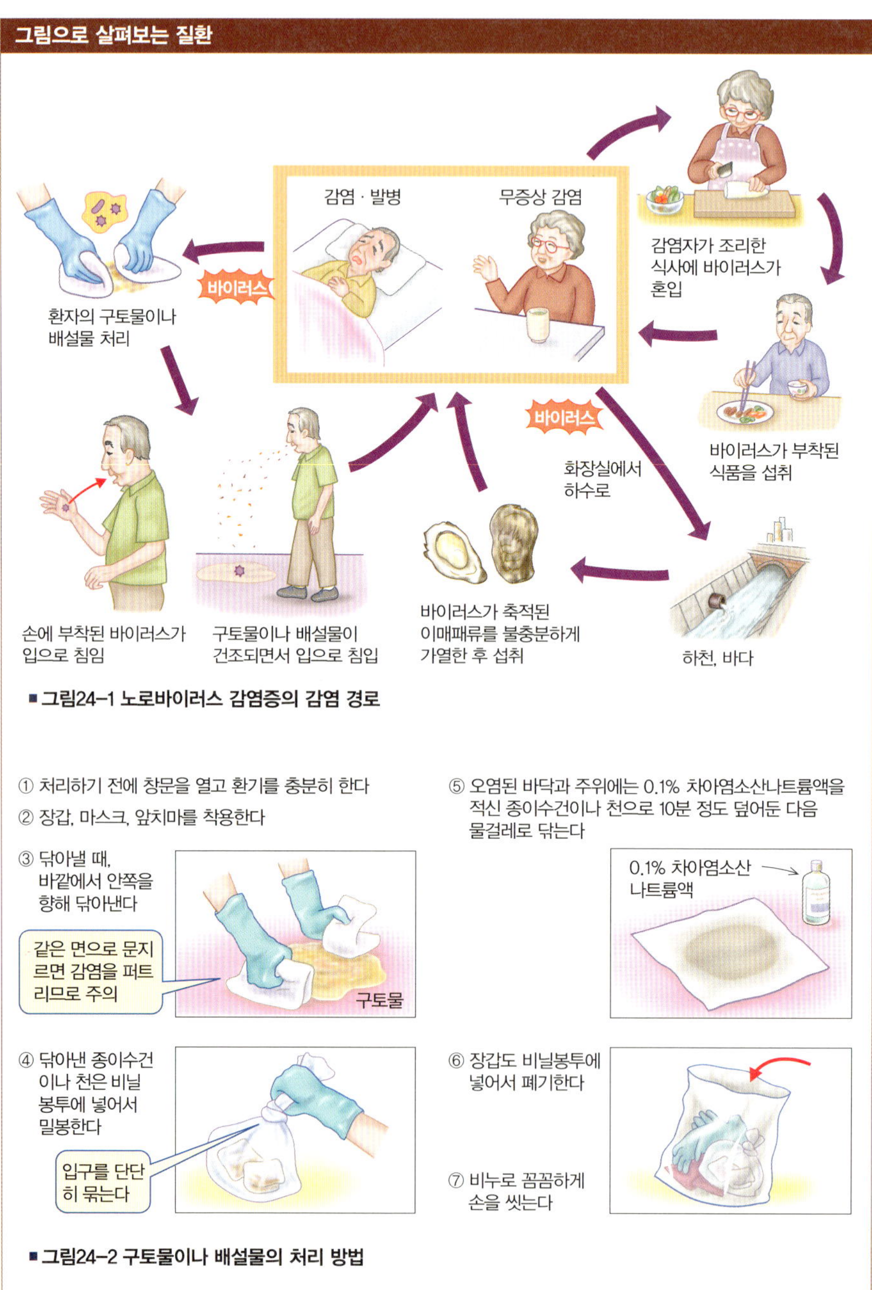

■ **그림24-1 노로바이러스 감염증의 감염 경로**

① 처리하기 전에 창문을 열고 환기를 충분히 한다

② 장갑, 마스크, 앞치마를 착용한다

③ 닦아낼 때, 바깥에서 안쪽을 향해 닦아낸다

⑤ 오염된 바닥과 주위에는 0.1% 차아염소산나트륨액을 적신 종이수건이나 천으로 10분 정도 덮어둔 다음 물걸레로 닦는다

④ 닦아낸 종이수건이나 천은 비닐봉투에 넣어서 밀봉한다

⑥ 장갑도 비닐봉투에 넣어서 폐기한다

⑦ 비누로 꼼꼼하게 손을 씻는다

■ **그림24-2 구토물이나 배설물의 처리 방법**

병태 생리

노로바이러스 감염증은 동절기에 유행하는 감염성 위장염의 한 가지이다.

- 노로바이러스(Norovirus)는 이전에는 형태학적 분류에 따라 소형구형 바이러스(SRSV), 또는 노워크형 바이러스라고 불렸다. 그러다 2002년 국제바이러스명명위원회에 의해 노로바이러스라고 명명되고 세계적으로 통용하게 되었다. 크기는 직경 약 38nm로, 표면은 단백질로 싸여 있고, 그 속에 RNA가 하나 들어 있는 RNA 바이러스이다.

- 노로바이러스는 동절기의 감염성 위장염의 주요한 원인이 되는 바이러스로, 집단 감염을 일으키는 것으로 알려져 있다.

- 감염성 위장염은 세균, 바이러스, 기생충 등의 감염으로 인해 발생하는 위장염 증상의 총칭이다. 세균으로는 병원성 대장균, 장염 비브리오, 살모넬라, 포도구균 등이 있으며, 바이러스로는 노로바이러스, 로타바이러스, 아데노바이러스, 엔테로바이러스가 알려져 있다.

- 노로바이러스는 칼리시바이러스과 노로바이러스속으로 분류되는 단일사슬 RNA 바이러스이다. 염소 소독에 강한 저항성을 보이며, 열처리에도 비교적 강한 특징을 갖는다.

- 감염 경로의 대부분은 경구감염(식품, 분변)이지만, 가정이나 공동생활 시설 등에서는 사람으로부터 사람으로의 공기 전염도 보고되고 있다. 잠복기간(감염에서 증상이 나타나기까지의 시간)은 24~48시간이다.

- 일본의 경우, 감염증 법에서는 노로바이러스 감염증이 5류 감염증 정점 파악 질환으로 평가되는 '감염성 위장염'의 일부로 분류되며, 신고할 의무가 있다.

병인 · 악화인자

- 주요 감염원은 감염자의 분변 · 구토물, 직 · 간접적으로 오염된 물품, 식중독으로서는 식품류(오염된 굴과 같은 이매패류(Bivalvia)의 생식, 가열이 불충분하게 조리된 식사 등)이다(그림24-1).

역학 · 예후

- 일본에서는 가을에서 봄에 걸쳐 유행하며, 12~3월에 절정을 이루는 겨울형 위장염이다.

- 후생노동성의 바이러스성 식중독으로 보고되어 집계된 자료(2006년)에 의하면, 노로바이러스로 인한 식중독 건수는 총 건수 중 33.5%, 환자 수로는 총 환자 수 중 71.1%를 차지한다. 병인별로 보면 캄필러박터 제주니/콜리(Campylobacter jejuni/coli)에 이어 발생 선수가 많고, 환사 수에서는 1위이나.

- 대부분은 증상이 나타난 후 며칠이 지나면 자연적으로 회복된다. 그러나 고령자나 체력이 저하된 사람은 심각한 탈수증을 야기하거나, 구토물이 기도를 막아 사망하는 경우가 있다.

오심 · 구토, 설사가 주요 증상이다.

- 주요 증상은 오심 · 구토, 설사(때로는 혈변)이며, 복통이나 두통, 발열, 오한, 근육통, 인두통, 권태감을 동반하는 경우도 있다. 통상적으로는 이런 증상이 1~2일간 계속된 후 치유된다. 또한 감염되어도 증상이 나타나지 않는 경우도 있고, 증상이 가벼우면 감기라고 생각해서 경과되는 경우도 있다.

진단 · 검사치

분변이나 구토물을 사용해 전자현미경으로 노로바이러스를 검출한다.

- 통상적으로 환자의 분변이나 구토물을 사용해 전자현미경법, RT-PCR법, 리얼타임 PCR법 등으로 바이러스를 검출한다(리얼타임 PCR법으로는 바이러스를 정량할 수 있다).

치료법

■ 치료 방침

- 현시점에서 노로바이러스에 효과적인 항바이러스약은 없으며, 통상적으로 대중요법이 이루어진다. 특히 영유아나 고령자는 탈수증상을 일으키거나 체력이 소모되지 않도록 수분 섭취와 영양 관리를 완벽히 한다. 위독한 탈수증상에는 보액이 필요하다.

■ 대증요법

- 경증의 경우에는 단시간에 자연 치유되는 경우가 많고, 경구적으로 염분, 당분이 함유된 수분 섭취를 권장한다. 증상이 심해 탈수가 관찰되는 경우에는 경정맥적으로 수분, 전해질, 대사산증(metabolic acidosis)의 보정을 실시한다. 1호 수액부터 개시하여 혈액검사로 전해질, 신기능을 평가한 다음 수액 내용을 변경한다. 영유아나 고령자는 위독해지는 경우가 있으므로 초기치료가 중요하다. 지사제는 원칙적으로 투여하지 않는다.

처방 예 보액. 다음 중 한 가지를 사용한다.

- Lactec주(500mL). 1일 500~3,000mL. 점적정주 ← 전해질제제
- Solita-T No.3주(500mL). 1일 500~3,000mL. 점적정주 ← 전해질제제

■ 예방

- 노로바이러스 감염증을 예방하기 위해, 가열해야 하는 식품은 중심부까지 확실하게 가열한다. 특히 영유아나 고령자인 경우 주의한다.
- 식품 취급자나 조리기구 등으로부터의 2차 감염을 방지하는 것이 중요하다. 식품 취급자가 노로바이러스에 감염되면 식중독이 대규모로 발생할 수 있으므로, 조리 전이나 식사 전, 화장실에 다녀온 후, 환자의 오염물에 접촉한 경우에는 반드시 손을 씻는다. 비누는 노로바이러스의 활동성을 없애는 효과는 없으나, 손가락의 더러움을 씻어냄으로써 바이러스를 손가락에서 제거하기는 쉽다.
- 가정이나 공동생활 시설에서 노로바이러스가 발생했을 때는 만연되는 것을 방지하기 위해, 노로바이

러스에 감염된 사람의 분변이나 구토로부터의 2차 감염, 사람으로부터 사람으로의 공기 감염을 예방할 필요가 있다. 환자의 분변이나 구토물을 처리할 때는 바이러스가 공기 중으로 퍼지지 않도록, 또 맨손으로 오염물을 만지지 않도록 한다. 기저귀를 취급할 때도 충분히 주의한다(그림24-2).

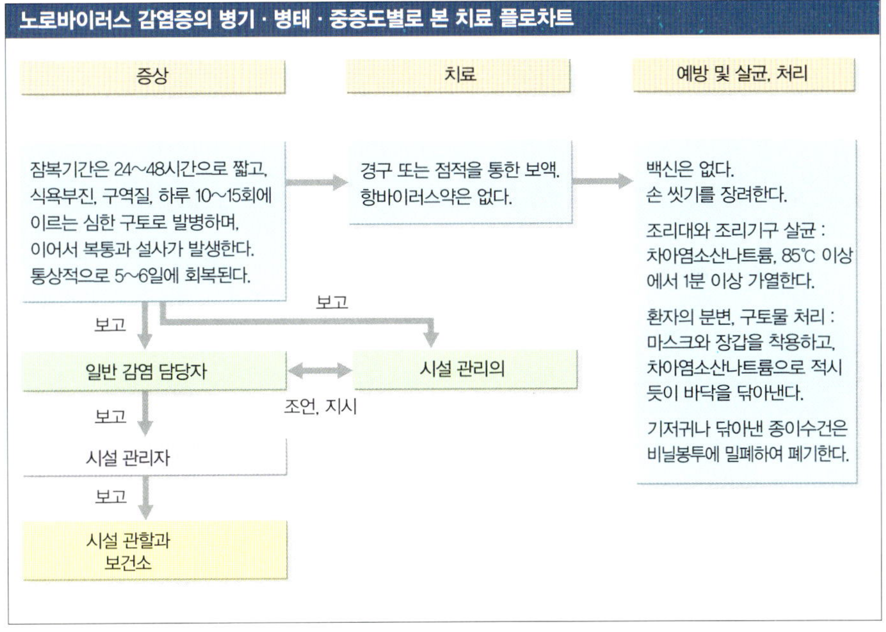

간호 관점

- 노로바이러스는 감염력이 강해 집단 감염을 일으키기 쉽다.
- 다른 사람이 감염되는 것을 예방하기 위해, 감염된 대상자가 다른 사람과 접촉할 가능성이 있는 다양한 활동을 제한해야 한다. 식당에서의 식사, 레크리에이션과 같은 집단 활동을 비롯해 재활치료와 같은 개별 활동도 일시적으로 중단되기 때문에, 일상적인 습관이나 즐거움을 빼앗기므로 신체적 영향뿐 아니라 정신적인 영향도 크다. 제한된 환경 속에서도 즐겁게 생활할 수 있도록 대처하는 것이 필요하다.
- 이해력이 저하되어 있는 대상자는 감염에 대한 자각이 없어서 행동 제한을 잘 지키지 못한다. 대상자의 특성에 맞추어, 가급적 일상 습관을 바꾸지 않도록 생활환경을 정비한다.
- 감염이 확대되어 집단으로 감염되면, 방 단위는 물론 그룹 단위의 활동이 제한되는 경우가 있다. 나아가 종식이 지연되면 제한 기간도 길어지므로 고령자에게는 정신적인 부담이 가중된다. 확실하게 감염을 예방하기 위한 실시가 요구된다. 노로바이러스의 주요 증상은 구토, 설사이다. 구토물이나 대변에 들어 있는 바이러스가 환자나 의료 관계자의 손을 통해 감염이 퍼진다(경구감염). 구토, 설사는 1~3일에 낫지만, 바이러스는 대변을 통해 3~7일 정도 배설된다고 한다. 증상이 낫더라도 배설물 처리에 대해서는 감염 예방책을 계속할 필요가 있으며, 제한이 계속된다.
- 노로바이러스가 직접적으로 신체기능의 저하를 야기하는 것은 아니다. 그러나 고령자는 예비력이 저하되어 구토, 설사로 인해 탈수되기 쉬우므로, 탈수에 대한 케어도 필요하다.
- 바이러스는 환경에서도 부착되기 때문에, 환경 청소·소독과 손가락 위생을 철저히 할 필요가 있다.

■ 생활기능장애도에 따른 장기적인 간호 관점

증상이 있는 시기(발병~3일 정도)

구토나 설사 때문에 불쾌감이 따르고, 탈수에 대한 케어도 필요한 시기이다. 증상이 명확해 자각할 수 있기 때문에, 활동 제한을 받아들이기 쉽다. 하지만 몸 상태가 좋지 않고 활동 제한으로 인한 불안감이나 정신혼란을 초래하는 경우도 있다. 생활환경을 정돈하는 동시에 불안을 제거하는 대처가 중요하다. 또한 감염 예방책은 엄격하게 실시한다.

증상이 나은 후 감염력이 사라질 때까지(3~7일 정도)

구토, 설사는 없으나 대변으로 바이러스가 배설되므로 활동 제한과 감염 예방책은 계속된다. 자각증상이 적고 활동 제한으로 인한 정신적 부담이 크기 때문에, 일상의 습관을 조금씩 되찾거나 제한된 생활 속에서 즐거움을 찾는 등의 대처가 필요하다. 활동 범위의 축소로 인한 보행능력과 같은 신체기능의 저하도 예방하지 않으면 안 된다. 또한 이 시기에 감염 예방책을 게을리 하면 감염이 조금씩 퍼져서 제한이 연장되고, 대상자의 부담도 장기화되기 때문에 감염 예방책도 계속한다.

■ 일상생활 속 간호 포인트

1. 활동 제한 및 생활 범위의 축소로 인한 영향을 심신 양면에서 파악하여, 생활환경을 정비한다.

2. 감염으로 인한 불안을 제거하여 가급적 일상 습관을 지속시키고, 즐거움을 지닐 수 있도록 대처한다.

3. 감염 확대 예방 실시

| step 1 정보 수집 | step 2 정보 분석 | step 3 간호 포커스의 명확화 | step 4 계획 세우기 | step 5 개입 실시 |

종합평가

증상이 있을 때와 증상이 없을 때 활동 제한으로 인해 심신 양면에 어떤 영향을 주는지, 그 차이를 정리한다. 그리고 그러한 영향을 받으면서도 가급적 일상생활을 계속할 수 있도록, 또 즐거움을 지닐 수 있도록 생활환경을 정비한다.

		필요한 정보	분석 관점	
			증상이 있는 시기	증상이 나은 후 감염력이 사라질 때까지
핵심정보	질환관련정보	감염 예방책 실시 철저한손가락위생	• 구토, 설사의 상태(둘 다인지, 혹은 어느 한쪽인지) • 비슷한 증상이 있는 사람은 없는가. • 일상적인 활동 범위 파악 • 배설은 어떻게 하고 있는가. • 배설 후의 손가락 위생에 원조가 필요한가.	• 배설 후 소독은 계속 이루어지고 있는가. • 감염력이 있다는 것을 자각하고 있는가.
	신체적측면	운동기능 인지기능	• 일상적인 활동 범위 파악 • 활동 공간의 제한이나 증상으로 인한 체력 소모로 근력이 저하되지 않았는가. • 감염되었다는 것을 이해할 수 있는가. • 인지력에 알맞은 감염 확대 예방책 검토	• 재활치료 휴지에 따른 대체 방안 검토 • 활동 범위의 축소로 인해 보행능력의 저하는 없는가. • 무증상이라도 감염의 가능성이 있다는 것을 이해할 수 있는가. • 제한으로 인한 혼란은 없는가.
		감각 · 지각 언어기능	• 시각 · 청각기능은 어떤가. 감염 예방에 관한 설명을 받을 때, 시력이나 청력의 저하가 영향을 주어서 이해를 방해하거나 스트레스를 조장하지는 않는가. • 고통이나 증상을 지각하여 다른 사람에게 전달할 수 있는가. 언어기능의 장애는 없는가.		

핵심 정보	심리 · 영적 측면	건강 지각 · 의향 자기지각 가치 · 신념 기분 · 정동 스트레스 내성	• 구토, 설사로 인한 스트레스의 상황 · 정도 • '주위에 폐를 끼치고 있다'고 생각하고 침울해하지 않는가. • 활동 제한으로 인한 불만은 없는가.	• 활동 제한을 이해하고 수용할 수 있는가. • 하고 싶은 활동 파악 • 가능한 활동 검토
	사회 · 문화적 측면	역할 · 관계 직업 · 가사 · 학습 여가 사회 참여	• 일상의 활동, 다른 사람과의 교류 파악 • 다른 사람과 공유하지 않으면 안 되는 공간에 대한 파악, 대상자의 이해도에 대한 파악 • 가족과의 면회 제한에 대한 이해	• 제한 범위의 변화 • 제한이 있는 환경에서 할 수 있는 활동 검토 • 재활치료, 레크리에이션 등의 내용 변경에 대한 이해
활동		각성 활동 의욕 · 개인사 활동에서 찾는 의미 활동의 발전 행동 범위 제한 재활치료 취미나 레크리에이션	• 제한의 정도, 내용 • 활동에 대한 의욕은 어떤가. 기대하고 있는 활동이 있는가. • 활동 범위의 축소로 인해 영향을 받고 있는 활동이 있는가. 그에 대해 대상자는 어떻게 생각하는가.	• 재활치료의 대체 방안 검토 • 제한된 환경 속에서 할 수 있는 활동 검토(텔레비전 시청, 독서 등) • 활동량이 저하되어 수면에 영향을 미치지 않는가. 신체기능의 저하는 없는가.
휴식		휴식 수면	• 증상으로 인한 부담을 경감하기 위해 휴식을 취하고 있는가. • 구역질 · 변의로 인한 수면장애는 없는가. • 탈수증상을 개선하기 위해 보액을 실시함으로써 방해받지 않는가.	• 수면 패턴의 변화는 없는가. • 수면제가 필요한가.
식사		식욕 섭식 동작 영양상태	• 증상의 불쾌감으로 식욕이 저하되지 않았는가. • 탈수증상은 없는가.	• 제한으로 인한 스트레스 때문에 식욕이 저하되지 않았는가. • 함께 식사할 수 있는 상대가 있는가. • 자극의 저하로 인해 식욕 · 자주성이 저하되지 않았는가.

배설	대소변 저장 요의 · 변의 배설 동작 대소변 배출 대소변 상태 소변 : 양, 횟수 대변 : 변의 단단 함, 양, 횟수	• 변의는 있는가, 전달할 수 있는가, 원조의 정도 • 감염을 예방하기 위해 공간을 제한함으로써, 배설 장소가 변경되었는가. 어떻게 이동하는가. • 배변 후의 소독은 어떻게 이루어지는가. • 다량의 배변으로 인한 탈수의 위험 • 배설량 증감(탈수증상의 기준)	• 배변은 적절하게 이루어질 수 있는가. • 활동 제한으로 인한 스트레스 때문에, 배설 행동에 변화가 발생하지 않았는가. • 배변 후의 소독을 계속할 수 있는가. • 대변의 성상(설사)이나 횟수, 양은 어떠한가. 발병 후 대변의 성상이 변했는가 (설사에서 고형변으로 변했는가).
몸 차 림	청결 · 정용 옷 갈아입기 단정함	• 구토, 설사 후 청결이 유지되는가. • 입욕은 가능한가. 그날의 가장 마지막 순서에 입욕하는 것에 대해 어떻게 생각하는가.	• 고형변이라면 입욕이 가능하지만, 지금까지의 배설 상황에서 입욕하며 설사를 한 경우 등이 있어서, 입욕에 대한 불안 요소를 지니고 있지 않은가. • 입욕에 소극적이 되지 않았는가.
의 사 소 통	수단 상대 목적 내용	• 어떠한 의사소통 수단을 지니고 있는가. • 구토, 설사로 인한 피로감으로 발어가 적어지지 않았는가. • 괴로움이나 불안을 표현할 수 있는가. 고통을 어떻게 표현하는가.	• 스트레스를 표현할 수 있는가. • 제한된 환경에서 다른 사람들과 교류를 즐길 수 있는가.
생 활 환 경	접촉 감염 예방책	아래와 같은 감염 예방을 위한 케어 환경이 마련되어 있는가. • 구토물이나 대변이 바닥이나 벽에 묻은 경우에는 오염물을 천이나 신문지 등으로 확실하게 제거한 후, 0.1% 차아염소산나트륨으로 닦아서 소독한다. • 오염물을 처리할 때는 앞치마, 장갑을 착용한다. 주위의 공기로 퍼질 가능성이 있는 경우에는 마스크도 착용한다. • 오염물이나 처리에 사용한 물건들은 감염성 폐기물로 처리한다. • 장갑은 처치할 때마다 교환하고, 벗은 후에는 반드시 손을 씻는다. • 환자나 의료 관계자가 자주 만지는 환경 표면은 매일 0.1% 차아염소산나트륨으로 닦아서 소독한다. 반드시 환기를 한다. 예 : 난간, 문 손잡이, 각종 스위치, 너스 콜, 침대 사이드 레일, 취침등, 전화, 컴퓨터 등 • 소독을 하면 차아염소산의 나쁜 냄새가 건물 내에 가득 찬다. 속이 불편해지지 않았는지 관찰하면서 실시한다. • 사용 후에는 변좌나 변기도 소독한다. 0.1% 차아염소산나트륨을 사용해 변좌 구석구석에 뿌리고, 변기는 침지 소독한다.	
			• 환경 소독은 최종 감염자의 감염력이 사라질 때까지 계속하나, 범위는 감염자의 활동 능력에 따라서 검토한다.

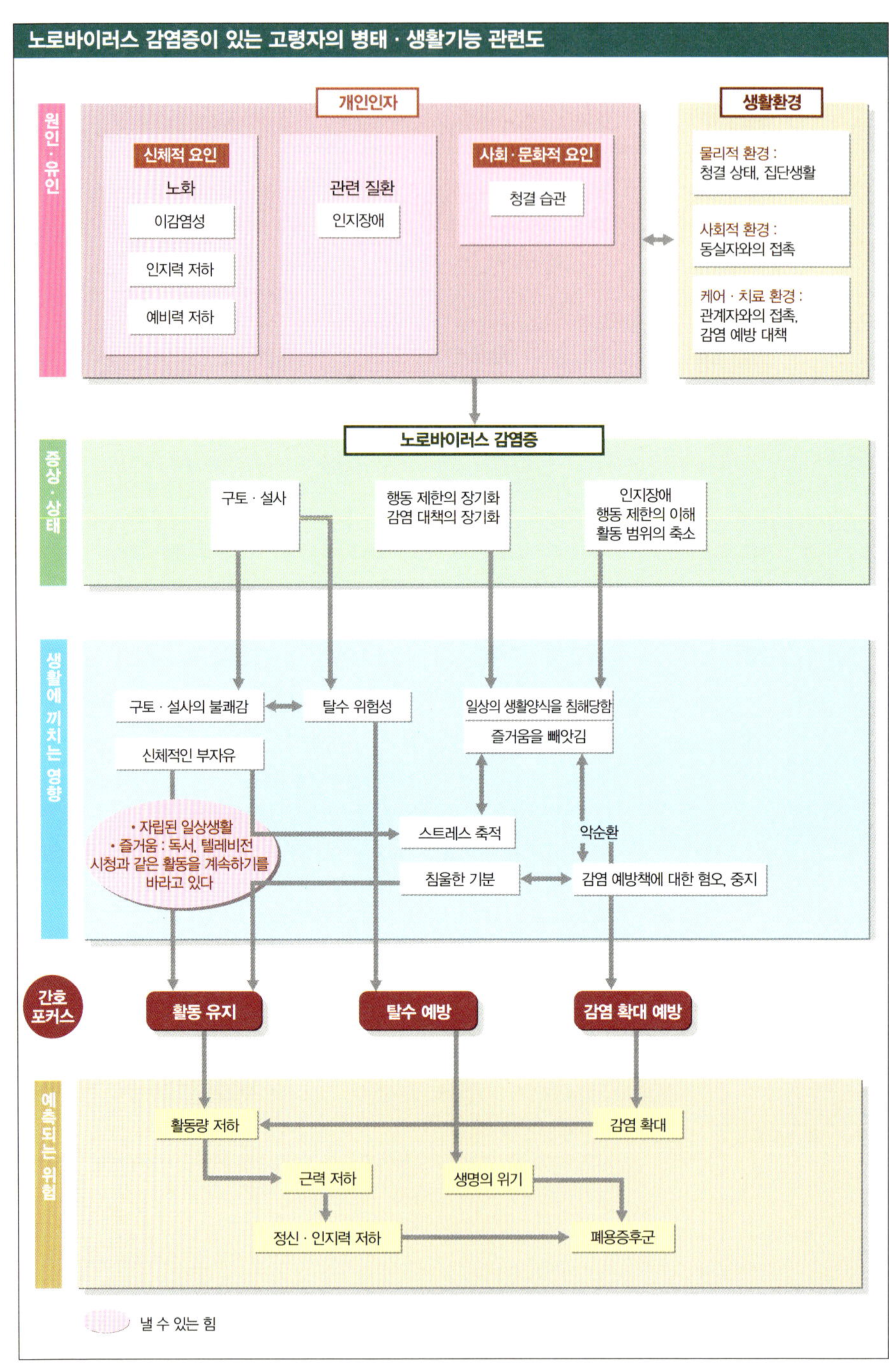

노로바이러스 감염증이 있는 고령자의 병태 · 생활기능 관련도
원인 · 유인
개인인자
생활환경
신체적 요인
노화
이감염성
인지력 저하
예비력 저하
관련 질환
인지장애
사회 · 문화적 요인
청결 습관
물리적 환경 :
청결 상태, 집단생활
사회적 환경 :
동실자와의 접촉
케어 · 치료 환경 :
관계자와의 접촉,
감염 예방 대책
노로바이러스 감염증
증상 · 상태
구토 · 설사
행동 제한의 장기화
감염 대책의 장기화
인지장애
행동 제한의 이해
활동 범위의 축소
생활에 끼치는 영향
구토 · 설사의 불쾌감
탈수 위험성
일상의 생활양식을 침해당함
즐거움을 빼앗김
신체적인 부자유
· 자립된 일상생활
· 즐거움 : 독서, 텔레비전 시청과 같은 활동을 계속하기를 바라고 있다
스트레스 축적
악순환
침울한 기분
감염 예방책에 대한 혐오, 중지
간호 포커스
활동 유지
탈수 예방
감염 확대 예방
예측되는 위험
활동량 저하
감염 확대
근력 저하
생명의 위기
정신 · 인지력 저하
폐용증후군
낼 수 있는 힘

간호 포커스의 명확화

- 제한된 환경에서도 다양한 활동을 할 수 있다.
- 식사 · 수분을 충분히 섭취할 수 있다.
- 감염 확대를 예방할 수 있다.

① 간호 포커스	간호 목표
제한된 환경에서도 다양한 활동을 할 수 있다.	1) 제한된 환경에서도 활동할 수 있다.

원조 내용	근거
1. 활동 검토 1) ADL 속에서 재활치료를 대체할 수 있는 움직임이 있는지 검토하여, 그 행동을 할 수 있도록 원조한다. • 보행할 기회가 있는가. • 옷 갈아입기, 식사, 일어서기 등의 동작 • 입욕, 머리감기, 몸을 씻는 동작 등 2) 다른 사람과 접할 기회가 감소되었다면, 평소보다 의료 관계자와 교류를 많이 갖게 한다. 3) 활동이 줄어들어 침울한 기분으로 이어지지 않는지 관찰한다. 4) 제한된 환경 속에서 할 수 있는 활동을 대상자와 상담한다(텔레비전, 잡지 보기 등).	• 일시적인 개인실 격리나 다른 사람과의 접촉 제한 등으로 인해, 어쩔 수 없이 재활치료가 중단되고, 장소가 변경되며(훈련실→개인실), 보행 기회가 감소되는 경우가 있다. • 지금까지의 활동 상황이나 다른 사람과의 교류 상황에 유의해서, 침울함이나 소외감을 느끼지 않도록 의료 관계자와의 교류를 중심으로 환경을 정리한다.

② 간호 포커스	간호 목표
식사 · 수분을 충분히 섭취할 수 있다.	1) 탈수가 되지 않는다. 2) 기분이 침울해지지 않고 식사할 수 있다.

원조 내용	근거
1. 탈수 예방 • 식사 · 수분의 섭취량 관찰 • 식욕은 있는가. • 보액은 필요한가. 의사에게 대상자의 상태를 보고한다.	• 고령자는 구토, 하제 사용으로 탈수되기 쉽다. 수분량(I/O) 균형을 관찰한다.

2. 식사 환경 정비 • 식사 장소가 변경되었다면 어떻게 하면 즐겁게 식사할 수 있을지, 대상자와 상의하면서 환경을 조정한다. • 치매 때문에 이해하지 못하는 경우에는 그때마다 설명하고, 필요하다면 지켜보거나 대화 상대가 되어준다.	• 식당을 이용하다 자기 방에서 식사를 하게 되면, 식사를 즐기지 못하게 되어 식욕 저하로 이어지기도 한다. • 이해력이 있는 환자의 경우, 1주일 정도 지나면 원래대로 돌아갈 수 있음을 설명하여 납득하게 한다. • 이해력이 저하된 경우에는 활동 제한에 대해 알지 못하고 잊어버린다. 게다가 대상자가 안심할 수 있도록 배려하지 않는다면, 환경 변화에 대한 불안 때문에 흥분 행동과 같은 BPSD에 이르는 경우도 있다.

③ 간호 포커스	간호 목표
감염 확대를 예방할 수 있다.	1) 오물 처리 · 배설 시 원조 2) 리넨 처리 · 환경 소독

원조 내용	근거
1. 오물 처리 • 오물을 치울 때는 장갑, 앞치마를 착용한다. • 오물이 주위로 퍼져나가지 않도록, 천이나 신문지로 주위를 완전히 감싸면서 제거한다. • 오물이 묻은 장소를 0.1% 차아염소산나트륨으로 닦는다. • 오물을 처리한 뒤에는 장갑, 앞치마를 벗는다. 벗을 때는 오염된 면이 안쪽으로 가도록 하고, 오염된 면을 만지지 않도록 주의한다. • 장갑을 벗은 뒤에는 반드시 흐르는 물로 손을 씻는다. • 장갑은 처치할 때마다 교환하며, 교환하기 전에는 반드시 손을 씻는다. • 구토물의 경우, 커튼 등에 묻기도 한다. 더러워지지 않았는지 확인한다.	• 바이러스는 구토물이나 대변으로 배출된다. 반드시 주위로 퍼지지 않게 하고, 처리하는 의료 관계자가 감염되지 않도록 하는 것이 중요하다. • 바닥이나 벽은 환자나 의료 관계자 등 많은 사람들이 접하는 곳이므로, 확실하게 소독한다. • 노로바이러스는 알코올로는 소독되지 않기 때문에, 흐르는 물과 비누로 손을 씻어서 물리적으로 떼어내야 한다.
2. 배설 시 원조 1) 화장실을 사용하는 경우 • 혼자서 가는 경우에는 화장실을 사용한 후에 알리게 한다. • 변의가 불확실하고 때때로 실금하는 경우에는, 상황에 따라 증상이 나을 때까지 휴대용 변기 사용을 검토한다.	• 변좌는 사용 후에 소독해야 한다. • 실금한 경우, 리넨이나 주위도 오염되었을 수 있으므로 감염이 확대될 가능성이 있다.

• 개인실로 격리하는 경우, 다른 사람도 사용하는 화장실 사용은 피하고, 가능하다면 휴대용 변기를 사용하도록 한다. • 배설 후의 손 씻기를 지도한다. 2) 기저귀를 사용하는 경우 • 기저귀를 교환할 때는 반드시 장갑을 착용한다. 또한 옷에 묻을 가능성이 있다면 앞치마도 착용한다. 벗은 다음에는 손을 씻는다. • 대변이 묻은 기저귀는 감염성 폐기물로 처리한다. • 리넨에 묻지 않도록 주의한다.	• 비감염자와의 공유를 피함으로써, 감염 확대를 예방한다. • 비누를 사용하는 습관이 있는지, 손끝이나 팔목까지 올바르게 씻는지를 확인한다. • 표준 예방책의 실시(주위로 날려 퍼질 것 같다면 마스크도 장착한다)
3. 리넨 처리	• 대변이 묻은 리넨은 대변을 제거한 후 0.1% 차아염소산나트륨에 30분 이상 침지한 후, 일반적인 방법으로 세탁한다.
4. 환경 소독 • 초발 증상은 무엇인가(구토, 설사). 또 그것은 어디서 나타났는가. 다른 사람과 공유하는 환경인가. 이미 감염이 확대되었을 가능성은 없는가. • 환자나 의료 관계자가 자주 접촉하는 환경 표면은 매일 수 시간마다 0.1% 차아염소산나트륨으로 소독한다. • 수 시간마다 소독을 하면 시설 전체에 냄새가 가득 찬다. 확실히 환기하며, 대상자에게 변화는 없는지 관찰한다.	• 오물이 있는 환경을 다른 사람과 공유하면 집단 감염의 가능성이 높아진다. 대상자 말고도, 비슷한 증상이 있는 환자는 없는지 주의 깊게 관찰한다. • 노로바이러스는 손을 통해 감염된다. 또한 소량이라도 감염을 야기하기 때문에, 환경을 자주 소독하는 것이 효과적이다. • 0.1% 차아염소산나트륨은 강하고 자극적인 냄새가 나며, 다량을 흡입하면 호흡기에 장애를 초래하기도 한다. 또한 눈에 들어가지 않도록 유의한다.

관련 항목 : 더 자세히 알고 싶다면 다음을 참조하자

- **노로바이러스 감염증과 질환의 관련**

  치매(→ 82쪽) : 실행이나 실인이 감염 예방을 위한 생활행동 제한에 영향을 끼치지 않는지 확인하자.

- **노로바이러스 감염증이 생활에 미치는 영향**

  수면장애(→ 469쪽) : 활동 제한이 수면에 미치는 영향은 없는지 확인하자.

  배뇨장애(→ 445쪽), 배변장애(→ 456쪽) : 활동 제한으로 인한 배설 환경의 변화가 배설 행동에 영향을 끼치지 않는지 확인하자.

- **노로바이러스 감염증에 관련된 리스크**

  탈수(→ 421쪽) : 노로바이러스 감염증으로 인해 수분이 과도하게 배출되지 않는지 확인하자.

  섬망(→ 522쪽) : 활동 제한으로 인해 일시적인 혼란이 초래되지 않았는지 확인하자.

  폐용증후군(→ 550쪽) : 제한으로 인해 활동이 과도하게 방해받지 않는지 확인하자.

그림으로 살펴보는 질환

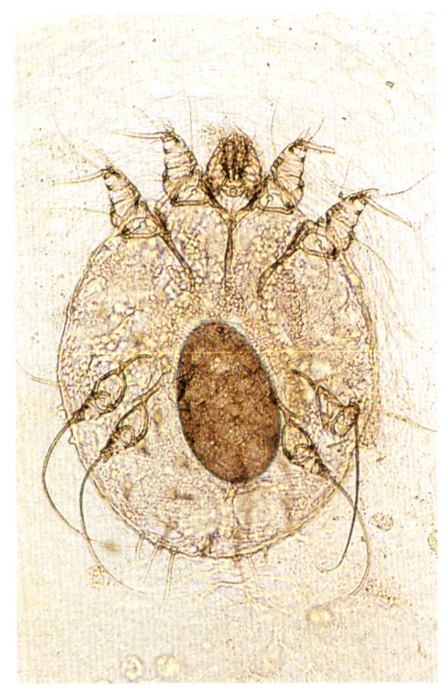

■ 그림25-1 옴진드기 암컷
(오오타키 노리코 외 : 옴은 무섭지 않다, p. 2, 이가쿠쇼인, 2002에서)

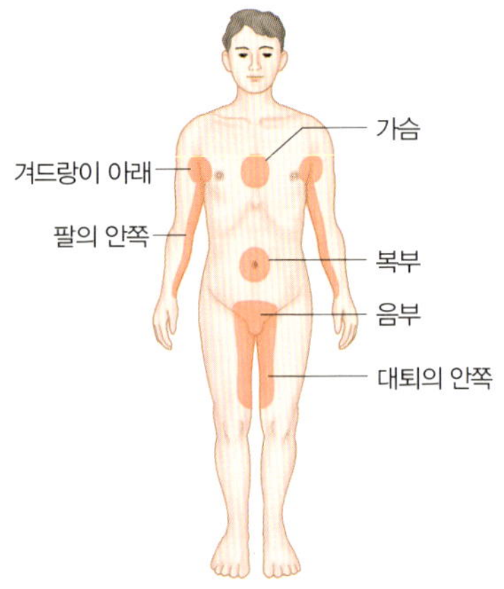

■ 그림25-2 옴의 붉고 작은 구진의 호발 부위

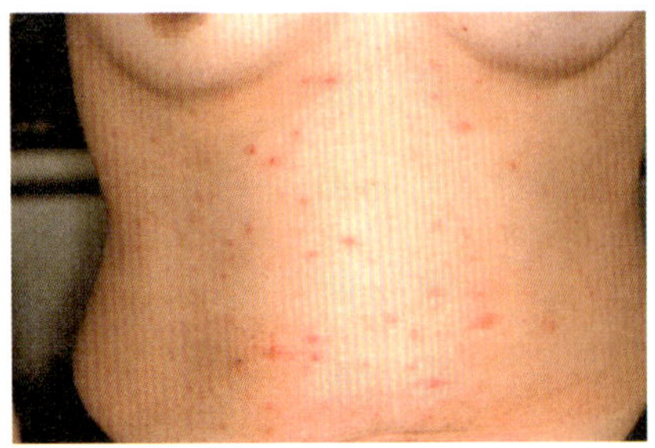

■ 그림25-3 복부의 붉고 작은 구진
(오오타키 노리코 외 : 옴은 무섭지 않다, p. 3, 이가쿠쇼인, 2002에서)

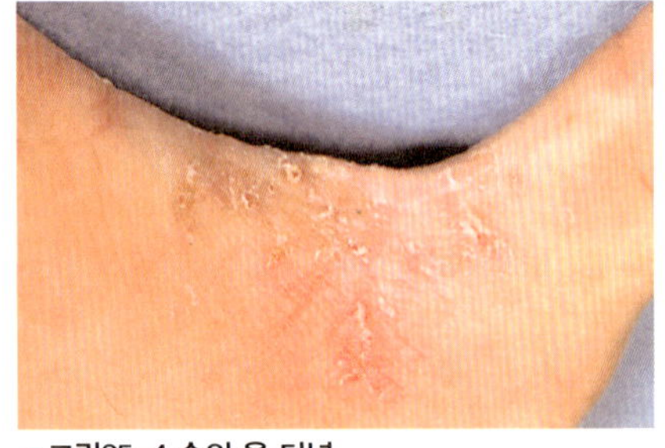

■ 그림25-4 손의 옴 터널
(오오타키 노리코 외 : 옴은 무섭지 않다, p. 4, 이가쿠쇼인, 2002에서)

병태 생리

옴(scabies)이란 사람의 피부 각질에 기생하는 옴진드기로 인해 발생하는 피부 병변이다.

- 옴진드기(sarcoptes scabiei)는 사람 피부에 기생하면서 각질에 구멍을 파서 알을 낳아 증식하고, 약 2주가 지나면 성충이 된다(그림25-1). 암컷은 0.4mm, 수컷은 그보다 작다.
- 옴진드기가 기생하기 시작해 증상이 출현하기까지는 일정 수 이상 번식해야 하며, 감염 후 잠복기간은 약 1개월이라고 한다.
- 옴은 크게 일반 옴과 각화형(노르웨이) 옴으로 나뉜다.

■ 각화형(노르웨이) 옴(hyperkeratotic scabies)

- 옴진드기 감염으로 인해 회백색의 각질이 굴 껍질 모양으로 증식하여 각화 병변을 보이고, 귓바퀴, 수족, 외음부, 둔열, 관절 배면에 다발한다. 각질 속에서 수백만 마리에 달하는 충체와 충란이 확인되며, 감염력이 강하다. 면역부전자(악성 종양·당뇨병 환자, 스테로이드약 장기 투여자), 불결한 환경에서 생활하는 사람, 고령자에게 많이 관찰된다.

병인 · 악화인자

- 옴진드기가 피부에 기생하여 피진이 발생한다. 피부와 피부의 접촉뿐 아니라, 이불과 같은 침구·의류 등을 통해서도 감염된다. 동물의 옴진드기가 사람에게 기생하는 경우는 없다.
- 고령자, 면역능이 저하된 사람, 부신피질호르몬 외용약을 장기간 사용하는 사람에게도 증상이 발현되기 쉽다.

역학 · 예후

- 일본에서는 제2차 세계대전 후에 다발하고, 그 후로는 확인되지 않았다. 최근에는 성병(STD)으로서 증가하는 경향을 보이나, 일본에서는 가족 내 감염, 노인홈과 같은 시설 내에서 집단 감염증이 확인되는 경우도 있다.
- 고령자나 면역능이 저하된 사람 등의 경우, 두터운 백색 부스럼에 덮여 있는 경우도 있어서 중증화되기 쉽다.

증상

좁쌀 크기의 붉고 작은 구진(그림25-3)이나 장액성의 구진이 다발하며, 격심한 가려움을 동반한다.

- 옴진드기에 감염된 피부는 좁쌀만 한 붉고 작은 구진이나 장액성 구진이 발생하며, 작은 수포, 작은 농포가 혼재된다. 또한 손 관절이나 지문 등에서는 암컷 옴진드기가 산란하기 위해 피부를 파고들면서 생기는 회백색의 가늘고 짧은 선상진이 관찰되기도 한다. 이것을 옴 터널(그림25-4)이라고 한다.
- 피부의 연한 지문, 하복부, 외음부, 관절와 등에 다수의 작은 구진을 발생시켜서, 격심한 가려움이 있다.

• 가려움은 야간(특히 잠들려는 순간)에 격심해지며, 노인홈 등에서는 노인성 피부소양증인 줄 알았는
데 옴이었다고 하는 예도 있다.

진단 · 검사치

KOH 직접 도말검사, 더모스코피(dermoscopy) 검사로 진단 확정

• 임상증상(붉고 작은 구진이나 장액성 구진), 백선 터널이 확인되면 옴을 의심한다.
• 옴 터널 속에는 똥과 알이 있고, 선단에 암컷이 존재한다. 각질을 떼어내어 KOH 직접 도말검사(진균
도말검사)를 하면 충체를 비롯해 충란과 똥이 확인된다. 더모스코피 검사에서 옴진드기를 확인한 경
우에도 옴이라고 진단한다.

■ 검사치

• 감염으로 인해 호산구수가 증가하고, 높은 IgE 수치가 나오는 경우가 있다. 그러나 혈액학적 검사 등
으로 진단을 확정하기란 불가능하다.

치료법

■ 치료 방침

• 의료 관계자는 환자를 처치 · 간호 · 개호할 때 손을 씻고, 장갑이나 보호구를 착용해 감염을 막는다.
일반 옴 환자는 격리할 필요가 없으나, 각화형 옴 환자는 개인실에 격리하여 적절한 치료를 실시한
다. 각화형 옴은 감염력이 강하므로 일반 옴과는 감염을 예방하는 방법이 다르다는 사실을 이해한
다. 또한 각화형 옴 환자 가운데 비후된 피진이나 손톱의 병변이 있다면 각질층을 충분히 제거하면
서 치료한다.
• 옴 환자와 접촉했던 사람에게 옴 증상이 나타나지 않는지 확인한다. 또한 환자가 사용하는 침구는 햇
볕에 말리고, 의류는 세탁한다. 잠복기간을 고려해 가족이나 동거자에게도 일제히 같은 방식으로 실
행한다.

■ 표25-1 옴의 주요 치료약

분류	일반 명	주요 상품명	약효 메커니즘	주요 부작용
소염 · 진통 · 진양 · 수렴약	Crotamiton	Eurax	피부에 가벼운 작열감을 준다. 온각에 대한 자극은 경합적으로 소양감을 소실시킨다고 한다.	과민증
분선충 구제약	Ivermectin	Stromectol	세포막의 투과성을 상승시킴으로써 신경이나 근세포의 과분극이 발생하여, 기생충이 마비를 일으켜 죽음에 이르게 한다.	중독성 표피 괴사용해(Toxic epidermal necrolysis), 과민증, 간장 증상 등

■ 약물요법

외용요법

- 일본에서 외용으로 보험이 적용되는 약물은 유황 외용약뿐이다. 크로타미톤(Eurax)은 보험이 적용되지 않으나 자주 사용된다. 보험이 적용되지 않는 약물을 사용할 때는 환자와 가족에게 사전 동의(informed consent)를 얻은 다음 사용한다. 안식향산 벤질(benzyl benzoate), 감마-BHC가 함유된 외용약은 원내 약국에서 조합해 사용할 수 있다. 크로타미톤은 경부 이하의 피진이 없는 부위를 포함해 전신에 도포한다. 특히 지간부, 외음부, 둔부 등을 빠트리지 않고 바른다. 도포 후 24시간이 지나면 씻어낸다. 5일 동안 반복하면 좋아진다고 하나, 실제로는 10~14일간 도포해야 한다.

내복요법

- 내복약에서는 이버멕틴(Stromectol)의 효과가 뚜렷하며, 현재 특정요법비가 적용되어서 $200\mu g/kg$을 기준으로 공복에 1회 투여한다. 고령자에게는 신중하게 투여한다.

처방 예 다음을 병용한다.

- Stromectol정(3mg). 4정. 하루 한 번. 공복에 1회만 내복 ← 분선충 구제약
- Eurax 연고. 1일 1회. 약 1주간 도포 ← 소염 · 진통 · 진양 · 수렴약

MEMO

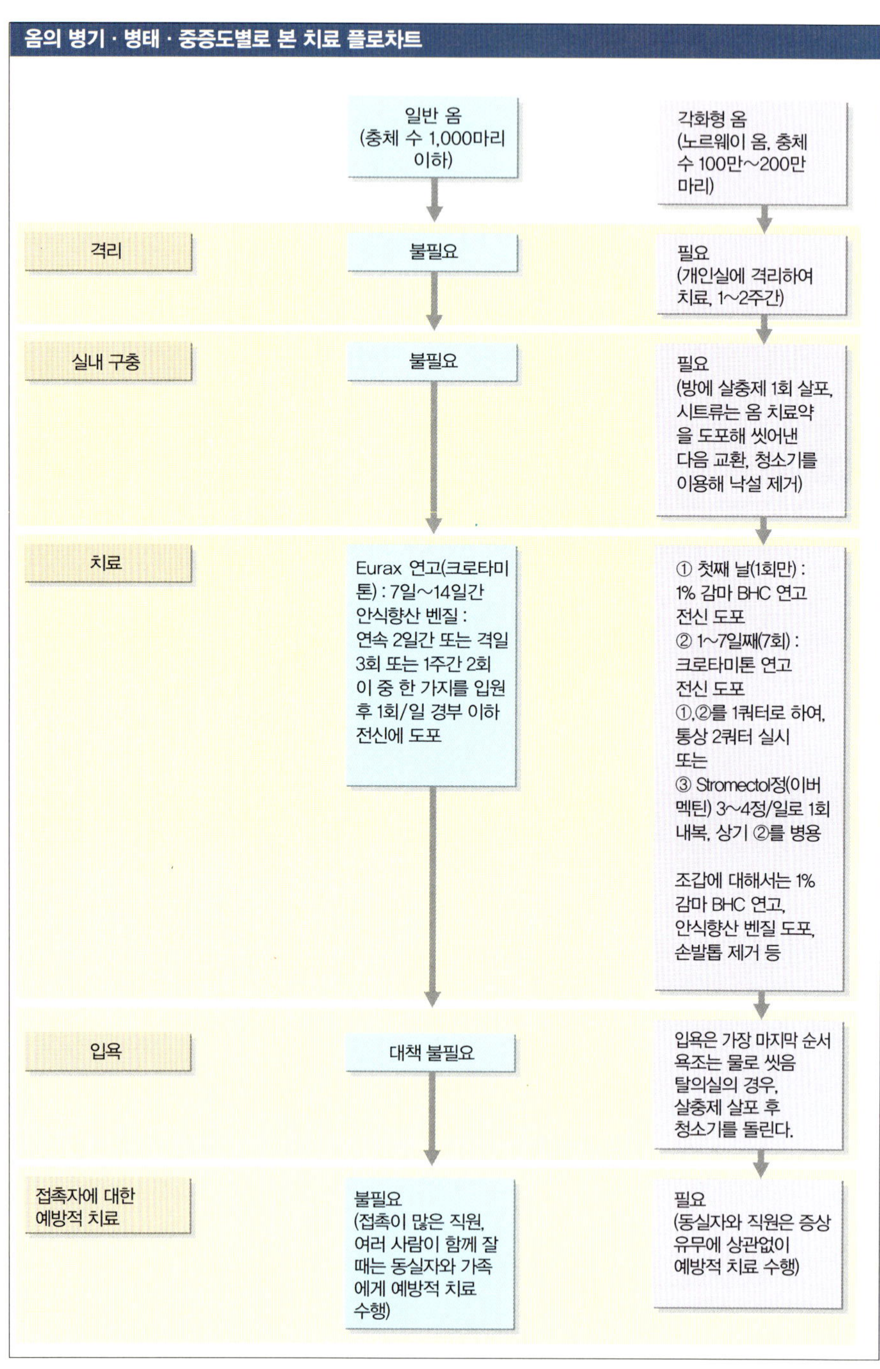
일반 옴
(충체 수 1,000마리 이하)

각화형 옴
(노르웨이 옴, 충체 수 100만~200만 마리)

격리

불필요

필요
(개인실에 격리하여 치료, 1~2주간)

실내 구충

불필요

필요
(방에 살충제 1회 살포, 시트류는 옴 치료약을 도포해 씻어낸 다음 교환, 청소기를 이용해 낙설 제거)

치료

Eurax 연고(크로타미톤) : 7일~14일간
안식향산 벤질 :
연속 2일간 또는 격일 3회 또는 1주간 2회 이 중 한 가지를 입원 후 1회/일 경부 이하 전신에 도포

① 첫째 날(1회만) :
1% 감마 BHC 연고 전신 도포
② 1~7일째(7회) :
크로타미톤 연고 전신 도포
①,②를 1쿼터로 하여, 통상 2쿼터 실시
또는
③ Stromectol정(이버멕틴) 3~4정/일로 1회 내복, 상기 ②를 병용

조갑에 대해서는 1% 감마 BHC 연고, 안식향산 벤질 도포, 손발톱 제거 등

입욕

대책 불필요

입욕은 가장 마지막 순서
욕조는 물로 씻음
탈의실의 경우, 살충제 살포 후 청소기를 돌린다.

접촉자에 대한 예방적 치료

불필요
(접촉이 많은 직원, 여러 사람이 함께 잘 때는 동실자와 가족에게 예방적 치료 수행)

필요
(동실자와 직원은 증상 유무에 상관없이 예방적 치료 수행)

간호 관점

- 옴에 감염되면 매우 심한 가려움이 수반되므로, 안절부절못하거나 산만해지는 등 정신적으로 불안정해지기 쉽다. 조기에 가려움을 경감시키는 동시에 정신 상태를 관찰하는 것이 중요하다.
- 옴은 '일반 옴'과 '노르웨이 옴'이 있다. 둘 다 옴진드기로 인한 감염이나, 옴진드기의 기생 수와 감염력에는 큰 차이가 있다.
- 2가지 옴 모두 집단 감염을 일으킬 가능성이 있으므로 예방책을 철저하게 실시해야 하며, 일반 옴과 노르웨이 옴에서는 그 대책이 다르다. 일반 옴에서는 과도한 개인실 격리 등으로 인해 환자의 정신적 부담이 가중되지 않도록 한다.
- 옴 환자는 확실하게 치료하는 것이 매우 중요하다. 적절한 치료 개시 후 24시간 동안 감염력을 잃는 것으로 알려져 있다. 의사의 지시대로 내복약이나 연고를 사용하는 것은 물론, 연고를 도포할 때도 피진의 유무와 상관없이 목에서부터 아래로 전신에 구석구석 도포함으로써 감염력을 저하시킬 수 있다.
- 옴은 단시간에 감염되지 않는다. 장시간 신체를 쓰다듬거나 안는 등 옴이 기생하는 사람과 신체를 많이 접촉할 경우 감염된다. 의료 관계자는 올바른 지식을 지님으로써 불안해하지 않고 간호하는 것이 중요하다.

■ 일상생활 속 간호 포인트

1. 일반 옴 : 표준 예방책

　노르웨이 옴 : 표준 예방책 + 접촉 감염 예방책

	일반 옴	노르웨이 옴
예방책	표준 예방책 개인실 수용 : 불필요	표준 예방책 + 접촉 감염 예방책 개인실 수용 : 필요
방호 용구	표준 예방책에 준함	처치할 때 장갑, 가운(긴 소매)을 착용한다.
시트 교환 주위로 날리지 않도록, 비닐봉투 등에 담는다.	통상적인 교환 방법(시설 기준에 준함) 치료 개시 직후에는 자가 감염을 방지하기 위해 의복을 비롯한 리넨을 교환한다. 통상적인 세탁법으로 한다(가정에서는 50℃로 10분 가열 준수).	매일 교환한다. 열탕 소독 후(80℃ 10분), 통상적인 세탁
수건으로 닦기	통상적인 방법 치료 개시 직후에는 의료 관계자의 감염, 주위 확산에 주의한다.	사용한 수건은 상기 선택 방법에 준해 처리한다.
입욕 물을 통해 감염되지 않도록 한다. 탈의실에서의 감염에 주의한다.	통상적인 입욕 타월은 공유하지 않는다.	가장 마지막 순서로 한다. 원조할 때는 장갑을 착용한다. 타월은 공유하지 않는다.

청소 구충은 불필요	통상적인 청소	전용 청소 용구를 사용하며, 통상적인 순서 대로 청소를 실시한다.
의료 용구	환자 전용으로 한다.	
감염력	약하다	강하다
가려움	강하다	단정할 수 없다
주요 증상	구진, 결절(두부를 제외한 전신)	각질 증식(전신)

2. 가려움을 적절하게 경감시키는 케어를 실시함으로써, 정신적으로 안정된 상태로 있을 수 있도록 대처한다.

3. 가려움은 특히 야간에 심해지는 경향이 있으므로, 수면을 잘 취할 수 있도록 원조한다.

4. 잠복기간은 1~2개월로 길며, 일상적인 피부 관찰이 중요하다. 특히 다른 시설로부터의 전입이나 신규 입소 시에는 피부를 잘 관찰한다.

step 1 정보 수집 \ step 2 정보 분석 \ step 3 간호 포커스의 명확화 \ step 4 계획 세우기 \ step 5 개입 실시

종합평가

가려운 상황을 관찰하여 가려움이 영향을 끼치는 생활행동을 정리한다. 나아가 장애를 받는 면, 가려움의 경감으로 되찾을 수 있는 자신다운 행동을 신체 양면으로 분석한다. 여기서는 일반 옴에 대해 검토했다.

		필요한 정보	분석 관점
핵심정보	질환관련정보	피진 부위 소양감 정도 치료 내용	• 초기치료 후 24시간은 다른 사람과 접촉하지 않는 환경을 만든다(24시간 경과 후에는 평소대로 생활해도 좋다). • 연고를 목에서부터 아래 전신으로 빠짐없이 도포할 수 있는가. • 피부를 긁어서 상처가 나지 않았는가. 손톱이 자라지 않았는가. • 야간에 가려움이 악화되지 않는가. • 스테로이드약은 사용하지 않는가.
	신체적측면	**인지기능** **언어기능** **감각 · 지각** 가려움(소양감)	• 심한 가려움으로 인해 혼란을 일으키지 않는가. • 혼란으로 인한 인지력의 저하는 관찰되지 않는가. • 질환의 특징, 치료법을 이해하고 있는가. • 괴로움, 안절부절못하는 상태 등을 언어로 표현할 수 있는가. • 가려움에 대한 자각이 있는가. • 가려움의 강도 · 정도 · 부위는 어떤가.
	심리 · 영적측면	**건강 지각 · 의향** **기분 · 정동** **스트레스 내성**	• 감염된 것에 부담을 느끼고 침울해하지 않는가. 내향적으로 되지 않았는가. • 가려움으로 인한 스트레스 정도, 표현 방식에 특징이 있는가.

핵심 정보	사회·문화적 측면	역할·관계 직업·가사·학습 사회 참여	• 가려움의 괴로움 때문에 활동을 쉬고 있지 않은가. • 평소 활동이나 다른 사람과의 교류를 즐기고 있는가. • 다른 사람과의 접촉을 스스로 피하지 않는가.
	환경	적절한 감염 예방책	• 리넨, 의류는 청결한 것을 사용하는가. • 불필요한 소독으로 인해 정신적으로 압박받지 않는가(과도한 소독은 필요하지 않다).
	활동	각성 활동 의욕·개인사 활동에서 찾는 의미 활동의 발전 계속하고 있는 활동 취미나 레크리에이션 활동 재활치료 외출·외박	• 가려움 때문에 야간에도 각성하는 등, 수면·각성주기에 혼란은 없는가. • 활동에 대한 의욕은 어떠한가. 어떤 활동의 생활사를 지닌 대상자인가. • 가려움이 활동의 즐거움이나 지속에 방해가 되지 않는가. • 계속하고 있는 활동이나 즐길 거리가 있는가. 구체적으로 어떤 활동인가. • 감염 예방을 위한 생활환경의 변화에 대해 어떻게 생각하는가. 불안이나 불만 등은 없는가. • 감염되었다는 사실로 인해 소극적으로 활동하지 않는가. • 치료 개시 직후부터 24시간 경과 후에는 평소대로 활동할 수 있는데도, 재활치료나 외출·외박과 같은 활동이 필요 이상으로 제한되지 않았는가. 또한 대상자의 지식이 부족한 탓에 스스로 필요 이상의 제한을 하고 있지 않은가.
	휴식	휴식 수면	• 가려움이 휴식, 수면에 방해가 되지 않는가. • 양질의 수면을 취할 수 있는가.
	식사	식욕 섭식 동작 영양상태	• 식욕은 있는가. 식사를 즐기고 있는가. • 가려움으로 식사 중에 집중력을 잃지 않는가. 그 까닭에 섭식 동작을 하는 데 변화가 발생하지 않았는가. • 체온이 상승하면 가려움이 심해지므로, 자극적인 음식을 섭취하기를 꺼리는가. 자극적인 음식을 섭취하는 식습관이 있는가. 식습관의 변경에 대해 대상자가 이해할 수 있는가. 행동을 변경할 수 있는가.
	배설	요의·변의 배설 동작 대소변의 상태	• 정신적인 혼란으로 이동, 동작, 변의·요의, 호소의 방식 등 평소와 같은 배설 행동이 이루어지지 않게 되었는가. • 감염을 예방하기 위해 생활환경을 바꾼 까닭에, 그 스트레스로 배변의 상태(양·횟수·성상)가 변하지 않았는가.

**몸
차
림**
	청결 · 정용
	
	입욕에 특별한 제한
	은 없다
	옷 갈아입기
	단정함
		• 입욕할 때 새로운 피진은 없는가. 상처가 나지 않았는가.
		• 입욕 후 연고를 도포하는 것을 비롯하여 입욕에 따른 생활환경의 변화가 혼란이
		  나 스트레스를 초래하지 않는가.
		• 진양 연고를 도포하면 옷이 더러워지기 쉽다. 불쾌감을 주지 않도록 청결한 의류
		  가 준비되어 있는가. 그 점에 대해 대상자는 어떻게 생각하고 있는가.
		• 가려움을 초래할 수 있는 의류의 소재가 선택되지 않았는가.

의 사 소 통	**내용** **상대**	• 대화의 내용, 다른 사람과 접하는 방식에 변화가 관찰되지 않는가. • 언어 외에도 안절부절못함, 불안감, 정신혼란의 징후는 없는지 관찰한다.

MEMO

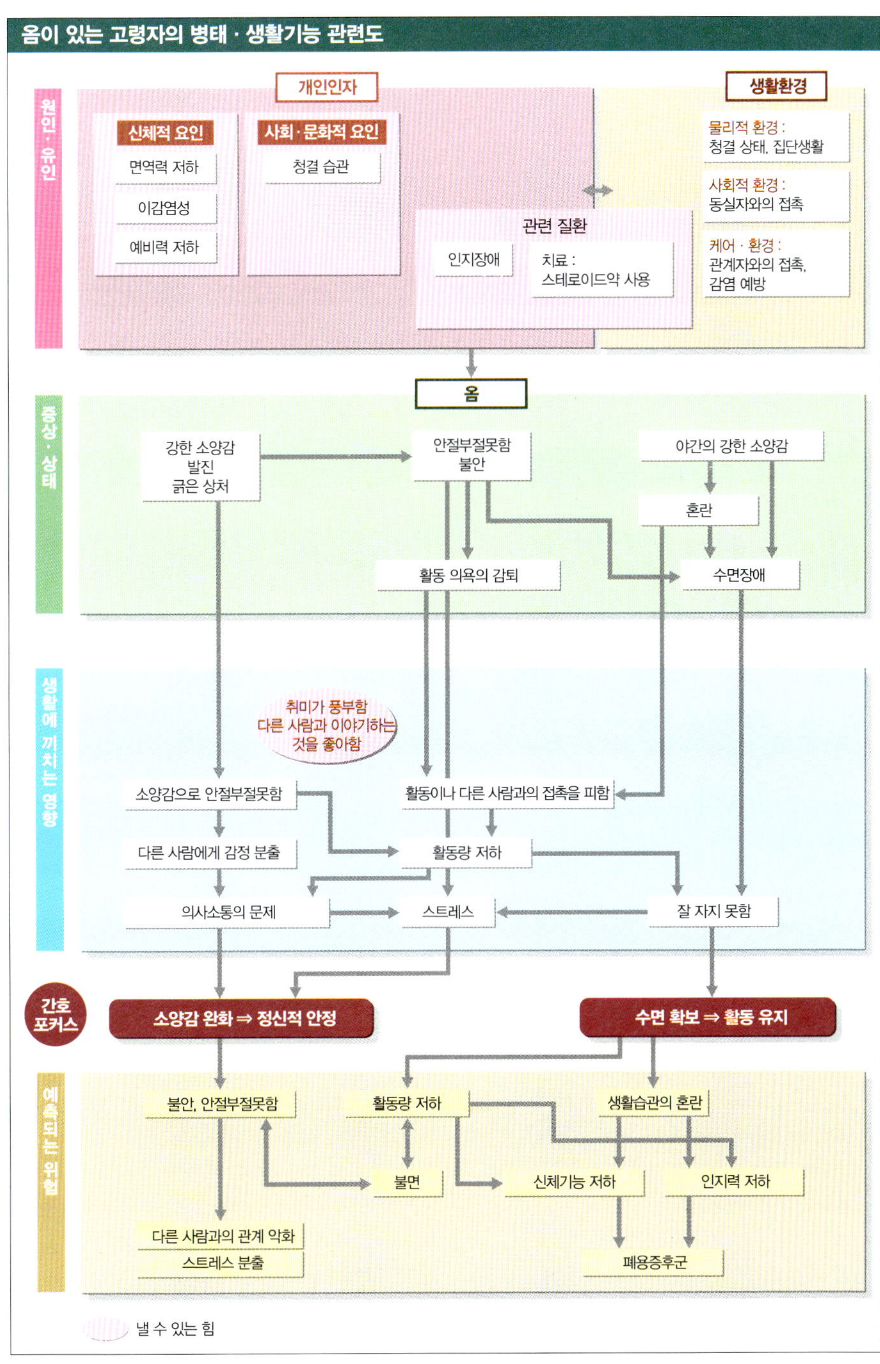
옴이 있는 고령자의 병태·생활기능 관련도

원인·유인
증상·상태
생활에 끼치는 영향
간호 포커스
예측되는 위험

개인인자
생활환경

신체적 요인
면역력 저하
이감염성
예비력 저하

사회·문화적 요인
청결 습관

관련 질환
인지장애
치료 : 스테로이드약 사용

물리적 환경 : 청결 상태, 집단생활
사회적 환경 : 동실자와의 접촉
케어·환경 : 관계자와의 접촉, 감염 예방

옴

강한 소양감
발진
긁은 상처

안절부절못함
불안

야간의 강한 소양감

혼란

활동 의욕의 감퇴

수면장애

취미가 풍부함
다른 사람과 이야기하는 것을 좋아함

소양감으로 안절부절못함

활동이나 다른 사람과의 접촉을 피함

다른 사람에게 감정 분출

활동량 저하

의사소통의 문제

스트레스

잘 자지 못함

소양감 완화 ⇒ 정신적 안정

수면 확보 ⇒ 활동 유지

불안, 안절부절못함

활동량 저하

생활습관의 혼란

불면

신체기능 저하

인지력 저하

다른 사람과의 관계 악화
스트레스 분출

폐용증후군

낼 수 있는 힘

간호 포커스의 명확화

- 가려움이나 그에 따른 불안, 혼란, 스트레스를 제거 · 완화함으로써, 정신적 안정을 유지할 수 있다.
- 야간에 충분한 수면을 확보할 수 있어서, 평소대로 활동을 지속할 수 있다.

① 간호 포커스	간호 목표
가려움이나 그에 따른 불안, 혼란, 스트레스를 제거 · 완화함으로써, 정신적 안정을 유지할 수 있다.	1) 가려움이 악화되지 않는다(긁은 상처 감소, 가려움이라는 고통 표현의 감소). 2) 가려움에 대응함으로써, 정신적으로 안정된 생활을 할 수 있다.

원조 내용	근거
1. 가려움 제거 • 초기치료(내복, 연고 도포)를 확실하게 실시한다. • 연고는 목에서부터 아래 전신으로 빠짐없이 도포한다. • 손톱은 짧게 깎는다. • 발진 · 상처가 늘어나지 않는지 피부를 관찰한다. • 자극물, 그중에서도 특히 매운 식품과 뜨거운 식품의 섭취를 피한다. • 입욕은 단시간에 한다(대상자의 희망과 크게 어긋나지 않는 선에서).	• 옴은 24시간의 초기치료를 확실하게 함으로써 감염력을 거의 잃는다. • 옴진드기는 신체 내에서 이동하기 때문에, 발진이 없는 부분에도 연고를 발라 가려움을 예방한다. • 악순환을 피한다(가려움→피부에 상처를 냄→상처의 자극으로 가려움→긁음→상처가 늘어남→가려움→긁음의 악순환). • 자극물은 체온을 높여서 가려움을 악화시키기 때문에, 되도록 섭취하지 않는 것이 바람직하다. 또한 입욕 후에도 체온이 상승하여 가려움이 심해진다.
2. 정신적 안정을 도모하는 원조 • 안절부절못할 때는 대화 상대가 되어주거나, 텔레비전이나 책 보기, 취미 등에 주의를 기울이도록 한다. • 대상자가 하고 싶은 일이나 좋아하는 것을 제공하고 곁에서 지켜본다. • 혼란으로 인한 낙상 · 외상이 발생하지 않도록 환경을 정리한다(공간을 넓게 하거나, 움직이는 물건이나 날카로운 것을 곁에 두지 않는 등). • 안절부절못하거나 불안함을 가중시키는 소리, 빛, 목소리 등을 최대한 없앤다. • 연고를 확실하게 도포한다. 또한 대상자가 원한다면 재빠르게 도포한다.	• 가려움은 비일상적인 감각으로, 존재하는 것만으로 안절부절못하게 한다. 또한 의식이 가려움에만 집중하게 되므로, 다른 무언가에 집중할 수 있는 일을 제공한다. • 인지 상태가 저하된 고령자는 정신적으로 불안정해지면 위험을 인지하지 못한 채 행동하는 경우가 있다. 환경을 정리하여 혼자서 자유롭게 행동할 수 있도록 한다. • 평소 신경 쓰이지 않던 소리로 인해 안절부절못하는 상태가 악화되기도 한다. 대상자의 상태를 잘 관찰하고 이야기를 듣는 등, 대상자가 지내기 쉬운 환경으로 정비한다. • 진양 연고를 사용해 가려움에 재빠르게 대응한다.

<table>
<tr><td>② 간호 포커스</td><td>간호 목표</td></tr>
<tr><td>야간에 충분한 수면을 확보할 수 있어서, 평소대로 활동을 지속할 수 있다.</td><td>1) 평소처럼 활동할 수 있다.
2) 야간에 잘 잘 수 있다.</td></tr>
</table>

원조 내용	근거
1. 활동 유지 1) 초기치료를 개시한 후 24시간만 자기 방에서 지내도록 이해시킨다. 2) 초기치료 후 • 초기치료 후에는 평소처럼 생활할 수 있도록 원조한다. • 활동에 대한 의욕이 저하된 경우에는, 대상자가 하고 싶어 하는 일에 대해 들은 후 그에 맞추어 원조한다. • 다른 사람이 감염될 위험성이 없다는 것을 설명하여, 정신적 부담을 가볍게 한다. • 대상자가 바란다면 혼자만의 시간을 제공한다.	• 치료 개시 후 24시간 동안은 감염력이 있기 때문에, 다른 사람으로부터 격리해야 한다. • 옴은 초기치료를 하는 24시간이 지나면, 연고 도포만으로 치료한다. 그 후로는 평소처럼 활동할 수 있다. • 감염증에 걸리면 '다른 사람에게 옮기는 것은 아닌지'라며 불안해하는 경우가 많다. 확실한 치료를 수행하여 대상자의 정신적 부담을 경감시킴으로써, 의욕 저하를 예방한다.
2. 야간 수면 원조 • 체온이 너무 올라가지 않도록 이불을 조정한다. • 야간에 가려움이 심한 경우에는 자기 전에 연고를 도포한다. • 주간 활동을 평소대로 할 수 있게 하여, 적절한 피로감을 얻을 수 있도록 한다. • 불면인 경우에는 낮잠 자는 시간을 제공한다(야간 수면에 영향을 끼치지 않을 만큼).	• 활동과 휴식의 균형이 혼란스러워지면서, 질환 이외의 인자로 인한 수면장애가 야기된다. • 수면 부족 상태로 주간의 각성을 강요하는 것은 고령자에게 매우 부담이 된다. 주간에도 수면을 포함한 휴식이 필요하다.

관련 항목 : 더 자세히 알고 싶다면 다음을 참조하자

- **질환별로 살펴보는 옴이 생활에 미치는 영향**

  치매(→ 82쪽) : 가려움으로 인해 정신적으로 불안을 초래하지 않는지 확인하자.

  우울 상태(→ 346쪽) : 가려움과 그에 따른 스트레스 때문에, 기분이 저조해지지 않는지 확인하자.

- **옴이 생활에 미치는 영향**

  수면장애(→ 469쪽) : 가려움이 수면에 미치는 영향은 없는지 확인하자.

- **옴에 관련된 리스크**

  섬망(→ 522쪽) : 가려움 때문에 혼란이 야기되지 않는지 확인하자.

26 요로감염증

신도 치요히코

그림으로 살펴보는 질환

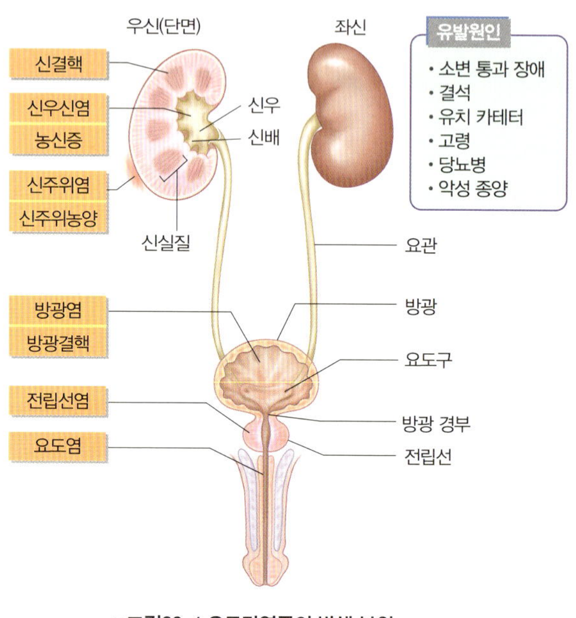

■ 그림26-1 요로감염증의 발생 부위

질환에 대한 지식

병태 생리

요로감염증(urinary tract infection)이란 신장, 요관, 방광, 요도 등의 요로에 발생하는 비특이적 염증이다.

• 일반적으로 요도에서 방광으로 세균이 침입하더라도, 최강의 방어 기구인 배뇨를 통해 세균의 배양액이 되는 소변을 배출하여 감염이 소실된다. 또한 방광 점막 표면에는 뮤신(mucin)층이 존재하여 세균의 부착을 방지하며, 만일 부착되더라도 세균과 함께 상피가 박리되어서 감염이 성립되기 어려운 구조로 이루어져 있다. 그러나 감염에 대한 저항력이 저하되었을 때는 발병하기 쉬워진다.

• 요로감염증은 요도에서 상행성으로 세균이 침입하여 감염되는 상행성 감염(ascending infection)이 대부분으로, 그 다수가 장내세균으로 인한 감염이다. 요로감염증은 크게 기저질환이 없는 단순성 요로감염증과 기저질환이 있는 복잡성 요로감염증으로 나눌 수 있다.

• 감염 부위에 따라 상부 요로감염증과 하부 요로감염증으로 나뉜다. 상부 요로(신장, 요관)감염증의 다수는 신우신염이며, 하부 요로(방광, 요도)감염증의 다수는 방광염, 전립선염이다.

단순성 요로감염증의 기염균은 대부분 대장균이다.

- 단순성 요로감염증의 기염균은 대부분 대장균(Escherichia coli)이며, 그 밖에 폐렴막대균(Klebsiella pneumoniae), 프로테우스 밀라빌리(Proteus mirabilis)와 같은 그람음성 간균이 많다.
- 복잡성 요로감염증의 기염균은 포도상 구균(Staphylococcus saprophyticus), 장구균(Streptococcus spp)과 같은 그람음성균이 많고, 그 밖에 대장균, 폐렴막대균, 프로테우스 녹농균(Pseudomonas aeruginosa), 엔테로박터(Enterobacter spp) 등도 관찰된다.
- 요로 카테터, 요로결석, 요로 이상(요로 압박, 요로 협착)이 존재하면, 폐렴막대균, 변형균, 녹농균 등이 관여한다.
- 여성은 남성에 비해 요도가 짧기 때문에, 세균이 쉽게 침입하여 감염되기 쉽다. 또한 감염에는 외성기에서의 세균 증식도 중요한 인자로 작용하며, 자궁 pH, 세균의 부착능에도 좌우된다.
- 전신성의 유발인자로는 악성 종양, 백혈병, 당뇨병, 고령, 약물 투여 등이 있으며, 국소성의 유발인자로는 요류 정체, 종양, 결석, 방광요관역류(vesicoureteral reflux) 현상 등이 있다.

- 요로감염증은 발병 빈도가 높은 감염증으로, 여성에게 압도적으로 많이 발생한다. 단순성 방광염은 젊은 여성에게 많이 관찰된다. 고령자는 요로 이상을 지니는 경우가 많아서, 그것이 기저질환이 되어 복잡성 요로감염증을 발병하게 된다.

- 단순성 요로감염증은 급성인 경우가 많으며, 복잡성 요로감염증은 만성적인 경과를 보이는 경우가 많다.
- 급성 신우신염은 신우에 감염이 발생하는 것으로, 오한과 함께 39~40℃의 고열이 나타나고, 환측의 요통 및 요부의 타박통이 나타난다. 오심 · 구토와 같은 소화기 증상을 동반하는 경우도 있다. 소변은 혼탁하며, 농뇨가 된다.
- 만성 신우신염은 요류장애가 반드시 동반되며, 방광요관역류 외에 신우내 역류도 있을 수 있다. 요세관 및 신간질에 이상이 생기지만, 특별한 증상은 나타나지 않는 경우가 많다. 전신권태감, 미열, 빈혈, 소화기 증상과 같은 비특이적 증상이 반복되며, 이어서 신기능의 저하를 초래한다.
- 방광염의 주요 증상은 빈뇨, 배뇨통, 잔뇨감이다. 소변은 혼탁하고, 육안으로 혈뇨를 확인할 수 있는 경우도 있다.
- 전립선염에서는 잔뇨감, 배뇨통, 빈뇨, 하복부 · 회음부 · 서혜부의 동통이나 불쾌감과 같은 증상이 관찰된다. 급성 전립선염이나 요도염과 같은 요로감염증을 유발하는 경우와 혈행성, 림프행성으로 감염되는 경우가 있다.

- 초음파검사, 신-뇨관-방광 단순촬영(KUB), 경정맥신우조영술(IVP), 역행성 신우조영술(retrograde pyelography)과 같은 X선검사를 실시한다.
- 진행된 만성 신우신염에서는 신장 표면에 요철이 생겨, 사구체신염으로 인한 위축신장(atrophic kidney)과 구별하기 힘들다.

■ 검사치

농뇨, 세균뇨가 확인되면 요로감염증이라고 진단한다.

- 요침사를 현미경으로 검사하여 5개 이상의 백혈구가 확인된 경우를 농뇨라고 한다. 소변 배양을 통해 세균의 종류를 동정하고, 균 수로 세균뇨를 판정한다.
- CRP, 말초혈액검사(상부 요로감염증에서는 백혈구 수 증가)는 염증의 지표로써 치료결과 판정에 이용한다.
- 전립선염의 경우, 전립선 마사지를 한 후의 소변이나 전립선 압출액 속의 백혈구 수, 세균 배양을 통해 진단한다.

치료법

■ 치료 방침

- 경증에서는 치료하지 않아도 되는 경우도 많다. 급성 악화기에는 항균제를 이용해 치료한다.

■ 약물요법

- 항균제를 투여한 후 명확하게 증상이 개선되지 않는 경우에는 약물을 변경하고, 신우신염에서는 최저 2주간 투여한다. 발열 · 염증에 대한 소견이 개선될 때까지 비경구 투여한다.

단순성 방광염

- 기염균인 대장균, 포도상 구균, 폐렴막대균, 프로테우스와 같은 장내세균에 대해, 첫 번째 선택으로 제1~2세대 세펨계 항균제를 3~5일 동안 투여한다(표26-1). 또한 수분 섭취에 신경 써서 이뇨를 통해 세균 배출을 촉진한다.

처방 예 **다음 중 한 가지를 사용한다.**

- Keflex capsule(250mg). 1회 2캡슐. 1일 4회 ← 세펨계 항균제
- Oracef정(250mg). 1회 1~2정. 1일 3회 ← 세펨계 항균제

■ **표26-1 단순성 방광염의 주요 치료약**

분류	일반 명	주요 상품명	약효 메커니즘	주요 부작용
세펨계 항균제	Cephalexin	Keflex	세균 세포벽의 합성을 저해함으로써 항균작용을 보이고, 작용은 살균적이다.	쇼크, 아나필락시스양 증상, 급성 신부전 등
	Cefuroxime Axetil	Oracef	세균 세포벽의 합성 저해를 통한 살균 작용을 보인다.	

단순성 급성 신우신염

- 기염균의 대부분이 대장균(그람음성 간균)이나, 반드시 소변 배양을 통해 동정된 세균의 감수성에 맞추어 경구약을 선택한다(표26-2).
- 입원치료가 기본이다.

처방 예 **경증**

- Cravit정(100mg). 1회 4정. 1일 1회 ← 뉴 퀴놀론 약

처방 예 **중등증**

- Rocephin주. 1회 2g. 1일 1회 정주(어쩔 수 없이 외래치료로 하는 경우) ← 세펨계 항균제

■ **표26-2 단순성 급성 신우신염의 주요 치료약**

분류	일반 명	주요 상품명	약효 메커니즘	주요 부작용
뉴 퀴놀론 약	Levofloxacin	Cravit	항균력이 강하며, 녹농균, 미코플라스마에 유효하다.	쇼크, 아나필락시스양 증상, 중독성 표피 괴사용해 등
세펨계 항균제	Ceftriaxone Sodium Hydrate	Rocephin	세균 세포벽의 가교 형성을 저해하여, 살균적으로 작용한다.	쇼크, 아나필락시스양 증상, 용혈성 빈혈 등

MEMO

증상

전신권태감, 미열, 빈혈, 소화기 증상과 같은 비특이적 증상 외에도

급성 신우신염 | 오한, 39～40℃의 고열, 환측의 요통이 있으며, 소변은 혼탁하고 농뇨인 경우가 많다.

방광염 | 빈뇨, 배뇨통, 잔뇨감이 있으며, 소변은 혼탁하고 육안으로 혈뇨를 관찰하는 경우도 있다.

전립선염 | 잔뇨감, 배뇨통, 빈뇨, 하복부 · 서혜부의 통증이 있으며, 다른 부위의 요로감염증에 합병되는 경우도 있다.

진단

농뇨 · 세균뇨가 인정되면 요로감염증이라고 진단한다.

- 요침사 : 백혈구 수 5개/시야 이상의 경우, 농뇨
- 소변 배양 : 세균의 종류를 동정하여, 균수 10^4/mL 이상이면 세균뇨
- CRP 수치 상승 : 전립선 마사지 후 소변이나 전립선 압출액 중의 백혈구 수, 세균 배양으로 진단
- 기타 : 초음파검사, 신–뇨관–방광 단순촬영(KUB), 경정맥신우조영술(IVP), 역행성 신우조영술

치료

경증에서는 치료를 필요로 하지 않는 경우도 많다. 급성 악화기에는 항균제를 통해 치료한다.

약물요법 | 항균제 투여 후 명확하게 증상이 개선되지 않는다면 약물을 변경하고, 신우신염에서는 최저 2주간 투여한다. 발열 · 염증 소견이 개선될 때까지 비경구 투여한다.

- 단순성 방광염 : 기염균인 대장균, 포도상 구균, 폐렴막대균, 프로테우스와 같은 장내세균에 대해, 첫 번째 선택으로 제1～2세대 세펨계 항균제를 3～5일간 투여한다.
- 단순성 급성 신우신염 : 기염균의 대부분이 대장균(그람음성 간균)이나, 반드시 소변 배양을 통해 동정된 세균의 감수성에 맞추어 경구약을 선택한다. 첫 번째 선택으로 뉴 퀴놀론 약을 3～5일 동안 투여한다.

예방

요로 카테터, 요로결석, 요로 이상(요로 압박, 요로 협착)이 존재하면, 폐렴막대균, 변형균, 녹농균 등이 관여한다.

여성은 남성에 비해 요도가 짧기 때문에, 세균이 쉽게 침입하여 감염되기 쉽다. 또한 감염에는 외성기에서의 세균 증식도 중요한 인자로서, 자궁 pH, 세균의 부착능에도 좌우된다.

전신성의 유발인자로는 악성 종양, 백혈병, 당뇨병, 고령, 약물 투여 등이 있으며, 국소성의 유발인자로는 요류 정체, 종양, 결석, 방광요관역류 현상 등이 있다.

간호 관점

- 고령자는 감염에 따른 방광 자극 증상이나 발열과 같은 전형적인 징후·증상보다도, 전신권태감이나 경도의 정신 증상이라는 비정형적인 징후·증상을 보이는 경우가 적지 않다. 또한 요도 카테터를 유치한 경우에는 소변 혼탁 이외의 증상이 관찰되지 않는 경우도 있다. 이상 발견이나 진단이 늦어지지 않도록, 평소에 주의 깊은 관찰이 요구된다.

- 고령자에게서 볼 수 있는 요로감염증의 대부분은 요도구에서 상행성(요로 역류성)으로 침입한 장내세균의 단순성 감염이다. 요도가 짧고, 요도구와 항문이 근접해 있는 여성의 경우에 감염 리스크가 높다. 한편 고령 남성에서는 전립선비대증 등에 따른 소변 정체가 원인이 되어 발병하는 경우가 많고, 기저질환을 치료하지 않으면 재발을 되풀이한다. 재발을 예방하고 감염 리스크를 피하기 위해서도, 음부·둔부의 청결 상태나 청결 행위의 실천 상황, 기저질환의 유무 등, 발병의 원인이 되는 요인을 종합평가하는 것이 중요하다.

- 요로감염증은 폐용증후군의 하나로도 자리 잡고 있다. 운동기능이나 활동성의 저하로 인한 청결 유지 곤란, 수분 섭취량 저하, 잔뇨감 증가, 요도 카테터 유치와 같은 상태가 감염 리스크를 높이게 된다. 그러므로 단순히 청결·위생이라는 관점에만 그치지 말고, 활동성을 높이는 일이나 수분량(I/O)을 파악하는 것 등 생활 전체에 주목할 필요가 있다. 그런 점에서 간호가 담당해야 하는 역할이 크다.

■ 요로감염증의 치료와 예방에 관한 간호 관점

치료할 때의 간호

요로감염증의 치료에서는 주로 항균제 투여와 충분한 수분 보급, 체력 회복을 위한 휴식이 요구된다. 이들을 충분히 확보할 수 있도록 요양생활을 원조한다. 이와 더불어 감염의 원인이 되는 기저질환이나 생활행동에서의 과제를 명확하게 파악하여, 재발을 예방하기 위한 대책을 강구해야 한다.

예방에 관한 간호

예방의 키워드는 청결과 활동성의 유지·향상이다. 기본적으로 감염이 성립·확대되는 경로는 상행성(요로 역류성)이기 때문에, 음부·둔부의 청결을 유지하는 것이 중요한 요소가 된다. 배설 행위와 관련해, 필요한 청결 행위가 어느 정도 실천될 수 있는지 파악해야 한다. 한편 활동성이 현저히 저하되어 거동을 할 수 없는 정도의 상태이므로, 기저귀나 요도 카테터를 사용해 활동성을 높이고, 잔뇨를 없애기 위해 앉아서 배뇨할 수 있는 동작을 원조하도록 한다. 요도 카테터를 유치하는 한은 항상 감염의 고위험 상태이며, 재발을 되풀이하는 경우가 많다. 따라서 필요할 때만 최소한 사용한다.

소변 배출에는 요로를 세정하여 세균의 정착·번식을 방지하는 효과가 있다. 또한 소변량이 충분치 않을 때는 소변 삼투압을 낮춤으로써, 세균을 증식시키는 소변 중의 영양가를 낮추는 것도 기대할 수 있다. 그러므로 소변량을 확보할 수 있도록 평소 수분 섭취에 대해 확실히 원조하는 것이 중요하다.

1. 증상이 위독해지지 않고, 신속하게 회복할 수 있도록 원조한다.

• 감염의 징후·증상을 조기에 발견한다.

• 치료 중의 수분 관리와 휴식 확보 및 안전에 대한 배려

• 감염의 원인 규명과 재발 예방을 위한 대응

2. 감염 예방·재발 방지를 위해 청결 행위, 배설 행위, 수분 섭취, 생활에서의 활동성 확보를 원조한다.

• 감염 리스크에 관한 정보 제공

• 청결 행위, 배설 행위에 대한 종합평가

• 수분 섭취 원조

• 폐용성 기능 저하 및 활동 저하를 방지하기 위한 원조

| step 1 정보 수집 | step 2 정보 분석 | step 3 간호 포커스의 명확화 | step 4 계획 세우기 | step 5 개입 실시 |

종합평가

요로감염증의 예방, 치료 및 재발 예방에 영향을 줄 수 있는 기저질환이나 생활 상황, 특히 청결과 배설에 관련된 행위의 문제점을 파악하면서, 생활행동의 6가지 요소에 비추어 생활에 대한 영향을 분석한다.

		필요한 정보	분석 관점
핵심정보	질환관련정보	배뇨통이나 방광 자극 증상(빈뇨·잔뇨감 등) 잔뇨량, 소변 혼탁·혈뇨·이상한 냄새 등의 유무 착란과 같은 정신 증상의 유무 전립선비대증이나 요로결석, 신경인성 방광과 같은 기저질환의 유무	• 대상자가 자각하는 배뇨에 관련된 증상을 듣는 동시에, 소변의 성상을 관찰하여 감염의 징후·증상 및 그 경과를 파악한다. • 고령자의 경우 반드시 전형적인 증상을 보이는 것은 아니며, 무기력, 안절부절못함 등의 형태로 변조를 나타내는 경우가 적지 않다. 그러므로 평소의 모습과 다르지 않은지 생활 전반에 걸쳐 주의 깊게 관찰한다. • 비뇨기계 질환으로 배뇨곤란인 경우나 마비·동통 등 때문에 활동성이 저하된 상태에서는, 소변의 정체를 초래하기 쉬우므로 감염 리스크가 높다.
	신체적측면	**운동기능** 자세 유지 손가락의 정교성 연하기능	• 음부·둔부의 청결 유지와 관련된 상하지의 운동에 제한은 없는가. 좌위나 입위를 유지하는 데 지장이 없는가. • 잔뇨를 다 내보내기 위한 자세(좌위)가 가능한가. • 수분 섭취에 필요한 운동기능 및 연하기능에 지장이 없는가. • 활발하지 못한 생활을 초래하는 운동·호흡·순환기능 장애, 동통 등은 없는가.

핵 심 정 보	신 체 적 측 면	**인지기능** **언어기능** **감각 · 지각**	• 요의 지각이나 배설 동작 수행에 지장을 초래할 수 있는 인지 · 감각의 장애는 없는가. • 증상을 지각 · 인지하는가. 그것을 어느 정도 정확하게 다른 사람에게 전달할 수 있는가. • 할 수 있는 일이 날에 따라서, 혹은 하루 중에서 변동되지 않는가.
	심 리 · 영 적 측 면	**건강 지각 · 의향** **자기지각** **가치 · 신념** **기분 · 정동** **스트레스 내성**	• 질환이나 증상을 어떻게 받아들이고, 대처하고자 하는가. • 예방적인 행동이나 치료에 대해서 어떠한 희망을 갖고 있는가. • 배뇨통이나 빈뇨와 같은 방광 자극 증상으로 인한 불안, 불쾌감의 유무와 정도 • 예방적 행동의 실천이나 재발에 대한 불안, 스트레스의 유무와 정도 • 음부 · 둔부의 청결 유지를 원조 받는 사실에 대한 수치심 · 혐오감의 유무와 정도
	사 회 · 문 화 적 측 면	**역할 · 관계** 가족, 원조자	• 배설이나 청결 행위를 보조해주는 가족, 원조자의 유무 • 화장실이나 욕실, 방, 침대 주위의 환경이 청결 행위를 어렵게 할 수 있는 구조이거나, 프라이버시를 지켜주지 못하는 상황은 아닌가.
활 동		**각성** **활동 의욕**	• 야간빈뇨로 인한 수면 부족으로, 주간의 각성에 영향이 나타나지 않는가. • 방광 자극 증상이나 발열, 권태감으로 인해 활동에 대한 의욕이 저하되지 않았는가. • 권태감이나 피로로 인해 자세 유지나 이동에 위험은 없는가. • 활발하지 못한 생활을 하고 있는가. 활발하지 못한 생활은 감염 리스크를 높일 수 있다.
휴 식		**수면** **신체적 휴식** **심리적 휴식**	• 숙면을 방해할 수 있는 야간빈뇨로 인한 중도각성과 재입면의 상황 • 치료, 체력 회복에 필요한 휴식을 확보할 수 있는가. • 배뇨통에 대한 불안이나 방광 자극 증상으로 인해, 심리적인 안식을 얻지 못하는 상황은 아닌가.
식 사		**식욕** **섭식 동작** **영양상태**	• 감염에 따른 발열이나 권태감이 식욕이나 수분 섭취에 영향을 끼치지 않는가. • 감염 리스크를 높일 수 있는, 식사 섭취량이나 수분 섭취량의 저하는 없는가.

배설	**대소변 저장** **요의 · 변의** **배설 동작** **대소변 배출** **대소변 상태(양 · 횟 수 · 성상)**	• 빈뇨나 잔뇨감과 같은 증상이 생활에 어떤 영향을 끼치고 있는가. • 배뇨통이나 방광 자극과 같은 증상에 어떻게 대처하고 있는가. • 어떻게 배설하고 있는가(화장실, 기저귀, 요도 카테터 유치). • 배설 후 음부 · 둔부의 청결을 충분히 유지하고 있는가. • 소변의 정체를 초래할 수 있는 변비, 숙변으로 인한 복부팽만의 유무
몸차림	**청결** **단정함**	• 기저귀 사용이나 배설 후의 청결 행위가 불충분하여 음부 · 둔부가 오염되지 않았는가. • 음부 · 둔부의 청결을 유지하기 위해 수건으로 닦거나 입욕을 해야 한다. 그런 청결 행위에 지장은 없는가. • 속옷이나 의복, 수건 · 세정 도구가 준비되지 않아서 청결을 유지하기 곤란하지 않은가.
의사소통	**상대** **내용** **목적**	• 배뇨통이나 방광 자극 증상에 따른 고통, 불안 때문에 다른 사람과의 교류가 줄어들지 않는가. • 교류하는 친구 · 지인이 적어서 활발하지 못한 생활이 되지 않았는가.

MEMO

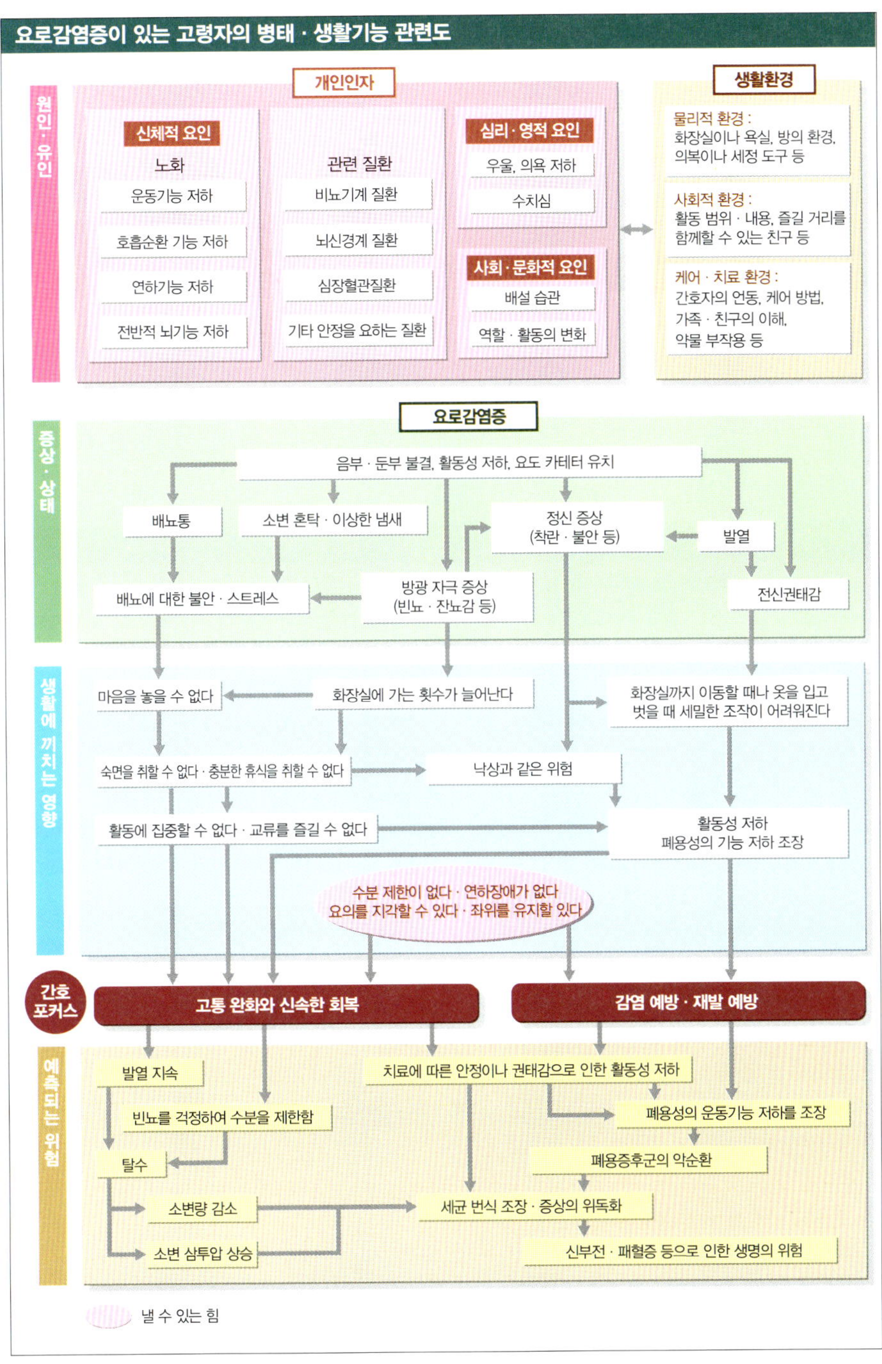
요로감염증이 있는 고령자의 병태 · 생활기능 관련도

개인인자
생활환경

원인 · 유인

신체적 요인
노화
운동기능 저하
호흡순환 기능 저하
연하기능 저하
전반적 뇌기능 저하

관련 질환
비뇨기계 질환
뇌신경계 질환
심장혈관질환
기타 안정을 요하는 질환

심리 · 영적 요인
우울, 의욕 저하
수치심

사회 · 문화적 요인
배설 습관
역할 · 활동의 변화

물리적 환경 :
화장실이나 욕실, 방의 환경,
의복이나 세정 도구 등

사회적 환경 :
활동 범위 · 내용, 즐길 거리를
함께할 수 있는 친구 등

케어 · 치료 환경 :
간호자의 언동, 케어 방법,
가족 · 친구의 이해,
약물 부작용 등

증상 · 상태

요로감염증

음부 · 둔부 불결, 활동성 저하, 요도 카테터 유치

배뇨통
소변 혼탁 · 이상한 냄새
정신 증상
(착란 · 불안 등)
발열

배뇨에 대한 불안 · 스트레스
방광 자극 증상
(빈뇨 · 잔뇨감 등)
전신권태감

생활에 끼치는 영향

마음을 놓을 수 없다
화장실에 가는 횟수가 늘어난다
화장실까지 이동할 때나 옷을 입고
벗을 때 세밀한 조작이 어려워진다

숙면을 취할 수 없다 · 충분한 휴식을 취할 수 없다
낙상과 같은 위험

활동에 집중할 수 없다 · 교류를 즐길 수 없다
활동성 저하
폐용성의 기능 저하 조장

수분 제한이 없다 · 연하장애가 없다
요의를 지각할 수 있다 · 좌위를 유지할 수 있다

간호 포커스

고통 완화와 신속한 회복
감염 예방 · 재발 예방

예측되는 위험

발열 지속
치료에 따른 안정이나 권태감으로 인한 활동성 저하

빈뇨를 걱정하여 수분을 제한함
폐용성의 운동기능 저하를 조장

탈수
폐용증후군의 악순환

소변량 감소
세균 번식 조장 · 증상의 위독화

소변 삼투압 상승
신부전 · 패혈증 등으로 인한 생명의 위험

낼 수 있는 힘

간호 포커스의 명확화

- 증상이 위독해지지 않고 고통을 최소한으로 완화하면서, 신속하게 치유 · 회복할 수 있다.
- 요로감염증을 예방하기 위한 대처 행동을 통해, 감염 리스크를 줄일 수 있다.

① 간호 포커스	간호 목표
증상이 위독해지지 않고 고통을 최소한으로 완화하면서, 신속하게 치유 · 회복할 수 있다.	1) 감염의 징후 · 증상이 조기에 발견된다. 2) 필요한 수분을 보급하고 휴식을 확보하여, 안전하게 치료를 계속할 수 있다. 3) 감염의 원인이 특정되어, 재발을 예방하기 위한 대책을 도모할 수 있다.

원조 내용	근거
1. 정형적 · 비정형적인 증상을 놓치지 않는다. • 배뇨통이나 빈뇨, 잔뇨감 등의 유무, 소변의 성상, 활력징후와 같은 주관적 · 객관적인 정보를 통해, 발병의 징후나 증상의 시간적 경과를 파악한다. • 평소에 비해 기운이 없거나, 식욕이 없거나, 안절부절못하는 것과 같은 상태가 관찰되지 않는지 확인한다. • 식사 섭취량과 수분 섭취량, 배뇨량 · 횟수, 배변 상황 등으로 수분 부족에 대한 걱정이 없는지 확인한다.	• 요로감염증의 일반적인 증상 확인은 감염의 조기 발견과 조기 대응뿐 아니라, 치료의 경과를 파악하는 데도 중요하다. • 고령자의 경우, 반드시 일반적인 증상을 보이는 것은 아니다. 평소와 다른 모습이나 언동으로 나타나는 경우도 적지 않으므로, 특히 평소 생활 전반에 대한 관찰이 중요하다. • 발열이나 권태감은 수분 섭취를 방해하며 나아가 발열은 수분을 상실시키기 때문에, 증상의 악화나 탈수를 초래하기 쉽다.
2. 필요한 수분 공급을 원조한다. • 한 번에 많이 마시려고 하지 말고, 조금씩 자주 수분을 섭취하도록 준비해둔다. • 좋아하는 것을 준비하거나, 따뜻한 것과 차가운 것을 준비하는 등, 대상자가 무리하지 않고 마실 수 있게끔 연구한다. • 필요에 따라서 마시기 편한 자세를 원조한다.	• 발열이나 권태감으로 인해 수분을 섭취하기 어려워지거나, 빈뇨를 걱정하여 수분을 삼가는 경우도 있다. 수분 섭취에 대한 필요성을 충분히 설명하고 대상자의 기호나 배설에 대한 불안 경감을 배려하면서, 조금씩이라도 수분을 섭취할 수 있는 환경을 구축하도록 한다.
3. 필요한 휴식을 원조하여, 안전에 배려한다. • 쉬고 싶을 때 쉴 수 있도록, 조용하고 따뜻한 침대 환경을 마련한다.	• 빈뇨나 잔뇨감으로 빈번하게 화장실에 다니는 경우에는, 수면이나 휴식을 오랫동안 취하기 어렵다. 따라서 가급적 체력 소모를 줄일 수 있는 환경을 만들어야 한다.

• 과도한 안정을 피할뿐더러 잔뇨를 다 내보내기 위해서라도, 가급적 화장실에서 배출할 수 있도록 이동 · 자세 유지를 원조한다. • 착란이나 정신이 온전하지 못한 증상이 있는 경우에는, 곁에서 안전을 확보하면서 대상자가 조용하게 쉴 수 있는 장소 만들기에 힘쓴다. • 배뇨통이나 방광 자극 증상, 발열, 권태감에 의해 발생하는 긴장이나 불안을 완화한다.	• 입위나 좌위는 복압을 가하기 쉬울 뿐 아니라, 방광이나 요도구의 해부학적 위치 관계로 보더라도 빈뇨를 해소하는 데 효과적이다. • 발열이나 권태감에 수반되는 휘청거림뿐 아니라 착란이나 불안과 같은 증상에 따르는 뜻하지 못한 움직임으로 인해 낙상의 위험성이 있다 • 긴장이나 불안은 휴식을 방해하는 요인이 되기 때문에, 심리적 측면에서도 충분히 원조할 필요가 있다.
4. 원인의 특정과 재발 예방 • 음부 · 둔부의 청결 상태나 배설 후의 뒤처리 방법 등을 확인하여, 필요에 따라 원조나 지도를 수행한다. • 요도 카테터 유치나 배뇨기계 질환이 원인이 되지 않는지 확인하고, 개선 가능성을 검토한다.	• 요로감염증은 반복하여 발병하는 경우가 많다. 완치를 지향하기 위해서는 감염의 원인을 특정하여, 생활을 개선하거나 기저질환에 대한 치료를 진행할 필요가 있다.

② 간호 포커스	간호 목표
요로감염증을 예방하기 위한 대처 행동을 통해, 감염 리스크를 줄일 수 있다.	1) 감염 리스크가 되는 원인을 이해할 수 있다. 2) 음부 · 둔부의 청결이 유지된다. 3) 필요한 수분 섭취량을 확보할 수 있다. 4) 폐용성의 기능 저하를 초래하지 않도록 활동성을 유지할 수 있다.

원조 내용	근거
1. 감염 리스크에 관한 정보 제공 1) 감염 리스크가 있다고 판단되는 경우에는, 아래의 정보를 제공하면서 예방에 필요한 대처 행동의 실천 방법을 함께 고민한다. • 여성의 경우, 배설 후에 회음부 · 항문 부위는 앞에서 뒤의 방향으로 닦는다. • 음부 · 둔부는 매일 씻어서 청결을 유지한다. • 하루에 2,000mL 이상의 수분을 섭취한다. • 비타민C나 소변을 산성화하는 식품(고기, 콩, 치즈, 크랜베리 등)을 의식적으로 섭취한다. • 요의가 있으면 참지 말고, 입위나 좌위로 끝까지 배뇨한다. • 변비가 되지 않도록 조심한다.	• 지금까지는 감염에 이르지 않고 잠재적이었던 리스크가 노화나 장애, 질환 치료로 인해 표면화된 경우, 대상자 본인이나 가족은 무엇이 리스크인지 모르는 경우가 많다. • 여성의 감염은 장내세균이 요도구를 통해 상행성으로 침입하는 것이 원인이 되는 경우가 많기 때문에, 배설 후에 닦는 방식이나 입욕 · 세정으로 청결을 유지하는 방식이 무엇보다도 중요하다. • 수분을 충분히 섭취하여 소변량을 확보하게 되면 소변 안의 영양가를 낮추고, 소변 배출로 요로의 세정 능력을 높여서 세균의 정착 · 번식을 방지할 수 있다. 산성 환경도 세균 번식 방지에 효과적이다.

• 누워만 있는 생활을 피하고, 적당하게 운동한다.	• 잔뇨는 세균이 번식하는 온상이 되므로, 방광 내에 소변이 정체되지 않도록 배뇨 자세를 정돈하거나 소변이 잘 통과할 수 있도록 한다. 또한 이를 위해서, 신체의 활동성을 유지 · 향상시킬 수 있도록 원조한다.
• 전립선비대증이나 요로결석, 신경인성 방광 등 배뇨곤란을 야기하는 질환이 있는 경우에는 확실히 치료를 진행한다.	• 배뇨곤란이나 배뇨 동작의 이상을 야기할 수 있는 기저질환이 있는 경우라면, 치유되더라도 재발의 위험성이 항상 남아 있으므로 치료나 증상 제어가 필요하다.
• 배뇨할 때 평상시와는 다른 느낌이 들거나, 권태감이나 식욕부진 등이 지속된다면 의사와 상담한다.	• 요로감염증은 방치하면 생명에 관련되는 위독한 상태로도 이어지므로, 조기에 치료해야 한다.
2) 필요에 따라서 가족과도 정보를 공유하여, 실천 및 심리적 지원을 얻을 수 있도록 조정한다.	• 노화나 장애로 인해 셀프케어가 곤란한 경우도 있으므로, 가족의 지원이 중요하다.
2. 음부 · 둔부의 청결 • 음부 · 둔부의 청결을 유지하기 위한 배설 후 닦아내기 및 입욕 시의 세정 동작을 관찰, 종합평가한다. • 필요에 따라서 음부 · 둔부의 상태를 직접 관찰한다. • 청결 동작에 지장이 있다면 신체를 잡아주거나, 닦아낼 때나 세정할 때 원조한다. • 요도 카테터를 유치하고 있다면 제거할 가능성을 찾는 데 힘쓰며, 만약 불가능한 일이라면 무균 조작을 철저히 한다.	• 특히 여성의 경우에는 요도구와 항문이 근접해 있기 때문에, 음부 · 둔부의 청결 상태가 감염의 직접적인 요인이 된다. • 음부 · 둔부의 청결 상태를 대상자가 확인하기란 어렵다. 또한 운동기능에 장애가 있는 경우에는, 충분한 닦아내기 · 세정이 어려우므로 필요한 확인이나 동작 보조가 중요하다. • 카테터를 삽입할 때는 물론, 축뇨팩과의 접속부나 개구부는 세균의 진입 경로가 되기 쉽다. 따라서 필요할 때 최소한으로 사용하도록 하며, 위생 관리에도 충분히 유의해야 한다.
3. 필요한 수분 섭취량 확보 • 수분 섭취를 방해할 수 있는 연하나 운동기능의 장애, 인지장애 등의 유무 · 정도를 종합평가한다. • 기능장애의 정도나 대상자의 기호에 맞춘 수분 섭취 방법을 검토한다.	• 감염을 예방하기 위해서는 수분을 충분히 보급해야 한다. 그러나 감염 리스크가 높은 사람은 뇌신경계 질환으로 인한 연하나 운동기능 장애를 지니는 경우가 적지 않으므로, 구체적 · 직접적인 수분 섭취 방법을 검토할 필요가 있다.
4. 활동성 유지 • 주간의 활동 상황, 활동량을 확인한다. • 활동에 방해가 될 수 있는 신체적 · 심리적 · 사회적 요인에 대해 종합평가한다. • 각성 문제로 활동성이 저하된 경우에는, 필요한 수면이나 휴식을 얻을 수 있도록 조정 · 원조한다. • 즐길 수 있는 일, 집중할 수 있는 일을 찾을 수 있도록, 대상자의 희망을 들어가며 활동을 준비한다.	• 활동성 저하는 소변 정체와 잔뇨량 증가를 초래할 뿐 아니라, 폐용성의 기능 저하를 악화시켜 활동성을 한층 저하시킨다. 그럼으로써 배설 동작이나 청결 동작을 더욱 어렵게 만든다. • 통증이나 가려움, 불안, 스트레스, 대인관계나 생활환경의 문제는 활동 의욕의 저하로도 연결되므로, 필요한 원조가 이루어질 수 있도록 현상을 분석한다.

관련 항목 : 더 자세히 알고 싶다면 다음을 참조하자

- **요로감염증의 원인 · 유인**

  치매(→ 82쪽) : 실행이나 실인, 주의장애 등이 치료나 감염 예방에 영향을 끼치지 않는지 조사하자.

  뇌졸중(→ 102쪽), 파킨슨병(→ 131쪽), 척수소뇌변성증(→ 149쪽), 낙상 · 골절(→ 483쪽), 폐렴(→ 197쪽), 심부전(→ 230쪽), 우울 상태(→ 346쪽), 노로바이러스 감염증(→ 362쪽), 옴(→ 374쪽), 폐용증후군(→ 550쪽) : 운동기능의 장애나 활동성의 저하, 치료로 인한 활동 제한이 감염 리스크를 높이는 경우에 대해서도 자세히 살펴보자.

  전립선비대증(→ 266쪽), 신경인성 방광(→ 280쪽) : 잔뇨량 증가나 요도 카테터 사용이 감염 리스크가 된다는 것도 알아두자.

- **요로감염증에 영향을 끼치는 장애 · 상태**

  섭식 · 연하장애(→ 402쪽) : 뇌혈관 장애나 신경질환에 따른 연하장애로 수분 섭취량에 영향을 미치지 않는지 확인하자.

  배뇨장애(→ 445쪽) : 요실금이나 잔뇨, 배설 동작의 문제가 감염 리스크를 높이지 않는지 확인해두자.

  낙상 · 골절(→ 483쪽), 감각 · 지각장애(→ 511쪽) : 운동이나 자세 유지의 어려움이 감염 리스크에 영향을 주지 않는지 확인해두자.

  폐용증후군(→ 550쪽) : 운동기능이나 활동성 저하가 수분 섭취량 저하나 잔뇨량 증가로 이어지지 않는지 확인해두자.

- **요로감염증에 관련된 리스크**

  탈수(→ 421쪽) : 발열로 인한 수분 상실이나 권태감으로 인한 수분 섭취 곤란으로 탈수에 이를 위험성은 없는지 확인해두자.

  수면장애(→ 469쪽) : 염증으로 인한 동통, 빈뇨나 잔뇨감 등으로 숙면을 방해받지 않는지 확인해두자.

  낙상 · 골절(→ 483쪽) : 동통이나 권태감, 경도의 정신 증상(착란 · 불안 등)으로 인한 낙상 · 골절의 위험성은 없는지 확인해두자.

  섬망(→ 522쪽) : 발열이나 탈수, 수면장애가 원인이 되어 섬망에 이를 위험성은 없는지 확인해두자.

- **요로감염증이 있는 고령자 간호하기**

  활동(→ 21쪽) : 활동성을 높이는 것이 예방으로 이어지므로, 평소에 대상자가 좋아하던 활동을 중시하여 원조하자.

  휴식(→ 29쪽) : 과도한 안정에 주의하되, 체력 회복이나 또렷한 각성을 위해 필요한 휴식을 지원하자.

  배설(→ 51쪽) : 감염 경로가 되는 음부 · 둔부가 청결하게 유지될 수 있도록, 배설기능이나 동작 · 생활환경을 확인하자.

  몸차림(→ 59쪽) : 청결을 유지하기 위한 지원과 동시에, 단정함이나 치장을 통해 활동성이 향상될 수 있도록 원조하자.

2

증상 · 기능장애별 간호 과정의 전개

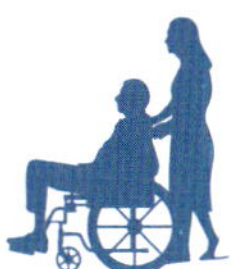

기초지식

섭식 · 연하장애란

섭식 · 연하장애란

음식을 인지하여 입으로 운반하고, 저작을 통해 형성한 식괴(bolus)를 구강→인두→식도→위의 순서로 이동시키는(연하) 과정에서 발생하는 장애이다.

참고) 섭식장애(eating disorder)란 본래 그림27-1과 같이 연하장애를 포괄해서 섭식의 전반적인 장애를 의미하는 용어이다. 정신과 영역의 신경성 식욕부진증이나 과식증으로 대표되는 심인성 섭식장애(좁은 의미)와 구별하기 위해, '섭식 · 연하장애'라고 표현한다. 최근에는 연하장애(dysphagia)와 섭식 · 연하장애를 거의 동의어로 사용하기도 한다.

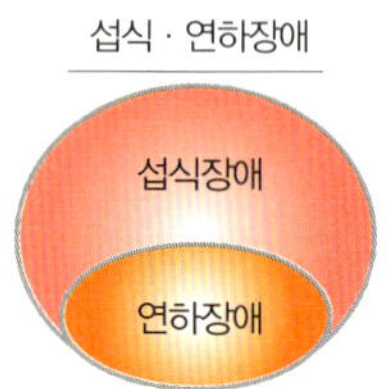

■ 그림27-1
섭식 · 연하장애의 개념

병인, 징후 · 예후

고령자의 섭식 · 연하장애를 이해하기 위해서는, 우선 정상적인 섭식 · 연하의 메커니즘(그림27-2)을 알 필요가 있다. 그 다음에 노화와 질환으로 인해 섭식 · 연하 과정 가운데 어디서 문제가 발생했는지, 그 결과 어떠한 증후 · 징후에 이르렀는지 등 근거에 기초한 면밀한 종합평가를 통해 효과적으로 간호할 수 있다.

- 연수마비(dysphagia) : 근위축성측삭경화증 등 연수에 이상이 발생하여 구음장애 · 연하장애 · 혀 위축 · 성대마비 증상을 보이며, 연수가 공 모양을 하고 있기 때문에 '구(球)마비'라고도 한다.
- 거짓연수마비(pseudobular palsy) : 다발성 뇌경색(뇌혈관성 치매) 등 양쪽 대뇌반구에 이상이 발생하여 구음장애, 연하장애, 감정실금 증상을 보인다.

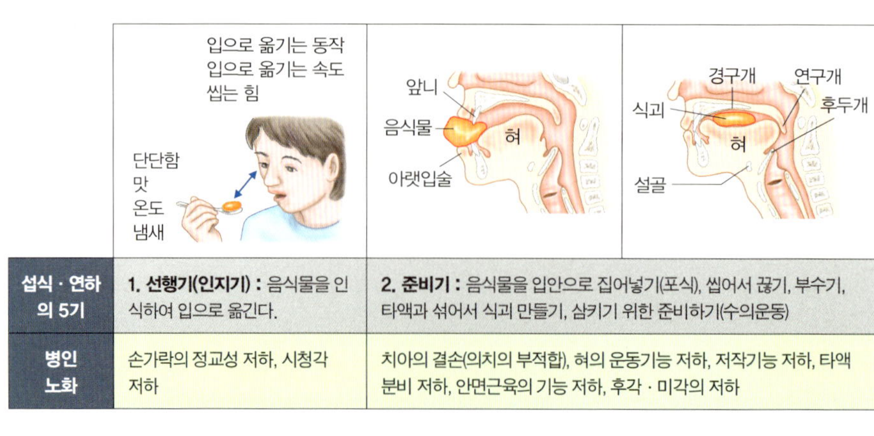

섭식 · 연하의 5기	1. **선행기(인지기)** : 음식물을 인식하여 입으로 옮긴다.	2. **준비기** : 음식물을 입안으로 집어넣기(포식), 씹어서 끊기, 부수기, 타액과 섞어서 식괴 만들기, 삼키기 위한 준비하기(수의운동)
병인 노화	손가락의 정교성 저하, 시청각 저하	치아의 결손(의치의 부적합), 혀의 운동기능 저하, 저작기능 저하, 타액 분비 저하, 안면근육의 기능 저하, 후각 · 미각의 저하

질환 · 장애	치매, 뇌혈관 장애, 파킨슨병, 백내장 등	구강 · 인두의 염증(구내염, 편도염), 탈수증, 파킨슨병, 뇌혈관 장애 ⇒ 거짓연수마비 · 연수마비, 구강 주위근 마비 · 혀 위축 등
증상 · 징후	음식을 인지하지 못함, 섭식 개시 곤란, 섭식 중단, 먹다 흘리는 등 섭식 동작의 곤란	음식물이 입에서 흘러내림, 타액 분비 · 식괴 형성이 불충분, 입속에 음식물이 남음, 맛이나 맛있음을 느끼기 어려움

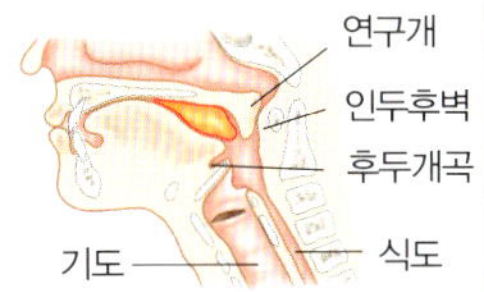

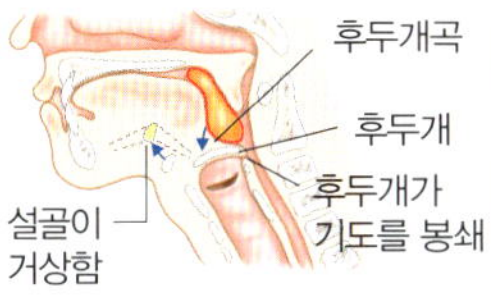

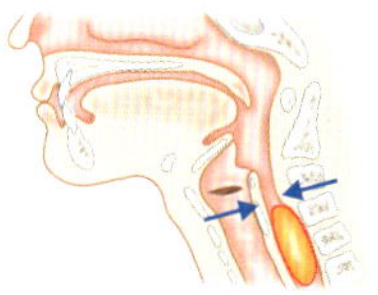

섭식 · 연하의 5기	**3. 구강기 :** 혀를 사용해 식괴를 구강에서 인두로 보낸다.	**4. 인두기 :** 후두를 거상하여 후두개에서 기도를 폐쇄, 식괴를 인두에서 식도로 보낸다(불수의운동).	**5. 식도기 :** 식괴를 식도에서 위로 보낸다.
병인 노화	혀 · 연구개가 내려감, 혀의 운동기능 저하	후두가 내려감, 설골 · 후두의 거상 감소, 후두의 폐쇄부전, 연하 반사 저하	연동운동 저하(음식물 이송 지연), 기도 확장
질환 · 장애	구강 주위근 마비, 혀 위축, 연수마비, 파킨슨병 등	거짓연수마비(연하반사 지연, 후두개폐 부전), 파킨슨병	식도염 · 궤양, 식도암, 식도 무이완증, 식도협착 등
증상 · 징후	삼키지 못함, 연하 후에 구강내(혀, 경구개, 연구개)에 음식물이 잔류	목이 메는 느낌, 식괴가 비강이나 구강으로 역류, 수분 흡입, 식사 중 · 식후에 심한 기침, 애성	음식물의 역류, 식도 잔류

■ **그림27-2 섭식 · 연하의 메커니즘**

영향 인자

1) 생활습관

- 음식의 선택 : 음식 형태, 온도, 맛 · 한입의 양(그림27-3)
- 식기 · 보조기구 선택
- 자세 보정 방법 : 의자의 모양, 식탁의 높이 등(그림27-4)
- 식사하는 장소의 정돈 방법 : 과도한 시청각 자극
- 식사 원조 방법 : 원조자가 서는 위치, 원조 속도 등

2) 약물(그림27-5)

특성	**변형성**	변형성이 높은 것(다양한 형상의 인두에서 모양을 바꾸어 이동할 수 있는 식괴)	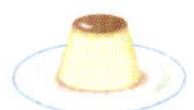 푸딩
	균일성	수분과 고형물이 섞여 있지 않은 것. 균일한 것	

	비부착성	부착성이 낮은 것. 끈적이지 않고 목 넘김이 좋은 것	
	습성	푸석푸석하지 않은 것	젤리
	응집성	입안에서 부서지지 않는 것	
온도		차가운 것은 연하반사를 유발하기 쉽다(체온과 같은 온도에서는 자극이 적어서 연하반사를 유발하기 어렵다)	두부
기호		대상자의 기호를 고려한다. 대상자가 좋아하지 않는 음식은 사레들리는 경우가 있다	
맛		시거나 매운 음식물은 사레들리는 원인이 되기 쉽다	
한입의 양		10~15mL(너무 많으면 기도로 넘어가기 쉽고, 반대로 적으면 연하반사가 일어나기 어렵다. 소량부터 시작해 대상자가 연하하기 쉬운 한입의 양을 찾는다)	요구르트

■ **그림27-3 섭식 · 연하하기 쉬운 음식물의 특징**

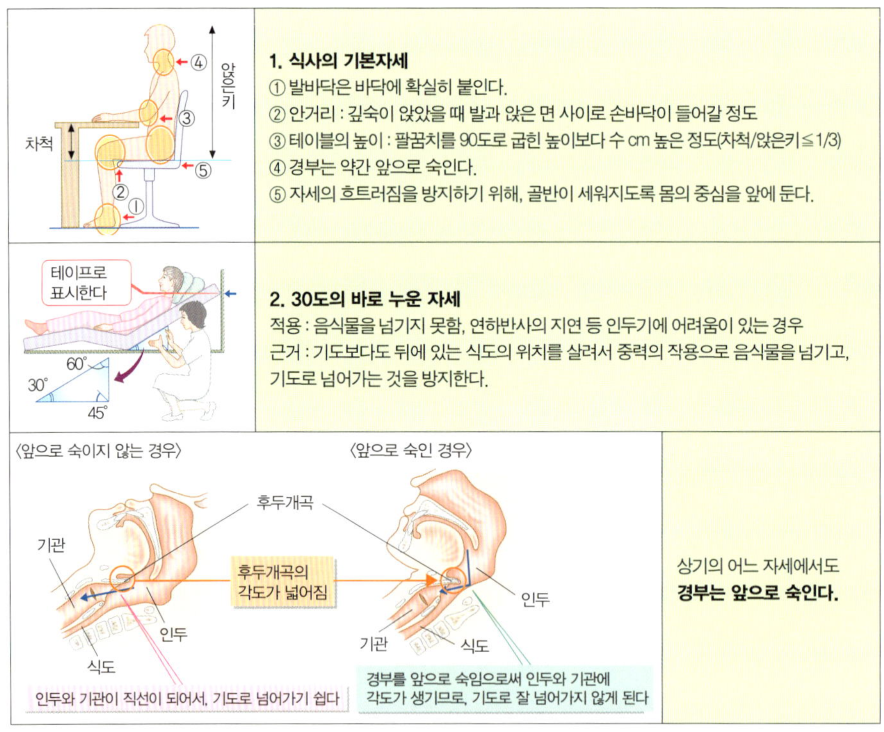

■ **그림27-4 식사할 때의 자세**

약물의 종류	연하기능에 대한 작용
major tranquilizer minor tranquilizer (항정신병약, 항우울제, 항불안제)	• 도파민 억제약으로 작용하여 P물질의 농도 저하로 인한 연하반사의 저하(오른쪽 그림). • 구강 내 건조
소화성 궤양약, 제토제	• 추체외로계의 부작용
항파킨슨병약, 이뇨제, 항히스타민제, 항부정맥약	• 구강 내 건조
항콜린제(침 흘림 치료약으로 이용되기도 한다)	• 타액 분비장애 • 하부식도압 저하

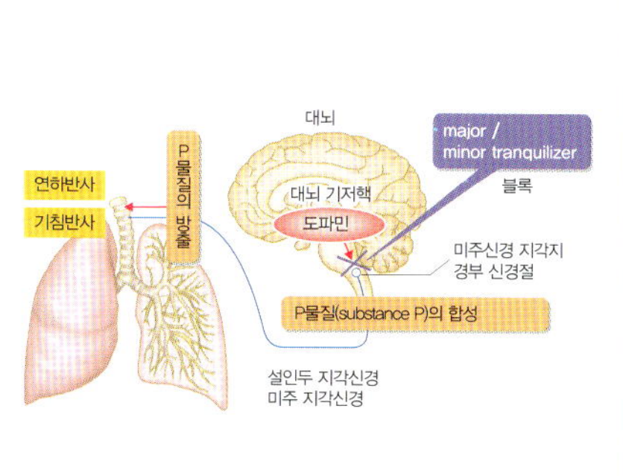

■ 그림27-5 고령자에게 자주 사용되는 약물과 연하기능에 대한 악영향

수반증상

■ **흡인을 수반하는 증상**(사이토, 1988을 일부 개정)

◎ 폐렴(발열)을 반복한다.

◎ 식사 중이나 식후에 목에 걸리거나 기침을 많이 한다.

◎ 식후에 애성(쉰 목소리)이 난다.

○ 식사 시간이 1시간 이상

○ 탈수증상(입속 건조, 적은 소변량)

○ 저영양(서서히 체중 감소)

○ 식욕부진, 수분을 섭취하고 싶어 하지 않음

○ 야간에 계속되는 기침

◎는 무증상 흡인(silent aspiration)의 가능성이 높다.

진단 · 검사치

1. 문진

• 자각증상(삼키기 힘듦, 삼키지 못함 등)이나 수반증상(목에 걸림 등)

• 현 병력, 과거력과 치료(섭식 · 연하장애의 원인 · 유인이 되는 질환, 약물) 내용

• ADL

2. 객관적(objective) 소견

• 객관적 증상(구음장애, 애성 등)

• 전신증상(구강 내, 자세, 상지의 기능장애, 체력 · 체격, 이해력)

3. 연하장애의 스크리닝 검사

1) 스크리닝 검사

• 반복타액연하테스트(RSST : repetitive saliva swallowing test)

• 개정음수테스트(MWST : modified water swallowing test)

• 음식물테스트(FT : food test)

- 경부청진법
- 맥박산소측정기

2) 영상검사

- 연하조영검사(VF : video fluoroscopy)
- 연하내시경검사(VE : videoendoscopic examination of swalloing)
- 초음파내시경검사(EUS : endoscopic ultrasoundscopy)
- CT, MRI 검사

4. 섭식 상황 관찰

섭식 · 연하능력, 자세(몸통의 안정성, 경부의 각도), 음식 형태 등을 비롯한 식사 환경

5. 저영양 상태의 스크리닝 검사

단백질 에너지 영양실조(PEM : protein energy malnutrition)란 사람이 살아가기 위해서 중요한 영양소인 단백질과, 활동하기 위해서 필요한 에너지가 부족한 상태를 일컫는다. PEM은 섭식 · 연하장애가 있는 고령자에게 많으며, 병상에서의 회복 지연 등과도 관련되므로 간호에 유의해야 한다.

■ **표27-1 섭식 · 연하능력 그레이드(개정판)** (후지시마, 2005)

중증도	Grade	판정기준
Ⅰ 중증 (경구 불가)	Gr. 1 Gr. 2 Gr. 3	연하곤란 혹은 불능, 연하 훈련 적용 없음 기초적 연하 훈련만 적용 조건이 갖추어지면 기도로 넘기는 경우가 감소하여 섭식 훈련 가능
Ⅱ 중등증 (경구와 보조 영양)	Gr. 4 Gr. 5 Gr. 6	재미로 하는 섭식은 가능 일반(1, 2끼) 경구 섭취 가능 3끼 모두 경구 섭취 가능하나, 보조 영양 필요
Ⅲ 경증 (경구만)	Gr. 7 Gr. 8 Gr. 9	연하식으로 3끼 모두 경구 섭취 가능 특별히 연하하기 어려운 식품을 제외하여 3끼 경구 섭취 가능 일상식을 경구 섭취로 가능, 임상적인 관찰과 지도를 요함
Ⅳ 정상	Gr. 10	정상적인 섭식 · 연하 가능
식사 보조(assist)가 필요한 경우에는 A를 붙인다(예 : Gr. 7A 등)		

■ **표27-2 스크리닝 검사**

검사	판정 방법
RSST	30초 동안 3회 이상의 공연하(타액 연하)를 할 수 있으면 정상, 2회 이하는 연하장애 의심
MWST	물 3mL를 2회 계속해서 연하할 수 있으면 정상, 연하의 유무 · 호흡 · 기도로 넘어가는 상태도 동시에 평가
경부청진법	연하 전후의 호흡음 변화와 연하음을 통한 판정
맥박산소측정기	섭식 중 · 후에 SpO_2 90% 이하인가, 1분간의 평균으로 3% 이상 저하된다면 연하장애 의심

■ 영양관리법

경구 섭취가 불가능한 경우, 첫 번째 선택으로 경관영양법(튜브영양법)이 이용된다. 경관영양법은, 비경구영양법이 장관을 사용하지 않음으로써 초래하는 기능 저하를 방지하므로 생리적이며, 영양학적·면역학적으로도 뛰어나다.

요즘 경관영양법의 하나로 많이 사용되는 PEG는 경피 내시경적 위루술(Percutaneous Endoscopic Gastrostomy)의 약칭으로, 내시경을 이용해 경피적(비개복)으로 위의 내강과 복벽의 피부 사이에 누공(위루)을 형성하여, 외관을 위 안에 유치해 영양소를 보급하는 방법이다.

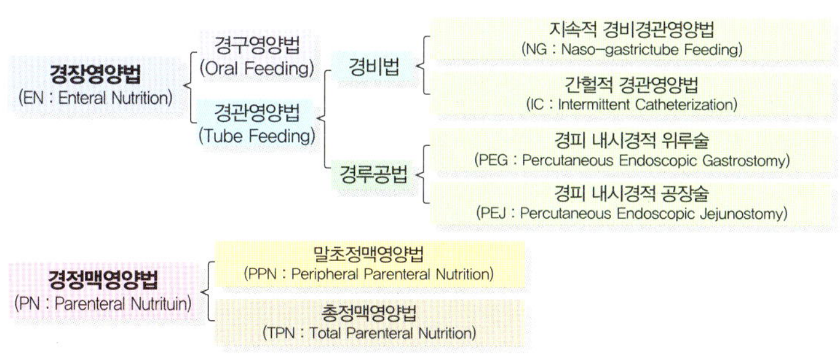

■ 그림27-6 영양관리법

■ 재활치료

1) 섭식·연하 훈련 : 구강 주위근(턱·볼·입술·혀)은 자신의 의사로 움직이는 것이 가능(수의 운동)하다. 섭식·연하 훈련은 구강의 운동능력을 향상시켜서, 식괴를 원활하게 인두로 보냄으로써 흡인을 방지하기 위해 수행한다.

① 간접 훈련(기초 훈련) : 음식물을 이용하지 않는 훈련(연하 체조, 아이스 마사지, 멘델슨 기법 등)

② 직접 훈련(섭식 훈련) : 음식물을 이용하는 훈련(단계적인 섭식 훈련, 자세·체위, 고개를 옆으로 돌리고 삼키기, 고형물과 유동물을 번갈아 삼키기 등)

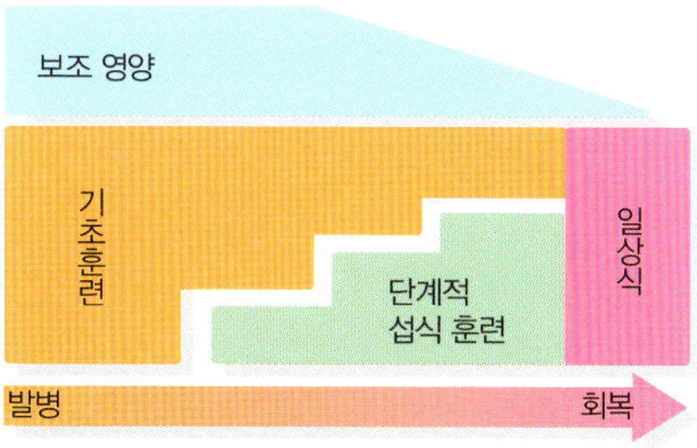

■ 그림27-7 기초 훈련과 섭식 훈련의 관계

2) 생활 재건 : 자세 유지 능력 등 대상자가 낼 수 있는 힘을 강화함으로써, 활동·휴식·배설 등의 생활리듬을 정비한다.

■ 약물치료(표27-4)

■ **표27-3 저영양 상태의 지표**

지표	고위험군	중등도위험군	저위험군
이상 체중(BMI)	0~69% 〉5%/주	70~79%	80~93%
체중감소율 ※	〉10%/주	〉5~10%/6개월	〈 5%/6개월
혈청알부민 수치	〈 2.5g/dL	2.5~3.5g/dL	3.5g/dL

체중감소율(%LBW) = (평상시 체중 - 현재의 체중)÷평상시 체중×100 ※ 평상시 체중이란 6~12개월에 걸쳐 안정된 체중을 뜻함,
LBW : Loss of body weight

■ **표27-4 P물질의 농도를 상승시켜서 연하반사를 유발하는 약물**(대상자 : 주로 경도의 섭식 · 연하장애인 경우)

약물의 종류	연하기능에 대한 작용
캡사이신(고추의 성분)	미주신경에서의 P물질의 방출을 촉진
도파민(L-도파), 아만타딘염산염 ⇒ 참고) 파킨슨병의 치료약	P물질의 합성을 촉진하는 도파민을 증가 대뇌 기저핵의 도파민 합성을 촉진함으로써, P물질의 합성을 촉진
ACE 저해제	P물질의 분해효소 활성을 억제하여, P물질의 고농도를 유지
반하후박탕	타액 중의 P물질의 농도 상승

MEMO

간호 관점

- 대상자가 섭식 · 연하 작용으로 인한 리스크를 두려워하지 않고, 입으로 먹는 즐거움과 행복을 느낄 수 있도록 원조하는 것을 목표로 한다. 이를 위해서는 섭식 · 연하 과정 중 어디에 문제가 있는지 찾아내고, 대상자가 낼 수 있는 힘으로서의 섭식 · 연하능력을 높이는 동시에 그 힘을 유도하기 위한 생활환경을 정비한다.
- 섭식 · 연하장애의 리스크를 관리할 때는 세심한 주의를 기울이되, 안전을 중시한 나머지 식생활의 범위가 좁아지지 않도록 한다. 즉 안전만을 내세우지 말며 뒤에서 리스크 관리를 확실히 하면서, 우선 목표는 마음을 만족시키는 풍요로운 식생활이 확장되도록 원조하는 것이다.

■ 병기에 따른 장기적인 간호 관점

급성기 뇌혈관 장애와 같은 급성기 질환의 경우나 치료를 목적으로 일정 기간 비경구적인 영양법을 이용하는 경우가 있다. 그러나 사람에게 식사는 단순히 영양소를 보급하는 일에 그치지 않는다(제1편 '식사' 참조). 식생활을 풍요롭게 영위하도록 지원하기 위해서도, 조기 재활치료를 통해 다시금 입으로 먹는 즐거움을 되찾게 하는 지원이 필요하다. 이때 섭식 · 연하장애의 정도에 따른 단계적인 섭식 · 연하훈련을 도입하여 흡인성 폐렴, 질식, 탈수, 저영양에 이르지 않도록 안전에도 배려하면서, 계획적으로 경구 섭취를 위한 간호를 전개하는 것이 중요하다.

회복기 입으로 먹을 수 있게 되더라도 섭식 · 연하장애를 없앨 수는 없다. 그러므로 리스크 관리를 계속하면서 적절한 음식 형태의 선택, 바른 자세 유지를 시작으로 하는 섭식 · 연하장애 보완을 위한 생활환경을 정비하고, 대상자가 가장 바라는 식생활을 재구축할 수 있도록 원조한다.

■ 일상생활 속 간호 포인트

1. 경구 섭취를 목표로 대상자가 낼 수 있는 힘(섭취 능력, 저작 · 연하능력)을 높이는 재활치료와 생활환경 구축 : 섭식 · 연하장애가 있는 대상자의 주체성과 낼 수 있는 힘을 유도하는 생활환경을 구축한다.
2. 입으로 먹는 즐거움과 안전성 확보 : 입으로 먹는 즐거움을 중시하는 동시에, 그 뒤에 있는 리스크(흡인성 폐렴, 질식, 탈수, 저영양)로 인해 또다시 먹는 즐거움을 빼앗기지 않도록 세심한 주의를 기울인다.

step 1 정보 수집 ＼ step 2 정보 분석 ＼ step 3 간호 포커스의 명확화 ＼ step 4 계획 세우기 ＼ step 5 개입 실시

종합평가

우선은 섭식 · 연하장애가 있는 대상자가 어떤 식생활을 바라는지 파악한다.

그 다음에 ① 섭식 · 연하 과정 중 어디에 장애가 있고, ② 그 원인 · 유인은 무엇인지, 부적절한 생활환경이 섭식 · 연하장애를 조장하지 않는지, ③ 섭식 · 연하장애가 대상자의 6가지 생활행동 요소에 어떤 영향을 끼치고 있는지 파악함으로써 정비해야 할 생활환경(케어 환경도 포함)은 무엇인지 검토한다. 나아가 섭식 · 연하장애에 수반되는 위험성과 그것이 어떤 상황에서 발생하는지 분석하여 예방책에 반영한다.

필요한 정보			분석 관점
핵심 정보	질환 관련 정보	섭식 · 연하장애의 부위 · 정도 섭식 · 연하장애의 증상과 수반증상 현 질환 · 과거력 치료 : 약물, 영양관리법, 섭식 · 연하 훈련(직접 훈련 · 간접 훈련)을 비롯한 재활치료	• 섭식 · 연하장애의 부위나 정도에 대해 관찰 · 청취하거나 스크리닝 검사를 통해 파악하고, 섭식 · 연하 훈련을 통한 섭식 · 연하기능의 향상 가능성에 대해 분석한다. • 섭식 · 연하장애의 증상(삼키지 못하는 등)과 수반증상(사례, 애성 등)을 파악하고, 시간이나 생활환경(음식 형태, 자세 등)과의 관계를 통한 출현 상황에 대해 분석한다. • 섭식 · 연하장애를 야기하는 현 질환과 과거력에 대해 분석한다. 그리고 치매는 주로 선행기에, 뇌혈관 장애나 파킨슨병은 섭식 동작이나 연하장애에 영향을 끼치는 등, 각각의 질환이나 증상이 섭식 · 연하 과정의 어느 부분에 영향을 끼치는가도 분석한다. • P물질(substance P)의 농도를 저하시키는 약물의 사용과 연하반사 저하가 섭식 · 연하장애에 끼치는 영향은 없는가. • 어떤 영양관리법을 실시하고 있는가. • 재활치료에 관여하는 관계자들의 각 직종과 역할은 무엇인가. 어떻게 협동하고 있는가.
	신체적 측면	**운동기능** **감각 · 지각** **인지기능** 실인, 실행, 실행기능 장애, 지남력장애, 주의장애 **언어기능**	• 노화나 질환으로 인한 상지의 운동기능이나 구강 · 인두의 운동기능 변화가 섭식 · 연하장애에 영향을 끼치지 않는가. • 노화에 따른 감각 · 지각의 변화가 맛이나 섭식 동작에 영향을 끼치지 않는가. • 음식을 인지하여 스스로 먹기 시작할 수 있는가. 도구 실행(失行)은 없는가. • 식사 준비(식단을 생각하고 요리를 하는 등)라는 일련의 식사 행동을 할 수 있는가. • 식사하는 장소나 시각을 인지할 수 있는가. • 주의장애가 있는 까닭에, 식사 장소나 과도한 시청각 자극이 식사를 중단하게 만들지 않는가. • '먹고 싶다', '먹고 싶지 않다'라는 의사표시가 가능한가. 언어로 하기 어려운 경우라면 표정과 같은 신호의 특징과 의미를 파악하고 있는가. • 언어장애(실어증이나 구음장애)는 잠재된 연하장애의 징후이다. 언어장애가 있는 경우 음식을 입안 깊숙이 보내는 것과 같은 구강 운동에 장애는 없는가.
	심리 · 영적 측면	**건강 지각 · 의향** **자기지각** **가치 · 신념** **기분 · 정동** **스트레스 내성** **신앙**	• 질환이나 증상을 어떻게 수용하고 대처하고자 하는가. • 어떤 식생활을 바라고 있는가. • '식(食)'에 대해 어떤 생각이나 가치 · 신념을 갖고 있는가. • 대상자에게 행복을 느끼게 하는 추억의 식사는 어떤 것인가. • 불안이나 슬픔이 섭식 · 연하장애에 영향을 끼치지 않는가. • 섭식 · 연하장애로 인한 심리적 스트레스는 없는가. • 식전의 영적인 기도 등, 중요시하는 것이 있는가. • 신앙으로 인한 음식의 제한이나 단식기간 등이 있는가.

사회·문화적 측면	역할·관계 직업·가사·학습 여가 사회 참여	• 좋아하는 음식(싫어하는 음식은 사레들림을 유발한다), 의욕을 자아내는 식사, 추억을 떠올리게 하고 마음을 풍요롭게 하는 가정요리나 향토요리 등이 있는가. • 식사 방식의 예절이나 기억을 떠올리게 하는 식기 등, 지금까지 쌓아온 식문화에 어떤 특징이 있는가. • 섭식·연하장애로 인해, 기대하고 있는 문화적 활동(꽃구경이나 축제, 연회 등)이나 역할 수행에 지장을 초래하지 않는가.
활동	각성 활동 의욕 활동의 개인사 활동으로 찾는의미 활동의 전개	• 먹기 위해서는 각성하고 있어야 한다. 충분한 각성 상태인가. • 경관영양법이나 비경구영양법 때문에 신체가 구속받아서 기대하고 있던 활동이 제약받지 않는가. • 식사를 통한 사회·문화 교류 등, 식사와 관련된 활동의 개인사에는 어떤 것이 있는가.
휴식	수면 신체적 휴식 심리적 휴식 사회적 휴식 영적 휴식	• 야간의 불충분한 수면이 식사할 때 졸음을 초래하지 않는가. • 불충분한 휴식이 피로를 야기하여, 섭식·연하장애를 조장하지 않는가. • 인간관계에서의 스트레스가 식욕에 영향을 끼치지 않는가. • 식후의 영적 휴식으로 이어질 수 있는 만족스러운 식사가 되었는가.
식사	식욕 섭식 동작 저작·연하기능 영양상태	• 통증이나 변비처럼 정비되지 않은 체내 환경이 식욕에 영향을 주지 않는가. • 식욕을 증진시키는 음식(기호, 온도, 양, 그릇에 담는 법, 향 등에서)이 준비되어 있는가. • 부적절한 식사 환경이 섭식·연하장애를 조장하지 않는가. • 식사의 섭취량과 균형은 어떠한가. • 섭식·연하장애로 인해 수분량이 부족하지 않은가. • 섭식·연하장애로 인해 저영양 상태에 빠지지 않았는가('기초지식' 참조).
배설	대소변 저장 요의·변의 배설 동작 대소변 배출 대소변 상태	• 변비나 잔뇨감, 요로감염 등 정비되지 않은 체내 환경이 식욕에 영향을 끼치지 않는가. • 식사 전에 배설을 마쳐서 시원한 기분이 되었는가. • 변비와 같은 배설주기의 혼란이 섭식·연하장애에 영향을 끼치지 않는가. • 섭식·연하장애로 인해 필요한 수분량·식사량을 섭취하지 못해서, 대소변을 고통 없이 배설하는 데 영향이 있지 않은가.
몸차림	청결 단정함 치장	• 가려움과 같은 고통 때문에 식사에 전념하지 못하는 상황이 아닌가. • 음식물을 흘리는 등으로 인해 단정함을 잃을 때 어떻게 대처하고 있는가. 다른 사람과의 관계에서, 음식물을 흘리는 것이 자존감에 영향을 주지 않는가. • 치장하고 식사하러 외출할 수 있는 희망이나 기회가 있는가.
의사소통	수단 상대·내용·목적	• 식사에 대한 희망을 전하기 위해, 어떤 의사소통 수단을 이용하고 있는가. • 경비영양법으로 인해 의사소통을 방해받지 않는가. • 때때로 식사를 함께 즐기는 친구나, 식사를 통한 교류가 있는가.

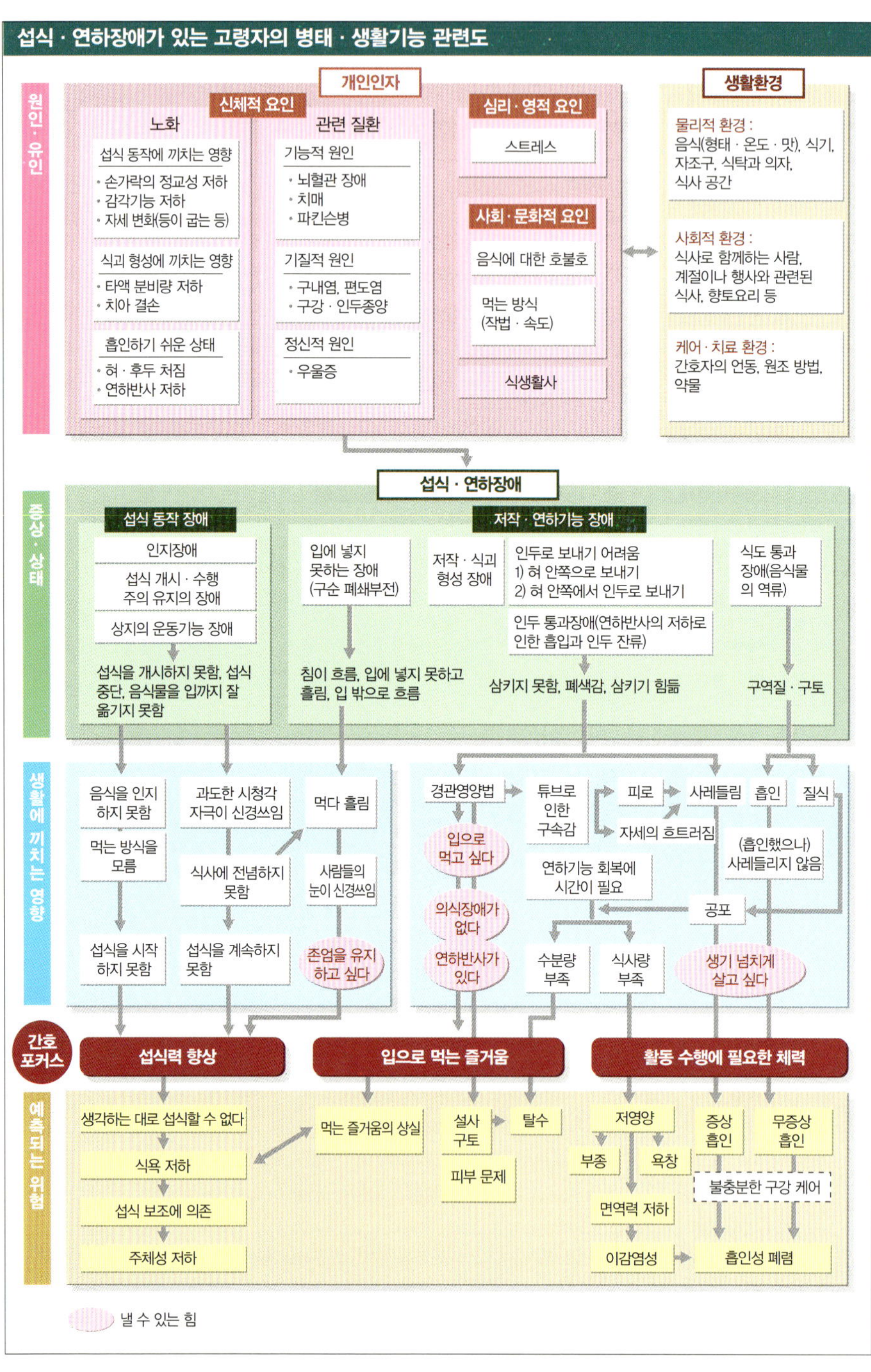

섭식 · 연하장애가 있는 고령자의 병태 · 생활기능 관련도
원인 · 유인
개인인자
생활환경
신체적 요인
심리 · 영적 요인
노화
관련 질환
섭식 동작에 끼치는 영향
· 손가락의 정교성 저하
· 감각기능 저하
· 자세 변화(등이 굽는 등)
식괴 형성에 끼치는 영향
· 타액 분비량 저하
· 치아 결손
흡인하기 쉬운 상태
· 혀 · 후두 처짐
· 연하반사 저하
기능적 원인
· 뇌혈관 장애
· 치매
· 파킨슨병
기질적 원인
· 구내염, 편도염
· 구강 · 인두종양
정신적 원인
· 우울증
스트레스
사회 · 문화적 요인
음식에 대한 호불호
먹는 방식
(작법 · 속도)
식생활사
물리적 환경 :
음식(형태 · 온도 · 맛), 식기,
자조구, 식탁과 의자,
식사 공간
사회적 환경 :
식사로 함께하는 사람,
계절이나 행사와 관련된
식사, 향토요리 등
케어 · 치료 환경 :
간호자의 언동, 원조 방법,
약물
섭식 · 연하장애
증상 · 상태
섭식 동작 장애
저작 · 연하기능 장애
인지장애
섭식 개시 · 수행
주의 유지의 장애
상지의 운동기능 장애
섭식을 개시하지 못함, 섭식
중단, 음식물을 입까지 잘
옮기지 못함
입에 넣지
못하는 장애
(구순 폐쇄부전)
침이 흐름, 입에 넣지 못하고
흘림, 입 밖으로 흐름
저작 · 식괴
형성 장애
인두로 보내기 어려움
1) 혀 안쪽으로 보내기
2) 혀 안쪽에서 인두로 보내기
인두 통과장애(연하반사의 저하로
인한 흡인과 인두 잔류)
삼키지 못함, 폐색감, 삼키기 힘듦
식도 통과
장애(음식물
의 역류)
구역질 · 구토
생활에 끼치는 영향
음식을 인지
하지 못함
먹는 방식을
모름
섭식을 시작
하지 못함
과도한 시청각
자극이 신경쓰임
식사에 전념하지
못함
섭식을 계속하지
못함
먹다 흘림
사람들의
눈이 신경쓰임
존엄을 유지
하고 싶다
경관영양법
입으로
먹고 싶다
의식장애가
없다
연하반사가
있다
튜브로
인한
구속감
연하기능 회복에
시간이 필요
수분량
부족
식사량
부족
피로
자세의 흐트러짐
사레들림
흡인
질식
(흡인했으나)
사레들리지 않음
공포
생기 넘치게
살고 싶다
간호 포커스
섭식력 향상
입으로 먹는 즐거움
활동 수행에 필요한 체력
예측되는 위험
생각하는 대로 섭식할 수 없다
식욕 저하
섭식 보조에 의존
주체성 저하
먹는 즐거움의 상실
설사
구토
탈수
피부 문제
저영양
부종
욕창
면역력 저하
이감염성
증상
흡인
무증상
흡인
불충분한 구강 케어
흡인성 폐렴
낼 수 있는 힘

간호 포커스의 명확화

- 섭식 · 연하기능이 향상되고 섭식 · 연하장애를 보충하는 환경을 마련함으로써, 다시금 입을 통해 먹을 수 있다.
- 흡인성 폐렴이나 저영양과 같은 위험한 상태에 빠지지 않고 체력을 유지 · 향상함으로써, 기대하는 활동을 수행할 수 있다.
- 먹는 힘을 발휘할 수 있는 환경이 마련되어서, 섭식 능력이 향상될 가능성이 있다.

① 간호 포커스

섭식 · 연하기능이 향상되고 섭식 · 연하장애를 보충하는 환경을 마련함으로써, 다시금 입을 통해 먹을 수 있다.

간호 목표

1) 입으로 먹을 수 있다.
2) 입으로 먹는 즐거움을 표출한다(예 : "맛있다"와 같은 말을 하거나 먹을 때 웃음꽃이 피는 등).

원조 내용

1. 섭식 · 연하기능을 향상시키기 위한 섭식 · 연하 훈련

1) 간접 훈련(기초훈련) ※식전에 실시한다.

① 연하 체조

- 즐겁게 계속적으로 실시할 수 있도록, 그림이 들어간 포스터나 책자를 작성한다.
- 메뉴 : '심호흡', '경부 운동', '어깨 운동', '양손을 들고 등근육을 늘이는 운동', '턱 운동', '혀 운동', '들숨 유지', '구음(발음)기관 운동'

② 구강 내 아이스 마사지

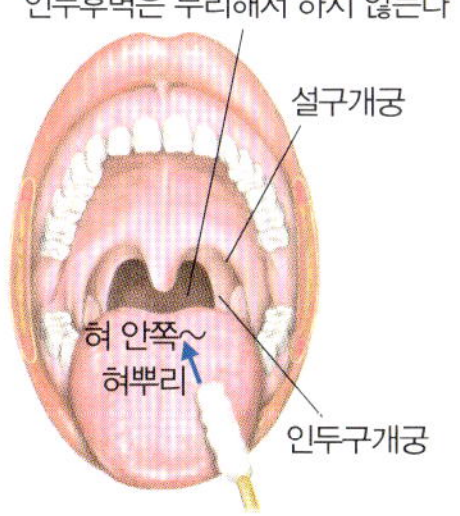

■ 그림27-A 아이스 마사지 부위

- 아이스 봉을 입술, 혀에 대고 서서히 입속으로 삽입하여, 연구개와 혀 안쪽을 2번 왕복하며 문지른다.
- 아이스 봉을 구강에서 꺼낸 후 공연하 하게 하여 손가락으로 후두의 거상을 확인한다.

근거

- 섭식 · 연하 훈련은 섭식 · 연하에 관여하는 기관을 자극하거나 움직임으로써, 섭식 · 연하기능의 향상을 도모하는 지원법이다.
- 섭식 · 연하 훈련의 메뉴는 대상자의 상태에 따라 결정한다.
- 간접 훈련은 음식을 사용하지 않기 때문에 안전하며, 급성기부터 실시할 수 있다.
- 구강 주위근(턱, 볼, 입술, 혀)은 자신의 의지로 움직이는 것이 가능(수의운동)하다. 때문에 연하 체조를 통해 구강의 운동능력을 보다 향상시켜서, 식괴를 원활하게 식도로 보낼 수 있게 됨으로써 흡인을 방지할 수 있다.

- 구강 내 아이스 마사지는 식사 전에 아이스 봉을 연구개나 혀 안쪽에 대어서 연하반사를 유발하는 것을 목적으로 한다.
- 갑자기 혀 안쪽이나 연구개에 대면 구역질 · 구토를 유발하므로 주의한다.

③ 얼음 녹여먹기

• 작은 얼음조각을 녹여먹는다.

2) 직접 훈련(섭식 훈련)

① 단계적 섭식 훈련

• 섭식 · 연하기능의 회복 상태에 따라, 아래와 같이 단계적인 섭식 훈련을 수행한다.

    시작식(젤리식) : 1식 1품 100mL,

    연하식 Ⅰ(젤리식) : 1식 2~3품 300mL,

    연하식 Ⅱ(젤리식) : 1식 3~4품 500mL,

    연하식 Ⅲ(퓌레식) : 1일 3식 2,000mL,

    이행식(페이스트식) : 1일 3식 2,000mL

② 상태에 따라서 '고개를 옆으로 돌리고 삼키기', '고개를 끄덕이며 삼키기', '고형물과 유동물을 번갈아 삼키기' 등을 실시한다.

• 얼음 녹여먹기의 경우, 공연하가 어려운 치매 환자라도 소량의 얼음과 한랭자극을 통해 연하를 유발한다.

• 직접 훈련은 실제로 음식을 사용하는 훈련이다.

• 경관영양법에서 경구영양법으로 이행할 때는 대상자의 섭식 연하기능의 회복 상태에 따라, 음식 형태나 양 등을 단계적으로 바꾸어가며 신중하게 진행할(단계적 섭식 훈련) 필요가 있다.

• 퓌레는 이른바 믹서식이라고도 하는 점성이 높은 액체로서 증점제로 점성을 낸 액체도 이에 포함된다. 페이스트는 마요네즈처럼 외력으로 변형되지만, 외력이 없으면 그 형태를 유지하는 반고형체이다.

---

2. 입으로 먹는 즐거움을 맛보기 위한 원조

1) 기호품(좋아하는 것) 도입과 그릇에 담는 방식 고려

• 대상자가 좋아하는 음식을 식단에 도입한다.

• 어떠한 섭식 · 연하기능의 회복 단계일지라도, '먹는 즐거움'을 잊지 않고 케어를 검토하는 것이 중요하다.

• 싫어하는 음식은 목에 걸리는 상황을 유발한다. 대상자가 좋아하는 것을 파악하여 식단에 포함함으로써 즐거움이나 식욕을 일으킬 수 있다.

• 맛있어 보이게끔 외견(음식의 색 조화, 그릇과의 대비)에도 신경 쓴다.

2) 음식의 온도 조정

• 미각 · 후각은 그대로, 시각적인 부분에도 신경 쓴다.

• 따뜻한 음식은 따뜻하게, 디저트처럼 차가운 것은 차갑게, 요리에 맞추어 적절한 온도로 준비한다.

• 대상자의 선호에 맞춰 온도를 조정한다.

• 음식의 온도와 체온과의 차이로 인해 연하반사가 유발되어 삼키기 쉬워진다.

• 대상자에 따라서 선호하는 온도가 다르다. 연하반사도 고려하면서, 대상자의 기호에 따라 식품의 온도를 조정한다.

---

3. 생활리듬을 구축하기 위한 원조

• 각성 시간과 식사 시간이 일치하는지 확인한다.

• 수면 · 각성주기에 혼란이 있는 경우에는 조정한다(제2편 제2부 '수면장애' 참조).

• 먹기 위해서는 각성하고 있어야 한다. 졸음 때문에 연하반사가 저하되었을 때는, 충분히 각성 상태에 이른 다음에 식사를 제공한다.

• 수면 · 각성주기와 섭식주기를 연동시킨다.

---

4. 연하장애를 보완하는 생활환경 구축

1) 바른 자세 유지('기초지식' 참조)

① 경부는 앞으로 숙이도록 한다.

• 바른 자세는 섭식 · 연하기능을 돕는다.

• 경부를 앞으로 숙이면 인두와 기관의 각도가 좁아져서 기도로 잘 넘어가지 않는다.

② 연하장애나 마비의 상태에 따라 자세를 선택한다.
- 일반적인 식사 자세 : 앉은 자세('기초지식' 참조)
- 연하장애의 회복 과정 : 30도─45~60도─90도(앉은 자세)
- 중도의 연하장애가 있는 경우 : 30도의 바로 누운 자세
- 편마비가 있는 경우 : 편마비가 있는 쪽이 건강한 쪽보다 올라가도록 체위를 정돈한다.

2) 연하하기 쉬운 음식 선택('기초지식' 참조)
- 연하하기 쉬운 음식을 선택한다 : 일반적인 한천은 젤리와 달리 입속에서 부스러지므로 피한다.
- 수분에는 증점제를 사용한다. 증점제의 농도는 1~3%로 한다. 증점제는 시간이 지나면서 점성이 증가하므로 주의한다.

- 고형물과 수분이 혼합된 음식은 피한다.
- 젤리를 장시간 실온에 방치하면 녹기 때문에, 먹기 직전에 냉장고에서 꺼낸다.
- 신맛이 강한 것, 대상자가 싫어하는 음식을 피한다.

3) 흡인을 방지하는 식사 보조 방법
- 간호자의 위치 : 식사 보조는 앉아서 한다.

- 한입의 양 : 대상자가 연하하기 쉬운 숟가락의 한입 양(기준 : 10~15mL)을 찾아서 보조한다.
- 숟가락을 입가로 가져가는 방법 : 숟가락은 아랫입술과 약간 경사지게 하여 아래에서 가져간다.
- 음식을 입에 넣는 방법 : 음식은 혀의 중앙에 두고, 입을 닫게 한다. 스스로 입을 닫지 못하는 경우에는 윗입술을 숟가락으로 쓰다듬듯이 자극한다.
- 섭식 속도 : 입속에 음식물이 남아 있지 않고 연하(후두 거상이나 연하음)한 것을 확인한 다음, 다시 한입을 가져간다.
- 연하 중에 불필요하게 말을 걸지 않는다.

4) 흡인을 방지하는 약물 복용 보조에 대한 방법
- 약물을 복용할 때 사용하는 물에는 증점제를 사용하거나, 연하 젤리를 이용한다.
- 중도의 연하장애가 있는 대상자에게는 얇게 자른 젤리에 정제를 세로로 삽입·고정하여, 혀 안쪽에 넣어서 그대로 연하할 수 있도록 한다.

- 식도가 기도보다 뒤에 위치하므로, 30도로 바로 누운 자세는 중력의 작용으로 음식을 보내게 한다. 또 기도로 넘어가는 것을 방지하므로, 중도의 연하장애가 있는 대상자에게 효과적인 체위이다.
- 마비가 있는 쪽으로 음식물이 흘러들어가기 쉬우므로, 환측을 높임으로써 식괴가 건측을 통과할 수 있도록 한다.

- 연하하기 쉬운 음식과 그렇지 않은 음식이 있으므로, 특성을 파악하여 대상자의 상태에 따라 적절한 음식 형태를 선택한다.
- 수분은 고형물에 비해 인두를 통과하는 속도가 빠르다. 따라서 후두개가 폐쇄되기 전에 수분이 흘러 기도로 들어가 사레에 들리게 된다.
- 증점제는 수분의 통과 속도를 느리게 하는 작용을 한다. 하지만 사용량이 너무 많으면 끈적여서, 조롱박오목(piriform recess)에 잔류하여 기도로 넘어가게 된다.
- 고형물과 수분이 혼합된 경우에는 인두로 내려가는 속도가 다르기 때문에, 후두개가 폐쇄하는 시기가 맞지 않아서 기도로 넘어가게 된다.

- 간호자가 선 채로 식사를 보조하면, 앉아 있는 대상자의 시선이 위로 향해 경부가 뒤로 젖혀지기 쉽다.
- 한입 양이 너무 많으면 사레가 들리지만, 너무 적어도 연하반사가 일어나기 어렵다.
- 간호자가 숟가락을 입술보다 위쪽이나 바로 정면으로 가져가면, 대상자의 경부가 뒤로 젖혀지기 쉽다.
- 인두로 원활하게 보내기 위해 식괴를 형성하는 위치(혀의 중앙)에 음식물을 올려놓는다. 입을 닫지 않으면 잘 넘기지 못해 기도로 넘어가게 된다.
- 연하하지 않으면 입속이나 인두 내에 음식물이 남아 있다는 뜻이다. 이런 상태에서 또 한입을 가져가면 기도로 넘어가게 된다.

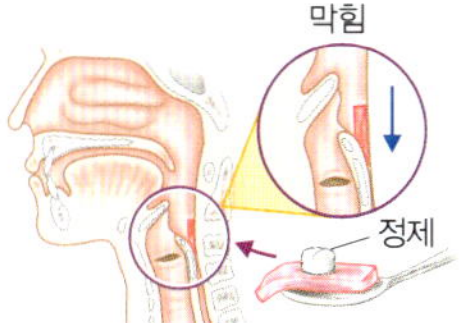

■ **그림27-B 슬라이스 젤리를 통한 삽입**

• 경관영양법에서는 약제를 약 55℃의 물에 녹여서, 39℃로 물 온도를 조정한 다음 튜브로 주입한다. 튜브가 막히는 것을 방지하기 위해, 약물을 주입한 후에는 반드시 물을 주입한다. • 약물을 새로 처방받은 경우에는 섭식 · 연하 작용과의 관련에 대해 주의한다.	• 식후에 복용한 약이 구강이나 인두에 남아 있으면, 기도로 넘어가는 원인이 되거나 약효에도 영향을 끼친다. 반드시 약의 연하 여부를 확인하고 수분을 보급한다. • 젤리를 이용한 약물 복용 보조로, 부수거나 얇게 자른 젤리 위에 약제를 올려놓는 것만으로는 입속에서 약물과 젤리가 따로 떨어지므로 의미가 없다. • 경관영양법을 실시할 때 약물은 따뜻한 물에 녹이는 편이 분쇄하는 것보다 간편하다. 또 튜브가 막히는 것을 방지하는 데도 효과가 있다. • 복용 중인 약물의 섭식 · 연하장애에 대한 작용을 비롯하여 연하하기 쉬운 약물의 형태 등, 필요에 따라 의사나 약사와 조정한다.

② 간호 포커스	간호 목표
흡인성 폐렴이나 저영양과 같은 위험한 상태에 빠지지 않고 체력을 유지 · 향상함으로써, 기대하는 활동을 수행할 수 있다.	1) 기대하고 있는 활동을 수행할 수 있다. 2) 저영양, 흡인성 폐렴, 질식, 탈수에 이르지 않는다.

원조 내용	근거
1. 체력 유지에 필요한 영양 섭취(저영양 예방) 1) 영양상태 평가 　• 신체계측 : 체중감소율, BMI, 피하지방 두께 　• 혈액검사 : 혈청알부민 등 　• 1일 필요 섭취량 : 식사량(kcal/일), 수분량(mL/일) 2) 경관영양법의 관리 ① 튜브 관리 : 튜브 삽입법(경부회선법), 고정법 ② 유동식 관리 : 주입량, 속도, 농도, 온도 ③ 체위 : 주입 중 · 주입 후 1시간 이상 앉은 자세를 유지한다. ④ 합병증이나 트러블의 예방 · 조기 발견 및 대응 : 호흡기(사레, 애성 등)와 소화기(구토, 설사)의 합병증, 튜브 발거 및 폐색, 피부 문제 〈PEG를 통한 트러블 관찰 포인트〉 • 환자의 자각증상 : 통증, 열감, 복부팽만감, 당기는 느낌 등 • 위루부의 상태 : 위루 카테터의 위치 · 길이 · 단추의 풀림, 누공에서 새어나옴 등	• 섭식 · 연하장애가 있는 고령자는 PEM에 빠지기 쉽다. • 체중감소율은 PEM의 지표 중 하나이다. 한때가 아닌, 1~6개월간의 체중 변화를 평가한다. • 대상자별로 하루에 필요한 식사량이나 수분량을 계산하여 적정량으로 조정한다. • 경관영양법은 일시적인 영양관리법으로, 항상 경구 섭취로의 이행을 염두에 두어야 한다. 그리고 경비영양법의 튜브 삽입에 있어서는 경부회선법으로 튜브가 인두를 비스듬하게 지나가는 것을 방지하고, 후두개의 움직임을 방해하지 않도록 한다. • 위 · 식도 역류는 구토 · 흡인으로 인해 생명의 위험으로 이어지기 때문에, 식후에는 1시간 동안 앉은 자세를 유지함으로써 역류를 방지하고 구역질과 같은 징후에 주의한다. • 경비영양법에 대한 부적절한 관리는 합병증이나 트러블을 야기한다. 올바른 실시와 관찰을 통한 조기 발견으로, 합병증이나 트러블을 미연에 방지하는 것이 중요하다.

• 누공 주위의 피부 상태 : 발적, 미란(표피의 얕은 수준의 궤양, 짓무름), 수포, 종창, 궤양, 배농, 괴사 • 스토퍼의 이완 정도 : 적당히 느슨한가. 〈PEG를 통한 트러블 예방책〉 • 위벽이나 피부의 압박·마찰로 인한 궤양 발생을 방지하기 위해, 범퍼와 스토퍼를 적당한 정도로 이완시킨다. • 범퍼가 위벽으로 함몰하는 것을 방지하기 위해, 1일 1회는 위관을 회전시켜 그 가능성을 확인한다. 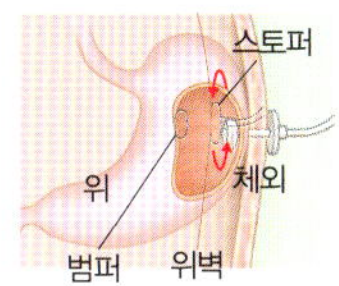 ■ 그림27-C PEG • 튜브가 빠져나가는 것을 방지하기 위해, 벌룬형은 벌룬 안의 증류수(고정수)가 증발하지 않았는지 주 1회 확인한다.	• 누공 주위의 피부를 관찰할 때는 스토퍼나 복벽 고정구에 가려진 피부 부분도 빼놓지 않고 관찰하도록 한다. • 특히 위루를 증설한 후 1주일간은 범퍼가 복벽에 함몰될 위험성이 높기 때문에, 스토퍼를 회전시켜 유착을 막는다.

2. 섭식·연하장애에 따른 위험 예방

1) 흡인성 폐렴 예방('폐렴' 참조)
• 구강 케어(무증상 흡인 예방)
• 식사로 인한 흡인 예방(증상 흡인 예방)
• 경관영양법으로 인한 위식도 역류 방지
• 약물로 인한 악영향 점검

2) 질식 예방
• 식사 시 질식 예방 : 음식 조정, 가래 뱉기, 흡인(suction)

• 식후에 위식도 역류로 인한 질식 예방 : 식후에는 30분~1시간 동안 앉은 자세나 파울러 체위(Fowler's position)를 취한다.

3) 탈수 예방('탈수'의 '원조 내용'참조)

• 흡인은 식사할 때뿐 아니라, 식사 전·후에도 일어난다.

• 흡인은 식사할 때뿐 아니라, 식사 전·후에도 일어난다.
• 구강 케어를 실시함으로써 무증상 흡인으로 인한 폐렴이 반감한다는 실증적 연구도 있다. 특히 경관영양법에서는 음식을 먹지 않기 때문에 구강 케어를 잊기 쉬우나, 타액 분비가 감소하여 구강 내의 자정작용이 저하되기 때문에 반드시 구강 케어를 실시한다.
• 음식물의 형태나 크기를 조정함으로써 질식을 예방한다.
• 인두나 구강 내에 가래가 저류된 경우에는, 반드시 식사 전에 가래를 뱉거나 흡인(suction)을 실시한다.
• 섭식·연하장애가 있는 고령자에게는 식후 위식도 역류가 일어나기 쉽기 때문에, 역류물로 인한 질식이나 흡인에 세심한 주의를 기울인다.

3. 기대하고 있는 활동에 대한 지속성 지원

• 대상자와 함께 생활 속에 편입할 활동을 검토한다.
• 체력 보존기 : 보고 싶은 텔레비전 프로그램 보기, 대화, 독서 등
• 체력 회복기 : 대상자가 좋아하는 활동적인 일(산책, 도예, 시낭송, 노래 부르기, 스포츠 등)

• 대상자의 상태에 따라서 체력을 보존할 필요가 있을 때는 텔레비전 시청이나 독서와 같은 정적인 활동을 지원하고, 체력 회복기에는 체력 만들기도 겸하여 보다 활동적인 일 등을 지원한다. 이처럼 대상자가 자신의 방식대로 풍요롭게 살 수 있도록 지원하는 것도 중요시하도록 한다.

③ 간호 포커스	간호 목표
먹는 힘을 발휘할 수 있는 환경이 마련되어서, 섭식 능력이 향상될 가능성이 있다.	1) (식사의 ○% 이상을) 혼자 힘으로 섭취할 수 있다. 2) 음식물을 흘림으로써 기분이 침울해지지 않는다.
원조 내용	근거
1. 치매로 인한 실인 · 실행 · 주의장애가 있는 경우 1) 식사 시간이나 장소를 인지하도록 돕는 식사 환경 구축 • 식사 장소나 식사 때 만나는 동료, 대상자가 앉는 위치를 검토하여, 편안한 관계가 형성되면 일정하게 유지한다. • 식탁 위에 식사와 관련 없는 물품을 올려놓지 않는다. • 식품의 가짓수가 많아서 혼란스러운 경우에는 프랑스 요리처럼 한 가지씩 내거나, 하나의 접시에 모든 반찬을 보기 좋게 담거나, 도시락, 덮밥 식으로 배식 방법을 연구한다. • 맛있는 음식 냄새가 풍기게 하고, 반대로 배설물처럼 방해가 되는 냄새는 제거한다. • 과도한 시청각 자극을 조정함으로써, 대상자가 식사에 전념할 수 있는 환경을 만든다. 2) 음식에 대한 인지를 돕는 식사 환경 구축 • 익숙한 식기나 좋아하는 음식을 준비한다. • 앉아 있는 대상자의 시선에서 식기 안의 음식이 보이도록, 식탁과 의자의 높이와 거리를 조정한다. • 시공간실인(visual spatial agnosia)이 있는 경우에는, 대상자가 인지할 수 있는 공간에 식사를 배식한다.	• 치매로 인한 기억장애나 지남력장애가 있더라도, 편안한 공간을 매일 반복해서 다니게 되면 익숙한 장소로 자리 잡고, 식사에 대한 인지에 도움이 된다. • 많은 정보를 한 번에 처리하기란 어렵기 때문에, 필요한 정보가 확실히 도달할 수 있도록 환경 내의 정보를 조정한다. • 오감에 퍼지는 좋은 자극은 중요시하는 반면, 불필요하고 과도한 자극은 조정한다. • 식사 시에 선택에 주의를 기울이거나 주의를 지속시킬 수 있는 환경인지 재검토한다. • 익숙한 것은 기억을 떠올리게 하는 수단이 된다. • 키가 작은 고령자 중에는 식탁이 너무 높아서 식기 안의 음식이 보이지 않는 경우도 있다. • 식사를 어느 한쪽만 남기는 경우에는 대상자가 인지하기 쉬운 위치에 식사를 둔다. • 환경이 정비되어 있지 않으면 대상자가 먹기 어려운 상황을 악화시킨다. 환경에서 개선해야 할 부분은 없는지 항상 재확인할 필요가 있다.
2. 뇌혈관 장애로 인해 상지의 운동기능 장애가 있는 경우 : 먹기 편한 동작을 지원하는 식사 환경 구축 대상자가 음식을 먹는 것에 어려움이 있는지 관찰하여, 환경을 조정한다. • 보조구나 보조 식기, 미끄럼 방지 매트 등을 활용한다. • 주먹밥, 샌드위치 등 도구를 사용하지 않고 손으로 들고 먹을 수 있는 음식을 준비한다.	• 도구를 활용함으로써 혼자 힘으로 섭식할 수 있고, 다른 사람에게 보조를 받는다는 심리적 부담이 경감된다. • 도구를 사용하기 어려운 경우에는 손에 들고 먹을 수 있는 음식을 준비하는 것도 필요하다.

• 식탁의 높이나 식탁과 대상자와의 거리를 조정한다. • 자세가 무너지지 않도록 골반의 위치를 안정시키고, 식사하며 자세가 무너진 경우에는 보정한다. • 음식물을 흘려도 침울해하지 않도록 정신적으로 지원하고 환경을 구축한다.	• 부자연스러운 자세로 식사하는 것은 섭식 동작에 지장을 초래할 뿐 아니라, 피로해지고, 연하운동에도 영향을 끼쳐서 흡인으로 이어진다. • 음식물을 흘리더라도 다른 사람에게 지적받아 침울해지는 일이 없도록, 함께 식사하는 사람들과의 인간관계에 입각해 좌석 배치도 고려한다.
3. 섭식 능력을 유도하는 식사 보조 방법 대상자가 자신의 손을 움직여서 먹는 감각을 중요시한다. 식사 보조는 아래 순서에 따라서 필요할 때 최소한으로 한정한다. • Step 1 : 대상자가 먹기 시작하기를 기다린다. • Step 2 : 세팅 방식을 연구하여, 비언어적 · 언어적으로 섭식을 촉진한다. • Step 3 : 식기나 젓가락을 들고 먹는 자세를 지원한다. • Step 4 : 대상자의 손에 원조자의 손을 대고 '음식 뜨기'에서 '입으로 가져가기'까지 대상자 혼자 할 수 없는 동작을 돕는다. • Step 5 : 대상자는 숟가락을 든 채로, 원조자는 다른 숟가락으로 보조한다.	• 치매가 있는 고령자는 실행 때문에 먹기를 시작하지 못하거나, 식사가 아닌 다른 곳에 주의를 기울이는 바람에 섭식을 중단하는 경우가 있다. 그러나 섭식 개시를 지원하는 것만으로 먹을 수 있는 사람도 많다. 식사의 모든 과정을 다 지원함으로써 대상자가 낼 수 있는 힘을 빼앗지 않도록 주의한다.

관련 항목 : 더 자세히 알고 싶다면 다음을 참조하자

• **섭식 · 연하장애의 원인 · 유발원인**

치매(→ 82쪽) : 실행이나 실인, 주의장애 등이 섭식 동작에 영향을 끼치지 않는지 확인하자.

뇌경색 · 뇌출혈(→ 102쪽) : 거짓연수마비로 인한 연하장애, 편마비 · 구축 때문에 섭식 동작에 끼치는 영향은 없는지 확인하자.

파킨슨병(→ 131쪽) · 척수소뇌변성증(→ 149쪽) : 질환 특유의 증상이 섭식 동작이나 연하장애로 영향을 끼치지 않는지 확인하자.

폐용증후군(→ 550쪽) : 이피로성으로 인해 자세가 무너지거나 연하근의 피로를 초래하여 흡인으로 이어지지 않는지 조사하자.

• **섭식 · 연하에 영향을 미치는 장애 · 상태**

수면장애(→ 469쪽) : 식사 중 졸음 등의 배경에 수면장애가 없는지 확인하자.

• **섭식 · 연하장애에 관련된 리스크**

폐렴(→ 197쪽) : 흡인성 폐렴을 초래할 위험은 없는지 확인하자.

탈수(→ 421쪽) : 연하장애로 인해 하루에 필요한 수분 섭취량이 확보되지 못하여 탈수를 초래할 위험성은 없는지 확인하자.

부종(→ 433쪽), 욕창(→ 306쪽) : 단백질 섭취량의 저하로 부종이나 욕창을 초래할 위험은 없는지 확인하자.

- **섭식 · 연하장애가 있는 고령자 간호하기**

식사(→ 39쪽) : 섭식 · 연하장애가 있는 대상자가 풍요로운 식생활을 영위할 수 있도록 식사에 대한 간호의 관점을 넓히자.

활동(→ 21쪽) : 어떠한 섭식 · 연하장애 상태에서도 대상자가 생활에 즐거움을 느낄 수 있도록 원조하는 간호를 중시하자.

MEMO

기초지식

탈수란

탈수란

탈수(dehydration)란 신체에 필요한 수분과 신체로부터 배출되는 수분의 균형이 무너져서 체액이 부족해진 상태를 일컫는다. 체액에는 물과 전해질이 포함되어 있기 때문에, 정확하게는 물과 전해질(특히 Na)의 부족이라고 할 수 있다. 물과 Na이 부족한 정도에 따라 고장성 탈수증(hypertonic dehydration)과 저장성 탈수증(hypotonic dehydration)으로 분류되는데, 임상적으로는 혼합성의 탈수증이 많다. 모습이 평소와 다르다면 우선 탈수를 의심하는 것이 좋을 정도로, 고령자에게 많이 관찰되는 상태이다.

탈수의 원인은 수분 섭취 부족, 발한, 배뇨, 구토, 설사 등 다양하다. 그러나 고령자의 경우 신체에서 차지하는 체액의 비율은 50% 정도로서 60%인 성인에 비해 낮으며, 체내에 수분이 부족하더라도 구갈(목마름)을 느끼기 어렵기 때문에, 더욱 탈수가 발생하기 쉽다고 할 수 있다.

일반적으로 탈수가 되면 구갈, 피부·점막의 건조, 소변량 감소, 전신권태감 등이 출현한다. 하지만 고령자에게는 이런 특징적인 증상이 관찰되지 않으면서 활동성 저하나 인지력 저하와 같은 변화가 선행하는 경우도 있다. 또한 탈수 정도가 중도가 되면 혈압 저하, 의식장애, 혼수, 때로는 생명의 위험을 초래하는 경우도 있다.

따라서 일상생활에서 탈수를 예방하기 위한 원조가 중요하다.

병인

탈수는 크게 3가지로 분류된다. 대부분은 혼합성이지만, 어떤 유형에 가까운지에 따라 치료 방침이 달라진다.

■ 고령자가 탈수를 일으키기 쉬운 배경

1) 체내 수분량 : 고령자는 성인기에 비해 근육세포의 감소나 지방의 증가로 인해 체내의 수분 비율이 저하되기 때문에 탈수를 일으키기 쉽다.

2) 갈증중추 : 탈수 상태가 되면 시상하부의 '갈증중추'가 자극을 받아서 목마름을 느낀다. 그러나 고령자는 이 갈증중추의 기능이 저하되어 목마른 감각이 감소한다.

3) 신장기능 : 고령자는 뇌하수체로부터 분비되는 항이뇨호르몬에 대한 신장의 감수성이 저하되므로, 소변량이 감소하지 않아서 탈수를 일으킨다.

4) 소화 흡수 : 고령자는 수분을 흡수하는 소화관의 기능이나 면역력 저하로, 염증이 발생하기 쉽고 수분을 흡수하는 데 지장을 받는다.

■ 표28-1 탈수의 종류와 특징

종류	고장성 탈수(수분 결핍성)	저장성 탈수(Na 결핍성)	혼합성 탈수(등장성)
특징	수분 상실〉전해질(Na) 상실 세포외액의 삼투압 상승(고장) 세포외액↑ 세포내액↓	수분 상실〈전해질(Na) 상실 세포외액의 삼투압 저하(저장) 세포외액↓ 세포내액↑	수분상실≧전해질(Na) 상실 세포외액 삼투압≧세포내액 삼투압 세포외액↓ 세포내액↓
원인	수분 섭취량 부족 수분 상실 : 발한, 다뇨	소화액 상실 : 구토·설사 피부·점막에서 상실 : 발한, 화상 Na 상실 질환 : 신장애, 아디슨병	※ 일반적으로 수분과 Na를 동시에 상실하기 때문에, 모든 탈수는 혼합성 탈수라고 할 수 있다
증상	구갈 타액·누액 감소 농축뇨·빈뇨 체온 상승 정신 증상	구갈(현저하지 않음) 핍뇨(현저하지 않음) 전신권태감 저혈압, 일어섰을 때의 현기증 두통, 구토, 경련, 의식 소실	구갈 전신권태감, 탈력감 소변량 감소 ※ 상실한 수분과 Na의 정도에 따라서 고장성·저장성 양쪽의 증상이 출현한다

■ 표28-2 고령자의 탈수 발생인자

수분 배설 증가	구토	급성 위염, 두개내압 항진 등
	설사	세균·바이러스 장염, 과민성장증후군
	발한	발열, 기온 상승, 활동 증가 등
	다뇨	이뇨제, 신기능 저하, 당뇨병 등
수분 섭취 부족	갈증중추의 기능 저하	목마름을 느끼지 못함
	의도적인 제한	야간 배뇨나 빈뇨를 피하기 위해
	신체 기동성 저하	구갈이 있어도, 자력으로 수분을 준비·섭취하지 못함
	연하기능 저하	삼키기가 힘들어서 섭취량 감소
	인지력 저하	수분에 대한 필요성을 인식하지 못하거나 자력으로 수분을 확보하지 못함
	우울 상태	식욕 저하, 활동성 저하

증상

■ 고령자에게 많은 탈수의 증상·상태(혼합성 탈수의 경우)

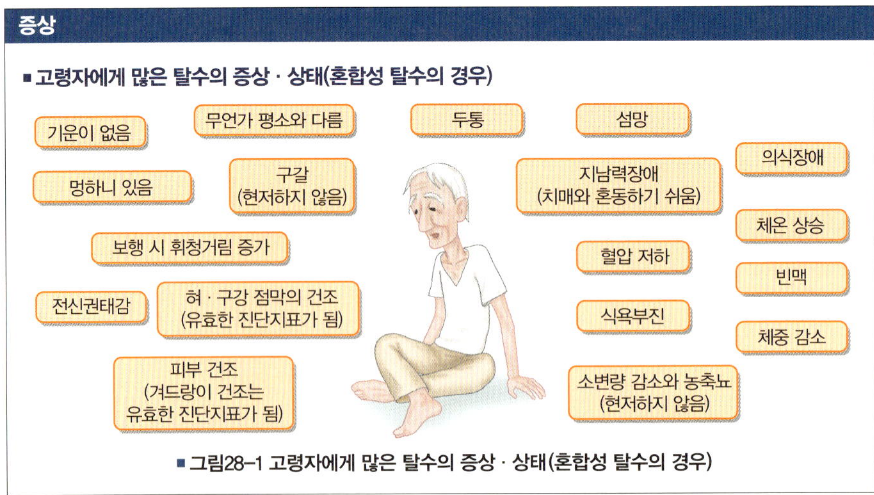

■ 그림28-1 고령자에게 많은 탈수의 증상·상태(혼합성 탈수의 경우)

■ **고령자 탈수의 특징**

1. 탈수의 특징적인 증상이 출현하기 어려워서 발견이 늦어지기 쉽다.

2. 목마름을 느끼기 어려우므로 자각증상이 적다.

3. 간호자에 대한 어려움이나 치매 때문에 증상을 주위에 알리지 않는다.

4. 본래 체내의 수분이 적기 때문에 증중화되기 쉽다.

진단 · 검사

1. 문진

   과거력, 현 병력, 생활 상황. 고령자의 경우 자각증상이 부족하며, 실어증이나 치매 등으로 인해 정확한 정보를 얻기 힘든 경우도 많다. 따라서 가족이나 원조자에게도 환자의 과거력과 현 병력, 생활 상황에 대해 듣는다.

   • 탈수를 유발하는 원인이 되는 병력 유무 : 뇌혈관질환, 신장질환, 당뇨병, 이뇨제 복용, 치매 등
   • 탈수를 유발하는 원인이 되는 병태 유무 : 발열, 발한, 구토 · 설사, 연하장애, 의식장애 등

2. 진찰

   증상의 유무와 정도, 수분량(I/O), 체중, 활력징후(체온, 맥박, 혈압, 호흡)

   • 탈수증상 관찰 : 그림28-1과 같은 증상의 유무와 추이를 관찰한다.

3. 검사

   • 혈액검사 : 적혈구, Hb, Ht, 혈청 총 단백, Na, K, Cl, Ca, 요소질소(urea nitrogen), 혈당, 삼투압, pH 등
   • 소변검사 : 양, 비중, 단백, 당, 침전, Na, K, Cl, 삼투압 등
   • 심전도, 흉부 X선 등
   • 임상검사 결과 : 검사 내용과 병력 · 병상을 함께 종합적으로 판단한다. 고령자의 경우 요농축력의 저하로 인해 탈수가 고도가 되더라도 소변 감소를 보이지 않을 수도 있으며, 평상시에도 빈혈 경향이 있으면 혈액 농축으로 인해 표준치를 보이는 경우도 있으므로 주의가 필요하다.

리스크

1. 탈수의 중증화로 인해 쇼크 상태를 일으켜서 신부전, 의식장애, 혼수 등이 관찰된다. 최악의 경우에는 사망할 위험이 있다.

2. 피부나 점막의 건조로 인해 소양감(가려움)이 강해져 긁다가 찢어지거나, 타액의 점성도가 높아져서 구강 내가 불결해지기 쉽다.

3. 탈수로 인한 전신권태감으로 계속 누워만 있으면 폐용증후군을 초래할 위험성이 있다.

치료법

■ **수분 · 전해질 보급**

1. 수액요법 : 처음에는 말초 정맥에 1일 2,000mL의 5% 포도당액이나 생리식염수를 기본으로 수액하

여, 혈중 Na를 측정하면서 수액의 Na 양을 조절한다. 과도 수액으로 인한 심장이나 신장에 끼치는 부담을 방지하기 위해, 양과 속도에 주의한다.

2. 경구 보급 : 구토나 설사가 없는 경우에는 경구 섭취를 권장한다. 그러나 식욕부진이나 의식장애로 인해 유효 섭취량을 확보할 수 없는 경우가 많으므로, 치료 초기에는 수액요법의 보조적인 방법으로 생각한다. 그 후 체력이 회복되면 경구 섭취로 변환한다.

■ 피부와 점막 보호

1. 피부의 청결과 보습에 신경 써서 손상을 방지한다.
2. 정기적인 구강 케어나 가글로 구강 내를 청결하게 유지한다.

■ 폐용증후군 예방을 위한 원조

1. 몸 상태에 맞추어 대상자 혼자서 할 수 있는 일은 하게 하는 등, 침상에서 떨어져 활동할 기회를 늘린다.
2. 저장성 탈수는 말초 순환부전을 동반하기 때문에, 압박으로 인한 욕창을 형성하기 쉬우므로 체위 변환이 중요하다.

MEMO

간호 관점

- 탈수는 조기 발견이 중요하지만, 고령자의 경우엔 증상이 비정형적이어서 늦게 발견되는 경우도 많다. 따라서 평소에도 대상자의 수분량(I/O)에 주의하여, 탈수의 유발원인이 되는 상태나 대상자의 미묘한 변화를 파악하는 것이 중요하다.
- 고령자는 체내 수분량 감소나 신장의 기능 저하 등으로 인해 구갈을 느끼기 어려워, 수분 섭취량이 적어져서 탈수 상태에 빠지기 쉽다. 따라서 수분 섭취의 중요성을 이해하고, 수분 섭취 방법에 대한 연구를 통해 탈수를 예방하는 것이 중요하다.
- 고령자는 피부·점막이 연약해 전신의 예비력이 저하된다. 때문에 탈수로 인한 증상이나 장기 안정을 강조함으로써, 피부 손상이나 폐용성 변화와 같은 2차적인 장애가 발생할 위험이 있다.

■ 탈수의 개선과 2차 장애 예방을 위한 간호 관점

수분 보급과 전신 상태 관리

탈수는 수분 섭취 부족이나 물·전해질의 상실로 인해 발생하며, 주된 치료는 수액요법을 통해 물·전해질을 보급하는 것이다. 수액의 내용·양·속도는 탈수의 종류(고장성 또는 저장성) 및 고령자의 신체 상황이나 기저질환에 따라 신중하게 조정할 필요가 있다. 그러나 치료를 시작한 직후에는 고령자의 전신 상황에 대해 자세한 정보를 얻을 수 없는 경우도 많다. 따라서 치료 개시 후 간호자가 대상자의 전신 상태를 관찰함으로써 그 후의 적절한 치료로 연결될 수 있다. 또한 회복기에는 대상자 스스로가 수분 섭취의 중요성을 이해하도록 하고, 수분 섭취 방법을 연구하는 등 향후 탈수를 예방하기 위한 원조가 중요하다.

피부 및 점막 보호

탈수 상태에 빠지면 피부나 점막이 건조해진다. 고령자의 경우에는 평소에도 피부 건조가 관찰되는 일이 많으나, 탈수로 인해 건조가 심해지면 가려움이 나타나기 쉬워진다. 고령자의 피부는 얇고 연약한 데다, 탈수로 인해 건조하고 긴장도가 저하된 피부는 더욱 상처를 입기 쉽기 때문에 손상을 예방할 필요가 있다. 또한 구강 점막은 현저하게 건조해지며, 타액량의 감소로 인해 자정작용도 저하하여 구강 내가 불결해지기 쉽다. 따라서 구강 케어가 중요해진다.

폐용증후군 예방

탈수의 수반증상으로 인해 전신권태감이나 사지의 탈력감이 심해지거나 의식장애를 동반하면 ADL이 현저하게 저하된다. 일반적으로 수액요법을 통해 세포내액이 회복되기까지 2일쯤 소요되는데, 고령자는 신체 상황이나 기저질환으로 인해 회복이 더욱 늦어지는 경우도 적지 않다. 장기간에 걸친 와상은 신체 가동성의 저하와 심폐기능의 저하, 정신기능의 저하와 같은 폐용증후군을 야기할 가능성이 있다. 특히 신체 가동성의 저하와 탈수로 인한 피부의 연약화로 욕창의 온상이 되기 쉬우므로 주의가 필요하다. 따라서 조기에 탈수가 발생하기 전의 생활로 돌아갈 수 있도록 원조해야 한다.

■ **일상생활 속 간호 포인트**

1. 수액 및 경구 섭취를 통한 확실한 수분 보급

2. 탈수증상 및 치료에 따른 전신 상태의 변화 관찰

3. 탈수 원인의 명확화 및 예방 차원의 원조

4. 피부 · 점막의 청결 유지와 보호

5. 장기 안정으로 인한 폐해(폐용증후군) 예방

step 1 정보 수집 | **step 2 정보 분석** | step 3 간호 포커스의 명확화 | step 4 계획 세우기 | step 5 개입 실시

종합평가

6가지 생활행동 요소에 비추어 탈수가 있는 대상자에게서 관찰되는 상태를 정리한다.

이어서 대상자가 지닌 힘의 동요성이나, 저하된 면과 발휘하는 면을 양방향에서 분석한다.

필요한 정보			분석 관점
핵심정보	질환관련정보	현 질환 탈수 발생 상황 탈수의 증상 과거력 치료, 검사 : 수액요법	• 탈수가 출현한 기간과 경과 • 탈수증상의 유무 : 권태감, 구갈, 피부 · 점막의 건조, 지남력장애 등 • 탈수의 유발원인이 되는 병태(발열, 설사, 연하장애, 의식장애 등)는 없는가. • 탈수의 유발원인이 되는 질환(심장질환, 신장질환, 당뇨병 등)의 병력은 없는가. • 검사결과 : 혈액검사, 소변검사, 심전도검사 등 • 수액의 내용과 양, 속도는 적절한가. • 이뇨제를 복용하지 않는가.
	신체적측면	감각 · 지각 인지기능 언어기능	• 의식은 청명한가. • 심한 건조로 인해 피부에 가려움이 관찰되지 않는가. • 피부에 외상이나 욕창이 관찰되지 않는가. • 혀 · 구강 점막의 건조가 관찰되지 않는가. • 탈수증상을 자각하고 있는가. • 수분 섭취의 중요성에 대한 이해와 협조를 얻을 수 있는가. • 탈수가 인지기능에 영향을 끼치지 않는가. • 구강 내 건조로 인해 대화하기 어렵지 않은가.
	심리 · 영적측면	건강 지각 · 의향 자기지각 가치 · 신념 기분 · 정동 스트레스 내성	• 점적으로 인한 움직임의 제한으로 구속감을 느끼고 있지 않은가. • 수분 섭취에 대해 오해하는 점은 없는가. • 권태감으로 의욕을 잃지 않았는가. • 지금까지 할 수 있던 있을 하지 못하게 되어 자신감을 잃지 않았는가. • 최근 질환이나 가까운 사람을 잃는 등의 사건이 있어서 우울해하지 않는가.

사회·문화적 측면	역할·관계 직업·가사·학습 사회 참여	• 권태감으로 여러 가지 일을 귀찮게 여기지 않는가. • 지금까지 해오던 역할에 변화가 생기지 않았는가. • 지금까지 즐겼던 일을 계속할 수 있는가.
활동	활동 의욕 행동 범위의 제한	• 장기간 같은 체위(앉은 자세나 누운 자세 등)를 취하고 있지 않은가. • 과도한 안정으로 인해 활동을 제한받고 있지 않은가. • 몸 상태에 맞추어서, 할 수 있는 일은 혼자 힘으로 할 수 있는가. • 이전부터 좋아하던 활동을 즐기고 있는가.
휴식	수면 신체적 휴식	• 하루 동안의 휴식과 활동의 패턴은 어떠한가. • 몸 상태에 맞추어 안정이 유지되고 있는가. • 휴식을 취하고 싶을 때 혼자 힘으로 방으로 돌아가거나, 누군가에게 이야기할 수 있는가.
식사	식욕 섭식·동작 능력 저작·연하기능 영양상태	• 식욕은 있는가. 식사 섭취량은 어떠한가. • 구역질·구토의 유무 • 식당까지 혼자 힘으로 이동할 수 있는가. 섭식 동작이나 자세에 문제가 없는가. • 연하기능에 문제가 없는가. • 필요한 수분량을 섭취하고 있는가. 원할 때 물을 마실 수 있는가. • 체중이나 혈액검사 데이터에 변화는 없는가.
배설	배설 동작 대소변 배출 대소변 상태	• 화장실까지의 이동이나 옷을 입고 벗기, 뒤처리 등을 혼자 힘으로 할 수 있는가. • 수분량(I/O)은 어떠한가. • 소변량과 소변 횟수, 소변의 성상은 어떠한가. • 변비 또는 설사는 없는가.
몸차림	청결 단정함	• 입욕, 옷 갈아입기, 손 씻기, 양치질, 면도 등의 동작은 혼자 힘으로 할 수 있는가. • 피부·점막의 청결과 보호에 대한 필요성을 이해하고 있는가. • 피부의 청결과 보습이 유지되고 있는가. • 구강 케어나 가글을 할 수 있는가. • 자극이 적은 옷이 선택되었는가.
의사소통	목적 내용	• 권태감으로 사람들과의 교류에 소극적이지 않은가. • 감정을 원조자나 의료 관계자에게 표출할 수 있는가. • 어려워하지 않고 원조를 요구할 수 있는가.

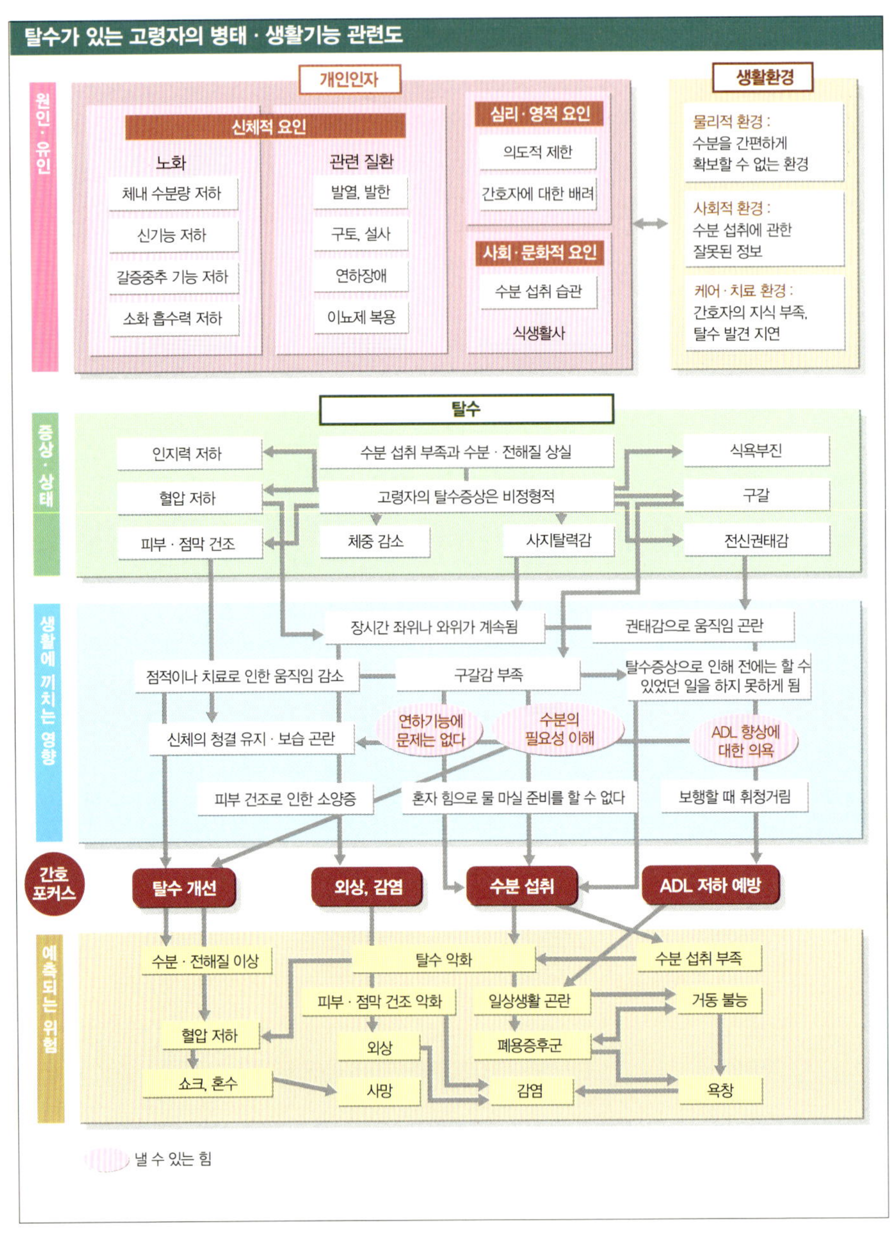
탈수가 있는 고령자의 병태 · 생활기능 관련도

원인 · 유인

개인인자
생활환경

신체적 요인
노화
체내 수분량 저하
신기능 저하
갈증중추 기능 저하
소화 흡수력 저하

관련 질환
발열, 발한
구토, 설사
연하장애
이뇨제 복용

심리 · 영적 요인
의도적 제한
간호자에 대한 배려

사회 · 문화적 요인
수분 섭취 습관
식생활사

물리적 환경 :
수분을 간편하게
확보할 수 없는 환경

사회적 환경 :
수분 섭취에 관한
잘못된 정보

케어 · 치료 환경 :
간호자의 지식 부족,
탈수 발견 지연

증상 · 상태

탈수
인지력 저하
혈압 저하
피부 · 점막 건조
수분 섭취 부족과 수분 · 전해질 상실
고령자의 탈수증상은 비정형적
체중 감소
사지탈력감
식욕부진
구갈
전신권태감

생활에 끼치는 영향

장시간 좌위나 와위가 계속됨
권태감으로 움직임 곤란
점적이나 치료로 인한 움직임 감소
구갈감 부족
탈수증상으로 인해 전에는 할 수 있었던 일을 하지 못하게 됨
신체의 청결 유지 · 보습 곤란
연하기능에 문제는 없다
수분의 필요성 이해
ADL 향상에 대한 의욕
피부 건조로 인한 소양증
혼자 힘으로 물 마실 준비를 할 수 없다
보행할 때 휘청거림

간호 포커스
탈수 개선
외상, 감염
수분 섭취
ADL 저하 예방

예측되는 위험
수분 · 전해질 이상
탈수 악화
수분 섭취 부족
피부 · 점막 건조 악화
일상생활 곤란
거동 불능
혈압 저하
외상
폐용증후군
쇼크, 혼수
사망
감염
욕창

낼 수 있는 힘

간호 포커스의 명확화

- 적절한 케어를 받아서, 탈수증상으로부터 조기에 회복되기를 바란다.
- 외상이나 감염증 등을 일으키지 않고, 안전하게 지낼 수 있기를 바란다.
- 수분을 섭취하는 방법이나 종류 · 형태에 대한 연구를 통해, 필요한 수분을 안전하게 섭취하기를 바란다.
- 탈수증상이 일어나기 전의 생활로 빨리 돌아가기를 바란다.

① 간호 포커스

적절한 케어를 받아서, 탈수증상으로부터 조기에 회복되기를 바란다.

간호 목표

1) 탈수증상의 변화를 조기에 발견할 수 있다.
2) 탈수 형태에 알맞은 치료를 받을 수 있다.
3) 탈수가 개선된다.

원조 내용

1. 탈수증상 관찰

1) 구갈 유무

2) 피부 건조 : 특히 겨드랑이 건조의 유무

3) 점막의 건조 : 혀 · 구강 점막, 음부 등

4) 그 밖의 증상 : 전신권태감, 사지탈력감, 지남력장애, 휘청거림, 두통, 식욕부진, 체중 감소, 체온 상승, 소변량 감소, 기운 없음, 집중력 저하 등

2. 전신증상 관찰

1) 활력징후 : 혈압, 맥박, 호흡, 체온

2) 체중 측정

3) 수분량(I/O) : 음수량, 식사량, 수액량, 대사수(metabolic water), 소변량, 발한, 대변의 성상 · 양, 배액량, 불감증산, 날숨 등

4) 검사 : 혈액검사, 소변검사, 심전도검사, 흉부X선검사 등

5) 탈수의 유발원인이 되는 병태의 유무와 정도 : 발열, 다량의 발한, 설사 · 구토, 수분 섭취장애(연하장애, 의식장애 등), 신장에서의 과도한 상실(신장질환, 이뇨제 복용 등), 욕창이나 열상 등에서의 삼출액

근거

- 고령자의 경우 탈수의 특징적인 증상이 출현하지 않기 때문에 발견이 늦어지기 쉽다. 멍하니 있거나, 횡설수설 이야기하는 등, '평소와 무언가 다르다'고 느껴지면 탈수증상을 의심해본다.
- 고령자는 평소에도 피부 건조가 관찰되기 때문에, 탈수로 인한 건조와 구별하기 힘들다. 그러나 겨드랑이는 항상 습하기 때문에, 겨드랑이가 건조한 경우에는 탈수를 의심한다.

■ 표28–A 고령자의 수분량(I/O)

수분 공급량(mL)		수분 배출량(mL)	
대사수 음식 음료수	200 1,000 800~1,300	땀 불감증산 대변 소변	200 700 100 1,000~1,500

- 탈수의 증상과 전신증상을 관찰하고, 각종 검사결과 등에서 종합적으로 판단하여 탈수의 정도나 종류를 판단한다.
- 탈수증상이 있을 때는 정확한 수분량(I/O)을 파악하기 위해, 방광 유치 카테터를 삽입하여 정확한 소변량을 측정할 필요가 있다.
- 고령자의 경우는 평소에도 빈혈이나 저단백혈증, 혈청크레아티닌 농도 저하 등이 나타난다. 따라서 탈수로 인한 혈액 농축이 발생하여 검사치가 상승하더라도, 겉보기에는 기준치가 되는 경우도 있으므로 주의가 필요하다.

3. 수액요법 1) 수액의 내용·양·속도를 확인하여 정확하게 투여한다. 2) 수액 개시 후의 전신 상태를 관찰한다. 3) 전신 상태에 따라 의사와 상담하여 수액 내용을 검토한다. 4) 바늘을 빼는 등의 사고를 예방하기 위해, 바늘 꽂는 부위에 조치를 취하거나 자주 지켜본다.	• 전신의 탈수량이나 전해질 농도를 이용해 수액량을 계산하는 방법도 있으나, 번잡하여 오차가 크기 때문에 실용적이지 않다. 대략적인 기준으로 1일 2,000mL의 5% 포도당액이나 생리식염수를 점적하는 것으로 시작한다. • 수액 내용·양·속도는 소변량·혈압·혈액검사에 따른 탈수의 정도나 종류를 판단해 수정한다. • 탈수증상이 있을 때는 의식 수준의 저하나 인지력 저하로 인해 바늘을 빼는 등의 사고로 이어지는 경우도 있으므로 주의한다.
4. 환경 조정 1) 과도한 발한을 방지하기 위해 실내온도를 조정한다. 2) 피부 점막의 건조를 방지하기 위해 적절하게 습도를 유지한다. 3) 긴장을 이완할 수 있는 환경 만들기에 힘쓴다.	• 하절기에는 실내온도뿐 아니라 채광이나 통풍·습도 등도 배려한다. 에어컨 바람을 싫어하는 고령자도 적지 않으므로, 찬바람이 직접 닿지 않게끔 하는 방법을 연구하는 것도 필요하다. • 정신적인 긴장으로 불감증산이나 발한량이 증가되기도 한다.

② **간호 포커스**	**간호 목표**
외상이나 감염증 등을 일으키지 않고, 안전하게 지낼 수 있기를 바란다.	1) 피부나 점막의 청결을 유지할 수 있다. 2) 피부나 점막을 보호하기 위한 대응을 할 수 있다. 3) 외상이나 감염 등이 발생하지 않는다.
원조 내용	**근거**
1. 청결 유지 1) 피부 및 점막(구강, 음부)의 청결을 유지한다. 2) 마른 수건으로 닦거나 세정할 때 피부를 강하게 문지르지 않는다. 3) 세정제는 피부에 자극이 적은 약산성으로 보습 효과가 높은 무첨가 제품을 사용한다. 4) 청결하게 한 후에는 저자극의 크림 등으로 보습한다. 5) 구강 케어를 할 때는 부드러운 칫솔을 사용한다. 6) 구강 내가 건조할 때는 가글을 권한다. 7) 입술이 건조하다면 립크림을 사용한다.	• 탈수증상이 있는 표피는 건조하고, 탄력이 없으며, 자극에 의해 손상을 입기 쉽다. • 구강 내는 타액 분비량 감소로 인해 점조도가 증가하고, 자정작용이 저하되어 불결해지기 쉽다. • 건조로 인해 피부가 갈라지거나 가려움을 일으키는 원인이 되기도 하므로, 보습이 중요하다.
2. 외상 예방 1) 피부가 긁혀 찢어지지 않도록 손톱을 짧게 깎는다. 2) 부드러운 잠옷·침구를 선택한다. 3) 이동하거나 탈 것을 갈아탈 때는 타박이나 찰과상에 충분히 주의한다.	• 외상 부위에 감염이 발생하여 회복이 늦어질 가능성이 있다.

4) 보행하거나 탈 것을 갈아탈 때는 낙상 예방에 힘쓴다.	• 탈수증상으로 인한 기립성 저혈압이나 사지탈력감 때문에, 보행이 불안정해지는 경우도 있으므로 주의가 필요하다.

③ 간호 포커스	간호 목표
수분을 섭취하는 방법이나 종류·형태에 대한 연구를 통해, 필요한 수분을 안전하게 섭취하기를 바란다.	1) 수분 섭취에 대한 중요성과 필요성을 이해할 수 있다. 2) 음료의 형태나 종류에 대한 연구를 통해, 고통 없이 수분을 섭취할 수 있다. 3) 수분의 배치 방식 등에 대해 연구함으로써, 자유롭게 수분을 섭취할 수 있다.

원조 내용	근거
1. 수분 섭취 1) 수분 섭취량 2) 수분 섭취의 중요성 이해 • 수분의 필요성과 필요량을 설명 • 수분 섭취에 대한 오해의 유무와 그에 대한 설명 • 의도적인 수분 제한의 유무 등 3) 수분을 섭취하기 쉽도록 하기 위한 노력 • 언제라도 수분을 섭취할 수 있도록 곁에 준비해둔다. • 섭취량이 명확해질 수 있도록 정해진 용기에 일정량을 담는다. • 마시기 편한 형태나 종류에 대한 고민 : 점성을 내거나, 좋아하는 음료 혹은 마시기 편한 온도 등을 검토한다.	• 고령자에게 필요한 수분량의 간이 계산식(체중별) : 　25~30mL×체중 kg = 하루 필요 수분량 　이런 계산식으로 산출되는 양은 어디까지나 기준으로서, 최소 필요량이라고 할 수 있다. 발열 등이 있는 경우에는 필요량도 증가한다. 또한 몸이 많이 쇠약하여 야위었을 경우에는 표준 체중을 곱하여 계산한다. • 야간에 소변보는 것을 피하기 위해 의도적으로 수분 섭취를 삼가는 고령자가 많다. 또 침상에 누워 있는 탓에 신혈류량이 증가하거나, 신장의 항이뇨호르몬의 감수성이 저하하는 등으로 인해 야간 소변이 증가하기 쉽다. 따라서 낮 동안에 수분을 제한하는 것으로는 야간 소변을 조절하기 어려우며, 수분 제한으로 인한 위험성이 더 크다고 할 수 있다. • 탈수로 인한 혈액 농축은 동맥경화가 진행된 고령자에게 혈전이나 색전증을 일으킬 위험성을 높인다고 한다.
2. 영양 섭취 상황 1) 식욕의 유무 2) 식사 섭취량 : 특히 식사의 수분 함유량 3) 연하하기 쉬운 형태나 조리법을 고안한다. 4) 입에 닿는 느낌이 좋고 수분을 많이 함유한 식품(죽, 두부, 젤리 등)을 환자의 기호에 맞추어 선택한다. 5) 소량이라도 고영양의 식품을 선택한다.	• 탈수증상이 있을 때는 식욕이 저하되는 경우가 많다. 그러나 식사로 섭취하는 수분량은 경구 섭취하는 수분량의 1/3~1/2를 차지하기 때문에, 충분히 식사하는 것이 탈수 예방이나 회복에서 기본이 된다.

④ 간호 포커스	간호 목표
탈수증상이 일어나기 전의 생활로 빨리 돌아가기를 바란다.	1) 몸 상태에 맞추어 혼자 힘으로 ADL을 할 수 있다. 2) 압박이나 마찰을 방지함으로써, 욕창을 발생시키지 않는다. 3) 권태감이 있더라도, 혼자서 하고자 하는 의욕을 유지할 수 있다.

원조 내용	근거
1. ADL 저하 예방 1) 탈수 급성기에는 수액요법과 안정을 확보한다. 2) 탈수 상태가 안정되면 서서히 ADL을 탈수 전의 상황과 가깝게 한다(배설, 식사, 입욕, 세면 · 구강 케어, 옷 갈아입기 등). 3) 침상에서 떠나 있는 시간을 서서히 늘려간다. 4) 탈력감이나 휘청거림으로 인한 낙상을 방지하기 위해, 대상자가 동작할 때는 항상 지켜본다.	• 수분이 적절하게 보급되는 경우, 일반적으로는 2일 정도가 되면 위험한 상황에서 벗어나는 경우가 많다. 그러나 고령자는 기저질환이나 신체 상황에 따라 회복되는 시간에 큰 차이가 나므로, 대상자의 전신 상태를 잘 관찰하면서 활동을 늘려갈 필요가 있다. • 탈수증상을 일으키기 전의 ADL 상황에 대해, 대상자나 가족으로부터 정보를 수집하고 회복 목표를 세우는 것도 중요하다.
2. 욕창 예방 1) 압박이나 마찰 제거 • 대상자 자신이 편한 체위를 취한다. • 장시간의 같은 체위(앉은 자세, 누운 자세)를 피하고, 정기적으로 체위를 바꾼다. • 옷이나 침구의 주름을 없앤다. • 쏠림이나 마찰을 일으키지 않도록 주의한다. 2) 피부의 청결 유지와 보습 : 특히 욕창 호발 부위 3) 침대나 휠체어에 제압 매트리스를 사용한다. 4) 전신의 피부 상태를 관찰한다.	• 저장성 탈수에서는 말초 순환장애를 수반하여 욕창이 되기 쉽다. 탈수의 종류도 확인하는 원조 방식을 연구할 필요가 있다. • 탈수 상태에 빠진 고령자는 수분뿐 아니라 식사도 충분히 섭취하지 못하는 경우가 많다. 영양 저하를 기초로 욕창을 형성하기 쉬운 상태에 빠질 것을 예측할 수 있다. • 활동성 저하는 욕창을 초래하는 큰 원인이다. 때문에 ADL의 향상은 욕창 예방에도 효과적이다.
3. 정신 활동 1) 권태감이 심할 때는 침대 위에서 기분을 전환할 수 있는 방법을 연구한다. 2) 활동에 대한 의욕이나 침상에서 떨어져 있고자 하는 의욕을 높이도록, 말을 건네는 방법을 연구한다. 3) 빈번하게 방문하여 대화할 기회를 늘린다.	• 탈수증상이 있으면 권태감이 심하여 와상이 많아지는 경향이 있다. 따라서 스트레스 해소나 정신기능 저하를 예방하기 위한 원조도 중요하다.

관련 항목 : 더 자세히 알고 싶다면 다음을 참조하자

- **탈수에 영향을 미치는 장애 · 상태**

  섭식 · 연하장애(→ 402쪽) : 식사 섭취량의 감소를 야기하는 연하장애는 없는지 확인하자.

- **탈수에 관련된 리스크**

  폐용증후군(→ 550쪽), 욕창(→ 306쪽) : 권태감이나 의식장애로 인한 활동성 저하로 폐용증후군이나 욕창을 발생시킬 위험은 없는지 확인하자.

  노인성 피부소양증(→ 294쪽) : 피부의 건조로 인해 가려움이 심해지지 않았는지 확인하자.

기초지식

부종이란

부종이란

신체의 수분량은 성인의 경우 체중의 약 60%를 차지하고 있다고 하며, 고령자의 경우에는 50%로 줄어든다. 그중 40%는 세포 내에 있으며 이를 세포내액이라고 한다. 나머지 20%는 세포 밖에 있는 세포외액이라고 한다. 세포외액 중 4%는 혈장, 1%는 림프액 · 뇌척수액의 형태로 존재하며, 15%가 세포와 세포 사이의 간질에 존재하는 세포간액(간질액)으로 저류한다.

부종이란 세포외액 중에서도 특히 간질액이 과도하게 증가한 상태이다. 혈액이나 림프액과 간질 사이에는 끊임없이 수분의 유출과 호흡으로 인한 이동이 발생하며, 정상적인 상태에서 간질액은 일정하게 유지된다. 만약 이러한 수분의 흐름에 이상이 발생하면, 간질에 수분이 차서 부종이 일어난다. 일반적으로 체중이 2~3kg 증가하면 피부의 긴장이나 지압으로 인한 우묵부종(함요부종, tissue pressure) 등이 관찰되고, 부종이 객관적으로 인정된다.

부종의 배경에는 전신 관리를 필요로 하는 질환이 숨어 있는 경우도 적지 않다. 또한 부종이 있는 표피는 손상을 입기 쉬우므로 국소적인 케어도 중요하다.

고령자는 심기능이나 신기능의 저하, 저영양, 조직압 저하, 운동량 감소 등 다양한 원인으로 인해 부종을 일으키기 쉬운 상태이다. 따라서 일상 속에서 부종의 원인을 조기에 발견하고 예방하며, 완화를 위해 케어하는 일 등이 필요하다.

병인

부종의 발생인자는 모세혈관과 간질 사이의 수분 이동에 관여하는 국소인자와, 수분과 전해질을 배출해 체내 수분량을 조절하는 신장이나 호르몬 작용에 의한 전신성인자의 2가지로 나뉜다.

■ **표29-1 부종의 발생인자**

	분류	발생 메커니즘
국소인자	모세혈관내압 상승	모세혈관 정맥 측의 혈관내압이 상승함으로써, 간질액이 혈관으로 환류하지 못해 부종이 발생한다.
	혈장 교질삼투압 저하와 간질액 교질삼투압 상승	혈장 중의 단백질 감소나 모세혈관 내피세포의 투과성 항진으로 인해 혈장에서 간질액으로 단백질이 투과됨으로써, 수분을 가져오는 힘인 교질삼투압이 혈장 측에서는 저하되고, 간질액 측에서는 상승하기 때문에 부종이 발생한다.
	조직압 저하	간질액에서 혈관 내로 수분을 되찾는 힘으로 피하조직의 탄력섬유 등으로 인한 조직압이 있다. 조직이 성거서 탄력섬유가 적은 눈꺼풀, 발등 등에 부종이 발생하기 쉽다. 고령자는 일반적으로 조직압이 낮다.
	림프액의 울체 · 림프관 폐색	간질액의 10%는 림프관을 통해 환류한다. 림프관이 폐색되면 조직간극으로 림프액이 누출되어서, 간질액의 교질삼투압이 상승하므로 부종이 초래된다.

전신성 인자	신기능 저하	사구체의 수분 · Na의 여과 기능이나 요세관에서의 재흡수 기능 이상 등으로 인한 수분대사 장애
	수분 · Na 대사에 관여하는 호르몬 분비 이상	Na와 수분의 재흡수 및 K의 배설을 촉진하는 알도스테론과, 수분의 재흡수를 촉진하는 ADH(항이뇨호르몬)가 다량 분비되면 순환 혈액량이 증가하여 부종이 발생한다.
	신장의 혈류 분포 이상	네프론의 혈류가 감소되면 레닌 분비가 촉진되어서, 알도스테론의 분비를 증가시킨다.

■ 표29-2 부종의 종류와 특징

부종의 종류		원인질환	부종의 특징	부종 이외의 증상
국소성	정맥성 부종	혈전성 정맥염, 정맥류, 악성 종양 등	정맥염에서는 긴장성이 강하며, 발적, 열감, 통증을 동반한다.	정맥의 노장, 색소 침착, 궤양 형성, 피부염
	림프성 부종	림프절 절제, 림프관염, 방사선 등	사지의 몸통에 가까운 부분에 발생하며, 광범위한 종창	서서히 악화하며, 만성화되면 상피증을 초래하는 경우도 있다.
	염증성 부종	염증, 류마티스, 알레르기 등	염증 발생 부위를 중심으로 한 종창	발적, 열감, 압통과 같은 염증 반응
전신성	심성 부종	심부전, 심근경색, 판막증 등	중력의 영향을 받아서, 하지 또는 와위에서는 요배부에 심하게 출현한다.	기침, 호흡곤란, 기좌호흡, 간비대 등
	신성 부종	신부전, 신증후군 등	중력의 영향을 받지 않으며 전신에 출현한다. 눈꺼풀 등 얼굴에서 심하다.	권태감이나 식욕부진, 요단백, 고혈압 등
	간성 부종	간경변, 간염, 간암 등	간경변에서는 탈수가 심하게 출현한다.	황달과 같은 간 장애 증상이나 비장비대, 메두사 머리와 같은 문맥압 항진에 수반되는 증상
	영양장애성 부종	저영양, 흡수불량증후군, 악성 종양 등	사지에 강하게 출현한다. 와위에서는 요배부에서 관찰된다.	총 단백, 알부민, 콜레스테롤 등의 저하
	내분비성 부종	갑상선기능 저하증, 만성 갑상선염	주로 하반신에 출현한다.	권태감이나 갑상선기능 저하로 인한 증상
	약제성 부종	호르몬제, 해열진통제, 강압제 등	원인 약물에 따라 다르다.	원인 약물에 따라 다르다.

증상

1. 피부 변화 : 우묵부종, 부종 감각, 피부색 변화, 피부온도 변화, 건조 등
2. 소변량 감소와 소변 성상의 변화(단백뇨 등)
3. 체중 증가

4. 사지를 굽히거나 손가락을 구부리기 어려움

5. 전신권태감, 탈력감

6. 불안, 불쾌감, 초조함 등

진단

우선 부종이 전신성인지 국소성인지를 구분할 필요가 있다. 부종이 좁은 범위에 국한되어 있는 경우라면 국소성이다.

검사

1. 문진, 시진, 촉진, 청진, 측정 : 체온, 맥박, 호흡, 혈압, 체중, 수분량(I/O), 팔다리둘레, 허리둘레 등
2. 부종의 성상 관찰 : 우묵부종의 유무, 단단함, 발적, 열감, 압통의 유무
3. 과거력, 현 병력 : 심장질환, 신장질환, 간질환, 갑상선질환, 종양, 약물의 복용력
4. 부종 이외의 증상 유무
5. 기본적 검사 : 소변검사, 흉부 X선검사, 심전도, 말초혈액검사, 혈액생화학검사 등 실시
6. 기본적인 검사결과를 통해 추정된 원인질환에 대한 검사 : 신장기능 검사 : PSP(페놀설폰탈레인) 시험, 크레아티닌 제거, 순환기능 검사 : 심전도·정맥압 측정, 하지정맥 조영 등

리스크

1.부종이 계속되면 피부는 산소부족·영양부족으로 인해 저항성이 저하되므로, 외상이나 감염을 일으키기 쉬워진다.
2.부종의 악화로 인해 폐수종이나 복수를 야기하거나, 부종의 원인질환이 악화될 가능성이 있다.
3.부종으로 인해 사지의 가동성 저하나 권태감이 발생하기 때문에, 활동성 저하나 낙상으로 이어질 위험성이 있다.

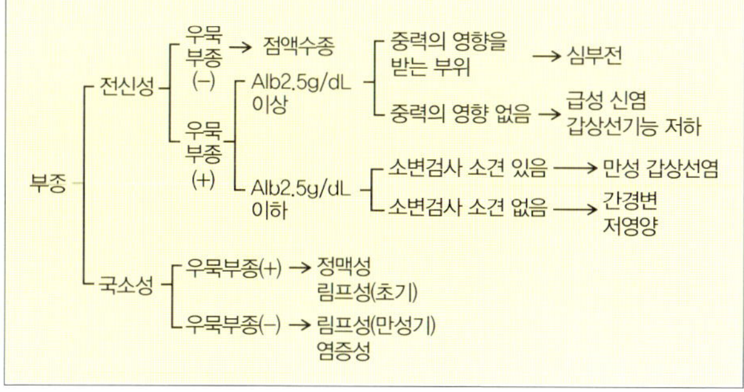

■ **그림29-1 부종의 감별**
우묵부종에 대한 종합평가 : 경골, 천골 등 골 표면의 피하조직을 손가락으로 5~10초간 강하게 누른 뒤, 손가락을 떼었을 때 함요의 정도를 관찰한다

■ 피부 · 점막의 청결과 보호

1. 외상 예방 : 자극이 적은 잠옷을 선택하고 보습, 손발톱 정리 등을 한다.

2. 청결 유지 : 특히 구강, 눈꺼풀, 음부 등을 청결하게 한다. 세정할 때는 강하게 문지르지 않는다.

3. 욕창 예방 : 장시간의 동일 체위를 피한다. 욕창 예방을 위한 매트리스를 선택한다.

■ 혈류 촉진

1. 보온 : 찜질, 입욕 · 부분욕 등을 한다. 실내온도를 조정한다.

2. 체위에 대한 연구 : 상하지와 같은 말초 부위의 거상, 적당한 정도의 와상 시간 확보 등을 연구한다.

3. 옷으로 인한 압박을 제거하거나 마사지 등을 한다.

■ 부종의 원인질환에 맞춘 전신 관리

원인질환에 맞추어 안정, 영양 관리, 염분 · 수분량(I/O) 관리, 약물 관리를 수행한다.

MEMO

간호 관점

- 부종이 발생한 부위의 표피는 상처를 입기 매우 쉬우므로 보호가 필요하다. 특히 고령자의 경우 신체 가동성의 저하나 인지력 저하로 인해, 스스로 효과적인 예방 수단을 취하기가 어려운 경우도 있다. 또한 부종을 일으키는 원인을 명확하게 파악하여 대처하는 것이 중요하다.
- 고령자는 심장기능이나 신장기능의 저하가 관찰되는 경우가 많으며, 영양상태의 저하가 초래되기 쉽다. 또한 노화로 인한 조직압의 저하로 부종을 야기하기 쉬운 데다가, 운동기능 장애가 있으면 활동량 감소로 인해 근육 펌프 작용(근육이 수축함으로써 정맥혈이 심장으로 환류하는 것)이 저하되어 더욱 부종을 일으키기 쉬워진다. 이렇듯 고령자는 청년층보다도 부종을 일으키기 쉬운 상태이기 때문에, 매일 매일의 관찰과 원조가 필요하다.
- 부종을 일으키는 배경에는 중대한 질환이 숨어 있는 경우가 있다. 때문에 고령자의 경우 특히 병력을 파악하여 예방적으로 대처하거나, 부종 이외의 증상이나 전신증상을 파악하여 원인질환의 악화 방지에 힘쓸 필요가 있다.

■ 부종 개선과 예방을 위한 간호 관점

피부 점막 보호와 혈류 촉진

부종을 일으킨 조직은 과도한 수분 때문에 긴장되고, 순환장애 때문에 산소나 영양부족, 피부온도의 저하를 발생시켜서 대사의 장애가 현저하게 나타난다. 피부는 상처가 나기 쉽고, 감염을 입기 쉬우며, 회복에도 시간이 걸린다. 따라서 2차적인 장애를 방지하기 위해 피부의 청결과 보호가 우선시된다. 이와 동시에 부종 경감을 위해 염분·수분량(I/O) 관리나 혈행 촉진에 대한 원조도 필요하다. 고령자에게 많이 관찰되는 장시간 동일 자세로 인한 부종에는 부종 부위의 거상 등 적절한 체위를 취하거나 가벼운 운동을 하는 것이 효과적이다.

부종의 원인에 맞춘 생활 원조

부종의 원인에는 심장질환, 신장질환, 간질환 등 고령자 유병률이 높은 질환이 많이 관여하고 있다. 이에 더하여 고령자는 다양한 약물을 복용하는 경우도 많아서, 약물과 관련된 부종도 고려할 수 있다. 치아 결손이나 기호의 변화, 소화 흡수장애 등으로 인해 영양상태의 저하도 초래하기 쉽다. 이렇듯 고령자에게 나타나는 부종의 배경으로는 다양한 원인을 고려할 수 있기 때문에, 부종에 대한 대증요법에 그치지 말고 원인의 명확화와 그에 맞춘 생활 원조로 부종을 예방하는 것이 중요하다.

■ 일상생활 속 간호 포인트

1. 피부·점막의 청결과 보호
2. 혈류 촉진을 위한 원조
   1) 실내온도나 의복의 조정, 찜질이나 입욕 등으로 보온한다.
   2) 장시간의 동일 체위를 피하고, 가벼운 운동을 하게 한다(원인질환의 상태에 맞춰서).

3) 적당한 침대에서 와상하거나 부종 부위를 거상한다.

4) 옷 등이 조이지 않게 하고, 필요하다면 마사지를 한다.

3. 부종의 원인과 무관하게 염분 제한과 수분량(I/O) 관리

4. 부종의 원인질환에 맞춘 안정이나 식사, 복약에 대한 원조

종합평가

생활행동의 6가지 요소에 비추어 부종이 있는 대상자에게 관찰되는 상태를 정리한다. 이어서 대상자가 지닌 힘의 동요성이나 저하된 면, 발휘하는 면의 양방향에서 분석을 해나간다.

필요한 정보			분석 관점
핵심 정보	질환 관련 정보	부종의 출현 상황	• 부종이 출현한 시기와 경과 • 부종의 부위 : 전신성인가 국소성인가.
		부종의 증상	• 부종 증상의 유무 : 소변 감소, 체중 증가, 우묵부종, 피부온도 저하, 피부색 변화 • 검사결과 : 혈액검사, 소변검사, 심전도검사 등의 결과를 통해 원인 예측
		과거력 치료, 검사	• 부종의 원인이 되는 질환의 과거력은 없는가. • 수액이 과도하게 이루어지지 않는가. • 부종을 일으키는 약물을 복용하지 않는가.
		부종 이외의 증상	• 호흡곤란, 발열, 권태감 등의 증상 유무
	신체적 측면	운동기능 감각 · 지각 인지기능	• 사지를 구부리기 어려운 등 신체 가동성의 저하는 없는가. • 부종을 일으키는 부위의 통증(자발통 · 압통)이 있는가. • 부종을 일으키는 피부에 건조나 가려움이 관찰되는가. • 부종을 일으키는 피부에 외상이나 욕창이 관찰되는가. • 부종 증상을 자각하고 있는가. • 부종의 경감이나 예방에 대한 이해와 협조를 얻을 수 있는가. • 부종으로 인한 고통이나 불쾌감이 인지기능에 영향을 끼치지 않는가.
	심리 · 영적 측면	건강 지각 · 의향 자기지각 가치 · 신념 기분 · 정동 스트레스 내성	• 부종으로 인한 불쾌감이나 동작의 제한 때문에, 조바심을 낸 경험이 있는가. • 활동과 안정의 균형에 대해 오해하는 점은 없는가. • 불쾌감이나 권태감으로 의욕을 잃지 않았는가. • 지금까지 할 수 있던 것을 하지 못하게 되어, 자신감을 상실하지 않았는가.
	사회 · 문화적 측면	역할 · 관계 직업 · 가사 · 학습 사회 참여	• 권태감으로 여러 가지 일을 내키지 않아 하는가. • 지금까지 수행해온 역할에 변화가 생기지 않았는가. • 지금까지 즐겨온 것을 계속할 수 있는가.

활동	활동 상황 활동 의욕	• 장시간 동일 체위(앉은 자세나 누운 자세 등)를 취하고 있는가. • 안정으로 인해 활동이 제한되지 않았는가. • 권태감으로 인해 활동 의욕이 저하되지 않았는가. • 이전부터 좋아하던 일을 즐기고 있는가.
휴식	수면 신체적 휴식	• 하루 중의 휴식과 활동 패턴은 어떻게 변했는가. • 휴식을 취하고 싶을 때 혼자 힘으로 방으로 돌아가거나, 누군가에게 이야기할 수 있는가. • 정기적으로 와상하거나, 부종 부위의 거상이 이루어지고 있는가.
식사	식욕 섭식 동작 저작 · 연하기능 영양상태	• 식욕은 있는가. 필요한 영양(특히 단백질)을 섭취할 수 있는가. • 식당까지 혼자 힘으로 이동할 수 있는가. 섭식 동작이나 자세에 문제가 없는가. • 연하기능에 문제는 없는가. • 염분 섭취량은 지켜지고 있는가. • 수분 섭취량은 지켜지고 있는가. • 체중의 변화(매일의 변화, 일내 변동 상황)
배설	배설 동작 대소변 배출 대소변 상태	• 화장실까지의 이동이나 옷 입고 벗기, 뒤처리 등을 혼자 힘으로 할 수 있는가. • 수분량(I/O)은 유지되고 있는가. • 소변량과 소변 횟수, 소변 성상의 변화 • 변비나 설사는 없는가(내장의 부종으로 인한 영향은 없는가).
몸차림	청결 단정함	• 입욕, 옷 갈아입기, 손 씻기, 양치질, 면도 등의 동작은 혼자 힘으로 할 수 있는가. • 피부 · 점막에 대한 청결과 보호의 필요성을 이해하고 있는가. • 피부를 보호하면서 청결 행동을 수행하고 있는가. • 피부를 보호하기 위한 옷이 선택되고 있는가. • 적절한 보온과 보습이 이루어지고 있는가.
의사소통	목적 내용	• 부종으로 인한 신체상의 변화 때문에, 다른 사람과의 교류를 피하지 않는가. • 권태감이나 불쾌감으로 교류에 소극적이지 않은가. • 감정을 의료 관계자 및 원조자에게 표출할 수 있는가.

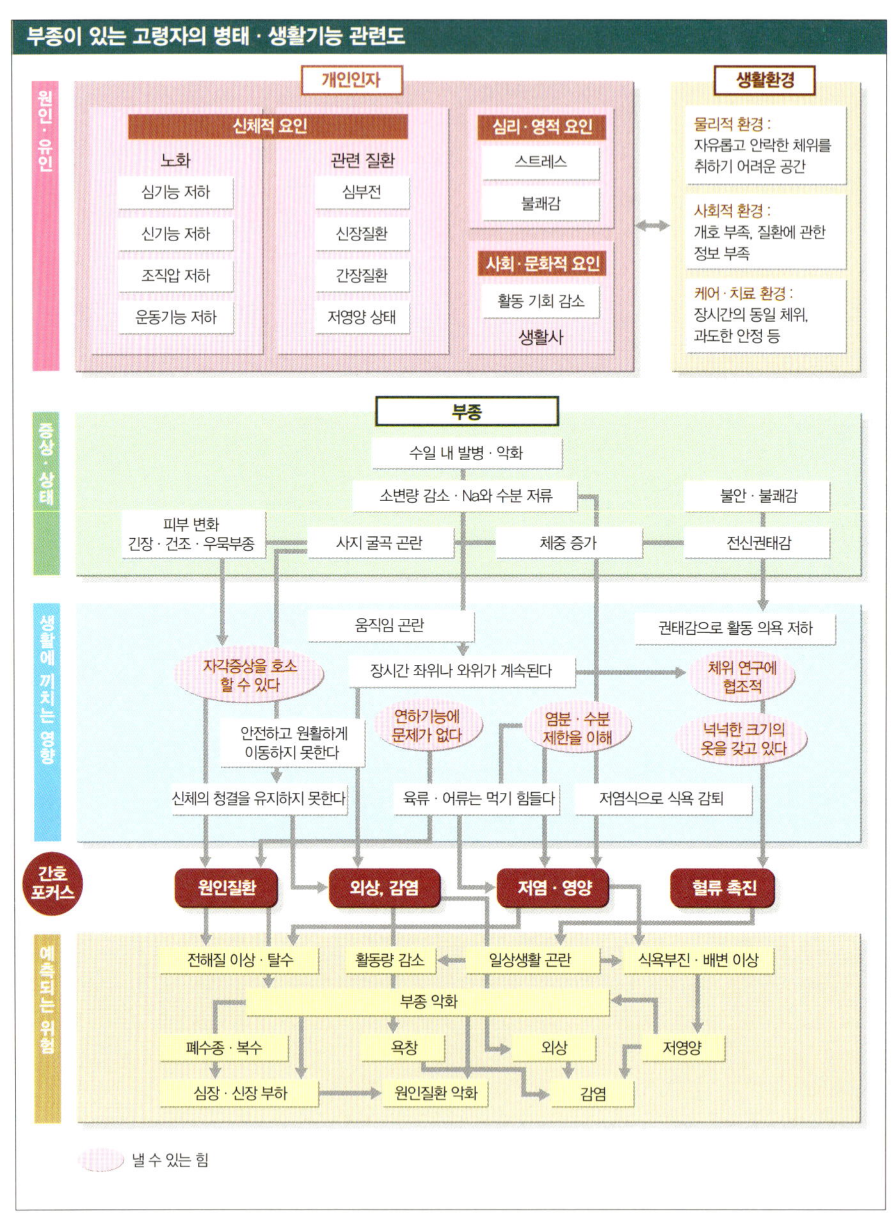

부종이 있는 고령자의 병태 · 생활기능 관련도

원인 · 유인

개인인자

신체적 요인
노화
심기능 저하
신기능 저하
조직압 저하
운동기능 저하

관련 질환
심부전
신장질환
간장질환
저영양 상태

심리 · 영적 요인
스트레스
불쾌감

사회 · 문화적 요인
활동 기회 감소
생활사

생활환경
물리적 환경 :
자유롭고 안락한 체위를
취하기 어려운 공간

사회적 환경 :
개호 부족, 질환에 관한
정보 부족

케어 · 치료 환경 :
장시간의 동일 체위,
과도한 안정 등

증상 · 상태

부종
수일 내 발병 · 악화
소변량 감소 · Na와 수분 저류
불안 · 불쾌감

피부 변화
긴장 · 건조 · 우묵부종
사지 굴곡 곤란
체중 증가
전신권태감

생활에 끼치는 영향

움직임 곤란
권태감으로 활동 의욕 저하

자각증상을 호소
할 수 있다
장시간 좌위나 와위가 계속된다
체위 연구에
협조적

안전하고 원활하게
이동하지 못한다
연하기능에
문제가 없다
염분 · 수분
제한을 이해
넉넉한 크기의
옷을 갖고 있다

신체의 청결을 유지하지 못한다
육류 · 어류는 먹기 힘들다
저염식으로 식욕 감퇴

간호 포커스
원인질환
외상, 감염
저염 · 영양
혈류 촉진

예측되는 위험
전해질 이상 · 탈수
활동량 감소
일상생활 곤란
식욕부진 · 배변 이상

부종 악화

폐수종 · 복수
욕창
외상
저영양

심장 · 신장 부하
원인질환 악화
감염

낼 수 있는 힘

간호 포커스의 명확화

- 원인질환을 안정시킴으로써, 부종이 경감되어 안락하게 지내길 바란다.
- 외상이나 감염증 등을 일으키지 않고, 안전하게 지내기를 바란다.
- 새로운 양념법을 고안하여, 필요한 영양을 맛있게 섭취하기를 바란다.
- 적당한 활동과 휴식이나 압박 제거로 혈류가 촉진될 가능성이 있다.

① 간호 포커스	간호 목표
원인질환을 안정시킴으로써, 부종이 경감되어 안락하게 지내길 바란다.	1) 부종의 원인질환이 조기에 발견된다. 2) 원인질환에 맞춘 원조를 받을 수 있다. 3) 부종이 경감된다.

원조 내용	근거

1. 부종 관찰
1) 부종의 부위 : 눈꺼풀, 안면, 상하지, 발등, 흉부, 복부, 배부, 둔부, 음부 등
2) 부종의 정도 : 피부의 색·광택·건조, 우묵부종, 사지나 복부를 구부리는 정도 등
3) 체중 측정 : 아침·저녁 2회/일
4) 부종의 수반증상 : 전신권태감, 탈력감, 사지를 굽히거나 손가락을 구부리기 어려움, 눈꺼풀이나 얼굴이 통통 부음, 불쾌감 등
	• 부종의 발생은 원인질환에 따라 다르다.
	  - 급성 신염 : 양쪽 눈꺼풀에서 강하고, 중력의 영향을 받지 않는다.
	  - 우심부전 : 중력의 영향을 받아 저녁에 하지에 강하게 나타난다.
	  - 저단백혈증 : 우묵부종이 뚜렷하다.
	  - 간장성 부종 : 양쪽 하지의 부종과 복수가 심하다.
	• 일반적으로 양쪽 하지에 강한 우묵부종이 남는 경우에는 2~3L 정도의 수분이 저류하는 것으로 여겨진다. 그러므로 체중의 변화를 파악하는 것이 중요하다. 또한 부종의 상태는 매일의 변화뿐 아니라 일내 변동도 관찰할 필요가 있다.

2. 전신 상태 관찰
1) 활력징후 : 혈압, 맥박, 호흡, 체온
2) 부종 이외의 증상 유무
  • 기좌호흡 : 심부전, 간경변 등
  • 단백뇨 : 네프로제 등
  • 혈청알부민 저하 : 저영양, 간경변, 네프로제 등
  • 복수 : 간경변 등
  • 경정맥의 울혈 : 심부전 등
	• 국소적인 변화뿐 아니라 전신 상태의 관찰도 필요하다.
	• 부종의 특징과 부종 이외의 증상, 각종 검사결과 등으로 종합적으로 판단하여 원인질환을 특정한다.
	• 부종을 발생시키는 약물에는 부신피질호르몬 제제, 성호르몬 제제, 비스테로이드성 항염증제, 강압제 등이 있다

3) 수분량(I/O) 관찰 4) 배뇨 횟수 · 양 · 성상 관찰 5) 영양상태 : 식사 섭취량, 혈액검사 6) 신장기능 검사, 순환기능 검사, 간기능 검사 등 7) 부종을 발생시키는 약물 복용의 유무	
3. 약물요법 · 처치 1) 약물요법 : 이뇨제, 디지털리스 제제(심장성), 아미노산 제제(단백질 보급) 등 2) 정확한 투약 3) 약의 작용 · 부작용 관찰 4) 처치 : 혈압측정용 커프는 부종 부위에 감지 않으며, 테이프류의 사용을 피하고 붕대로 느슨하게 감는 등	• 이뇨제는 저K혈증과 같이 전해질의 균형을 무너뜨릴 위험성이 있다. 고령자의 경우 쉽게 탈수를 일으킬 가능성이 있기 때문에 주의가 필요하다. • 야간의 배뇨 증가로 인해 수면에 영향을 주는 경우도 있으므로, 복약 시간을 조정할 필요도 있다.

② 간호 포커스	간호 목표
외상이나 감염증 등을 일으키지 않고, 안전하게 지내기를 바란다.	1) 피부나 점막의 청결을 유지할 수 있다. 2) 피부나 점막을 보호하기 위해 대응할 수 있다. 3) 외상이나 욕창, 감염 등을 일으키지 않는다.

원조 내용	근거
1. 청결 유지 1) 피부 및 점막(구강, 눈꺼풀, 음부)의 청결을 유지한다. 2) 마른 수건으로 닦거나 세정할 때는 피부를 강하게 문지르지 않는다. 3) 세정제는 피부에 자극이 적은 약산성으로 보습 효과가 높은 무첨가 제품을 사용한다. 4) 구강 케어에는 부드러운 칫솔을 사용한다. 5) 청결하게 한 후에는 저자극의 크림 등으로 보습한다.	• 부종이 있는 피부는 얇고 신전되어 있으므로, 자극으로 손상을 입기 쉽다. • 눈꺼풀의 부종은 분비물이 증가하여 결막염 등을 일으키기 쉽다. • 구강 점막의 부종은 구내염이나 귀밑샘염(parotitis) 등을 일으키기 쉽다. • 부종이 발생한 부위는 땀샘이나 피지선의 기능도 저하되어, 피부가 건조하고 갈라지거나 가려움을 일으키는 원인이 되기도 한다.
2. 외상 예방 1) 피부가 긁혀 찢어지지 않도록 손톱을 짧게 깎는다. 2) 부드러운 잠옷 · 침구를 선택한다. 3) 발이 쓸리는 것을 예방하기 위해, 발에 맞는 신발을 선택한다. 4) 이동 · 이승할 때 타박이나 찰과상에 충분히 주의한다. 5) 보행이나 이승할 때 낙상 예방에 힘쓴다.	• 외상이나 염증이 발생하면, 국소적인 부종이 악화되어 감염을 일으켜서 회복이 늦어질 가능성이 있다. • 하지의 부종이 심하면 보행이 불안정해지는 경우도 있으므로, 주의가 필요하다.

③ 간호 포커스	간호 목표
새로운 양념법을 고안하여, 필요한 영양을 맛있게 섭취하기를 바란다.	1) 저염식이라도 메뉴를 연구하여, 맛있게 먹을 수 있다. 2) 식사 형태나 양념법을 연구하여, 필요한 영양을 섭취할 수 있다. 3) 식사에 대한 연구와 찜질을 통해, 원활하게 배변할 수 있다. 4) 부종이 심해지거나 탈수를 일으키지 않고 물을 마실 수 있다.
원조 내용	**근거**
1. 식사에 대한 연구 1) 염분 제한 : 되도록 대상자의 기호에 맞추어 메뉴를 연구한다(이상 목표는 5g/일이지만, 고령자의 경우에는 7~8g/일을 상한으로 한다). 2) 수분 제한 : 1일 배뇨량을 음수량의 기준으로 한다(발열이나 발한 상태에 따라 조정한다). 3) 양질의 단백질 보급 : 먹기 쉬운 형태나 조리법 고안 4) 소량이라도 고영양의 식품을 선택한다.	• 부종의 원인에 상관없이, 신장에서 Na와 수분 배출에 이상이 발생했다는 점은 공통적이다. 그러므로 염분·수분을 제한해야 한다. • 일반적으로 고령자는 염분이 많이 들어간 음식을 좋아하는 경우가 많다. 저염식으로 식욕부진을 일으킬 가능성도 있기 때문에, 고민이 필요하다. • 혈장 단백의 저하는 콜로이드 삼투압(COP : colloid osmotic pressure)의 저하를 초래하여 부종을 악화시킨다. 고령자는 저영양 등이 발생하기 쉬우므로, 적극적으로 단백질을 섭취해야 한다. 그러나 급성 신염에서는 단백질을 제한할 필요가 있다.
2. 배변 조정 1) 배변 확인과 복부 증상 관찰 2) 식사량과 식사 내용 파악 3) 소화하기 쉬운 식품을 메뉴에 넣는다. 4) 증상에 맞추어, 복부 찜질이나 마사지를 실시한다. 5) 배변이 원활하지 않을 때는 약제 투여를 검토한다.	• 부종은 피부뿐 아니라 소화관에서도 나타난다. 식욕부진이나 소화·흡수기능에 문제가 생겨서 배변 이상이나 복부팽만을 초래하기 쉽다.

④ 간호 포커스	간호 목표
적당한 활동과 휴식이나 압박 제거로 혈류가 촉진될 가능성이 있다.	1) 의류나 침구 선택으로 압박을 제거할 수 있다. 2) 화상이나 외상과 같은 문제 없이 보온이나 마사지를 할 수 있다. 3) 부종의 상태나 생활상황에 맞춘 체위를 연구한다.
원조 내용	**근거**
1. 압박 제거 1) 느슨한 의복이나 속옷·양말 등을 착용한다. 2) 장시간의 동일 체위로 인한 압박을 피한다 : 평상시보다도 빈번하게 체위를 변환하는 등 3) 침대나 휠체어에 제압 매트리스를 사용한다.	• 꽉 조이는 옷 등은 순환장애를 일으켜서 부종을 심하게 한다. • 신체의 아래쪽에 있는 부위는 중력의 영향으로 부종이 심해지기 쉽고, 장시간의 압박이 계속되면 산소나 영양 공급이 더욱 저하되어 욕창을 발생시키기 쉽다.

2. 혈류 촉진

1) 보온 : 온찜질, 입욕 · 부분욕, 실내온도나 의복을 통한 조정
2) 마사지 : 로션 등을 사용해 마찰을 경감시키며, 말초에서 중추를 향해 마사지한다. 파동 마사지기 활용 등
3) 압박 스타킹 활용
4) 가벼운 운동 : 침대 위에서의 자력 · 타력에 의한 등척성 운동(isometric exercise) · 굴신운동 등

- 부종이 있는 피부는 혈행에 장애가 있기 때문에 차갑다. 보온을 통해 혈관을 확장시켜서 간질액의 환류를 촉진하는 입욕으로 전신을 따뜻하게 하면, 신혈류량이 증가해 이뇨를 촉진한다.
- 화상을 일으킬 위험이 있기 때문에, 약간 낮은 온도의 찜질이나 입욕을 배려할 필요가 있다.
- 운동기능에 장애가 있는 고령자의 경우, 하루 활동량이 감소되기 쉬워 근육 펌프가 잘 움직이지 않는다. 그러므로 적절한 운동이 효과적이다.
- 과도한 운동은 심장이나 신장의 부하를 가중시켜서, 단백질 대사를 항진하고 부종을 악화시킬 위험성이 있기 때문에 주의가 필요하다.

3. 안정 및 체위에 대한 연구

1) 안정 확보 : 와상, 스트레스 해소 등
2) 체위에 대한 연구
- 대상자 자신이 안락하게 느끼는 체위를 취한다.
- 사지의 부종이 강한 경우 : 부종이 있는 부위를 거상한다.
- 호흡곤란이 있는 경우 : 좌위 , 반좌위
- 장시간의 동일 체위(좌위나 와위)는 피하고, 정기적으로 체위를 바꾼다.

- 안정을 통해 심장이나 신장의 부담을 경감시키고, 유효 순환 혈장량을 증가시켜서 알도스테론의 분비를 억제하기 때문에, 소변량 증가를 유도할 수 있다.
- 운동기능에 장애가 있는 고령자의 경우, 장시간 앉아서 지내는 경우도 많다. 고령자나 마비가 있는 경우에는 조직압이 저하되어, 압력의 영향으로 하지에 부종이 일어나기 쉽다.
- 심부전이 있는 경우에는 하지의 거상으로 부종이 경감되기 쉬우나, 심장으로의 혈액 환류가 급격하게 증대되므로 심장에 대한 부담에 주의한다.

관련 항목 : 더 자세히 알고 싶다면 다음을 참조하자

- **부종의 원인 · 유인**

  심부전(→ 230쪽) : 심부전의 수반증상으로서 부종이 관찰되지 않는지 확인하자.

- **부종에 관련된 리스크**

  욕창(→ 306쪽) : 피부의 산소 · 영양 부족이 활동성을 저하시켜서, 욕창을 발생시킬 위험은 없는지 확인하자.

  노인성 피부소양증(→ 294쪽) : 피부의 건조로 인해 가려움이 악화되지 않는지 조사하자.

- **부종이 있는 고령자 간호하기**

  식사(→ 39쪽) : 염분 제한 등으로 식욕이 저하되더라도, 맛있게 먹을 수 있는 방안이 없는지 생각해 보자.

기초지식

배뇨장애란

배뇨장애(micturition disorder)란

'소변 저장', '소변 배출' 기능에 이상이 발생한 증상의 총칭으로, 넓은 의미로는 어떤 원인으로 배뇨가 힘들어진 것을 일컫는다.

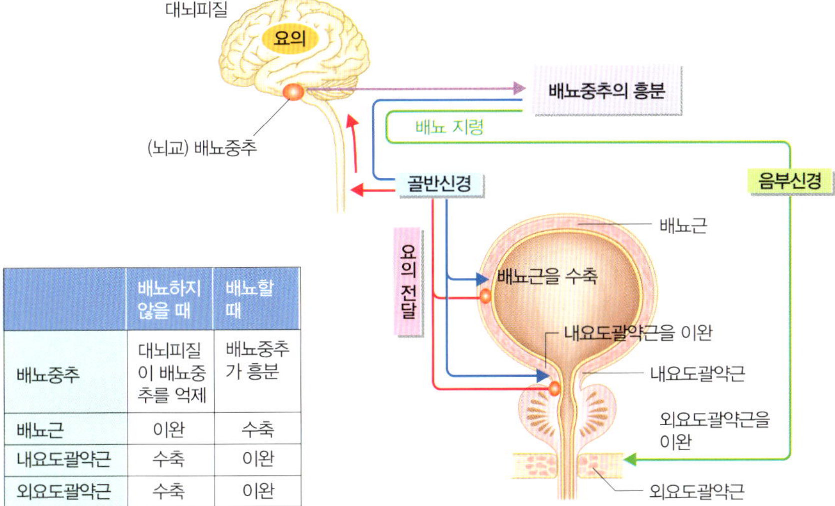

	배뇨하지 않을 때	배뇨할 때
배뇨중추	대뇌피질이 배뇨중추를 억제	배뇨중추가 흥분
배뇨근	이완	수축
내요도괄약근	수축	이완
외요도괄약근	수축	이완

■ 그림30-1 배뇨의 구조

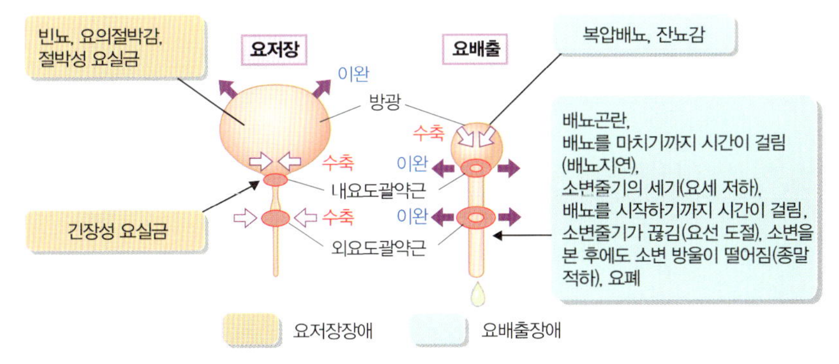

■ 그림30-2 배뇨장애의 증상과 부위

배뇨장애의 분류(표30-1)

배뇨장애는 방광에 소변을 모으지 못하는 요저장장애와 방광에 모은 소변을 원만하게 내보내지 못하는 요배출장애로 분류된다. 증상에 따라서 관련된 요인도 달라진다. 증상은 한 가지에만 그치지 않으며, 몇 가지를 수반하는 고령자가 많다.

요실금

요실금이란 소변이 불수의적으로 새어나오는 것을 말한다. 표30-2에 요실금의 유형을 나타내었다.

배뇨장애의 악화인자

1) 약물의 부작용

2) 심리적 요인 : 간호자 교체, 간호자의 언행, 실금에 대한 염려, 다른 사람에 대한 어려움, 부끄러움, 방 이동

3) 생활환경 요인 : 화장실, 방, 의복

■ 표30-1 배뇨장애의 분류

장애의 분류	배뇨 증상	관련 요인(원인질환·상태)
요저장장애	• 일중빈뇨 : 하루에 8회 이상 배뇨하는 것 • 야간빈뇨 : 야간 1회 이상 배뇨하는 것 • 요의절박감 : 참을 수 없을 정도로 급한 요의 • 절박성 요실금	방광 요저장기능의 저하(과활동 방광, 신경인성 방광, 요로감염증) 방광 위축, 방광 용량 감소, 방광 용량이 가득 차거나 아슬아슬하게 느껴지는 요의
	• 긴장성 요실금	요도괄약근 부전
요배출장애	• 배뇨곤란, 소변줄기의 세기 저하, 배뇨를 마치기까지 시간이 걸림, 소변줄기가 끊김, 소변을 본 후에도 소변방울이 떨어짐, 요폐	하부 요로 폐색(전립선비대, 결석)
	• 복압배뇨 : 배뇨 개시, 요선 유지, 개선을 위해 힘을 필요로 하는 상태	방광의 수축력 저하(신경인성 방광)
	• 잔뇨감 : 배뇨 후에도 소변이 남아 있다는 느낌이 드는 상태. 잔뇨감을 느낀다고 해서, 잔뇨가 있다고는 할 수 없다. 또한 잔뇨감이 없더라도, 잔뇨가 존재하는 경우도 있다.	신경인성 방광, 변비로 인한 숙변

■ 표30-2 요실금의 유형

실금의 유형		관련 요인(원인질환·상태)
긴장성 요실금 (stress incontinence)	운동 시, 재채기·기침할 때 발생하는 불수의적인 소량의 실금	• 임신·출산, 변비, 비만, 폐경 후 에스트로겐 감소로 인한 골반저근의 이완 • 내요도괄약근의 수축력 저하·소실로 인한 요도괄약 부전 • 복압 저하
절박성 요실금 (urge incontinence)	절박한 요의와 동시에, 또는 직후에 발생하는 불수의적인 실금(노화에 따라 증가함)	• 전립선비대, 과활동 방광, 신경인성 방광으로 인한 배뇨근 과활동 • 방광염, 전립선염으로 인한 방광 지각 항진

일류성 요실금 (overflow incontinence)	배뇨곤란을 동반하는 힘없는 실금. 복압을 가했을 때 발생하기 쉽고, 빈뇨가 된다.	• 전립선비대로 인한 요폐 • 신경인성 방광으로 인한 배뇨근 수축력 저하 • 변비로 인한 숙변
기능성 요실금 (functional Incontinence)	배뇨기능에 이상은 없으나, ADL이나 인지기능의 장애로 인하여 배설 장소를 알지 못하거나, 화장실에 도착하기도 전에 배뇨가 시작되거나, 화장실에 가지 못하여 발생하는 실금	• 뇌혈관질환으로 인한 보행 · 동작의 장애 • 심폐기능 저하로 인한 보행 곤란 • 관절 류마티스로 인한 가동성이나 정교성의 제한 • 우울 상태에서는 배뇨에 무관심 • 치매로 인한 인지장애, 의욕 저하

(국제요실금학회의 용어위원회, 2002년)

진단 · 검사

잔뇨 측정

방광에 남은 소변량을 측정하여 배출기능을 평가함으로써, 만성 요폐(일류성 요실금)를 감별한다. 동시에 요류량을 측정하면 치료의 경과 관찰에도 도움이 된다. 잔뇨 측정에는 배뇨 후에 도뇨하는 방법과 휴대형 잔뇨 측정 전용장치를 하복부에 대고 초음파로 잔뇨량을 측정하는 2가지 방법이 있다. 100mL 이상의 잔뇨는 치료할 수 있다.

요류측정(UFM : uroflowmetry)

요류 측정기기로 배뇨한 요류율(소변의 세기)을 측정하여, 소변의 배출기능을 조사하는 검사이다. 연령 · 성별차가 있으나, 요류율은 전립선비대증이나 요로 폐색에서는 높으며, 방광의 수축력이 저하된 경우는 낮아진다. 배뇨량, 배뇨 시간, 요류 시간도 측정할 수 있다.

배뇨 체크표

간호자가 배뇨장애의 유형을 정확하게 진단할 수 있는 툴. 배뇨상태를 관찰해 표에 표시함으로써 요배출장애, 긴장성 · 절박성 · 기능성 요실금을 진단할 수 있다.

소변 검사

세균 · 당뇨의 유무와 정도 등을 측정한다. 요로감염증, 결석을 진단할 수 있다.

치료법

1) 원인질환의 치료
2) 약물요법 : 항콜린제, 교감신경 알파 차단제
3) 골반 근육 훈련 : 긴장성 요실금일 때 수행
4) 도뇨 : 요폐의 경우 수행

MEMO

간호 관점

- 배뇨는 하루에도 여러 번 반복되어 이루어지기 때문에, 노화나 질환으로 인해 이상이 발생하면 배뇨 패턴이 변하므로 쾌적하게 배뇨하기 어려워진다.
- 배뇨장애로 인한 생활의 부자유 정도는 사람마다 다르기 때문에, 대상자의 의향을 파악하고 그만의 방식대로 생활할 수 있도록 원조한다.
- 치매가 있는 고령자의 경우에는 요의가 있음에도 불구하고, 화장실 위치를 알지 못하거나 다른 사람에게 적절하게 전달하지 못하는 까닭에 소변이 새기도 한다.

■ 일상생활 속 간호 포인트

1. 배뇨장애가 있더라도 대상자가 자신의 방식대로 생활할 수 있도록 생활을 조정한다.
2. 배뇨 패턴을 파악하여 증상에 따라 실금을 예방하고, 자율적으로 배뇨할 수 있도록 도모한다.

| step 1 정보 수집 | step 2 정보 분석 | step 3 간호 포커스의 명확화 | step 4 계획 세우기 | step 5 개입 실시 |

종합평가

고령자는 배뇨장애의 증상을 몇 가지나 갖고 있는 경우가 있다. 배뇨 상황이나 관련된 일에 대해, 생활의 관점에서 정보를 수집하고 분석한다. 종합평가에서는 긍정적인 측면에도 주목한다.

	필요한 정보		분석 관점
핵심 정보	질환 관련 정보	질환 · 치료	• 치매, 파킨슨병, 뇌졸중, 당뇨병, 심부전 • 과거 배뇨장애에 대한 치료경과와 증상의 변화
		약물 배뇨장애의 증상	• 약물의 효과 · 부작용, 배뇨에 영향을 주는 약물의 유무 • 증상은 일과성인가, 만성인가. • 빈뇨, 요의절박감, 배뇨곤란, 소변줄기의 세기 저하, 배뇨를 마치기까지 시간이 걸림, 배뇨를 시작하기까지 시간이 걸림, 소변줄기가 끊김, 소변을 본 후에도 소변방울이 떨어짐, 복압배뇨, 잔뇨감, 요실금 (절박성 · 일류성 · 긴장성 · 기능성)
	신체적 측면	운동기능 인지기능 언어기능 시각	• 마비 상태와 보행능력 • 요의를 감지하고 배뇨하는 일련의 동작 상태 • 배뇨에 관한 의사를 언어로 전달할 수 있는가. • 시력, 시야 등의 저하가 배설 동작에 영향을 주지 않는가.
	심리 · 영적 측면	**건강 지각 · 의향** **기분, 정동** 스트레스 내성	• 배뇨 패턴이나 증상이 어떻게 변했으면 좋겠다고 원하고 있는가. • 실금하는 것 때문에 침울해하지 않는가. • 스트레스가 배뇨장애에 영향을 주지 않는가. 또 배뇨 증상이 스트레스가 되지 않는가.

사회 · 문화적 측면	역할 · 관계 습관 사회 참여 · 여가	• 빈뇨 · 실금 등의 상황이 다른 사람과의 관계나 역할에 영향을 끼치지 않는가. • 배뇨에 대해 중요하게 생각하고 있는 점이나 습관이 있다면 무엇인가. • 배뇨장애가 있는 까닭에, 즐겨오던 사회 참여 · 여가활동에 영향을 주지 않는가.
활동	각성 활동 의욕 활동 전개	• 야간빈뇨로 인한 각성 상황의 변화 • 의욕 저하가 배뇨장애에 영향을 주지 않는가. • 활동에 집중하다 보면 실금하지 않는가. • 배뇨장애를 지니고도 새로운 활동을 할 수 있을 가능성
휴식	수면 신체적 휴식 심리적 휴식 사회적 휴식 영적 휴식	• 야간빈뇨인 경우, 요의로 수면에 방해를 받지 않는가. • 수면 시간, 하루 중 수면 패턴에 문제가 없는가. • 빈번한 배뇨 탓에 충분한 휴식을 취하지 못하는가. • 어려워하지 않고 배설에 대한 케어를 받고 있는가. • 간호자와의 관계 때문에 스트레스를 받지 않는가. • 배뇨를 신경 쓰지 않고 기도 · 예불 등을 할 수 있는가.
식사	식욕 섭식 · 동작 능력	• 요의가 있는 까닭에 식사를 중단하지 않는가. • 식사 전 · 중 · 후의 요실금, 요의의 상태 • 저녁 시간 이후에 카페인이 함유된 수분을 섭취함으로써, 야간의 배뇨량 증가에 영향을 주지 않는가. • 실금을 걱정하여 수분을 삼가지 않는가.
배설	대소변 저장 요의 · 변의 배설 동작 대소변 배출 대소변의 상태	• 섭취한 수분의 종류 · 양 · 시각 • 숙변으로 인해 방광이 압박을 받아서 소변이 새어나오지 않는가. • 절박감의 유무 • 도움이 필요한 경우, 적절하게 요의를 전달할 수 있는가. • 일련의 배설 동작에서 어려운 점은 없는가. • 치매 고령자의 경우 배설 장소 등을 몰라서 헤매는 일은 없는가. 그리고 헤매고 있을 때의 신호는 어떠한가. • 배설하는 장소로 볼 때, 프라이버시는 확보되고 있는가. • 복압배뇨 후 잔뇨감의 상황 • 새어나오는 상태(언제, 어떤 때에, 얼마나 새어나오는가) • 배뇨곤란 · 배뇨를 시작하기까지 시간이 걸림 · 소변줄기의 세기 저하 · 배뇨를 마치기까지 시간이 걸림 · 소변줄기가 끊김 · 소변을 본 후에도 소변방울이 떨어짐 · 요폐 · 복압배뇨 유무와 상황 • 주간과 야간의 횟수, 양, 성상(소변 : 색조 · 혼탁 · 냄새 · 부유물, 대변 : 색 · 냄새 · 형상 · 단단함)

몸차림	청결	• 음부 · 둔부, 복부, 서혜부 피부의 상태(발적, 박리, 가려움, 습윤)
	단정함 치장	• 음부 · 둔부를 청결하게 유지하는 방법 • 기저귀 장착을 다른 사람이 눈치 챌까봐 염려하지 않는가. • 대소변으로 인해 옷이 더러워지지 않는가. • 배설 케어 용품의 사용 유무(기저귀, 실금팬티, 수건)
의사소통	수단 상대 내용 · 목적	• 배뇨에 대한 의사를 전하는 수단 • 실금으로 인한 '냄새'를 걱정하여, 다른 사람과의 관계에 소극적이지 않은가. • 배뇨장애나 케어를 받는 것에 대한 불안 · 염려를 다른 사람에게 이야기하는가.

MEMO

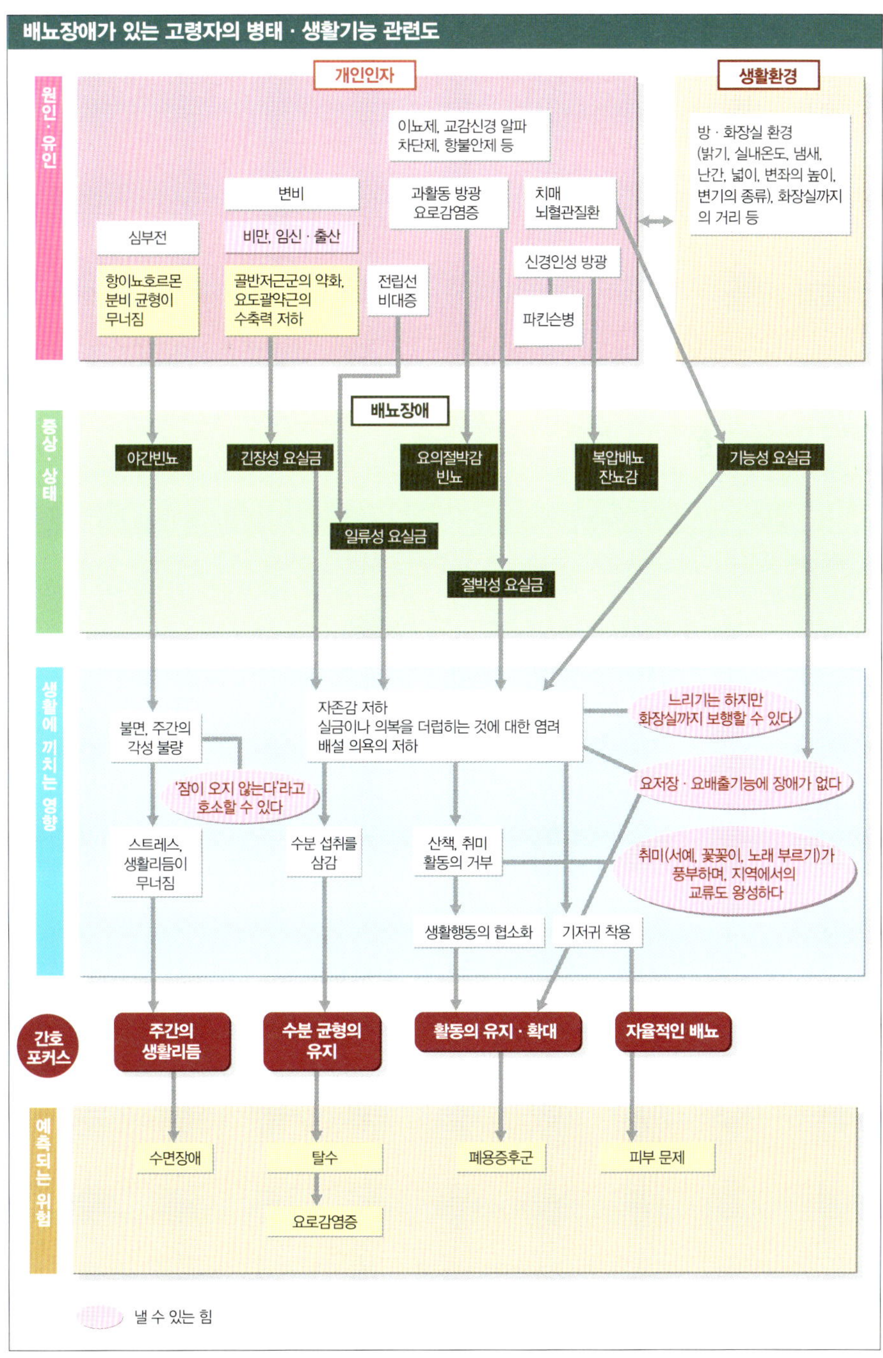
개인인자
생활환경
원인 · 유인
증상 · 상태
생활에 끼치는 영향
간호 포커스
예측되는 위험

이뇨제, 교감신경 알파 차단제, 항불안제 등
방 · 화장실 환경 (밝기, 실내온도, 냄새, 난간, 넓이, 변좌의 높이, 변기의 종류), 화장실까지의 거리 등
변비
과활동 방광 요로감염증
치매 뇌혈관질환
심부전
비만, 임신 · 출산
신경인성 방광
항이뇨호르몬 분비 균형이 무너짐
골반저근군의 약화, 요도괄약근의 수축력 저하
전립선 비대증
파킨슨병

배뇨장애

야간빈뇨
긴장성 요실금
요의절박감 빈뇨
복압배뇨 잔뇨감
기능성 요실금
일류성 요실금
절박성 요실금

불면, 주간의 각성 불량
자존감 저하 실금이나 의복을 더럽히는 것에 대한 염려 배설 의욕의 저하
느리기는 하지만 화장실까지 보행할 수 있다
'잠이 오지 않는다'라고 호소할 수 있다
요저장 · 요배출기능에 장애가 없다
스트레스, 생활리듬이 무너짐
수분 섭취를 삼감
산책, 취미 활동의 거부
취미(서예, 꽃꽂이, 노래 부르기)가 풍부하며, 지역에서의 교류도 왕성하다
생활행동의 협소화
기저귀 착용

주간의 생활리듬
수분 균형의 유지
활동의 유지 · 확대
자율적인 배뇨

수면장애
탈수
폐용증후군
피부 문제
요로감염증

낼 수 있는 힘

간호 포커스의 명확화

- 배뇨장애가 있더라도 활동을 유지 · 확대할 수 있다.
- 자율적으로 배뇨할 수 있다.
- 야간에 충분히 잘 수 있어서, 주간의 생활리듬이 정리된다.
- 요실금에 대한 걱정이 개선됨으로써, 수분 균형을 유지할 수 있다.

① 간호 포커스	간호 목표
배뇨장애가 있더라도 활동을 유지 · 확대할 수 있다.	1) 활동(산책 · 취미 등)을 즐길 수 있다. 2) 스스로 적극적으로 활동할 수 있다.
원조 내용	**근거**
1. 활동 전의 준비 - 미리 배뇨를 마쳐둔다. - 요실금이 있을 때는 대상자와 상담한 다음, 상태에 따라서 기저귀, 소변패드, 실금팬티를 착용한다. - 배뇨 패턴에 맞추어 활동 시간을 조절한다.	- 요실금이나 배뇨를 걱정하지 않고 활동에 전념할 수 있도록, 사전에 준비해두는 것이 중요하다.
2. 활동할 때의 원조 - 활동에의 참여, 집중력, 표정, 언동의 상황, 요의 · 요실금의 유무를 관찰한다. - 화장실에 가기 편한 장소에 앉는다. - 요의를 호소하면, 티를 내지 않고 화장실로 유도한다. - 실내온도 조절	- 배뇨는 개인적인 행위이기 때문에, 타인에게 알려지는 것을 원치 않는 고령자도 있다. - 추운 곳에서는 요의를 느끼기 쉽다.
3. 활동 후의 원조 - 요의가 있을 때는 배뇨를 마친 다음에 방으로 돌아간다. - 배뇨에 대한 걱정 없이 활동했는지 확인한다. - 요실금 걱정이 없는 경우에는 기저귀, 소변패드, 실금팬티를 벗게 한다.	- 활동하면서 요의를 참는 경우가 있다. - 요실금을 예방하기 위해 기저귀 등을 장착하는 경우, 활동을 마치면 불필요하다.

<table>
<tr><td>② 간호 포커스</td><td>간호 목표</td></tr>
<tr><td>자율적으로 배뇨할 수 있다.</td><td>1) 주체적으로 배뇨할 수 있다.
2) 스스로 배뇨 의사를 전달할 수 있다.</td></tr>
</table>

원조 내용	**근거**
1. 대상자의 방식에 맞춘 배뇨 보조 • 스스로 할 수 있는 부분은 가능한 혼자 힘으로 할 수 있도록 지켜본다. • 무리하지 않도록 당부한다. • 도움을 필요로 할 때는 바로 보조할 수 있도록 대기한다.	• 대상자가 낼 수 있는 힘을 발휘할 수 있도록 하되, 피로하기 쉬운 부분에도 배려한다.
2. 배뇨 환경 조정 • 화장실에서 방까지의 이동거리를 짧게 한다. • 화장실까지 표시를 한다. • 화장실과 복도의 조명을 조절한다. • 화장실 실내 환경을 조정한다(손잡이의 위치, 실내의 넓이, 실내와 변좌 보온, 변기의 높이). • 방안에서 배뇨하는 경우의 환경 조정(변좌나 변기 보온, 실내 환기, 소리가 울리지 않도록 함, 안정성이 있는 휴대용 변기 선택) • 입고 벗기 쉬운 바지, 속옷을 착용한다. • 프라이버시 확보(커튼을 치거나, 음부에 목욕 수건을 대거나, 배설이 끝났을 때쯤 말을 거는 등)	• 보행에 시간이 걸려서 요실금이 있는 경우에는, 이동거리를 짧게 하는 것만으로도 늦지 않게 화장실에 갈 수 있다. • 치매가 있는 고령자 중에는 요의가 있더라도 화장실 위치를 알지 못해 실금하거나, 다른 장소에서 배뇨하는 경우가 있다. • 절박성을 동반한 빈뇨나 요실금에서는 화장실로 이동하는 사이에 실금하는 경우가 있어서, 대상자의 자존심이 저하되기 쉽다. • 휠체어용 화장실은 공간이 넓기 때문에, 보행할 수 있는 대상자는 갑자기 중심을 잃었을 때 기대지 못하고, 낙상하기 쉽다. • 기능성 요실금에서는 정교성 저하나 보행 곤란 때문에, 바지나 속옷을 입고 벗는 데 시간이 걸린다.
3. 청결 유지 • 피부 상태 관찰(음부 · 복부 · 서혜부 · 둔부의 발적, 피부 박리, 칸디다) • 음부가 더러워진 경우는 세정하여 청결하게 한다. • 방에서 배뇨하는 경우는 종료 후 손가락을 타월로 닦는다.	• 요실금 때문에 기저귀를 항시 착용하는 경우에는, 소변이 장시간 피부에 접촉하는 까닭에 피부염이나 요로감염증이 발생하기 쉽다.
4. 대상자의 생각에 따른 원조 • 배뇨에 대한 걱정 · 불안을 느끼고 있는지 확인한다. • 대상자의 희망이나 기호에 맞추어, 원조 방법을 바꾼다(미용실에 갈 때는 소변패드를 하고 싶다 등).	• 대상자 자신의 의사로 배뇨 방법을 선택할 수 있는 것이 매우 중요하다.

5. 요실금 증상에 알맞은 원조	
• 일류성 요실금의 경우에는 새어나오기 전에 배뇨할 수 있도록 원조한다. • 요의를 정확하게 전달하지 못하는 경우에는, 배뇨 신호에 맞춰 화장실로 유도한다. • 긴장성 요실금의 경우에는 운동 전이나 외출 전 등, 복압을 가하는 동작을 하기 전에 배뇨를 마치게 한다. • 골반 근육 훈련을 수행한다. • 잔뇨감이 있을 때는 배뇨를 마친 후에 복압을 가하여 다 내보내도록 원조한다.	• 긴장성 요실금일 때는 복압이 가해지면 불수의적으로 요도괄약근이 이완되어 소변이 새어나오기 때문에, 행동을 하기 전에 방광 용량을 줄임으로써 요실금을 막을 수 있다. • 복압을 가함으로써 방광에 남아 있는 소변을 배출할 수 있으므로 잔뇨감이 경감한다.

③ 간호 포커스	간호 목표
야간에 충분히 잘 수 있어서, 주간의 생활리듬이 정리된다.	1) 야간에 충분한 수면을 취할 수 있다.

원조 내용	근거
1. 수분 섭취 방법에 대한 연구 • 취침 전에 수분을 많이 섭취하는 경우라면 그 양을 줄인다. • 야간에 카페인을 함유한 음료는 되도록 섭취하지 않는다.	• 자기 전에 다량의 수분을 섭취하거나 자극적인 것을 섭취하면, 야간빈뇨를 악화시킬 수 있다.
2. 수면 환경을 조정한다(소리 · 실내온도 · 조명 조절).	• 고령자는 잠이 얕고, 한번 각성하면 입면이 어려워지기 쉽다.
3. 잠이 오지 않을 때는 가벼운 마사지를 한다.	• 교감신경계의 긴장을 진정시킬 수 있다.
4. 치료로 개선될 가능성이 있는지 의사와 상담한다.	• 야간빈뇨의 요인으로는 심부전의 이뇨제 투여로 인한 소변량 증가, 항이뇨호르몬 분비의 이상 등이 있으며, 치료로 증상이 개선되기도 한다.

④ 간호 포커스	간호 목표
요실금에 대한 걱정이 개선됨으로써, 수분 균형을 유지할 수 있다.	1) ○○ mL 이상의 수분을 섭취할 수 있다. 2) 요실금으로 인해 옷이 더러워지는 일이 발생하지 않는다.

원조 내용	근거
1. 요실금에 대한 원조 • 배뇨 패턴으로 배뇨 시각을 예측하여, 실금하기 전에 화장실에 갈 수 있도록 유도한다. • 요실금을 하더라도, 의복이나 시트가 더러워지지 않도록 적절한 배뇨 케어 용품을 사용한다. • 늦지 않게 화장실에 가지 못하는 경우에는 소변기, 휴대용 변기를 사용한다.	• 요실금으로 옷이 더러워지면, 자존심의 저하를 초래한다.
2. 물을 자주 마시기를 권한다. • 언제라도 마시고 싶을 때 마실 수 있는 위치에 물을 둔다. • 대상자의 기호에 맞춰 수분을 섭취하도록 한다.	• 혼자서 물을 뜨러 가거나, 준비하는 것이 어려운 고령자도 있다. • 차나 물은 잘 마실 수 없어도, 단 음료라면 섭취할 수 있는 경우도 있다.

관련 항목 : 더 자세히 알고 싶다면 다음을 참조하자

• **배뇨장애의 원인 · 유발원인**

뇌졸중(→ 102쪽), 파킨슨병(→ 131쪽) : 질환 특유의 증상이 요의, 배설 동작에 영향을 주지 않는지 확인하자.

치매(→ 82쪽) : 실행(失行), 실행기능(executive function) 장애 등이 요의나 배설 동작에 영향을 끼치지 않는지 확인하자.

전립선비대증(→ 266쪽), 신경인성 방광(→ 280쪽), 요로감염증(→ 386쪽) : 질환 특유의 증상이 어떠한 배뇨 증상에 영향을 주는지 알아두자.

심부전(→ 230쪽) : 이뇨제의 내복 치료가 요의, 요실금 등에 영향을 끼치지 않는지 확인해두자.

우울 상태(→ 346쪽) : 항우울제로 인한 부작용이 요의에 영향을 주지 않는지 확인해두자.

• **배뇨에 영향을 끼치는 장애 · 상태**

수면장애(→ 469쪽) : 빈번한 요의의 배경에 수면장애는 없는지 확인하자.

감각 · 지각장애(→ 511쪽) : 배설 동작 곤란의 배경에 시력 저하와 같은 감각장애는 없는지 확인하자.

• **배뇨장애에 관련된 리스크**

탈수(→ 421쪽) : 배뇨장애로 인해 수분 섭취량을 줄임으로써, 탈수의 위험은 없는지 확인하자.

폐용증후군(→ 550쪽) : 활동이 축소되어 거동을 못함으로써, 폐용증후군의 위험은 없는지 확인하자.

• **배뇨장애가 있는 고령자 간호하기**

배설(→ 51쪽) : 배뇨장애가 있는 대상자가 쾌적하게 배뇨할 수 있도록 간호의 관점을 넓히자.

활동(→ 21쪽) : 배뇨를 걱정하지 않고 활동에 참가할 수 있도록 하는 간호를 중시하자.

휴식(→ 29쪽) : 배뇨장애가 있어도 충분히 휴식을 취할 수 있도록 하는 간호를 중시하자.

기초지식

배변장애란

배변의 메커니즘

식사 후 배변까지의 과정은 다음과 같다. 음식물이 식도, 위, 소장(십이지장, 공장, 회장), 대장(결장, 직장)을 통과해 항문까지 30~120시간에 걸쳐 소화 흡수된 다음, 불필요해진 찌꺼기가 대변이 되어 배출된다.

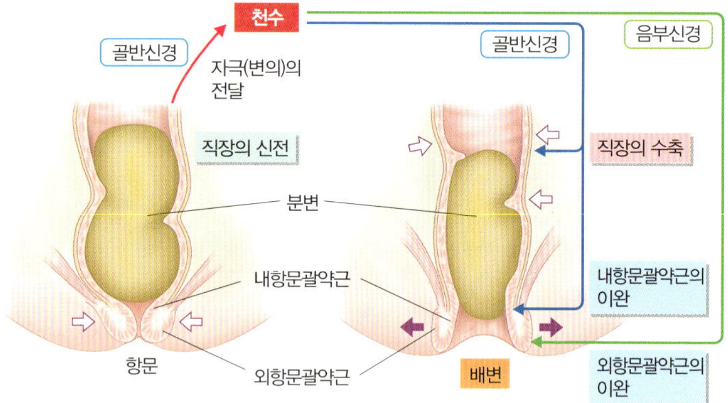

■ 그림31-1 배변의 구조

배변장애(dyschezia)란

변비나 설사로 인한 증상 때문에 쾌적하게 배변하지 못하는 상태를 일컫는다.

1) 변비 : 일상적인 배변과 비교하였을 때, 장시간 대변이 장관 내에 저류하여 배변이 어려운 상태

2) 설사 : 반유동성 또는 수성변(watery stool)을 배설하는 상태

분류 · 병인, 악화인자

분류 · 병인

변비는 크게 3가지, 설사는 4가지로 분류된다(표31-1). 메커니즘을 이해한 후에 정보를 분석하고 원조하는 것이 중요하다.

배변장애의 악화인자

1) 변비의 악화인자

- 수분 · 식이섬유 부족
- 약물 부작용 : 항콜린제, 최면제, 진통 · 진정제로 인한 장의 연동운동 저하, 장기간 하제의 과량 투여, 반복된 관장으로 인한 변의 상실

- 생활환경 요인 : 변의를 억제하는 습관, 배변 자세 유지 곤란
- 긴장

2) 설사의 악화인자
- 약물 부작용 : 하제의 과량 투여, 항균약, 강압제, 당뇨병약 등
- 긴장, 불안

■ 표31-1 배변장애의 분류와 병인

분류			메커니즘	이상이 발생한 원인 · 유인
변비	기능성변비	이완성	장관 전체가 이완하여 연동운동이 저하되기 때문에, 대변의 이동이 느려진다. 수분 흡수가 증가하여 두껍고 단단한 대변이 된다.	복부의 근력 저하, 운동량 저하, 식이섬유가 적은 식사, 약물 부작용(항콜린제, 제산제, 항우울제, 마약 등)
		직장성	직장의 지각이 둔화하거나 변형되고, 골반저근군의 긴장이나 힘이 약하기 때문에, 대변이 직장에 저류하여 배출되지 못한다.	변의를 느낄 때 배변을 하지 못함, 하제 · 관장으로 인해 변을 억제하는 습관, 환경의 변화, 복부의 근력 저하
		경련성	부교감신경이 과긴장 상태가 되어서 하부 결장이 경련성 수축을 일으키고, 장 내용물이 정체된다. 대변은 수분 흡수가 증가하여 작고 단단해진다.	과민성장증후군, 스트레스, 우울증
	기질성 변비		장관의 통과 장애로 인해 대변의 이동이 어려워진다.	장폐색증, 대장의 종양, 대장휴실, 장관의 압박(복수 등), 직장류
	증후성 변비		장관 이외의 질환으로 인하여 일어난다.	당뇨병, 파킨슨병, 뇌혈관질환
설사	침투압성 설사		장벽에서 수분이 다량으로 분비되어, 악취 · 지방 적부유가 관찰된다.	위절제술, 회장절제술, 방사선치료, 약물의 부작용(Mg가 들어있는 염류하제, 락툴로스)
	삼출성 설사		장염 때문에 장벽의 투과성이 항진됨으로써, 점막의 괴사물, 수분, 전해질이 장관으로 누출된다. 혈액, 농, 점액이 점착된 변이 나오기도 한다.	식중독, 위막성 대장염
	분비성 설사		소화관 점막에서 분비물이 항진하여, 1일 1L 이상의 수성변이 나온다.	난치성 궤양, 개복수술 후, 소장질환
	장관운동 이상 설사		장관의 운동이 항진하거나 저하된다. 저하되면 변은 소장 내에서 세균이 번식하여, 지방이나 수분을 흡수하지 못하게 된다.	과민성대장증후군, 덤핑증후군, 당뇨병

증후 · 징후

변비로 인한 증상

오심 · 구토 · 복통, 식욕 저하, 복부팽만감, 두중감(heavyheaded), 초조

설사로 인한 증상

오심 · 구토 · 복통, 식욕 저하, 항문 부위의 통증, 구갈, 권태감, 불안

변비의 리스크

치핵 형성·악화, 장폐색증(ileus), 숙변이 방광을 압박하는 요폐, 장벽의 궤양 형성, 배에 반복하여 힘을 주는 것에 따른 혈압 상승(동·정맥류의 파열, 뇌·심장의 부담), 체력 소모

설사의 리스크

복통, 항문통으로 인한 수면장애, 탈수, 체력 소모, 피부 문제, 영양상태 악화

진단

검사

- 항문 시진, 지진, 복부 진찰
- 복부 단순X선검사
- 직장–항문압 검사
- 초음파검사
- 배변조영, 주장조영
- 대장 내시경검사
- 분변검사(변잠혈검사, 세균배양)
- 혈액검사(혈액일반, 생화학검사, CRP)

진단

문진과 검사를 종합하여 배변장애의 유형을 진단한다.

문진 : 대변의 성상, 배변의 빈도·상태, 변실금 정도, 기저귀·패드 사용의 유무, 사회생활 제한의 유무, 배변장애의 기간, 약물 사용 유무, 직장항문부의 수술력, 과거력, 출산력

치료법

변비 치료법

1) 약물치료 : 하제(염류하제, 팽창성 하제, 대장 자극성 하제 등), 관장, 좌약

2) 식사요법 : 식이섬유, 유발효식품 섭취

3) 적변(digital extraction : 손가락을 이용해 빼내는 것)

4) 배변 습관 조정

5) 외과적 치료 : 기질성 변비에서는 적용되는 경우가 있다.

설사 치료법

1) 약물요법 : 항균약, 지사제, 정장제

2) 수액요법 : 물·전해질 보정, 영양 보급

3) 식사요법 : 지방·식이섬유가 많은 식품, 자극적인 것은 피한다. 또는 절식

4) 보온

간호 관점

- 대상자에게 발생한 배변장애가 긴급성인지 확인한 다음, 변비·설사 증상과 생활에 대한 영향을 파악해 원조한다.
- 배변은 본래 화장실에서 다른 사람들에게 보이지 않고 해결하는 행위이다. 때문에 배변장애로 인해 어쩔 수 없이 배설 원조를 받아야 하는 상황이나, 변실금으로 인해 옷이 더러워지는 것은 고령자의 자존심을 상하게 하기 쉽다. 원조할 때는 대상자의 감정을 충분히 배려한다.

■ 일상생활 속 간호 포인트

1. 변비 : 하제나 관장은 가능한 사용하지 말고, 쾌적하게 배변할 수 있도록 원조한다.

   1) 생활습관을 정비한다.

   2) 적절한 배변 자세를 유지한다.

   3) 스트레스를 완화한다.

2. 설사 : 장관에 대한 자극을 피하고, 설사가 빨리 개선될 수 있도록 원조한다.

   1) 탈수를 예방한다.

   2) 불안에 대처한다.

| step 1 정보 수집 | step 2 정보 분석 | step 3 간호 포커스의 명확화 | step 4 계획 세우기 | step 5 개입 실시 |

종합평가

대상자가 지닌 질환으로 인해 배변장애가 초래된 것인지, 배변장애 증상이 다른 질환을 악화시키지 않는지 파악한다. 그리고 변비·설사로 인한 증상이 대상자의 생활에 어떠한 영향을 미치는지 종합평가한다.

필요한 정보			분석 관점
핵심정보	질환관련정보	병력 치료 증상	• 장폐색증, 파킨슨병, 감염성 장염 등 변비·설사와 관련된 질환 및 그 기간 • 약제의 종류·용량·사용 시각은 적절한가. • 변비의 경우, 직장에 대변이 도달하지 않았는데도 좌약·관장을 사용하지는 않는가. • 관장·하제를 과량 또는 장기간 사용한 탓에 변의가 상실되지 않았는가. • 변비 : 복부 불쾌·초조함은 어떠한가. • 설사 : 빌열·탈수·복명·권태감·체중 감소 파악
	신체적 측면	운동기능 인지기능 생식기능	• 보행능력·몸통의 움직임·마비 등이 배변에 영향을 주지 않는가. • 인지기능 장애가 배설 동작을 어렵게 하지 않는가. • 골반저근군의 약화가 변실금에 영향을 주지 않는가.

심리 · 영적 측면	**기분, 정동** **건강 지각** **자존심**	• 스트레스가 변비·설사를 야기하지 않는가. 또는 증상 때문에 스트레스를 받지 않는가. • 배변장애에 대한 대상자만의 대처법이 있는가. • 변실금 때문에 창피하다·한심하다는 느낌을 경험하지 않았는가.	
사회 · 문화적 측면	**사회 참여 · 여가**	• 배변을 걱정하지 않고 사회 참여·여가를 즐길 수 있는가.	
활동	**활동 의욕** **활동의 개인사**	• 배변장애가 있어서 활동을 거부하고 있지 않은가. • 입원으로 인해 활동 범위가 좁아져서 변비에 걸리지 않았는가.	
휴식	**수면** **신체적 휴식** **심리적 휴식**	• 빈번한 배변으로 인한 수면·각성 패턴에 변화는 없는가. • 빈번한 배변으로 인한 피로는 없는가. • 충분히 휴식하지 못하는 것이 스트레스가 되지 않는가.	
식사	**식욕** **식사 섭취 내용** **경관영양** **수분**	• 즐겁게 식사하고 있는가. • 수용성·비수용성 식이섬유, 유산균제품, 유지류의 섭취 상황, 섭취량 • 변비, 설사를 예방하기 위해서 고안된 식습관 • 양, 온도, 속도, 농도는 적절한가. • 수분 섭취량은 충분한가. 탈수의 징후는 없는가.	
배설	**대소변 저장** **요의 · 변의** **배설 동작** **대소변 배출** **대소변 상태**	• 대변이 직장에 도달했음에도 불구하고, 변의가 소실되지 않는가. • 의식적으로 변의를 제어하는 것이 변비의 원인이 되지 않았는가. • 배설 자세나 자세 유지를 위한 난간은 있는가. 적절하게 지지하고 있는가. • 설사의 경우, 반복된 배설 동작에 피로하지 않은가. • 변비임에도 불구하고 실금하지 않는가. • 직장에 변이 저류되어서 배뇨곤란이 되지 않는가. • 프라이버시가 확보된 배변 환경인가. • 변을 충분하게 배출할 수 있도록 힘을 줄 수 있는가. • 설사에 따른 소변량의 감소, 탈수증상 • 변의 성상(단단함, 혼입물), 양, 냄새, 배변 일과 시각, 횟수, 간격	

■ 표31-A 브리스톨 대변 형태 척도(Bristol Stool Form Scale)

1	토분변	작고 단단한 덩어리의 변(토끼의 변과 비슷하다)
2	괴변	짧은 소시지처럼 덩어리진 단단한 변
3		표면에 갈라짐이 있는 소시지와 같은 약간 단단한 변
4	보통변	표면이 매끄럽고 부드러운 소시지나 똬리를 튼 뱀과 같은 형상의 변
5	연변	뚝뚝 끊어지는 덩어리의 작고 부드러운 변
6	진흙변	금방 부서지며 푹신하고 부드러운 변
7	수성변	물과 같은 변

몸차림	**청결 · 구강 케어** **단정함**	• 피부 문제는 없는가(항문(스토마) 주위 · 음부 · 둔부 피부의 발적, 종창). • 설사가 계속된 까닭에 입안이나 피부가 건조하지 않은가. • 변실금으로 인해 옷이 더러워지지 않았는가. • 배설 용구 · 케어 용품(기저귀, 파우치, 드로우시트 등)의 사용 상황 • 옷을 겹쳐 입고 있어서 배변이 시작될 때 맞추지 못하는가.
의사소통	**수단** **상대** **목적, 내용**	• 인지장애가 있는 대상자의 경우, 배변곤란을 나타내는 신호는 어떠한가. • 변실금이 있는 것에 대해 다른 사람과 상담했는가. • 설사 · 변비에 대한 불안 · 걱정 등을 적절하게 전달할 수 있는가. • 의사소통의 내용에서 배변장애에 대한 신체적, 심리 · 영적, 사회적인 불안정은 없는가.

MEMO

배변장애가 있는 고령자의 병태 · 생활기능 관련도

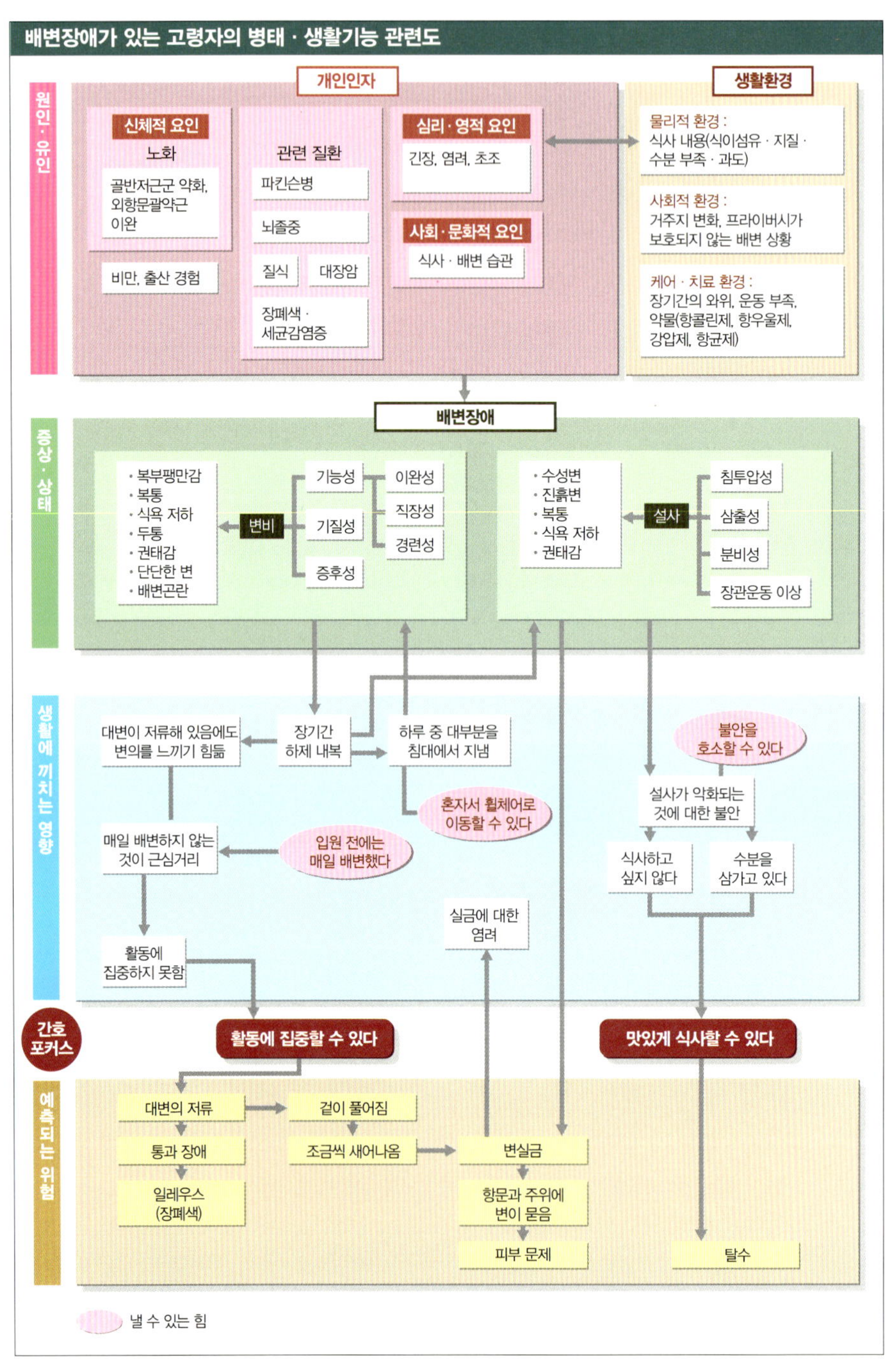
원인 · 유인
증상 · 상태
생활에 끼치는 영향
간호 포커스
예측되는 위험

개인인자
생활환경

신체적 요인
노화
골반저근군 약화, 외항문괄약근 이완
비만, 출산 경험

관련 질환
파킨슨병
뇌졸중
질식
대장암
장폐색 · 세균감염증

심리 · 영적 요인
긴장, 염려, 초조

사회 · 문화적 요인
식사 · 배변 습관

물리적 환경 :
식사 내용(식이섬유 · 지질 · 수분 부족 · 과도)

사회적 환경 :
거주지 변화, 프라이버시가 보호되지 않는 배변 상황

케어 · 치료 환경 :
장기간의 와위, 운동 부족, 약물(항콜린제, 항우울제, 강압제, 항균제)

배변장애

· 복부팽만감
· 복통
· 식욕 저하
· 두통
· 권태감
· 단단한 변
· 배변곤란

변비
기능성
기질성
증후성
이완성
직장성
경련성

· 수성변
· 진흙변
· 복통
· 식욕 저하
· 권태감

설사
침투압성
삼출성
분비성
장관운동 이상

대변이 저류해 있음에도 변의를 느끼기 힘듦
장기간 하제 내복
하루 중 대부분을 침대에서 지냄
혼자서 휠체어로 이동할 수 있다
매일 배변하지 않는 것이 근심거리
입원 전에는 매일 배변했다
활동에 집중하지 못함

불안을 호소할 수 있다
설사가 악화되는 것에 대한 불안
식사하고 싶지 않다
수분을 삼가고 있다
실금에 대한 염려

활동에 집중할 수 있다
맛있게 식사할 수 있다

대변의 저류
겉이 풀어짐
통과 장애
조금씩 새어나옴
변실금
일레우스 (장폐색)
항문과 주위에 변이 묻음
피부 문제
탈수

낼 수 있는 힘

간호 포커스의 명확화

- 기분 좋게 배변함으로써 활동에 집중할 수 있다.
- 설사 증상이 개선되어서 맛있게 식사할 수 있다.

---

① 간호 포커스	간호 목표
기분 좋게 배변함으로써 활동에 집중할 수 있다.	1) 복부의 불쾌감이 개선된다. 2) 배변 주기가 확립된다. 3) 시원하게 배변할 수 있다.
원조 내용	**근거**
1. 배변 습관 정비 • 변의를 호소할 때, 신속하게 화장실에 갈 수 있도록 원조한다. • 배변 일지를 쓴다. • 배변 패턴으로 파악한 배변 시간에 맞추어 변기에 앉게 한다. 혹은 위-결장반사가 일어나는 시간에 맞춘다.	• 변의를 억제하는 습관은 변비의 원인이 된다. 혼자 힘으로 화장실에 가지 못하는 대상자에게 기다리는 일은 고통이다. • 배변한 시간, 식사 내용 · 양, 음수량 등을 계속 기록함으로써, 대상자의 배변 패턴을 파악할 수 있다. • 변의를 감지하지 못하더라도, 화장실에 가서 변좌에 앉는 것으로 배변할 수 있는 경우가 있다. • 위-결장반사는 기상 시의 활동과 식사 · 수분 섭취를 통해 위와 장이 일제히 연동운동을 일으키는 것으로서, 대변이 직장으로 이동하여 배변이 유발된다.
2. 화장실 환경 조정 • 앉을 수 있을 때는 화장실에서 배변하도록 원조한다. • 대상자에게 알맞은 난간 · 등받이 · 변기의 높이를 선택한다.	• 화장실에 앉아서 배설하는 것은 사람에게 자연스러운 행위이다. 앉는 것이 어려운 경우에는, 하루라도 빨리 화장실에서 배설할 수 있도록 좌위 훈련을 진행할 필요가 있다.
3. 배변 자세 조절 • 복압을 가하기 쉽도록 자세를 정돈한다(발바닥을 바닥에 닿게 하여, 골반저를 향해 힘을 가할 수 있도록 상체를 앞으로 굽힌다).	• 직장-항문의 각도는 와상에서는 90도, 좌위에서는 120도로 한다.

- 배에 힘을 주기 쉽도록 복근 · 배근에 효과적인 운동을 도입하여, 자세의 균형을 유지할 수 있도록 한다(예를 들어서 앉아 있는 시간을 연장하여, 복근과 배근을 사용하는 시간을 늘리는 등, 생활 속에서 무리하지 않고 할 수 있는 내용으로 한다).

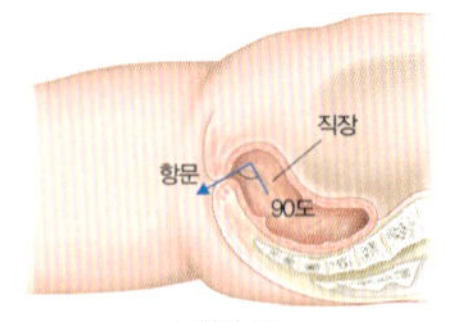
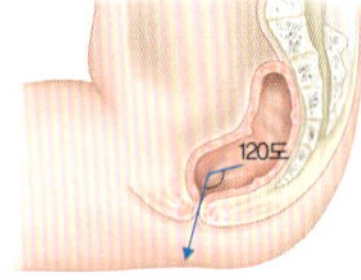

■ **그림31-A 직장**

- 배변하기 쉬운 자세를 취하고 배에 힘을 주려면 복근 · 배근을 사용해야 한다.
- 근력이 저하된 고령자 중에는 체력적으로 힘든 경우가 많아서, 훈련 프로그램을 지속하기가 어렵다. 또한 훈련으로 인한 피로는 다른 생활행동으로 영향을 미치기 때문에, 일상생활 속에서 자연스럽게 이루어질 수 있는 것이 좋다.

4. 식사 내용에 대한 연구

- 수용성 섬유(해초, 바나나, 연어 알)와 비수용성 섬유(죽순, 우엉, 버섯, 콩)를 균형 잡히게 섭취한다.
- 발효식품(요구르트, 올리고당, 청국장), 소화관의 연동운동을 항진하는 식품(올리브오일, 고추, 고구마, 과일)을 섭취한다.

- 수용성 식이섬유는 대변에 수분을 갖게 하고, 비수용성 식이섬유는 대변의 양을 늘린다.
- 발효식품은 장내세균총의 유산균을 증가시키는 작용을 한다.

5. 소변량이 적은 경우에는 음수량을 늘린다.

- 소변량이 1,500mL/일 이하인 경우, 대변의 수분이 부족해 단단해지기도 한다.

6. 활동량이 적은 경우에는, 가능한 범위 내에서 움직일 수 있는 기회를 늘린다.

- 누워 있을 때보다 앉아 있거나 보행할 때, 장이 연동운동을 할 기회가 많아진다.

7. 편안한 배변 환경 만들기

- 대상자가 편안해하는 상황을 파악하여 조정한다.
- 스트레스가 있는 경우에는 제거할 수 있도록 원조한다.
- 대상자의 과거 배변 습관을 계속할 수 있도록 원조한다.
- 방안에서 배변하는 경우에는 배변 중에 사람이 출입하지 않도록 조정한다.

- 둔부 · 배부의 온찜질이나 복부 마사지

- 자택과는 다른 상황에서 배변하는 것이 변비를 악화시키는 원인이 된다.

- 배변은 홀로 정해진 장소에서 마음 놓고 하는 것이다. 따라서 방안에서는 프라이버시가 확보되지 못하여 안심하고 배설하기가 어렵다. 그런 이유로 변비가 되는 경우도 있다.
- 복부 · 배부를 온찜질하면 부교감신경이 우위인 상태가 되어, 안정할 수 있다.

8. 배변곤란 시 대처

1) 하제 사용

- 약물 명, 양, 복약 시간, 기간의 파악과 적절성 확인
- 부작용의 유무 관찰(설사, 복통, 구역질, 복부 불쾌, 변의 상실, 변실금)
- 하제의 효과(대변 성상, 변의를 느끼는 방식, 배변하기까지의 시간)를 파악한다.

2) 관장 · 적변

- 왼쪽으로 누워서 무릎을 구부리고 전신의 힘을 빼게 한다.
- 프라이버시를 확보한다.
- 대변의 성상, 색, 냄새를 관찰한다.
- 관장액은 40~41℃로 한다.
- 윤활유를 도포한 튜브를 조심스럽게 6~10cm 삽입하여, 천천히 관장액을 주입한다.
- 5분 정도 배변을 참게 한다.
- 직장 내에 삽입한 손가락을 가볍게 구부리고, 대상자에게 배에 힘을 주게 해서 항문괄약근이 이완되었을 때 대변을 꺼낸다.
- 큰 변괴(탁구공 크기 이상)는 부숴서 작게 하여, 항문으로 나오기 쉽게 한다.
- 대변이 자연스럽게 나올 것 같으면, 적변을 중지한다.

- 자극성 하제는 즉효성이 높고, 설사나 변실금, 복통을 초래하기 쉽다.
- 야간의 변의나 배변으로 인해 수면을 방해받아서, 낮 동안의 활동에도 영향을 끼친다.
- 하제를 장기간 과량으로 내복하면, 직장 벽의 자극이 둔해져서 변의를 감지하기 힘들어진다.
- 하제를 계속 내복하면 설사를 초래하기도 한다.
- 무릎을 구부림으로써 직장-항문각을 좌위의 배변 자세 각도에 가깝게 한다.
- 관장은 변을 연화하여 대장의 연동운동을 항진시켜서 배변을 촉진한다.
- 관장액의 온도는 직장온인 37.5~38℃보다 조금 높게 한다.

- 관장액을 주입한 후, 장관의 연동운동이 일어나기까지 약 5분이 걸린다.

- 직장 내에 큰 변괴가 저류되어 있을 때, 변괴를 부수면 자연 배변이 가능한 경우가 있다.
- 항문으로 대변을 꺼낼 때 장관 벽이 상처를 입기 쉬우므로, 무리하여 긁어내지 않는다.

설사 증상이 개선되어서 맛있게 식사할 수 있다.

1) 배변 횟수가 ○회 이하/일이 된다.
2) 배변으로 인해 식사를 중단하지 않는다.

1. 피부 문제 예방

- 배변 후에 샤워 보틀(샤워꼭지가 달린 물통)이나 비데로 세정하여 피부에 묻은 변을 씻어낸다.
- 거품을 잘 낸 약산성 세정제로 그 위를 덮듯이 닦아낸다.
- 항문 · 피부의 상태와 자각증상을 파악(발적, 치핵, 미란, 출혈, 통증, 가려움)한다.
- 설사가 계속된다면 피부 보호제를 이용하고, 보습 · 수성변용 기저귀를 사용한다.

- 고령자의 피부는 얇아서 상처를 입기 쉽다. 대변으로 인한 화학적 자극, 빈번한 화장지 사용으로 인한 물리적 자극 때문에 피부 문제가 발생하기 쉬워진다.
- 세정제의 비누 성분은 피지를 제거하는 효과가 있기 때문에, 빈번하게 사용하면 피부 문제의 원인이 된다.
- 수성변용 기저귀는 대변이 패드 속으로 흡수되는 구조이기 때문에, 피부에 묻는 대변의 양이 적다.

2. 수분 보급 • 차가운 음료를 피한다. • 끓여서 식힌 물이나 녹차를 조금씩 마시도록 권한다. • 탈수의 증후가 없는지 파악한다(피부 · 혀의 건조, 구갈, 소변량, 발한, 발열, 배변량, 음수량, 수분량(I/O), 과수면 경향, 활기의 변화). • 대상자 스스로 수분을 섭취하기 어렵다면, 어느 정도의 수분을 보급하는 것이 좋은지 파악하여 필요량을 권한다.	• 고령자는 세포내액량이 감소하여 체액의 수분 저류가 줄어들기 때문에, 설사로 다량의 수분 · 전해질을 상실하면 탈수가 되기 쉽다. • 수분 섭취로 인한 잦은 설사를 염려하여, 의도적으로 수분을 삼가는 경우가 있다. • 인지장애나 언어장애 때문에 스스로 증상을 전달하지 못하는 고령자도 있다. 또한 증상이 전형적이라고는 한정할 수 없으므로, 평소와 다른 모습이 탈수의 증후가 되는 경우에도 주의한다.
3. 설사를 초래하지 않는 식사에 대한 연구 • 소화하기 쉬운 식품을 섭취한다(저지방, 저섬유). • 경관영양을 할 때는 따뜻한 영양을 천천히 주입한다. 지방분이 적은 영양제로 변경한다. • 잘 씹어서 식사한다. • 느긋하게 식사할 수 있도록 환경을 정비한다. • 카페인, 향신료, 탄산음료는 삼간다. • 소량씩 횟수를 나눠 섭취한다.	• 식사로 인해 위나 장을 자극함으로써, 연동운동이 항진되어 설사를 하게 된다. • 경관영양제의 경우, 고칼로리, 다량, 차가움, 빠른 주입 속도, 고농도가 설사의 원인이 된다. • 설사가 계속되면 체력이 소모되어 식욕이 저하된다. 때문에 소화관에 부담이 되지 않게 천천히 맛있게 먹을 수 있도록 환경을 정비할 필요가 있다. • 자극적인 것은 위 · 장의 연동운동을 항진시키는 작용을 한다.
4. 복부 온찜질 • 하지나 전신이 차가운 경우에는 보온한 다음에 복부 온찜질을 수행한다.	• 복부를 따뜻하게 함으로써 신체적 · 심리적으로 안정되는 효과가 있다.
5. 약의 부작용이 원인이 되어 설사를 하는 것은 아닌지, 사용하는 약물을 점검한다. • 설사를 하기 쉬운 약물 : 당뇨병 치료약, 항균약, 강압제, 항악성종양제, 하제	• 고령자는 변비 때문에 하제를 복용하는 경우가 많다. 과량 투여로 인해 설사를 하는 경우가 있다.
6. 변실금으로 인해 옷이 더러워졌다면, 대상자의 자존심을 상하게 하지 않도록 배려하여 바로 교환한다.	• 장관의 연동운동 항진, 직장의 내압 상승으로 변실금을 하는 경우가 있다.

7. 인공항문(스토마)일 때의 케어

- 스토마의 색, 크기, 형태, 스토마 주위의 피부 상태, 대변의 성상·양을 관찰한다.

- 피부 보호판은 위에서부터 뗀다.

- 약산성 세정제를 이용해 스토마와 그 주위의 테이프나 피부 보호판을 떼어낸다. 건조하다면 보습제를 도포한다.

- 혼자서 장치를 탈착하는 경우에는, 대상자가 하기 편한 환경을 만들어준다(물품 배치에 대한 연구, 더러워지면 바로 닦아낼 수 있는 방법 연구 등).

- 스토마의 경우, 대변이 새어나오지 않도록 하는 장치를 선택한다(凸모양의 장치·복벽에 대는 장치 등).

- 노화로 피부의 탄력성이 저하된다. 또 추골(Malleus), 추간판, 복배부의 근육 약화로 인해 등이 굽거나 상체를 앞으로 굽히기 때문에, 배에 주름이 생겨서 스토마가 압박되기 쉽다.

- 피부 보호판을 벗기는 사이에 배변했을 경우, 주위를 오염시킬 가능성이 있으므로 위에서부터 벗긴다.

- 고령자는 피부의 방벽기능이 저하되었기 때문에, 설사로 인한 빈번한 장치 교환이나 대변으로 인한 자극으로 피부 문제가 발생하기 쉽다. 약산성 세정제는 피부 자극이 적다.

- 손가락의 정교성이나 시력의 저하로 인해, 원활하게 장착하지 못하고 주위를 대변으로 더럽히는 경우가 있다.

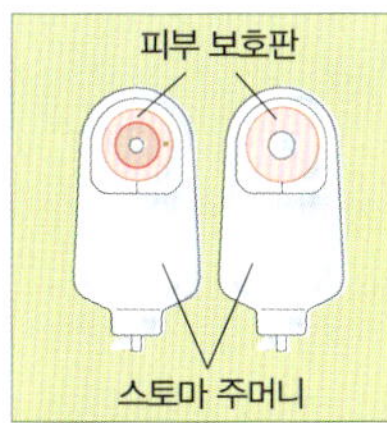

a. 원피스 장치 :
피부 보호판과 스토마 주머니가 일체형으로 되어 있다

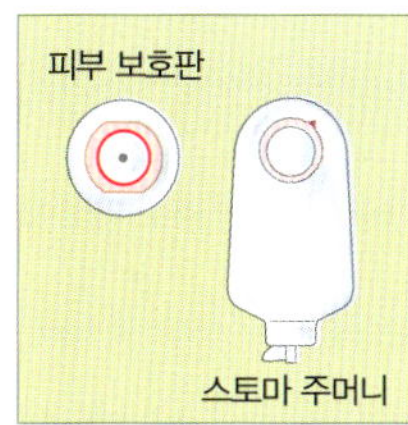

b. 투피스 장치 :
피부 보호판과 스토마 주머니가 따로따로 되어 있다

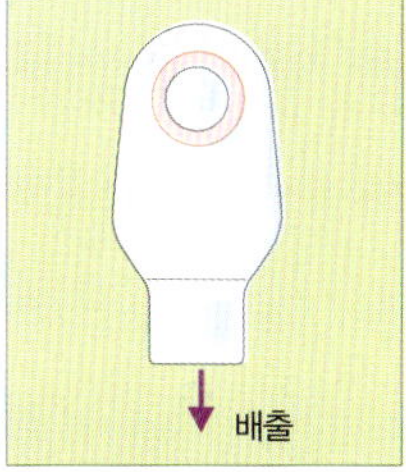

c. 드레이너블 파우치 :
끝에서 대변을 배출한다

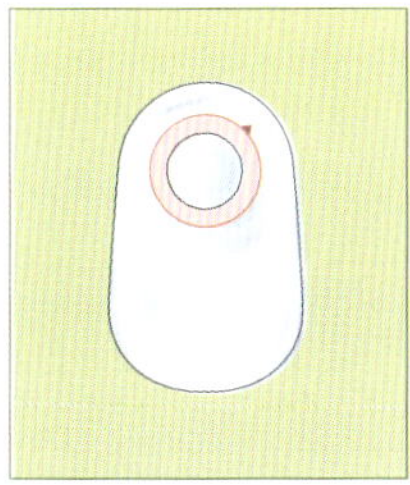

d. 클로즈 파우치 :
대변이 가득차면 그대로 교환한다

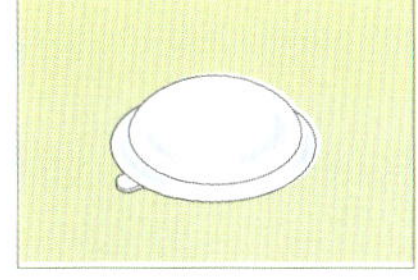

e. 입욕 캡 :
스토마에 씌워서 보호한다

■ 그림31-B 인공항문 장치

- **배변장애의 원인 · 유발원인**

  뇌졸중(→ 102쪽), 파킨슨병(→ 131쪽) : 질환 특유의 증상이 배설 동작, 대변 배출에 영향을 미치지 않는지 확인하자.

  치매(→ 82쪽) : 실행, 실행기능 장애 등으로 인해 변의, 배설 동작에 영향이 없는지 확인하자.

  우울 상태(→ 346쪽) : 항우울제로 인한 부작용이 배출에 영향을 주지 않는지 확인하자.

- **배변에 영향을 끼치는 장애 · 상태**

  섭식 · 연하장애(→ 402쪽) : 변비 · 설사의 배경에 섭식 · 연하장애가 없는지 확인하자.

  감각 · 지각장애(→ 511쪽) : 배설 동작이 곤란한 배경에 시력 저하와 같은 감각장애는 없는지 확인하자.

- **배변장애에 관련된 리스크**

  탈수(→ 421쪽) : 설사가 계속되어서 탈수의 위험은 없는지 확인하자.

- **배변장애가 있는 고령자 간호하기**

  식사 : 배변장애가 있어도 맛있게 식사할 수 있도록 하는 간호를 중시하자.

  배설 : 배변장애가 있어도 쾌적하게 배변할 수 있도록 간호의 관점을 넓히자.

  활동 : 배변을 신경 쓰지 않고 활동에 집중할 수 있도록 하는 간호를 중시하자.

MEMO

기초지식

수면장애란

수면장애(sleep disorder)란

어떤 이유로 잠을 자지 못하거나, 혹은 너무 많이 자서 고통을 느끼는 것을 말한다. 수면과 각성이 출현하는 시간대가 어긋나서 사회생활을 영위하기 어려워지는 것이나, 수면에 수반되는 이상 현상도 포함된다.

수면의 메커니즘

1) 수면이란

수면이란 주위 환경에 대한 반응 저하, 감각자극에 대한 역치 상승, 골격근 이완 혹은 운동의 감소·소실로 말미암아 독특한 수면 자세가 유지되는 것을 의미한다. 또한 의식의 가역적인 저하이기 때문에 반드시 각성이 가능하다.

2) 수면의 종류와 작용

수면에는 안구의 움직임을 수반하지 않는 논렘(Non-Rem : non-rapid eye movement)수면과 안구의 움직임을 수반하는 렘(Rem : rapid eye movement)수면이 있다. 입면하면 우선 논렘수면이 나타나고, 이어서 렘수면이 일어난다. 2가지 수면은 1세트가 되어 90분 주기로 하룻밤 동안 여러 번 되풀이된다. 논렘수면은 뇌를 쉬게 하는 잠이라고 하며, 수면의 깊이에 따라 4단계로 나누어진다. 단계1·2는 얕은 잠이고, 단계3·4는 깊은 잠이다. 논렘수면의 깊은 잠에서는 호르몬 분비를 통해 신체의 손상을 고쳐서 회복시키거나, 면역을 증강시키는 작용을 한다. 렘수면의 경우 신체 근육의 움직임이 억제되어 이완된 상태이지만, 뇌의 신경활동은 활발해서 이때 꿈을 꾼다. 렘수면에는 기억의 정리와 고정, 스트레스 제거와 같은 기능이 있다.

3) 수면을 조절하는 메커니즘

수면은 어떻게 발생하는 것일까. 수면의 조절에는 2가지 메커니즘이 있다고 알려져 있다.

(1) 항상성 지속 기구

'피곤하면 잔다'라고 하는 메커니즘이다. 낮 동안 깨어 있는 상태로 활동하다 보면, 체내에 수면물질(수면 촉진 물질)이 저장된다. 수면물질이 쌓이면 수면이 유발되어 잠이 들게 된다. 단, 이때 잠을 자더라도 계속해서 자는 것은 아니고, 각성되도록 이루어져 있다. 이 작용은 시각(時刻)과는 관계가 없다. 얼마 동안 각성하고 있었는가, 다시 말해 수면이 부족한 정도에 따라 결정된다. 수면 부족일 때는 항상성 지속 기구에 의해 길고 깊은 논렘수면으로 돌아올 수 있도록 작용함으로써, 수면의 질이나 양을 조절한다.

(2) 생체시계 기구

전날 밤 충분한 수면을 취했고 낮 시간에 피곤한 활동을 하지 않았더라도, 밤에 일정 시각이 되면 자연스럽게 졸음을 느낀다. 이것은 생체시계가 수면과 각성이 등장하는 시기를 관리하고 있기 때문이다.

사람에게는 다양한 주기의 생체리듬이 존재하는데, 그중 약 25시간의 주기를 갖는 것을 하루주기리듬 (Circadian rhythm)이라고 한다. 수면에 관계하는 하루주기리듬은 수면 · 각성주기, 심부체온 리듬, 내분비호르몬 리듬 등이 있다. 심부체온은 오후에 최고치를 가리키고, 새벽에 최저치를 보인다. 솔방울샘(pineal gland, 송과선)에서 분비되는 멜라닌은 저녁부터 밤 시간에 걸쳐 생성되고 뇌의 수면중추에 작용해 수면을 초래하는데, 아침이 되면 생성되지 않는다. 생체시계는 수면과 관련된 하루주기리듬의 질서정연한 관계를 유지 · 형성하고, 그 형성된 리듬을 생체기능에 전달하는 것이다.

하루주기리듬은 원래 약 25시간을 주기로 하기 때문에, 하루 24시간과는 차이가 발생한다. 시신경 교차상핵(SCN : suprachiasmatic nucleus)에 있는 생체시계는 망막에서 신경을 경유하여 전달되는 빛을 사용해 이 차이를 수정한다. 하루주기리듬을 24시간 주기로 수정하는 것을 동조인자라고 하며, 빛 말고도 신체 운동이나 식사, 사회적인 일정(직장이나 학교에 가는 등)이 있다. 이렇듯 생체시계의 작용으로 인해 일정한 시각이 되면 졸음이 오거나, 각성해서 아침에 눈을 뜨는 등의 생체활동이 일어난다.

4) 노화에 따른 수면의 변화

노화에 따라 신체를 사용하는 일이나 활동량이 저하하여, 신체가 필요로 하는 수면의 양 또한 감소한다. 또는 사회적인 역할의 변화나 질환 때문에 집안에서 지내는 시간이 늘어나면, 동조인자인 태양광을 쪼일 기회나 다른 사람과의 접촉이 감소하여 생체시계 기구의 기능이 저하되기 쉽다.

이와 같은 이유로 고령자는 잠자리에 들어서 잠이 들기까지 시간이 연장되고, 깊은 잠(단계3 · 4)이 감소함으로써 수면이 얕고 중도각성하기 쉬워지며, 중도각성 후에는 재입면하지 못하고 조조각성이 된다. 또한 수면이 발생하는 시간대가 빨라져서 일찍 자고 일찍 일어나게 되며, 낮 동안에 낮잠을 자게 되어서 성인기에는 단상성이었던 수면이 다상성으로 변한다.

수면에 문제가 생기면 권태감, 두중감, 주의 유지나 기억 · 집중력이나 작업 능력의 저하, 실행기능의 장애를 초래한다. 특히 치매가 있

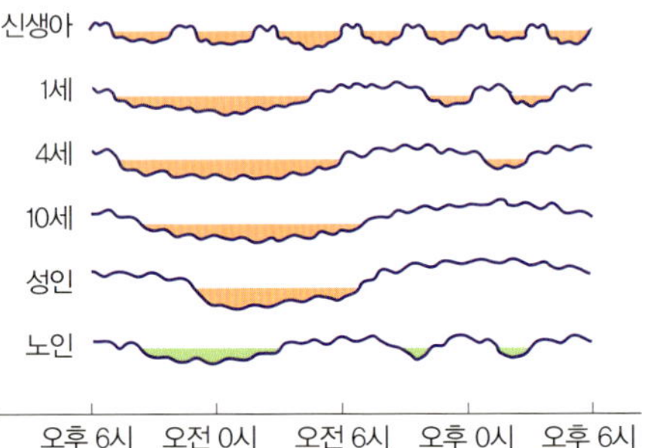

■ **그림32-1 사람의 수면주기와 연령과의 관계**
(Kleitman, 1963의 모식도에 노인을 추가한 것)
(오쿠마 테루오 : 수면 임상, p.12, 이가쿠쇼인, 1977에서)

는 고령자의 수면에 이상이 생기면 불안, 초조함, 배회, 야간섬망과 같은 치매의 행동 · 심리적 증후 (BPSD : behavioral and psychological symptoms of dementia)가 나타나기 쉬워진다.

분류, 증상 · 증후, 병인 · 악화인자	
수면장애의 분류와 증상 · 증후	**병인 · 악화인자**
1. 불면	

1) 입면장애	자려고 의식한 때부터 입면하기까지의 시간이 연장되는 상태	• 생리학적 요인 : 급격한 환경 변화, 수면 환경에서의 빛, 소음, 부적절한 일상생활(과도한 낮잠, 야간의 활동)로 인함 • 심리적 요인 : 정신적 스트레스나 생활상의 변화 때문에 발생한 불면의 만성화로 인함
2) 중도각성	입면한 후 다음날 아침 일어나기까지, 몇 번이나 깨는 상태	• 신체적 요인 : 기침, 가려움, 통증, 발열, 야간빈뇨가 출현하는 질환이나 비휴식성 수면을 발생시키는 질환(하지불안증후군, 주기성 사지운동불능증, 수면무호흡증후군 등)으로 인함
3) 조조각성	아침 일찍 각성하여 그 후 입면하지 못하는 상태	• 정신의학적 요인 : 알츠하이머병 · 뇌혈관성 치매나 뇌종양과 같은 뇌기질성 질환, 수면중추나 생체시계의 이상으로 인한 것, 우울증 • 약리학적 요인 : 단시간 작용형의 진정제, 항우울제, 갑작스러운 수면제 중지, 스테로이드제, 갑상선호르몬제, 항파킨슨병약, 크산틴(xanthine)제제, 알코올, 카페인
4) 숙면장애	수면 시간은 충분함에도 불구하고 깊게 잤다는 느낌을 얻지 못하는 상태	

2. 과수면 및 주간의 졸음

1) 과수면	본래 일어나서 활동하는 시간대(통상적으로 주간)에 과도한 졸음이 발생하여, 반복적으로 조는 상태	• 수면 · 각성 기구의 장애 : 기면증, 특발성 과수면증 • 신체적 요인 : 장시간 수면자, 수면부족증후군 • 야간 수면의 보상 : 비휴식성 수면을 발생하는 질환 때문에 전날 밤의 불면으로 인한 것
2) 주간의 졸음	낮 동안의 각성 수준이 저하된 상태. 반드시 '졸음'으로 자각되지 않더라도 권태감, 의욕 저하, 주의력 저하, 과민성(쉽게 화를 냄 : irritability), 기억력 저하 등으로 표출된다.	• 정신의학적 요인 : 항우울 상태로 인한 과수면, 심기증상으로 인한 주관적인 졸음, 뇌 외상, 뇌혈관 장애나 뇌종양과 같은 뇌기질성 질환이나, 수면중추 혹은 생체시계의 이상으로 인한 것 • 약리학적 요인 : 향정신약, 진정제, 항히스타민제

3. 하루주기리듬의 장애

1) 수면위상전진증후군 (advanced sleep phase syndrome)	입면과 각성 시각이 극단적으로 빠른 유형	• 노화에 따른 변화 : 심부체온의 위상 전진의 영향	

	입면을 늦추려고 노력해도 저녁때부터 졸음이 와서, 20시경에는 어쩔 수 없이 잠자리에 들고 3시경에는 깨어나 재입면하지 못하는 상태. 본인이 입면 시각을 늦추려고 노력해도 잠들고 만다.	• 생활습관 : 이른 시각에 일어나서 활동하여 태양의 고조도 광을 장시간 쪼임으로써 수면 전진의 계기가 되기도 한다.	12 24 8 12 18 수면위상전진증후군 불규칙 수면각성증후군 ■ 그림32-2 하루주기리듬 수면장애의 패턴 (쿠사나기 히로아키, 미지마 카즈오 : 수면·각성주기 장애(하루주기리듬장애), 타치바나 나오코 편 : 수면의학을 배우기 위하여, pp. 282~292, 나가이쇼텐, 2006에서)
2) 불규칙형	수면과 각성의 출현이 주야를 불문하고 불규칙하다. 수면이 하루 중 일정한 시간에 나타나지 않고, 토막잠을 자게 된다. 야간에 자주 각성하기 때문에 토막잠을 자고, 낮 시간에도 3번 이상 단시간의 수면이 관찰된다.	• 동조인자의 약화 : 저조도 환경에서의 생활, 사회적인 자극 감소, 신체 운동 저하 • 생체시계의 기능적·기질적 장애 : 두부 외상, 시상하부, 뇌간의 손상을 야기하는 뇌변성 질환, 중추 자극 약제, 항우울제, 수면제 사용	

4. 수면 중의 이상 현상

렘수면 행동 장애	수면 중에 출현하는 행동으로, 잠꼬대나 손발을 꿈틀꿈틀 움직이는 정도에서, 자리에서 일어나 다른 사람을 때리고 벽을 발로 차는 등 폭력 동작을 수반하는 경우도 있다.	• 파킨슨병, 진행성 핵상마비, 다계통 위축증, 루이소체형 치매 등에 병존하기 쉽다.

진단·검사

수면다원검사(PSG : Polysomnography)는 수면장애 진단을 내리기 어려운 경우나 중증도를 파악할 필요가 있을 때 수행한다. 임상적으로는 문진이나 조사표, 수면 일지를 이용해 진단한다.

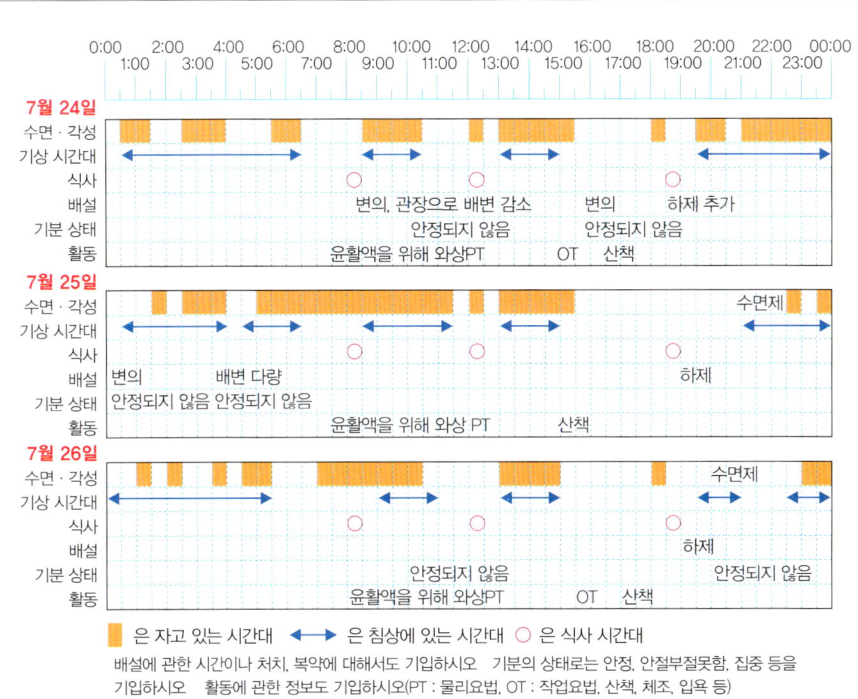

■ **그림32-3 수면 일지**

(하기노 에츠코 : 치매 환자의 일상생활 상의 어려움과 케어의 포인트④ : 수면 케어, 간호기술 53:54, 2007에서)

■ 문진

다음과 같은 내용을 질문한다. 입면 상황(잠자리에 드는 시각, 잠들기까지의 시간, 1일 취침 시간), 수면의 지속 시간, 총 수면 시간, 중도각성의 유무와 그 횟수, 중도각성의 원인, 조조각성의 유무(시각, 재입면이 가능한가), 수면의 만족감(숙면감), 낮의 각성 상태(기상 여부, 기분, 몸 상태), 꿈을 꾸는가(내용), 수면제 복용 여부, 복용 방법과 그 효과, 어느 정도 자는 것이 좋다고 생각하고 있는가, 수면의 상태가 일상생활에 어떠한 영향을 끼치고 있는가.

또한 수면 중의 상황을 스스로 파악하고 있는 경우는 드물다. 수면무호흡증후군이나 렘수면 행동장애처럼 스스로 알지 못하는 경우나, 실제로 자고 있음에도 자고 있지 않다고 느끼는(수면상태 오인) 경우도 있다. 같은 방에서 자는 사람의 정보도 중요하다.

■ 조사표

수면감조사표(OSA 수면조사표, Post-Sleep Inventory 등), 졸음에 대한 자각적 평가법(에프워스 졸음 척도(ESS : Epwarth Sleepiness Scale), 자각증상 조사 등), 생활습관 조사법(도쿄 신경과학종합연구소식 생활습관 검사)이 있다.

■ **수면 일지**

적어도 1주일간 기록한다. 잠자리에 드는 시간대, 자고 있었다고 생각하는 시간대, 식사 · 배설 · 약물 사용 시각, 기상 시의 기분이나 하루 중 몸 상태 등을 기입한다.

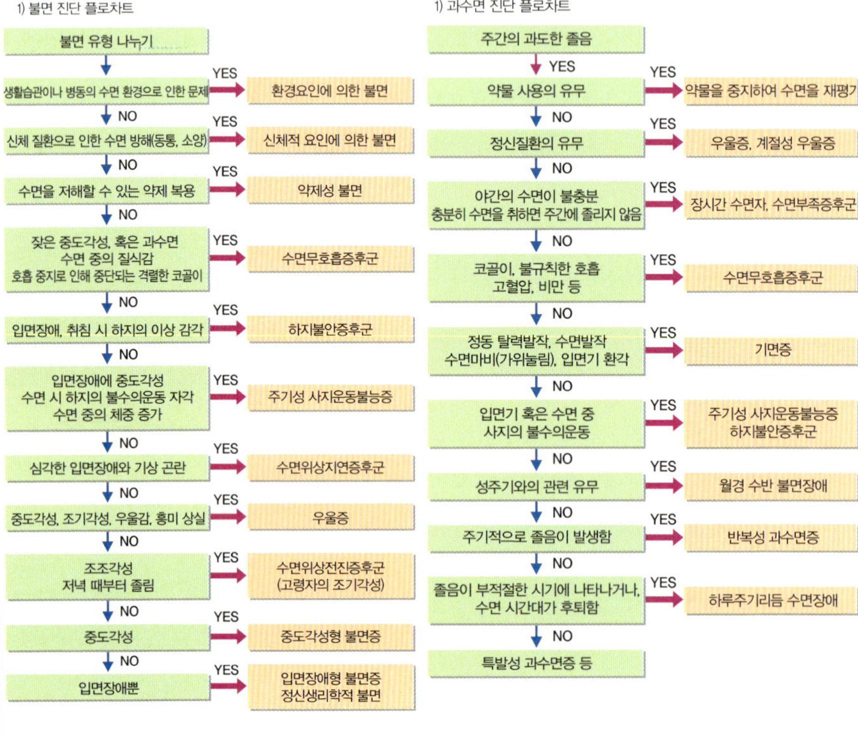

■ **그림32-4 불면 진단 플로차트**

(수면장애의 진단 · 치료 가이드라인 연구회,
우치야마 마코토 편 : 수면장애의 대응과 치료 가이드라인,
p. 66, 그림1, 지호, 2002에서)

■ **그림32-5 주간의 과도한 졸음을 보이는 질환의
진단 플로차트**

(수면장애의 진단 · 치료 가이드라인 연구회, 우치야마 마코토
편 : 수면장애의 대응과 치료 가이드라인, p. 74, 그림4,
지호, 2002에서)

치료법

1) 일상생활 개선

2) 약물요법

간호 관점

- 고령자는 다양한 신체적 요인이나 질환 때문에 야간 수면이 방해받기 쉽고, 노화나 질환으로 인해 신체적 혹은 정신적 활동 능력이 저하되어 있기 때문에 낮 동안의 활동량이 적으며, 뇌의 기질적 변화 때문에 생체시계에 이상이 발생하기 쉽다. 따라서 수면을 조정하는 항상성 지속 기구나 생체시계 기구가 제대로 기능하지 않게 되어서 수면장애를 일으키기 쉽다.

- 수면장애는 생활습관의 재검토나 환경 구축으로 개선할 수 있는 경우도 있으므로, 주야의 생활 상황을 자세하게 관찰하여 조정해나가는 것이 중요하다.

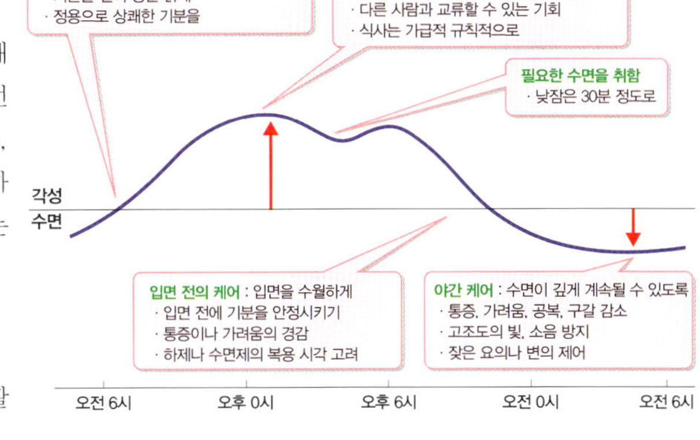

■ **그림32-6 하루주기리듬을 고려한 하루의 케어**

■ 일상생활 속 간호 포인트

1. 하루주기리듬을 고려한 생활 습관 개선

    1) 아침에 상쾌하게 일어난다.

    2) 낮 동안의 활동량을 높인다.

    3) 주간에 필요한 휴식을 취한다.

    4) 수월하게 입면한다.

    5) 야간의 수면을 지속시킨다.

2. 수면장애로 방해받는 생활행동에 대한 원조

step 1 정보 수집 \ step 2 정보 분석 \ step 3 간호 포커스의 명확화 \ step 4 계획 세우기 \ step 5 개입 실시

종합평가

주야를 통틀어, 수면·각성 패턴과 각성 시 시간을 보내는 방식, 수면을 저해하는 요인의 존재를 파악한다. 수면장애가 생활행동에 어떠한 영향을 미치는지 분석한다.

	필요한 정보	분석 관점
질환 관련	수면장애의 원인·유발원인이 되는 질환	• 알츠하이머형 치매, 뇌혈관성 치매, 뇌종양과 같은 뇌기질성 질환은 시신경교차상핵의 변화나 시신경교차상핵에서의 신호전달계의 기능장애를 수반하여, 하루주기리듬의 이상을 발생시키기 쉽다.

핵심 정보	정보	뇌기질성 질환, 우울증, 발열, 통증, 가려움, 배설장애를 초래하는 질환의 유무 수면장애의 원인 · 유발원인이 되는 약물	• 우울증은 불면을 유발하기 쉽다. • 수면무호흡증후군, 하지불안증후군, 주기성 사지운동불능증이 있으면 수면이 중단되어, 숙면감을 얻을 수 없다. • 알코올, 중추신경 작용약, 항파킨슨병약은 불면을 유발하기도 한다. • 발열, 통증, 가려움, 배설장애는 수면을 방해한다. • 파킨슨병으로 인해 돌아눕지 못하는 등 신체의 통증 때문에 수면이 중단된다. • 수면제의 지속 효과는 과수면이나 주간의 졸음을 유발한다.
	신체적 측면	**운동기능** 운동능력의 저하, 휘청거림 **인지기능** 기억력, 지남력, 주의 유지, 집중력, 실행기능, 학습능력의 저하 **언어기능** 혀가 잘 돌아가지 않음	• 불면으로 인한 권태감이나 두중감이 운동기능의 저하나 휘청거림을 초래하지 않는가. • 수면장애가 주의기능, 기억력, 실행기능을 저하시키지 않는가.
	심리 · 영적 측면	**감각 · 지각** 말을 잘못 이해함 **기분, 의향** 권태감, 언짢음, 과민성(화내기 쉬움), 무표정 불안감, 박탈감, 외로움 · 허전함	• 수면장애는 감정 억제기능을 저하시킨다. • 수면에 이상이 생김으로써, 기분이 안정되지 못하는 상태가 되지 않았는가. • 입면 전에 반복적으로 호소하는 불안감, 박탈감은 없는가. • 입면 전에 허전함이나 외로움을 느끼지 않는가.
	사회 · 문화적 측면	사회적인 일정이 있는가 다른 사람과의 교류가 있는가	• 하루주기리듬을 조정하는 수단이 있는가. • 꼭 해야만 하는 역할이 있는가. • 각성해야 할 필연성이 있는가.

활동	**각성** 활동 시 졸음의 유무 **활동 의욕 · 개인사 ·** **의미 · 발전** 활동 전반에 대한 의욕 저 하의 유무 **활동하는 장소와 시간대** 고조도광을 쪼일 기회가 있는가, 활동하는 시간은 적절한가	• 활동할 때 완전히 각성하고 있을 수 있는가. • 권태감이나 졸음 등으로 인해, 활동에 대한 의욕이나 발전이 방해받는 일은 없는가. • 활동이 하루주기리듬을 정비하는 요인이 될 수 있는가. • 각성하고 싶다고 느낄 정도의 즐길 거리나 기대하는 일이 있는가. • 다른 사람과 교류할 수 있는 기회는 충분히 있는가.
휴 식	**수면** 하루 수면 시간, 야간과 주 간의 수면 시간, 하루 중 잠 자리에 누워 있는 시간, 야 간과 주간에 잠자리에 누워 있는 시간, 야간 중도각성 횟수, 중도각성 후 재입면 까지 걸리는 시간, 야간 입 면 시간차, 주간의 졸음, 숙 면감, 잠자리에 드는 시각 **신체적 휴식** 낮 동안 휴식하는 모습 **심리적 휴식** **사회적 휴식** 사회적 일정이 있는가 **영적 휴식**	• 하루 중 얼마 동안 잠자리에 누워 있고, 그중 실제로 자는 시간은 얼마나 되는가. • 야간과 주간에 잠자리에 누워 있는 시간과 수면 시간의 내역에서, 주야가 바뀌지 않았는가. • 중도각성 횟수나 각성 후 재입면에 걸리는 시간을 통해, 야간 수면이 어떻게 단절되었는지 조사한다. • 야간의 입면 시각이 규칙적인가. • 식사나 재활치료, 산책 등 원래 각성한 채 활동하는 상황에서 졸고 있는 경우는 없는가. • 현재의 수면 상황에 고통을 느끼고 있는가. • 수면장애로 인해 신체적 · 심리적 · 사회적 · 영적 휴식이 방해받지 않는가. • 신체적 · 사회적 휴식이 지나쳐서 잠들기가 힘들어지지 않았는가. • 어떻게 해도 그 시간에 잠자리에 들지 않으면 안 되는가. • 불안이나 초조함에 마음을 뺏겨서, 편안한 시간을 갖지 못하는 상태가 되지 않았는가. • 아무것도 할 일이 없어서, 누워 있는 일이 많아지지 않았는가.
식 사	**식욕** 공복감, 구갈감은 없는가 **섭식 행동** 섭식 동작 능력 **저작 · 연하기능** 저작 · 연하장애의 유무 **영양상태** 식사 섭취량	• 식사하는 시간대에 완전히 각성하고 있는가. • 과도한 졸음이 식욕이나 섭식 동작, 저작 · 연하기능을 저하시키지 않았는가. • 잠들지 못할 때 공복감, 구갈감은 없는가.

배설	**요의 · 변의 감지** 요의 · 변의의 유무, 요의를 전달할 수 있는가	• 주간에도 졸음 때문에 요의 · 변의에 둔감해지지 않았는가. • 야간의 빈번한 요의, 변의 때문에 수면이 중단되지 않는가.
	배설 동작 이동 · 이승 동작, 배설 자세, 옷을 입고 벗는 동작, 뒤처리 동작, 손 씻기 동작의 상태	• 권태감, 졸음 때문에 배설 동작이 어려워지지 않았는가.
몸차림	**단정함 · 치장** 의욕, 동작의 장애 유무	• 불면으로 인한 권태감이나 졸음 등 때문에, 단정한 몸차림이나 치장에 대한 의욕 혹은 동작이 방해받지 않는가.
의사소통	**수단** 어떤 의사소통 수단을 사용하는가 **상대** 의료자 외에도 의사소통을 하는 대상이 있는가 **내용** 어떤 내용을 주고받는가	• 의사소통의 장애로 인해 다른 사람과의 교류가 감소해서, 낮 동안의 각성에 영향을 받지 않는가.

MEMO

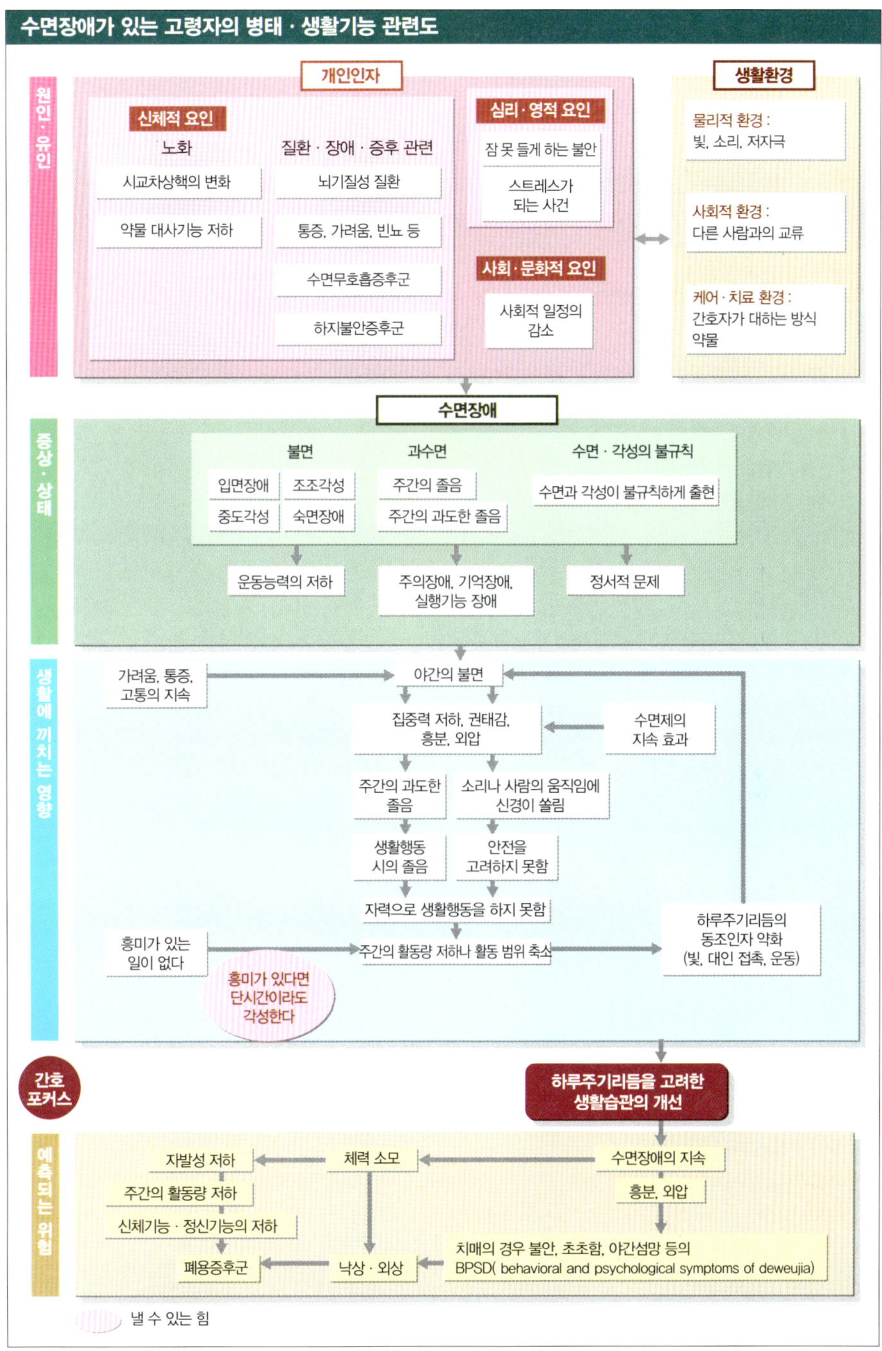
수면장애가 있는 고령자의 병태 · 생활기능 관련도
원인 · 유인
개인인자
신체적 요인
노화
시교차상핵의 변화
약물 대사기능 저하
질환 · 장애 · 증후 관련
뇌기질성 질환
통증, 가려움, 빈뇨 등
수면무호흡증후군
하지불안증후군
심리 · 영적 요인
잠 못 들게 하는 불안
스트레스가 되는 사건
사회 · 문화적 요인
사회적 일정의 감소
생활환경
물리적 환경 : 빛, 소리, 저자극
사회적 환경 : 다른 사람과의 교류
케어 · 치료 환경 : 간호자가 대하는 방식 약물
증상 · 상태
수면장애
불면
입면장애
조조각성
중도각성
숙면장애
과수면
주간의 졸음
주간의 과도한 졸음
수면 · 각성의 불규칙
수면과 각성이 불규칙하게 출현
운동능력의 저하
주의장애, 기억장애, 실행기능 장애
정서적 문제
생활에 끼치는 영향
가려움, 통증, 고통의 지속
야간의 불면
집중력 저하, 권태감, 흥분, 외압
수면제의 지속 효과
주간의 과도한 졸음
소리나 사람의 움직임에 신경이 쏠림
생활행동 시의 졸음
안전을 고려하지 못함
자력으로 생활행동을 하지 못함
흥미가 있는 일이 없다
흥미가 있다면 단시간이라도 각성한다
주간의 활동량 저하나 활동 범위 축소
하루주기리듬의 동조인자 약화 (빛, 대인 접촉, 운동)
간호 포커스
하루주기리듬을 고려한 생활습관의 개선
예측되는 위험
자발성 저하
체력 소모
수면장애의 지속
주간의 활동량 저하
흥분, 외압
신체기능 · 정신기능의 저하
폐용증후군
낙상 · 외상
치매의 경우 불안, 초초함, 야간섬망 등의 BPSD(behavioral and psychological symptoms of deweujia)
낼 수 있는 힘

간호 포커스의 명확화

- 하루주기리듬을 고려한 생활을 보냄으로써, 야간의 수면이 개선될 가능성이 있다.

---

① 간호 포커스	간호 목표
하루주기리듬을 고려한 생활을 보냄으로써, 야간의 수면이 개선될 가능성이 있다.	1) 흥미나 관심이 있는 활동을 각성한 채 수행할 수 있다. 2) 주간의 각성 시간이 증가한다. 3) "밤에 잘 잤다"라는 말을 듣는다.

원조 내용	근거
1. 아침에 상쾌하게 눈을 뜬다. • 커튼을 젖혀서 방을 밝게 한다. • 아침에 정용을 함으로써 각성을 촉진한다. • 식사 시각은 가능한 일정하게 한다. • 식사 시간을 이용해 채광이 좋은 장소나 방의 창가에서 아침식사를 한다.	• 빛은 교감신경 활동을 항진시켜서 낮 동안의 각성도를 높이는 데 효과적이라고 알려져 있다. • 1,500~2,000룩스(lux) 정도의 빛을 쪼이면 멜라닌 분비가 억제되고, 그로 인해서 심부체온이 상승하여 더욱 각성하기 쉬운 상태가 된다. • 규칙적인 생활습관은 대사 리듬 동조에 효과적이다.
2. 낮 동안의 활동을 높인다. • 오전 중에는 실내 정원과 같은 고조도의 자연광이 비치는 장소에서 활동함으로써, 고조도의 자연광을 쪼일 기회를 만든다. • 대상자의 활동의 개인사를 참고하여 흥미가 있는 것을 찾는다. • 체조와 같이 신체 운동을 수반하는 활동을 편입한다. • 다른 사람과 교류할 기회를 늘린다.	• 눈부심은 불쾌하다. 백내장이 있으면 눈부심을 느끼기 쉬우므로 주의한다. • 수면은 행동적인 충동이나 의지에 따라 좌우되는 측면이 있다. • 다른 사람과의 접촉은 하루주기리듬의 동조인자 가운데 하나이나, 난청이 있거나 개인실에서 요양하면 외부로부터의 자극이 줄어들기 쉽다.
3. 주간에 필요한 휴식을 취한다. • 15시 전에 20~30분으로 한정한다.	• 늦은 시간의 낮잠은 야간의 수면에 영향을 준다.
4. 수월하게 입면한다. • 카페인, 니코틴, 알코올 등 수면에 영향을 끼치는 것은 피한다.	

• 입면 전에 마사지, 입욕이나 족욕을 한다. • 기도, 음악 듣기, 독서를 하는 등 수면을 위해 행하는 습관이 있다면, 그것을 할 수 있도록 지원한다. • 실내가 완전히 캄캄해서 오히려 입면이 곤란할 경우에는, 직접 눈에 빛이 들어가지 않도록 취침등을 이용한다. • 통증이나 가려움이 주기적으로 출현하는 경우, 밤에 잠드는 시간대에는 통증이나 가려움이 경감되도록 내복약이나 외용약의 사용 시간을 조정한다.	• 말초혈관을 확장시켜 열을 방출함으로써, 심부체온을 저하시키고 입면을 촉진한다.
5. 야간의 수면을 지속시킨다. • 침구의 경도, 이불의 재질이나 무게, 베개의 종류나 높이를 조정한다. • 실내온도는 동절기에는 16~20℃, 하절기에는 25~28℃로 조정한다. • 야간의 작업 소리나 기계음과 같은 소음은 최대한 배제한다. • 야간에 의료적인 처치나 기저귀 교환을 위해 어쩔 수 없이 점등할 때는, 직접 눈에 빛이 들어가지 않도록 주의한다. • 공복이나 구갈로 깨는 경우에는 크래커와 같은 가벼운 음식이나 목을 적실 정도의 수분을 취한다. • 하제를 복용할 때는 야간에 변의를 일으키지 않도록 효과 발현시간을 고려하여 복약 시간을 정한다.	• 빛이 눈이 부셔서 불쾌한 것만은 아니다. 하루주기리듬을 혼란시킬 가능성이 있다.
6. 수면장애로 방해받는 생활행동에 대한 원조 • 권태감이나 졸음으로 인해 수분이나 식사 섭취량이 감소하지 않았는지 주의한다. • 수면장애로 인해 주의력, 판단력에 문제가 있다면 낙상의 위험이 없도록 지켜본다.	• 낮 동안 졸음 때문에 수분이나 식사 섭취량이 저하되면 탈수증상을 유발하기도 한다. 그러나 졸음이 심한 것과 탈수로 인한 의식장애를 혼동하면 위독한 상태를 초래할 가능성이 있다.
7. 안전한 약물요법 • 수면제를 사용하지 않으면 잘 수 없어서 낮 동안의 생활에 심각한 지장을 초래하는 경우에는, 대상자나 의사와 함께 수면제 사용을 검토한다. • 고령자의 경우 작용 시간이 짧고 대사하기 쉬운 수면제를 선택한다. • 근 이완작용이 적은 수면제를 선택한다.	• 고령자는 청년층에 비해 수면제의 유효 작용 시간이 연장되기 쉽고, 다음날까지 효과가 지속되기 쉽다. • 근 이완작용으로 인해 낙상이나 무호흡증후군의 악화를 초래할 수 있다.

- 수면제를 복용한 후에는 집중력이 필요한 활동은 하지 말고, 졸음이 오면 잠자리에 든다.
- 수면제 복용을 통해 심신의 휴식을 도모하고 있는지, 다음날까지 효과가 지속되지 않는지 확인한다. 만일 효과가 지속되는 경우에는 수면제 변경이나 감량을 의사와 함께 검토한다.
- 언제까지 수면제에만 의존하지 않도록, 상황이 개선되면 수면제를 감량하거나 중지한다.

관련 항목 : 더 자세히 알고 싶다면 다음을 참조하자

- **수면장애에 영향을 끼치는 질환이나 장애**

  치매(→ 82쪽), 뇌졸중(→ 102쪽), 폐용증후군(→ 550쪽) : 주간의 활동성 저하가 수면장애에 영향을 끼치지 않는지 확인하자.

  파킨슨병(→ 131쪽) : 파킨슨병약의 복용으로 인한 영향은 없는지, 경직 때문에 돌아눕지 못해서 신체의 통증으로 수면이 중단되지 않는지 확인하자.

  우울 상태(→ 346쪽) : 우울증상으로 수면장애가 나타나지 않았는지 확인하자.

  노인성 피부소양증(→ 294쪽) : 야간의 가려움이 수면을 중단시키지 않는지 확인하자.

  배뇨장애(→ 445쪽), 신경인성 방광(→ 280쪽) : 야간의 빈뇨가 수면을 중단시키지 않는지 확인하자.

- **수면장애에 관련된 리스크**

  섬망(→ 522쪽) : 수면장애가 섬망을 야기하는 간접적인 원인이 되지 않는지 조사하자.

  낙상 · 골절(→ 483쪽) : 수면 부족으로 인한 위험 회피력의 저하는 없는지, 수면제의 복용으로 인한 휘청거림은 없는지 확인하자.

  탈수(→ 421쪽) : 주간의 졸음으로 인한 연하장애 때문에, 하루에 필요한 수분 섭취량이 확보되지 못하여 탈수를 초래할 위험성은 없는지 확인하자.

MEMO

기초지식

낙상이란

낙상이란

발바닥 이외의 신체 부분이 의도적이지 않게 바닥이나 지면에 닿게 되는 상태를 일컫는다. 한편 여기서는 침대나 의자에서의 전락도 포함해 낙상이라고 한다.

낙상 예방의 중요성

낙상이 사망의 직접적인 원인이 되거나, 대퇴골 경부 골절 후의 장기적인 와상으로 거동을 하지 못하는 상태가 되는 경우도 있다. 또한 낙상후불안증후군(낙상으로 다쳤던 경험에 대한 공포 때문에 극도로 외출을 꺼리거나 고립되려는 상태가 되어, 폐용증후군을 야기하는 것)을 유발하는 경우도 있다. 낙상은 고령자의 QOL에 큰 영향을 끼치는 사고이며, 그 예방은 매우 중요하다 (그림33-1).

발생률

고령자의 낙상에 관해 다양한 조사연구가 실시되고 있으나, 조사대상의 설정에 따라서 낙상의 발생률은 달라진다. 일본 내의 지역 재주 고령자를 대상으로 한 역학조사에서 발생률은 대체로 12~20%이며, 노인홈이나 병원을 대상으로 한 조사에서는 30%를 넘어선다는 보고가 많다.

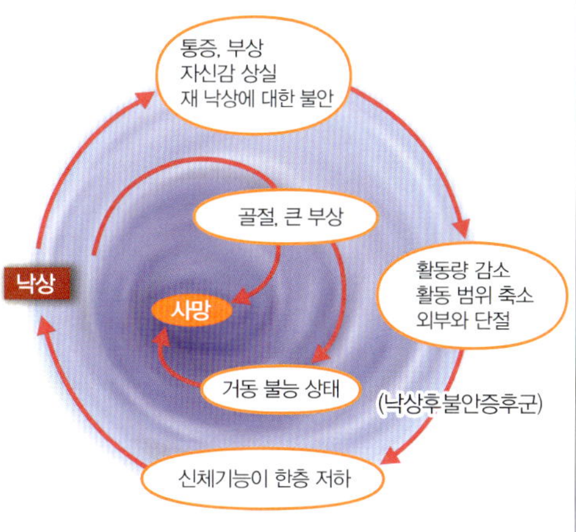

■ 그림33-1 낙상으로 인한 악순환

손상

낙상으로 인한 손상에는 다음과 같은 것이 있다.

- 찰과상
- 타박
- 염좌(삠)
- 봉합을 요하는 외상
- 골절
- 만성 경막하 혈종

낙상으로 인한 손상은 일반적으로는 가볍고, 골절에 이르는 경우는 10% 정도라고 한다. 그러나 2005년의 일본 인구동태통계에 따르면, 75세 이상의 '불의의 사고'로 인한 내역에서 '질식'(32.4%)에 이어 '낙상'(20.5%)이 2위를 차지한다. 고령자의 낙상은 생명의 위기로 직결되기도 한다는 사실을 인식해야 한다.

낙상으로 인한 골절의 호발 부위

노화로 인해 뼛속의 Ca가 빠져나가면서 고령자의 골조직은 물러진다. 그중에서도 폐경 후의 고령 여성, 골다공증이 있는 고령자는 뼈의 연약화가 진행되는 중이라고 생각해도 좋다. 낙상으로 인한 골절의 호발 부위는 그림33-2에 나타낸 바와 같다.

■ 표33-1 낙상으로 인한 골절 호발 부위

상황	발생하기 쉬운 골절
넘어져서 어깨를 부딪힘	상완골 근위부 골절
넘어질 때 손을 짚음	요골 원위부 골절
넘어져서 허리를 부딪힘	대퇴골 경부 골절
넘어져서 엉덩방아를 찧음	요추(압박) 골절
넘어지면서 흉부를 가구 등에 부딪힘	늑골 골절

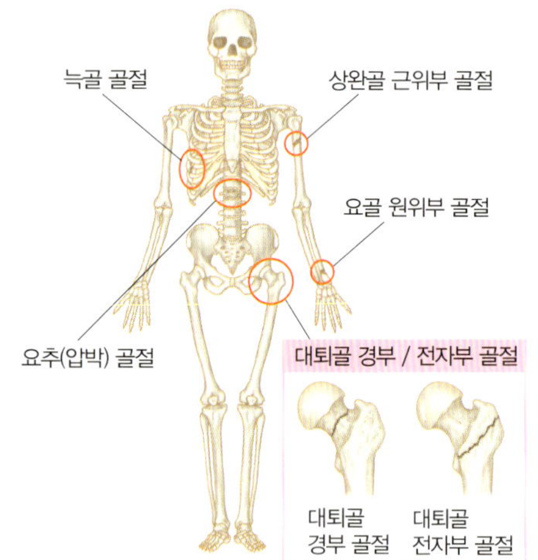

■ 그림33-2 고령자의 골절 호발 부위

낙상 리스크

낙상 리스크 요인은 크게 내적 요인(노화, 질환 · 장애, 약물 · 치료)과 외적 요인(의류 · 신발, 실내, 실외, 비일상적인 환경)으로 나눌 수 있다. 표33-2에 나타낸 요인 가운데 어떤 요인을 어느 정도 지니는지, 또 그 요인 사이에는 어떤 연관성이 있는지를 평가한다. 이에 더하여 과거의 낙상 경험(일반적으로 과거 1년 이내)의 유무도 낙상 예측 인자로 중요하다.

■ 표33-2 낙상 리스크의 요인

내적 요인	노화	• 시각기능 저하(시야가 어두워짐, 시각의 협소화) • 균형감각 저하(심부감각, 세반고리관, 소뇌의 기능 저하) • 보행 상태의 변조(보폭이 좁아짐, 뒤꿈치나 발가락 거상 저하) 등	외적 요인	의류 등	• 길이가 긴 바지나 스커트 • 슬리퍼 등 뒤꿈치가 없는 신발 • 크기가 맞지 않는 신발 • 신발 끈이 풀림 등

내적 요인	질환 · 장애	• 뇌혈관질환으로 인한 편마비나 한쪽공간무시 • 일과성 허혈 발작 • 파킨슨증후군 • 관절 류마티스 • 백내장 • 치매 • 섬망 등	외적 요인	실내	• 젖은 바닥 • 문턱이나 현관의 단차 • 조도 부족 • 경사가 큰 계단 • 현관 매트나 전기코드처럼 걸리기 쉬운 물건의 방치 등
	약물 · 치료	• 정신안정제 • 진정수면제 • 항우울제 • 강압제 • 이뇨제 • 동공 수축 작용이 있는 안약 • 인공투석 종료 후 • 수술 후 등		실외	• 계단 • 비나 동결로 미끄러지기 쉬운 노면이나 보도 • 나무뿌리와 같은 장애물 등 • 인파
				비일상적인 환경	• 입원이나 입소와 같은 환경 변화 • ICU의 이용 • 신체 구속의 적용 • 라인 종류를 많이 사용하는 치료 상황 등

■ 표33-3 낙상 리스크 종합평가 툴

	Morse 등(1989년)	이즈미 등(2003)
구성요소	① 낙상 경험 ② 합병증 ③ 보조구 사용 ④ 정맥 내 주입요법 ⑤ 보행 수준 ⑥ 정신 상태	① 낙상 경험 ② 지적 수준 ③ 시력장애 ④ 배설 보조 ⑤ 이동 수준 ⑥ 직접적인 계기 ⑦ 간호사의 직감

낙상 리스크의 평가 스케일

타당성, 신뢰성이 높은 툴로는 Morse 등에 의한 낙상 스케일, 이즈미 등이 작성한 입원 고령자의 평가 툴이 있다. 입원 초기 및 환자의 상황이 변할 때마다 재평가를 수행하여 리스크 정도를 확실히 파악한다.

MEMO

간호 관점

■ 기본적인 관점

- 간호 활동의 사명은 그때그때마다 기대할 수 있는 가장 양호한 건강 상태를 확보하기 위해 생활을 정비하고 원조하는 것이다. 고령자가 거동을 하지 못하게 되어서 이불이나 침대 속에만 머문다면 낙상은 발생하지 않는다. 그러나 그런 상태는 기대되는 가장 양호한 건강이나 생활과는 상당한 거리가 있다. 낙상을 방지하는 일을 우선해야 하지만, 그와 더불어 대상자가 활동성을 최대한 발휘할 수 있도록 힘써야 한다.
- 사람이 서고, 앉고, 걷고, 계속 움직이는 한, 낙상은 한순간에 발생할 수도 있고, 전혀 발생하지 않을 수도 있다. 따라서 낙상 리스크는 고령자에 대한 간호의 개시와 함께 평가하고, 리스크가 높은 환자에 대해서는 낙상 예방 계획을 세울 필요가 있다. 낙상 리스크를 평가하는 몇 가지 평가 툴이 계발되었으니, 효과적으로 사용하는 것이 좋다.
- 낙상과 골절을 예방하기 위한 기기(낮은 침대나 센서 기능이 있는 매트 등)나 의류(대퇴골 경부의 양쪽에 완충재가 들어간 속옷이나 벨트 등)가 계발되었다. 이들 기기나 보조구의 사용을 검토한다.

■ 일상생활 속 간호 포인트

1. 생활환경 속에 있는 낙상의 리스크 요인을 점검하고, 하나씩 제거한다.
2. 대상자가 지니고 있는 기거 · 이동 동작 능력을 충분히 발휘할 수 있도록, 생활(수면 · 운동 · 영양 · 배설 · 몸차림)을 정비한다.
3. 낙상한 경우라도, 위독한 외상이나 골절에 이르지 않도록 신체와 환경을 조성한다.
4. 낙상 예방 활동에 대상자가 주체적으로 참여할 수 있도록 지원한다.

■ 발전적인 관점

- 병원이나 고령자 시설에는 낙상 예방이나 낙상 사고 분석을 위한 독자적인 장치(예를 들어 낙상사고 보고서나 낙상 리스크 평가표 활용)가 있다. 그것들을 아는 것도 간호 계획 세우기에 효과적이다.
- 일본의 경우, 개호보험을 적용받고 있는 시설에서는 원칙적으로 신체 구속이 금지되어 있으나, 안타깝게도 낙상 예방을 이유로 침대나 휠체어에서 신체 구속을 받고 있는 고령자를 보게 되는 경우가 있다. 이는 긴급하여 어쩔 수 없을 때 취하는 한정적인 대응이다. 긴급하여 어쩔 수 없는 때란 ① 절박성, ② 비대체성, ③ 일시성의 3가지가 확인된 경우이다. 일단 개시했다면 신체 구속에 대해 반복적으로 평가하고, 하루라도 빨리 그 상태에서 벗어나기 위한 대책을 세우는 것도 간호자의 중요한 역할이다.
- 치매 고령자를 개호하는 가족은 시설 직원에게 이렇게 말하기도 한다. "몸의 상처는 언젠가는 낫겠지만, 마음의 상처는 낫지 않으니까 묶지 말아주세요." 한편 낙상보다 골절의 경우, 대상자에게 신체적 고통이나 기능 저하의 위험을 초래할 뿐 아니라, 가족에게 경제적인 부담이나 치료에 걸리는 시간적인 부담을 초래하기도 한다. 낙상을 예방하기 위한 대응 법에 관해 대상자는 물론이거니와 가족 모두와 충분히 이야기하고, 지혜를 도모할 필요가 있다.

종합평가

조기에, 낙상이 초래하는 리스크 요인을 어느 정도나 지니고 있는지 종합평가한다. 평가할 때는 대상자가 지니고 있는 고유한 요인뿐 아니라, 대상자가 생활하는 곳(환경)이 지닌 리스크 요인에도 주목한다. 낙상 리스크와 함께 체격이나 골밀도 등 골절에 대한 리스크도 평가한다. 더불어 낙상이나 골절에 대한 경험이나 지식을 종합하는 동시에, 낙상이나 골절 방지를 위해 대상자가 실시하고 있는 활동이나 대처법, 동작 시의 신중함, 인지기능의 평가도 수행한다.

		필요한 정보	분석 관점
핵심 정보	**질환 관련 정보**	낙상 경험	• 과거 1년간 낙상한 경험이 있다면 빈도, 시간, 장소, 상황, 원인, 부상의 유무 등을 자세하게 파악한다.
		골절의 과거력 낙상 리스크가 있는 질환 · 증상 낙상 리스크가 있는 치료 · 약물	• 골절 병력. 특히 원인, 기간, 실제 치료 상황 • 고혈압증, 뇌혈관질환, 일과성 뇌 허혈 발작, 심부전, 파킨슨증후군, 관절 류마티스, 백내장, 치매, 섬망 상태, 골다공증 등 각 질환의 유무와 현재 증상 • 수술 후 섬망 평가, 투석으로 인한 혈압 변화 등 • 강압제, 이뇨제, 향정신약과 같이 의식 수준, 보행기능, 균형감각에 영향을 미치는 약물의 처방(복용량, 복용 방법, 반감기, 부작용, 복용 기간), 대상자의 체중이나 식사 섭취량과의 정합성 확인 • 이뇨제를 사용하면 순환 상태의 변동을 유발해 휘청거릴 위험이 있다. • ICU의 이용
	신체적 측면	**노화** **운동기능** **감각 · 지각** **인지기능**	• 보행기능 · 균형감각의 이상이나 저하, 어지러움의 유무. 예를 들어 보폭이 좁아지거나 발을 높게 차올리지 못하거나, 보행이나 기립할 때의 휘청거림을 파악한다. • 시야가 어두워짐, 눈부심이 강해짐, 암순응 지연, 난청과 같은 시청각기능의 저하와 일상생활에 대한 영향은 어느 정도인가. • 기립성 저혈압의 유무, 자세가 달라짐으로 인한 혈압치의 변동을 파악한다. 또한 기립성 저혈압을 부작용으로 초래하는 약물의 복용 여부 • 기억력, 판단력, 인지능력의 저하 • 병적인 골밀도 저하
	심리 · 영적 측면	**건강 지각 · 의향** 자기지각 성격 신체상 낙상으로 인한 심리적 영향	• 보행이나 활동, 외출에 대한 의욕 • 낙상 예방이나 신체 운동에 대한 의욕 · 관심 정도 • 자신의 ADL을 정확하게 인지하는가의 여부 • 쉽게 당황함, 신중함, 조심스러움과 같이 낙상에 영향을 미치는 성격상의 요인을 파악 • 노화나 장애로 인한 신체기능의 저하와 신체상의 불일치 • 낙상 경험으로 인한 불안이나 공포의 유무 파악, 혹은 우울 상태에 대한 종합평가

사회 · 문화적 측면	역할 · 관계 학습	• 가사 · 외출 등 반드시 해야만 하는 특별 활동과 신체기능에 불일치는 없는가.
		• 낙상을 예방하기 위한 유의사항에 대한 학습 의욕
		• 낙상을 예방하기 위한 식생활이나 환경 정비에 대한 학습 의욕
		• 자조구를 새로 사용해보고자 하는 의욕 · 이해력
	여가 · 사회 참여	• 외출의 빈도, 운동교실 참가나 신체 운동의 실시 여부
활동	환경	• 미끄러지기 쉬운 복도, 욕실
		• 문턱, 바닥재의 가장자리, 단차
		• 야간조명(침대 주위, 복도, 화장실)
		• 전기류의 코드, 웨건과 같은 이동 가능한 가구, 미끄러지기 쉬운 바닥, 침대의 사이드레일이나 신체 구속
		• 입원이나 입소로 인한 환경 변화
	각성	• 의식 수준의 저하로 변동이 없는가.
	행동 범위	• 외출의 빈도, 범위, 목적, 친구 등. 외출을 위한 동기부여와의 관련성
	활동 의욕	• 활동 능력은 낮은 데 반해 활동 의욕은 높은 경우, 활동 능력에 대한 과신으로 낙상을 초래하기 쉽다.
휴식	수면	• 입면 시간, 각성 시간, 낮 동안의 수면 시간, 중도각성 횟수를 파악하여 의식 수준, 보행 상태, 야간 환경과의 관련성을 조사한다.
		• 수면제의 사용 상황에 대해서도 파악한다.
		• 침대의 높이, 사이드레일의 사용 상황은 어떠한가. 발이 걸리기 쉽게 이불이 깔려 있지 않은가.
	신체적 휴식	• 신체의 예비력을 넘어서서 계속 배회하는 듯한 상황은 아닌가.
식사	영양상태	• 체격. 마른 경우 낙상하면 뼈에 대한 충격이 크다.
		• 저영양 상태로 인한 쇠약에 따른 보행 안정성의 저하 가능성
	수분 섭취	• 탈수로 인한 의식 수준의 변동에 의한 휘청거림
배설	요의	• 요의가 확실하지 않거나 요의절박감(신경인성 방광)이 있는 경우, 배설 동작에서 안정된 동작을 취하기 어렵다.
		• 급격하고 강한 요의 · 변의로 인해 행동의 안정성이 무너짐으로써 낙상 리스크로 이어지지 않는가.
	배뇨	• 주간 · 야간의 배뇨 횟수, 야간빈뇨의 유무, 신경인성 방광의 유무
		• 야간에는 혈압이 저하되거나 조명이 불충분한 경우가 있으므로, 중도각성이나 야간 배뇨에는 특히 유의한다.
	배변	• 설사를 할 때는 급격하고 강한 변의로 인해 행동의 안정성이 무너지기 때문에 낙상할 위험이 있다.
		• 이뇨제나 하제 사용의 유무

몸차림	청결, 환경	• 낮은 욕조, 난간, 잘 미끄러지지 않는 욕실 등 낙상 예방을 위한 욕실 환경이 조성되어 있는가.
		• 비누나 물방울에 미끄러지지 않도록 씻어내거나 닦아낼 수 있는가.
	단정함	• 긴 바지, 미끄러지기 쉬운 양말에 대한 기호성. 그리고 실제로 어떤 것을 착용하고 있는가.
		• 슬리퍼처럼 발뒤꿈치를 덮지 않는 신발이나 매우 큰 신발을 선호하는가. 실제로 어떤 것을 착용하고 있는가.
의사소통	수단	• 낙상 예방에 대한 주의사항을 기재한 팸플릿이나 게시물을 활용할 수 있는지 검토한다.
	상대	• 낙상 리스크를 수반하는 동작을 수행할 때, 필요한 원조자를 스스로 부를 수 있는가.
	목적	• '낙상 예방 교실'이나 친구 사귀기에 참여할 수 있는지 검토한다.

낙상 · 골절 리스크가 있는 고령자의 병태 · 생활기능 관련도 메모

낙상은 리스크가 되는 반면, 대상자가 움직일 수 있으며 움직이는 것에 대한 의사나 의욕이 있는 증거라고도 할 수 있다. 낙상은 고령자에게는 드물지 않은 리스크이다. 하지만 낙상을 예방하기 위해 어떤 접근법을 우선시할 것인가는 간호자 개개인의 가치(사람의 기본적인 '움직임'에 대한 요구를 간호자가 어떻게 파악하는가)에 깊이 관여하는 사고 과정에 따른다고 볼 수 있다.

관련도에서 보다시피, 낙상 리스크는 낙상에 직결되는 경우도 있지만, 몇 가지의 상태나 증상이 서로 영향을 주고받으면서 낙상에 이르게 되는 경우도 있다. 따라서 요인과 결과라는 근시적인 사고뿐 아니라, 요인 간의 관계에도 주목해 리스크 간의 관련과 생활에 대한 영향을 분석한다.

접근법으로서는, 우선 낙상의 외적 요인이 된 리스크를 제거한다. 내적 요인에 대한 접근법에는 단기간에 해결할 수 있는 것부터 장기적인 대응이 필요한 경우가 있다. 단기적으로 실시할 수 있는 것, 예를 들어서 ADL을 원조하는 순서나 관찰 방식의 연구 · 개선부터 착수하는 것이 좋다. 이들 활동과 병행하여 대상자 자신이나 그 대리자가 되는 가족과 낙상이나 예방을 위한 원조 방법에 대해, 결과와 한계적 측면의 양방향으로 이야기를 나누고 합의점을 도출한다.

MEMO

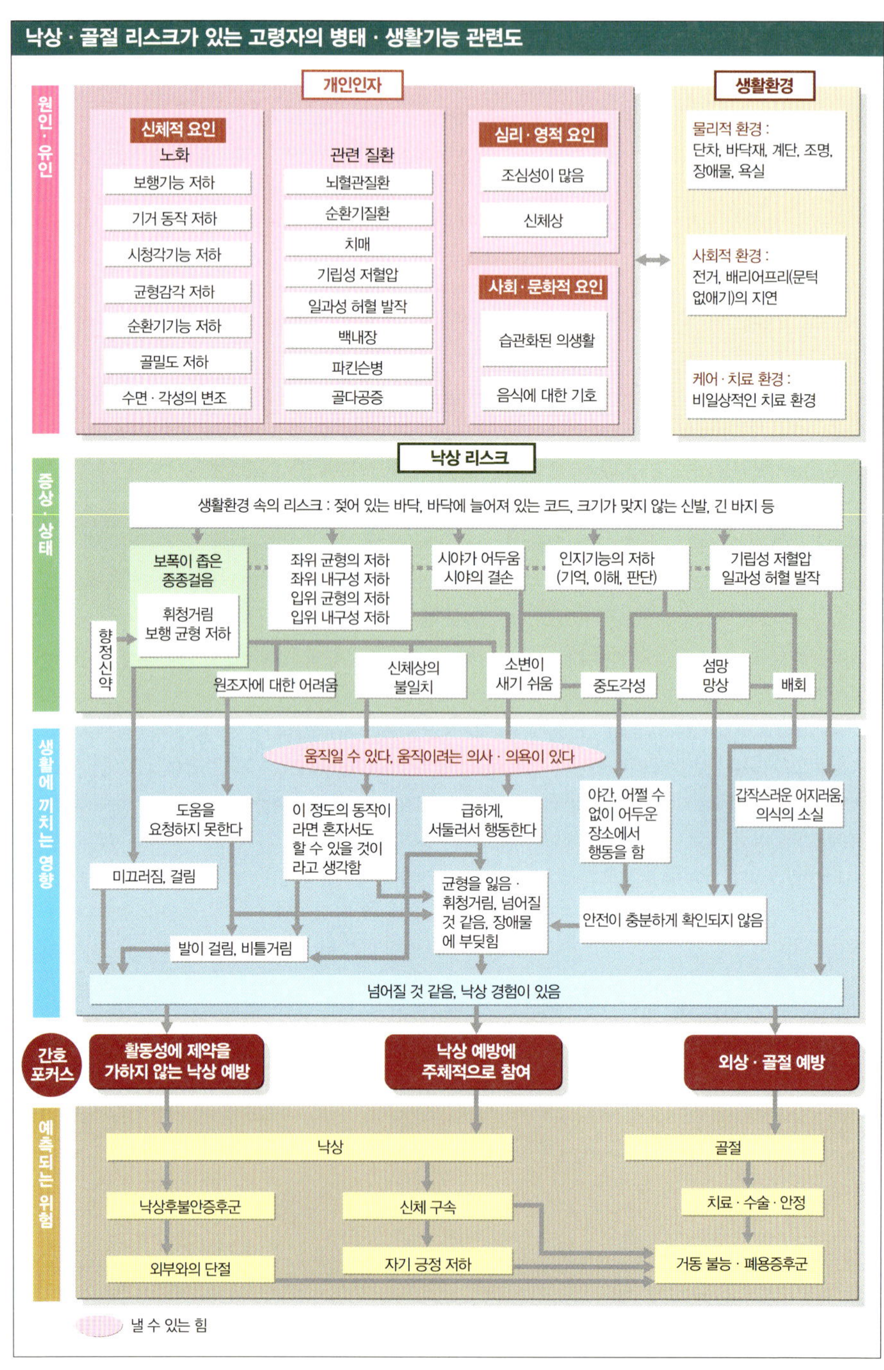
낙상 · 골절 리스크가 있는 고령자의 병태 · 생활기능 관련도

원인 · 유인

개인인자
생활환경

신체적 요인
노화
보행기능 저하
기거 동작 저하
시청각기능 저하
균형감각 저하
순환기기능 저하
골밀도 저하
수면 · 각성의 변조

관련 질환
뇌혈관질환
순환기질환
치매
기립성 저혈압
일과성 허혈 발작
백내장
파킨슨병
골다공증

심리 · 영적 요인
조심성이 많음
신체상

사회 · 문화적 요인
습관화된 의생활
음식에 대한 기호

물리적 환경 :
단차, 바닥재, 계단, 조명, 장애물, 욕실

사회적 환경 :
전거, 배리어프리(문턱 없애기)의 지연

케어 · 치료 환경 :
비일상적인 치료 환경

증상 · 상태

낙상 리스크

생활환경 속의 리스크 : 젖어 있는 바닥, 바닥에 늘어져 있는 코드, 크기가 맞지 않는 신발, 긴 바지 등

보폭이 좁은 종종걸음
좌위 균형의 저하 좌위 내구성 저하 입위 균형의 저하 입위 내구성 저하
시야가 어두움 시야의 결손
인지기능의 저하 (기억, 이해, 판단)
기립성 저혈압 일과성 허혈 발작

향정신약

휘청거림 보행 균형 저하

원조자에 대한 어려움
신체상의 불일치
소변이 새기 쉬움
중도각성
섬망 망상
배회

생활에 끼치는 영향

움직일 수 있다. 움직이려는 의사 · 의욕이 있다

도움을 요청하지 못한다
이 정도의 동작이라면 혼자서도 할 수 있을 것이라고 생각함
급하게, 서둘러서 행동한다
야간, 어쩔 수 없이 어두운 장소에서 행동을 함
갑작스러운 어지러움, 의식의 소실

미끄러짐, 걸림

발이 걸림, 비틀거림

균형을 잃음 · 휘청거림, 넘어질 것 같음, 장애물에 부딪힘

안전이 충분하게 확인되지 않음

넘어질 것 같음, 낙상 경험이 있음

간호 포커스

활동성에 제약을 가하지 않는 낙상 예방
낙상 예방에 주체적으로 참여
외상 · 골절 예방

예측되는 위험

낙상
골절

낙상후불안증후군
신체 구속
치료 · 수술 · 안정

외부와의 단절
자기 긍정 저하
거동 불능 · 폐용증후군

낼 수 있는 힘

간호 포커스의 명확화

- 낙상하지 않고 최대한의 활동성을 유지해나갈 수 있다.
- 낙상했더라도, 그 영향을 최소한으로 하기 위해 대비할 수 있다.
- 낙상이나 골절의 위험을 경감시키는 활동에 주체적으로 참가할 수 있다.

① 간호 포커스	간호 목표
낙상하지 않고 최대한의 활동성을 유지해나갈 수 있다.	1) 상정한 리스크로 인한 낙상이 발생하지 않는다. 2) 행동의 제한을 받지 않고 바라는 대로 활동할 수 있다.

원조 내용	근거

1. 낙상하기 어려운 생활환경 만들기

1) 의류, 신발의 조정

- 바지는 크기가 맞고, 길이는 복사뼈 부근까지 오며, 발등과 뒤꿈치를 덮는 것으로 한다. 신발은 발바닥 부분이 너무 단단하지 않은 것을 권장한다.
- 대상자의 기호를 존중하면서, 필요에 따라 가족의 협조를 얻는다.

2) 병원·시설 환경의 조정

- 낙상 리스크의 정도나 체형, 신체기능에 따라, 방과 침대의 위치나 높이, 침대 사이드레일의 설치를 결정한다.
- 침대의 바퀴가 고정되어 있는지 확인한다.
- 젖어 있는 바닥이나 매트, 복도의 웨건과 같은 장애물을 제거한다.
- 방, 복도, 화장실의 야간조명을 확보한다.
- 침대에서 나와 있는 시간을 조기에 파악하기 위해, 센서 매트나 적외선 센서 등을 설치한다.
- 침대에서 휠체어나 휴대용 변기로 이동하는 경우에는, 동작 순서나 인시기능 수준에 맞추어 이동을 위한 보조 난간을 설치하거나 휠체어의 위치 등을 결정한다.

3) 병원·시설에서의 낙상 예방 관리 체제 정비

- 낙상 리스크 종합평가 시트를 도입하여 리스크가 높은 환자의 정보를 공유하고, 지켜보는 방식을 정비하며, 낙상 사고 보고서의 활용을 추진한다.

근거

- 긴 치마나 바지를 밟고 낙상할 위험이 있다.
- 슬리퍼나 신발의 뒤꿈치를 접어서 신거나, 신발이 너무 커서 벗겨지는 등의 이유로 발에 걸려 낙상하기도 한다.
- 바닥이 단단한 신발 때문에 발의 가동성이나 지지성이 충분히 발휘되지 못한다.

- 침대 사이드레일로 활동을 억제하는 것이 아닌, 간호자의 시야 속에서 안전하게 움직일 수 있는 환경을 만들기 위한 방법을 검토한다.
- 침대에 걸터앉았을 때 발바닥이 바닥에 닿도록 침대의 높이를 맞추면, 앉은 자세를 유지할 수 있고 기립했을 때 안정성이 증가한다.
- 노화나 장애로 인해 바닥에서 발을 조금밖에 들어 올리지 못하는 경우가 있다. 고령자는 작은 것에도 발이 걸릴 위험이 있다는 것을 알아둔다.
- 노화에 따른 동공의 축소, 암순응 지연, 백내장 등으로 인한 시야의 암화 때문에, 특히 밤에는 충분한 조명이 필요하다.

- 낙상을 예방하기 위해서는 항상 대상자를 주시하는 것이 중요하다. 이를 위해서는 조기 종합평가 및 원조자와 의료 관계자의 조기 정보공유가 반드시 필요하다.

4) 자택 환경의 조정 • 기본적인 부분은 위에 설명한 바와 같다. 그러나 일반 주택의 계단은 각도가 크고 폭이 좁으며 조명이 부족한 경우도 있다. 계단을 내려갈 때는 손에 물건을 들지 않는 등, 대상자 스스로 몸을 보호할 수 있도록 교육하는 접근도 필요하다.	• 식판이나 접시 등을 들고 계단에서 내려갈 때, 시야가 가려 계단을 밟지 못하게 될 위험이 있다. 일반 주택의 좁고 가파른 계단에서 낙상하면, 치명적인 사고로 이어질 수 있다.

2. 안정된 신체 활동성 확보

1) 보행이나 이승 동작의 안정도를 높일 수 있도록 한다. • 지팡이, 워커(고정형 보행기), 실버카 등 자조구를 사용해본다. 2) 당황함, 서두름, 불충분한 각성, 어두운 장소에서의 동작 등, 안전한 움직임을 방해하는 조건에서 행동하는 위험을 방지한다.	• 일반적으로 고령자는 노화로 인해 보행할 때 안정성이 저하된다. 이와 더불어 편마비나 파킨슨증후군이 더해지면 절뚝거림, 마비 측 다리의 끌림, 종종걸음이나 돌진 현상 등으로 인해 안정성이 더욱 저하된다. • 하제로 인한 강하고 급격한 변의, 절박한 요의, 중도각성 시의 배변 행동 등에서는 본래의 기거 · 행동 동작을 발휘하지 못하고 낙상을 초래하기도 한다. 리스크를 피하기 위해서는, 대상자의 생활리듬 전체를 재검토해 정비해야 한다.
3) 어지러움이나 휘청거림이 발생하지 않는다. 또는 그 경감을 꾀하거나 대처 행동을 할 수 있다. • 약물의 부작용이 있다면, 그 사용량이나 기간에 대해 의사와 상의한다. • 기립성 저혈압이 있는 탓에 대상자의 협조를 얻을 수 없다면, 와상 상태에서 신체를 일으킨 다음 바로 일어서거나 움직이는 동작을 취하지 말라고 설명한다.	• 일반적인 노화에서도 심부감각의 저하로 인해 어지러움이나 휘청거림은 발생한다. 여기에 약의 부작용이나 기립성 저혈압이 더해지면 그 리스크는 더욱 높아진다.
4) 정신 증상의 완화를 도모한다. • 정신 증상의 유발원인으로는 변비나 통증과 같은 신체 증상, 불면이나 주야역전, 생활환경의 변화, 신체 구속 등이 있다. 이런 원인을 제거하는 데 힘써서 정신 증상의 완화를 도모한다. • 과도한 배회가 관찰되는 경우에는, 휴식을 취하게 하는 동시에 대상자를 지켜보는 것을 병행하는 일도 중요하다. 5) 일상생활에 활동적인 요소를 도입한다. • 하지의 근력을 유지하거나 좌위의 균형 회복을 촉진하기 위한 신체 활동을 기능 회복 훈련실에서만이 아닌, 병동(혹은 자택)에서도 계속해서 실시한다.	• 정신 증상의 출현이나 악화로 주의력을 평소처럼 발휘하지 못하게 된다. 그리하여 급격해지거나 폭력적으로 행동하거나 과도하게 보행함으로써, 장애물을 피하지 못해 낙상하거나 침대에서 내려가려다가 낙상하는 등의 사고가 발생한다. • 과도한 배회로 인해 쉬지 않고 돌아다니다가, 휘청거리거나 낙상하는 경우도 있다. • 정신 증상에 처방되는 약물로 인해, 낙상이 유발되는 경우도 있다. • 하루에도 여러 번 식사하러 가거나 화장실에 가게 되는데, 이런 기회를 신체 활동성을 늘리는 기회로 이용한다. 의식적으로 하지에 무게를 싣거나, 바로 침대에서 나오지 않고 걸터앉았다가 휠체어에 타는 등 생활행동의 기회를 이용하여 신체 활동성을 보존하는 데 힘쓴다. • 재택생활을 하는 대상자라면 개호 예방 교실에 참가하도록 동기를 부여하는 것도 좋다.

② 간호 포커스	간호 목표
낙상했더라도, 그 영향을 최소한으로 하기 위해 대비할 수 있다.	1) 완충 작용을 활용함으로써, 골절이나 그 밖의 위독한 부상이 발생하지 않는다. 2) 외상에 대해 조기에 적절한 처치를 받을 수 있다. 3) 낙상후불안증후군이 발생하지 않는다.

원조 내용	근거
1. 골절하기 어려운 생활환경 만들기 1) 의류 조정 • 대퇴골 경부 골절을 예방하기 위해 대전자 부위에 충격 흡수 소재를 끼워 넣는 속옷(힙 프로텍터)이나 벨트를 착용하거나, 두부 외상을 예방하기 위해 모자나 헤드기어를 착용하길 권장한다. 2) 방 환경 조정 • 바닥이 낮은 침대나 좌식 생활의 도입을 검토한다.	• 장착했을 때 쾌적성이 조금 떨어지기 때문에, 착용을 중단하는 비율이 높다고 한다. 그러나 차선책으로 교육적인 원조와 함께 제공함으로써, 효과적인 작용을 기대할 수 있다. • 침대에서 낙상할 위험이 높은 경우에 효과적이다. 장기적으로 관리하기 위해서, 목재나 코르크 재질 등 충격 흡수 작용이 높은 소재로 개조하는 것에 대해 검토하는 것도 좋다.
2. 외상 대처 1) 통증이나 위화감을 호소하지 못하는 고령자에 대한 대책 • 낙상을 발견하면 즉시 활력징후를 측정하고, 타박 부위를 시진 · 청진(출혈, 부종, 열감, 발적 등)한다. 또 구역질 · 구토의 유무를 관찰하고, 봉합을 필요로 하는 외상, 염좌나 골절이 의심되는 경우에는 즉시 진찰을 받게 한다.	• 치매나 실어, 폐용증후군이 진행된 고령자는 낙상으로 인한 자각증상을 호소하기(혹은 정확하게 설명하기) 어려우므로, 낙상 후 신체적인 평가와 진료의 필요성에 대한 판단이 중요하다.
3. 낙상으로 인한 공포감 경감을 도모한다.	• 낙상 후 기능 회복 훈련이나 활동을 억지로 강요하면, 심리적인 부담을 가중시켜서 역효과를 일으키게 된다. 어떤 상황이나 행동이 불안한지 차분하게 경청하고, 함께 대처방법을 생각한다. • 우울증상에 빠지는 경우도 있으므로, 그에 대한 종합평가를 수행한다. 항우울약을 이용하는 치료가 채용된 경우라면, 한층 더 부작용으로 인한 낙상에 주의를 기울일 필요가 있다.
4. 쉽게 골절되지 않는 신체 만들기에 착수한다. 1) 심하게 야윈 상태로부터의 회복을 지향한다. • 식사 섭취량이 적은 경우에는 보충식이나 고칼로리 음료를 도입함으로써, 체중의 유지 · 증가를 꾀한다. 2) 골밀도 저하를 최소한으로 한다. • Ca 부족인 경우, 식사나 약물을 통해 보충한다.	• 저영양으로 인해 골밀도 저하가 악화될 가능성이 있다. 또한 근육이나 지방조직의 감소로 인해, 충격이 뼈로 직접 전달됨으로써 골절되기 쉬워진다. 골절 호발 부위의 근육을 만드는 것은 활동성 유지뿐 아니라, 골수의 완충 작용을 높이는 면에서도 효과적이다.

<table>
<tr><td>③ 간호 포커스</td><td>간호 목표</td></tr>
<tr><td>낙상이나 골절의 위험을 경감시키는 활동에 주체적으로 참가할 수 있다.</td><td>1) 대상자 자신이 신체 활동성을 유지하는 셀프케어 활동에 착수할 수 있다.
2) 가족의 지원을 받으면서 예방 활동에 착수할 수 있다.</td></tr>
<tr><td>원조 내용</td><td>근거</td></tr>
<tr><td>1.대상자 스스로 낙상을 회피하는 셀프케어 활동을 강화한다.
• 낙상의 리스크 요인을 파악한다.
• 대상자 본인에게 필요한 지켜보기나 도움을 요구할 수 있다.
• 안정적인 생활환경 조성에 참여할 수 있다.
• 동작할 때 안전 확인을 엄수할 수 있다.
• 영양의 균형에 유의할 수 있다.</td><td>• 고령자의 낙상 리스크는 활동을 계속 하는 한 사라지지 않는다. 최선의 예방책은 대상자 스스로 그 리스크를 미리 알고 자신의 생활환경이나 ADL, 영양 균형 개선에 관해 대처 행동을 할 수 있도록 하는 것이다.</td></tr>
<tr><td>2.낙상 예방에 대처하도록 가족에게 동기를 부여한다.
• 가족이 환경(조명, 의류, 자조구)을 정비하거나, 영양의 균형을 확보하거나, 움직일 때 지켜보는 등 지원할 수 있다.</td><td>• 고령자가 독자적으로 예방 활동에 참여하기 어려운 경우가 많다. 청소나 식사 준비를 담당하는 가족이나 개호자로부터 지원받을 수 있도록 조정해야 한다.</td></tr>
</table>

관련 항목 : 더 자세히 알고 싶다면 다음을 참조하자

• **낙상을 초래하기 쉬운 질환**

치매(→ 82쪽), 뇌졸중(→ 102쪽), 파킨슨병(→ 131쪽), 백내장(→ 332쪽) : 각각의 질환 특유의 신체장애, 인지기능 장애, 지각 · 감각기능 장애에 대한 이해를 심화하자.

• **낙상을 생활행동과 관련지어 생각하기**

활동(→ 21쪽) : 고령자에게 있어서 활동의 중요성을 재확인하자.

MEMO

기초지식

언어장애란

언어장애(language disorder)란

언어(말)의 적절한 이해와 표현이 어려운 상태를 일컫는다. 언어란 인간이 상상·감정·의사 등을 전달·이해(의사소통)하기 위해 사용하는 신호체계로서, 음성언어(이야기하는 말)와 문자언어(글로 쓰는 말)가 있다.

언어장애에는 '실어증(언어의 이해나 표현의 장애)'과 '구음장애'가 있다.

실어증(aphasia)이란

대뇌 언어 영역의 후천적 및 기질적인 손상으로 말미암아 음성언어와 문자언어의 이해와 표현이 힘든 상태이다.

구음장애(dysarthria)란

구음기관의 운동장애 때문에 구음(발음)이 약해지고 불분명하여 언어를 표출하기 힘든 상태이다.

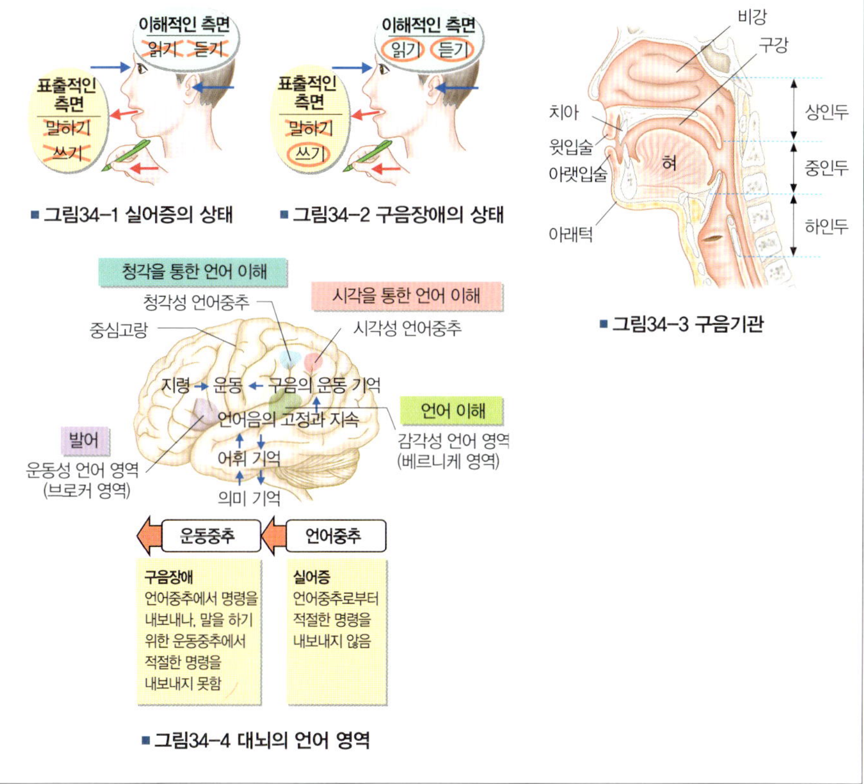

실어증의 원인

실어증의 원인 가운데 일본에서 가장 많은 것은 '뇌혈관 장애'(원인질환의 약 90%)이고, 이어서 뇌 외상, 종양, 감염증 등이 있다. 이와 같은 대뇌의 국소적인 손상으로 인해 대뇌의 언어중추에도 이상이 발생하면 실어증 증세가 나타난다. 언어중추는 오른손잡이의 97%, 왼손잡이의 50~60%가 왼쪽 대뇌반구에 있다고 한다.

구음장애의 원인과 분류

구음장애는 '운동장애성', '기질성(구개열 등)', '기능성(발달과정의 구음획득기에 잘못된 구음 방법을 학습함)' 등 크게 3가지로 나뉜다. 여기서는 고령자에게 많은 후천적인 '운동장애성 구음장애'로 좁혀서 그 유형을 나타내었다.

■ **표34-1 실어증의 유형**(치매로 인한 실어에 대해서는 제2편 제1부 '치매' 참조)

실어증의 유형	병소	발어 상의 특징	이해적 측면의 특징	기타 특징
운동성 실어증 = 브로커 실어	전두엽 하전두회후부 운동언어중추(브로커 영역)의 이상	· 유창하지 못하며 발화량이 적음 · 구음과 운율에서의 장애, 착서 · 문법에 맞게 말하는 것이 곤란 (단어의 나열, 조사 생략)	비교적 양호	· '말하기', '쓰기'의 표현적 측면 이상 · 오른쪽 편마비를 동반하는 경우가 많음
감각성 실어증 = 베르니케 실어	측두엽 상측두회후부 감각언어중추(베르니케 영역)에 이상	· 유창하고 말이 많음 · 환어 곤란 · 음운성 착어, 어음 착오, 착서 · 잘못된 문법 · 중도인 경우, 알수 없는 말을 함	심한 장애	· '듣기', '읽기'의 이해적인 측면과 표현적 측면 이상
전도실어	궁상속 언어 영역을 연결하는 궁상속에 이상	· 유창하며 구음도 정상 · 복창이 곤란함 · 음운성 착어 · 착서가 많이 발생	양호	· 스스로 잘못을 알고 몇번이나 다시 말해 정답에 이름 (점근반응)
전실어	좌중대뇌동맥환류역(언어 영역을 포함) 전체에 걸친 이상	· 자발어는 없으나, 있더라도 특정한 말을 반복 · 음독은 불가능하지만, 익숙한 단어는 이해하기도 함	중도의 이상(일상 회화가 어려우나, 말하는 쪽의 어조로 대강의 의미는 이해)	· 표현적인 측면과 이해적인 측면의 이상 · 전반적인 정신기능 저하를 동반하기도 함

■ 표34-2 구음장애의 유형

구음장애의 유형	원인질환	발어 상의 특징	기타 특징
마비성 구음장애 ① 경성 ② 이완성	① 뇌혈관질환, 두부외상 등	비성, 초성이 ㅅ·ㅌ·ㄹ·ㅂ·ㅍ 등의 발음 곤란	연하장애와 감정실금을 동반함
	② 근위축증 등	성량 저하, 애성, 코로 내는 비성	피로로 인해 언어장애가 악화
추체외로성 구음장애	파킨슨병(증후군) 등	억양이 없이 단조로움, 작은 목소리, 말이 빠름	대화 중 무표정
실조성 구음장애	척수소뇌변성증 등	말하는 리듬이 일정치 않음, 파열음, 완서	손의 진전, 신체의 흔들림

■ 표34-3 실어증의 증상

주요 증상	의미	운	감	전	완
시각적 이해에 이상	들은 말(단어나 문장)의 의미를 이해하지 못한다.		×		×
환어 곤란	말하고 싶은 단어를 떠올리지 못한다.		×		×
통어 장애	개개의 단어는 상기할 수 있으나, 정확한 문형을 조합해내지 못한다.	×			×
발어와 운율에 이상	발어가 유창하지 못하여 구음이 부드럽지 못하며, 소리의 치환이나 변형, 억양·악센트에 이상이 발생한다.	×			×
복창에 이상	단어, 문장 등을 복창하지 못한다.	×	×	×	×
알 수 없는 말을 함	의미가 불명확한 단어를 나열한다(무엇을 말하고 있는지 알 수 없는 상태).		×		×
어성 착어	의도한 것과 다른 단어가 나온다(예 : 사과 → 귤).		×		×
음운성 착어	말의 일부가 다른 말로 치환된다(예 : 사과 → 다과).		×	×	×
착서	잘못 씀.	×	×	×	×

운 : 운동성 실어, 감 : 감각성 실어, 전 : 전도실어, 완 : 전실어, x : 장애

실어증의 증상

실어증의 유형별로 증상의 특징과 의미에 대해 깊게 이해하도록 하자.

실어증에 합병되기 쉬운 증상

1) 청각적 기명력의 저하 : 실어증의 경우 대부분 들은 것을 잘 기억하지 못하지만, 눈으로 본 것을 기억 하는 시각적 기명력은 유지된다.

2) 보속증(perseveration) : 자각하지 못한 채 이전과 같은 반응을 보인다.

  예) 질문 ① '이름은?' 답변 ① '김길동', 질문 ② '주소는?' 답변 ② '김길동'

3) 이피로성(easy fatigability) : 같은 일을 계속하면 피로하기 쉽다.

  예) 보고 싶은 텔레비전 프로그램이 시작되자마자 "텔레비전 꺼"라고 말하는 등

4) 주의력 저하 : 특정한 일에 계속해서 주의를 집중하기가 어려워진다.

구음장애의 증상

1) 구음의 장애 : 소리의 변환('사'를 '다'라고 발음, 사과 ⇒ 다과), 소리 생략(미음 ⇒ 음), 두음 전환(정수 기 ⇒ 정기수), 소리 왜곡(어떤 음은 자국어가 아닌 음으로 발음함), 소리 첨가(아기 ⇒ 아김)

2) 소리의 장애 : 성량, 목소리의 높이 · 크기, 지속 시간의 이상, 애성, 비성, 코 막힌 소리

3) 프로소디(prosody)의 장애 : 프로소디란 발화의 속도, 억양, 악센트, 리듬 등 발화의 음악적인 요소를 뜻한다. 음의 억양이 없어서 발화가 단조롭거나, 발화 속도나 리듬이 일정하지 않은 등

문진 · 시진

현 병력 · 과거력과 치료 내용(언어장애의 원인 · 유인이 되는 질환, 약물), 언어장애 증상이 나타난 시간 과 경과, 자각증상이나 수반증상의 유무와 정도, 일상생활, 생활력(生活歷) · 생육력(生育歷)등

영상진단

손상 진단 ⇒ MRI(자기공명영상법), SPECT(단일양자방출전산화단층촬영술)

언어활동 진단 ⇒ PET(양자방출단층촬영)

실어증 검사

1) 실어증 스크리닝 검사 : 청각적 이해, 음독, 복창, 호칭, 서자 등의 검사를 통해 단시간에 언어장애 상황을 파악한다.

2) 종합 실어증 검사 : 표준 실어증 검사(standard language test of aphasia : SLTA)는 '듣기', '말하기', '읽기', '쓰기', '계산'의 5가지 능력을 하위검사인 26항목 6단계로 평가하여, 항목별 정답률을 꺾은선 그래프로 나타낸다. 그 밖에 WAB 실어증 검사, 실어증 감별 진단검사 등이 있다.

3) 심화 검사 : 실용 의사소통 능력검사 등, 종합 실어증 검사 후의 상세한 검사

구음장애의 검사

1) 구음기관 검사 : 구음기관의 형태 · 기능 검사, 손상 부위의 식별(identification)

2) 발화 검사

- 구음 검사(단어 · 문장 복창이나 음독 등)

- 발화 특징 추출검사(목소리의 질 · 높이 · 크기 등)

- 프로소디 검사

- 발화 명료도 검사(표34-4 참조)

■ **표34-4 발화 명료도(5단계 평가)**

명료도	판정 내용
1	잘 알 수 있다.
2	때때로 알 수 없는 말이 있다.
3	이야기의 내용을 알면 무슨 말인지 알 수 있다.
4	때때로 알 수 있는 말이 있다.
5	전혀 알 수 없다.

리스크

- 신체적 측면 : 언어장애의 원인질환(뇌혈관 장애 등) 재발, 스트레스로 인한 불면 · 변비 등

- 심리 · 영적 측면 : 우울 상태, 초조함, 흥분 등

- 사회 · 문화적 측면 : 고독, 사회활동의 협소화, 인간관계의 변화, 외부와의 단절 등

치료법

재활치료

1) 언어기능 회복

2) 실용적 의사소통 능력 향상 : 의사소통 수단의 확대(대체수단 활용 포함)

3) 주변 사람들의 의사소통 기술 획득 : 언어장애는 의사소통을 하는 상대에 따라서도 좌우된다. 대상
자를 치료하는 동시에, 가족을 비롯한 주위 사람들이 의사소통 기술을 획득할 수 있도록 지원 · 조
정한다.

상담

언어장애로 인해 정서불안이나 우울 상태가 된 사람에 대한 심리적 접근

원인질환의 재발 예방

연령의 증가에 따라 발현하는 증상이나 재발의 리스크가 있는 원인질환(뇌혈관 장애 등)에 대한 예방

간호 관점

- 언어장애가 있는 대상자를 간호할 때는, 지금까지 언어를 사용하며 살아온 사람이 생각하는 대로 이야기하지 못하게 되면서 비롯된 심리적 고뇌에 대해 깊게 이해해야 한다. 의사를 전달하기를 포기하고 사람과의 교류를 끊는 등의 사태에 빠지지 않도록 하기 위한 심리 · 영적 원조가 필요하다.
- 언어만이 의사소통 수단은 아니다. 언어는 이야기하는 말과 글로 쓰는 말뿐이지만, 비언어적 수단은 표정, 시선, 몸짓, 동작 등 다양하다. 언어장애의 특성에 입각해, 대상자가 풍요로운 의사소통 수단을 재획득 · 확대함으로써 지금까지 쌓아온 생활을 지속 · 발전시킬 수 있도록 지원한다.
- 의사소통은 상대가 있어야 성립한다. 따라서 장애는 상대방이 다가서는 방식에 의해서도 좌우된다. 그러나 외견상 알기 어려운 장애이므로, 주위 사람이 대상자의 상태를 정확하게 파악하지 못하는 경우도 많다. 간호자 자신의 언동을 비롯하여, 대상자를 끌어들이는 사회적 환경 역시 동시에 조성해야 한다.

■ 병기에 따른 장기적인 간호 관점

표34-A에 병기에 따른 간호의 관점을 나타냈다. 구음장애는 치료하는 데 시간을 필요로 하기 때문에, 조바심을 내지 말고 단계적으로 진행한다.

급성기

증상이 변하기 쉽고, 대상자의 이피로성도 높다. 전신 상태나 심리 상태에 주의한다.

회복기

언어기능의 회복을 가장 기대할 수 있는 단계이다. 그러나 너무 무리하는 것은 아닌지, 대상자의 심리 · 신체적인 면도 배려하며 진행한다.

만성기

대상자가 지니고 있는 언어기능을 살려서 실용적인 의사소통이나 생활행동의 유지 · 확대를 위해 원조한다.

■ 언어장애의 유형에 따른 간호 관점

실어증에 대한 대응

실어증의 유형에 따라 대응방법도 달라진다. 실어증의 유형과 주요 증상, 생활행동에 대한 영향을 파악하고, 장애의 특성에 입각해 비언어적인 수단도 효과적으로 활용하는 등 의사소통 수단을 재획득 · 확대할 수 있도록 대상자와 함께 검토한다. 또한 주위의 이해를 비롯하여 생활환경을 정돈한다.

구음장애에 대한 대응

말하는 것 이외의 언어기능은 유지되고 있다. 따라서 실어증과는 달리 글자판을 이용한 대화도 가능하지만, 가능한 목소리를 내어 이야기할 기회를 만들어줌으로써 말하는 것을 포기하지 않도록 원조한다. 자세가 무너지거나 말하는 속도가 빨라서 구음이 불분명하거나 발음하기 어려운 말은 바른 자세에서 천천히 말하도록 원조하는 등, 구음장애의 병태에 입각해 지원한다.

■ **일상생활 속 간호 포인트**

1. 언어장애의 특성에 입각한 의사소통 수단 획득과 기능 회복을 위해 단계적으로 원조한다 :
   언어기능을 회복ㆍ재획득하기까지는 오랜 기간이 걸린다. 특히 실어증에서는 의욕 저하를 수반하기 때문에, 생활 재건을 향한 대상자의 의욕을 지원하면서 회복 상태에 따라 단계적으로 달성할 수 있는 간호 목표를 설정한다.
2. 언어장애로 인한 심리적 고뇌에 맞춰 원조하면서, 활동을 지속ㆍ확대할 수 있도록 생활환경을 정비한다 : 피어 카운슬링(언어장애가 있는 사람들끼리의 교류)의 기회나 장을 마련하는 등 대상자의 심리적 고뇌에 맞춰 지원하는 동시에, 간호자를 비롯하여 대상자와 관계를 맺는 사람들이 적절하게 대응할 수 있도록 조정한다. 또한 대상자가 지금까지 해온 활동을 계속하거나 새로운 활동에 도전함으로써, 생기 있게 생활할 수 있도록 원조한다.

■ **표34-A 발어장애의 병기별로 본 간호의 관점**

급성기(발병~3개월)	회복기(발병 3개월 후~1년 반)	만성기(1년 반 이상)
1) 의사의 전달 방법 확립 2) 대상자와 주위사람들의 장애에 대한 이해 3) 전신 관리, 심리적 지원 4) 환경 조정	언어기능이 가장 회복되는 시기이다. 적극적인 언어 치료와 심리적 지원ㆍ환경 조정을 수행한다.	1) 의사소통 능력의 유지ㆍ확대 2) 환경 조정 3) 사회 복귀에 대한 지원

step 1 정보 수집	step 2 정보 분석	step 3 간호 포커스의 명확화	step 4 계획 세우기	step 5 개입 실시

종합평가

언어장애가 있는 대상자가 어떤 희망을 갖고 있는지, 그리고 어떤 심리적 고뇌를 안고 있는지를 파악한다.

언어장애의 유형과 증상 및 그것이 대상자의 6가지 생활행동 요소에 끼치는 영향을 분석한다. 이와 동시에 대상자의 의사소통 능력과 그 힘을 유도하는 요소 및 저해하는 요소를 찾아내어, 어떻게 하면 생활환경을 정비할 수 있을지 검토한다.

필요한 정보		분석 관점
핵심 정보	질환 관련 정보	언어장애 발생 시기와 경과
		• 언어장애 증상이 언제 발현되었고, 어떠한 경과를 보이고 있는가.
		언어장애(실어증ㆍ구음장애)의 유형ㆍ증상
		• 언어장애는 실어증인가, 구음장애인가. 어떠한 유형이며 어떠한 증상을 보이고 있는가. 원인질환은 무엇인가.
		현 병력ㆍ과거력
		• 대상자는 언어장애나 그 치료에 대해 어떻게 생각하고 있는가.
		치료 : 언어요법
		• 언어요법은 어떤 목적 및 방법으로 수행하는가.

핵심 정보	신체적 측면	인지기능	• 비언어적 · 언어적인 의사소통에서 이해도는 어떠한가.
			• 인지기능 저하와 의사소통(상황의 인지, 과거 기억에 비추어 언어를 표현하는 것 등)에 대한 영향은 없는가.
		운동기능	• 오른쪽 마비가 있는가(오른쪽 마비가 있으면 운동성 실어증일 가능성이 높다).
			• 신체 표현(몸짓, 손짓)이나 글씨를 쓰는 것에 지장을 초래하는 운동장애는 없는가.
		감각 · 지각	• 노화에 따른 시청각기능의 변화가 의사소통에 영향을 주지 않는가.
			• 보청기나 안경 등을 상황에 따라 적절하게 활용하는가.
		언어기능	• 독자적인 신호가 있는가. 특히 기본적인 요구(생리적 요구)는 어떻게 전달할 수 있는가.
		발성 발어의 정도 음성언어의 표출과 이해의 정도 문자언어의 표출과 이해의 정도	• 목소리의 강도, 어조, 프로소디, 구음기관(입술, 치아, 혀 등)은 어떠한 상태인가.
			• 소리, 어구, 문장, 숫자에 대해 어느 정도 표현 · 이해할 수 있는가.
			• 글자, 어구, 문장, 숫자 받아쓰기나 음독, 자발적인 글자 쓰기와 이해는 어느 정도인가.
			• 치아의 결손이나 의치 미장착, 구내염처럼 구음기능을 방해하는 인자가 언어장애를 조장하지 않는가.
		신체적 고통 · 불쾌	• 신체적 고통이나 불쾌감이 있어도 전달하지 못하고 참고 있는가.
	심리 · 영적 측면	건강 지각 · 의향 자기지각	• 언어적 의사소통을 하는 데 열등감을 느끼지 않는가.
		가치 · 신념	• 사람과의 의사소통에 대해 어떠한 가치 · 신념을 지니고 있는가.
		기분 · 정동	• 상대방에게 잘 전달되지 않거나 상대방이 이해해주지 않는 등의 경험이 언어적 의사소통을 소극적 · 부정적으로 만들지 않는가.
		스트레스 내성	• 사람과의 교류에 스트레스를 느끼지 않는가. 또 스트레스가 생활행동에도 영향을 미치지 않는가.
		신앙 · 종교	• 성직자나 사제와의 만남, 기도할 곳 등 영적인 안정을 필요로 하지 않는가.
	사회 · 문화적 측면	방언 · 언어의 특징 역할 · 관계	• 방언처럼 대상자가 태어나서 자란 지역의 독자적인 언어적 표현법이 있는가.
			• 언어장애로 인해 지금까지 쌓아온 역할이나 관계에 영향이 미치지 않았는가.
			• 의사소통할 상대가 없는 등 고립된 상황은 아닌가.
		직업 · 가사 · 학습 사회 참여	• 직업 · 가사 · 학습에 방해받지 않는가.
			• 셀프 헬프 그룹 등 같은 언어장애가 있는 사람들과의 교류는 있는가.
			• 취미나 즐길 거리 등 대상자가 언어로 표출하기 쉬운 화제가 있는가.

활동	**각성** **활동 의욕 · 개인사** **· 의미 · 발전**	• 각성 상태가 의사소통에 영향을 미치지 않는가. • 활동에 대한 의욕은 어떠한가. 언어장애로 인해 지금까지의 활동이나 즐길 거리가 축소되지 않았는가. 활동의 개인사는 어떠한가. 향후 어떻게 발전할 가능성이 있는가. 의사소통이 확대될 기회가 될 만한 활동 가운데 좋아하는 활동은 무엇인가.
휴식	**수면** **휴식**	• 언어장애로 인한 심리적 고뇌가 스트레스가 되어 수면장애를 초래하지 않는가. • 휴식하고 싶을 때 누군가에게 전할 수 있는가. • 언어장애로 인해 피로해졌을 때 휴식을 충분히 취할 수 있는가.
식사	**식사 준비** **식욕** **영양상태** **섭식 동작** **저작 · 연하기능**	• 언어장애로 인해 장보기 등 식사 준비에 지장을 초래하지 않는가. • 언어장애에 병발한 마비 때문에 식사 준비, 식욕, 섭식 동작, 저작 · 연하기능에 대한 영향은 없는가. 그 결과 영양상태가 변하지 않았는가. • 실어증으로 인한 집중력이나 의욕의 저하가 섭식에도 영향을 주지 않았는가. • 발성 · 발어에 관여하는 수의근은 저작 · 연하에 사용되는 근육이기도 하다. 구음장애가 있는 경우, 저작 · 연하기능에 장애는 없는가.
배설	**대소변 저장** **요의 · 변의** **배설 동작** **대소변 배출** **대소변 상태**	• 언어장애로 인해 요의 · 변의를 전하지 못하고 배설을 참고 있지 않은가. • 갑자기 일어서거나 안절부절못하는 등 요의 · 변의의 신호가 있는가. • 언어장애로 인해 배설 동작에 대한 원조를 요구하지 못하는 상황은 아닌가. • 변비나 설사, 배설을 조절하기 위한 약물을 복용하는 탓에 불쾌한 상태는 아닌가. 불쾌한 상태를 전달할 수 있는 힘은 어떠한가.
몸차림	**청결** **(입욕, 구강 케어)** **단정함** (옷 갈아입기, 세면 · 정용) **치장**	• 청결 행위나 단정함에 관한 희망, 환경을 정돈하는 방식에 대한 의향, 치장에 대한 가치관이나 현재 상황에 대한 희망을 전할 수 있는가. • 치장을 하거나 몸차림을 단정하게 정리함으로써, 기분이 명랑해지거나 사람과의 교류가 적극적이 되는 등의 경험이나 가능성이 있는가.
의사소통	**수단** **상대** **내용** **목적**	• 대상자는 현재 어떤 의사소통 수단을 취하고 있는가. • 의사소통 수단을 확대하기 위해 어떠한 희망이나 가능성을 지니고 있는가. • 가족이나 의료 관계자, 동실자 등 의사소통 상대에게 어떤 희망을 갖고 있는가. 또 대상자가 접하는 상대는 현재 어떤 의사소통 기술을 지니고 있는가. • 언어장애 증상으로 인해 전하려는 목적이나 내용이 상대에게 전달되지 못하는가. 상대가 어떻게 대응하면 잘 전달할 수 있는가.

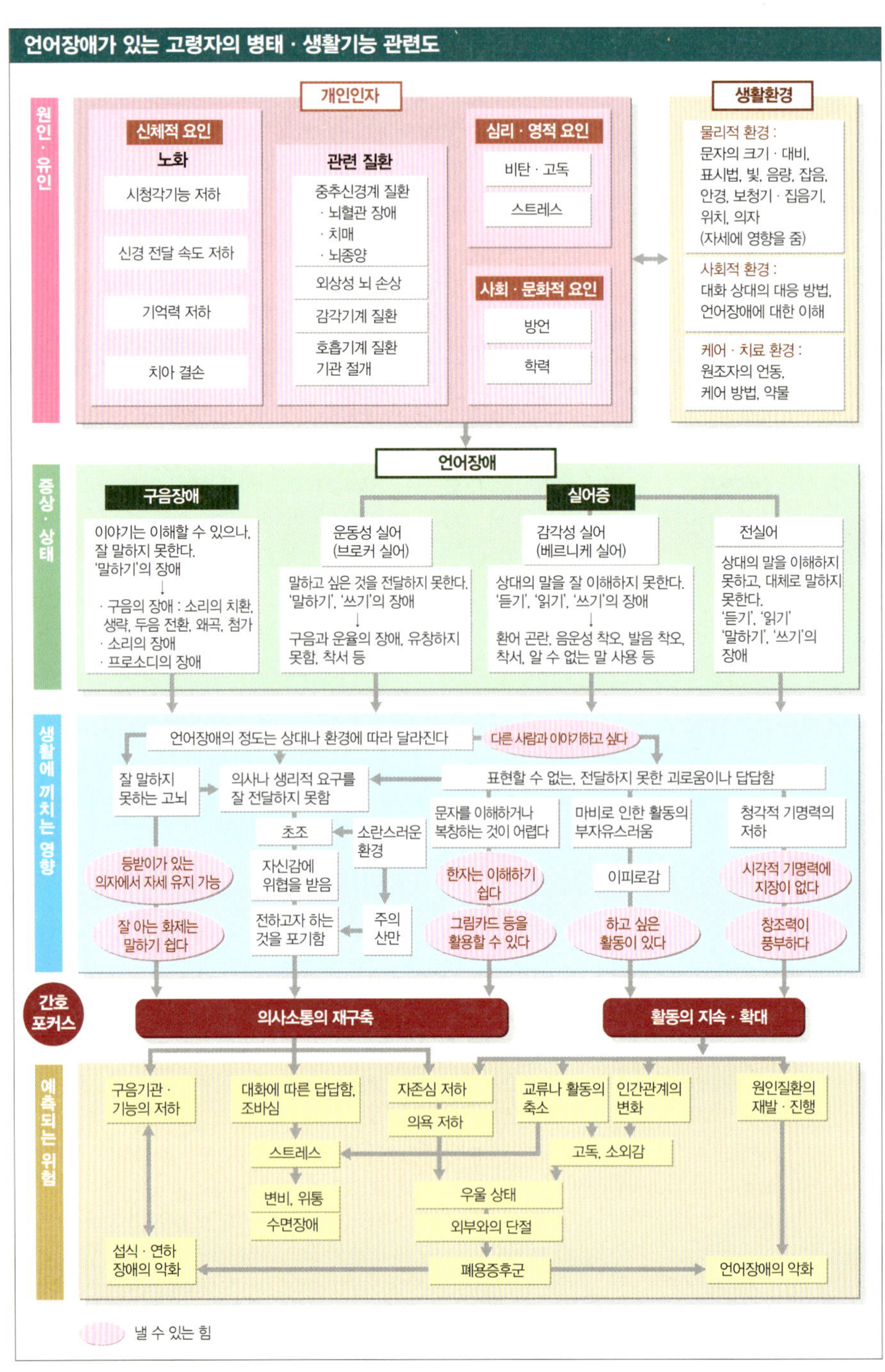

언어장애가 있는 고령자의 병태 · 생활기능 관련도

원인 · 유인

개인인자

신체적 요인
노화
시청각기능 저하
신경 전달 속도 저하
기억력 저하
치아 결손

관련 질환
중추신경계 질환
· 뇌혈관 장애
· 치매
· 뇌종양
외상성 뇌 손상
감각기계 질환
호흡기계 질환
기관 절개

심리 · 영적 요인
비탄 · 고독
스트레스

사회 · 문화적 요인
방언
학력

생활환경
물리적 환경 :
문자의 크기 · 대비,
표시법, 빛, 음량, 잡음,
안경, 보청기 · 집음기,
위치, 의자
(자세에 영향을 줌)
사회적 환경 :
대화 상대의 대응 방법,
언어장애에 대한 이해
케어 · 치료 환경 :
원조자의 언동,
케어 방법, 약물

언어장애

증상 · 상태

구음장애
이야기는 이해할 수 있으나,
잘 말하지 못한다.
'말하기'의 장애
· 구음의 장애 : 소리의 치환,
생략, 두음 전환, 왜곡, 첨가
· 소리의 장애
· 프로소디의 장애

실어증

운동성 실어
(브로커 실어)
말하고 싶은 것을 전달하지 못한다.
'말하기', '쓰기'의 장애
구음과 운율의 장애, 유창하지
못함, 착서 등

감각성 실어
(베르니케 실어)
상대의 말을 잘 이해하지 못한다.
'듣기', '읽기', '쓰기'의 장애
환어 곤란, 음운성 착오, 발음 착오,
착서, 알 수 없는 말 사용 등

전실어
상대의 말을 이해하지
못하고, 대체로 말하지
못한다.
'듣기', '읽기'
'말하기', '쓰기'의
장애

생활에 끼치는 영향

언어장애의 정도는 상대나 환경에 따라 달라진다
다른 사람과 이야기하고 싶다

잘 말하지
못하는 고뇌

의사나 생리적 요구를
잘 전달하지 못함

표현할 수 없는, 전달하지 못한 괴로움이나 답답함

초조

소란스러운
환경

문자를 이해하거나
복창하는 것이 어렵다

마비로 인한 활동의
부자유스러움

청각적 기명력의
저하

등받이가 있는
의자에서 자세 유지 가능

자신감에
위협을 받음

한자는 이해하기
쉽다

이피로감

시각적 기명력에
지장이 없다

잘 아는 화제는
말하기 쉽다

전하고자 하는
것을 포기함

주의
산만

그림카드 등을
활용할 수 있다

하고 싶은
활동이 있다

창조력이
풍부하다

간호 포커스

의사소통의 재구축

활동의 지속 · 확대

예측되는 위험

구음기관 ·
기능의 저하

대화에 따른 답답함,
조바심

자존심 저하
의욕 저하

교류나 활동의
축소

인간관계의
변화

원인질환의
재발 · 진행

스트레스

고독, 소외감

변비, 위통
수면장애

우울 상태
외부와의 단절

섭식 · 연하
장애의 악화

폐용증후군

언어장애의 악화

낼 수 있는 힘

간호 포커스의 명확화

- 언어기능을 회복하거나 새로운 의사소통 수단을 획득함으로써 의사소통이 확대된다.
- 주위의 협조나 생활환경 정비를 통해, 지금까지 해온 활동을 계속하거나 새로운 활동을 즐길 수 있다.

① 간호 포커스	간호 목표
언어기능을 회복하거나 새로운 의사소통 수단을 획득함으로써 의사소통이 확대된다.	1) 잘 알고 좋아하는 화제에 대해 대화할 수 있다. 2) 비언어적 수단을 활용할 수 있다. 3) 말하지 못하는 스트레스로 인한 불면이나 변비와 같은 신체 증상이 없다.

원조 내용	근거
1. 병기에 따른 단계적 원조 〈급성기〉(증세 발현 후 3개월 간) ① 기본적 요구나 의사를 전달하는 방법에 대한 파악과 대응 • 요의·변의나 공복의 신호 등 기본적인 요구나 의사 전달 방법을 대상자와 확인하고, 필요할 때는 바로 대응할 수 있도록 한다. ※ 대상자 특유의 전달 방법은 '원조 내용'란에 구체적으로 기재하여, 원조자끼리 파악하는 동시에 대응방법을 통일하도록 한다. ② 대상자나 주위 사람들의 언어장애에 대한 이해에 입각해 환경을 조정한다. ③ 전신 상태 관리 이하 〈회복기〉(증세 발현 후 3개월 후~1년 반), 〈만성기〉(증세 발현 후 1년 반 이후)의 '원조 내용'을 중심으로 채택한다.	• 병기에 따라 단계적으로 원조한다. • 언어장애로 인해 생리적 욕구마저 충족되지 못하는 경우가 생겨서는 안 된다. 원인질환의 급성기나 입원·입소 직후에는 우선 생리적 욕구를 비롯한 기본적 요구나 의사를 전달하는 방법에 대해 대상자와 확인하고, 필요할 때 바로 대응할 수 있도록 한다. 회복 상태에 따라, 조기에 대상자의 행동 범위가 6가지 생활행동 요소로 확장될 수 있도록 지원한다. • 대상자나 가족을 비롯한 주위 사람들이 언어장애에 대해 어떻게 이해하고 있는지 파악하고, 케어에 반영한다. • 재활치료를 진행할 때는 전신 상태의 안전이 기본적으로 요구된다. 또한 재발로 인한 언어장애의 악화를 예방하기 위해서도, 전신 상태의 파악·관리는 불가결하다.
2. 언어기능 회복을 위한 생활 속 재활치료 1) 언어기능을 높이는 생활 연구 : 언어청각사(ST)와 협조하여 506쪽의 언어 훈련 ① 혹은 ②를 일상생활에 자연스럽게 도입하여, 대상자가 훈련을 의식하지 않고 매일의 생활이 재활치료로 이어질 수 있는 방안을 연구한다.	• ST에 의해 언어 치료가 실시되는 경우라면, ST와 목표를 공유하여 생활 속에서 언어 훈련을 위한 장치를 만든다. 그럼으로써 대상자의 일상생활 속에서 자연스럽게 재활치료로 이어질 수 있도록 방안을 연구한다.

2) 자주적으로 훈련을 즐겁게 실시하기 위한 방안 연구 : 대상자에 따라서, 일과 속에 '자주 훈련'을 도입하거나 자주 훈련 서클에 참가하게 한다. 또한 훈련을 마친 후에는 도장을 찍어주는 등 재미있는 요소를 도입하여, 매일 훈련을 실시할 수 있도록 하는 방안을 연구한다.

① 구음장애
- 호흡 훈련
- 발성 훈련
- 인두 · 연구개의 운동 훈련
- 조음기관의 운동 훈련(입술, 아래턱, 혀 운동)
- 구음 훈련, 문장을 읽는 훈련

② 실어증
- 구음 훈련
- 받아쓰기
- 계산 연습
- 문자 연습

- 자주 훈련 시간을 일과로 편성하거나, 도장 수첩 등 놀이거리 요소를 도입해 훈련을 재미있게 실시하면, 훈련의 습관화나 생활리듬으로 이어진다.
- 구음장애일 때의 언어 훈련은 발성 · 발어기관의 운동능력 향상을 목표로 한다.
- 호흡 훈련은 피로를 야기하기 쉽다. 적절한 휴식을 취하면서 실시한다.

- 실어증에 합병되기 쉬운 증상으로 이피로성이나 주의력 저하가 있음을 고려해 훈련을 실시한다.

3. 새로운 의사소통 수단의 획득 · 확대를 위한 원조

상황에 따라 대상자 자신이 대체 수단을 선택 · 활용할 수 있도록 원조한다.
- 한자 · 그림 활용
※ 문자판은 구음장애에서는 사용할 수 있으나, 실어증에서는 사용할 수 없다.
- 의사소통 노트 활용
- 의사소통 칠판 활용
- 몸짓 활용
- 실물을 보여주거나, 관련된 곳에 실제로 가서 이야기하는 등 시각적으로 확인한다.
※ 의사소통 수단을 계발하고 발전시키기 위해, 대상자와 함께 이야기하고 검토한다.

- 실어증에서는 문자를 이해하기가 어려워진다. 예를 들어서 '秋'라는 한자를 쓰면 의미를 알지만, '가을'이라고 쓰면 그 의미를 이해하지 못하는 경우도 있다. 따라서 실어증에서는 문자판을 사용하지 않는다.

- 의사소통 노트란 그림이나 문자를 가리켜서 말하고 싶은 것을 상대에게 전하는 의사소통 보조 노트로, 공백 페이지나 칸 안에 필요한 말을 적을 수 있게 되어 있다. 대상자의 생활행동에 따라, 대상자만의 생활행동 특징이 담겨 있고, 사용하기 편리한 노트를 만든다.

4. 대상자가 이야기하기 편한 환경 만들기

1) '말하고 싶다'는 대상자의 느낌을 헤아린다.
2) 의사소통에 영향을 주는 노화 요인에 대한 대응
- 표현 면 : 치아, 의치의 조절 등
- 이해 면 : 시청각기능의 조절(보청기, 안경 사용)

- 노화에 따른 시청각의 변화나 치아의 결손 등이 언어장애를 조장하는 경우도 있으므로, 사전에 조정한다. 의치를 장착하는 것만으로, 상대가 듣기 편하게 말하게 되는 경우도 있다.

3) 대화를 촉진하는 환경 만들기

- 대상자가 대화 상대의 표정이나 입 모양, 몸짓 등을 보기 편하도록 위치나 채광에 배려한다.
- 대상자가 대화에 집중할 수 있도록 조용한 환경을 마련한다(텔레비전 끄기, 조용한 공간으로 이동하기 등).

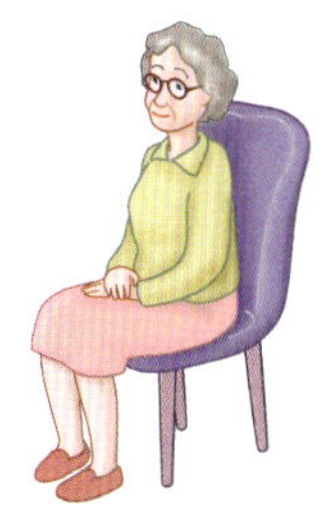

■ 그림34-A 바른 좌위 자세

- 구음장애가 있는 대상자는 신체가 가라앉지 않도록, 등받이가 튼튼한 의자를 마련하여 바른 좌위 자세를 유지할 수 있도록 원조한다.

- 언어 환경을 풍요롭게 하는 병실 선택

- 상대의 표정이나 입술의 움직임, 몸짓 등은 대상자가 이야기를 이해할 때의 단서가 된다. 대화 상대의 표정을 확인할 수 있도록 빛이 비치는 곳에 상대를 앉도록 하는 등 배려한다.
- 실어증에서는 이해력뿐 아니라 주의력까지 저하된 사람도 있기 때문에, 주위가 소란스러우면 집중하지 못해 이야기를 이해하기 힘들어진다. 이야기에 집중할 수 있는 환경 조성이 중요하다.

- 몸통의 근력이 저하되는 운동성 구음장애가 있는 대상자의 경우, 자세가 불안정하면 상체나 경부가 필요 이상으로 긴장하여 발성·구음에도 영향을 끼친다. 대화를 하기 전에 바른 좌위 자세를 갖출 수 있도록 지원한다.
- 병원이나 시설에서는 공동생활을 하기 때문에, 대상자의 언어를 풍요롭게 할 수 있도록 동실자와의 관계에도 배려하여 병실이나 침대 위치를 선택한다.

---

5. 언어장애로 인한 고뇌·스트레스에 대한 심리적 원조

- 현재 상황에 대한 대상자의 생각이나 희망을 느긋하게 들을 수 있는 시간과 공간을 확보한다.
- 언어장애로 인한 고뇌나 스트레스를 파악해, 대상자와 함께 대처방법을 모색한다.
- 가족이나 친구, 동실자와의 의사소통 때문에 고민한다면, 경청하고 조정한다.
- 대상자의 자존심이 상하지 않도록 간호자 자신도 언동에 세심한 주의를 기울인다. 동시에 가족이나 동실자와 같은 주위 사람들의 언동에도 주의한다.
- 자각증상과 관찰의 양면에서, 언어장애로 인한 스트레스로 불면이나 위통과 같은 신체 증상에 이르지 않았는지 파악한다.
- 같은 언어장애가 있는 환우로 구성된 피아 카운슬링의 기회나 장소를 만든다(동호회 참가 등).

- 언어로 잘 표현할 수 없는 만큼, 내면에는 다양한 생각이나 고민을 안고 있는 경우가 많다.
- 언어장애가 있는 데다가 사투리를 쓰는 바람에 놀림을 받아 이야기하고 싶지 않다는 등, 각자의 이유가 있는 경우도 있다. 각 대상자가 어떤 생각을 하고 있는지 잘 경청해야 한다.

- 대상자의 발음이 어설픈 탓에 상대로부터 어린아이 취급을 받지 않는지 주의한다. 실어증이 있는 대상자의 자존심이 상하지 않도록, 간호자 자신의 언동을 비롯한 주위의 대응방법에도 주의한다.

- 같은 언어장애가 있는 환우(피아)이기 때문에, 서로 이해할 수 있는 고뇌나 대처방법을 갖고 있다. 그러한 기회나 장을 제공하는 일도 중요한 원조 가운데 한 가지이다.

② 간호 포커스	간호 목표
주위의 협조나 생활환경 정비를 통해, 지금까지 해온 활동을 계속하거나 새로운 활동을 즐길 수 있다.	1) 아래의 활동을 실시할 수 있다. (① ○○, ② ○○ ← 대상자가 희망하는 활동을 기재) 2) 활동을 즐긴다(활동할 때의 웃는 얼굴, '즐거웠다'는 식의 언행, 대상자가 활동 내용에 대해 화제로 삼는 것 등을 통해 평가한다).
원조 내용	근거

원조 내용

1. 주위(상대편)의 의사소통 기술 향상에 대한 원조

대상자와 교류하는 사람들(원조자도 포함)이 아래의 사항에 유의하여 의사소통을 도모하는지 확인하고, 필요에 따라 조정한다.

1) 대상자에게 이야기할 때의 유의점

- 대상자가 이해하기 쉬운 말을 선택한다.
- 짧은 문장으로 천천히, 또박또박 말한다.
- 대화를 시작할 때는 대상자의 취미나 대상자가 관심을 갖는 이야기 혹은 잘 아는 내용을 화제로 선택한다.
- 화제를 갑자기 바꾸지 않는다.
- 한 번으로 이해하기 어려울 때는 반복적으로 이야기하거나, 전달 방식을 바꾸는 등의 방안을 연구한다.
- 말로 이해하기 힘들 때는 그림 · 사진을 보여주거나, 몸짓을 사용하거나, 실물을 보여주면서 이야기한다.

- 특히 중요한 내용이라면 올바르게 이해했는지 확인한다.

2) 대상자의 이야기를 들을 때의 유의점

- 말에만 의존하지 말고 표정, 몸짓, 손가락으로 가리키는 것, 그때의 생활행위 등을 관련지어, 대상자가 말하고자 하는 의도를 판단한다.
- 하고 싶은 말이 잘 떠오르지 않아서 말을 못하는 것처럼 보일 때는, 대상자가 말할 수 있을 때까지 기다린다.
- 말하지 못함으로써 피로가 심해지는 것 같을 때는 "네", "아니오"로 답할 수 있는 질문을 제시한다.
- 말이 잘못되어 이야기의 흐름에서 의미를 알 수 없을 때는, 정정하지 말고 이야기를 계속하게 한다.

근거

- 실어증 환자는 소외감이나 고독감을 느끼거나, 자신의 의사가 잘 전달되지 못해 답답함이나 조바심 때문에 불안정해지기 쉽다. 실어증을 바르게 이해해서 따뜻하고 적절하게 대응한다.
- 대상자에게는 또박또박 이야기하는 것이 중요하다. 그러나 잘 들리지 않는 것은 아니기 때문에, 노인성 난청과 같은 청각장애가 없는 한 큰 목소리로 이야기할 필요는 없다.
- 대화를 하기 전에 대상자가 이야기하기 쉬운 화제를 생각해서 가면 좋다.
- 실어증에서는 이해적인 측면의 장애가 있기 때문에, 화제를 갑자기 바꾸면 혼란을 초래한다.

- 장소를 확인할 때는 지도를 사용하면 좋다. 또 일시를 확인할 때는 달력이나 시계와 같은 도구를 사용하거나, 실제로 문자로 쓰는 것도 좋다.
- 상대방에 대한 배려나 피로감 때문에, 이해하지 못했는데도 고개를 끄덕이는 경우가 있다. 중요한 이야기라면 대상자가 이해한 내용을 말하도록 하여, 올바르게 이해했는지 확인한다.
- 비언어적 수단이나 그때의 생활행위 등과 관련지음으로써 상상력을 끌어내어, 대상자가 전하고 싶어 하는 진의를 파악한다.

- 대상자가 전하려는 말을 할 순 없지만 듣는 사람이 그 내용을 알고 있는 경우가 있다. 이럴 때 듣는 사람이 앞질러서 연달아 이야기하면 대상자는 재촉 받고 있다고 느끼며, 스스로 이야기하지 못한다는 부전감이나 실망을 초래한다.
- 언어장애가 있는 사람은 의사를 잘 표현하지 못하는 탓에 자신감을 잃어버리기 쉽다. 대상자가 겨우 말한 단어를 정정하는 것은, 그의 자존심을 상하게 하는 일이기도 하다. 말하고 싶은 단어를 찾았을 때는 함께 기뻐하는 등, 대상자의 자신감을 고취시킬 수 있도록 대하는 것이 중요하다.

- 말을 들어서도, 상황으로 고찰해서도 알 수 없을 때는 문자나 그림, 몸짓을 사용해 하나씩 천천히 확인한다.
- 구음장애가 있는 대상자의 경우, 발음하기 힘든 말을 할 때나 속도가 빨라서 말이 명확하지 않을 때는 천천히 이야기하도록 부탁한다.
- 전실어에서는 대상자의 신호를 취합하여 대상자의 의사를 파악하는 동시에, 그 배후에 있는 대상자의 감정도 읽도록 한다.

- 전실어에서는 화장실에 가고 싶을 때 몸을 꿈틀거리는 등, 관찰에 기초한 신호를 축적한다. 또한 부정적인 몸짓을 하기 힘들어하는 경향이 있기 때문에, 진의를 잘못 파악하지 않도록 표정과 같은 비언어적 신호에도 유의한다.

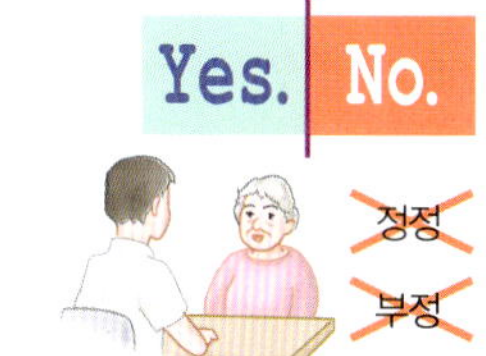

■ 그림34-B 이야기를 듣기 위한 방안

3) 주위 사람들이 대상자를 대하는 방식을 통일한다.
① 대상자가 주위 사람들에게 바라는 자신을 대하는 방식이나, 잘하는 전달 방법을 확인 · 기록하여, 간호자 사이에 대응 방식을 통일한다.
② 대상자의 혼란이 심할 때는 대상자가 안심할 수 있는 간호자에게 담당하게 한다.
③ '연락장' 등을 이용해, 위의 ①에서 얻은 정보를 가족이나 주위 사람들에게도 알림으로써, 대상자가 바라는 방법으로 대하도록 조정한다.

- 실어증에서는 표현적 측면의 장애가 있어서, 사람에 따라 대응방법이 다르면 혼란을 야기한다. 대상자가 안심할 수 있는 대응방식을 찾아내어 통일한다.

- 가족을 비롯해 대상자와 교류할 기회가 많은 사람들이 이미 좋은 수단을 획득했을 수도 있다. 정보를 교환해, 주위 사람들이 대상자에게 바람직한 대응을 할 수 있도록 조정한다.

2. 활동의 지속 · 발전을 위한 원조
- 대상자가 지금까지 지속해온 활동 상황을 파악하고, 향후 활동에 대한 의향을 확인한다.

- 좋아하는 텔레비전이나 라디오 프로그램을 접하거나 신문이나 잡지를 읽는 등, 다른 사람과의 대화 말고도 언어로 접하는 활동의 기회를 중시한다.
- 이전부터 해오던 활동(노래 부르기, 꽃꽂이 등)을 계속함으로써 풍요로운 시간을 갖는다. 필요에 따라 주위에도 협조를 요청한다.

- 언어장애 때문에 하고 싶은 활동이 있어도 포기하는 경우가 있다. 대상자의 활동력과 희망사항을 기초로, 활동을 계속함으로써 풍요로운 시간을 보낼 수 있도록 원조한다.
- 신문이나 잡지 등의 경우, 문자를 모두 읽지 않더라도 한자나 사진 등으로부터 내용을 알 수 있다. 대상자에게 부담이 되지 않는 선에서 언어와 접촉할 기회를 만든다.
- 이전부터 계속해온 활동은 신체가 기억하고 있어서 변함없이 즐길 수 있는 경우가 많다.

• 같은 언어장애가 있는 환우들과 교류할 기회를 갖는다. • 처음에는 익숙한 활동부터 시작하여 자신감을 되찾을 수 있도록 지원한다. • 새로운 활동에 도전할 때는 그림을 그리고, 사진을 찍는 등 창조성이 높은 활동을 선택한다. • 이피로감에도 주의하여, 활동과 휴식의 균형을 고려한 활동 스케줄을 작성한다. • 마비가 있는 경우라면, 활동으로 인한 부자유스러움에도 주의한다. • 시각적 기명력을 살려서 활동 일시 등은 시각적으로 표시한다. • 대상자의 변화나 할 수 있는 일을 이야기해주거나, 그의 작품을 전시하는 것과 같은 방법으로 대상자가 기뻐하거나 자신감을 얻을 수 있게 한다.	• 그림을 그리는 등 말을 많이 사용하지 않고 창조성이 높은 활동을 선택하면, 새롭게 참여할 수 있다. • 실어증에서는 청각적 기명력이 저하되나, 시각적 기명력은 유지된다. 활동에 관한 정보는 시각적으로 나타내는 등, 방안을 연구한다.

관련 항목 : 더 자세히 알고 싶다면 다음을 참조하자

• 언어장애의 원인 · 유발원인

뇌졸중(→ 102쪽) : 뇌졸중에 의한 다양한 기능장애와 언어장애가 어떻게 서로 연결됨으로써 생활의 재구축에 영향을 끼치는지 살펴보자.

파킨슨병(→ 131쪽), 척수소뇌변성증(→ 149쪽) : 구음장애의 원인이 되는 질환에 대해 심도 있게 학습해보자.

• 언어장애와 관련된 리스크

수면장애(→ 469쪽) : 언어장애로 인한 스트레스로 수면장애에 이르지 않는지 확인하자.

섭식 · 연하장애(→ 402쪽) : 언어장애와 함께 섭식 · 연하장애도 병발하지 않았는지 확인하자.

우울 상태(→ 346쪽), 폐용증후군(→ 550쪽) : 생각대로 대화할 수 없는 탓에 다른 사람과 교류할 기회를 피하거나, 우울 상태에 빠지거나, 활동이 협소화되어 폐용증후군의 리스크가 높아지지 않았는지 확인하자.

• 언어장애가 있는 고령자 간호하기

의사소통(→ 69쪽) : 대상자가 새로운 의사소통 수단을 획득하고 생기 넘치는 생활을 영위할 수 있도록 원조하기 위해, 의사소통의 의미와 수단을 배우고 간호의 관점을 넓히자.

활동(→ 21쪽) : 대상자가 언어장애를 지니고도 활동을 지속 · 발전시킬 수 있도록, 간호의 관점을 공부하자.

기초지식

감각 · 지각장애란

감각장애(sensory disturbance)란

감각이란 생활환경 속에 있는 다양한 자극에 대해 감각수용체가 반응함으로써 얻게 되는 의식의 경험이라고 할 수 있다. 사람이 지닌 감각은 특수감각이라고 하는 시각, 청각, 미각, 평형각과 표재감각(압각, 통각, 냉각, 온각 등의 피부감각), 심부감각(운동감각, 위치감각, 진동각 등의 고유감각), 복수감각 등을 비롯한 체감각이나 내장감각이 있다. 감각장애란 어떤 원인으로 이러한 감각에 문제가 생긴 생태이다.

지각장애(perceptual disturbance)란

지각이란 생활환경 등의 외계에서 들어온 감각자극에 대해 사물, 사건 등이라고 의미를 부여(인지)하는 것을 말한다. 예를 들어서 전방에서 물체가 다가오고 있음을 시각으로 포착하거나 그 소리나 울음소리 등을 청각으로 파악하는 작용은 감각의 영역이며, 그러한 체험을 '개가 짖으면서 다가오고 있다'라고 인지하는 작용은 지각의 영역이 된다. 지각의 종류에는 공간지각, 시간지각, 운동지각 등이 포함되며, 지각장애는 이러한 종류의 인지기능에 어떤 문제가 생긴 상태이다.

감각 · 지각의 메커니즘

온각, 통각, 촉각자극과 같은 체감각으로 얻게 되는 감각은, 감각수용체가 받아들인 자극을 말초로부터 중추를 향하는 상행성(구심성) 전도로를 거쳐 대뇌피질의 감각 영역으로 전달함으로써 발생한다. 또한 시각과 같은 특수감각은 감각수용체인 수정체나 유리체 등을 통해 망막에 도달한 빛 자극을 시신경을 따라 대뇌의 후두엽에 있는 시각 영역으로 전달함으로써 발생한다.

감각장애는 어떤 원인으로 인해 이들 감각 전달로에 이상이 발생하여 자극을 정상적으로 지각하지 못하게 되는 상태를 가리킨다. 히스테리와 같은 심인성 반응에 의해서도 비슷한 이상이 생기는 경우가 있다.

지각은 이러한 감각 전달로

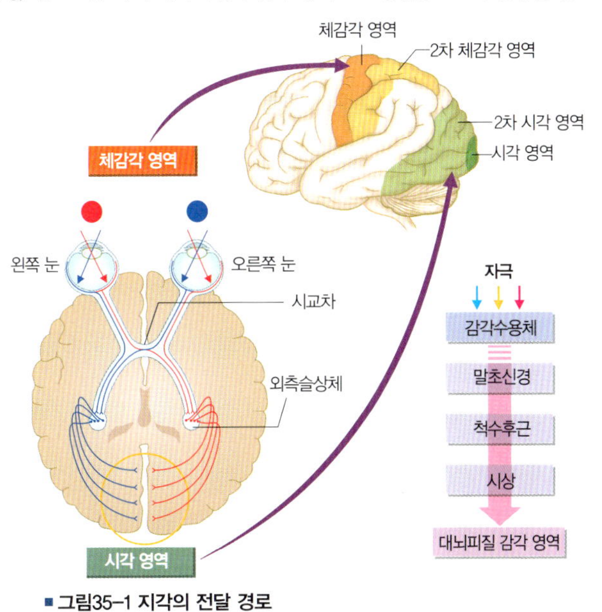

■ 그림35-1 지각의 전달 경로

를 따라 전송되는 다양한 자극(예를 들어 시각, 청각, 후각, 체감각 등) 정보를 기초로, 자각적인 체험으로써(눈부심, 시끄러움, 냄새가 남, 뜨거움 등) 의미를 부여하는 뇌의 작용이다. 지각을 통해 획득한 정보를 기초로, '지금은 여름이다', '개가 짖고 있다' 등과 같은 해석이나 판단을 하는 처리를 인지기능이 담당한다.

병인 · 악화인자

감각 · 지각장애의 병인

감각 · 지각장애는 감각수용체에서 뇌까지 아우르는 감각 전달로 가운데 어떤 부위에 문제가 생김으로써 발생한다. 장애 부위에 따라서 수용기 장애, 말초신경장애, 척수 장애, 뇌의 장애로 분류할 수 있다.

1) 수용기 장애 : 시력 저하(안과 질환), 청력 저하, 노인성 난청 등
2) 말초신경장애 : 외상, 압박, 혈행장애, 신경염, 당뇨병과 같이 말초신경장애를 초래하는 질환 등
3) 척수 장애 : 척수 손상, 골절, 척수종양, 척수염 등
4) 뇌의 장애 : 뇌종양, 뇌출혈, 뇌혈관 장애, 뇌경색, 치매 등
5) 기타 　: 스트레스나 정신적인 문제 등 심인성의 장애가 나타나는 경우도 있다.

증후 · 징후

특수감각이라고 불리는 시각이나 청각 등에서의 감각장애 증상은 잘 안 보이거나, 잘 안 들리거나, 맛을 모르거나, 냄새가 나지 않는 등의 감각 저하를 통해 나타나는 경우가 많다.

표재감각의 경우 고령자는 증상을 다양한 말로 설명하지 못하고 단지 '저리다'고만 표현하는 경우가 많아서, 간호자는 대상자가 호소하는 감각장애를 최대한 구체적으로 파악할 필요가 있다.

1) 감각 과민 : 약간의 자극에도 강한 반응을 보인다. 강하면 아프다고 느낀다.
2) 감각 둔화 : 강한 자극에도 반응이 둔해진다. 통증이나 열감에 대한 둔화가 심하면 위험하다.
3) 착각 : 받아들인 자극이 다른 자극이라고 느낀다. 통증을 냉감이라고 느끼는 등
4) 통증 : 저림, 뜨거움(작열감), 쑤심, 콕콕 찌름, 욱신거림, 저릿저릿함, 울림, 근질근질함 등

진단

문진

- 어느 부위에 발생한 감각장애인지(시각 · 청각과 같은 특수감각인가, 운동감각이나 통각과 같은 표재감각인가), 대상자의 경험을 구체적으로 듣는다.
- 언제부터 증상을 알아채기 시작했는가.
- 언제, 어떤 때 발생하는가.
- 무엇을 하면 증상이 악화되고, 무엇을 하면 증상이 경감되는가.
- 장애가 있는 까닭에 생활상 불편한 점은 무엇인가.

감각 · 지각검사(⇒ physical assessment 수법도 확인)

- 시력 · 청력을 비롯한 특수감각 검사
- 붓이나 브러시 등을 이용한 촉각 검사
- 바늘이나 핀 등을 이용한 통각 검사
- 손가락 등을 위아래로 움직여서 그 방향을 말하는 심부감각 검사
- 소리굽쇠 등을 이용해 진동을 감지하는 심부감각 검사 등

기타

이러한 검사와 아울러 뇌의 기능이 감각 · 지각에 미치는 영향에 대해 확인하고, 생활 속에서 발생하는 상황을 파악하는 것이 필요하다.

- 개정 하세가와 간이지능평가 스케일(HDS-R)
- N식 노인용 일상생활 동작 평가척도(N-ADL)
- 수단적 ADL(IADL : instrumental activities of daily living) 등

치료법

- 시력의 저하, 청력의 저하와 같은 감각수용체가 원인인 감각장애에서는 백내장의 치료 · 수술처럼 원인이 되는 질환을 치료하거나, 시력 · 청력 보정과 같은 방법을 취한다.
- 저림이나 통증과 같은 이상 감각에 대해서는 비타민제나 근 이완제와 같은 약물요법, 저주파나 적외선 등을 통한 이학치료, 신경블록과 같은 외과적 요법이 이용된다.

MEMO

감각 · 지각장애가 있는 고령자 간호하기

간호 관점

- 감각 · 지각장애가 있는 고령자를 간호할 경우, 구체적으로 생활상의 어떤 문제점이 나타났는지 충분히 확인하여 원조의 방향성을 명확하게 하는 것이 중요하다.
- 감각 · 지각장애를 일괄해서 파악하는 것이 아니다. 감각장애라면 어떠한 감각기능 장애를 초래해서 어떤 생활상의 어려움이 나타났는지 구체적으로 파악하여, 간호 계획을 전개해야 한다. 또한 감각 · 지각장애가 있는 기능에 국한된 문제인지, 아니면 장애가 복합되어 문제가 발생했는지에 주목하는 것도 중요하다.
- 감각 · 지각장애가 구체적인 모습으로 나타나기 쉬운 생활상의 문제로는 ADL의 저하가 있다. 간호자는 ADL 평가를 비롯한 적확한 정보에 기초하여 종합평가에 힘씀으로써, 대상자가 자립적이고 질 높은 생활을 실현할 수 있도록 원조를 지향해야 한다.

■ 생활기능장애도에 따른 장기적인 간호 관점

- 감각 · 지각장애가 있는 고령자는 장애 부위에 따라서 일생상활에 미치는 영향이 다르다. 구체적인 장애의 상황과 야기된 생활상의 문제점을 명확하게 파악한 후에 장기적인 간호 계획을 세운다.

■ 일상생활 속 간호 포인트

1. 감각 · 지각장애가 야기하는 생활상의 어려움이 최소한에 그치도록 원조한다.
2. 감각 · 지각장애로 인해 발생할 수도 있는 위험을 예방한다.
3. 불안을 경감하는 의사소통을 도모한다.
4. 장애를 고려한 환경 조정

| step 1 정보 수집 | step 2 정보 분석 | step 3 간호 포커스의 명확화 | step 4 계획 세우기 | step 5 개입 실시 |

종합평가

감각 · 지각장애가 있는 고령자의 생활행동에 대해서는 대상자의 구체적인 생활상 문제를 6가지 생활 구성요소에 비추어 관찰 · 정리한다. 나아가 고령자가 낼 수 있는 힘(방위력, 예비력, 적응력, 회복력)에 주목하여, 저하된 면과 발휘되는 면의 양방향으로 고령자의 감각 · 지각장애에 관한 종합적인 상황을 평가해나간다.

필요한 정보			분석 관점
핵심 정보	질환 관련 정보	감각 · 지각장애의 상황	• 감각 · 지각장애 증상의 출현 상황을 시간 · 부위 · 체위 등을 통해 분석한다.
		과거력	• 감각 · 지각장애의 증상을 야기할 만한 과거력은 없는가.
		치료	• 감각 · 지각장애 때문에 발생한 사고나 부상이 있는가.
		생활양식	• 감각 · 지각장애를 악화할 수 있는 치료를 받고 있지 않은가(압박, 자세 등).
		내복 상황	• 신체를 압박하거나 혈행을 방해할 수 있는 자세, 체위, 활동은 없는가.
			• 감각이나 지각에 영향을 주는 약물을 내복하고 있지 않은가.

핵심 정보	신체적 측면	운동기능 전신적인 ADL 기능	• 감각 · 지각장애로 인해 보행, 상하지의 움직임과 같은 신체적인 운동기능에 문제가 발생하지 않았는가. • 특히 보행하거나 이승할 때의 신체 균형에 관한 정보를 자세히 수집한다.
		감각	• 시각, 청각, 미각, 후각, 평형감각의 구체적인 변화 상태를 관찰한다. • 체감각의 구체적인 변화를 관찰한다. • 구체적인 피부감각, 특히 통증이나 저림에 대해서는 부위, 종류, 발생 상황과 같은 구체적인 정보를 수집한다.
		인지기능	• 감각수용체에서 받아들인 자극에 대해 적절하게 해석 · 판단할 수 있는 인지 수준인지 분석한다. • 고령자가 감각 · 지각장애 때문에 신체에 발생할 수 있는 위험(낙상, 외상) 등을 이해할 수 있는가.
		언어기능 발어 문자언어	• 경험하는 감각이나 지각의 이상을 확실하게 언어로 표현할 수 있는가. • 감각장애로 인해 문자를 쓰는 데 부자유는 없는가.
	심리 · 영적 측면	의향 · 희망	• 감각 · 지각장애로 인해 대상자는 어떠한 느낌을 갖고 있는가. 가장 애태우는 것은 무엇인가. • 감각 · 지각장애에 수반된 생활상의 어려움에 대해 대상자는 어떠한 희망을 갖고 있는가. 가장 문제를 발생시키는 것은 무엇인가.
		기분 · 정동	• 감각 · 지각장애가 원인이 되어 일상생활의 다양한 활동에 대한 의욕이 저하되지 않았는가. • 통증이나 저림 등이 계속되어서 짜증이 나거나 침울한 경우는 없는가.
		신앙	• 감각 · 지각장애가 있기 때문에 대상자가 원하는 종교적 · 신앙적인 행위에 지장을 초래하지 않는가.
	사회 · 문화적 측면	역할 · 관계 직업 · 가사 · 학습	• 지금까지 계속해온 역할이나 다른 사람과의 관계에 장애가 영향을 미치지 않는가. • 장애가 직업, 가사, 학습에 영향을 미치지 않는가(예 : 시력 저하나 청력 저하로 인해 일을 계속할 수 없거나, 손이 저려서 가사를 계속할 수 없는 등).
		문화	• 장애가 문화적인 활동이나 그 역할(예 : 축제, 계절행사 등)을 수행하는 데 방해가 되지 않는가.
		사회 참여	• 장애가 이웃 간의 만남이나 병동 내 다른 환자와의 교류 등에 영향을 미치지 않는가(예 : 청력이 저하되어서 사회 참여에 소극적이 되는 등).
활동		각성	• 감각 · 지각장애(통증이나 저림 등)가 원인이 되어, 수면과 각성의 리듬이 혼란스러워지지 않았는가.
		활동 의욕	• 감각 · 지각장애가 있어서 활동에 대한 의욕이 저하되지 않았는가(통증이나 저림, 시력 저하, 난청 등으로 인해 사회 참여에 소극적이 되는 등).
		활동의 개인사	• 감각 · 지각장애를 지니고도 계속하는 활동은 있는가.

활동	**활동에서 찾는 의미** **활동의 전개** ADL에 대한 영향 활동 의욕	• 지금까지 계속 즐겨오던 활동 가운데, 감각 · 지각장애가 원인이 되어 그만둔 것이 있는가. • 어떤 활동을 선호하는가. • 요양생활을 하며 이전처럼 활동할 수 없기 때문에 즐길 거리를 멀리하거나 포기하지 않았는가. • 계속해서 활동할 수 있는 시간은 어느 정도인가. • 신체를 움직이기 쉬운 시간대, 통증이나 저림이 적은 시간대는 언제인가. • 활동을 즐길 수 있는가. • 어떤 활동이라면 즐길 수 있는가.
휴식	**수면** 수면의 상황과 감각 · 지각장애의 관계 **신체적 휴식** **심리적 휴식** 일상생활에서 장애의 영향이 어느 정도나 스트레스가 되는가	• 감각 · 지각장애(통증이나 저림 등)가 원인이 되어 수면과 각성의 리듬을 어지럽히지 않는가. • 통증이나 저림 때문에 신체적인 휴식을 얻지 못하는 상황은 아닌가. • 시력 저하, 청력 저하가 신체적인 피로를 가중시키지 않는가. • 감각 · 지각장애를 이유로 지나치게 쉬고 있는 상황은 아닌가. • 감각 · 지각장애가 불안이나 스트레스의 원인이 되지 않는가(잘 보이지 않거나, 잘 들리지 않아서 발생한 스트레스나 불안 등). • 감각 · 지각장애가 기분전환이나 긴장 이완을 방해하지 않는가.
식사	**미각 · 후각** 어느 정도 미각 · 후각을 감지하는가 **식욕** **섭식 동작** **식사에 대한 인지**	• 맛있게 식사를 하고 있는가. 미각에 변화가 나타나지 않았는가. 후각에 변화는 나타나지 않았는가. • 식욕은 있는가. 감각 · 지각장애가 식사에 영향을 미치지 않는가. 영향을 미치는 경우에는 구체적인 상황을 파악한다. • 감각 · 지각장애가 섭식할 때 신체적 동작이나 자세에 영향을 끼치지 않는가. 영향을 끼친다면 섭식 · 연하의 어느 단계에서의 영향인지 분석한다('섭식 · 연하장애' 참조). • 감각 · 지각장애가 맛있게 식사하기 위한 인지기능에 영향을 미치지 않는가. 식사의 색, 형태, 식사하는 분위기 등을 비롯해 식사 행위 전반을 인식할 수 있는가.
배설	**요의 · 변의** 어느 정도의 요의 · 변의를 감지하는가 **배설 동작**	• 기저귀를 착용하는가. 착용한다면 압박이나 혈류를 방해할 수 있는 상황이 아닌가. • 요의, 변의는 있는가. 그것을 전달할 수 있는가. • 감각 과민 등으로 인해 빈뇨나 화장실에 자주 가는 상황이 발생하지 않았는가. • 감각 · 지각장애가 화장실까지의 이동, 탈의, 앉기, 서기, 착의라는 일련 동작에 영향을 끼치지 않는가. 구체적인 배설 동작에 대한 영향을 명확히 파악한다. • 배설 행동에 수반되는 이상 감각 등은 출현하지 않았는가. • 감각 · 지각장애가 배뇨, 배변 행위나 닦아내는 동작과 같은 뒤처리 동작에 영향을 미치지 않는가.

| 몸
차
림 | **청결**

단정함

치장
자립도 · 의욕 | • 감각 · 지각장애가 입욕, 샤워, 손 씻기, 양치질, 면도 등의 청결 동작을 힘들게 하지 않는가. 힘든 경우에는 구체적인 행위와 장애의 영향을 명확히 파악한다.
• 감각 · 지각장애가 옷을 입고 벗는 동작에 어려움을 주지 않는가.
• 스스로 단정함에 대한 상황을 정확하게 지각할 수 있는가.
• 감각 · 지각장애가 있어서 화장이나 치장하는 것을 멀리하거나 포기하는 상황은 아닌가. |
| 의
사
소
통 | **수단**
구체적인 수단
고려되는 대체 수단
상대
목적
내용 | • 감각 · 지각장애에 입각해 적절한 의사소통 수단을 선택하고 있는가(청력이 저하된 환자가 음성언어적인 의사소통을 고집하고 있지 않은가).
• 의사소통 수단을 선택하는 데 변화가 관찰되는가.
• 감각 · 지각장애로 인해 의사소통 상대를 정확하게 파악하지 못하는 상황은 아닌가.
• 대상자의 독자적인 표현방법을 통해 감각이나 지각에 관한 내용을 호소하지 않는가.
• 통증이나 저림 등을 비언어적인 신호로 나타내지 않는가. |

MEMO

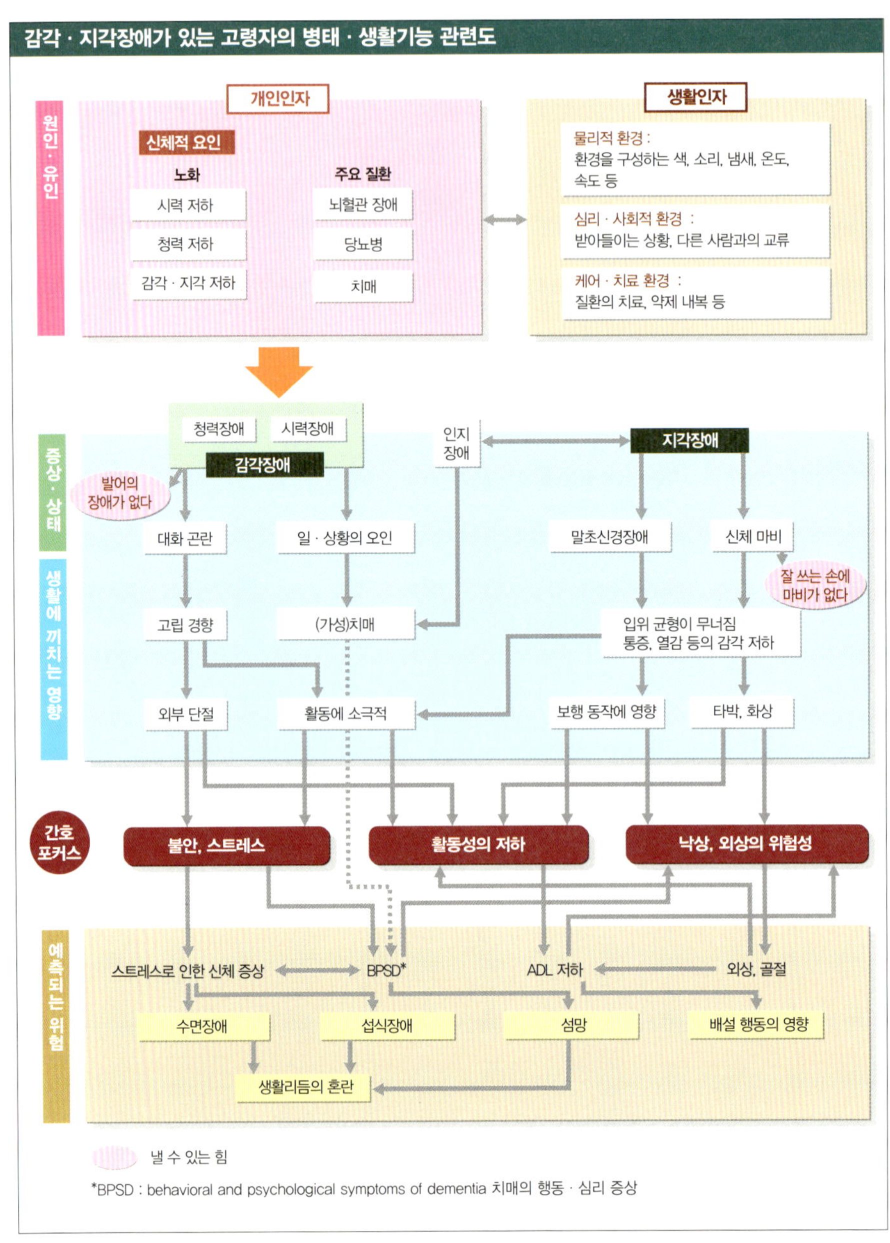
개인인자
생활인자
신체적 요인
노화
시력 저하
청력 저하
감각 · 지각 저하
주요 질환
뇌혈관 장애
당뇨병
치매
물리적 환경 :
환경을 구성하는 색, 소리, 냄새, 온도, 속도 등
심리 · 사회적 환경 :
받아들이는 상황, 다른 사람과의 교류
케어 · 치료 환경 :
질환의 치료, 약제 내복 등
원인 · 유인
증상 · 상태
청력장애
시력장애
감각장애
인지 장애
지각장애
발어의 장애가 없다
대화 곤란
일 · 상황의 오인
말초신경장애
신체 마비
잘 쓰는 손에 마비가 없다
고립 경향
(가성)치매
입위 균형이 무너짐 통증, 열감 등의 감각 저하
생활에 끼치는 영향
외부 단절
활동에 소극적
보행 동작에 영향
타박, 화상
간호 포커스
불안, 스트레스
활동성의 저하
낙상, 외상의 위험성
예측되는 위협
스트레스로 인한 신체 증상
BPSD*
ADL 저하
외상, 골절
수면장애
섭식장애
섬망
배설 행동의 영향
생활리듬의 혼란
낼 수 있는 힘
*BPSD : behavioral and psychological symptoms of dementia 치매의 행동 · 심리 증상

간호 포커스의 명확화

- 불안이나 스트레스를 느끼지 않고 매일의 생활을 영위하기를 바란다.
- 일상생활에서 활동성이 유지된다.
- 안전하고 사고가 없는 일상생활을 영위한다.

① 간호 포커스	간호 목표
불안이나 스트레스를 느끼지 않고 매일의 생활을 영위하기를 바란다.	1) 감각·지각에 관한 일상생활상의 불안을 호소하지 않는다. 2) 감각·지각장애가 초래한 상황에 적극적으로 대처할 수 있다.

원조 내용	근거
1. 안심할 수 있는 환경 조성 • 대상자의 시력, 청력 외에 감각기관의 기능 상황 등을 파악하는 동시에, 그것이 원인이 되는 환자의 불안감을 이해한다. • 일이나 상황에 대한 오인이 발생하지 않도록, 환경을 정비한다. • 대상자의 인지기능을 파악하여 안심할 수 있도록, 환경을 조정한다. • 다른 사람과의 관계에서 오해로 인한 불안을 느끼지 않도록 배려한다. • 이동 공간에서 잘 보이지 않는 사물의 배치나 색 등을 조정한다. • 통증이나 저림 등이 악화되는 상황을 파악함으로써, 환자가 불안을 느끼는 상황을 가능한 적게 한다.	• 대상자가 어떠한 감각기관에 불안을 느끼고 있는지 파악한다. 구체적인 원조 방법을 검토하는 데 도움이 된다. • 오인으로 인해 발생하는 불안, 혼란을 방지한다. • 해석이나 판단을 할 수 없는 상황, 자극의 과다로 인한 혼란 등을 피한다. • 감각장애가 원인이 되는 오해 등으로 불안감을 고조시키지 않도록 한다. • 넘어질지도 모른다고 하는 불안을 느끼지 않는다. • 악화인자를 제거해나가는 원조가 가능해진다.
2. 스트레스를 최소한으로 하는 원조 • 스트레스로 오는 신체 증상을 조기에 발견하도록 힘쓴다. • 다른 사람과의 관계에서 고립되는 상황을 만들지 않는다. • 청력 저하 등으로 발생하는 의사소통의 문제를 배려한다. • 활동에 대한 참여 상황을 파악한다.	• 대상자의 스트레스 상황을 파악할 수 있다. • 고립으로 인한 스트레스의 증가를 방지한다. • 대화를 통한 의사소통이 잘 이루어지지 않음으로써 발생하는 조바심을 예방한다. • 스트레스 등으로 외부와 단절되는 경향이 없는지 안다.

② 간호 포커스	간호 목표
일상생활에서 활동성이 유지된다.	1) 안전하게 기능적으로 활동을 계속할 수 있다. 2) 안전하게 기능적인 활동을 계속하기 위해, 대체적인 전략을 가지고 대처할 수 있다.
원조 내용	**근거**
1. 활동 환경을 정비하는 원조 • 대상자의 생활행동에 따라 1일 생활양식을 파악하여, 일상생활 속에서 어려움을 느끼는 상황을 명확하게 파악한다. • 감각·지각장애가 수면에 끼치는 영향을 파악한다. • 감각·지각장애가 휴식에 끼치는 영향을 파악한다. • 생활행동 상에서 장애가 끼치는 영향을 파악한다. • 활동의 중심이 되는 장소의 물리적 상황을 파악하여, 장애로 문제가 되는 부분을 명확하게 한다.	• 활동의 종류와 장애의 관계를 이해하여, 원조의 방향성을 알 수 있다. • 수면과 각성의 균형이 무너짐으로써, 활동에 영향을 끼칠 가능성이 있다. • 감각·지각장애가 활동-휴식의 균형에 영향을 끼치고 있을 가능성을 찾는다. • 어떤 행위에 어떤 장애가 영향을 미치는지, 구체적인 상황을 알 수 있다. • 안전하게 활동할 수 있는 환경을 구축하는 데 단서를 얻는다.
2. 장애를 지닌 생활행동에 대한 원조 • 대상자의 ADL을 파악하여, 생활상의 어려움을 느끼고 있는 구체적인 상황에 대해 대책을 강구한다. • 대상자의 IDAL을 파악하여, 생활상의 어려움을 느끼고 있는 구체적인 상황에 대해 대책을 강구한다. • 대상자의 인지기능을 파악하여, 생활상의 어려움을 느끼고 있는 구체적인 상황에 대해 대책을 강구한다. • 이동, 이승, 보행이라는 신체적 동작의 상황을 명확하게 파악하여, 어려움을 발생시키는 생활행동에 대해 구체적인 대책을 마련한다. • 시력과 청력의 보정을 비롯하여, 대상자가 감각·지각장애를 보완하는 방법을 파악한다.	• 감각·지각장애가 ADL, IADL에 미치는 영향을 파악함으로써, 구체적인 대응 수단을 얻는다. • 대상자의 판단 상태를 파악함으로써, 인지적인 측면에서 영향을 받는 생활상의 문제를 명확히 알 수 있다. • 감각·지각장애가 신체적 동작에 미치는 영향을 명확히 한다. • 장애에 대한 구체적인 대응책과 효과를 안다.
③ 간호 포커스	간호 목표
안전하고 사고가 없는 일상생활을 영위한다.	1) 낙상, 외상 등의 사고를 일으키지 않고 일상생활을 한다. 2) 안전한 생활을 위해 적극적으로 대처할 수 있다.
원조 내용	**근거**
1. 사고 예방을 위한 원조 • 감각·지각장애에 영향을 미치는 기저질환, 과거력에	• 사고, 외상을 예측함으로써 예방 대책을 세울 수 있다.

관한 정보를 수집하여, 예측되는 일상생활상의 사고나 외상의 가능성을 명확히 한다.
- 입위나 보행을 할 때의 균형이나 통증, 열감 등의 감각 저하 상황을 파악하여, 대상자에게 예측되는 사고에 대해 설명한다.
- 안경이나 보청기로 시력 · 청력을 보정하는 경우라면 그 활용을 권장하고, 또 대상자에게 맞지 않는 경우에는 조정한다.
- 배설이나 입욕 등 일상생활에서 반복되는 행위의 경우, 예측되는 위험을 명확히 하여 대상자와 함께 확인한다.
- 감각장애 등이 나타난 신체 부위는 정기적으로(입욕할 때 등) 외상 등을 확인한다.

- 대상자가 사고의 위험을 이해함으로써, 예방을 위한 활동을 기대할 수 있다.

- 보정을 통한 조정은 사고 예방으로 이어진다.

- 대상자가 사고의 위험을 이해함으로써, 예방을 위한 활동을 기대할 수 있다.
- 외상 등을 조기에 발견할 수 있다.

관련 항목 : 더 자세히 알고 싶다면 다음을 참조하자

- **감각 · 지각장애의 원인**

  치매(→ 82쪽), 뇌졸중(→ 102쪽) : 뇌의 기능장애가 원인이 되어 감각 · 지각에 영향을 미칠 가능성은 없는지 확인하자.

- **감각 · 지각장애에 관련된 리스크**

  활동(→ 21쪽) : 감각 · 지각장애가 발생한 부위에 따라서, 어떤 활동이 영향을 받는지 파악하자.

  낙상 · 골절(→ 483쪽) : 특히 보행기능에 관계하는 감각 · 지각장애는 낙상의 위험을 높인다. 생활행동에서 위험한 상황을 파악하자.

  섭식 · 연하장애(→ 402쪽) : 인두 · 후두부의 감각 · 지각장애는 연하에 영향을 미칠 가능성이 높다. 질식이나 흡인의 가능성은 없는지 확인하자.

- **감각 · 지각장애가 있는 고령자 간호하기**

  배뇨장애(→ 445쪽) : 생활 속에서 요의를 느끼지 못하는 대상자에 대한 간호의 관점을 알아두자.

  배변장애(→ 456쪽) : 생활 속에서 변의를 느끼지 못하는 대상자에 대한 간호의 관점을 알아두자.

MEMO

기초지식

섬망이란

섬망(delirium)이란

뇌기능의 실조로 인해 발생한 경도로 동요하는 의식혼탁(청명과 혼수를 양극으로 하는 의식의 양적 변화, 의식의 흐림이라고도 한다)에 의식변용(착각이나 환각·망상 등 의식의 질적 변화)이 가해져, 기억장애나 지남력장애, 행동이상 등을 동반하는 상태이다. 수시간~수일에 급격하게 발생하고, 하루에도 증상이 변동하는 경향이 있다.

섬망은 뇌기능 실조로 인해 일시적으로 인지기능에 이상이 생겨서 다양한 문제를 발생시키지만, 뇌기능이 회복되면서 섬망증 이전의 상태로 회복된다(가역성). 대부분의 경우 증상은 1주일쯤 지나면 소실되는데, 고령자는 그 시간이 지연되어 문제가 된다.

야간섬망

저녁부터 야간에 걸쳐 증상이 악화되는 섬망을 야간섬망이라고 하며, 고령자에게 많이 발생한다. 야간에는 외부로부터의 자극이 감소하여 고독감이나 불안감이 늘어나기 쉽고, 낮 시간에 비해 뇌혈류량이 감소하는 등 다양한 요인이 관계하고 있다. 낮에는 거의 증상이 없고, 야간에 이상행동을 취하는 것이 특징이다.

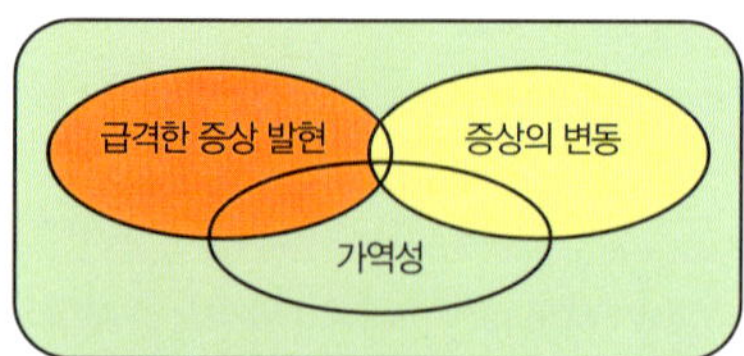

■ 그림36-1 섬망의 특징

병인 · 악화인자

섬망의 병인

섬망이 발생하는 메커니즘은 해명되지 않았으나, 광범위한 뇌의 급성적인 대사장애나 신경전달물질의 이상이 관계하는 것으로 여겨진다. 섬망은 뇌기능의 실조로서, 뇌 손상은 전제 조건이 되지 않는다.

섬망의 악화인자

증상의 발생 및 악화에는 표36-1과 같은 인자가 관여하는 것으로 여겨진다.

직접적 원인	간접적 원인	개인적 인자
섬망의 기반이 되는 의식장애를 야기하는 것. 중추신경질환, 약물, 뇌에 영향을 미치는 내분비·대사질환, 감염증 등이 포함된다.	섬망 출현의 도화선이 되는 것. 수면장애, 정신적 스트레스, 신체 구속, 감각차단과 같은 환경이나 심리적인 요인이 포함된다.	섬망을 일으키기 쉬운 개인적 배경. 대부분 직접적인 원인도 될 수 있으나, 정도가 가벼워서 직접적 원인으로 여기기 어려운 경우에 개인적 인자라고 한다.
· 중추신경질환 : 뇌혈관질환, 변성 질환, 두부 외상 등 · 대사장애 : 탈수, 수분·전해질 평형 장애, 간부전, 당뇨병 등 · 심폐질환 : 심부전, 호흡부전 · 감염증 : 발열, 설사, 체력 저하 · 만성질환의 악화 · 악성 종양 · 약물 : 항파킨슨병약, 향정신약, 수면제, 소화성 궤양 치료제, 강압제, 기관지 확장제 등	· 환경의 변화 : 입원, 감각자극의 감소(감각차단), 과도한 자극(소리, 빛, 대인 교류 등) · 심리적 문제 : 고독감, 상실감, 불안, 스트레스 · 체동 제한 : 수술, 라인류의 삽입, 신체 구속 · 불쾌 증상 : 동통, 가려움 · 수면장애 : 불면, 주야역전 · 배설 관련 문제 : 방광유치 카테터 삽입, 요실금, 요폐, 빈뇨, 변비, 설사	· 고령자 · 치매 · 뇌혈관질환의 과거력 · 시청각장애 · 탈수 · 저영양 · 알코올 의존 · 약물 의존 · 만성질환의 과거력

증후 · 징후

1) 주위에 대한 인식의 장애, 주의집중 · 지속의 장애

2) 섬망일 때 경험했던 일에 대한 기억이 없거나 부분적으로 그 부분에 대한 기억이 빠져 있다.

3) 인지능력의 저하 : 기억장애, 지남력장애, 언어장애 등

4) 환각(없는 벌레나 동물이 보이는 등)과 그에 따른 망상

5) 정신 운동성 활동의 항진(흥분, 혼란 등)과 그에 따른 망상

6) 지루하고 산만한 대화

7) 알코올이나 약물의 이탈증상에서는 사지 진전이 출현

진단

섬망의 진단에는 세계보건기구(WHO)의 국제적인 질환분류인 ICD-10(표36-3)이나 미국정신의학회의 진단분류(DSM-IV)가 이용되는 경우가 많다.

이들 진단기준에서 섬망은 의식장애를 포함하여 경도의 의식혼탁에 중도의 의식변용이 수반되는 상태라고 여겨진다. 이하의 증상으로부터 섬망을 의심한다.

1) 의식혼탁과 주의집중 · 지속 장애

2) 인지기능 장애 : 기억장애, 지남력장애

3) 정신 운동장애 : 서동, 다동, 흥분 등

4) 수면-각성주기 장애

5) 급격한 발생과 일내 변동

환각의 유무는 섬망 진단에 있어서 중요하지 않다.

■ 표36-2 섬망과 치매의 차이

	섬망	치매
증상과 경과	급격하게 증상이 발현하며 동요성이 있다	서서히 증상이 악화된다
초기증상	주의집중 곤란 의식장애	기억장애
각성 수준	동요한다	평소에는 정상
지각	자주 환각이나 환청을 동반한다	환각은 적다

■ 표36-3 섬망의 진단기준 〈ICD-10 연구용 진단기준(DCR-10)〉

A	의식혼탁, 즉 주위에 대한 인식의 명료성이 감퇴하고, 주의를 집중하거나 지속하거나 이행시키는 능력의 감퇴를 동반한다
B	다음의 인지장애가 함께 있을 것 (1) 즉시 상기 및 단기기억의 장애. 원격기억은 비교적 유지된다 (2) 시간, 장소 혹은 인물에 관한 지남력장애
C	다음의 정신 운동장애 중 적어도 한 가지가 있을 것 (1) 운동이 적다가 많은 등 예상이 어려운 급격한 변화 (2) 반사시간의 연장 (3) 대화의 증가 혹은 감소, 경악반응의 증가
D	다음의 수면 또는 수면-각성주기 장애 중 적어도 한 가지가 있을 것 (1) 불면. 중증의 예에서는 완전한 수면 상실이 있어서, 주간에 졸음을 동반하거나 동반하지 않으며, 또한 수면-각성주기의 역전도 발생할 수 있다 (2) 야간에 증상 악화 (3) 혼란스러운 꿈 및 악몽. 그것들은 각성 후에 착각이나 환각으로 남는 경우도 있다
E	급격한 발생과 증상 경과의 일내 변동
F	상기의 A~D항에 기재한 임상증상이 발현 원인이 되는 기저질환으로 여겨지는 뇌질환이나 전신성 질환(정신 작용 물질에는 관련되지 않는 것으로)의 존재, 신경학적 진찰을 비롯한 신체적 진찰과 임상검사 또는 병력에서 객관적으로 확인할 수 있는 것

(WHO 편(나카네 요시부미, 오자키 유지, 후지와라 타에코 역) : ICD-10 정신 및 행동장애 -DCR 연구용 진단기준 - pp. 51~52, 이가쿠쇼인, 1994)

검사

섬망의 종합평가 툴

섬망은 증상이 다양하기 때문에 종합평가를 하기 힘들며, 고령자의 경우에는 치매로 판단되는 경우도 있다. 섬망을 늦게 발견하면 증상 악화와 증상 지연을 초래하므로, 간호자는 조기에 발견하여 케어로 연결해야 한다. 섬망의 종합평가 툴로는 다음과 같은 것이 계발되었다.

· 일본어판 NEECHAM 혼란 · 착란 상태 스케일

· 섬망 평가척도(간호사 판)

섬망은 증상이 불안정하기 때문에, 이들 툴을 이용하여 하루에 여러 번 종합평가하는 것이 중요하다.

전신 상태 파악

활력징후, 탈수, 전해질 이상의 유무, 저산소혈증 유무, 대사장애 유무, 감염증 유무, 기타 섬망에 직접적인 원인이 될 수 있는 질환이나 신체적 요인과 관련된 검사

1) 치료나 케어를 지속하기 어렵게 하는, 전신 상태의 악화를 야기할 가능성이 있다.

2) 낙상·골절 등 2차적인 합병증을 병발할 가능성이 있다.

3) 고령자는 특히 섬망의 기간이 길어지기 쉽고, 완전히 회복되기 힘들 수 있다.

치료법

섬망의 직접적 원인에 대한 대처(전신 상태의 안정)

1) 수분·전해질, 산소 등의 적정한 유지, 기저질환에 대한 적절한 치료

2) 직접적인 원인이 되는 약물의 특정과 감량·중지의 검토

섬망의 간접적 원인에 대한 대처(환경 조정)

1) 수면–각성 패턴 개선

2) 과도한 자극이나 감각차단 개선

3) 신체적 구속이나 움직임에 대한 제한 개선

약물치료

위에 기술한 대로 대처해도 개선되지 않는 경우, 전문의와 상담하여 진정을 목적으로 소량의 항정신병약을 투여하는 경우도 있다. 이 경우 첫 번째 선택으로 항콜린 작용이 적은 할로페리돌이 사용되는 경우가 많다.

MEMO

간호 관점

- 섬망 상태에 빠진 고령자는 자신의 상황을 알지 못하고 위험에 대한 인지능력도 저하되어 있기 때문에, 낙상, 수액이나 튜브류의 발거 등으로 신체에 상처를 입을 수 있다. 따라서 무엇보다 안전 확보가 최우선이다. 이와 동시에 섬망의 원인을 명확히 파악하여 환경을 개선하는 것이 중요하다.
- 탈수나 발열, 약물 부작용, 기저질환의 악화 등 직접적인 원인을 조기에 발견하고 대처하는 것이 중요하다. 그러나 고령자는 명백한 증상을 보이지 않는 경우도 있기 때문에, 미묘한 변화를 놓치지 않아야 한다.
- 고령자는 환경 변화처럼 간접적인 요인 때문에 수면-각성주기가 혼란스러워져 야간섬망이 자주 관찰된다. 이를 예방하기 위해, 낮 시간에 적절한 자극으로 활동량을 늘림으로써 야간에 충분한 수면을 확보한다.

■ 섬망 상태에 따른 간호 관점

섬망 상태에 대한 대응

섬망 상태인 고령자는 흥분해서 난폭해지거나 낙상하는 등의 위험이 있기 때문에, 무엇보다 대상자의 신체 안전을 확보해야 한다. 그러므로 충분히 관찰하면서 대상자의 곁에 머물러 있거나, 대상자의 불안이 고조되지 않도록 공감적인 자세로 대할 필요가 있다. 양질의 수면을 취하는 것으로 증상이 경감되는 경우도 많다. 또한 섬망의 원인이 되는 고령자의 신체 상황이나 치료 상황, 생활리듬, 주변 환경을 재검토하여 개선해나가야 한다.

섬망 예방

뇌혈관질환이나 치매의 과거력이 있는 고령자는 특히 섬망을 일으키기 쉬우므로 주의한다. 대상자에게 익숙한 환경을 마련해주고, 적당한 자극을 통해 감각이 차단되거나 자극이 과도해지지 않도록 주의한다. 또한 신체 상태 관리에 유의하여 낮 시간에는 적당한 운동을 취하게 하고 야간 수면의 질을 향상시킴으로써, 수면-각성주기를 정비하는 것이 중요하다.

■ 일상생활 속 간호 포인트

1. 전신 상태를 양호하게 유지하여 섬망을 유발하지 않도록 원조한다.
2. 대상자를 둘러싼 환경을 정비한다.
    1) 신체를 구속하는 치료나 처치는 되도록 배제한다.
    2) 가족이 곁에 있어주거나, 익숙한 물건을 곁에 둔다.
    3) 과도한 자극이나 감각차단을 줄인다.
    4) 시간이나 장소를 알 수 있도록 한다.
3. 수면-각성주기를 정비하여 양질의 수면을 취할 수 있도록 원조한다.
4. 불안을 경감시키는 의사소통을 꾀한다.

종합평가

섬망 상태인 대상자의 6가지 생활행동 요소에 비추어 관찰되는 상태를 정리한다. 그리고 대상자가 지닌 힘의 동요성이나, 저하된 면과 뛰어난 면 등의 양방향에서 분석한다.

필요한 정보			분석 관점
핵심 정보	질환 관련 정보	섬망의 출현 상황 과거력 치료 · 검사 처치	• 섬망이 출현하기 며칠 전부터의 상황을 분석한다. • 섬망이 발생한 직접적 원인이 되는 과거력이나 치료는 없는가. • 활동을 방해하는 치료 · 처치가 이루어지지 않는가. • 지금까지의 입원이나 수술 경험의 유무. 과거 입원한 경험으로 인해 상황 판단이 쉬워 질 수 있다.
	신체적 측면	**감각 · 지각** **인지기능** **언어기능** **통증 · 가려움**	• 노화로 인한 감각기의 변화 때문에 감각차단을 일으키기 쉬워진다. 따라서 난청이나 시 력 저하가 없는지 확인한다. • 섬망이 발생하기 전의 인지기능 파악 • 섬망이 인지기능에 미치는 영향 • 치료나 처치로 인해 발어나 필기를 통한 표현이 방해받지 않는가. • 수면을 방해하는 통증이나 가려움과 같은 불쾌 증상은 없는가.
	심리 · 영적 측면	**건강 지각 · 의향** 요양생활에 대한 불안 **자기지각** **가치 · 신념** **기분 · 정동** **스트레스 내성**	• 입원 · 입소로 인한 환경의 변화로 혼란스러워하는 모습은 없는가(특히 뇌혈관성 질환으 로 인한 갑작스러운 입원이나 전신 마비 수술 후 등에는 상황 파악이 곤란해지기 쉽다). • 가족이나 익숙한 환경이 아닌 까닭에 고독이나 불안을 느끼지 않는가. • 자유를 방해하는 장치나 간호자의 대응에 불만을 느끼지 않는가.
	사회 · 문화적 측면	**역할 · 관계** **직업 · 가사 ·** **학습** **사회 참여**	• 지금까지 해온 역할이나 작업이 이루어지고 있는가. • 절친한 사람과의 교류를 방해받지 않는가.
활동		**각성** **활동 의욕** **활동 제한**	• 낮 시간에 각성하고 있는가 • 각성 수준이 높고 기분이 좋은 시간대는 언제인가. • 처치 등으로 인해 움직임이 제한되지 않는가. • 이전부터 좋아하던 활동을 즐기고 있는가.

휴식	**수면** **신체적 휴식**	• 하루 중 수면 시간과 수면 패턴은 어떠한가. • 휴식을 취하고 싶을 때, 혼자 힘으로 방에 돌아가거나 누군가에게 이야기할 수 있는가. • 통증이나 요의 등 수면을 방해하는 신체적 요소는 없는가. • 소리나 빛, 실내온도 등 수면을 방해하는 환경은 없는가. • 카테터나 수액 라인 등 몸의 움직임을 제한해서 수면을 방해하는 처치는 없는가. • 수면제를 복용하고 있는가.
식사	**식욕** **섭식 동작** **저작 · 연하기능** **영양상태**	• 식욕은 있는가. 식사 시간에 각성하고 있는가. • 식당까지 혼자 힘으로 이동할 수 있는가. 원조를 받아들일 수 있는가. • 섭식 동작이나 자세에 문제가 없는가. • 식사에 집중할 수 있는가. • 연하기능에 문제가 없는가. • 날이나 시간에 따른 식욕이나 섭식 동작, 저작 · 연하기능에 변화는 없는가. • 필요한 영양소를 섭취하고 있는가.
배설	**요의 · 변의** **배설 동작** **대소변 배출** **대소변의 상태** 양 · 횟수 · 성상	• 요의 · 변의가 있는가. 그것을 전달할 수 있는가(언어로 표현하지 않고 갑자기 일어서거나, 침대에서 내려오려고 하는 등 행동으로 표현하는 경우도 있다. 이 경우 낙상할 위험이 높으므로 주의한다). • 화장실까지 어떻게 이동하는가. • 옷을 입고 벗거나 뒤처리 작업 등을 할 때, 혼란스러워하지 않고 할 수 있는가. • 방광유치 카테터 등으로 배설 동작이 제한되고 있는가. • 빈뇨나 배뇨곤란, 실금은 없는가. • 변비 혹은 설사는 없는가. 하제나 관장약을 사용하고 있는가. • 식사, 식이섬유, 수분은 충분히 섭취하는가.
몸차림	**청결** **단정함**	• 입욕, 옷 갈아입기, 손 씻기, 양치질, 면도 등의 동작을 할 수 있는가. 또는 원조를 받아들일 수 있는가. • 단정하게 정리하는 것을 의식할 수 있는가.
의사소통	**상대** **내용** **목적**	• 주위에 있는 사람을 인식할 수 있는가. 사람에 따라 반응이 다른가. • 대화의 내용이나 그에 대한 반응에 변화는 보이지 않는가(지남력장애나 기억장애, 환각 · 망상이 출현하는 까닭에, 대화가 도중에 끊기거나 소통이 없는 경우가 많다). • 일내 변동이 있는가(섬망 상태는 하루에도 증상이 변하는 경우가 많기 때문에, 대화의 내용이나 대화할 때의 모습 변화에 주의한다). • 어떻게 말을 걸면 받아들이는가. • 비언어적 표현으로 호소하지 않는가(거부나 폭력 등 포함).

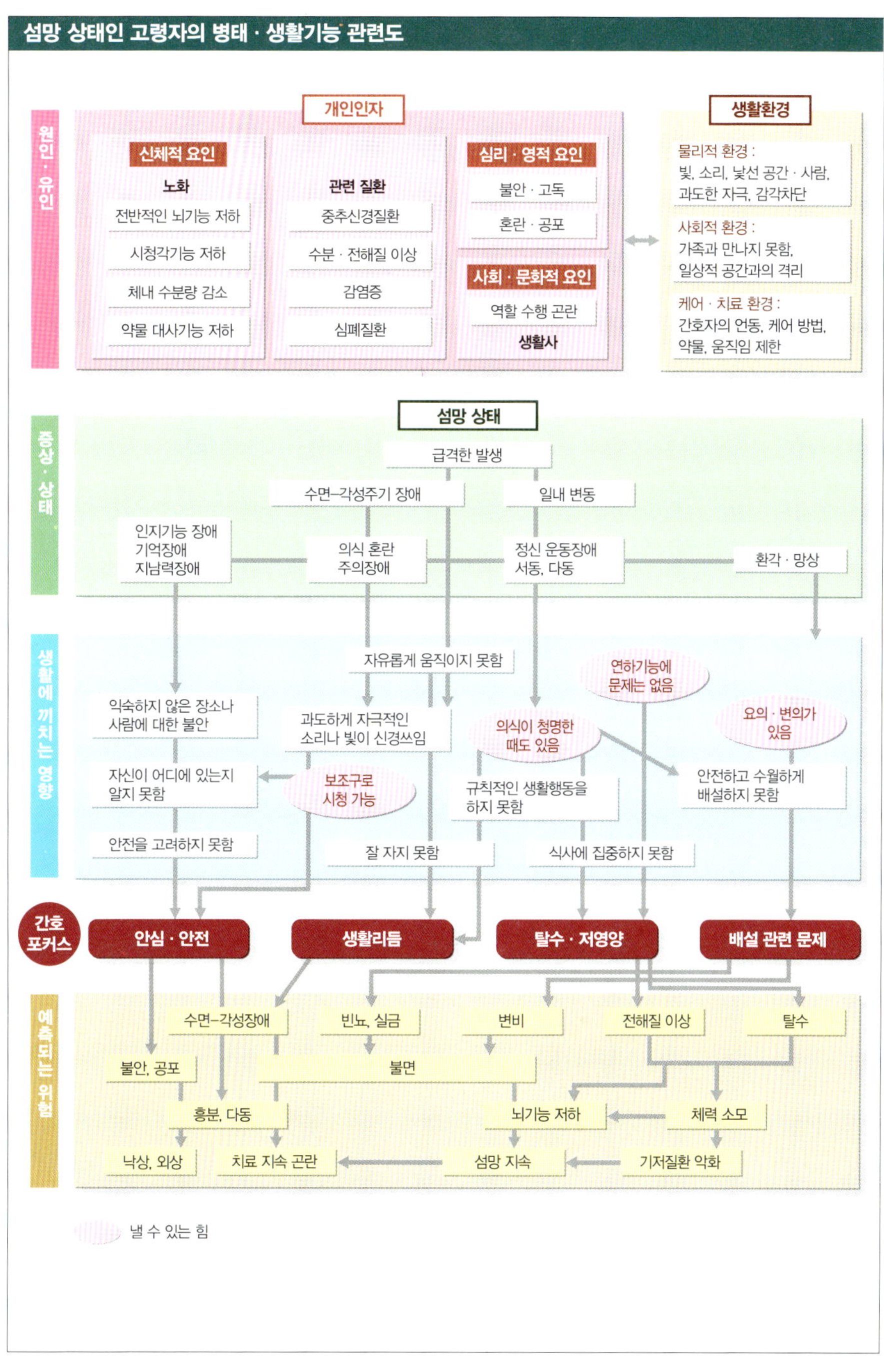
원인 · 유인
개인인자
신체적 요인
노화
전반적인 뇌기능 저하
시청각기능 저하
체내 수분량 감소
약물 대사기능 저하
관련 질환
중추신경질환
수분 · 전해질 이상
감염증
심폐질환
심리 · 영적 요인
불안 · 고독
혼란 · 공포
사회 · 문화적 요인
역할 수행 곤란
생활사
생활환경
물리적 환경 :
빛, 소리, 낯선 공간 · 사람,
과도한 자극, 감각차단
사회적 환경 :
가족과 만나지 못함,
일상적 공간과의 격리
케어 · 치료 환경 :
간호자의 언동, 케어 방법,
약물, 움직임 제한
증상 · 상태
섬망 상태
급격한 발생
수면-각성주기 장애
일내 변동
인지기능 장애
기억장애
지남력장애
의식 혼란
주의장애
정신 운동장애
서동, 다동
환각 · 망상
생활에 끼치는 영향
자유롭게 움직이지 못함
연하기능에
문제는 없음
익숙하지 않은 장소나
사람에 대한 불안
과도하게 자극적인
소리나 빛이 신경쓰임
의식이 청명한
때도 있음
요의 · 변의가
있음
자신이 어디에 있는지
알지 못함
보조구로
시청 가능
규칙적인 생활행동을
하지 못함
안전하고 수월하게
배설하지 못함
안전을 고려하지 못함
잘 자지 못함
식사에 집중하지 못함
간호 포커스
안심 · 안전
생활리듬
탈수 · 저영양
배설 관련 문제
예측되는 위험
수면-각성장애
빈뇨, 실금
변비
전해질 이상
탈수
불안, 공포
불면
흥분, 다동
뇌기능 저하
체력 소모
낙상, 외상
치료 지속 곤란
섬망 지속
기저질환 악화
낼 수 있는 힘

간호 포커스의 명확화

- 자신이 놓인 상황을 파악하고 안심함으로써, 안전하게 지내고 싶다고 바란다.
- 적당히 활동하고 충분한 수면을 취함으로써, 생활리듬을 정비할 수 있다.
- 식사 환경이나 내용을 고민함으로써, 탈수나 저영양 상태를 방지할 수 있다.
- 원조를 통해 안전하고 기분 좋게 배설할 수 있다.

① 간호 포커스	간호 목표
자신이 놓인 상황을 파악하고 안심함으로써, 안전하게 지내고 싶다고 바란다.	1) 가족의 존재나 익숙한 환경을 정비함으로써 안심할 수 있다. 2) 일시나 장소에 대한 인식을 통해, 상황을 파악할 수 있다. 3) 낙상이나 수액 라인 발거 등의 사고를 일으키지 않는다.
원조 내용	**근거**
1. 안심할 수 있는 환경 구축 • 고독감이나 불안을 느끼지 않도록, 가능한 한 곁에서 지켜본다. • 가급적 가족이 곁에 있도록 하거나, 익숙한 물건을 가까이에 둔다. • 항상 온화하고 공감적인 태도로 대한다. • 환각이나 망상이 있는 경우에는 부정하지 말고 온화하게 받아들이며, 아무 일도 없는 듯이 다른 화제를 제시한다.	• 고령자에게는 입원과 같은 환경의 변화, 가족과 떨어져서 생기는 고독감이나 불안 등으로 인해 섬망이 유발되는 경우가 있다. • 고령자는 익숙한 물건을 통해 자신이 있는 곳을 확인할 수 있다. • 새로운 환경에서 생기는 긴장감을 조금이라도 완화하기 위해, 가급적 온화하고 공감적인 대응이 필요하다. • 섬망으로 인한 흥분 상태에서는 폭력이나 격렬한 언동이 출현하는 경우도 있다. 간호자는 그것이 섬망으로 인한 것임을 인식함으로써, 대상자의 인격과 혼동하는 일이 없도록 한다.
2. 감각차단이나 과도한 자극을 방지하는 원조 • 라인 등 신체를 구속하는 처치를 조기에 제거한다. • 안경이나 보청기 등 대상자의 것이 있다면 사용하게 한다. • 일시나 장소, 대상자가 처한 상황을 파악하기 쉽도록, 대화 속에 그에 대한 정보를 포함시킨다. • 시계나 날짜 등 지남력을 도울 수 있는 것을 배치한다. • 야간에도 방에는 어두운 조명을 켜둔다(단 너무 강한 빛은 수면장애나 자극과다를 초래한다). • 대상자가 좋아하는 음악이나 텔레비전 프로그램, 라디오를 켜놓는다(자극과다가 되지 않는 정도로). • 모니터 소리, 원조자의 발소리나 이야기소리 등이 자극과다의 원인이 되는 경우도 있으므로 주의한다.	• 침대에 구속된 상태에서는 감각이 차단되어, 장소나 시간에 대한 감각이 혼란스러워질 수 있다. • 고령자의 대부분은 노화로 인해 시각이나 청각에 이상이 있기 때문에, 그러한 보조구가 없으면 필요한 정보를 받아들일 수 없다. • 방이 하루 종일 밝으면 자극과다가 되기 쉬워서 시간에 대한 감각을 저하시키기 쉽다. 반면 방이 어두우면 대상자를 안정시킬 때나, 중도각성을 했을 경우 상황을 파악할 수 없어 혼란을 초래할 수 있다.

3. 섬망의 직접적 원인에 대한 대응

- 섬망 상태의 발생 시간과 전신 상태나 약물의 사용 경과, 환경 변화 등과의 관련을 검토해 원인을 특정한다.
- 질환이 원인이 되는 경우에는 그에 대한 치료를 최우선으로 한다.
- 발열, 호흡곤란, 탈수, 저영양 상태 등의 유무를 파악하고, 그에 대처한다.
- 약물이 원인이 되는 경우라면 약물 중지 또는 감량이 필요하다. 그것이 불가능한 경우에는 전문의와 상담하여 향정신약 사용도 검토한다.

- 간호자는 섬망에 대한 대처 곤란이나 공포심 때문에, 섬망에 대처하는 데만 급급해하는 경향이 있다. 그러나 무엇보다 원인을 명확하게 파악하려는 자세를 갖는 것이 중요하다.

- 섬망의 원인이 되기 쉬운 약제로는 항콜린제가 많으나, H_2블로커나 항생물질이 원인이 되는 경우도 있다.
- 원인 약물을 중지시키지 못하는 경우라면, 진정 목적으로 소량의 향정신약을 사용하는 것이 효과적일 때도 있다.

4. 사고 방지를 위한 원조

- 대상자를 잘 보이는 방으로 이동하게 하고 자주 방문한다.
- 침대 높이를 가능한 낮게 한다.
- 점적 중인 경우에는 대상자에게 수액병, 튜브나 바늘을 꽂은 부위가 보이지 않게 하며, 자주 지켜본다.
- 침대 주위의 위험물을 제거하고, 침대나 가구 등에 신체를 부딪혀도 다치지 않도록 보호한다.

- 섬망으로 인한 흥분 상태가 격렬할 때는 침대에서 떨어지거나, 심하게 난폭해지거나, 물건을 던지는 일도 있다. 대상자는 물론, 원조자 본인의 안전을 배려할 필요가 있다.
- 대상자는 섬망으로 인한 흥분상태였을 때의 일을 전혀 기억하지 못하거나, 단편적으로밖에 기억하지 못하는 경우가 많다. 나중에 자존심에 상처를 주지 않도록 배려할 필요가 있다.

② 간호 포커스	간호 목표
적당하게 활동하고 충분한 수면을 취함으로써, 생활리듬을 정비할 수 있다.	1) 야간에 충분한 수면을 취할 수 있다. 2) 흥미가 있는 활동을 함으로써 각성 시간이 증가한다. 3) 입욕이나 정용과 같은 몸차림을 행함으로써, 생활에 리듬을 만든다.

원조 내용	근거

1. 질 좋은 수면을 취하기 위한 원조

- 수면 시간이나 상황을 관찰한다.
- 주위의 잡음, 조명, 실내온도 등을 조정한다.
- 통증과 같은 불쾌 증상을 호소하는 경우라면 진통제를 투여할 뿐 아니라, 호소를 경청하고 마사지나 온찜질 등으로 성의를 다해 대응한다.
- 입면곤란이 있는 경우에는 족욕 등으로 족부를 따뜻하게 하고, 긴장을 풀 수 있도록 원조한다.
- 위에 기술한 것처럼 원조하거나 활동 원조를 수행해도 수면을 취하기 힘든 상황이 계속된다면, 전문의와 상담하여 수면제 처방을 검토한다.

- 진통제가 섬망을 악화시킨다고 생각하는 경향이 있다. 그러나 실제로는 동통으로 인한 고통이나 불안이 수면을 방해함으로써 악순환이 초래되기 때문에, 고통이 완화되도록 적극적으로 노력해야 한다.

- 수면제를 처방할 때는 약의 종류, 양, 복용 시각을 충분히 고려하여, 수면·각성의 상황을 관찰해야 한다.

2. 활동과 휴식의 균형 정비 • 하루 중 섬망 상태의 변동을 관찰한다. • 야간의 수면 상태를 고려하여 활동량을 조절한다. 피로가 관찰되는 경우에는 낮에 단시간의 수면을 권한다. • 컨디션이 좋을 때는 대상자가 흥미를 갖고 있는 레크리에이션이나 작업, 개별 또는 그룹에서의 대화를 즐길 수 있도록 환경을 구축한다.	• 수면장애의 개선은 뇌기능 개선에도 효과가 높다. • 밤낮이 바뀌는 것을 걱정하여 어두운 곳에서 하루 종일 자게 하면, 뇌기능을 더욱 저하시켜 악순환을 초래할 가능성이 있다. • 시간대에 관계없이 양질의 수면을 확보하여 뇌기능의 회복을 꾀하여야 한다. 그 후 서서히 생활리듬을 정비해간다.
3. 몸차림에 대한 원조 • 옷 갈아입기, 세안, 양치질, 면도 등을 통해 생활에 리듬을 만든다. • 입욕을 권하여 상쾌함을 주고, 적당한 피로감으로 양질의 수면을 취할 수 있도록 원조한다. • 대상자 혼자서 할 수 없는 부분은 돕는다.	• 기상 시와 취침 시의 몸차림은 생활에 리듬을 만들고, 지남력의 수단이 되기도 한다.

③ 간호 포커스	**간호 목표**
식사 환경이나 내용을 고민함으로써, 탈수나 저영양 상태를 방지할 수 있다.	1) 식사 시간이나 장소를 고민함으로써, 마음 편히 식사할 수 있다. 2) 조금씩 자주 수분을 섭취하기를 권함으로써, 탈수가 발생하지 않는다. 3) 식사하기 어려울 때는 도와주거나 보조영양을 제공함으로써, 양호한 영양상태를 지속할 수 있다.
원조 내용	**근거**
1. 식사 환경 조정 • 정해진 시간에 식사하기를 강하게 거부한다면, 상태가 안정된 시간을 가늠하여 식사를 권한다. • 사람이 많아서 소란스러운 식당이 아닌, 사람이 적고 자신의 방식대로 먹을 수 있는 장소로 정한다. • 각성을 촉진하기 위해 침상에서 나와서 식사하도록 한다.	• 섬망 상태가 심할 때는 식사를 할 수 없는 경우도 있다. 따라서 일내 변동이나 날에 따라 달라지는 증상의 변화를 관찰하고, 조금이라도 컨디션이 좋은 시간대에 식사할 수 있도록 조정한다. • 사람들이 많아서 소란스러운 환경에서는 자극과다가 되어 혼란을 초래할 가능성이 있다. 그러므로 대상자의 방식대로 먹을 수 있는 환경을 배려해야 한다.
2. 식사 내용 조정 • 소량이라도 고영양 식품을 선택한다. • 대상자의 기호나 연하하기 쉬운 정도를 고려하여 식품을 선택한다. • 기도로 넘어가는 것을 방지하기 위해 옆에서 지켜보고, 대상자의 각성을 촉진한다. 필요할 때는 돕는다.	• 식욕부진이나 식사 거부 · 중단 등이 발생할 때는, 소량이라도 필요한 영양소를 섭취할 수 있도록 방안을 연구해야 한다. • 확실히 각성하고 먹는 것이 기본이나, 섬망의 경우에는 의식 수준의 변동이 있으므로 기도로 넘어가는 것에 각별히 주의한다.

3. 저영양 상태, 탈수 예방을 위한 원조	
• 식사 · 수분 섭취 상태를 관찰한다. • 차나 이온음료 등을 조금씩 자주 권한다. • 영양상태 관찰(체중 측정, 혈액검사 등) • 필요에 따라 점적요법 등을 검토한다.	• 고령자는 쉽게 탈수나 영양상태의 저하를 초래하여 섬망을 유발하기 쉬우므로 주의가 필요하다. • 점적요법은 신체를 구속하게 되므로 되도록 피해야 하지만, 어쩔 수 없는 경우에는 실시한다. 이때도 대상자가 직접 라인을 발거하는 등의 위험을 고려하여 충분히 관찰해야 한다.

④ 간호 포커스	**간호 목표**
원조를 통해 안전하고 기분 좋게 배설할 수 있다.	1) 배설 동작을 안전하게 할 수 있다. 2) 식사 내용을 연구함으로써, 변의 성상이 개선된다. 3) 자연 배변을 할 수 없는 경우에는 약물을 사용해 배변할 수 있다. 4) 배뇨 문제로 인해 생활리듬이 방해받지 않는다.

원조 내용	**근거**
1. 화장실 접근에 대한 원조 • 요의 · 변의가 있을 때는 너스 콜로 간호자를 부르기를 당부한다. 또는 요의 · 변의가 있을 때 대상자의 상태 변화를 관찰하고, 화장실로 이동할 때는 반드시 지켜본다. • 배설 패턴을 파악하거나, 잦은 방문을 통해 시간을 맞추어 화장실로 유도한다.	• 평소에는 혼자 힘으로 보행할 수 있는 고령자라도, 섬망 상태가 심할 때는 위험한 상황을 피하기가 어려워진다. 따라서 지켜보는 것이 필요하다. • 주간에 화장실로 보행하는 것은 각성을 촉진시킨다는 의미에서도 운동의 하나로 생각하고 원조한다. 야간 배변에 있어서는, 수면을 방해하지 않는 원조를 연구할 필요가 있다.
2. 배변 조절에 대한 원조 • 매일 배변을 확인하고 복부 상태를 관찰한다. • 식사량과 식사의 내용을 파악하는 동시에, 식이섬유가 많이 함유된 식품을 도입한다. • 수분 섭취량을 파악하는 동시에, 가급적 물을 마시기를 권한다. • 복부 마사지를 실시한다. • 몸 상태가 좋을 때는 산책처럼 가벼운 운동을 도입한다. • 자연 배변이 어려운 경우라면, 하제 투여를 검토한다.	• 고령자는 노화로 인해 장 연동운동이 약해지고 변비를 일으키기 쉽다. 변비가 섬망을 유발하는 경우도 있다. • 식사 · 수분 섭취량의 감소나 운동량의 감소가 변비를 유발한다. • 자연 배변이 어려운 경우도 많고, 때로는 약물을 통해 배변을 촉진할 필요도 있다. 그러나 하제의 과량 투여로 인해 수면이 방해받지 않도록 적절히 조절한다.

3. 배뇨 문제에 대한 원조

- 수분량(I/O)을 관찰한다.

- 배뇨 상황, 복부 증상을 관찰한다.

- 항콜린제의 부작용으로 인해 배뇨곤란을 보이는 경우라면, 약의 감량이나 콜린 작동약 투여를 검토한다. 또한 필요할 때는 도뇨를 실시한다.

- 빈뇨나 실금이 관찰되는 경우에는 원인을 조사하는 동시에, 야간 수면을 방해하지 않을 수 있는 배설 방법을 연구한다.

- 항콜린 작용이 강한 항우울약은 배뇨장애를 초래하고, 심한 경우에는 요폐가 되는 경우도 있다. 지속적인 도뇨는 신체를 구속하여 섬망을 유발하기도 하므로, 간헐적인 도뇨가 바람직하다.

- 배뇨곤란이나 실금으로 인한 불쾌감이나, 빈뇨로 인한 수면 방해가 섬망을 유발하는 경우도 있다.

관련 항목 : 더 자세히 알고 싶다면 다음을 참조하자

- **섬망의 유발원인**

  수면장애(→ 469쪽) : 섬망 예방이나 악화 방지를 위해, 충분한 수면을 취할 수 있게 하는 원조에 대해 확인하자.

  치매(→ 82쪽) : 환경 변화 등으로 인한 불안이나 혼란을 완화시키는 원조에 대해 확인하자.

- **섬망에 관련된 리스크**

  낙상 · 골절(→ 483쪽) : 흥분 · 혼란에 따른 낙상 위험은 없는지 확인하자.

- 참고문헌

1) 와타누키 시게아키, 사카이 이쿠코, 다케우치 토미코 외 : 일본어판 NEECHAM 혼란 · 착란 상태 스케일 계발 및 섬망 종합 평가, 임상간호연구의 진보 12 : 46~63, 2001

2) 오타 키쿠코, 아오다 토모코, 미나미카와 마사코 외 : 섬망 상태인 고령자에 대한 간호 케어 모델 - 일반 병원에서의 고령자 케어 탐구, 간호기술 44 : 1217~1226, 1998

기초지식

혈압조절 장애란

혈압이란

심장에서 송출한 혈액이 동맥의 혈관 벽을 미는 압력을 일컫는다.

혈압 = 심박출량 × 말초혈관 저항

혈압 변동의 메커니즘

1) 혈압조절 : 센서, 중추, 효과기가 관여한다. 이들이 외부·내부 환경의 변화 및 혈압의 저하·상승을 포착하여, 혈압을 상승·저하시킴으로써 혈압을 조절한다. 센서는 경동맥동과 대동맥궁에 있다. 중추는 교감신경계와 부교감신경계와의 바소프레신(vasopressin)계에 있다. 효과기는 심근과 혈관 평활근이다.

2) 혈압을 결정하는 요인 : 혈관 용적, 혈액량, 그리고 심장의 힘이다. 이들 요인 가운데 어딘가에 변화가 일어나 상태가 나빠지면 혈압조절에 이상이 발생한다.

혈관이 확장되면 혈압은 떨어진다. 혈액량이 감소하면 혈압은 떨어진다. 심장의 힘이 약해지면 혈압은 떨어진다.

- 심박출량 : 심박수, 좌심실의 수축 능력(심장의 펌프 능력), 순환 혈장량으로 결정된다.
- 말초혈관 저항 : 전체 혈관의 동맥 내경의 총합이다.

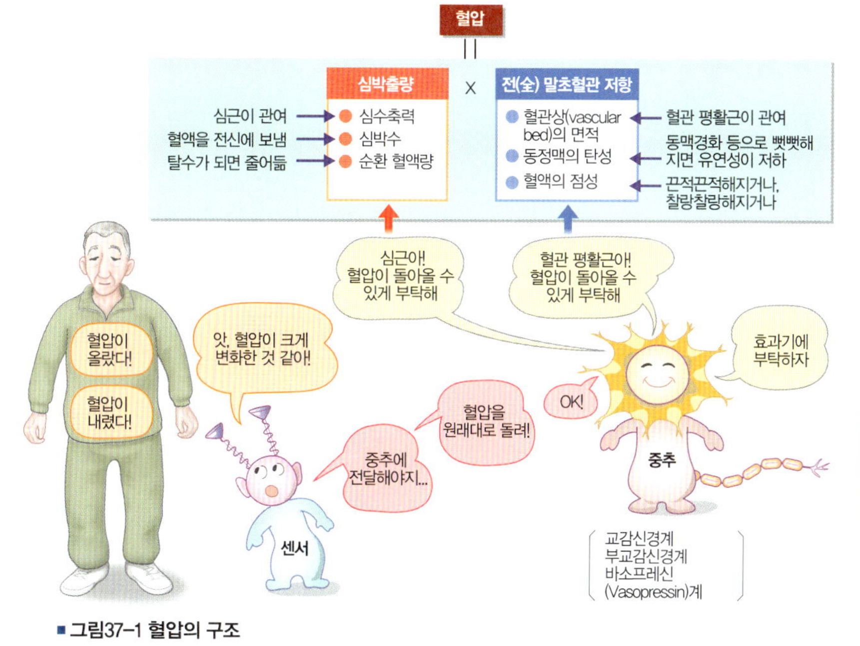

■ 그림37-1 혈압의 구조

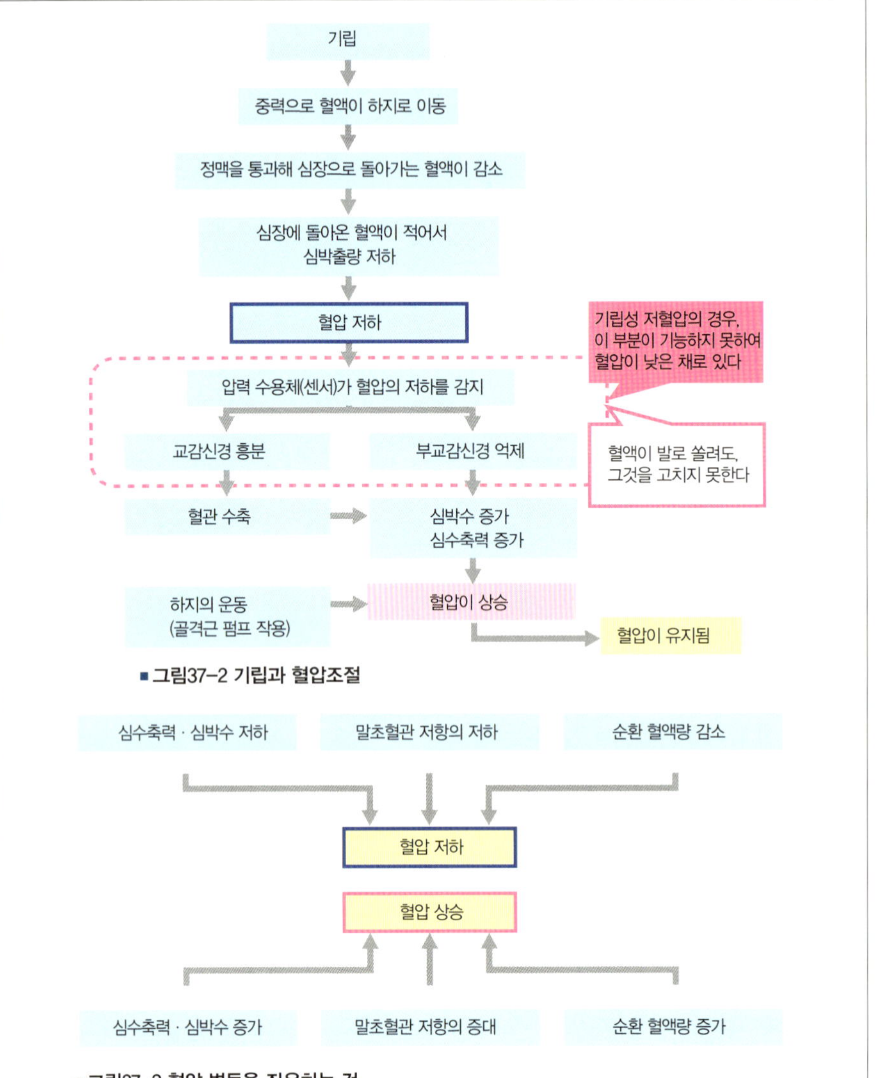

■ 그림37-2 기립과 혈압조절

■ 그림37-3 혈압 변동을 좌우하는 것

노화로 인해 대동맥에 죽상 경화가 초래된다. 고령자의 경우 혈액이 탄력성이 부족한 혈관을 흐르기 때문에, 수축기 혈압은 상승하고 확장기 혈압은 저하되는 경향이 있다. 그리고 신경성 혈압조절기구의 이상 역시 주요 장기에서의 순환 자동조절기능 저하를 수반한다. 따라서 체액 혈압조절 인자의 변화에 따라서 혈압은 동요하게 된다. 또한 교감신경의 영향을 받기 쉽고 일내 변동이 매우 크다. 생활행동과 감정의 변화에 의해서도 혈압은 크게 변동한다.

표37-1~5 참조

■ **표37-1 고혈압 · 저혈압의 기준**

저혈압	WHO 기준
수축기 혈압 100mmHg 이하, 확장기 혈압 60mmHg 이하	
고혈압	WHO 기준
수축기 혈압 160mmHg 이상, 확장기 혈압 90mmHg 이상	

■ **표37-2 저혈압의 분류**

저혈압	본태성 저혈압	원인을 알 수 없는 저혈압
	증후성 저혈압	어떤 기저질환에 의해 야기된 혈압 저하 (심혈관질환, 신경질환, 내분비질환, 중독이나 외상 · 출혈 등)
	약물성 저혈압	강압제, 이뇨제, 항협심증제, 향정신약, 항우울제, 항안정제, 마취, 항암제, 인슐린 등의 사용으로 혈압이 내려간다.
	기립성 저혈압	기립하면 혈액이 하지로 이동하고, 심장의 환류 혈액량은 30% 감소한다. 그로 인해 우심방압이 저하되고 심박출량이 감소한다. 신경성 · 액성의 조절 메커니즘이 결여된 자율신경부전이면 혈압은 유지되지 못하고 저혈압이 된다. 순환기계에 발생한 자율신경실조증이라고 여겨진다. 파킨슨병에서는 자율신경장애가 관찰되기 때문에 출현할 위험이 높다.
	식후 저혈압	식사를 섭취함으로써 장관 혈류가 증가하고, 이어서 문맥 혈류가 증가한다. 심장에 혈액의 흐름이 많아져서, 말초혈관 저항이 저하된다. 또한 소화관 펩티드의 증가에 의해서도 혈관 저항이 저하된다. 신경성 · 액성의 조절 메커니즘이 결여된 자율신경부전이면 혈압은 유지되지 못하고 저혈압이 된다. 단순한 음수 섭취에서는 발생하지 않는다. 기립성 저혈압이나 식후 저혈압은 자율신경장애로 인한 것이다.
	입욕 시 저혈압	욕조에 들어가게 되면 수압과 온열 자극이 가해진다. 입욕을 시작하면 수압의 영향으로 혈압이 오르나, 그 후 온열 자극의 영향으로 혈압은 떨어진다. 입욕 후에는 앉았다가 일어서면서 더욱 부력이 사라져 중력의 영향을 받고, 수압 역시 사라지므로 심장으로 혈액이 모이게 된다. 그러나 심부온은 바로 내려가지 않는다. 이러한 요인으로 인해 저혈압이 발생하기 쉬워진다.

■ **표37-3 고혈압의 분류**

고혈압	본태성 고혈압
	2차성 고혈압 · 신성 고혈압 · 내분비성 고혈압 · 심혈관성 고혈압 · 신경성 고혈압

■ **표37-4 저혈압의 악화인자**

1) 약물의 부작용
2) 탈수, 저영양
3) 갑작스러운 움직임
4) 심리적 요인

■ **표37-5 고혈압의 악화인자**

1) 흡연, 알코올
2) 비만, 동맥경화
3) 심리적 요인
4) 생활환경 요인(온도차, 운동 부하)

기립성 저혈압 진단

- 기립 후 3분 이내에 적어도 수축기 혈압의 저하가 20mmHg 이상이거나 확장기 혈압의 저하가 10mmHg 이상인 경우

식후 저혈압의 기준

- 식후 1시간 이내에 평균 혈압이 20mmHg 이상 저하
- 식후 2시간 이내에 수축기 혈압이 20mmHg 이상 저하

검사

혈압측정

1) 직접법 : 동맥 내에 카테터를 삽입하여, 그 압력을 압력계로 측정한다. 1박마다 연속하여 정확하게 측정할 수 있다. 관혈적 · 침습적이며 비용이 든다.

2) 간접법 :

- 청진법 : 수은압력계를 사용하며, 상완에 커프를 두르고, 커프의 말초 상완동맥의 박동이 있는 곳에 청진기를 둔다. 고무 펌프로 커프에 공기를 넣은 후 천천히 압을 내리면 심박과 일치한 혈관음(코르트코프 음)이 들린다. 이것이 수축기 혈압이다. 더욱 압을 낮추면 그 소리가 들리지 않게 된다. 이때의 압력계 수치가 확장기 혈압이다.

- 식진법 : 청진기를 이용하지 않고, 동맥을 피부 위에서 촉지하는 방법. 커프를 천천히 내릴 때 심박과 일치한 박동이 촉지될 때의 압력형 값이 수축기 혈압이다. 이 방법으로 확장기 혈압은 측정할 수 없다.

3) 24시간 휴대형 혈압측정 : 휴대형 자동 혈압측정 장치를 상완에 감고, 아무런 제한도 받지 않는 일상시에 측정한다. 하루 중의 변동을 측정할 수 있다.

리스크

혈압조절 장애가 발생하면 : 저혈압인 경우

1) 어지러움, 일어섰을 때 눈앞이 캄캄함, 실신 : 낙상, 골절을 초래한다.

2) 불면(저혈압인 사람은 체내 리듬의 일내 변동이 잘 이루어지지 않는 경우가 많다) : 스트레스까지 쌓여서 편안하게 지내지 못한다.

3) 두통, 노곤함, 피로, 어깨 결림, 눈의 피로(두경부의 순환부전으로 인함) : 안락한 생활행동에 지장을 가져온다.

4) 식욕부진 · 더부룩함 · 구역질 · 설사 · 변비 · 장통(자율신경의 균형이 무너져서 위장을 제어하는 힘이 저하되기 때문) : 식사에 대한 즐거움이나 의욕을 갖지 못하게 된다.

혈압조절 장애가 발생하면 : 고혈압인 경우

1) 뇌경색
2) 뇌출혈 } : ADL에 변화가 발생할 우려가 있다. QOL의 저하를 초래한다.

3) 일과성 뇌 허혈 발작(TIA) : 죽음에 대한 공포를 느낀다.

4) 심부전 · 허혈성 심질환 : 생활 개선이 필요하다.

5) 고혈압성 신장질환 : 배설에 영향을 끼친다.

6) 망막혈관 손상 : 무언가를 보는 등 감성을 즐기는 능력이 저하된다.

치료법

저혈압인 경우

1) 생리 · 이학요법 : 급격한 기립을 피한다. 야간에는 두부를 높이고 압박스타킹을 착용한다. 기립 훈련을 한다.

2) 식사요법 : 고혈압이나 심질환을 합병하지 않는 경우라면, 고염분식 · 고단백식 · 수분 섭취를 늘린다.

3) 약물요법 : 순환 혈장량의 증가, 혈관 수축, 혈관 확장 제어, 항이뇨제, 항스테로이드제 등

고혈압인 경우

1) 약물요법

2) 식사요법 : 저염식, 비만 시 칼로리 조절

3) 운동요법

4) 금연

■ 표37-6 고혈압의 치료약

강압이뇨제	Furosemide(Lasix), Spironolactone(Aldactone-A)
이뇨 작용을 통해 순환 혈액량을 감소시킨다	
교감신경 억제제	
알파 수용체에 작용하는 것 : 혈관이 수축하지 않도록 한다(Spironolactone(Minipress), Doxazosin Mesilate(Cardenalin)) 베타 수용체에 작용하는 것 : 심박출량을 감소시킨다(Propranolol HCl(Inderal), Metoprolol Tartrate(Seloken), Rohypnol(Metoprolol Tartrate))	
칼슘 길항제	Nicardipine HCl(Perdipine), Nifedipine(Adalat), Diltiazem HCl(Herbesser), Amlodipine Besylate(Norvasc)
혈관의 평활근이 수축하지 않도록 한다	
ACE 억제제	Enalapril Maleate(Renivace), Delapril HCl(Adecut), Lisinopril(Longes), Imidapril HCl(Tanatril)
레닌, 안지오텐신계인 승압기구를 차단	

간호 관점

- 고령자는 기립성 저혈압이나 식후 저혈압 등이 발생하기 쉽다. 어지러움, 탈력감, 휘청거림, 실신 등의 증상이 출현하며 낙상이나 골절로 이어진다. QOL을 저하시키지 않기 위해 리스크 관리가 필요하다.
- 고혈압은 뇌졸중이나 심부전·허혈성 심질환 등을 야기할 우려가 있다. 지금의 생활을 유지하기 위해서는 고혈압을 악화시키지 않도록 해야 한다. 대상자의 생활습관을 존중하면서 그 사람의 방식대로 생활할 수 있도록 원조한다.
- 고령자는 생활행동이나 감정의 변화로 인해 혈압 변동이 생기기 쉽다. 일내 변동을 파악하는 일 역시 혈압조절 장애를 케어하는 데 있어서 중요한 관점이다. 혈압의 변동 요인을 파악함으로써, 안정적이고 대상자만의 방식대로 활동할 수 있도록 원조한다.

step 1 정보 수집 \ step 2 정보 분석 \ step 3 간호 포커스의 명확화 \ step 4 계획 세우기 \ step 5 개입 실시

종합평가

혈압 변동의 요인이 무엇인지 안다.

- 혈압 변동 : 노화에 따른 신체 변화, 기저질환, 영향을 줄 수 있는 약물 사용, 정신적 스트레스의 유무, 생활양식
- 저혈압 : 기립 동작할 때의 모습, 식사 섭취 방법이나 식사 내용
- 고혈압 : 식습관, 기호품, 활동·운동, 배변, 입욕 방식

생활 개선을 시도하면서, 지금까지의 생활에서 긍정적인 부분에도 주목하여 생기 넘치는 생활을 지속할 수 있도록 종합평가한다.

		필요한 정보	분석 관점
핵심 정보	질환 관련 정보	혈압조절 장애의 증상, 약물 복용의 컴플라이언스 기립 훈련의 유무	• 혈압조절에 영향을 주는 약물은 없는가. • 대상자가 내복하고 있는 약의 효과를 스스로 파악하고 있는가. • 혈압조절에 관한 약물을 임의로 중단하면, 나중에 혈압을 조절하기가 더욱 어려워진다는 사실을 알고 있는가. • 저혈압 증상이 관찰되는 경우, 앉거나 일어서는 방법을 통해 개선될 수 있다는 사실을 알고 있는가. 또 그에 따라 실행하고 있는가.
	신체적 측면	**운동기능** 장애의 유무 **감각·지각** 백내장, 녹내장의 유무	• 산책이나 운동에 관련된 운동기능 장애가 있는가. • 노화에 따른 감각기의 변화가 생활 개선 행동을 학습할 때 영향을 주기도 한다.

핵심 정보		**인지기능** 장애의 유무 **언어기능** 장애의 유무	• 치매와 같은 인지기능 장애가 생활 개선 내용을 이해하는 데 방해를 주지 않는가. • 자각증상이나 식사요법에 대한 의사를 말로 전할 수 있는가.
	심리 · 영적 측면	**기분, 의향** 요양생활에 대한 불안, 활동에 대한 의향, 생활 개선에 관한 고뇌 (힘듦, 괴로움)	• 혈압조절 장애로 인한 공포심은 없는가. • 환경 변화로 인한 스트레스는 없는가. • 정신적 스트레스가 혈압 변동과 관련되지 않는가. • 어떻게 식사를 개선하고 기호품을 도입하고자 생각하고 있는가.
	사회 · 문화적 측면	**역할 · 직업 · 여가 · 학습** **사회 참여**	• 역할을 수행하기 위해 신체 활동을 할 때, 혈압 변동이나 그에 따른 증상이 출현하는가. • 혈압 변동이 신경 쓰여서 활동 범위가 좁아지고, 그로 인해 사회 참여나 여가활동에 영향이 나타나지 않았는가. • 노인클럽의 모임 등에서 식사할 때 염분 섭취를 조심하고 있는가. 또 너무 걱정하여 즐겁게 먹지 못하는 경우는 없는가. • 다른 사람과 함께 식사할 때 주위 사람들이 먹는 속도에 맞추기 위해 천천히 먹거나, 식사를 마친 후 누워서 쉬지 못하는 등의 상황은 없는가.
활동		**각성** 야간의 각성 상태 **활동 의욕** 활동 전반에 대한 의욕 저하의 유무 **활동의 개인사** **활동에서 찾는 의미** **활동의 발전**	• 기립할 때 어지럽거나 눈앞이 캄캄해지는 일이 없는가. • 어떠한 행동을 취하며 일어서는가. 그 속도는 어떤가. • 기립성 저혈압을 경험하는 경우, 기립에 대한 공포심은 없는가. 그것이 활동 의욕을 방해하지 않는가. • 낮 시간의 활동과 혈압의 일내 변동 사이에 관련이 있는가. • 활동 범위 가운데 심장에 부하를 가하는 장소(경사나 계단)는 없는가. • 활동할 때, 휴식을 충분히 취할 수 있는 장소가 확보되어 있는가. • 활동 장소와 병실과의 온도차는 없는가. • 온도차를 조정하기 위해 옷을 겹쳐 입어서 보온하는가.
휴식		**수면** 야간의 수면 상태, 숙면감 · 불면 호소의 유무 **신체적 휴식**	• 야간빈뇨일 경우, 야간의 요의로 수면이 방해받지 않는가. • 수면 시간, 하루 중 수면 패턴은 어떠한가. • 소변 횟수가 많아서 피로하지 않은가.

	낮 동안의 휴식 상태 **심리적 휴식** 증상 출현에 대한 스트레스의 유무 생활 개선에 대한 스트레스의 유무 **사회적 휴식** 간호자에 대한 스트레스의 유무 **영적 휴식**	• 동실자와의 관계는 양호한가. 다른 사람들 때문에 받는 스트레스는 없는가. • 가족과의 교류는 충분한가. 집에서 멀리 떨어져 입원한 탓에, 가족과 만날 수 있는 횟수가 줄어들어 스트레스가 되지 않았는가. • 어려워하지 않고 기립에 도움을 받고 있는가. 간호자와의 관계가 스트레스가 되어 휴식을 취하지 못하는 상황은 아닌가.
식 사	**식욕** **섭식 동작** **저작 · 연하기능** **영양상태** **식사에 걸리는 시간**	• 식습관이나 기호에 고혈압을 악화시키는 요인이 있는가. • 저염식을 섭취함으로써 미각적으로 만족할 수 있는가. • 개선된 식사에서도 즐거움을 느낄 수 있는가. • 식후 어지러움, 일어섰을 때 눈앞이 캄캄함, 실신 등의 증상은 없는가. • 식후 저혈압을 초래하는 식사 섭취 방법은 아닌가.
배 설	**소변 저장** 식사 · 수분의 섭 취량과 시각, 복 부팽만 **요의** 절박감 · 요의 의 유무 **배설 동작** 인지기능, 이동 · 이행 동작 실금, 배뇨곤란, 천연성 배뇨, 요 세 저하, 배뇨지 연, 요선 도절, 종말 적하, 요폐, 복압배뇨의 유무 와 증상의 정도 **소변의 상태** 주간과 야간의	• 수분을 삼가지 않는가. 수분량(I/O)은 적절한가. • 전해질은 유지되고 있는가. • 섭취하는 수분량은 적절한가. • 급한 요의나 변의는 없는가. 갑자기 일어서서 급하게 화장실에 가는 경우는 없는가. • 배설 동작 가운데 힘든 점은 없는가. • 야간 배뇨 시에 휘청거림은 없는가. • 요의를 전달할 수 있는가. • 자신의 의사로 배뇨할 수 있는가. • 이뇨제의 작용으로 배설 행동이 잦아져서, 신체적 · 정신적으로 스트레스가 되지 않는가.

	횟수, 양, 성상 (색조, 혼탁, 냄 새, 부유물) **대변 저장,** **변의 감지** 변비의 유무 **배설 동작** **대변의 상태** 양, 횟수, 성상 **약물**	• 변비로 인해 배변할 때 힘을 주지 않는가. • 글리세린 관장이나 고압 관장 실시 후, 급격한 혈압 변동(특히 혈압 저하)은 없는가. • 하제 사용으로 인한 설사는 없는가. 그 점으로 인해 급하게 화장실로 이동하거나, 화장 실에 가기 전에 실금하여 자존심이 상하는 일은 없는가. • 산화 Mg를 복용할 때는 한 잔 이상의 물을 잘 마시고 있는가.
몸 차 림	**청결** 입욕 시간, 물의 온도, 어디까지 물에 담그는가 욕실과 탈의실 의 온도 **단정함** **치장** 생활환경, 침구 · 의복의 오염 유무, 기후에 알맞은 옷의 유무	• 욕실과 탈의실의 온도차는 없는가. • 입욕 방법은 적절한가. • 물의 온도와 대상자가 선호하는 온도가 맞아서 안전 및 만족감을 느끼는가. • 물에 들어갈 때 심장보다 위까지 잠기지 않는가. • 급격한 혈압 변동으로 인한 증상이 출현하면, 바로 사람을 부를 수 있는 환경인가. • 거실과 다른 방과의 온도 차이는 없는가.
의 사 소 통	**수단** 증상 · 식사요법 에 대한 의사를 전달하는 수단 **상대** **내용** 혈압조절 장애 나 개호를 받는 데 대한 불안 · 걱정	• 혈압 변동이 심해서 침대에서 나오지 못하는 상태가 되지 않았는가. • 안전하게 기립 · 이동할 수 있어서 다른 사람과 교류하는 장소로 갈 수 있는가. • 저혈압 · 고혈압에 관한 생각을 다른 사람에게 전달할 수 있는가. • 다른 사람과 식사할 때 혈압 변동을 방지하기 위한 예방책이 자신에게 필요하다는 것을 다른 사람에게 전달할 수 있는가. • 다른 사람과의 교류가 갖는 인적 · 사회적 환경이 정신적 안녕으로 이어지는가.

혈압조절 장애가 있는 고령자의 병태·생활기능 관련도

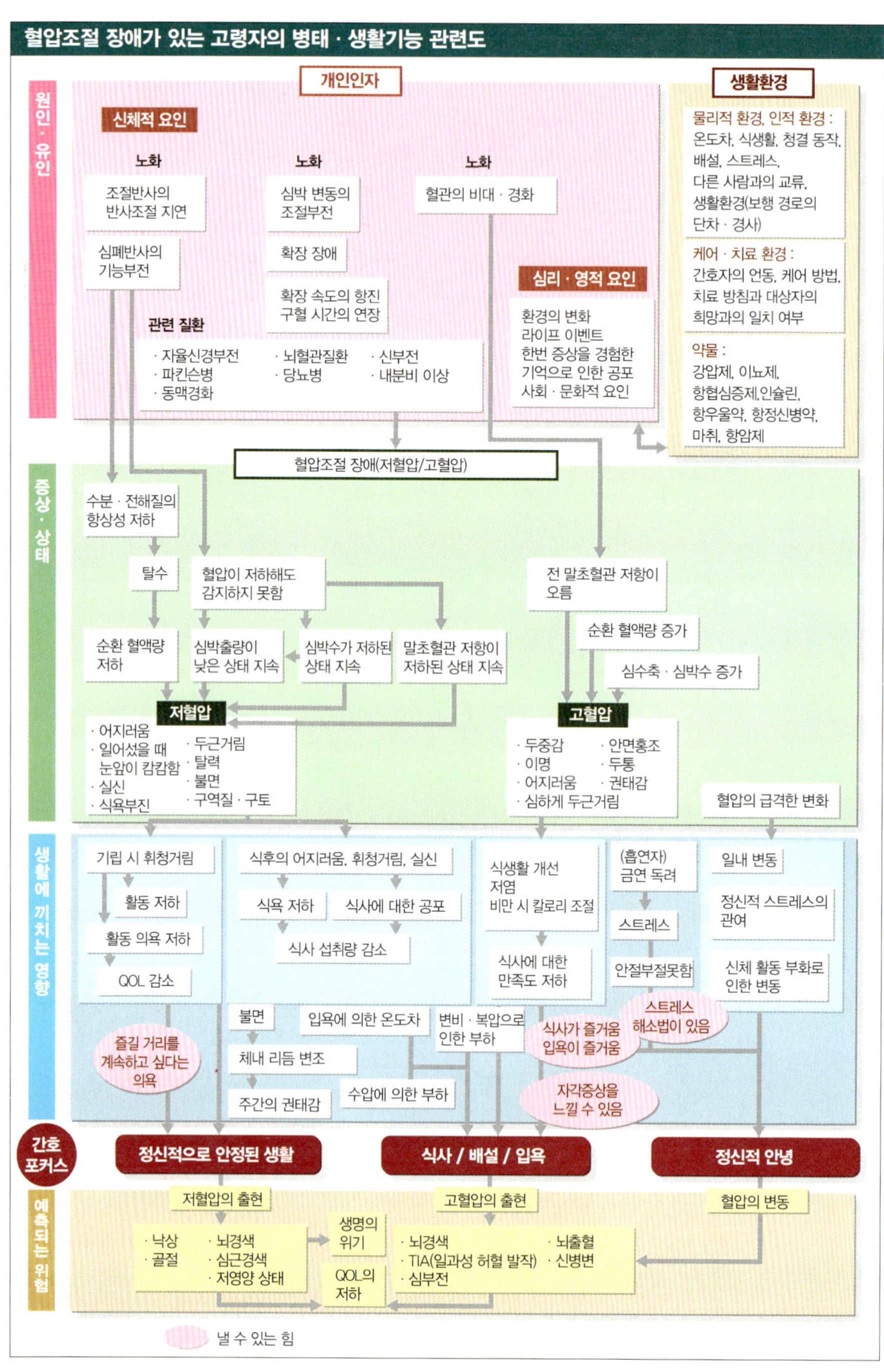

간호 포커스의 명확화

- 저혈압의 출현에 주의함으로써, 평온한 활동을 시작하고 자기 자신다운 시간을 계속 보낼 수 있다.
- 오랜 시간의 생활습관을 존중하면서, 고혈압에 유의하고 즐겁게 생활할 수 있다.
- 혈압 변동을 일으키지 않음으로써, 자신다운 신체적 · 정신적 활동을 할 수 있다.

① 간호 포커스	간호 목표
저혈압의 출현에 주의함으로써, 평온한 활동을 시작하고 자기 자신다운 시간을 계속 보낼 수 있다.	1) 기립할 때 어지러움이나 휘청거림을 느끼지 않고 활동을 시작할 수 있다. 2) 기립에 대한 공포심을 갖지 않는다. 3) 침상에서 나와서 활동하려는 의욕이 저하되지 않는다.
원조 내용	**근거**
1. 기립성 저혈압을 초래하지 않기 위한 방법 • 활동하기 전에 침상에서 사지의 굴신운동을 한다. • 30초 이상 앉아 있다가 일어선다. • 처음에는 머리를 숙인 상태로 일어선다. • 장시간 서 있거나 동일한 체위로 서 있는 것을 피한다.	• 일어서면 전신의 순환 혈액량 중 500~800mL가 복부나 하지로 이동한다. 따라서 심장으로 돌아가는 정맥환류량이 저하된다. • 동일한 체위에서 정지하고 있으면 근육을 통한 펌프의 기능이 저하되어 정맥환류가 저하된다.
2. 기립성 저혈압을 일으키지 않기 위한 생활 연구 • 압박 스타킹 착용 • 고혈압증, 심부전, 신부전이 관찰되지 않는다면 식염을 많이 섭취한다(지금까지의 식사에서 3g 증량, 혹은 10~12g/일 정도).	• 근육 펌프의 작용을 압박 스타킹이 보충하여 정맥환류를 개선한다. • 식염을 섭취함으로써 순환 혈장량이 증가한다.
3. 식후 저혈압 방지 • 천천히 식사한다. • 소량을 자주 섭취한다. • 너무 뜨거운 음식물을 섭취하지 않는다. • 탄수화물을 적게 섭취한다. • 식사 때 2~3잔의 커피 · 홍차를 마신다. • 수분을 섭취한다. • 식후의 급격한 기립, 힘주기, 서서하는 배뇨를 피한다. • 식사 전후의 알코올 섭취를 삼간다.	• 식사 시간이 짧아질수록 혈압이 저하되기 쉽다. • 과식은 혈압을 저하시키기 쉽다. • 고온식은 위 속에서 직접적으로 심부온을 상승시킨다. 심부온이 상승하면 혈압 저하를 초래하기 쉽다. • 카페인은 혈압을 올리는 작용이 있다. • 수분을 섭취함으로써 교감신경 활동이 증가되어 혈압을 상승시킨다.

4. 순환 혈장량 부족으로 인한 저혈압 방지 • 수분을 확실히 섭취한다(적어도 1일 1,000~1,500mL 섭취). • 식염을 확실히 섭취한다(지금까지의 식사에서 3g 증량, 혹은 10~12g/일 정도). • 단백질(고기, 생선, 유제품, 콩류)을 풍부하게 섭취한다. • 미네랄(해초, 말린 생선, 채소, 열매)을 풍부하게 섭취한다. • 식후에는 누워서 휴식을 취한다. • 녹차, 커피, 홍차를 조금씩 기호에 맞게 즐긴다. • 운동은 더운 장소에서는 삼가고, 시원한 장소에서 한다. • 이뇨제를 투여 받는 경우에는 확실하게 관리한다.	• 저영양 상태가 되면 혈청단백이 저하하고, 혈액의 점도가 저하되어 혈압이 저하된다. • 고령자는 원래 체내 수분량이 적고 탈수되기 쉽다. 다량의 발한으로 탈수를 초래하여 순환 혈장량이 저하된다. • 부적절한 투여는 다량 배설을 초래하여 순환 혈장량이 저하된다.

② 간호 포커스	**간호 목표**
오랜 시간의 생활습관을 존중하면서, 고혈압에 유의하고 즐겁게 생활할 수 있다.	1) 염분을 줄인 식단에서도 식사를 즐길 수 있다. 2) 금연할 수 있다. 3) 적절하게 입욕할 수 있다.

원조 내용	**근거**
1. 생활습관을 조정할 필요성을 바르게 이해할 수 있도록 설명한다. 1) 감염에 대해, 금연에 대해, 신체를 움직이는 일의 필요성에 대해, 비만일 때 지질 및 당질 섭취에 대해 : • 청각과 시각을 통해 이해할 수 있도록 연구한다. • 문자나 그림은 크고 뚜렷하게 대비되는 것으로 준비한다. • 계속적으로 이해할 수 있도록, 침대 주변과 어울리는 분위기의 팸플릿을 시선의 높이에 맞는 곳에 붙인다. 신선한 느낌을 가질 수 있도록, 계절에 맞추어 다시 만든다.	• 염분을 제한하면 체내의 Na 양, 체액량 및 심박출량을 줄여서 혈관의 저항을 낮추어 혈압을 저하시킨다. • 니코틴은 혈압을 상승시킨다. 또한 관동맥을 협착시킴으로써, 허혈성 심질환을 야기하기 쉬워진다. • 체중을 조절하면 체액량이 감소되고, 교감신경이 억제되며, 당대사를 통한 인슐린 작용이 개선됨으로써 혈압을 낮춘다.
2. 지금까지의 기호나 습관을 조정한다. 1) 식사 ① 외부에서 반입한 절임반찬도 즐겁게 먹을 수 있도록, 식단의 식염 섭취량을 검토한다.	• 오랜 시간 진한 맛에 익숙해진 대상자는 싱거운 맛에 적응하기 어렵다. 싱거운 식사 때문에 식사의 즐거움이 줄어든다.

• 무절임 2조각 : 염분 0.9mg	• 식욕이 저하되어 영양 섭취를 불충분하게 만드는 경우가 있다.
• 매실장아찌 1개 : 1.8mg	• 무리한 저염식은 퇴원 후에 지속하기 어렵다.
② 간장을 뿌려서 식사를 즐길 수 있도록, 염분 사용량을 검토한다. 간장을 너무 많이 뿌리지 않는 방안을 연구한다.	• 손가락을 섬세하기 움직이기 어려운 고령자가 일반적인 간장병을 이용하면, 한 번에 다량의 간장이 나오게 된다.
• 팩으로 된 간장을 사용	
• 한 방울씩 나오는 간장병 사용	
③ 소량의 간장을 첨가하여 국물 맛을 내거나, 새콤한 양념을 사용한다.	
• 식욕을 돋울 수 있는 색채가 드러나는 식사	
2) 금연	
① 흡연자의 경우, 금연을 권장한다.	
• 금연이 어렵다면 하루 목표 개수를 상담한다.	
• 흡연보다도 기분이 좋다고 느낄 수 있는 정원이나 옥상 같은 곳에서의 산책을 제안한다.	
3) 입욕 방법	• 뜨거운 욕조나 오래 목욕하는 것을 선호하는 대상자도 있다.
① 38℃ 전후, 10~15분 정도 입욕한다.	
• 원조를 받아서 입욕할 때는 준비를 확실히 한다. 그리고 시간도 고려하면서 실시한다.	
• 욕실과 탈의실의 온도차를 적게 한다.	• 급격한 온도 자극은 혈관을 확장 · 수축시켜서 혈압을 급격하게 변동시킨다.
	• 어깨까지 물에 담그면, 수압의 영향으로 혈관이 수축되어 혈압이 오르고, 내장에도 부담이 가해진다.
• 명치 부근까지의 반신욕이 신체에 좋다.	• 배변할 때 힘을 주면 혈압이 오른다.
4) 배변 조절	
5) 실내온도차 조절	• 거실을 제외한 방이나 복도, 화장실 등은 난방을 하지 않아서, 실내온도가 매우 낮은 경우가 있다.

③ 간호 포커스	간호 목표
혈압 변동을 일으키지 않음으로써, 자신다운 신체적 · 정신적 활동을 할 수 있다.	1) 가벼운 운동으로 긴장을 풀 수 있다. 2) 온화한 기분으로 생활할 수 있다.

원조 내용	근거
1. 활동에 따른 혈압 변동을 방지한다. 1) 신체 운동 유지 · 확대 ① 과거의 취미를 안다 • 바둑, 장기, 서예, 창, 판지공작, 노래 부르기, 꽃꽂이, 독서, 골프, 등산, 수영, 댄스, 회화, 수예	• 운동은 교감신경의 활동을 억제하여, 심박출량이나 말초혈관 저항을 저하시킴으로써 혈압을 낮추고, 인슐린의 감수성을 높인다.

② 신체 능력에 맞는 방법으로 취미를 살리는 신체 운동
  을 연구한다.
2) 신체 운동을 할 때 조심해야 하는 부분
① 혈압의 일내 변동을 파악한 다음, 하루 일정을 결정한다.
② 얼마나 오래 휠체어에 앉아 있을 수 있는지, 보행이 가
  능한지, 피로가 다음 행동에 영향을 주지 않는지를 파
  악한 다음 시간을 배분한다.

③ 활동할 때 혈압 변동을 일으키지 않기 위한 유의점
- 좋아하는 윗옷이나 카디건을 걸쳐서 보온한다.
- 휴식할 수 있는 장소를 확인·확보한다.
- 단차나 경사 등 부하가 가해지기 쉬운 장소가 어디인
  지 파악한다.

- 저염식이나 금연 등으로 인해 생활습관을 어쩔 수 없이 변경해
  야 하는 경우, 삶에 대한 의욕이 감퇴되기 쉽다. QOL에 배려하
  여 기분전환도 꾀할 필요가 있다.
- 건강한 사람의 혈압은 기상과 동시에 상승하여 오전 중에 최
  고치에 달한다. 그 후 하강 추세를 보이다 야간 취침 중에는 저
  하된다. non-dipper*는 야간의 혈압 하강이 주간의 10% 이내
  의 수치임을 가리킨다.
- 식후 저혈압이 있는 경우에는 식후의 활동이 저혈압을 야기
  한다.
- 실내와 실외의 온도차의 영향을 최소한으로 한다.
- 추위는 말초혈관 저항을 높여서 혈압을 상승시킨다.
*dipper란 아침의 혈압 변동을 가리킨다. non-dipper란 야간의 혈
압 하강이 주간의 10% 이내의 수치임을 뜻한다.

2. 정신적 스트레스로 인한 혈압 변동을 방지한다.
1) 정신적 스트레스를 경감한다.
① 입원으로 인한 환경의 변화
- 익숙한 물건을 사용한다.
- 가급적 같은 간호자가 대응한다.
② 동실자와의 관계
- 필요하다면 동실자에게 공동생활에 대한 협조를 요구한다.
③ 가족과의 관계
- 필요하다면 가족과 연락한다.
2) 정신적 스트레스를 포착하는 법
- 표정, 동작, 행동의 변화를 파악한다.
- 평소와는 다른 행동의 변화를 파악한다.
3) 정신적인 스트레스를 경감시키기 위한 환경 조정
① 야간의 수면을 원조
- 길이 들은 침구를 사용한다.

- 야간에 안심할 수 있도록 한다(퇴실할 때 너스 콜에 대
  해 설명한다).
② 인적 환경 조정
- 필요할 때는 동실자를 조정한다.

- 고령자는 새로운 환경에 익숙해지기까지 시간이 걸린다.
- 입원으로 인한 물리적·인적 환경의 변화가 스트레스가 된다.
  낯익은 사람이 곁에 있지 않음으로써 불안이 가중된다.
- 생각하는 것이 있어도 어려움 때문에 다른 사람에게 전달하지 못
  하여, '표출하지 못함'·'개선되지 않는 것'이 스트레스가 된다.

- 거리도 멀고 면회시간이 맞지 않아서 가족과 만날 수 있는 시
  간이 감소하기도 한다. 가족을 만나지 못함으로써 전달하고 싶
  은 생각을 전하지 못하여, 스트레스가 되기도 한다.
- 언어화된 것만이 전부는 아니다.
- 동통과 같은 신체적 증상을 호소하지 못하여 혈압이 상승하
  는 경우도 있다.

- 지금까지 사용하던 베개나 이불을 사용함으로써, 익숙한 생
  활을 보낼 수 있다.
- 입원 후 얼마 동안은 불안이 심해지기도 한다. 무슨 일이 있
  으면 바로 달려올 것임을 설명하여, 대상자가 안심할 수 있도
  록 한다.
- 동실자가 밤늦게까지 텔레비전을 보거나 불을 켜놓고 독서를
  하는 경우가 있다. 소등에 협조해주길 부탁한다.

③ 생각을 표현할 수 있도록 한다	• '간호자는 바쁘니까'라는 생각에 멀리하여 대화가 잘되지 않
• 시간적으로 여유를 갖고 대응한다.	는 경우가 있다. '이야기를 잘 들을 수 있어요'라는 식의 대응
• 필요할 때는 병실 이외의 장소에서 이야기할 수 있도록	이 필요하다.
장소를 마련한다. 온화하고 친절하게 이야기한다.	• 다른 환자가 있기 때문에, 병실에서는 개인적인 이야기 등을
	할 수 없는 경우가 있다.
3. 확실한 약물요법을 받을 수 있는 원조	
• 일주일치의 약을 요일별로 담아놓는 주머니를 이용한다.	• 인지 수준에 맞게 관리 방법을 달리 한다.
• 하루별로 배약 상자를 만들어서, 정해진 시간에 상자	
를 준다.	
• 매 식후에 정확하게 복용하는지 확인한다.	

관련 항목 : 더 자세히 알고 싶다면 다음을 참조하자

• 혈압 변동의 원인 · 유발원인

심부전(→ 230쪽) : 심장의 펌프 능력이 혈압에 큰 영향을 끼친다는 점에 주의하자.

뇌졸중(→ 102쪽) : 혈관의 상태(전 말초혈관 저항)와 혈압 변동의 관계를 확실히 알아두자.

탈수(→ 421쪽) : 순환 혈액량과 혈압 변동의 관계를 확실히 알아두자.

• 혈압 변동으로 인한 장애와 관련된 리스크

낙상 · 골절(→ 483쪽) : 혈압 저하에 따른 휘청거림이 발생할 때의 리스크를 확인하자.

수면장애(→ 469쪽) : 혈압의 일내 변동과 수면의 관계를 명확하게 파악하자.

부종(→ 433쪽) : 염분의 과도 섭취로 인한 리스크에는 어떤 것이 있을까.

배뇨장애(→ 445쪽) : 이뇨제 사용에 따른 리스크로는 어떤 것이 있을까.

배변장애(→ 456쪽) : 배에 힘을 주는 것과 혈압 상승과의 관계를 확실히 알아두자.

• 혈압조절 장애가 있는 고령자 간호하기

활동(→ 21쪽) : 혈압 변동에 유의한 활동을 확인하자.

배설(→ 51쪽) : 배에 힘을 줄 때의 혈압 상승, 관장 시행으로 인한 급격한 혈압 저하, 혈압 변동으로 인
한 휘청거림과 배설 시 자세 유지와의 관계를 명확하게 파악하자.

식사 (→ 39쪽) : 식사 내용과 혈압의 관계를 명확하게 파악하자.

기초지식

폐용증후군이란

폐용증후군이란

어떤 질환이나 장애로 인해 과도하게 안정을 계속 취하거나, 본래 지니고 있는 기능을 장시간 사용하지 않음으로써 퇴행성 변화를 야기하여 전신의 각 기관·기능이 저하된 상태를 일컫는다. 어떤 경우에는 중도의 신체기능 장애가 없음에도 불구하고 거동하지 못하는 고령자가 있는데, 이는 폐용증후군에 의한 것이다.

설령 건강한 사람일지라도 침대 위에서 안정·와상을 계속하면 근력은 1일에 약 2%, 1주에 10~15% 저하되며, 1개월쯤 되면 대부분의 고령자는 자력 보행이 어려워지게 된다고 한다. 또한 이러한 폐용성의 변화는 근력에만 그치지 않고, 관절구축, 기립성 저혈압, 욕창, 정신기능 저하 등을 초래한다. 이런 상태는 활동성을 더욱 저하시켜서 점점 전신의 기능이 저하되는 악순환에 빠지게 된다.

그러므로 폐용증후군을 예방하기 위해서는 이와 같은 악순환을 끊고, 조기에 자리에서 일어나게 하거나 활동성을 향상시키는 것이 중요하다.

병인·악화인자

거동 불능의 원인이 되는 주요 질환은 오른쪽 도표와 같다. 뇌혈관질환이나 골절처럼 신체 가동성의 저하를 야기하는 질환이 상위를 차지하고 있다. 그러나 이들 질환이 모두 거동 불능의 직접적인 원인이 되는 것은 아니며, 약 절반은 폐용증후군과 관련된다.

폐용증후군의 발생에 관계된 요인은 표38-1과 같다. 다양한 요인이 있으나, 그림38-1에 나타낸 주요 원인질환은 신체적 요인에 포함되는 것이다. 그러나 폐용증후군은 신체적 요인에 국한하여 발생하는 것은 아니며, 정

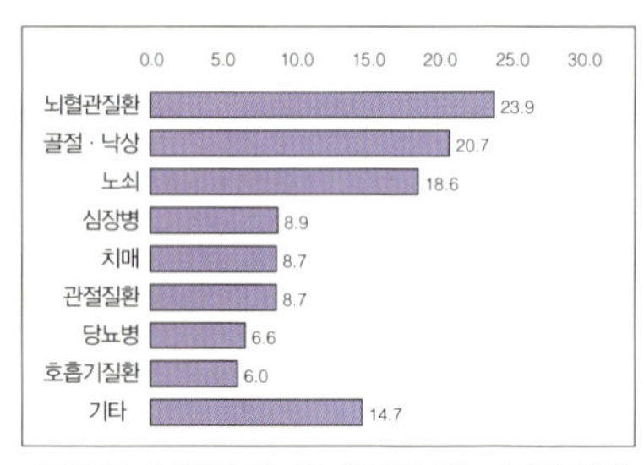

■ **그림38-1 거동 불능의 원인이 되는 주요 질환**
〈2005년 도쿄 : 고령자의 생활 실태(복수 응답)에서〉

신·심리적 요인과 외적 요인(생활환경 요인)을 포함한 3가지 요인이 복합적으로 관련되어 발생한다.

■ **표38-1 폐용증후군의 발생에 관계되는 요인**

신체적 요인	정신·심리적 요인	외적 요인(생활환경 요인)
·운동기능장애:마비, 골절, 근력 저하 등 ·동통 : 관절통, 창부통, 만성 동통 등 ·뇌, 심·폐기능 : 의식장애, 가슴이 두근거림, 기립성 저혈압, 호흡곤란 등 ·전신증상 : 탈수, 발열, 실금, 이피로성 등	·정신 활동의 저하 : 의욕 저하, 자발성 저하, 존재 의미 상실 ·정서·심리 : 공포심, 의존감, 상실감 등 ·병적 상태 : 치매, 우울 상태 등 ·지식·건강관 : 안정에 대한 오해, 가치관 등	·물리적 환경 : 치료에 따른 움직임 제한, 잔존 기능을 활용하는 보조구나 복지기기(난간, 휠체어 등)의 부족 ·인적 환경 : 과도한 원조, 원조자의 지식 부족, 개호 부족 등 ·사회 환경 : 역할 상실, 사회적 활동이나 교류 감소

근골격계	근위축, 근력 저하, 건·인대·관절포의 경화, 관절구축, 골밀도 저하
심혈관계	심근위축, 심박출량 저하, 혈압 저하, 순환부전, 혈전색전 현상의 증가(정맥혈전증 등), 냉감, 부종
호흡기계	1회 환기량 감소, 기관지 섬모운동의 감소, 침강성 폐렴, 폐색전
혈액·체액	순환 혈장량 감소, 빈혈, 저단백, 저K
내분비·대사	호르몬 분비 저하, 기초대사율 저하, 저체온, 면역력 저하
비뇨기계	잔뇨 증가, 요로감염증, 요중 Ca 증가로 인한 결석, 배뇨곤란, 빈뇨, 실금
소화기	식욕 저하, 연하기능 저하, 소화액 감소, 연동운동 저하, 변비
정신기능	의욕 저하, 우울 상태, 인지기능 저하, 혼란·지남력장애, 불안, 환각·망상
자율신경	긴장 저하, 반사기능 부전, 저혈압, 기립성 저혈압
감각기	감각·지각의 둔화·마비, 균형·협조운동 장애
피부	피부 위축, 욕창

증상·증후

폐용증후군으로 인해 출현하는 증상·증후는 표38-2에 나타낸 바와 같다.

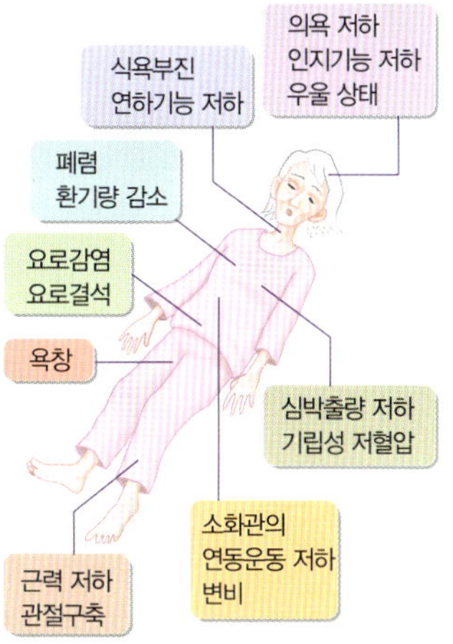

■ 그림38-2 폐용증후군으로 인한 영향

진단

폐용증후군은 활동이 저하된 상태에 신체가 적응한 것이므로, 안정하고 있을 때는 대상자 스스로 기능 저하를 자각하기란 어렵다. 뿐만 아니라 발생 부위나 증상도 다양하고, 명확한 진단기준도 없기 때문에 늦게 발견될 위험도 있다. 따라서 간호자는 항상 폐용증후군 발생의 가능성을 염두에 두고, 대상자의 활동이 저하된 요인을 신체적 요인, 정신·심리적 요인, 그리고 외적 요인(생활환경 요인)의 다방면에서 관찰하고 분석할 필요가 있다.

또한 폐용증후군은 간호자의 힘으로 예방할 수 있다. 발생 원인에 대한 대처가 아닌, 어디까지나 폐용증후군을 발생시키지 않기 위한 원조를 기본으로 한다. 그러기 위해서는 대상자가 '할 수 있는 것'과 '할 수 없는 것'을 상세하게 종합평가하여, '더 할 수 있는 가능성이 있는 것'을 밝혀내고 그에 대응하도록 한다.

검사

폐용증후군의 다양한 증상 가운데, 발생한 것이나 발생 가능성이 높은 증상에 대응해 검사를 실시한다.
- 관절 가동영역 측정, 근력 측정
- 심폐기능 측정
- 영양상태 측정(혈액검사, 체중 측정 등), 소변검사
- 활력징후 측정(혈압, 체온, 맥박, 호흡)
- 정신기능 검사(우울 상태, 인지기능 등), 기타

리스크

1) 폐용증후군은 서서히 진행되고 증상이 다양하기 때문에, 늦게 발견될 가능성이 있다.
2) 한 번 발생하면 회복하기까지 발생에 걸린 시간의 몇 배가 되는 시간을 요한다.
3) 거동을 못하게 되는 최대의 리스크 요인이다.

치료법

이미 발생한 폐용증후군에 대한 치료는 각각의 증상에 따라 다르다. 따라서 여기서는 폐용증후군의 예방을 위한 기본적 관점을 설명하도록 한다.
1) 신체적 요인이 되는 질환을 예방한다(특히 뇌혈관질환이나 골절에 주의한다).
2) 질환을 치료하기 위해 안정을 고려하면서, 가급적 빨리 자리에서 일어나는 것을 목표로 활동의 폭을 넓힌다.
3) 되도록 혼자 힘으로 ADL을 하게 하여, 일상생활을 통한 재활이라는 관점으로 원조한다.
4) 기상 · 수면, 청결, 옷 갈아입기 등 규칙적인 생활리듬을 정비하여 의욕을 갖게 한다.
5) 즐길 거리나 역할을 발견하여 활동 의욕을 유도한다.

간호 관점

- 폐용증후군은 어떤 심신의 장애가 생활기능을 저하시키고, 그로 인해 활동량이 감소함으로써 또 다시 기능 저하를 초래하는 2차 장애이다. 예방을 위해서는 대상자가 낼 수 있는 힘을 최대한 발휘하여 생활을 영위할 수 있도록, 지속적인 원조가 필요하다. 대상자·가족에게 혼자서 하는 일의 중요성을 이해시킴으로써, 대상자 스스로 행동할 수 있는 환경을 마련하고 힘을 유도하는 원조를 해나갈 필요가 있다.
- 고령자는 한 번 저하된 기능을 회복시키기까지 오랜 기간을 요한다. 우선 노화라고 하는 생리적인 기능 저하가 배경에 자리하기 때문에, 기능이 극적으로 향상되기 어려운 경우도 많고 의욕 저하로 이어지는 경우도 적지 않다. 따라서 지금 남아 있는 기능을 유지하는 것도 기능을 향상시키기 위해 노력한 성과임을 의식하여, 끈기를 갖고 대처할 필요가 있다.

■ 폐용증후군의 발생요인별로 본 간호 관점

신체적 요인

우선 신체적 요인이 되는 질환을 예방하는 것이 중요하다. 그러나 이미 병에 걸린 경우라면 발생 직후부터의 대처가 그 후 경과에 크게 영향을 끼친다. 급성기에서는 치료를 우선시하여 과도하게 안정을 강조함으로써 발생하는 폐용증후군이 고려된다. 대상자의 활동을 방해할 수 있는 처치는 가능한 배제하는 것이 중요하다. 그리고 증상을 모니터링하면서, 안정과 활동의 조정을 수행할 필요가 있다. 또 이 시기는 대상자도 몸 상태가 좋지 않아 활동에 소극적이 되는 경우도 많으므로, 격려하면서 서서히 진행해나가야 한다.

정신·심리적 요인

치매나 우울 상태 때문에 자발적인 활동이 어려워지거나, 어떤 질환으로 인해 장애가 남아 있거나, 소중한 사람을 잃는 것과 같은 상실감이나 의욕 저하로 활동이 감소되고 폐용증후군이 발생한다. 또 회복에 대한 포기나 피로감, 움직이기 어려움 등을 이유로, 본래 할 수 있는 활동을 스스로 제한해버리는 경우도 있다. 이 경우 활동의 중요성을 이해시키고, 사소한 정용 동작 하나라도 훈련될 수 있다는 것을 이야기하여, 격려하면서 지속적으로 원조한다.

외적 요인(생활환경 요인)

나이가 들면서 전신적인 체력 저하나 사회적 역할의 감소, 더불어 원조 체제의 부족이나 과도한 원조로 인해 대상자의 활동 범위가 축소되고, 서서히 생활기능이 저하된다. 여기서는 폐용증후군에 대한 원조자의 지식뿐만 아니라 가족 또는 지역사회의 대처, 새로운 역할이나 보람을 발견하고 대상자가 낼 수 있는 힘을 발휘할 수 있는 환경 구축이 중요하다.

■ 일상생활 속 간호 포인트

1. 할 수 있는 일을 발견하여 '혼자서 하고 싶다'는 기분을 유도하면서 일상생활을 원조한다 :
폐용증후군이 발생한 대상자는 다양한 일을 할 수 없게 되고, 새로운 활동에 참가하는 것에 자신감을 잃는 경우가 있다. 또한 회복하기까지 긴 시간을 필요로 하는 경우도 적지 않다. 간호자는 대상자가 지니고 있는 힘을 발견하여 조금씩 키워나갈 수 있도록 원조한다.

 1) 항상 '무언가 더 할 수 있는 일은 없을까' 하는 관점으로 지켜본다.

 2) 대상자 혼자서 할 수 있는 환경을 정비한다.

 3) 할 수 있는 일이 아무리 작은 것이라도, '큰 한걸음'이라는 데 의미를 부여하며 기뻐한다.

2. 전신 상태와의 균형을 잡아가면서 활동할 수 있도록 원조한다 :

폐용증후군의 증상은 다양하다. 또한 근력 저하나 관절구축 등 눈에 보이는 변화뿐 아니라, 심폐기능이나 자율신경 기능의 저하와 같이 알아채기 힘든 변화를 동반하기도 한다. 그러므로 대상자에게 활동을 권하는 경우에는 활력징후의 변화나 자각증상 등에 주의해야 한다.

3. 대상자와 간호자 모두 조바심을 내지 않고, 천천히 회복할 수 있도록 지켜본다.

| step 1 정보 수집 | step 2 정보 분석 | step 3 간호 포커스의 명확화 | step 4 계획 세우기 | step 5 개입 실시 |

종합평가

6가지 생활행동 요소에 비추어 폐용증후군을 예방하기 위한 관점을 설명한다. 이어서 대상자가 지닌 힘의 동요성이나 질환과의 관련, 저하되는 면과 발휘되는 면의 양방향에서 분석한다.

필요한 정보			분석 관점
핵심정보	질환관련정보	현 질환 과거력 치료 · 검사 기능훈련	• 생활행동에 영향을 끼치는 질환이나 장애의 정도를 파악한다. • 질환에 따른 치료 · 대처 재검토. 불필요하게 활동을 방해하는 것은 없는가. • 질환에 따른 활동 제한이나 활동의 허용 범위를 확인한다. • 기능훈련(물리요법, 작업요법, 언어청각요법)의 목적, 목표, 훈련 내용은 무엇인가. 대상자에게 의욕은 있는가. • 약제 부작용의 유무(혈압 저하, 권태감, 변비 등)
	신체적측면	운동기능 자세 유지 이동 방법 정교한 동작 감각 · 지각 인지기능 언어기능	• 기저질환, 폐용성의 근력 저하나 관절구축의 유무 • 자세 유지, 체위의 변환, 이동 방법은 어떠한가(침상에서 돌아눕기 · 일어나기, 걸터앉은 자세에서 일어서기 등). 그에 따른 위험이 있는가. • 자세가 변하거나 동작을 할 때 기립성 저혈압이나 두근거림 · 숨이 차는 등의 증상은 없는가. • 이동할 때 보조기구(지팡이, 보행기, 휠체어)가 필요한가. • 손가락으로 하는 작업의 정교성은 어떠한가. • 백내장, 노인성 난청의 유무 • 자극이 적은 환경에 장시간 있거나 노화에 따른 감각기의 변화로 인해, 환각 · 망상 등의 증상이 나타나지 않는가. • 불안 · 우울 등의 증상이 관찰되지 않는가. • 지남력장애나 기억장애 등 인지기능의 저하가 관찰되지 않는가. • 호흡기능의 저하나 성대, 구강기능의 저하 등으로 목소리가 잘 나오지 않는가. • 손가락이 둔해져서 문자를 쓰기 힘들어지지 않았는가.

핵심 정보	심리 · 영적 측면	건강 지각 · 의향 자기지각 가치 · 신념 기분 · 정동	• 안정의 장단점에 대해 오해하는 부분은 없는가. • 지금까지 할 수 있었던 일을 하지 못하게 되어, 자신감을 잃지 않았는가. • 원래 할 수 있었던 일에 대해서도 의욕을 잃지 않았는가. • 회복되기를 포기하지 않았는가.
	사회 · 문화적 측면	역할 · 관계 직업 · 가사 · 학습 여가 사회 참여	• 질환이나 장애로 인해 지금까지 해오던 역할에 변화가 발생하지 않았는가. • 외부와 단절하려는 경향이 있지 않은가. • 지금까지 즐기던 것을 계속할 수 있는가. • 최근 소중한 사람의 죽음과 같은 상실 체험은 없었는가.
활동		각성 활동 의욕	• 하루 중 침상을 떠나 있는 시간은 어느 정도인가(거동을 못하고 침대에 누워 있거나, 의자에 앉아 있지 않은가). • 활동할 때 기립성 저혈압이나 두근거림, 숨이 차는 등의 증상은 없는가. • 치료나 장애로 인해 활동을 방해받지 않는가. • 활동을 하고 싶을 때 혼자 힘으로 이동하거나, 바로 도움을 받을 수 있는가. • 활동을 즐기는 것을 멀리하거나 포기하지 않았는가. • 계속해서 활동할 수 있는 시간은 어느 정도인가. • 어떤 활동을 하면 즐길 수 있는가(이전부터 흥미가 있는 일은 무엇인가).
휴식		수면 신체적 휴식	• 하루 중 수면과 활동의 패턴은 어떠한가. • 요의나 통증 등 수면을 방해하는 것이 있는가. • 돌아누울 수 있는가. 혼자 힘으로 압력을 줄일 수 있는가.
식사		식욕 섭식 동작 저작 · 연하기능 영양상태 섭취량, 체중, 혈액검사 데이터	• 식욕이 있는가(신체적으로 부하가 가해지지 않는 한, 공복을 느끼기 어렵다). • 식사 시간이나 장소, 메뉴에 따라서 식욕에 변화가 있는가. • 식당까지 혼자 힘으로 이동할 수 있는가. 그로 인한 피로는 없는가. • 식사 자세는 유지할 수 있는가. 그로 인한 피로는 없는가. • 젓가락이나 숟가락을 잘 사용할 수 있는가. • 식사에 걸리는 시간은 어느 정도인가. • 식사 시간의 경과와 함께 섭식 동작, 자세, 식사 속도 등이 변하지 않는가. • 식사 형태에 따라서 섭식 · 연하가 힘들지 않은가. • 자세에 따라 연하기능에 미치는 영향은 없는가. • 현재 필요한 에너지량을 섭취할 수 있는가. 활동이 확대된 경우에 필요한 에너지량을 섭취할 수 있는가. • 음수량은 충분한가. • 영양상태 및 탈수의 유무(식사 섭취량, 음수량, 체중, 혈액 데이터 등) • 섭취하는 식사량, 수분량, 식이섬유 등이 배설과 관련되지 않는가.

배설	**요의 · 변의** **배설 동작**	• 요의 · 변의는 있는가. 그것을 전달할 수 있는가(비언어적 표현에도 주목한다). • 화장실까지 어떻게 이동하는가. • 옷을 입고 벗을 수 있는가. 화장실 안에서의 이승 동작은 가능한가. • 변기에 앉아서 자세를 유지할 수 있는가. • 혼자서 화장지를 준비할 수 있는가. 닦아내는 동작은 할 수 있는가.
	대소변 배출	• 복압을 가할 수 있는가. • 배뇨곤란이나 잔뇨는 없는가. • 요실금은 없는가. • 변비는 없는가. 하제 · 관장을 사용하고 있는가. • 복압을 가할 수 있는가. 잔변은 없는가.
	대소변 상태	• 식사량, 식이섬유, 수분량은 충분한가. • 장 연동에 영향을 끼칠 수 있는 활동을 하고 있는가.
몸 차 림	**청결** **단정함** **치장**	• 입욕, 샤워, 손 씻기, 양치질, 면도 등의 동작을 할 수 있는가. • 옷을 입고 벗는 데 관련된 동작에 어려움은 없는가. • 청결이나 치장 등에 관심을 갖고 있는가. 그것들을 포기하지 않았는가.
의 사 소 통	**수단** **상대** **목적** **내용**	• 다른 사람과의 교류에 관심을 두고 있는가(다른 이와의 접촉을 피하거나 외부와 단절하려는 경향이 있지 않은가). • 자기 방, 식당, 휴게실 등에서 다른 사람과 교류할 기회가 있는가. • 원조자 및 의료 관계자와의 교류에서 어떤 반응을 보이는가. • 인지력이 저하되거나, 환각 · 망상을 느끼는 듯한 말을 하지 않는가.

MEMO

폐용증후군이 있는 고령자의 병태 · 생활기능 관련도

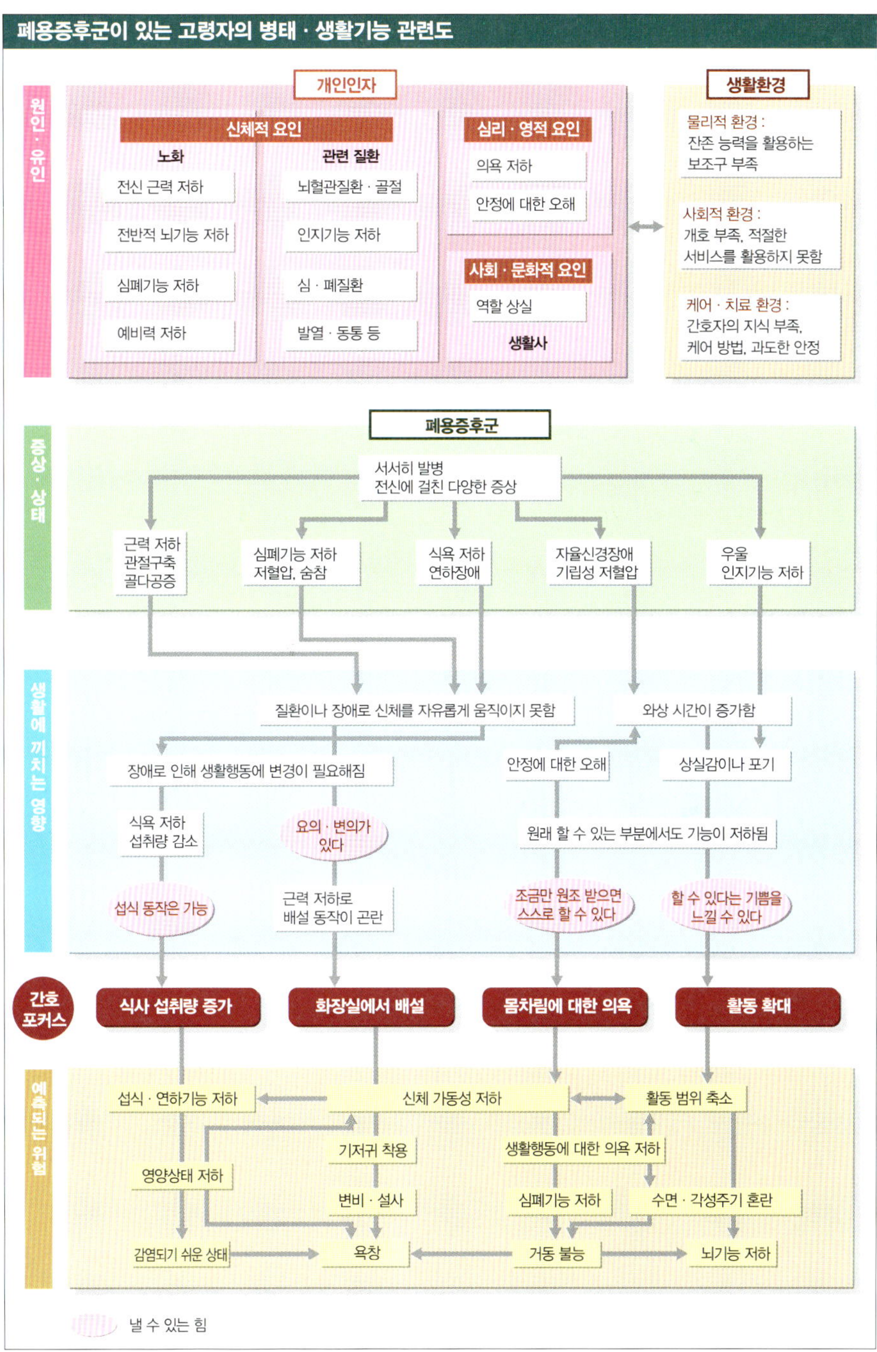

간호 포커스의 명확화

- 활동을 조정하고 음식을 먹기 쉽게 하는 방안을 연구함으로써, 대상자 혼자 힘으로 식사 섭취량을 증가시킬 수 있다.
- 화장실에서 시원하게 배설하고 싶다고 바란다.
- 몸차림을 단정하게 정돈하여 의욕을 갖는다.
- 할 수 있는 일을 서서히 늘려서, 즐길 거리를 계속할 수 있기를 바란다.

① 간호 포커스	간호 목표
활동을 조정하고 음식을 먹기 쉽게 하는 방안을 연구함으로써, 대상자 혼자 힘으로 식사 섭취량을 증가시킬 수 있다.	1) 식사의 형태나 기호에 맞춘 메뉴로 식욕이 증대된다. 2) 식사할 때의 자세나 도구를 조정함으로써 섭식 동작이 개선된다. 3) 활동량이 증가함으로써 식사 섭취량이 늘어난다.

원조 내용	근거
1. 하루 일정의 조정 • 식욕에 맞추어 식사 시간을 조정한다. • 하루 활동량을 늘리되, 식전에 피로가 남지 않도록 일정을 조정한다. • 식사 전에 배설을 마쳐둔다.	• 적당한 활동으로 신체적 부하를 가해 에너지 소비를 촉진시키지 않으면, 폐용증후군으로 인한 식욕의 저하는 개선되지 않는다. 그러나 식사하기 전에 기능훈련이나 입욕 등으로 피로해져 식욕이 저하되는 일이 없도록 일정을 조정하는 것도 필요하다.
2. 자립적인 식사 동작을 위한 조정 • 침대에서 나와서, 앉은 자세로 식사할 수 있는 방안을 연구한다. • 안정된 식사 자세를 조정한다. • 필요한 보조도구를 준비하여 대상자 혼자 힘으로 섭취할 수 있도록 원조한다(손잡이가 큰 숟가락, 미끄럼 방지 가공이 된 그릇 등).	• 식사에 전념할 수 있도록 배설과 같은 신체 준비를 한다. • 식사할 때 자세가 무너지게 되면, 음식물이 기도로 넘어갈 위험이 있다. 또한 불안정한 자세 자체가 피로를 초래하여, 식사가 잘되지 않을 가능성이 있다. • 되도록 대상자 혼자 힘으로 섭취할 수 있도록 도구를 선택한다.

3. 식사할 때의 원조 1) 음식 조정 • 식욕부진이 심한 경우, 대상자의 기호를 고려하여 약간 진하게 맛을 내거나 메뉴를 조정한다. • 소량이라도 고영양의 식품을 선택한다. • 연하능력에 알맞은 식사 형태를 검토한다. • 조금씩 볼록하게 담아내는 등 외견에 대해서도 연구한다. 2) 피로 조정 • 동작이 느리더라도, 일정한 섭식 동작이 관찰되는 경우에는 자신의 속도로 먹게끔 한다. • 피곤한 표정이거나, 섭식 동작의 속도가 느려지거나, 삼키는 데 시간이 걸리거나, 자세가 크게 기울어지는 모습 등이 관찰되면 대상자의 피로 상태를 확인하여 필요에 따라 돕는다. • 조금이라도 혼자 힘으로 먹을 수 있다는 것을 함께 기뻐한다.	• 장기간 경구 섭취하지 않았다면 연하기능이 저하되었을 수 있기 때문에, 식품에 대한 선택을 고려한다. • 큰 그릇에 음식이 많이 담겨 있는 것을 보는 것만으로 식욕이 감퇴하는 경우도 있다. 작은 접시에 조금씩 담는 것도 식욕을 증진시키는 데 효과적이다. • 주위가 소란스럽거나 원조자가 재촉하면, 먹는 속도가 일정치 못하게 되어 도중에 피로해진다. • 식사하는 데 시간이 지나치게 많이 걸리면 만복중추가 작용하여, 필요 섭취량에 도달하기도 전에 식사가 중단되기도 한다. • 혼자서 끝까지 먹지 못하면 기분이 침울해지기도 하므로, 식사가 중단된 것에 신경 쓰지 않게 하는 배려도 필요하다.
4. 식후 원조 1) 식사에 대한 만족감 • 맛있게 먹었는가, 희망하는 메뉴 등이 있는가. • 피로의 정도를 확인한다. 2) 식후 청결 • 수건을 건네주어 입가, 손가락 등에 묻은 음식물 등은 거울을 보면서 스스로 닦을 수 있도록 배려한다. • 옷이 음식물로 더러워진 경우에는 교환한다. 3) 휴식에 대한 원조 • 식사 시간이 길어져서 피로해졌다면 휴식을 권한다.	• 식사에 대한 만족도를 확인하여 향후에 활용한다. • 심하게 피로하지 않는 한, 혼자서 하게 한다. 사소한 동작이라도 기능훈련 효과가 있음을 이해시켜야 한다. • 폐용성으로 인한 근력 저하 때문에, 앉은 자세를 유지하는 것이나 섭식 동작만으로도 피로해지는 경우가 있다. • 식후 저혈압 때문에 일어서면 눈앞이 캄캄해질 수 있으므로 주의한다.
5. 저영양 상태, 탈수 예방에 대한 원조 1) 식사·수분의 섭취 상황 관찰 2) 체중 측정 실시 3) 혈액검사 4) 필요에 따라서 점적요법 등을 검토한다.	• 고령자는 식욕부진으로 섭취량이 감소하면, 쉽게 탈수나 영양 상태의 저하를 일으킬 가능성이 있으므로 주의한다.

② 간호 포커스	간호 목표
화장실에서 시원하게 배설하고 싶다고 바란다.	1) 도움을 받더라도 화장실에 가서 배설할 수 있다. 2) 활동량이 증가함으로써 장 연동운동이 항진될 가능성이 있다. 3) 식사량의 증가나 식사 내용의 개선을 통해 원활하게 배변할 수 있다. 4) 자연 배변을 하지 못할 경우에는 약물을 사용하여 배변하고, 장폐색을 일으키지 않도록 한다.
원조 내용	**근거**

1. 화장실에서의 배설을 위한 원조

- 요의 · 변의가 있는 경우에는 어려워하지 말고 알리도록 당부하고, 너스 콜을 설치한다.
- 이동에 대비해서는 대상자가 낼 수 있는 힘을 발휘할 수 있도록 보조도구(지팡이, 보행기, 휠체어)를 준비하고, 혼자 힘으로 이동할 수 있을 때는 지켜본다.
- 일련의 배설 동작을 관찰하여, 대상자가 혼자 하지 못하는 부분은 돕는다.
- 화장실까지 이동하기 어렵거나 도움을 받는 것을 어려워하여 화장실에서 배설하지 못할 때는, 휴대용 변기를 사용하여 침대 옆에서 혼자서 배설할 수 있도록 유도한다.
- 낙상을 예방하기 위해, 언제라도 붙잡아줄 수 있는 위치에서 지켜본다.

근거:

- 요의 · 변의가 확실하지 않은 경우에는, 배설 패턴을 관찰하여 적당한 때 말을 건다.
- 대상자 혼자 힘으로 이동하기에는 지나치게 시간이 많이 걸려서, 제시간에 화장실에 도착하지 못하는 경우가 있다. 화장실을 갈 때는 돕고, 돌아올 때는 스스로 보행하게 하는 방법도 검토한다.
- 사람이라면 하루에도 여러 번 배설 행동을 하게 된다. 화장실까지 이동하는 것은 폐용성 변화를 방지하는 효과가 있다.
- 장기간의 와상은 폐용성의 기립성 저혈압을 일으키기 쉬우므로, 휘청거림이나 낙상에 주의한다. 배설한 후에 혈압이 저하되는 경우도 있으므로 주의한다.
- 기립성 저혈압의 관찰 포인트로는 전신권태감, 이명, 하품, 의식 소실과 같은 증상 외에도, 안색의 변화, 표정 소실, 산만함 등이 있다.

2. 변비 예방을 위한 원조

- 매일 배변을 확인하고 복부 증상을 관찰한다.
- 앉은 자세에서 배설함으로써 중력을 이용한다.
- 식사량과 식사 내용을 파악하는 동시에, 식이섬유가 많이 함유된 식품을 도입한다.
- 수분 섭취량을 파악하는 동시에, 가급적 물을 마실 것을 권한다.
- 복부 마사지를 실시한다.
- 서서히 앉아 있는 시간을 늘려가는 등, 운동량의 증가를 도모한다.
- 자연 배변이 어려운 경우에는 정기적인 하제 투여도 검토한다.

근거:

- 매일 화장실에서 배설하는 것은 배설 행동의 자립을 위한 원조일 뿐 아니라, 효율적인 배설 방법을 위한 원조이기도 하다.
- 장기간의 와상으로 인해 소화관의 연동운동이 저하되거나 식욕이 저하되기 때문에, 식사 · 수분 섭취량이 감소함으로써 변비를 유발한다.
- 고령자 중에는 상기의 이유 말고도, 노화로 인해 장 연동운동이 저하되어 변비를 일으키기 쉬운 탓에 자연 배변이 어려운 경우도 많다. 그런 경우에는 약물을 이용하여 정기적으로 배변을 촉진할 필요가 있다.

③ 간호 포커스	간호 목표
몸차림을 단정하게 정돈하여 의욕을 갖는다.	1) 청결 동작이나 옷 갈아입기 등은 도움을 받더라도 주체적으로 할 수 있다. 2) 단정함에 관심을 갖고, 자신의 취향을 표현할 수 있다.

원조 내용	근거
1. 입욕 · 샤워 • 피로를 예방하기 위해 식사 직전에는 입욕이나 샤워를 피한다. • 배설은 사전에 마쳐둔다. • 입욕이나 샤워의 일련 동작 가운데, 대상자 혼자서 할 수 있는 부분은 지켜보고 어려운 부분은 돕는다. • 대상자 혼자 힘으로 입욕이 어려운 경우에는, 상태에 따라 리프트, 특수 욕조 등을 사용해 돕는다. • 시간이 걸리더라도 대상자 혼자서 할 수 있도록 지켜본다. • 욕조에 들어가 있을 때는 몸을 충분히 따뜻하게 한 다음, 가벼운 관절 운동 등을 하게 한다. • 전신의 피부를 관찰한다(특히 욕창의 호발 부위).	• 처음에는 보조하는 양이 많을지도 모르나, 대상자 혼자서 할 수 있는 부분을 나누어 서서히 혼자 힘으로 할 수 있는 부분을 늘려가도록 원조한다. • 혼자서 할 수 있는 일이라도, 입욕 후에는 피로가 심해져서 다음 생활행동을 하지 못하는 경우가 있으므로 배려한다. • 관절구축을 예방하기 위해, 대상자가 움직일 수 있도록 상태에 맞는 욕조를 선택한다. • 각 관절의 정상적인 가동영역을 하루 여러 번 움직이는 것만으로도, 관절구축을 예방하는 효과가 있다. • 입욕은 전신의 피부 상태를 관찰하는 기회가 되기도 한다.
2. 몸차림 • 세안, 양치, 면도, 머리 빗기, 화장 등에서 대상자가 할 수 있는 부분은 혼자서 하게 한다. • 대상자가 사용하여 길이 들은 물건이나, 가벼워서 사용하기 편한 도구 등을 활용함으로써, 대상자가 혼자서 할 수 있는 부분을 늘린다. • 손거울 등을 보게 함으로써, 대상자의 의향을 고려하며 원조한다.	• 대상자의 의사를 존중하면서 셀프케어가 유지될 수 있도록 원조한다. • 청결하고 아름답게 정돈된 자신의 모습을 봄으로써, 청결 동작에 대한 의욕이 향상될 가능성이 있다.
3. 옷 갈아입기 • 혼자 힘으로 갈아입기에는 목 부분이 넉넉하고 신축성이 있어서 입고 벗기 쉬운 옷이 적당하다(최대한 대상자의 취향을 살릴 것). • 대상자의 정교성을 확인하면서 그에 알맞은 단추나 지퍼를 검토한다. • 가급적 아침과 밤으로 옷을 갈아입으며, 종일 파자마를 입고 지내지 않도록 한다.	• 옷을 갈아입음으로써 생활에 리듬이 생기게 된다. 따라서 옷 갈아입기는 종일 누워 있기 쉬운 대상자에게 중요한 행위이다. • 옷은 치장에서도 큰 의미를 차지하기 때문에, 대상자의 취향을 반영하는 것은 중요하다.

<table>
<tr><td>④ 간호 포커스</td><td>간호 목표</td></tr>
<tr><td>할 수 있는 일을 서서히 늘려서, 즐길 거리를 계속할 수 있기를 바란다.</td><td>1) 말로 권하거나 보조함으로써, 침상 밖에서 지내는 시간이 늘어나게 한다.
2) 준비하는 데 도움을 받으면 이전의 즐길 거리를 계속할 수 있다.
3) 활동을 제한하는 치료나 처치가 줄어들어서 스스로 활동할 수 있다.
4) 적당하게 활동할 수 있도록 수면·각성주기를 정비한다.
5) 기능훈련의 성과를 일상생활에서도 적용할 수 있다.</td></tr>
<tr><td>원조 내용</td><td>근거</td></tr>
<tr><td>**1. 활동과 휴식의 균형을 조정한다.**
• 하루의 생활리듬을 비롯하여, 주간의 과수면 양상은 없는지, 야간에 얕은 잠을 자지 않는지 관찰한다.
• 대상자의 활동을 방해하는 치료나 처치가 없는지 확인하여, 있다면 가능한 제거한다.
• 규칙적인 기상·수면 시간을 유지하여, 낮 동안에 침상에서 떨어져 있을 수 있는 일정 시간을 확보함으로써 각성을 촉진한다.
• 야간 수면에 영향이 없을 정도로 적당한 휴식을 취한다.</td><td>• 활동을 하기 위해서는 각성하고 있어야 한다. 폐용증후군에 빠지기 쉬운 고령자는 종일 와상·과수면의 경향이 있는 생활을 보내는 경우가 많으므로, 각성·휴식의 리듬을 정비할 필요가 있다.
• 폐용증후군으로 체력이 저하된 대상자는 사소한 ADL에서도 매우 피곤해하는 경우가 있다. 따라서 적당한 휴식을 취하게 하는 것도 중요하다.</td></tr>
<tr><td>**2. 기능훈련을 ADL에 활용한다.**
• 재활치료 관계자와 정보를 교환하여, 훈련실에서 이루어지는 동작을 일상생활에 도입한다.
• 기능훈련에 식사나 입욕 시간을 도입하여, 피로가 영향을 주지 않도록 배려한다.
• 훈련실에서의 운동을 일상생활에서도 활용해야 할 필요성에 대해 대상자에게 설명하고, 생활 속에서 가능한 부분을 상의한다.</td><td>• 훈련실에서 '가능한 ADL'과 일상에서 '하고 있는 ADL' 사이에 차이가 생기는 경우가 있다. 또한 훈련실에서는 노력하고자 하는 대상자라도 그 성과를 일상적인 동작으로 연결해 생각하지 못하는 경우도 있으므로, 자주 이야기를 나눌 필요가 있다.</td></tr>
<tr><td>**3. 즐기는 방법을 다양하게 연구한다.**
• 이전부터 흥미가 있었던 것이나 새롭게 해보고 싶은 일 등에 대해 대상자의 의향을 확인한다.
• 정밀한 동작이 어려운 경우에는 단순화·간략화한다.
• 원조자도 적극적으로 대화하여, 함께 즐길 기회를 만든다.

• 잘 통하는 동료와 교류할 수 있도록 장소를 만든다(식사나 휴게실에서의 배치 등).</td><td>• 장시간 취미활동에 몰두하여 식사 시간에 피곤하지 않도록, 활동 시간을 고려한다.
• 정밀한 작업은 단순화·간략화함으로써, 좋아하는 것을 계속할 수 있는 경우도 있다.
• 직접 작업을 하긴 어렵더라도, 한지의 소재나 색을 고르고 그림의 구도를 생각하는 등, 조언자로 관여할 수도 있다.
• 잘 통하는 동년배의 동료와 교류함으로써, 의료 관계자와의 교류에서는 기대할 수 없는 공감이나 안심감을 느낄 수 있다.</td></tr>
</table>

- **폐용증후군의 원인과 유발원인**

  뇌졸중(→ 102쪽), 낙상ㆍ골절(→ 483쪽) : 신체 가동성의 저하를 초래하는 원인이 되지 않았는지 확인하자.

  우울 상태(→ 346쪽), 치매(→ 82쪽) : 활동량의 감소를 초래하는 원인이 되지 않았는지 확인하자.

- **폐용증후군이 있는 고령자 간호하기**

  활동(→ 21쪽) : 생활 속에서 즐거움을 느끼고, 활동을 증가시킬 수 있는 케어에 대해 파악하자.

  혈압조절 장애(→ 535쪽) : 기립성 저혈압을 예방하면서 생활을 확대하기 위한 케어에 대해 알아두자.

  섭식ㆍ연하장애(→ 402쪽) : 식욕을 증진시키거나 혼자서 먹을 수 있도록 하는 원조에 대해 알아두자.

  배변장애(→ 456쪽) : 자연 배변을 촉진하는 원조에 대해 명확하게 알아두자.

MEMO

한언의 사명선언문
Since 3rd day of January, 1998

Our Mission – 우리는 새로운 지식을 창출, 전파하여 전 인류가 이를 공유케 함으로써 인류 문화의 발전과 행복에 이바지한다.

– 우리는 끊임없이 학습하는 조직으로서 자신과 조직의 발전을 위해 쉼 없이 노력하며, 궁극적으로는 세계적 콘텐츠 그룹을 지향한다.

– 우리는 정신적, 물질적으로 최고 수준의 복지를 실현하기 위해 노력하며, 명실공히 초일류 사원들의 집합체로서 부끄럼 없이 행동한다.

Our Vision 한언은 콘텐츠 기업의 선도적 성공 모델이 된다.

저희 한언인들은 위와 같은 사명을 항상 가슴속에 간직하고
좋은 책을 만들기 위해 최선을 다하고 있습니다.
독자 여러분의 아낌없는 충고와 격려를 부탁 드립니다.
• 한언 가족 •

HanEon's Mission statement

Our Mission – We create and broadcast new knowledge for the advancement and happiness of the whole human race.

– We do our best to improve ourselves and the organization, with the ultimate goal of striving to be the best content group in the world.

– We try to realize the highest quality of welfare system in both mental and physical ways and we behave in a manner that reflects our mission as proud members of HanEon Community.

Our Vision HanEon will be the leading Success Model of the content group.